全国名老中医药专家邓铁涛传承工作室
教育部首批国家级一流本科课程中医内科学教研室

"十三五"国家重点图书

国医大师邓铁涛

五诊十纲与内科临床

学术顾问　邓铁涛　陈可冀

主审　冼绍祥　丘和明　黄衍寿　刘小斌　邓中光

主编　吴伟

副主编　刘凤斌　汤水福　古学奎　张伟　杨晓军　李荣
　　　　　刘南　林新锋

编委（按姓氏笔画排序）

于征淼　王林　王超　王嵩　王士超　王创畅
方俊锋　方剑锋　古学奎　左俊岭　叶桃春　兰绍阳
朱章志　刘叶　刘南　刘诗怡　刘建博　刘红
刘丽娟　刘明岭　刘琼　刘树林　刘凤斌　刘安平
刘敏莹　汤水福　苏保林　李荣　刘树林　刘红
李培武　杨忠奇　杨柳柳　李荣　李文晞　刘凤斌
吴秀美　吴智兵　何小泉　余锋　杨军　杨晓军
张恩　陈昀　陈斌　陈鹏　李文晞　李思宁
陈俊腾　林永杰　林兴栋　林昌松　陈光星　刘健宁
周小雄　陈鹏　陈光星　余世锋　余锋　吴伟
夏欣田　赵馥　赵利　侯江涛　张伟　李辉
温敏勇　徐强　赵锋利　黄慧婷　刘安平　刘健红
樊冬梅　蓝海　卿立金　彭锐　陈刚　刘安平
卿立金　彭耀和　黄慧婷　洪永敦　张伟　吴伟
林晋海　黎耀和　廖慧丽　曾天莉　袁天慧　李荣
　　　　徐强　熊文生　罗川晋　陈刚　李荣

学术秘书　林晋海　卿立金

人民卫生出版社
·北京·

图书在版编目（CIP）数据

国医大师邓铁涛五诊十纲与内科临床 / 吴伟主编
. —北京：人民卫生出版社，2023.3
ISBN 978-7-117-31177-9

Ⅰ.①国… Ⅱ.①吴… Ⅲ.①中医内科－疾病－诊疗
Ⅳ.①R25

中国版本图书馆 CIP 数据核字（2020）第 270816 号

| 人卫智网 | www.ipmph.com | 医学教育、学术、考试、健康，购书智慧智能综合服务平台 |
| 人卫官网 | www.pmph.com | 人卫官方资讯发布平台 |

国医大师邓铁涛五诊十纲与内科临床
Guoyi Dashi Deng Tietao Wuzhen Shigang yu
Neike Linchuang

主　　编：吴　伟
出版发行：人民卫生出版社（中继线 010-59780011）
地　　址：北京市朝阳区潘家园南里 19 号
邮　　编：100021
E - mail：pmph @ pmph.com
购书热线：010-59787592　010-59787584　010-65264830
印　　刷：鸿博睿特（天津）印刷科技有限公司
经　　销：新华书店
开　　本：710×1000　1/16　　印张：53.5　　插页：8
字　　数：1019 千字
版　　次：2023 年 3 月第 1 版
印　　次：2023 年 5 月第 1 次印刷
标准书号：ISBN 978-7-117-31177-9
定　　价：149.00 元

打击盗版举报电话：**010-59787491**　**E-mail：WQ @ pmph.com**
质量问题联系电话：**010-59787234**　**E-mail：zhiliang @ pmph.com**
数字融合服务电话：**4001118166**　**E-mail：zengzhi @ pmph.com**

五诊十纲与内科临床

邓铁涛 题

五诊　　望 闻 问 切 查

十纲　　阴阳 表里 寒热 虚实 已未

中医诊断学之发展与传承

铁涛
2013. 1. 25.

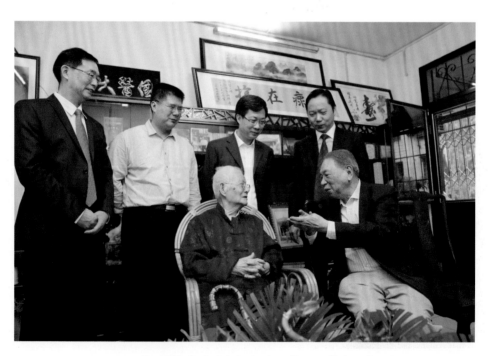

2013 年,邓铁涛国医大师和陈可冀院士等在一起

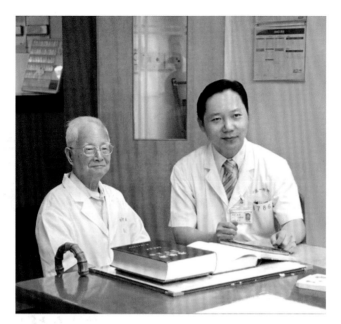

铁杆中医

邓铁涛国医大师和吴伟教授

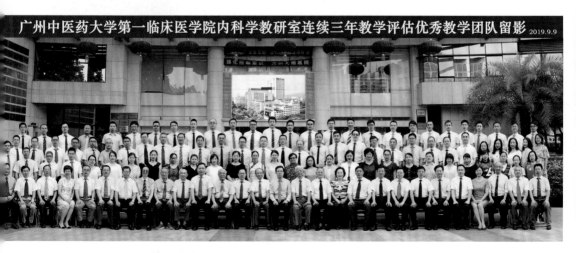

广州中医药大学第一临床医学院内科学教研室连续三年教学评估优秀教学团队留影 2019.9.9

广州中医药大学第一临床医学院内科学教研室教学团队合影

序

中医药文化起源于先秦时期,经历两千多年发展,成为灿烂中华文化的瑰宝。其显著特点是,既为中华文化重要组成部分,又在中华文化土壤里生根、成长、开花结果,促进了中华文化发展。习近平指出,中医药学是打开中华文明宝库的钥匙。中医药学以整体医学理论为指导,形成了以辨证论治为显著特点,具有注重治未病、天人合一、调摄与养生等优势的医学体系。中医学博大精深,是传承的,同时又是创新的、发展的、兼容的。在古代,有西域敦煌古丝绸之路,也有岭南沿海古海上丝绸之路,古代商业和文化交流中就包含了中医药的交融,中医药文化传播至东南亚、中亚、中东乃至欧洲等地。唐代,对外交流出现一个鼎盛时期;及至明清时期,随着西学东渐,我国创立了中西医汇通学派,以清代张锡纯所著的《医学衷中参西录》为代表,意义非凡。中华人民共和国成立后,中医学传承发展迈进了崭新的历史时期,现代科学技术逐渐被引入中医学学科领域,特别是改革开放之后,我们迎来了中医药事业发展的春天。邓老生前曾说:"把中医药学与新的技术革命相结合是自主创新的大方向!"并预言:"21世纪是中华文化腾飞的世纪,也是中医药腾飞的世纪。"传承精华,守正创新,已成为当代中医人的历史担当。

应吴伟邀请,于2015年10月11日我参加在广州举行的第十一届南方中医心血管病研讨会开幕式并作"活血化瘀临床研究的心路历程"报告。接着,我在广州中医药大学第一附属医院冼绍祥院长、陈文锋书记、大内科吴伟主任等陪同下前往国医大师邓铁涛家中道贺百岁寿辰。当时,邓老客厅热闹场面历历在目。邓老指出:"我们要传承并发扬中医、中西医结合,优势互补,为中医药事业作出应有的贡献。我是赞成搞中西医结合的,先进的科学技术为我所用,有什么不好!如屠呦呦因青蒿素研究获得诺贝尔生理学或医学奖就是中西医结合的丰硕成果。"我连连点头赞许说:"中西医结合医学也是中医!没有中医,哪来结合!岭南医学自古就颇具特色,领医学风气之先。如晋代葛洪就在广东罗浮山行医,从事炼丹术,著写方书《肘后备急方》。除《肘后备急方》著述'青蒿治疟'外,我还检索到元代《岭南卫生方》中有同样的记载。屠呦呦的研究思路就是受到中医学古医著的理论启发。"我当时给第十一届南方中医心血管病研讨会的题词是"繁花似锦,岭南风格,引领海内外"。

广州中医药大学是中华人民共和国成立之后首批建立的四所中医高等院校之一。1989年该校中医内科学被评为教育部首批重点学科,2002年再次通过教育部认证;2012年该校中医学整体进入教育部重点学科。2017年该校整体进入国家"双一流"大学,中医学成为教育部一流学科;2020年又成为教育部、国家中医药管理局与广东省人民政府共建高校,标志着该校将全面实现核心竞争力和整体办学水平的跃升,将努力办成"中国特色、世界水平"的一流中医药大学。中医内科学学科,在学校领导关心支持下,在国医大师邓铁涛长期精心指导下,取得了长足的进步。学校于1988年在全国高等中医院校中率先实施院系合一,使第一临床医学院内科学团队实现了教学与医疗、科研三位一体,理论教学与临床实践相结合,培养了一批中医内科教学名师、名医,教导出了一批又一批的优秀中医药人才。该教研室注重中医内科教育教学方法的研究,大胆开展教学改革,创新教学模式。特别是近十年来,在吴伟主任带领下,在本科教育教学中,整合中医内科学课程群建设,把中医内科学、中西医结合内科学、西医内科学、诊断学和中医急症学五门课程有机地结合起来,结合开展博士班、硕士班专业课程和本科生选修课等,因专业施教、因需施教、因材施教,开展以案例为中心、以问题为导向的教学法,开展小组教学法、团队教学法、翻转课堂教学法、三明治教学法、线上与线下教学相结合等,努力提高学生分析问题、解决问题的能力,取得了优秀的教学成果。内科学教研室在学校教学评估方面连续6年被评为优秀等级。该校毕业的学生参加全国执业医师资格考试通过率在全国中医药院校中始终名列前茅。该校先后成为国家"十一五""十二五""十三五"规划本科生、研究生、住院医师规培教材《中医内科学》主编、副主编所在单位。该校"中医内科学"入选首批国家级一流本科课程。

岭南医学敢于啃硬骨头!如邓老当年运用脾主肌肉理论治疗重症肌无力,李国桥长期开展青蒿治疟研究并向世界推广应用,国医大师周岱翰运用中医药防治肿瘤,袁浩运用中医药治疗股骨头坏死等。邓老晚年把广州中医药大学第一附属医院称赞为"大师平台,名医摇篮,百姓医院"。他结合中医临床实践的需要、医学科学进步的要求,在原有的"五脏相关"理论的基础上,又与时俱进地提出了"五诊十纲"理念。我认为,这是非常及时和必要的。我与邓老结识交往几十年,他最大的特长之一,就是在学习、工作中善于思考,高瞻远瞩,从而提纲挈领。他凝练的新论断往往对学科发展起到纲举目张的作用,如邓老创立五脏相关理论、率领八老上书就是很好的例证。邓老不仅是一名临床大家,更是一名中医思想家、理论家、战略家、教育家。

吴伟主任带领内科学教研室"铁杆中医"团队努力学习传承了邓老的学术思想,并在教学、医疗和科研工作中一以贯之地实践。昔之繁华,今之硕果。《国医大师邓铁涛五诊十纲与内科临床》一书,正是传承弘扬邓老"五脏相关""五诊十纲"学术思想的集体智慧与临床实践的结晶。

此著作具有理论性、学术性、实践性、创新性的鲜明特点,贯彻辨病为先、病证结合、辨证为主的思想,贯穿"病-理-法-方-药"的临床辨病辨证思维。阅读此著,不仅可以领略国医大师邓铁涛学术思想,而且可以见证广州中医药大学第一临床医学院内科老、中、青学术团队栉风沐雨、刻苦耕耘的心血。当然,此书付梓亦将是我们对国医大师邓铁涛深切的怀念。

有鉴于此,我遂乐于作序。

陈可冀

2020 年 8 月

前　言

　　《国医大师邓铁涛五诊十纲与内科临床》终于出版了。本书是在邓老生前亲切关怀和指导下,在广州中医药大学第一临床医学院内科学教研室同仁共同努力下,把邓老关于五脏相关、五诊十纲的新理论、新理念应用于临床,验证于临床并且总结临床经验,编写而成。邓老生前亲笔题写书名,如今斯人已去,思想却永芬芳。

　　邓老经常教导我们,临床医师必须经常学习中医经典、各家学说。他曾为内科教研室题词:"弘扬中医事业,人才是根本""培养铁杆中医,以振兴中医"。邓老所言铁杆中医,是立足于中华文化深厚的基础之上,既善继承又勇于创新的人才;他们有深厚的中医理论,熟练掌握辨证论治,能运用各种治疗方法为患者解除疾苦;他们有科学的头脑,有广博的知识,是能与 21 世纪最新的科学技术结合以创新发展中医药学的优秀人才。邓老常常关注青中年教师是否活学活用经典及中医古医著,中医教学法是否改革创新,教学过程中是否让学生们早临床、多临床、反复临床。邓老认为,中医院校的学生学习一定比例的西医学及现代科学技术是必要的,做理化检查也是必要的,但是必须为中医临床服务。

　　邓老的经验来自临床实践,他的学术思想凝练也来自临床实践。几十年来,邓老理论学说的最大成果是"双五"理论,即"五脏相关""五诊十纲"。他说:"事实上,几十年来我一直用五脏相关学说指导临床实践,对于杂病之辨证论治尤其如此。"邓老曾担任全国高等医药院校教材《中医诊断学》的主编。邓老对中医诊法、临床思维与理念进行新的思考和凝练。中医看病,仅仅"三个指头""一个枕头",不能满足临床的需要。他常拿"高血压"为例,不测血压,怎么诊断"高血压",古代中医没有高血压病名。还有,在疾病防治过程中必须突显中医"治未病"的思想与优势。比如如何预防高血压?对于确诊的高血压,如何实现降压达标?如何预防高血压从 1 级向 3 级升级,预防危险分层从低危向高危转变?如何"已病防变"?因而,邓老在晚年的重大理论建树就是提出"五诊十纲"理念并把其引入中医临床。邓老常言:仁心仁术乃医之灵魂,上工治未病乃医之战略。进入现代,心血管病、肿瘤等慢性非传染性疾病成为了人类大敌。邓老指出,在拥有十多亿人口的这样一个泱泱大国,如果不发挥中医"治未病"的特色与优势,就始终解决不了"看病难""看病贵"的难题。现在不是无限度扩大医院规模的时候,而是重点贯彻预防为主、养生重于治病的战略。只有这样,未来才有可能建设更多的康乐院、养老院,而不是拥挤得水泄不通的超大"航母医院"。邓老提出,中医治未病的核心思想是"治其未生、治其未发、治其未传、治其未变、治其未复"。因此,邓老"双五"理论应当成为现代中医破解防病、治病难题的锐利武器。

本书正是基于邓老的学术思想,组织广州中医药大学第一临床医学院内科等各专科的科主任及优秀中青年学术骨干按照病证结合原则,以系统为纲,病名为目,全面阐述常见病、多发病的中医病因、五脏相关与病机转化,提纲挈领地梳理"五诊"病证诊断要点,着重介绍中医辨病辨证治疗、常用中成药应用、必要的针灸疗法、中西医结合思路、辨已病未病与调养。其亮点是五脏相关与病机转化、五诊诊断、辨证论治、辨已病未病,还附有国医大师、名中医专家的临床验案。本书传承精华,守正创新,着力反映现代中医内科学新理论、新方法、新成就,着力编写具有实用性、创新性、有效性、安全性的治疗方法。在全国抗击新型冠状病毒肺炎取得决定性胜利之际,我们还特别邀请援鄂医疗队专家编写了新型冠状病毒肺炎这一节。

本书适用于全国高等中医药院校的本科生、研究生学习参考,对于规培医师、进修生、各级临床医师、西医学习中医者以及中医爱好者也是一部优秀的学习参考书。

2020 年 9 月 10 日

目　录

总　论

各　论

总　论

第一章 五诊十纲是现代中医临床新思维

自春秋战国以来,中医学理论及其临床思维模式经历了形成、发展和逐渐完善的过程,这也是中医学对疾病症状、证候、诊断、治疗、康复、预防等认识不断深化的过程。中医学历来是开放与包容的。近几十年来,随着西医学与传统中医学之间的不断渗透及融合,传统中医学的临床思维模式也发生了深刻的改变,中医临床工作者对现代中医辨病与辨证的模式进行了大量的研究及探索。国医大师邓铁涛,不仅是一名中医临床大家,也是一位中医教育家、理论家、中医发展战略家,更是一位思维方法的积极探索者。他生前提出,要结合现代的科技进步包括西医的新技术作为工具去传承、发扬中医,采用西医查体、理化检查等手段作为现代中医诊断疾病的辅助手段从而丰富中医的临床辨病与辨证内容,将传统中医四诊发展为现代中医"望、闻、问、切、查"五诊;结合传统中医"治未病"的优势及现代预防医学之进步,在八纲的基础上加入辨"已未"来规范"已病"及"未病"的诊治流程,极大地丰富了中医辨病、辨证内容及中医诊断学体系,为现代中医临床发展方向提供了新思维。

一、"四诊八纲"仍然是中医辨病辨证的基本方法

中医理论通过阴阳理论与五行学说、天人观与取类比象、黑箱理论与思辨方式来研究人体生理、病理现象,探索疾病演变规律,并内考五脏六腑,外综经络、气血、津液,参之天地,验之人体;将哲学思辨的方法运用于传统中医学领域,以构成中医理论体系的核心。《难经·六十一难》将精于四诊者概括为:"望而知之谓之神,闻而知之谓之圣,问而知之谓之工,切脉而知之谓之巧。"成书于战国至西汉时期的《黄帝内经》是中医理论体系基本形成的标志。战国时期名医扁鹊在总结前人经验的基础上首先提出的四诊辨病,至今依然被广泛使用。东汉张仲景勤求古训,将《黄帝内经》中那些由哲学思辨产生的抽象原理、原则与临床经验有机结合起来,将宏观基本理论运用于临床实践,使中医学发展进入了以望诊和脉诊两大诊断技术为特色的、以六经辨证与脏腑辨证为体系的辨证论治新阶段。八纲是在四诊材料综合分析上掌握辨证资料,通过探求病邪性质、病变部位、病势轻重、人体正气盛衰、机体反应的强弱、正邪双方力量的对比等情况,

归纳为八类证候,即阴、阳、表、里、寒、热、虚、实,是分析疾病共性的方法。早在《黄帝内经》时期即有对八纲的论述,及至明代张介宾更在《景岳全书·传忠录》中对八纲进一步阐发,曰"阴阳既明,则表与里对,虚与实对,寒与热对,明此六变,明此阴阳,则天下之病固不能出此八者",提纲挈领地阐明了八纲作为辨证论治的理论基础,成为后世各代医家各种辨证方法的总纲。通过四诊"望、闻、问、切"的手段收集临床资料,是传统中医辨证施治的重要依据。根据有诸内必形诸外,司外揣内,运用主观问诊与望、闻、切客观诊查疾病的方法,形成"四诊八纲",成为中医诊断学的核心,为传统中医辨病辨证确立了基本方法,一直沿用至今。"四诊"方法不可丢,丢掉就不是中医。

二、"五诊"是现代中医诊断方法的拓展和延伸

传统的中医诊断学以取类比象、司外揣内、见微知著、知常达变等为指导思想,以"望、闻、问、切"四诊所获取的症状体征为依据对疾病进行审证求因。然而随着时代及科技的发展进步,疾病的种类以及表现形式不断地被重新发现及认识,传统的四诊在诊断疾病上存在着一定的局限性。国医大师邓铁涛提倡"用现代的新科技包括西医的新技术作为工具去发扬中医"。当代中医辨病辨证的内涵已经得到拓展。现代中医"五诊"是在传统"四诊"的方法中加入了"查",包括西医的体格检查、理化检查等内容。19世纪初"西学东渐",西方医学大量传入我国,当时医学界学科分化,开始萌发中西医汇通的思想。解剖学、生理学、病理学、药理学、诊断学等知识使医学对疾病的认识从宏观进入到了微观,近代实验方法学包括动物实验技术、X线技术、显微镜技术、细胞生物技术、生化分析技术、基因组学等被引入中医学领域,促进了医学理念的变革,促进了中西医结合医学的发展,使得现代中医的临床思维发生了明显的变化。现代医学技术与传统医学相结合,使现代中医在临床辨病辨证时,以四诊为支撑,辅以"查"为依据,作出疾病的中西医诊断,如血压计协助诊断高血压(眩晕)。又如,在辨病的前提下合理借用现代科技施以微观辨证,如运用分子生物学检测技术可从基因水平了解患者罹患某种疾病的概率,求证某些病先天禀赋异常的病因。在四诊资料上有针对性地选用现代检测手段,结合某些理化检测指标,有助于发现未病及无症状表现之病。如通过冠脉 CT 或冠脉造影可以排查冠心病,可以明确无临床症状但心电图有心肌缺血表现的隐性冠心病的血管病变情况;通过消化内镜可排查胃溃疡、大肠息肉或肿瘤。同时,"查"诊技术拓展了传统四诊方法的内涵,为抽象的四诊辨证资料实现量化研究提供了依据。如古代脉学专著提及的"十怪脉",现代临床医师可谓"心中了了,指下难明",然而在心血管专科并不"奇怪",可见于各种类型的心律失常。若借助现代脉诊仪、心电图、食管心电生理或心内心电生理学检查,不仅诊断清晰明确,而且对各种类型的"怪脉"选

择具体治疗方式(药物保守或介入手术治疗)及预后判断具有重要的指导意义。

正如邓老所说:"把包括西医技术在内的各种科学手段为我所用。借用西医诊断仪器和方法的目的在于发展中医的技术与理论,使中医的经验总结更易于为人们所接受。"中医"五诊"是在中医理论指导下融入西医学的科技成果,西学中用,保留中医理论思维、中医传统特色的诊断手段,对明确疾病的中西医诊断、指导辨病辨证、疗效衡量客观化等均具有重大临床意义,有助于提高现代中医的诊断和临床实践水平。

三、"十纲"是现代中医辨病辨证的新纲领

十纲的最早论述源于《黄帝内经》。《素问·太阴阳明论》:"阳病者,上行极而下;阴病者,下行极而上。故伤于风者,上先受之;伤于湿者,下先受之。"《素问·六微旨大论》:"是以升降出入……而贵常守,反常则灾害至矣。"樊新荣等根据"上下升降"的存在及活动形式,在八纲的基础上加入"上下"两纲,并推导出阴阳与血气、表里与出入、寒热与进退、虚实与正邪有着较密切的关系,将十纲"阴阳、表里、上下、寒热、虚实"以"阴阳血气、表里出入、上下升降、寒热进退、虚实正邪"矛盾关系进行阐述。

已故国医大师干祖望在五官科的长期临床实践与理论探索过程中,将有形有质者、无形无质者分别归纳为"体""用",并将其延伸到疾病的认识规律上。器质性病变属"体",功能性疾病属"用",主张将"体用"纳入辨证纲领为"十纲",提出"体用为领,治分术药",体现了现代辨病与辨证相结合、重视临床应用的创新临证思维。

夏克平等主张在四诊基础上加仪器检查发展为"望、闻、问、切、仪"五诊;并以老子"有无"辩证观结合《黄帝内经》"治未病"思想为理论依据,提出辨别已病与未病的"有无"辨证,以"有无、阴阳、表里、寒热、虚实"十纲为疾病辨证的总纲来规范未病及一般病证的诊断。

随着现代医学的发展,对疾病的认识也不断发展、更新,强调防线不断前移,早期发现疾病,才能准确掌握疾病的发生、发展演变规律,防治疾病。《黄帝内经》"圣人不治已病治未病,不治已乱治未乱"首提治未病之思想,而后孙思邈在此基础上提出"上医医未病之病,中医医欲病之病,下医医已病之病"的论断。关于"治未病"的思想,一般教科书认为"治未病"思想分三层含义:未病先防、已病防变、瘥后防复。我们在邓老的指导下,认为中医治未病的深刻内涵应为治其未生、治其未发、治其未传、治其未变、治其未复五层含义。治其未生者,指保持健康而未生病状态;治其未发,指治其有病而未发现或无症状者;治其未传,指已病,防止疾病由表及里,由浅入深,由低危转高危;治其未变,指已病,防治各种变证或并发症;治其未复,指防治病愈复发。未病及已病的预防诊治理念,与

西医学领域预防医学的零级和三级预防观念相比,具有类比性、超前性。西医学的零级预防是 Strasser 于 1978 年提出的新概念,其理论基础是人群干预,预防社会发生危险因素的流行,终极目标是促进整个人群的心血管健康。从这层意义上说,零级预防相当于中医学的"治其未生"。一级预防是病因预防,是在疾病尚未发生时,针对存在的危险因素采取措施。例如,高血压患者的一级预防是降低血压、全面管控危险因素,包括饮食干预、戒烟等,以避免卒中、心肌梗死、慢性肾衰竭的发生。二级预防是指在疾病的发病期为防止或减缓疾病的发展而采取的措施。例如,对于已有心肌梗死病史的患者,通过改变生活方式以及应用阿司匹林、他汀类等药物预防心肌梗死的再次发生或死亡。中西医学的预防医学理念可谓异曲同工。

传统的八纲辨证更多适用于有症状体征的已病之体,是对疾病过程的"生病"阶段进行证候、病位、病性、病势的"已病辨证"。"未病辨证"不但可以指导无症之病的个体用药,而且对未病之个体的早期预防如体质辨认、指导生活方式改变,也同样具有重要临床意义。包括以下两方面。①指导无症之病的个体治疗。一些疾病在初始阶段,人体内已有潜在病理变化但没有明显临床表现,传统中医望、闻、问、切四诊很难发现病变,但借助西医理化手段可以早期发现。例如急性心肌梗死(胸痹、心痛)冠状动脉支架置入术后,部分患者已无临床症状,但不等于疾病治愈,可以借鉴西医学关于"炎症在动脉粥样硬化的发生和发展过程中起重要作用"这一认识进行二级预防干预治疗。中医认为胸痹、心痛病机,尤其急性真心痛病机多为热毒血瘀,经皮冠脉介入术(PCI)后体质、病机不变,临证可以应用清热活血中药以预防术后再狭窄和血栓形成。②对未病之体进行早期预防及摄生调养,临床上多用于体质辨证、遗传性疾病、功能性疾病、个体亚健康状态的筛查。目前临床上很多疾病已经从分子生物学角度被证实具有遗传倾向,如糖尿病、高血压、冠心病等,对于有遗传倾向的高危人群,应进行早期的基因筛查、生活方式指导,这与中医治未病"禀赋异常,后天调养"的预防调护具有一致性。亚健康状态的个体微观检查没有实据,无法归于西医某个具体的疾病,但往往有中医的证候表现。夏克平等从中医的体质辨证角度出发,将特定的体质进行归纳分类,如气虚质、阳虚质、气郁质、阴虚质、痰湿质、湿热质、血瘀质、异禀质的个体在无器质性病变且微观理化检查无异常的状态下可辨为"亚健康状态",这对亚健康个体的生活饮食调养等生活方式干预具有重要的指导意义。功能性疾病归属于西医的自主神经功能紊乱的范畴,仅从临床症状往往比较难与器质性疾病进行区分,因两者的治疗方式截然不同,故未病辨证具有重要的临床指导意义。如临床上可以见到一些有心前区闷痛的患者,应配合心电图、平板运动、冠脉造影、消化内镜等检查手段进行微观筛查辨病,若经过检查后确诊为功能性疾病,往往不需要药物干预;若不先行"已未"辨证,直接根据临床表现确定为相关器质性疾病的诊断,不仅会加重患者的思想负担,而且会导致不必要的干预治疗,进而增加经济负担。此外,"已病"辨证中加入现代"查"诊,丰富辨病辨证依据,有助于指导临床治疗。如冠心病在冠脉造影条件下可以区别轻、中、重甚至闭塞病变狭窄程度之不同,然后决定药物干预、介入治疗、搭桥治疗等不同治疗措施的使用。

四、"五诊十纲"是现代中医临床新思维

国医大师邓铁涛提出的"五诊十纲"理念,具有整体医学内涵以及临床应用价值。首先,诊疗模式由原来的"理-法-方-药"转变为"病-理-法-方-药"。适当地选用"查"诊,利用现代先进的理化检测手段,明确诊断,从而做到宏观辨证与微观辨证的结合,有利于促进中医辨病辨证的标准化及规范化。在指导治疗方面,"已未"辨证要求临诊时首先必须区分功能性疾病和器质性疾病,功能性疾病可建议情志、饮食、生活调摄,辅以药物调治;而器质性疾病根据不同情况,可选择中医、中西医结合、西医等不同治疗方式,辅以生活方式调摄。四诊八纲是传统中医辨病辨证的核心,以及指导临证用药的理论依据,在四诊基础上将"查"的检查结果融入中医诊断思维和方法之中,中西医结合,然后在综合五诊病情资料的基础上,进行"已未"辨证,填补四诊八纲在辨病辨证诊治方面的不足。最后,五诊十纲在保留中医特色的病证模式下,采用理化诊断手段及评价标准,中西医结合辨病辨证,使中西医疾病尽可能相对应,有利于探讨中医辨证论治的规律;有利于疗效衡量客观化,总结针对某病的确切疗效方药;有利于形成专家共识、临床路径或中医诊疗指南;有利于国际双向接轨,促进中外医学学术交流。

五诊十纲是在传统四诊八纲的基础上进行继承及发展,将西医学现代化诊断技术手段融入辨病辨证体系,同时吸收西医学对疾病研究防治的先进成果,超越单纯西医学或中医学,重视治未病思想,是现代中医临床的新思维模式,有利于促进整体医学发展。

(吴　伟　王创畅)

参 考 文 献

1. 李水贤,谢莉青,董国英,等.中西医比较与中医现代化思路[J].山东中医药大学学报,2010,34(1):8-10,13.
2. 朱文峰.中医诊断学[M].北京:人民卫生出版社,1999.
3. 吴伟,卿立金."辨病为先,辨证为次"——现代中医临床思维模式的思考[J].中医杂志,2010,51(12):1061-1063.
4. 樊新荣,唐亚平.浅论十纲辨证论治源流及影响[J].中医药导报,2006,12(2):15-18.
5. 王东方.立十纲理论,重临床实用——老中医干祖望教授学术思想研究[J].吉林中医药,

2005, 25（1）: 10-11.

6. 夏克平, 夏俊东. 论五诊十纲诊断体系的确立及其临床必要性［J］. 中医研究, 2012, 25（1）: 9-11.

7. 左强, 吴伟, 邓铁涛. 从中医学"治未病"理念思考冠心病防治［J］. 新中医, 2013, 45（12）: 1-4.

8. 吴伟, 彭锐. 冠心病热毒病机的探讨［J］. 新中医, 2007, 39（6）: 3-4.

第二章　五脏相关是中医整体医学的优势理论

中医基本理论主要是阴阳理论与五行学说,并在此理论指导下形成了整体观、辨证论治、治未病、天人观等。一部中医医学史,是一部理论不断传承、学说不断创新、技术不断拓展的历史。历代医家也产生了各家学说。所以,国医大师邓铁涛曾说,临床疗效是中医的生命线,把中医基本理论与新的技术革命相结合是自主创新的大方向。这说明邓老是一向重视经典学习、勤于实践和勇于理论创新的。五脏相关学说则是邓老深入研究五行学说、脏腑学说后,结合他长期临床实践经验,总结出的一种新理论。

一、中医五行学说起源及基本内容

阴阳五行学说,是中国古代朴素的唯物论和自发的辩证法思想。阴阳学说认为世界是物质的,物质世界是在阴阳二气作用的推动下资生、发展和变化的。五行学说认为世界上的一切事物,都是由金、木、水、火、土五种最基本的元素构成的。这五种物质相互资生、相互制约,处于不断运动变化之中。五行的"行"字,指五种元素的运动及其规律。同时,还以五行之间的生、克关系来阐释事物之间的相互联系,认为任何事物都不是孤立的、静止的,而是在不断的相生、相克运动之中维持着协调平衡。这即是五行学说的基本涵义。

五行的明文见于《尚书·洪范》。金、木、水、火、土是自然界五种主要元素。木的特性,古人称"木曰曲直"。"曲直",实际是指树木的生长形态,为枝干曲直,向上、向外周舒展。因而引申为具有生长、升发、条达舒畅等作用或性质的事物,均归属于木。火的特性,古人称"火曰炎上"。"炎上",是指火具有温热、上升的特性。因而引申为具有温热、升腾作用的事物,均归属于火。土的特性,古人称"土爰稼穑",是指土有种植和收获农作物的作用。因而引申为具有生化、承载、受纳作用的事物,均归属于土,故有"土载四行"和"土为万物之母"之说。金的特性,古人称"金曰从革"。"从革"是指"变革"的意思。引申为具有清洁、肃降、收敛等作用的事物,均归属于金。水的特性,古人称"水曰润下"，是指水具有滋润和向下的特性。引申为具有寒凉、滋润、向下运行的事物，均归属于水。

五行的属性归类。①归类法。事物的五行属性是将事物的性质与五行的特性相类比得出的，如事物与木的特性相类似，则归属于木；与火的特性相类似，则归属于火，等等。例如，以五脏配属五行，则由于肝主升而归属于木，心阳主温煦而归属于火，脾主运化而归属于土，肺主降而归属于金，肾主水而归属于水。以方位配属五行，则由于日出东方，与木的升发特性相类，故归属于木；南方炎热，与火的炎上特性相类，故归属于火；日落于西，与金的肃降特性相类，故归属于金；北方寒冷，与水的特性相类，故归属于水。②推演法。如肝属于木，则"筋"和"目"亦属于木；心属于火，则"脉"和"舌"亦属于火；脾属于土，则"肉"和"口"亦属于土；肺属于金，则"皮毛"和"鼻"亦属于金；肾属于水，则"骨"和"耳""二阴"亦属于水。五行学说还认为，属于同一"行"的事物，都存在着联系，如方位的东和自然界的风、木以及酸味的物质都与肝相关。对人体来说，是将人体的各种组织和功能归结为以五脏为中心的五个生理系统。

五行之间存在着相生、相克的关系与规律，没有相生就没有事物的发生和成长，没有相克就不能维持事物在发展和变化中的平衡与协调。任何事物内部以及事物之间的关系都存在生和克不可分割的两个方面，并且生中有克，克中有生，互为因果，相反相成，互相为用，以推动和维持着事物的正常的发生、发展与变化。五行相生的规律是，木生火，火生土，土生金，金生水，水生木；五行相克的规律是，木克土，土克水，水克火，火克金，金克木。相生，是指这一行对另一行具有促进、助长和资生的作用；相克，是指这一行对另一行的生长和功能具有抑制和制约的作用。相生和相克，在五行学说中认为是自然界的正常现象；对人体生理来说，也是属于正常生理现象。正因为事物之间存在着相生和相克的联系，才能使自然界维持生态平衡，使人体维持生理平衡，故说"制则生化"。五行的相乘、相侮，是指五行之间正常的生克关系遭遇破坏后所出现的不正常相克现象。①相乘：乘，是以强凌弱的意思。五行中的相乘，是指五行中某"一行"对被克"一行"克制太过，从而引起一系列的过度克制反应，如木过于强盛，则克土太过，造成土的不足，即称"木乘土"；另一方面，也可由五行中的某"一行"本身虚弱，因而对它"克我""一行"的相克就显得相对的增强，而导致其本身更衰弱。②相侮：侮，指"反侮"。五行中的相侮，是指由于五行的某"一行"过于强盛，对原来"克我"的"一行"进行反侮（亦称"反克"），例如木原来受金克，但在木特别强盛时，不仅不受金的克制，反而对金进行反侮，称作"木侮金"；另一方面，也可由金本身十分虚弱，不仅不能对木进行克制，反而受到木的反侮，称作"金虚木侮"。

二、邓老提出五脏相关的历史背景

1962 年 11 月 16 日,邓铁涛撰写《中医五行学说的辩证法因素》并发表于《光明日报》(哲学版第 367 期),发文背景是该版曾刊登批评中医五行学说的文章。1963 年,邓铁涛针对有人认为"五行是玄学",作了《中医理论的核心》一文,发表于《广东中医》第 3 期。1975 年完成《再论中医五行学说的辩证法因素》一文,载于 1981 年出版的个人专著《学说探讨与临证》第 65 页,回应"文革"期间对五行学说的抨击。1988 年,邓铁涛正式提出"五脏相关"代替"五行学说",引起中西医学界关注。当时中西医结合学术界评论道:邓铁涛主张五行学说应正名为五脏相关学说,是有深意的,即剔除了五行语言的教条框框,反而更容易说清楚中医学的脏腑理论了。

我国古代医学家,在长期医疗实践的基础上,将阴阳五行学说广泛地运用于医学领域,用以说明人类生命起源、生理现象、病理变化,指导着临床的诊断和防治,成为中医理论的重要组成部分,对中医学理论体系的形成和发展有着极为深刻的影响。然而,近代实验方法学促进了西医学深刻变革,中西文化交融发展,必然为中医学带来发展。我国清代王清任就对脏腑器官的解剖部位及功能进行了"改错"。历代医家在大量临床经验积累的基础之上,也深感五行学说的局限性,存在着机械唯物主义藩篱。邓老在一次学术论坛上提到,五行学说包含着中医整体观与天人观理论,但是经过两千多年发展,中医藏象理论已经发展到脏腑之间,脏腑与气血津液、肢体筋骨之间,已经不是自然界金、木、水、火、土五种元素及其运行能够对应的。中医藏象理论,来源于五行学说,超越了五行学说。

三、邓老提出五脏相关的理论依据

邓铁涛是中医临床大家,其理论源自坚实的临床实践经验。临床历来是中医获得藏象信息并凝练提出新理论的源泉。邓老认为,五行学说来源于哲学,但又不同于哲学;五行学说既有其科学辩证一面,但是又存在名实不符、内容与形式不统一的缺陷性、机械唯物主义的局限性。对于五行学说,历代医家都有发展充实,没有停留在《黄帝内经》成书时代。近代时期,五行学说容易被人视为战国时期阴阳学派邹衍"五德终始说"而引起误解。邓老经过近 30 年临床实践之后,认为运用五脏相关理论指导实践,优于五行学说,对于内科疑难病之辨证论治尤其如此。邓铁涛生前强调:中医五行学说,主要落实于藏象学说脏腑配五行这一概念,是经历无数医疗实践提炼出来的,而且与生命医学有机结合,有了新的发展。至于名字是否仍用金、木、水、火、土则可以再探讨,直接用肝、心、脾、肺、肾称之,或改名为"五脏相关"或许更为恰当。因为五行配五脏不能离开五脏,五脏之间又互相关联、依存。而"五脏相关"能较好地从理论上解决这一难题,指导临床实践提高疗效。

"五脏相关"理论命题提出之后,以邓老为首的学术团队展开了全面研究。中医五脏相关理论继承与创新研究,在2005年成为当代中医学术领域研究课题之一。之后,邓老成为国家重点基础研究发展计划(973计划)首席科学家,领衔开展研究。课题组紧紧抓住五脏相关理论是中医五行学说的学术创新这一落脚点,先后分解为三大板块14个子项目进行。三大板块为理论、临床、实验;14个子项目中理论研究3个,临床研究6个,实验研究5个。广州中医药大学基础医学院、测试中心、第一和第二临床医学院,以及香港浸会大学、香港大学等单位,近百名医、教、研人员参与这一研究工作,验证并丰富了邓老五脏相关理论。

四、邓老五脏相关理论的基本内涵

邓铁涛自20世纪50年代末开始研究中医五行学说,至80年代提出"五脏相关"学说,整个过程前后历时近30年。晚年的邓老曾说:"事实上,近二三十年来我一直在用五脏相关学说指导临床实践,对于杂病之辨证论治尤其如此。"实际上,邓老从事五脏相关研究近50年。

邓老说,所谓五脏相关学说,就是指在人体大系统中,心、肝、脾、肺、肾及其相应的六腑、四肢、皮毛、筋、脉、肉、五官七窍等组织器官分别组成五个脏腑系统,在生理情况下,脏腑系统内部、脏腑系统与脏腑系统之间、脏腑系统与人体大系统之间、脏腑系统与自然界和社会之间,存在着横向、纵向和交叉的多维联系,相互促进与制约,以发挥不同的功能,协调机体的正常活动;在病理情况下,五脏系统又相互影响。简而言之——五脏相关。

五脏相关学说强调在临床实践中要用全面的观点、系统的观点、联系的观点、变化的观点去认识疾病、分析病情,从而正确辨证施治。

五、邓老五脏相关理论的临床意义

五脏配五行,五脏藏象具有五行元素的基本特点,但又有所不同。古代医家在长期临床实践过程中,不断积累五脏之生理功能、病机转化及病理转归。如肝喜条达,有疏泄的功能,木有生发的特性,故肝属"木";心阳有温煦的作用,火有阳热的特性,故心属"火";脾为生化之源,土有生化万物的特性,故脾属"土";肺气主肃降,金有清肃、收敛的特性,故肺属"金";肾有主水、藏精的功能,水有润下的特性,故肾属"水"。至今五脏藏象学说依然保留着五脏与五行之关联性,保留着人体生理及功能属性之间的相生相克关系。如肾(水)之精以养肝,肝(木)藏血以济心,心(火)之热以温脾,脾(土)化生水谷精微以充肺,肺(金)清肃下行以助肾水。这就是五脏相互资生的关系。肺(金)气清肃下降,可以抑制肝阳的上亢;肝(木)的条达,可以疏泄脾土的壅郁;脾(土)的运化,可以制止肾水的泛滥;肾(水)的滋润,可以防止心火的亢烈;心(火)的阳热,可以制约肺金清肃的太过,这就是五脏相互制约的关系,还有上述五行相乘相侮之关系。五脏相关理论与阴阳理论,构成了中医学两大基本理论,依然指导临床分析疾病的病因病机、病机转化以及实施辨证论治。

对于五脏相关理论与五诊十纲理念,我们把它们概括为邓老"双五理论",两者相辅相成,成为现代中医临床工作者辨病辨证的指导思想。

六、邓老五脏相关理论的临床运用

邓老是中医泰斗,学术造诣深厚,曾在中国医学史、中医各家学说、中医内科学等多个教研室工作,成就了他渊博的知识面、锐意创新的勇气。邓老又是一位临床大家,对于治疗一切内科杂病具有丰富经验,尤其善于诊治心血管病、脾胃病、肌肉病。他在临床工作中尤其重视以五脏相关理论为指导,他指导的中医内科学各专科以及他的徒弟、徒孙也传承发扬了他的这一优秀学术思想。以下着重从心系疾病、脾胃病、肌病列举邓老如何运用五脏相关理论指导临床实践。

对于冠心病的治疗,邓老认为冠心病的病位虽然在心,但与他脏密切相关。治一脏可以调四脏,调四脏可以治一脏,犹如张介宾所说"五脏之气……互为相使"。又如对充血性心力衰竭(心衰),则提出"五脏相关,以心为本,阴阳分治"的理论,若将心孤立起来,就不能正确地、全面地认识和治疗心衰。又如高血压,邓老认为从证候表现来看,其受病之脏主要在于肝的病变。而肝"为风木之脏,因有相火内寄,体阴用阳。其性刚,主动,主升,全赖肾水以涵之,血液以濡之,肺金清肃下降之令以平之,中宫敦阜之土气以培之"。因此,先天不足或生活失节致肾阴虚,肾阴不足不能涵木引致肝阳偏亢,可出现阴虚阳亢之高血压,其发展亦可引起阴阳俱虚的高血压;忧思劳倦伤脾,或劳心过度伤心,心脾受损,一方面可因痰浊上扰,土壅木郁,肝失条达而成高血压,一方面脾阴不足,血失濡养,肺失肃降,肝气横逆而致高血压。邓氏自拟的五首降压方,石决牡蛎汤、莲椹汤、肝肾双补汤、附桂十味汤、赭决七味汤,即根据肝与五脏之关系而立。

五脏相关,邓老又尤其重视心脾相关。这与脾为后天之本、气血生化之源不无关系。《素问·经脉别论》说:"食气入胃,散精于肝,淫气于筋。食气入胃,浊气归心,淫精于脉。脉气流经,经气归于肺,肺朝百脉,输精于皮毛。毛脉合精,行气于府。府精神明,留于四脏。"

邓老常借明代张介宾的话说明"后天之本"脾在治疗学上的重要意义。"五脏中皆有脾气,而脾胃中亦皆有五脏之气",故"善治脾者,能调五脏,即所以治脾胃也;能治脾胃,而使食进胃强,即所以安五脏也"。邓老在论心血管病心脾相关时说:其一,经脉关系。脾胃居于中焦,心居于上焦,二者之间以脾胃之支脉、大络、经筋紧密联系,经气互通。其二,五行关系。心之于脾胃乃母子关系,若子病及母或子盗母气均可因脾胃之失调而波及心脏;再者,心火下交于肾,肾精上济于心,而呈心肾交泰之常,脾胃居于中焦,为气机升降之枢纽。其三,气化关系。脾胃主受纳、运化水谷,乃多气多血之脏腑,为气血生化之源,心脏血脉中气血之盈亏,实由脾之盛衰决定。综上所述,脾胃与心的联系是全方位的,而且十分紧密。脾胃失调可影响心脏,导致心脏的病变。

邓老认为,心血管病多为顽疾沉疴,病机虽然多为痰瘀互结、缠绵难解,但是也要把握脾胃枢纽之关键,分析病机,谨守病机。如胸痹心痛,饮食失调导致脾胃损伤是其发生的关键因素。情志不畅,肝气犯胃,横逆脾土,一方面使气血津液生化乏源,中气衰弱则心气亦因之不足,心气不足则无力推动血运,致脉道不畅,气虚不能自护则心悸动而不宁;气虚日久,可致心阳虚弱,阳虚则寒邪易乘;津血不足则不能上奉心脉,使心血虚少,久则脉络瘀阻。另一方面,脾主运化,脾胃损伤则运化迟滞,氤氲生湿,湿浊弥漫,上蒙胸阳致胸阳不展,胸闷、气短乃作;湿浊凝聚为痰,痰浊上犯,阻痹胸阳,闭塞心脉,则胸痹疼痛乃生。痰瘀相关,痰可致瘀,瘀可致痰,痰瘀互结。

五脏相关与气血关系密切。气血的正常运行有赖于诸脏腑间相互协调。脾胃为后天之本、气血生化之源,其功能失调可对气血运行造成直接影响。宗气具有"贯心脉"推动血液循环的重要功能,宗气与中焦脾胃的关系密切。若脾胃失调,运化无权,则宗气匮乏,推动无力,轻则血运不畅,重则"宗气不下,脉中之血凝而留止"。邓老在治疗冠心病等内科杂病时,涉及瘀血阻络病机的,必考究是气滞血瘀,还是气虚血瘀、久病致瘀,从而采取"理气以活血""补气以行血""补虚以运血"等治法。

对于慢性肝炎,邓老认为西医所论之肝属消化系统,主要参与三大代谢,而从中医理论来看,这种功能主要归于脾之运化。金元时期的李杲在《脾胃论·脾胃虚实传变论》中云:"历观诸篇而参考之,则元气之充足,皆由脾胃之气无所伤,而后能滋养元气。若胃气之本弱,饮食自倍,则脾胃之气既伤,而元气亦不能充,而诸病之所由生也。"此即若人体内在的元真充足则病无所生,而元真充足与否,关键在于脾胃运化功能是否健旺。再从临床症状来看,慢性肝炎患者大多表现为倦怠乏力、食欲不振、腹胀便溏等一系列脾虚之象,同时也伴有胁痛、太息等肝郁之象,因此,邓老认为本病病机应属肝脾同病而以脾病为主,治疗时也以"见肝之病当先实脾"为法,以四君子汤为主方加减健脾养肝。

慢性胃炎属中医"胃痛""痞满"范畴。邓老认为引起该病的病因可有以下三种:烦劳紧张,情志不畅,思虑过度,暗耗阳气,损伤阴液而致病;长期饮食失节,缺少调养,致使后天损伤而发病;先天不足,后天失养,大病失调所致。邓老认为本病的病机是本虚标实的慢性病,发病的前提和根本原因是脾胃亏虚,脾亏虚于阳气，胃亏虚于阴液。本病之实，则多由虚损之后所继发，标实常有瘀血阻络、痰湿凝聚、肝气郁结及相火妄动。根据其病因病机，邓老在治疗本病时，确定了补脾益气、滋养胃阴的基本治法，同时佐以活络祛瘀、除湿化痰、疏肝理气、清退虚热等法，力求治疗时做到标本兼顾。邓老认为本病虽为本虚之证，然在健脾益气时，不可急于求成而骤投大温大补之厚剂，否则会阻滞胃气，郁而化火，反会灼伤胃阴，"气有余便是火"！治疗时应处理好健脾益气与滋养胃阴的关系，处理好肝与脾胃相关的关系，"治肝可以安胃"。常以四君子汤合四逆散为基本方，疏肝健脾。组方时常选用太子参、山药、茯苓、炙甘草等补气之力平和的药物，徐徐补之，以免滞气助火；滋养胃阴时用药不可过于滋腻，可选用石斛、山药、天花粉等滋阴而不碍胃之药，以免使脾气壅滞，不利于脾阳的恢复，反令胃阴不易化生。此外，在治本的同时亦不能忽视治标，瘀血阻络者，配以活血通络之品，加丹参、广木香；相火妄动者，可遵李杲治阴火之法，酌加川黄连、山栀子、黄柏等药，剂量不可偏大，免伤脾阳；痰湿阻滞者，可加炒扁豆、茯苓、薏苡仁等化湿去浊之品；肝气郁结者，加素馨花、合欢皮；反酸者，加海螵蛸、煅瓦楞子等。遣方用药须注意活血通络须防破血太过；清退虚热要防伤脾阳；化湿切忌过于温燥，以免损伤胃阴，使虚者更虚。这些均体现了邓老重视脾胃、五脏相关、善顾护后天、标本兼治的思想。

重症肌无力一直是临床中的疑难病，邓老自20世纪50年代起就开始探索治疗本病的有效疗法，经过长期临床实践，形成了一套论治重症肌无力的独特理论。中医虽无重症肌无力之病名，但从其临床症状分析，应属于"虚损证"，病因可归纳为先天禀赋不足，后天失调，或情志刺激，或外邪所伤，或疾病失治、误治，或病后失养，导致脾胃气虚，渐而积虚成损。邓老认为眼睑下垂、四肢乏力、舌淡脉细是重症肌无力的核心症状，其他症状如斜视复视、构音不清、吞咽困难、呼吸困难、胸闷心悸等多在此基础上发展演变而来，且多随其轻重程度的变化而变化，从而明确指出"重症肌无力是虚证，以脾虚为主"，且并非一般的脾胃气虚、中气不足之虚证，而是脾胃虚损之证。它包括虚弱与损坏的双重含义，虚弱着眼于功能，损坏着眼于形体，是疾病已发展到形体与功能都受到严重损害的阶段。因五脏之间相互关联，故脾胃虚损亦可累及他脏，从而出现全身多系统的病变症状。邓老根据"脾主肌肉"的理论，认为治疗应根据"虚则补之""损者益之"原则，当以补脾益损、升阳举陷为大法，兼顾他证，从而标本兼治。并强调在整个治疗过程中，应始终抓住脾胃虚损的主要矛盾，以补脾益损为治疗大法贯穿始终，以强肌健力饮为主方治疗，不应分型过细、一型一方。强肌健力饮以李杲之补中益气汤为基本方，但对该方的药物用量做了调整，主要组成有黄芪、党参、白术、当归、陈皮、五爪龙、甘草等。方中重用大剂量黄芪，甘温峻补；并加入大剂量的岭南草药五爪龙，助黄芪健脾益损；党参、白术健脾益气，且以质润之当归养血，使气血互生;佐以升麻、柴胡升发脾阳,少佐陈皮以行气理气,甘草补脾和中。全方效专力宏,健脾益损。伴有其他兼证者,可随证加减以兼治其标。若在治疗中出现外感表证或危象,则又需急则治其标,分清轻重缓急,及时处理,待标证解除后仍应以补脾益损为法坚持治疗。研究表明,强肌健力饮治疗重症肌无力的临床总有效率为92.7%。邓铁涛于1986年开始主持重症肌无力的临床实验研究攻关课题,1990年荣获国家科学技术进步奖二等奖。肌萎缩侧索硬化是一种慢性进行性运动神经元退化性疾病,临床主要表现为肌无力、肌萎缩、肌束颤动和锥体束病理征阳性,一般无认知、智能和感觉障碍,属中医"痿病"范畴。邓老认为,脾肾亏虚是其基本病机,虚风内动、痰瘀阻络是病变不同阶段所派生的标象。邓铁涛主张以健脾益肾为主,息风、化痰、祛瘀随证配用,健脾补气君药重用,黄芪30~180g,五爪龙30~100g。

五行学说属于中国古代哲学范畴,应用于中医学,就成为中医五行学说。邓老提出了五脏相关学说,传承创新了中医五行学说。他把中医五行学说与中医脏腑学说有机结合,解释了人体脏腑生理功能、疾病的病位及相关脏腑等病理问题,并且与阴阳、表里、寒热、虚实有机结合,阐明病机变化,从而指导临证诊疗。经过多年临床实践,已逐渐被中医同行所接受。许多专家和学者认为,当疾病不仅一个脏受累,而是涉及多个脏腑,就得运用五脏相关理论指导辨证论治,这解决了古代中医五行学说的局限性。我国著名中西医结合专家、我校终身教授王建华生前称赞:开展五脏相关研究很有意义,具有理论及实践的价值。五脏相关学说仍以五脏为核心,同样保持五脏统括六腑、五体、九窍、五华等内容,其特点是整体、平衡和恒动的。脏与脏之间的关系,不仅有两两之间的关系,如心与脾、肺与肾、肝与脾等,而且有三脏之间甚至多脏之间的关系,如肝脾肾、肺脾肾、心肝脾肾等,其关系有一元、二元、多元的不同。

2013年8月31日至9月4日在荷兰阿姆斯特丹举行欧洲心脏病学会年会,大会主题为"心脏与系统器官的交互作用(the Heart Interacting with Systemic Organs)"。西医学发展到今天,也逐渐发现仅仅关注和治疗心脏不能解决整体。当然,这个整体是从西医学的生理、病理、病理生理去理解的,治疗也是从西医角度分析的。但是,我们可以肯定,整体医学一定是未来医学发展的大方向。现代自然科学的进展,引起了科学观念的变革,极大地拓展了科学的疆域,同时也带来了对东方古代科学的理念、方法的重新审视。在生命科学领域,现代西医出现某种整体化回归的现象,传统中医整体观及与现代科学技术的结合,使得中、西医这两种在理念和方法上迥然不同的医学体系,正在从不同的方向汇聚,融合成一门新的医学体系——整体医学。西医学的发展正在呼唤着新的理念、新的方法的诞生。从这个意义上讲,整体医学应运而生,五脏相关理论呈现出它的优势和临床应用价值。中医学的整体模型和辨证论治体系,与西医学发展所形成的关于人体和疾病的理论、知识、治疗技术相结合，使我国医学走上了整体医学发展的道路。

（吴　伟）

参 考 文 献

1. 刘小斌.邓铁涛教授"五脏相关"学术源流探讨［J］.广州中医药大学学报,2006,23（5）: 424-427.

2. 徐志伟,刘小斌,邱仕君,等.中医"五脏相关"理论继承与创新的初步研究［J］.广州中医药大学学报,2008,25（6）:475-479.

3. 王士超,吴伟,刘芳,等.国医大师邓铁涛教授治疗心血管病学术思想和冠心病治疗经验初探［J］.中西医结合心脑血管病杂志,2016,14（10）:1167-1170.

4. 谢地,曹月红,刘凤斌.国医大师邓铁涛治疗脾胃疾病学术思想探讨［J］.中医药学报, 2014,42（3）:5-7.

5. 邓铁涛.邓铁涛医学文集［M］.北京:人民卫生出版社,2001.

第三章 辨病与辨证的关系

中医学具有整体观、辨证论治、治未病、天人观等理论优势。辨证论治是其中一个显著区别于西医学的临床思维特点。中医学临床思维模式同样经历了形成、发展和不断完善的过程。在古代中医诊治疾病过程中，既讲求疾病诊断，又强调理法方药，有时在病名不太明确的时候，也能根据中医证候进行处方用药，这就是所谓"理-法-方-药"程式。往往通过应用辨证施治的方药，验证反馈的"方-证效应"，证明中医药的疗效。在现代中医诊治疾病过程中，中医学接受了现代科学技术包括现代西医学的进步成果，其临床思维模式也发生了转变。清代及民国初期，国内就兴起中西汇通学派。中华人民共和国成立70年来，中医学者在临床实践中，从开始以辨证论治为主，逐渐向辨证和辨病相结合的诊疗模式转变。但不同临床工作者对辨证、辨病的先后、主次仍存在不同看法。一些人片面地认为，中医看病只管辨证，不辨病，病名往往是一个症状学的名词，更不需要看西医体格检查、理化检查结果。作为现代中医，我们认为，必须坚持辨病为先，而后辨证为主，病证结合才是现代中医应有的临床思维模式，应当实现由"理-法-方-药"向"病-理-法-方-药"的程式转变。当对疾病的诊断明确时，就坚持辨病-辨证-再辨证的范式，一般先谨守疾病的基本病机，根据患者的证候变化，进行再辨证，再施治；当对疾病的诊断暂时不明确时，需要进一步鉴别诊断，就应当坚持辨证-辨病-再辨证的范式，只有把握辨病的核心地位，把握疾病的病机本质，才能正确地"再辨证"，加以施治。

一、辨病的首要地位

传统中医学非常重视病的定义。中医学认为，疾病是在致病因素的作用下，机体卫外抵御邪气能力降低或脏腑功能失衡，人与自然环境不能相适应，人体由健康状态变为非健康状态。疾病是一个急性发作或慢性渐变的过程，是一个由发生到发展，再到痊愈康复或者带病生存、或死亡的过程。辨病即对疾病的病种作出判断，得出病名的诊断。疾病的病名是对该病全过程的特点与规律所作的概括与抽象，即该疾病的代名词。辨病着眼于疾病整个过程的病程演变，有助于从整体、宏观水平认识疾病的病位、病性、病势、邪正关系及疾病的转归。

1. 历代医家辨病为先　在远古时期,人们在与疾病作斗争的过程中,就对疾病引起的症状或不适进行总结。中医学在对疾病症状认识的同时,也开始对辨病的证候群进行思考与归纳。早在《黄帝内经》中就记述着许多病名及病机。东汉张仲景《伤寒论》《金匮要略》的编写体例充分说明张仲景已认识到辨病的重要地位,基本确立了辨病为先的原则,奠定了在辨病前提下进行辨证论治的思想。《伤寒论》以六经病分类,先列总纲,再按具体病名分类,最后才详细论述病脉证并治、六经传变、预后转归等,提出了具体的治疗原则、方药等。如《辨太阳病脉证并治》,首先提出太阳病定义,即辨病为先;太阳病下又分为中风、伤寒及温病三种不同的疾病;在辨太阳病的基础上,再论述桂枝汤证、麻黄汤证等不同证型的辨证论治。《金匮要略》同样创立了以病为纲,辨病为先,辨证为次的病证结合诊疗体系。该书都是以病名分篇进行编写,如《胸痹心痛短气病脉证治》,在明确病名诊断的基础上,再以脏腑经络辨证作为辨证方法,从而确立了病名诊断在内科杂病辨证中的基础地位。自古以来,医家诊治疾病,外感法《伤寒》,杂病宗《金匮》,辨病在后世医家得到继承和发扬。晋代葛洪指出医学应"分别病名,以类相续,不相杂错"。宋代名医朱肱在《南阳活人书》卷六中说:"因名识病,因病识证……而处病不瘥矣。"清代名医徐大椿《兰台轨范·序》更加指出:"欲治病者,必先识病之名。能识病名,而后求其病之所由生。知其所由生,又当辨其生之因各不同,而病状所由异,然后考其治之之法。"可见,自东汉起,古代医家先贤非常重视辨病为先。

2. 现代中医强调辨病　随着传统中医学与现代科技包括西医学的结合,以及我们临床上服务对象的改变、疾病谱的改变,现代中医辨病已不同于古代。现代中医服务的对象是处在现代诊疗条件下的患者,患者了解更多的是现代科技及西医学。传统中医病名术语有时抽象玄奥、艰涩难懂,医师难以与患者进行交流。比如一名冠心病心绞痛的患者,你诊断后告知患者为"胸痹",可能他不知"胸痹"为何病,但若你解释为"冠心病心绞痛",他很可能就明白了。一些疾病随着西医西药的诊治,疾病过程也发生了改变,如在临床实践中已经很难见到《伤寒论》中所描述的典型伤寒"少阴病"热性病及疾病传变模式。若说一些罕见的古代病名,如"奔豚病""百合病""狐惑病",更是不知所言何病。此外,在涉及医学鉴定和法律裁决的医疗事件上,也多以西医学病名来判断;医保付费,也是根据西医学病名,进行单病种结算。因此,古代中医病名或者单纯中医病名已不能完全适应现代临床医学应用。

在新的医疗环境下,现代中医临床实践辨病时,既要辨中医的"病"又要辨西医的"病"(中西医双重诊断)。现代中医必须熟练运用现代诊疗手段和技术,能够正确作出疾病的西医诊断。传统中医学病名大多数情况下以突出的主要症状(如胸痹心痛、眩晕等)、体征(水肿、臌胀等)、病因病机(如虚劳、暑温等）或病位病机（如结胸、悬饮）等定名，存在局限性。有时一个中医病名包含西医几种疾病，所谓"一证多病"，如水肿，在西医疾病范畴可见于心源性水肿、肾源性水肿、肝硬化水肿、营养不良性水肿、甲状腺功能减退性水肿；有时一个西医病名，出现多个中医学的病证，所谓"一病多证"，如高血压，出现眩晕、头痛、心悸、不寐等。传统中医病名与西医病名具有不同的概念和内涵，难以给辨证论治和判断预后（中医）提供更多有效的指导。这种情况下，现代中医在继承传统中医的同时，需要规范中医病名，尽量使中医病名与西医病名趋于统一。至少常见病的病名，中西医病名须一一对应。名中医蒲辅周亦指出："辨证求本，重视中医的病名甚为必要……目前用现代医学的病名来整理研究发扬祖国医学是必要的。病名的统一，是中西医结合的需要。"因此，可以采用一些主要与西医某一疾病相类似而可能包括其他疾病的传统中医病名，统一规范对应特定的西医疾病，如"胸痹心痛"对应"冠心病心绞痛"，"胸痹真心痛"对应"冠心病心肌梗死"，"消渴"对应"糖尿病"，"眩晕"对应"高血压"。中西医病名相同者继续沿用，如疟疾、痢疾（细菌性痢疾）、麻疹、哮喘（支气管哮喘）、痫病（癫痫）等。目前随着医学的发展，新的病种不断出现，中医也应顺应时代潮流，直接应用西医的病名，如甲型 H1N1 流感、艾滋病、新型冠状病毒肺炎等。古代中医没有的病名，可以直接使用西医的病名。因为中医学与西医学虽是两种不同的理论体系，但两者研究对象是一致的，都是人类的健康与疾病。对于同一种疾病，不同医学体系对其病因、发病机制的理解可能不同，治疗可能不同，但病名的诊断可以是一致的，至少可以一一对应。病名只是一个代号或符号，病名的趋同性、统一性，有助于现代中医进一步研究辨证及治疗。因而本专著编写以西医病名为纲，也是突显了辨病为先、辨证为次的思想。

二、辨病前提下的辨证

辨证论治是中医特色治疗方法。证是中医所特有的概念。证，即证候，是对疾病发展所处某一阶段的病位、病因、病性及病势等所作的病机概括。中医学认为，一种病可以有几种不同的证候，而一个证候亦可见于多种病。辨证，就是在中医学理论指导下，用中医望、闻、问、切四诊的方法，收集患者的各种临床资料进行综合分析，从而对疾病所处的阶段作出病位、病因、病性判断，并概括为完整证名（证型）的诊断思维过程。证反映疾病某一阶段的病理变化。证、症、征，三者具有不同的含义，并且三者存在内部联系。症，指症状，是疾病的表现，可以是一个，也可以是多个并存，可以分主要症状、次要症状、伴随症状等。从中医角度分析，多个相关联的症状包括舌、脉象，可以构成中医证候特征。征，指体征、征象。综合征是西医学名词，指因某些有病的器官发生相互关联的病理变化而同时出现的一系列特征性症候群，不是一种独立性疾病，如休克综合征、阿-斯综合征。综合征指由多个症状和体征组成的一组症候群；大多用于有相同症状和体征的一组疾病的描述，或构成疾病整体特征的一些体征、症状或其他表现集合而成的病症的描述。尤其用于临床病因尚未明确之时。

现代中医临床实践辨病为先，首先强调辨证必须是在辨病基础上的辨证。因辨病着眼于疾病整个过程的病机演变，在辨病前提下辨证，有助于辨证从整体水平认识疾病的阶段、病位、病性、病势。既有"病"的整体认识，又有"证"的阶段性分析，可以动态把握疾病发生、演变规律，准确分析病因、病性、病位，做到"审证求因，定位明本，议病辨性"。其次，辨证必须是在辨病框架下的辨证。这就要求运用已有的病证结合的证据资料，把握该病最基本的病机、最主要病位和相关脏腑、最常见的证型，从而指导制订最常用的治则治法及其代表方药。当然还得把共性原则与个体化病情相结合。不管病名诊断，而是单纯追求辨证，"但见一证便是"，只侧重于疾病某阶段的病性、病位，不能把握疾病总体演变规律，医师会进入主观臆断的"死胡同"，会使用更多的"试错法"治疗而耽误病情。其三，强调中西病名诊断统一或相近，实施微观辨证。现代中医在坚持传统望闻问切的宏观辨证的同时，利用西医学的先进检测手段，运用现代生物化学物理技术进行微观辨证，是中医四诊方法的拓宽延伸。如借助电子胃镜，现代中医可望诊胃脘痛（消化性溃疡）患者胃黏膜糜烂及溃疡充血、水肿的情况；运用显微镜，现代中医望诊可达细胞亚结构；运用冠脉造影、血管内超声、光学相干断层成像（OCT）可以判断斑块稳定性等。对于胃脘痛（消化性溃疡），除了整体宏观辨证，若镜下发现胃黏膜糜烂及溃疡充血、水肿明显，则治法选用疏肝理气、和胃止痛，加强清热活血、制酸；若镜下发现胃黏膜炎症水肿，溃疡淡白，水肿不明显，则治法选用健脾温中、理气和胃。这就是中医学微观辨证。强调辨病为先，将会更有针对性地选用现代检测手段，利用某些微观病理变化的客观检测指标，明确疾病的中西医诊断，指导更精确辨证，从而做到宏观辨证与微观辨证的有机结合，有利于促进中医疾病辨证的标准化、客观化、规范化。

三、"辨病为先，辨证为次"为主的临床思维模式的优势

1. 有利于把握疾病规律　一种疾病有其基本病机变化和理化指标改变，具有共性的发生、演变、转归等病理演化过程。辨病是诊断的第一步，准确的判断，有利于掌握疾病的这种共性，把握疾病基本病机，指导辨证治疗。如准确辨病为"胸痹心痛"（冠心病心绞痛），就可把握贯穿整个病程的病机之共性——"心脉瘀阻"，而不要把肺（如肺痈）、胸膜腔（悬饮）、胸壁（蛇串疮）、纵隔（纵隔肿瘤）的疾病也归入"胸痹心痛"。辨病为先，便可根据疾病的一般演变规律而判断常见的证型，判断病情的轻重预后。如辨病为"温病"，依据叶桂提出温病有卫气营血的传变规律，就能预测本病可能为卫气营血的某一证型及病变转归规律。

如辨病为"消渴",辨证多考虑上、中、下三消证及并发症；或者按照消渴起病早期，还是起病日久出现了并症、变症的不同阶段。有人研究，现代消渴病基本病机已经不是传统的单一的"阴虚燥热"，而是常出现气阴两虚兼痰瘀内阻，病程长者可以表现为阴损及阳，本虚标实，出现心、脑、肾、眼底、肢体经络并发症。可见，辨病为先，能把握疾病基本发展的规律，揭示疾病的本质，是准确辨证及治疗的基础和前提。

2. 有利于简化诊断，简化治疗　传统中医的病名按主症、体征或病机定名，同一西医疾病可能出现不同的中医病名，如高血压，中医诊断可能为"头痛""眩晕""心悸"等，这使得中医诊断紊乱、模糊。辨病为先，使用规范统一的病名，并利用现代科技方法，联合西医的诊断，使中医诊断简化、精确。疾病的确诊，有利于总结经验，制订专方专药，简化治疗，提高疗效。还是以"胸痹心痛"（冠心病心绞痛）为例，该病的病机为"心脉瘀阻+"，治法就当"活血化瘀+"，方药就应为"血府逐瘀汤+"或者"桃仁红花煎+"。意思就是说，根据基本病机与证型，兼夹不同的症状，在活血化瘀基本法上进行"加法""加药"。临床上，可以参考病因、病机与证候，视具体证型如寒凝、热壅、痰浊、气滞、气虚、阴虚、阳虚等，分别佐以散寒、泄热、涤痰、行气、益气、养阴、温阳等法。清代名医徐大椿也指出："一病必有主方，一方必有主药。"要简化当今的辨证论治分型及代表方。当然，有时证的同一性掩盖了病的个体差异性，可以在辨病前提下辨证，可针对不同疾病、不同病理环节，选择不同的方药，有助于提高临床疗效。

3. 有利于中医疗效指标的标准化　邓老说，中医学是理论医学，临床疗效是中医的生命线。中药的有效成分不一定被现代药理学揭示清楚，但是疗效必须是肯定的，同时又是安全的。疗效是医学发展的硬道理，目前中医疗效多以临床症状改善或者消失为评价指标，并且评价指标不统一。中医辨证治疗虽然可以改善患病个体主观感觉，减少或消除临床症状，但是未必完全阻断疾病的发展，未必纠正疾病的整个病理进程。辨证论治针对疾病某阶段病理反应进行治疗，可以改善某阶段的临床症状，但并不完全等同于疾病的痊愈或好转。如眩晕（高血压），治疗后患者头晕头痛症状消失，但并不等同于疾病的痊愈。高血压疗效评估应从简单的降低血压读数延伸到总体心血管危险的减少。比如，血压降低了吗？达标了吗？平稳了吗？改善中医证候如何？提高患者生活质量了吗？心脑肾靶器官保护了吗？脂糖代谢紊乱纠正如何？病残率和病死率降低了多少？有时单纯辨证论治的阶段性疗效，还可能掩盖疾病的病情实质。如结肠癌早期出现便血、脓血便、里急后重症状，辨证治疗后临床症状可能暂时好转或者消失了，但病情却在进展，可能由此延误早期手术根治的时机。因此，必须强调辨病为先，坚持五诊十纲理念，把疾病的诊断与鉴别诊断放在首位，根据疾病的整个病理过程，重视疾病结局指标的综合评价，制订终点指标（如死亡）、重大临床事件、生存期、中医证候疗效、生存质量等主要疗效评价指标,使中医疗效评价指标具有客观性、标准化的特点。

4. 有利于指导中医治未病　关于中医"治未病",一般教科书的基本含义,一是未病先防,预防疾病的发生;二是既病防变,强调早期诊断和早期治疗,及时控制疾病的发展演变;三是病愈防复。在上篇已论述过,在邓老指导下我们拓展为治其未生、治其未发、治其未传、治其未变、治其未复五层含义。在临床实践中要做到既病防变,必须辨病为先,且早期辨病。只有早期辨病,才能正确掌握疾病的发生、发展演变规律,截断病情的传变,控制病情发展。有时在一些疾病的早期,通过传统中医望闻问切四诊很难发现病变,但利用现代科技可实现早期诊断,并借助西医检验手段及病理变化指导中医用药,及早治疗。如血脂异常,是常见代谢性疾病,也是心血管疾病的危险因素,若患者体检发现低密度脂蛋白胆固醇(LDL-C)升高而没有任何症状,就要按照血脂异常指南的要求进行危险分层,以进行早期干预;一些患者通过年度体检发现高血压合并早期肾损害(尿白蛋白微量升高),或者早期肾衰竭(血肌酐水平轻度升高),而没有任何症状,就可以施加药物干预;胸痹心痛(心肌梗死)患者行冠脉支架置入术后,有些患者不再有临床症状,难以运用传统方法辨证,但可以辨病辨证为热毒血瘀,可以辨病使用清热活血中药以预防支架内再狭窄和血栓形成,以改善远期预后。因此,中医学"治未病"理念已经发展了,远远超越了汉代、唐宋、明清那种"治未病"的内涵。

5. 有利于中医科研和学术交流　古代中医证候的辨证缺乏统一的标准,制约了中医学的发展,不利于科学研究、交流。但是疾病是统一的,中医疾病(病名)可以和西医疾病一一对应,甚至将来统一病名。采用相同的诊断标准,形成一致的"纳入标准"和"排除标准",由此开展中医药临床研究工作,易于被西医学者接受,有利于科研、学术交流。另外,开展动物实验也是中医科研探索的方法之一,目前正在探索的病证结合动物造模标准,将有利于开展病证结合的实验研究。若能按"辨病为先,病证结合"的思维模式,揭示中医理论的科学内涵及专方专药的药理学机制,将对临床用药有指导意义,把中医药推向世界也有了可靠的证据。根据西晋时期葛洪发现"青蒿抗疟",现代药学家屠呦呦运用乙醚低温提取青蒿素并开展一系列抗疟药理学研究,就是一个典型的成功例子。又如,大脑中动脉"栓塞"大鼠急性脑梗死模型,就是一种脑梗死瘀阻脑络证模型;冠脉前降支结扎以制作急性心肌梗死大鼠模型,就是一种急性心肌梗死气虚血瘀证模型,这些病证结合的模型,已得到学术界的公认。

6. 有利于形成中医专家共识和指南　只辨证不辨病,或中医病名仅仅以症状命名,可导致中医疗效得不到认可,同时也不利于经验的总结,不利于总结疾病治疗的规律。因此,辨病为先,统一病名,便于整理研究中医学,寻找中医辨证论治的规律,总结疗效确切的方药,有利于形成专家共识、临床路径或中医治疗指南,使中医临床诊疗行为有章可寻、有规可依。

四、"辨病为先,辨证为次"临床思维模式是科学的扬弃

"辨病为先,辨证为次"的临床思维模式是科学的扬弃,它不同于"废医存药""中医西化"或者"自我从属"。它是在中医学理论指导下辨病辨证论治的一种现代中医的临床思维模式,是符合现代中医临床实践的诊疗模式。在临床上,辨病为先,辨证为次,是一般的诊疗程序;对一时难以确定疾病病名时,可暂且按辨证治疗,但同时必须积极辨病。辨病既要辨中医的病,又要辨西医的病,使中西医病名对应,把西医诊断融入中医的理论体系,吸取西医对疾病防治研究的先进成果,优势互补,提高现代中医的理论水平和临床实践技能,给现代中医注入新的活力,更加满足现代社会的需求,更加有利于中医药的发展。

（吴 伟 卿立金）

参 考 文 献

1. 徐云生. 从中医症、证、病的概念谈辨证与辨病的关系［J］. 医学与哲学,2005,26（1）: 65-66.
2. 朱文锋. 中医诊断学［M］. 上海:上海科学技术出版社,1995.
3. 中医研究院. 蒲辅周医疗经验［M］. 北京:人民卫生出版社,1976.
4. 吴伟,彭锐. 冠心病热毒病机的探讨［J］. 新中医,2007,39（6）:3-4.

各　论

第四章 心血管疾病

第一节 冠状动脉粥样硬化性心脏病

冠状动脉粥样硬化性心脏病（coronary atherosclerotic heart disease，CHD）指由于冠状动脉粥样硬化，使血管狭窄或阻塞或痉挛导致心肌缺血、缺氧或坏死而引起的心脏病，统称冠状动脉性心脏病（coronary artery heart disease，CHD），简称冠心病，亦称缺血性心脏病（ischemic heart disease，IHD）。现仍沿用 1979 年世界卫生组织（WHO）分型法，将冠心病分为以下 5 型：隐匿型、心绞痛型、心肌梗死型、心力衰竭型（缺血性心肌病）、猝死型。

冠心病是严重威胁人类健康的疾病。据 WHO 的统计，冠心病目前是世界上最常见的死亡原因，居人类死因分析的首位。2003—2013 年，我国进行了 3 次国家卫生服务调查，其中 2003 年和 2008 年为全年龄段调查，而 2013 年则针对 15 岁及以上年龄段进行调查。调查显示，2003 年我国缺血性心脏病患病率为 4.6‰，2008 年为 4.8‰，2013 年为 10.2‰。"十二五"高血压及重要心血管病调查显示，冠心病事件加权患病率总计为 289.1/10 万，其中男性为 334.2/10 万，女性为 231.8/10 万，城市为 376.7/10 万，乡村为 244.6/10 万。总体而言，我国城乡居民冠心病患病率逐年增高，城市高于农村，男性高于女性。我国冠心病死亡率呈上升态势，农村比城市上升更明显，城乡死亡率随年龄增长而升高，但年龄标化死亡率仍呈明显上升态势；其中心肌梗死死亡率呈明显上升态势，农村上升尤为明显，死亡率已超过城市。死亡率直接与发病率和救治条件有关，近年来农村生活方式改变，但疾病预防观念不足，加之农村救治水平低，因此死亡率较高。

冠状动脉粥样硬化性心脏病可归属于中医学"胸痹""心痛"等范畴，包括"厥心痛""真心痛"等。

一、病因病机

冠心病的发病多与外邪内侵、饮食不节、情志失调、劳逸失调、年迈体虚等因素有关。

1. 外邪内侵　寒邪侵袭,胸阳被遏,气滞血凝,发为本病。《素问·调经论》曰:"寒气积于胸中而不泻,不泻则温气去,寒独留,则血凝泣,凝则脉不通。"《诸病源候论·心痛病诸候》:"心痛者,风冷邪气乘于心也。"素体胸阳不足,阴寒之邪乘虚侵袭,亦成胸痹心痛。如《医门法律·中寒门》言:"胸痹心痛,然总因阳虚,故阴得乘之。"《类证治裁·胸痹论治》亦认为:"胸痹,胸中阳微不运,久则阴乘阳位,而为痹结也。"此外,六淫之邪可引动内邪,致心痛急性发作。

2. 饮食不节　恣食肥甘厚味,或嗜烟酒,以致脾胃受伤,运化失健,聚湿生痰,上犯心胸清旷之区,胸阳不展,气机不畅,心脉闭阻,而成胸痹心痛;如痰浊留恋日久,痰阻血瘀,亦成本病。烟酒湿热内蕴,痰瘀积久化热蕴毒,猝然痹阻心脉,易发真心痛。

3. 情志失调　忧思伤脾,脾运失健,痰浊内生;郁怒伤肝,肝郁气滞,甚则气郁化火,痰阻气滞,胸阳不运,心脉痹阻,不通则痛。如《杂病源流犀烛·心病源流》曰:"总之,七情之由作心痛。"七情失调可致气血耗逆,心脉失畅,痹阻不通而发心痛。肝郁化火,灼伤心脉,易发心痛。

4. 劳逸失调　劳倦伤脾,运化失职,气血生化乏源,无以濡养心脉,拘急而痛。或积劳伤阳,心肾阳微,鼓动无力,阴寒内侵,血行涩滞,而发胸痹心痛。过逸则脾胃内虚,痰湿内生,痹阻心脉,亦发胸痹心痛。

5. 年迈体虚　中老年人,肾气自半,精血渐衰。如肾阳虚衰,不能鼓舞五脏之阳,可致心气不足或心阳不振,血脉失于温运,或阴寒痰饮乘于阳位,痹阻心脉,发为胸痹心痛;若肾阴亏虚,不能濡养五脏之阴,心脉失于濡养,拘急而痛。

二、五脏相关与病机转化

胸痹心痛的主要病机为心脉痹阻或心脉挛急。病位在心,与肝、脾、肾三脏相关。心主血脉,心病则不能推动血脉,血行瘀滞;肝病则疏泄失职,气滞郁结,心脉挛急;脾虚失其健运,则聚生痰湿,气血乏源;肾虚藏精失常,肾阴亏损,肾阳虚衰等,均可引致心脉痹阻而发胸痹。病理性质为本虚标实,虚实夹杂。本虚有气虚、阴伤、阳衰,并可表现气阴两虚、阴阳两虚,甚至阳衰阴竭,心阳外越;标实为瘀血、寒凝、痰浊、气滞、热壅,且又可相互为病,如气滞血瘀、寒凝气滞、痰瘀交阻、痰阻化热等。一般胸痹心痛发作期以标实为主,多为痰瘀互结;缓解期以气血阴阳亏虚为主,心气虚常见。

病机转化可因实致虚,亦可因虚致实。肝气郁结,多为气滞血瘀;瘀阻心脉,血行滞涩,留瘀日久则心气痹阻,遏抑心阳,导致心之阳气亏虚。痰瘀踞于心胸,郁久化热,灼伤心脉,热壅则血瘀更甚,火热灼伤心阴;病邪伏留日久,可耗气伤阳,向阴阳并损转化;阴寒凝结,气失温煦,伤及阳气,向心阳虚衰转化;凡此种种,皆因实致虚。心气不足,鼓动不力,易为风寒邪气所伤;心肾阴虚,津不化气,水亏火炎,炼液为痰;心阳虚衰,阴阳并损,阳虚生寒,寒痰凝络,凡此三者皆由虚而致实。

胸痹心痛多在中年以后发生,有缓作与急发之异。其发展多由标及本,由轻转剧。如治疗及时得当,可获较长时间稳定缓解;如反复发作,则病情较为顽固。若失治误治或调理失宜,病情进一步发展,可见心胸猝然大痛,胸痛彻背,背痛彻心,出现真心痛,并发喘脱、厥脱,甚则出现"旦发夕死,夕发旦死"的危候。(图4-1-1)

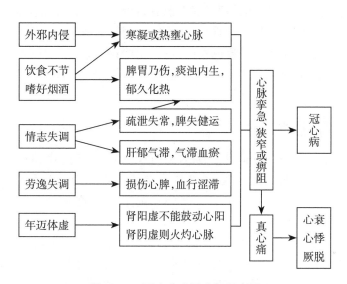

图 4-1-1　冠心病病因病机示意图

三、临床表现

(一)症状

冠心病心绞痛以发作性胸痛为主要临床表现,疼痛的特点如下。

1. 部位　主要在胸骨后部,可波及心前区,有手掌大小范围,甚至横贯前胸,界限不很清楚,常放射至左肩、左臂内侧,可达环指和小指,或至颈、咽、下颌部。

2. 性质　胸痛常为压迫、发闷或紧缩感,也可有烧灼感,但不尖锐,不像针刺或刀扎样痛,偶伴濒死的恐惧感。发作时,患者往往不自觉地停止原来的活动,直至症状缓解。

3. 诱因　发作常由体力劳动或情绪激动(如愤怒、焦急、过度兴奋等)所激发,饱食、寒冷、吸烟等亦可诱发。

4. 持续时间和缓解方式　疼痛出现后常逐步加重,然后在3~5分钟内逐渐消失。一般在停止原来诱发症状的活动后即可缓解,舌下含用硝酸甘油也能在几分钟内使之缓解。

急性心肌梗死疼痛发生的部位和性质常类似于心绞痛,但程度较重,持续时间较长,可达数小时或更长,常伴烦躁不安、出汗、恐惧或有濒死感,休息和含服硝酸甘油多不能缓解。少数无明显疼痛,一开始即表现为休克或急性心衰。

（二）体征

心绞痛在发作间隙期体检通常无特殊异常发现。心绞痛发作时常见心率加快、血压升高、表情焦虑、皮肤冷或出汗,有时出现第三或第四心音奔马律。急性心肌梗死胸痛发作时可出现脸色苍白、皮肤湿冷;可发现一过性的第三或第四心音,以及由二尖瓣反流引起的一过性收缩期杂音;严重者可出现低血压、休克等表现。

（三）理化检查

1. 心电图（electrocardiogram, ECG） 心电图是发现心肌缺血、诊断冠心病最常用的检查方法。最常见的 ECG 异常是 ST-T 改变,包括 ST 段压低（水平型或下斜型）、T 波低平或倒置。部分稳定型心绞痛患者静息 ECG 是正常的。急性心肌梗死时 ECG 可出现缺血型 T 波改变、损伤型 ST 段移位、坏死型 Q 波等改变。典型的急性 ST 段抬高心肌梗死（ST segment elevation myocardial infarction, STEMI）早期的 ECG 表现为 ST 段弓背向上抬高（呈单向曲线）伴或不伴病理性 Q 波、R 波减低（正后壁心肌梗死时,ST 段变化可以不明显）。超急性期心电图可表现为异常高大且两肢不对称的 T 波。

2. 心电图负荷试验 心电图负荷试验是对疑有冠心病的患者给心脏增加负荷（运动或药物）而激发心肌缺血的心电图检查。运动负荷试验为最常用的方法,敏感性可达到约 70%,特异性 70%~90%。

3. 血清心肌标志物检查 血清心肌标志物是鉴别心绞痛和心肌梗死的主要标准。心肌肌钙蛋白（cTn）是诊断心肌坏死最特异和敏感的心肌损伤标志物,故多为诊断首选标志物,通常在 STEMI 症状发生后 2~4 小时开始升高,10~24 小时达到峰值,并可持续升高 7~14 天。肌酸激酶同工酶（CK-MB）对判断心肌坏死的临床特异性较高,STEMI 时其检测值超过正常上限并有动态变化。

4. 冠状动脉造影 选择性冠状动脉造影目前仍是诊断冠状动脉病变,并指导选择治疗方案尤其是血运重建术方案的最常用方法。

5. 其他 多层螺旋 CT 冠状动脉成像能建立冠状动脉三维成像以显示其主要分支,并可用于显示管壁上的斑块及管腔狭窄程度。超声心动图、放射性同位素检查、磁共振成像、光学相干断层扫描（OCT）等可协助诊断。

四、辨病辨证

（一）西医辨病

1. 心绞痛的诊断　根据典型的发作特点和体征,休息或含用硝酸甘油后可缓解,结合患者年龄和存在的冠心病危险因素,除外其他疾病所致的心绞痛,即可建立诊断。发作不典型者,诊断要依靠发作时 ECG 的变化或 ECG 负荷试验或动态 ECG 监测,如负荷试验出现 ECG 阳性变化或诱发心绞痛时亦有助于诊断。诊断困难者,可行放射性同位素检查、冠状动脉计算机体层血管成像（CTA）或选择性冠状动脉造影检查。心绞痛分为稳定型心绞痛和不稳定型心绞痛。不稳定型心绞痛依据临床表现不同分为 3 种类型,初发型心绞痛、静息型心绞痛、恶化型心绞痛。

2. 急性心肌梗死的诊断　2012 年 8 月在德国慕尼黑召开的欧洲心脏病学会年会（ESC）上公布了关于急性心肌梗死的全球统一定义,即指血清心肌标志物（主要是肌钙蛋白）升高（至少超过 99% 参考值上限）,并至少伴有以下任何一项:

（1）缺血症状。

（2）新发生的缺血性 ECG 改变,新的 ST-T 改变或左束支传导阻滞（LBBB）。

（3）ECG 病理性 Q 波形成。

（4）影像学证据显示有新的心肌活性丧失或新发的局部室壁运动异常。

（5）冠脉造影或尸检证实冠状动脉内有血栓。

从 2000 年心肌梗死全球统一定义问世,至 2012 年的第三版,一直沿用至今。定义中的第 5 条是新增内容,其意义是强调一旦患者发生心肌梗死后在救治的过程中,应积极行冠状动脉造影来验证心肌梗死的原因,并尽早开始冠脉再灌注治疗。新的急性心肌梗死定义,确立了以血清心肌标志物为"核心"的 1+1 标准,血清肌钙蛋白水平的改变对诊断心肌梗死具有绝对重要的价值。新定义还指出:再梗死（reinfarction）,心肌梗死后 28 天内再次发生的急性心肌梗死;心肌梗死复发（recurrent MI）,急性心肌梗死 28 天后再次发生的心肌梗死;静息性心肌梗死（silent MI）,患者的心电图出现了符合急性心肌梗死诊断的病理性 Q 波或影像学证实为心肌梗死,但无临床症状。

3. 急性心肌梗死的临床分型

1 型:由冠状动脉斑块破裂、裂隙或夹层引起冠脉内血栓形成,从而导致自发性心肌梗死。

2 型:继发于心肌氧供需失衡（如冠脉痉挛、心律失常、贫血、呼吸衰竭、高血压或低血压）导致缺血的心肌梗死。

3 型：疑似为心肌缺血的突发心源性死亡，或怀疑为新发生的 ECG 缺血变化或新的 LBBB 的心源性死亡。由于死亡已经发生，患者来不及采集血样进行心肌标志测定。

4 型（4a 和 4b）：与经皮冠脉介入术（PCI）相关的心肌梗死。4a 型，为 PCI 过程所致的心肌梗死；4b 型，冠脉造影或尸检证实的伴发于支架血栓形成的心肌梗死。

5 型：与冠状动脉搭桥术（CABG）相关的心肌梗死。

4. 稳定性冠心病　2018 年中华医学会心血管病学分会颁布了《2018 中国稳定性冠心病诊断与治疗指南》。我国指南结合欧洲相关指南作出定义，稳定性冠心病包括 3 种情况，慢性稳定型劳力性心绞痛、缺血性心肌病和急性冠状动脉综合征之后稳定的病程阶段。以上 3 种情况有共同的发病机制和病理、生理基础（心外膜冠状动脉粥样硬化造成的固定狭窄），临床症状稳定或无症状。

【鉴别诊断】冠心病需与多种以胸痛为主症的疾病相鉴别，如与主动脉夹层、心包炎、急性肺动脉栓塞、气胸和消化道疾病等引起的胸痛相鉴别。向背部放射的严重撕裂样疼痛，伴有呼吸困难或晕厥，但无 STEMI 心电图变化者，应警惕主动脉夹层；该病也可延伸至心包，导致心脏压塞或冠状动脉开口撕裂。急性肺动脉栓塞常表现为突发呼吸困难，可伴胸痛、咯血及严重低氧血症，心电图、D- 二聚体检测及冠状动脉 CTA 有助于鉴别。急性心包炎表现为胸膜刺激性疼痛，向肩部放射，前倾坐位时减轻，可闻及心包摩擦音，心电图表现为除 aVR 导联外的其余导联 T 段呈弓背向下型抬高，无镜像改变。气胸可以表现为急性呼吸困难、胸痛和患侧呼吸音减弱。消化性溃疡可有剑突下或上腹部疼痛，有时向后背放射，可伴晕厥、呕血或黑便。急性胆囊炎也可有类似 STEMI 症状，但有右上腹触痛。

（二）中医辨证

1. 辨证　首先需要分辨标本虚实。本虚应区别阴阳气血亏虚的不同，标实又有瘀血、痰浊、气滞、寒凝、热壅等的不同。其次，要重视疼痛部位、疼痛性质、疼痛程度及持续时间在胸痹心痛辨证中的重要性，临床往往根据疼痛特点分辨胸痹心痛的虚实标本及病情轻重。不同证候所致的胸痛各有特点：瘀血，多为绞榨样疼痛、压迫感明显，痛处固定，夜间为甚；痰浊，多为胸闷痛，有堵闷感；气滞，多由情志不遂诱发，胸闷胀而痛，放射至左肩背；寒凝，多于冬季发病，遇寒而发，剧烈疼痛伴冷汗淋漓、四肢逆冷；热壅，多为青中年、吸烟、过食肥甘之人，胸痛而烦闷，伴身热、气粗、口气秽臭、便秘等。纯虚者少，病机多虚实夹杂。

2. 类证鉴别

（1）胃脘痛：胃脘痛以胀痛为主，胃脘局部有压痛，持续时间较长，可表现为饥饿痛或饱餐后痛,常伴泛酸、嘈杂、嗳气、呃逆等胃部症状。真心痛有时亦表现为持续性胃脘部疼痛,应予警惕。血清心肌标志物、心电图可初步鉴别;根据临床情况,进一步的冠脉造影、纤维胃镜检查可鉴别。

(2)悬饮:悬饮为胸胁胀痛,持续不解,患侧肋间饱满,多伴有咳唾引痛,转侧、呼吸时疼痛加重,并有咳嗽、咳痰、发热等肺系证候。胸部 X 线片、心电图可初步鉴别。

五、治疗

(一)中医辨证论治

治疗原则为先治其标,后治其本;标实当"通",针对气滞、血瘀、寒凝、痰浊、热壅而疏理气机、活血化瘀、辛温通阳、泄浊豁痰、清热解毒,尤重活血通脉;本虚宜"补",权衡心脏阴阳气血之不足,补气温阳、滋阴益肾,尤重补益心气。必要时可根据虚实标本的主次,兼顾同治。对真心痛的治疗,必须辨清证候之重危顺逆,一旦发现脱证之先兆,必须尽早投用益气固脱之品,或采用中西医结合治疗。

1. 心脉瘀阻

主要证候:心胸刺痛,部位固定,入夜尤甚,或心痛彻背,背痛彻心,或痛引肩背;或伴胸闷心悸,日久不愈;舌质紫暗,或有瘀斑,脉沉涩或弦涩。

治法:活血化瘀,通脉止痛。

方药:血府逐瘀汤(《医林改错》)加减。

常用川芎、桃仁、红花、赤芍、丹参、三七化瘀通脉;柴胡、枳壳、牛膝行气活血;当归、生地黄养血活血;降香、郁金理气止痛。

加减:血瘀轻可用丹参饮活血化瘀,理气止痛;瘀血痹阻较重,胸痛剧烈,可加乳香、没药、延胡索;血瘀气滞并重,胸闷痛甚,加沉香、檀香、荜茇等;气虚血瘀,伴自汗乏力,气短脉弱,可用人参养营汤合桃红四物汤;寒凝血瘀或阳虚血瘀,伴畏寒肢冷,脉沉细或沉迟,加桂枝、细辛、高良姜、薤白等,或用红参、熟附子。若猝然心痛发作,可选用一种活血化瘀、芳香止痛急救之剂,如复方丹参滴丸、速效救心丸等,舌下含化;或者宽胸气雾剂,舌下喷药。

2. 气滞心胸

主要证候:心胸满闷,疼痛阵发,痛有定处,时欲太息,情志不遂时容易诱发或加重,或兼胃脘胀闷,得嗳气或矢气则舒,舌淡红,苔薄或薄腻,脉弦细。

治法:疏肝理气,活血通络。

方药:柴胡疏肝散(《景岳全书》)加减。

常用柴胡、枳壳疏肝理气;香附、陈皮理气解郁;川芎、赤芍活血通脉;木香、降香、檀香、延胡索、枳实芳香理气。

加减：若兼血瘀，胸闷心痛明显，可合失笑散；肝气郁结，日久化热，心烦易怒，口干便秘，舌红苔黄，脉弦数，可用丹栀逍遥散；便秘严重，加当归龙荟丸以泻郁火。

3. 痰浊闭阻

主要证候：心胸窒闷疼痛，闷重痛轻，患者多形体肥胖，肢体沉重，痰多气短，遇阴雨天易发作或加重，伴倦怠乏力，纳呆便溏，口黏，恶心，咳吐痰涎，苔白腻或白滑，脉弦滑。

治法：通阳泄浊，豁痰开结。

方药：瓜蒌薤白半夏汤（《金匮要略》）加减。

常用瓜蒌皮、薤白化痰通阳，行气止痛；胆南星、竹茹、法半夏清热化痰；石菖蒲、陈皮、枳实理气宽胸；多加党参、茯苓、甘草健脾益气。

加减：痰郁化热，痰黏色黄，大便干，苔黄腻，可用黄连温胆汤；痰热伤津，加生地黄、麦冬、沙参；大便秘结，加生大黄、桃仁，或礞石滚痰丸；痰瘀交阻，胸闷如窒，心胸隐痛或绞痛阵发，当合活血化瘀，可选桃红四物汤；痰浊闭塞心脉，猝然剧痛，可用苏合香丸，或者麝香保心丸，舌下含服。

4. 寒凝心脉

主要证候：猝然心痛如绞，或心痛彻背，背痛彻心，形寒肢冷，面色苍白，甚则冷汗自出，心悸气短，多因气候骤冷或骤遇风寒而发病或加重，苔薄白，脉沉紧或促。

治法：宣痹通阳，散寒止痛。

方药：瓜蒌薤白白酒汤（《金匮要略》）合当归四逆汤（《伤寒论》）加减。

常用桂枝、细辛温散寒邪，通阳止痛；薤白、瓜蒌化痰通阳，行气止痛；白芍、当归、甘草养血活血；枳实、厚朴、通草理气通脉。

加减：若胸痛剧烈，心痛彻背，背痛彻心，痛无休止，伴有身寒肢冷，气短喘息，脉沉紧或沉微者，为阴寒极盛，胸痹心痛之重证，当用散寒温通之法，予乌头赤石脂丸加荜茇、高良姜、细辛；若痛剧而四肢不温，冷汗自出，即舌下含化苏合香丸或冠心苏合丸，芳香化浊，理气温通开窍。

寒为阴邪，易伤阳气，故寒凝心脉证临床常伴阳虚之象，宜配合温补阳气之剂，以取温阳散寒之功，不可一味辛散寒邪，以免耗伤阳气之虞。

5. 热毒血瘀

主要证候：胸痛发作频繁或较前加重，口干口苦，口气浊臭，烦热，大便秘结，舌紫暗或暗红、苔黄厚腻，脉弦滑或滑数。

治法：清热解毒，活血化瘀。

方药：清热活血汤（吴伟经验方）加减。

常用毛冬青、黄芩清热解毒；丹参、赤芍、川芎、红花、降香行气活血化瘀。

加减：合并痰浊内阻，加法半夏、瓜蒌皮、竹茹；兼气虚者，加黄芪、五爪龙；兼气阴两虚者，加太子参、麦冬、天冬；热结便秘者，加枳实、虎杖。

6. 气阴两虚

主要证候：心胸隐痛，时发时止，心悸气短，动则益甚，伴倦怠乏力，声音低微，口干，易汗出，舌淡红、胖大、边有齿痕，少苔或无苔，脉虚细缓或结代。

治法：益气养阴，活血通脉。

方药：生脉散（《医学启源》）合人参养营汤（《太平惠民和剂局方》）加减。

常用党参、黄芪、炙甘草大补元气，通利经脉；肉桂温通心阳；麦冬、玉竹滋养心阴；五味子收敛心气；丹参、当归养血活血。

加减：偏于气虚，可用生脉散合保元汤；偏于阴血虚，可用生脉散合炙甘草汤；心脾两虚，纳呆、失眠，加茯苓、茯神、远志、半夏曲健脾和胃，柏子仁、酸枣仁收敛心气，养心安神。

7. 心肾阴虚

主要证候：心痛憋闷，心悸盗汗，虚烦不寐，腰酸膝软，头晕耳鸣，口干便秘，舌红少津，脉细数或促代。

治法：滋阴清火，养心和络。

方药：天王补心丹（《校注妇人良方》）加减。

常用生地黄、玄参、天冬、麦冬滋阴降火；太子参、炙甘草、茯苓补益心气；柏子仁、酸枣仁、五味子、远志交通心肾，养心安神；丹参、当归、白芍、阿胶滋养心血而通心脉。

加减：若阴不敛阳，虚火内扰心神，虚烦不寐，舌尖红少津，可用黄连阿胶汤合酸枣仁汤；若心肾阴虚，兼见头晕目眩，腰酸膝软，遗精盗汗，心悸不宁，口燥咽干，用左归饮。

8. 心肾阳虚

主要证候：胸闷气短，心悸而痛，动则更甚，自汗神倦，畏寒蜷卧，四肢欠温或水肿，面色㿠白，唇甲淡白或青紫，舌质淡胖或紫暗，苔白或腻或水滑，脉沉细或沉微。

治法：温补阳气，振奋心阳。

方药：参附汤（《圣济总录》）合右归饮（《景岳全书》）加减。

常用红参大补元气，附子温补真阳，肉桂振奋心阳，炙甘草益气复脉，熟地黄、山茱萸、淫羊藿、补骨脂温养肾气。

加减：肾阳虚衰，不能制水，水饮上凌心肺，水肿、喘促、心悸，用真武汤加黄芪、汉防己、猪苓、车前子；阳虚欲脱，四肢厥逆，用四逆加人参汤；阳损及阴，阴阳两虚，可加麦冬、五味子，重用山茱萸。

【方药应用】

1. **注射制剂**　根据辨证分型,可选用以下中药针剂。补气类,黄芪注射液;益气温阳类,参附注射液;清热解毒类,苦碟子注射液;活血化瘀类,丹参注射液、川芎嗪注射液。

2. **中成药**　辨证选用中成药,如:①芪参益气滴丸,功效益气活血;用法每日 1 包,每日 3 次。②冠心丹参胶囊,功效活血化瘀;用法每日 3 粒,每日 3 次。③麝香保心丸,功效通窍活血通脉;用法每日 2 粒,每日 3 次。④速效救心丸,功效通窍活血;用法每日 2 粒,每日 3 次;急救时,舌下含服。⑤地奥心血康胶囊,功效活血化瘀;用法每日 2 粒,每日 3 次。

【针灸方法】针刺内关,用泻法,强刺激,可以缓解心绞痛。缓解期结合临床情况,使用补泻手法。

（二）西医治疗

1. **冠心病二级预防**　二级预防的主要目标是预防心肌梗死和猝死。①抗血小板聚集,阿司匹林,根据病情单用或联合使用氯吡格雷、替格瑞洛;抗心绞痛治疗,硝酸酯类制剂。②β 受体阻滞剂,预防心律失常,减轻心脏负荷等;控制血压。③控制血脂水平,主要使用他汀类药物;戒烟。④控制饮食;治疗糖尿病。⑤鼓励有计划的、适当的运动锻炼;对患者及其家属进行健康教育,普及有关冠心病防治知识。

2. **急性心肌梗死再灌注治疗**　急性心肌梗死的恢复再灌注治疗手段包括:①药物溶栓治疗;②介入（如 PCI）治疗;③紧急冠脉搭桥术。药物溶栓治疗常用药物有尿激酶、链激酶和 rt-PA（重组组织型纤溶酶原激活剂）等。溶栓治疗的优点是方便、快捷,适合基层医院开展,不需要特殊的设备和专门的技术,但溶栓治疗存在再通率低、出血风险高的局限性,仅在转运到具有 PCI 手术条件的医院超过 2 小时的情况下实施。应优先开展 PCI 治疗,包括球囊成形术及支架植入术;PCI 的目的是开通梗塞相关动脉。PCI 可使 90% 以上患者的已闭塞血管恢复正常血流,而溶栓只能恢复 50%~60% 患者的闭塞血管再通,血流完全恢复正常（TIMI Ⅲ级）率更低。对于急性心肌梗死,在时间窗内行直接 PCI 是目前最有效的治疗措施,全国各地通过构建胸痛中心救治网络,有望将其死亡率降至 2%~3%。紧急冠状动脉旁路移植术（又称冠状动脉搭桥术）由于手术创伤大,围手术期风险高,且要求术者有丰富的经验和高超的手术技巧,我国仅少数医院具备这样的条件,在目前的状态下难以在治疗实践中推广。

六、中西医结合思路

中西医结合治疗冠心病具有"四套马车":中医、西药、介入、外科搭桥治疗。

应瞄准冠心病不同的阶段与靶点,发挥中西医结合互补优势。对于急性冠脉综合征,主要治疗目标:降低死亡率及减少并发症(心肌梗死三大并发症);改善心肌梗死后的心功能;改善生活质量及远期预后。稳定性冠心病的主要治疗目标:改善患者的症状及提高生活质量;减少急性事件,改善远期预后,减少死亡结果(尤其对于存在严重狭窄或大面积心肌缺血患者,心力衰竭、心律失常患者);无论急性冠脉综合征或稳定性冠心病,均要管控各种危险因素,进行基本的生活方式改变。

介入技术是冠心病治疗的一大进展。我国冠心病介入治疗持续 37 年快速健康发展。近 5 年来,我国 PCI 技术进展显著,2018 年全国 PCI 总量逾 91.5 万例,居全球之首。1983—1995 年为引进、学习、推广阶段,以单纯球囊扩张为主要手段;1996—2005 年为普及、发展、提高阶段,以金属裸支架为主要手段;2006—2015 年为规范、研究、创新阶段,以药物洗脱支架为主要手段;2016 年至今为需求、引领、原创阶段,以药物洗脱支架(DES)、腔内影像、生物可吸收支架(BVS)整合为特点。然而,邓老认为 PCI 只能解决局部血管问题,不能解决整条血管,乃至全身血管问题,需要发挥中医整体观、治未病、辨证论治的理念与方法解决问题。邓老认为冠心病介入治疗技术可归属于中医"祛邪"治法,具有"活血破瘀"之功效,冠心病 PCI 后则以本虚为主,加之 PCI 所致的"破血"作用,易耗伤正气,故本虚症状较前还可能加重。正气不足,邪气必凑,气血不能调和,瘀血、痰浊内生,再次瘀阻脉络,发为胸痛。因而 PCI 后的病机特点是本虚为主,兼有实邪。

现代学者根据胸痹心痛病因、中医证型、证候要素研究进展,提出了血瘀学说、瘀毒学说、痰瘀学说、热毒血瘀学说、寒凝血瘀学说、心脾相关学说、络病学说以及络风学说等。其发生发展主要与瘀血、痰浊、气滞、寒凝、热壅、热毒、正虚等有关,属本虚标实之证,病位在心、心脉,五脏均与其相关。其中,以脏腑气血阴阳亏损,尤其是心之气血阴阳不足为本;痰浊、血瘀、热毒、寒凝为标,痰浊、血瘀闭阻心脉,致心脉不通或心脉失荣而发病。急性发作时标实更加突出,慢性阶段本虚与标实兼有。在疾病发展演变过程中,虚实互为因果,因实可致虚,因虚亦可致实。PCI 只是把血管病变挤压在支架以外,患者体质不变,病机基本不变;而且随着生活方式改变,证候已发生改变,实证居多,本虚标实,纯虚者少。支架植入后,对于急性冠脉综合征,急性缺血 - 再灌注损伤,一系列炎症反应,大量炎症因子、氧自由基产生,心肌顿抑,心肌组织逐渐修复;而对于稳定性冠心病,缺血改善,能量代谢改善,冬眠心肌"温醒",心脏重构改善,心功能修复。凡此两种情况,PCI 均可使虚候改善,而邪实依然存在。

对于冠心病的治疗,不外"通"和"补"二治则。急性期、发作期以标实为主,急则治其标,以通为主;慢性稳定期、缓解期以本虚为主,缓则治其本,以补为主。

然而,单纯通法,或通多补少,或补多通少,或通补并举,当权衡临床而定。急性期先从祛邪入手,然后再予扶正,必要时可根据虚实标本的主次,兼顾同治。通法常用理气、化瘀、豁痰、通阳、泄热之法,尤重活血通脉;便秘者,宜注意通腑气。稳定期本虚宜补,在权衡心之阴阳气血不足,及有无肺、肝、脾、肾等脏之虚证后,采用益气、温阳、滋阴、养血之法,尤重补益心气。病证复杂,通补兼施。支架植入,病变不是被清除,而是被挤在支架之外;术后治疗上,仍需中西医结合,依然谨守病机,瞄准局部病变与整体,瞄准全身血管保护,运用中医辨证治疗,防止支架内再狭窄等。

对于真心痛(急性心肌梗死),必须中西医结合救治,急则治其标,采用现代科学通其血脉,后以中药调理。辨清证候之重危、顺逆,特别是在发病1周之内,要警惕并预防心衰、心悸、厥脱的发生。在急则治其标实的同时,可以在心阳虚脱之前预防性使用补气或益气养阴之剂,必要时静脉应用益气固脱类注射液。

七、辨已病未病与调养

(一)辨已病未病

随着生活水平提高,人们饮食不节,嗜食肥甘厚味,嗜烟;现代社会生活节奏加快,竞争压力提升;环境污染严重,全球变暖,导致体内邪毒内生,积久上犯心脉,阻滞气血运行,猝然而心痛。无论已病、未病,必须改变生活方式,控制各种危险因素,加以预防冠心病。对于已病,在生活方式干预的基础上,需要中西医结合调治。建立链条式治疗理念(四方面):治疗—康复—预防—养生。倡导中医治未病理念(五项基本原则):生,治其未生,指健康、未生病状态,就开始养生;发,治其未发,指治其有病而无症状者;传,治其未传,防治由表及里,由浅入深,由低危转高危者;变,治其未变,防治各种变证兼并发症;复,治其未复,防治病愈复发。对已病个体进行康复治疗。尤其对于冠心病支架植入后,目前仍面临一系列问题,因为支架只是解决局部血管病变,不能防治全身血管问题,不能改变冠心病患者的体质与病机。PCI后,患者可能出现支架内再狭窄、支架内血栓。这些问题都需要用中医"整体观"和"治未病"思想来指导,通过中医辨证施治,改变患者体质与病机,从而改善冠心病及支架植入后患者远期疗效。

(二)调养

胸痹心痛常因寒冷刺激、情绪激动、饮食过饱、劳累过度等诱发或加重。故预防胸痹心痛发作,应注意防寒保暖;调摄精神,保持心情平静愉快;调节饮食,忌过食肥甘,宜低盐清淡饮食,保持大便通畅,戒除吸烟酗酒;劳逸结合,坚持适当活动。

发作期应立即卧床休息;缓解期要适当休息,保证睡眠,坚持力所能及的活动,做到动中有静,动而有节。居家或旅行常备麝香保心丸、复方丹参滴丸、速效救心丸等任何一种,或者硝酸甘油片,心绞痛时舌下含服。平时调养,田七末、丹参末各3g,开水冲服;体质气虚者,田七末、西洋参末各3g,开水冲服,每天1~2次。

胸痹真心痛发病时要加强巡视,密切观察舌脉、体温、呼吸、血压及精神情志变化;必要时给予吸氧、心电监护及保持静脉通道,同时做好各种抢救准备。

八、临床验案

(一)广东省名中医吴伟治疗稳定性冠心病验案

卢某,男,60岁,企业家,"反复胸闷不适半年,剧烈运动后胸痛"于2005年入院。缘患者工作紧张,饮食肥甘厚味,作息无常,近半年来反复胸闷不适,且于快跑或爬山时胸痛,持续10余分钟,无汗出,休息后可缓解。一般家务劳动和工作没有特别不适。睡眠可,饮食二便正常。既往史:血脂异常病史5年,否认高血压、糖尿病病史。有抽烟史,每天1包;有酗酒史。

四诊摘要:反复胸闷不适,时有窒息感,且于快跑或爬山时胸痛,短气乏力,口苦口黏,便秘,体型肥胖,舌淡胖有齿印、瘀斑,苔黄厚腻,脉弦细。体检:BP 130/70mmHg,HR 70次/min。辅助检查:血清总胆固醇(TC)6.2mmol/L,低密度脂蛋白胆固醇(LDC-C)4.5mmol/L。心电图:Ⅱ、Ⅲ、aVF导联T段压低0.05~0.1mV。入院后行冠脉造影:右冠脉第二转折远中远段50%~60%狭窄;左前降支近中段散在斑块,中段20%~30%狭窄;左回旋支散在斑块。中医诊断:胸痹心痛(气虚痰阻血瘀)。西医诊断:①冠心病,稳定型劳力性心绞痛;②血脂异常。

治疗:益气健脾,祛痰活血。选用邓氏温胆汤。处方:党参15g,黄芪20g,五爪龙30g,枳实10g,竹茹10g,法半夏10g,茯苓15g,甘草5g,化橘红6g,田七片10g,丹参20g,鸡血藤30g。水煎服,每日1剂。西药、中成药基础治疗:拜阿司匹林0.1,每日1次;血脂康2粒,每日2次;丹七活血丸6g,每日3次。嘱:随身携带麝香保心丸,若胸痛发作,舌下含服2~4丸。

1个月后复诊,患者偶尔胸闷乏力,无胸痛发作,快步走、慢跑也没有胸痛发作。便时溏,时脘腹胀满,舌淡胖、苔薄白厚,脉弦滑。嘱继续巩固服药。守上方,改党参20g、黄芪30g,加砂仁6g(后下),去鸡血藤,水煎服,每日1剂。

2个月后复诊,无任何不适,舌淡胖,脉弦滑。心电图未见异常。TC 4.2mmol/L,LDC-C 2.3mmol/L。血尿分析、肝肾功能、肌酶学正常。处方:党参20g,黄芪30g,五爪龙30g,枳实10g,竹茹10g,法半夏10g,茯苓15g,甘草5g,化橘红6g,丹参20g,砂仁6g(后下)。水煎服,每日1剂。

3个月后,嘱每周服用上方2剂。周一、周四新煎,次日服复渣所煎药。照服西药及中成药。

长期门诊随访,守方治疗。诸症消失。5年之后复查冠脉造影:冠脉病变稳定如前,斑块及狭窄处无明显进展。

【按】岭南地区具有"土薄地卑"、湿热气候及人们喜食生冷的特点,因此冠心病患者多脾虚痰阻,导致心脉瘀阻。根据"五脏相关"理论,本病在病机上与心脾相关,痰阻血瘀。故应用邓老温胆汤获得较好疗效。同时,在临床上,关于胸痹心痛的病证结合问题,必须坚持"五诊十纲"。结合患者发作性胸痛特点,心电图缺血性改变,我们对患者进行了金标准——冠脉造影检查,据此决定对患者应用药物治疗,而无须支架治疗。这体现了"四诊"基础上"查"的确诊意义,进而指导实施"治未病"策略,治其未传(预防冠脉斑块进展与狭窄加重,由稳定变不稳定,由低危转向高危),治其未变(预防由稳定型心绞痛转变为急性心肌梗死),治其未复(预防心绞痛复发)。

(二)吴伟诊治急性心肌梗死验案

谢某,男,66岁,因"突发胸痛牵引至后背部2小时"于2008年5月20日入院。入院症见:胸闷,前胸及后背疼痛难忍,出冷汗,乏力,口干,纳食一般,夜寐不安,便秘,舌暗红苔黄腻,脉弦滑。既往体检发现血脂异常2年,吸烟史20余年。辅助检查:心电图Ⅱ、Ⅲ、aVF导联病理性Q波,$V_1 \sim V_5$导联ST段抬高,V_1出现病理性Q波。中医诊断:真心痛(热壅血瘀证)。西医诊断:冠心病急性广泛前壁心肌梗死、陈旧性下壁心肌梗死、泵功能3级、血脂异常。急予爱通立(注射用阿替普酶)溶栓后,西医予阿司匹林、氯吡格雷、美托洛尔、阿托伐他汀口服,低分子肝素皮下注射等常规给药。于2008年5月27日行经皮冠脉介入术,示左前降支近段管腔狭窄约95%,予左前降支支架(Cypher 3.0mm×23mm支架)植入术。同时予清热活血汤,处方:黄芩、赤芍各15g,毛冬青、丹参各30g,红花、川芎、降香各10g,每日1剂。1周后症状明显改善,未见胸闷痛发作,寐安,大便一日一行,质软。1周后出院。出院后定期门诊复诊,予西医常规治疗、清热活血汤加减治疗半年,予冠脉造影复查见支架贴壁良好,无再狭窄,无气促胸闷痛等不适。

【按】由于社会背景、气候环境、人民生活条件和生活方式的改变,冠心病病机也在发生变化,其中热毒成为冠心病,特别是急性冠脉综合征常见病机之一。体内火热之邪,积久上犯心脉,阻滞气血运行,猝然而心痛。治疗以清热解毒活血为主。根据本专科经验,对于急性冠脉综合征、冠心病植入支架患者,病机及证型属于热壅血瘀型、痰瘀热结型,应用清热活血汤加减有效而安全。临床上,可在此方基础上加味,如合并痰浊,加瓜蒌薤白半夏汤;合并气虚,加黄芪、五爪龙;合并气阴两虚,加太子参、麦冬;合并大便秘结,加大黄(后下);合并痰热上扰,加竹茹、胆南星、郁金、石菖蒲。

（吴 伟 卿立金）

参考文献

1. 王吉耀.内科学［M］.北京：人民卫生出版社,2005.
2. 薛博瑜,吴伟.中医内科学［M］.3版.北京：人民卫生出版社,2016.
3. 中华医学会心血管病学分会,中华心血管病杂志编辑委员会.慢性稳定性心绞痛诊断与治疗指南［J］.中华心血管病杂志,2007,35（3）：195-206.
4. 中华医学会心血管病学分会,中华心血管病杂志编辑委员会.急性ST段抬高型心肌梗死诊断和治疗指南［J］.中华心血管病杂志,2015,43（5）：380-393.
5. 卢红蓉.冠心病中医病因病机学说分析——基于省部级二等奖以上科技成果的文献分析［J］.世界中医药,2014,9（11）：1423-1428.

第二节 心 力 衰 竭

心力衰竭（heart failure, HF；简称心衰）是由于任何心脏结构或功能异常导致心室充盈或射血能力受损的一组复杂临床综合征,其主要临床表现为呼吸困难和乏力（活动耐量受限）,以及液体潴留（肺淤血和外周水肿）。中国心血管病报告提示,2014年中国心血管病死亡率居疾病死亡构成的首位,心衰为各种心脏疾病的严重和终末阶段,发病率高,是当今最重要的心血管病之一,5年存活率与恶性肿瘤相仿。

根据心衰发生的时间、速度、严重程度可分为慢性心衰和急性心衰。在原有慢性心脏疾病基础上逐渐出现心衰症状、体征的为慢性心衰。慢性心衰症状、体征稳定1个月以上称稳定性心衰。慢性稳定性心衰恶化称失代偿性心衰,如失代偿突然发生则称急性心衰。急性心衰的另一种形式为心脏急性病变导致的新发心衰。

中医经典文献并无"心力衰竭"的病名,但有"心衰"记载,最早见于王叔和《脉经》。在大多中医经典文献中,与心力衰竭相关性较强的病名有"心痹""心胀""心咳""心水""喘脱"和"暴喘"等。根据国家中医药管理局重点专科协作组制订的中医诊疗方案（试行）,现代医家多主张"心衰病"为中医病名。

一、病因病机

心衰病的病因病机特点是内外相因,本虚标实。心衰之病因,外因多为风寒湿热疫毒之邪,内舍于心；内因常为情志失调、饮食不节、劳逸失度、脏腑病变,导致气滞痰阻血瘀,气血阴阳失调,心脉失养,发而为病。心衰病可由心脏本体受损而发病,也可由其他脏损及心脏所致。其病位在心,但不局限于心,与肺、肝、脾、肾四脏密切相关。

1. 感受外邪　久居潮湿、冒雨涉水或气候寒冷潮湿,致水寒内侵,即风寒湿邪内侵,损伤脉络,致瘀血内阻,阻遏心阳;或疫疠之邪直接侵犯于心。这些因素皆会造成脉道痹阻,瘀水互结,水气凌心射肺,使人烦躁心悸,喘促不宁,腹大胫肿,不能平卧。

2. 心病久延、气血阴阳不足　久患心悸怔忡、胸痹、心痹、厥心痛、真心痛或其他先天心脏疾患,迁延日久,心气衰弱,心体损伤,气血不足,阴阳失调,津液输布紊乱。心气虚而渐致心阳亦虚,心气、心阳俱虚则鼓动血液无力,致使血流迟缓或瘀滞形成瘀血;或气阳两虚,水液失于温化输布,留聚体内形成水饮。当瘀血与水饮形成后,更伤心气、心阳,使之更虚,病情愈加严重,终致形成本虚而标实的心力衰竭。

3. 脏腑功能失调　五脏生克乘侮密切相关,维持着机体的气血运行,以及阴阳平衡。正虚不能胜邪,则脏腑受损。根据五脏相关理论,心脏受损,可累及四脏;四脏功能失调,可损及心脏。

4. 药物误用、滥用　长期使用利尿药、破血药而不根据病情变化调整药物,久则耗血伤阴,气阴两虚更加重心力衰竭。过量使用洋地黄类药物或附子、乌头类药物,可致药毒损心。

5. 其他　如情志损伤、劳累过度、妊娠分娩、消渴等都可使心气亏损,不能鼓动血液而发心悸,喘息咳唾,不能平卧。(图 4-2-1)

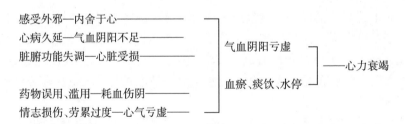

图 4-2-1　心衰病因病机示意图

二、五脏相关与病机转化

心肺相关。心肺气血之间是相辅相成、相互影响的。若久咳、久喘、肺痨、痰饮日久则肺气损伤,肺气损伤则宗气亦伤(宗气贯心脉以行气血,是心脏搏动的原动力);肺的宣发与肃降失司,则水道不利,水津不布则痰水内结,致心阳遏伤、心气阻塞;以上皆可致心气不足、血脉不畅,津液代谢失常。

心肾相关。肾为先天之本,五脏六腑之根,"水火既济"则心肾生理功能得以协调。心火不足,则肾阳亦微;肾阳不足,则心阳失煦。肾脏衰败,水饮内停,溢于肌肤,甚则水气凌心射肺,心阳更虚,重甚则阳气虚脱、阴阳离决而成危证。

心脾相关。脾主运化,心之经络与脾胃相连,心之气血来源于脾的运化,故心脾相关。若饮食失调,脾胃虚损,运化力弱,则水谷精微不足,心气亏衰;若升降失常,清阳不升,津液不化,则聚而成痰,湿痰阻络,壅滞心脉;若母病及子,心气不足,脾气亦虚,土虚不能制湿,水湿不化,泛滥肌肤。

心肝相关。肝藏血,血通于诸脉,心肝关系密切。肝疏泄失常,气血运行受影响,心脉瘀滞;心病及肝,子盗母气,影响肝的疏泄,气滞血瘀。

总之,心与肝、脾、肺、肾四脏息息相关,可相互为病,肺、脾、肾三脏阳气不足,则水液代谢失常;或肝疏泄失常,气血运行受影响,则心脉瘀滞,形成瘀血。血与水之间相互影响,"血积既久,其水乃成""瘀血化水,亦发水肿,是血病而兼也"。另外,瘀水相结,瘀而化热,而成热瘀水结。

心衰为本虚标实之证,本虚为气虚、阳虚、阴虚,标实为血瘀、痰饮、水停,标本俱病,虚实夹杂。心气虚是发病基础,气虚血瘀是病理中心环节,贯穿始终;诸病理因素及诸脏相互影响,造成恶性循环,最后酿成虚实夹杂的证候,若发生阴竭阳脱,乃为凶险之候。

三、临床表现

参照《实用中医内科学》《中国心力衰竭诊断和治疗指南 2018》及《现代中医内科研究》等。

(一)症状

1. 病史 病史对诊断心力衰竭非常重要,其常见的基础疾病包括冠心病、高血压、心脏瓣膜病等。除此之外,老年、男性以及肥胖等也是导致心衰发生的重要危险因素。

2. 典型临床表现 心力衰竭可以分为左心衰竭、右心衰竭和全心衰竭。左心衰竭的症状由肺淤血所致,最典型的症状是不同程度的呼吸困难,活动时加重,严重者端坐呼吸、咳嗽并伴大量白色或粉红色泡沫痰,阵发性夜间呼吸困难的特异性较高,常伴有乏力、疲劳。右心衰竭的症状由体循环淤血所致,主要症状为腹胀不适,食欲降低,踝关节肿胀甚至下肢水肿。右心衰竭可以由左心衰竭发展演变而来,最终出现全心衰竭。

心衰病常见的临床表现有全身乏力、心悸、咳嗽、气短、喘促、呼吸困难、水肿等症状。早期常无明显症状,或仅表现为乏力,时觉气短心悸,活动后加重,或夜间突发惊悸喘咳,坐起后缓解。随着病情的发展,可见频发心悸或怔忡,心烦不安,气喘,动则喘甚,或端坐呼吸,不能平卧,咳嗽咳痰,或痰中带血。心衰的水肿多呈下垂性,以下肢水肿较为常见,严重者可见腹水或全身水肿,常伴有小便不利,夜尿频;部分患者可见胁痛,或胁下积块,腹胀纳呆,大便异常。危重者可见面色白或青灰,自汗肢冷,口唇紫暗,脉虚数或微弱。

（二）体征

典型的心衰体征有心界增大、心动过速、呼吸急促、双下肢水肿、颈静脉充盈,严重者可见肝脾肿大、腹水等。查体时,可见肝颈静脉反流征阳性,双下肢凹陷性水肿,听诊可闻及第三心音、双肺湿啰音。

（三）理化检查

1. 脑钠肽（BNP）检测　血浆 BNP 水平测定有助于心衰（HF）的诊断及其预后判断。血浆 BNP 可用于鉴别心源性和肺源性呼吸困难,BNP 正常的呼吸困难基本可除外心源性。血浆高水平 BNP,预示严重心血管事件,包括死亡的发生。心衰经治疗,若血浆 BNP 水平下降则提示预后改善。大多数由 HF 导致呼吸困难的患者,其 BNP 在 400pg/ml 以上;BNP<100pg/ml 时不支持心衰诊断;BNP 水平在 100~400pg/ml 之间还应与其他疾病,如肺栓塞、慢性阻塞性肺疾病、心衰代偿期等相鉴别。

2. N 末端脑钠肽前体（NT-proBNP）的检测　利钠肽是一个大家族,包括 ANP、BNP、CNP、DNP、VNP 等等。心肌分泌 pre-proBNP,生成 proBNP,再进一步分解成 BNP 和 NT-proBNP。BNP 和 NT-proBNP 都可以作为心衰监测指标。在急性左室功能障碍时,血浆 NT-proBNP 的水平超过 BNP 水平可达 4 倍。因 NT-proBNP 半衰期相对较长,代谢途径较 BNP 少,浓度较稳定,含量相对较高（比 BNP 约高 16~20 倍）,检测相对较容易,是较理想的预测指标。

3. 超声心动图检查　超声心动图是最具实用价值的评估左心室功能不全的无创性检查方法,怀疑心衰的患者均要进行超声心动图检查。尽管临床症状、体征结合胸部 X 线以及心电图检查即可基本诊断心衰,但超声心动图能更准确地提供心腔大小、心脏瓣膜等心脏结构与功能的情况。左心室收缩或舒张功能障碍可见于缺血性心脏病或扩张型心肌病患者,前者表现为局部室壁运动异常,后者则表现为整个室壁运动异常。

4. 胸部 X 线检查　对于怀疑有心衰的患者,胸片是一项重要的常规检查,可提供心脏增大、肺淤血及原有肺部疾病的信息;同时也可用于治疗反应性的监测。慢性心衰患者的胸片可见心脏扩大（后前位胸片心胸比率 >0.5）。心胸比率增大可能与左/右心室扩张、左心室肥厚或心包积液有关,特别是在心影呈球形时,但心胸比率与左心室功能相关性较差。严重心衰患者,胸片还可见胸腔积液,常为双侧,如果为单侧则以右侧多见。

一些非心脏性疾病如肾脏疾病、药物不良反应以及呼吸窘迫综合征等亦可引起肺淤血，因此胸部 X 线检查不能作为诊断心衰的唯一依据。

胸部 X 线检查有时也能显示心瓣膜钙化、左心室室壁瘤以及缩窄性心包炎引起的心包钙化。对于一些非心脏性疾病所致的呼吸困难，胸部 X 线检查亦可提供有价值的信息。

5. 心电图检查　心衰本身无特异性心电图变化，但有助于对心脏基本病变的诊断，对于心房颤动、心肌梗死病史、左心室肥厚、束支传导阻滞以及电轴左偏等异常心电图的诊断的敏感性和阴性预测价值均较高，如提示心房肥大、心室肥大、心肌劳损、心肌缺血等，从而有助于各类心脏病的诊断及确定心肌梗死的部位等。大部分心衰患者的心电图会有异常，包括病理性 Q 波、ST 段和 / 或 T 波异常、左心室肥厚、束支传导阻滞以及心房颤动。可用于心衰患者筛查，如果患者心电图正常，其患有由左心室收缩功能障碍引起的心力衰竭的可能性不大。对于心电图及胸部 X 线检查正常的疑似患者，其患心因性呼吸困难的可能性很小。

虽然心衰患者心律失常的发生率较高，但同样无特异性。有心悸或头晕等症状的患者，24 小时心电图监测有助于发现阵发性心律失常或室性期前收缩、持续性或非持续性室性心动过速以及房性心律失常等。很多心衰患者 24 小时心电图监测发现复杂的室性期前收缩。

心电图 V_1 导联 P 波终末向量（P wave terminal force in V_1, Ptf-V_1）是反映左心功能减退的指标，若 Ptf-V_1<−0.03mm·s，提示左心房负荷过重，或有早期左心衰竭。

6. 心导管检查术　应用漂浮导管测量肺毛细血管楔压，其正常值为 6~12mmHg，增高时提示肺淤血，>30mmHg 提示出现肺水肿。

7. 六分钟步行试验（6MWT）　六分钟步行试验主要用于评定心衰患者的运动耐力。6 分钟步行距离 <150m 为重度心衰，150~425m 为中度心衰，426~550m 为轻度心功能不全。

8. 生存质量检查　生存质量为评估心衰临床疗效的方法之一，常用健康调查量表 36（SF-36）和明尼苏达心功能不全生活质量量表（MLHFQ）进行评价。有研究显示，SF-36 和 MLHFQ 联合使用可预测心衰患者的短期及长期病死率。

四、辨病辨证

（一）西医辨病

1. 心力衰竭的诊断　单一症状和体征诊断心衰的敏感性和预测准确度均较差，在临床研究的基础上，建立包括症状、体征及影像学检查等内容的心衰诊断标准，主要有弗雷明汉（Framingham）风险评分（表 4-2-1）和 Boston 诊断标准

（表4-2-2）。这两个诊断标准均经过临床验证，其特异性均较高，且较单一症状、体征的诊断敏感性有所提高。

表4-2-1 心力衰竭的弗雷明汉风险评分

主要标准	次要标准
阵发性夜间呼吸困难或端坐呼吸	踝部水肿
颈静脉充盈	夜间咳嗽
肺部湿啰音	劳力性呼吸困难
心脏扩大	肝大
急性肺水肿	胸腔积液
第三心音奔马律	活动能力下降 1/3
静脉压升高（>16cmH$_2$O）	心动过速（心率≥120 次/min）
循环时间≥25 秒	治疗后体重下降≥4.5kg*
肝颈静脉反流征阳性	
治疗后体重下降≥4.5kg*	

* 可作为主要标准或次要标准。满足上述 2 个主要标准，或 1 个主要标准 +2 个次要标准，即可确诊为充血性心力衰竭。

表4-2-2 心力衰竭的 Boston 诊断标准

标准	分值 *
病史 *	
静息呼吸困难	4
端坐呼吸	4
阵发性夜间呼吸困难	3
平地行走时发生呼吸困难	2
登高时发生呼吸困难	1
体格检查 *	
心率异常	1~2（91~110 次/min：1 分；超过 110 次/min：2 分）
颈静脉压升高	2~3 分（高于 6cmH$_2$O：2 分；高于 6cmH$_2$O，同时有肝大或水肿：3 分）
肺部湿啰音	1~2（局限于肺底部：1 分；超过肺底部：2 分）
哮鸣音	3
第三心音	3
胸片 *	
肺泡性肺水肿	4

续表

标准	分值 *
间质性肺水肿	3
双侧胸腔积液	3
心胸比例≥0.5（后前位）	3
血流重新分布	2

* 病史、体格检查、胸片三方面的计分最高均为 4 分，故包括三方面的总分最高为 12 分。8~12 分可确诊为充血性心力衰竭；5~7 分为可疑；4 分以下可排除。

2. **舒张性心力衰竭**　多数心衰临床试验纳入的均为收缩性心力衰竭（systolic heart failure, SHF）的患者，通常将射血分数作为筛选标准。部分心力衰竭患者，其左心室收缩功能尚好，此为射血分数保留的心力衰竭（heart failure with preserved ejection function），又称舒张性心力衰竭。关于舒张性心力衰竭的严格的定义应包括无论是静息还是运动时患者左右心室的收缩功能均良好，无心律失常或瓣膜疾病，同时，在行心导管检查时，通过压力 - 容量环计算的舒张功能异常。实际上，这一严格的标准几乎很少应用于临床。临床诊断为心力衰竭而超声心动图显示收缩功能正常（或至少射血分数接近正常或心脏大小正常）的患者通常即可诊断为舒张性心力衰竭。由此可见，舒张性心力衰竭的诊断仅仅是排除性诊断。目前，对于最好的无创性检查方法用以诊断舒张性心力衰竭，尚有争议。欧洲的诊断标准包括心衰症状和体征、左心室收缩功能正常，以及左心室舒张、充盈异常或舒张僵硬（表 4-2-3）。实践证明该标准难以应用于临床。

表 4-2-3　舒张性心力衰竭的欧洲诊断标准

1. 有心衰的症状或体征 劳力性呼吸困难、端坐呼吸、肺部湿啰音 / 肺水肿心肺运动试验 $VO_{2max} < 25ml/（kg·min）$
2. 左心室收缩功能正常或仅轻度降低，左心室大小正常 左心室射血分数 >45%，左心室舒张末期直径正常（$<3.2cm/m^2$）或左心室舒张末期容积正常（$<102ml/m^2$）
3. 超声心动图或心导管检查发现左心室舒张、充盈异常，舒张僵硬

以上 3 条须全部满足才能诊断舒张性心力衰竭。

Vasan 和 Levy 建议使用诊断的准确性来区分舒张性心力衰竭（确诊、很可能、可能）。患者的分类有赖于心衰症状和体征的有无、心衰发生时收缩功能正常的证据以及舒张功能不全的证据（表 4-2-4）。

表 4-2-4　舒张性心力衰竭的 Vasan & Levy 诊断标准

1. 有诊断充血性心力衰竭可靠的证据（Framingham 风险评分或 Boston 诊断标准）
2. 左心室射血分数正常的客观证据（充血性心力衰竭发生 72 小时内左心室射血分数 >50%）
3. 左心室舒张功能异常的证据（心导管检查）

满足上述 3 个条件即可"确诊"舒张性心力衰竭；未行心导管检查，则"很可能"是舒张性心力衰竭；若缺乏心力衰竭发作近期的左心室射血分数，同时有心力衰竭表现而未行心导管检查，则仅"可能"是舒张性心力衰竭。

3. 急性心力衰竭的诊断　急性心力衰竭（acute heart failure，AHF）是指症状和体征的突然出现或发生改变而需要紧急治疗的心衰。AHF 可能是新发的心衰，也可能是原有心衰的恶化。AHF 患者通常表现为肺淤血，部分患者可能以心排血量和组织灌注降低的临床表现为主。

根据临床表现，急性心力衰竭分类大致可分为 6 类：急性失代偿性心力衰竭、高血压性急性心力衰竭、急性心力衰竭伴肺水肿、心源性休克、高心排出量性心力衰竭以及急性右心衰竭（表 4-2-5）。

表 4-2-5　不同类型急性心力衰竭的临床表现

临床分类	发病情况	症状与体征	血流动力学	其他表现
急性失代偿性心力衰竭	通常逐渐发生	外周水肿（通常较显著），呼吸困难，肢体末端灌注一般较好	SBP：低/正常/高 CI：低/正常/高 PCWP：轻度升高	胸部 X 线：正常或轻度间质性肺水肿，可有胸腔积液
高血压性急性心力衰竭	通常很迅速	呼吸困难，意识改变，可有少尿或无尿	SBP：高，>180/100mmHg CI：一般正常 PCWP>18mmHg	胸部 X 线：正常或有间质性肺水肿
急性心力衰竭伴肺水肿	迅速或逐渐发生	严重呼吸困难，气促，心动过速	SBP：正常低值	SaO$_2$<90%
低心排出量综合征	一般逐渐发生	组织低灌注，少尿	SBP：正常低值 CI：低，<2.2L/（min·m^2）	
心源性休克	一般迅速发生	组织灌注明显降低，少尿或无尿	SBP<90mmHg CI：很低，<1.8L/（min·m^2） PCWP>18mmHg	常有严重左心室收缩功能不全
高心排出量性心力衰竭	迅速或逐渐发生	肢体末端灌注良好，常有心动过速	SBP：不定 CI：升高 PCWP：正常或升高	

续表

临床分类	发病情况	症状与体征	血流动力学	其他表现
急性右心衰竭	迅速或逐渐发生	水肿,颈静脉压显著升高,组织灌注常较差,无肺淤血	SBP:低 CI:低 PCWP:低	胸部X线:肺野清晰,有肺动脉高压的证据,肺栓塞时BNP可升高

注:SBP:收缩压;CI:心脏指数;PCWP:肺毛细血管楔压;SaO$_2$:动脉血氧饱和度;BNP:脑钠肽。

4. 无症状心力衰竭的诊断 无症状心力衰竭是指已有左心室功能不全,射血分数降至正常水平以下(<50%)而尚无心力衰竭症状的阶段。该类患者已有神经内分泌系统的激活,并有病死率增加的危险,诊断主要靠血流动力学监测来证实。

【鉴别诊断】

1. 肺部疾病鉴别 许多心衰患者同时患有肺部疾病,类似的症状使得鉴别诊断较困难。在慢性肺部疾病的进展期,患者可有端坐呼吸或阵发性夜间呼吸困难。一般来说,心衰时,由于潮气量降低,表现为浅而快的呼吸,而没有慢性阻塞性肺疾病时呼气延长的表现;心源性哮喘的发生主要与肺淤血引起湿性分泌物有关(表现为水泡音、泡沫痰),还有因血管收缩致皮肤湿冷、灰暗等表现。

2. 心包压塞鉴别 心包压塞的患者常表现为呼吸困难、颈静脉充盈及心脏扩大。限制型心肌病可与心衰的表现相似。一些瓣膜性心脏病或先天性心脏病可与心衰相混淆(表4-2-6)。

表 4-2-6 心力衰竭的鉴别诊断

单纯右心衰竭	左心衰竭或全心衰竭
肺栓塞	主动脉狭窄
三尖瓣狭窄	主动脉关闭不全
三尖瓣反流	二尖瓣狭窄
右心房肿瘤	二尖瓣反流
心包压塞	扩张型心肌病
缩窄性心包炎	限制型心肌病
肺动脉瓣关闭不全	急性心肌梗死
右室梗死	黏液瘤
肺实质性疾病	高血压性心脏病
三尖瓣下移畸形	心肌炎
	室上性心律失常
	左心室室壁瘤
	心脏分流性疾病
	高心脏输出状态(贫血、动静脉瘘、脚气病、甲状腺功能亢进症等)

3. 不同类型心衰鉴别　收缩性心力衰竭和舒张性心力衰竭的临床表现各有特点,鉴别要点见表 4-2-7。

表 4-2-7　收缩性心力衰竭与舒张性心力衰竭的鉴别要点

	收缩性心力衰竭	舒张性心力衰竭
病史		
冠状动脉疾病	+++	++
高血压	++	++++
糖尿病	++	++
瓣膜性心脏病	++++	−
阵发性呼吸困难	++	+++
体格检查		
心脏扩大	+++	+
心音减弱	++++	+
第三心音	+++	+
第四心音	+	+++
高血压	++	++++
二尖瓣反流	+++	+
啰音	++	++
水肿	+++	+
颈静脉扩张	+++	+
胸片		
心脏扩大	+++	+
肺部充血	+++	+++
心电图		
左心室肥厚	++	++++
异常 Q 波	++	+
低电压	+++	−
超声心动图		
左心室肥厚	++	++++
左心室扩大	++	−
左心房扩大	++	++
射血分数降低	++	−

（二）中医辨证

心衰病多由心悸、心痛、心痹等各种心脏疾病发展而来，或继发于伤寒、温病、肺胀、水肿、虚劳等疾病，也可基于一些危急重症的终末期而引发。各个年龄段均可发病，其中老年人居多。感受外邪、饮食不节、劳倦过度、五志过极等，均可导致心衰加重或急性发作。

1. 首辨阴阳虚实　心衰属于本虚标实之证，其本虚以气虚为基础，或兼阴虚或兼阳虚，疾病发展严重可见阴损及阳、阳损及阴、阴阳两虚的临床表现；其标实主要包括痰、瘀、水等。临证须当明辨，权衡轻重缓急。气虚表现为神疲乏力，面白气短，动则喘促，心悸怔忡，头颈汗出，脉虚弱；兼阴虚者，则烦热颧红，咽干，失眠，大便秘结，舌红苔少或无苔，脉细；兼阳虚者，则形寒肢冷，尿少肢肿，舌淡苔润，脉沉结代；痰浊者，喘咳痰多，胸闷苔腻；血瘀者，面暗唇紫，脉络怒张，胁痛积块，舌紫脉涩；水饮者，喘不得卧，身重肢肿，腹胀脐突。

2. 明辨脏腑病位　心衰病以心为本，与肺、脾、肝、肾密切相关。心脏损伤，常累及其他脏腑。就具体病例而言，脏腑病位的不同，病情预后各异，故立法处方，必须明确脏腑病位。心病则心悸怔忡，失眠多汗，气短乏力；肺病常见咳嗽咳痰，气逆喘促；脾病则脘腹胀满，纳呆，大便异常；肝病则胁痛黄疸；肾病则尿少肢肿。

【中医鉴别诊断】心衰由心悸、心痛发展而来，临床表现多见心悸、胸闷，以及咳喘、水肿等症，临床诊断当注意鉴别。

1. 心悸　心衰与心悸的鉴别要点在于心衰除心悸症状以外，还有疲乏、喘咳、腹胀、水肿等症状，它是心悸进一步发展的结果。心悸以惊悸怔忡为主症，时作时止，未发时可如常人。

2. 心痛　心痛亦是心衰原发疾病之一，以突发短时间的膻中部位及左胸膺部憋闷、绞痛为特征，在未发展为心衰之前，无喘咳不得卧和肢体水肿等症。心衰也可出现胸闷，但无胸痛，且胸闷持续时间较长，并伴有心悸、气喘以及水肿等。

3. 喘证　喘证属于肺系疾病，有实喘和虚喘之分，总系肺失肃降，肺气上逆，常伴有其他肺系病证，如咳嗽、咳痰、胸痛、肺痨等，而无心悸怔忡、水肿、腹胀等症状。心衰多有气喘，其特点是因劳而喘，喘不得卧，并伴有心悸、水肿等症，可资鉴别。

4. 哮病　哮病与心衰都有气喘，甚则喘不得卧，临床易于混淆。哮病属于肺系疾病，为发作性痰鸣气喘疾患，多有伏痰宿根，复因外感、食物、花粉或情志等因素诱发，初期常见喉鼻作痒、喷嚏、流涕等先兆症状，发时喉中哮鸣、呼吸困难，间歇期如常人。心衰既往有心脏病史，平卧时喘息气短，动则尤甚，不似哮病呈发作特点，也无先兆症状，并伴有心悸、水肿等症状。

5. 水肿　心衰常见水肿,甚至是重度水肿,故古人将其归入水肿范畴。但是水肿病因复杂,《金匮要略·水气病脉证并治》即有五脏水之分,脏腑不同,病状各异,应予以鉴别。肝水既往有肝病病史,其症见胁痛,胁下积块,黄疸,小便短少,全身水肿。肾水既往有肾脏疾病病史,其症见腰痛,小便不利,全身水肿,尤以颜面部水肿为主,腹大脐突,阴下湿如牛鼻上汗,其足逆冷,面反瘦,晚期可出现关格。心水属于心衰,既往有心脏病病史,水肿始于下肢,其症见少气无力,心悸烦躁,喘咳不得卧。根据既往病史、水肿特点、伴随证候,五脏水肿不难鉴别,也可进一步借助现代理化检测鉴别诊断。应该注意的是,由于疾病传变,五脏相关,至后期常常五脏同病。

6. 支饮　心衰与支饮均可见心悸、气促等症状。心衰多有长期心脏病病史,表现为喘息心悸,不能平卧,咳吐痰涎,水肿少尿等,心脏虽扩大但心影不随体位改变而改变,亦无心尖搏动减弱等。而支饮是指体内水液输布、运化失常,停积于胸肺的一类病证,其症状主要以咳逆倚息,短气不得平卧,其形如肿为特点。临床分型主要表现为寒饮伏肺证和脾肾阳虚证。支饮具有心包积液的症状和体征,如奇脉、脉压小、心音遥远等,X 线及 B 超可明确诊断。具体诊断要点如下:

（1）常具有肺痨、肾衰竭等病史。

（2）主要表现为呼吸困难,烦躁不安,乏力,胸痛,心悸,腹胀等症状;常伴发热,面色苍白,唇甲紫暗,出汗,肢体水肿或腹水等。

（3）具有颈静脉怒张,心界扩大且随体位变化,心动过速,心音遥远,脉压小,奇脉,肝肿大,肝颈静脉回流征阳性,并可有腹水等体征。

（4）X 线检查见心影扩大,呈烧瓶状,并随体位改变,透视下可见心尖搏动减弱或消失。超声心动图示心包腔有液体暗区。心电图示窦性心动过速,除 aVR 导联外,各导联 ST 段抬高,T 波低平,QRS 出现低电压和电交替现象。心包穿刺可抽到积液。

五、治疗

（一）中医辨证论治

心衰病的病机特点是本虚标实,因此辨证论治、补虚泻实是心衰治疗的基本思路。本虚不支,标实邪盛,甚至阴竭阳脱,常需住院治疗,既要积极固护气阴或气阳以治本,更需加强活血、利水、化痰、解表、清热以治标,必要时需急救回阳固脱;代偿阶段的慢性稳定期多表现为本虚明显,标实不甚,应以益气、养阴或温阳固本调养,酌情兼以活血化瘀、化痰利水治标。

1. 气虚血瘀或兼水饮内停

主要证候:心悸气短,神疲乏力,自汗,动则尤甚,甚则喘咳,面白或暗红,唇甲青紫,甚者颈部青筋暴露,胁下积块。或出现尿少,肢体水肿。舌质紫暗或有瘀斑,脉沉细、涩或结代。

治法:益气活血,或兼以利水。

方药:保元汤(《博爱心鉴》)合血府逐瘀汤(《医林改错》)加减。

常用党参、黄芪补益心气,桂枝、干姜温通心阳,桃仁、当归、川芎、红花、丹参、益母草活血,柴胡疏肝理气,桔梗引药上行,牛膝引血下行。

加减:气虚甚者,黄芪重用,加白术等,另炖边条红参;血瘀甚者,加三七、地龙等;兼痰浊者,加瓜蒌、薤白、半夏、陈皮、杏仁等;兼水饮者,加葶苈子、茯苓皮、泽泻、车前子(草)、大腹皮、五加皮等。

2. 气阴两虚血瘀或兼水饮内停

主要证候:心悸气短,体瘦乏力,心烦失眠,口干咽燥,小便短赤,甚则潮热盗汗,或尿少肢肿;或面白无华,唇甲色淡。舌质暗红,少苔或无苔,脉细数或虚数。

治法:益气养阴活血,或兼利水。

方药:生脉散(《医学启源》)合血府逐瘀汤(《医林改错》)加减。

常用党参、黄芪补气,麦冬、五味子养阴;血府逐瘀汤活血利水。

加减:偏阴虚者,用太子参、西洋参(另炖),或加玉竹、黄精、山茱萸等;利水,加泽泻、车前子、猪苓。

3. 阳气亏虚血瘀或兼水饮内停

主要证候:心悸,气短喘促,动则尤甚,或端坐不得卧,形寒肢冷,尿少肢肿,下肢尤甚,面色苍白或晦暗,口唇青紫。舌淡暗,苔白,脉沉弱或沉迟。

治法:益气温阳活血,或兼以利水逐饮。

方药:真武汤(《伤寒论》)合血府逐瘀汤(《医林改错》)加减。

常用熟附子温阳,生姜助阳,白芍育阴利水兼敛附、姜之辛散,白术、茯苓健脾利水;合血府逐瘀汤活血利水。

加减:阳虚明显,可加桂枝、淫羊藿等,另炖参附汤。

【方药应用】

1. 注射制剂

(1)心衰气虚血瘀型:可选用黄芪注射液、丹参注射液、川芎嗪注射液、红花注射液、灯盏花素注射液,稀释后静脉滴注。一种扶正类联合一种活血类,分瓶稀释点滴。

(2)心衰气阴两虚型:可选用生脉注射液或参麦注射液,稀释后静脉滴注。

(3)心衰心肾阳虚型:可选用参附注射液,稀释后静脉滴注。

2. 中成药

(1)心衰气虚血瘀型:可选用芪苈强心胶囊、血府逐瘀口服液、补心气口服液等。

（2）心衰气阴两虚型：可选用滋心阴口服液、补益强心片等。

（3）心衰心肾阳虚型：可选用心宝丸、心灵丸等。

【针灸方法】

1. 毫针疗法

（1）取穴：内关、间使、少府、曲泽、神门、膻中、厥阴俞、心俞。每次3~5穴。阴虚型，加三阴交或太溪；阳虚型，加关元或大椎；气虚型，加气海或足三里；痰阻型，加丰隆；血瘀型，加膈俞或血海。

（2）方法：平补平泻。

（3）治疗时间：每次15分钟，每日晨起1次，一般5~10日为一个观察周期。

2. 灸疗法

（1）取穴：神阙、足三里、肺俞、心俞、气海、关元、双三阴交。每次3~5穴。

（2）方法：以悬灸方法，点燃艾条，约距离皮肤2~3cm处，对准神阙、足三里、关元、气海等穴进行熏灸，让患者感到舒适，无灼痛感，以皮肤潮红为度。

（3）治疗时间：每穴5~10分钟。每日1次，10~15天为一个观察疗程。

3. 穴位贴敷

（1）取穴：神阙、膻中、虚里、内关、心俞、厥阴俞、肾俞。每次3~5穴。

（2）药物：根据患者不同证型，加人工麝香、冰片，组成方药，温水适量，调成糊状，取适量敷在各穴上，覆盖纱布。

（3）治疗时间：4~6小时，每日1次，7~14天为一个观察疗程。

4. 足浴　根据患者不同证型，组方用药，以中药汤汁加入温水中浸浴双下肢，时间20~30分钟，每日2次，7~14天为一个观察疗程。

5. 运动　太极拳系列功法、八段锦等，根据个体状况，选择运动强度适宜者，时间30~60分钟，受试者心率60~80次/min，自觉舒适。

（二）西医治疗

参照《实用中医内科学》《中国心力衰竭诊断和治疗指南2018》及《现代中医内科研究》等。

1. 收缩性心力衰竭的治疗

（1）治疗策略

1）积极治疗原发病，消除诱因和恶化因素，如感染、劳累、心律失常以及高血压等。

2）所有心衰患者，不管有无症状，均应终身服用血管紧张素转化酶抑制剂（ACEI）；不能耐受ACEI的患者，可服用血管紧张素受体阻滞药（ARB）。

3）有症状的患者，均应服用利尿剂。

4）洋地黄类制剂适用于心衰伴有心房颤动或有症状的心衰患者。

5）所有稳定的心衰患者,均应给予 β 受体阻滞剂。

6）有学者建议应用他汀类药物,以降低心血管疾病住院率。

（2）药物治疗

1）常用利尿剂:噻嗪类利尿剂主要包括氢氯噻嗪（双氢克尿噻）;袢利尿剂主要有呋塞米（速尿）;保钾利尿剂主要有螺内酯（安体舒通）。

2）血管扩张剂:主要有硝酸甘油、硝普钠、酚妥拉明等。

3）正性肌力药物:洋地黄类药物主要包括地高辛、毛花苷 C（西地兰）、毒毛花苷 K。非强洋地黄类正性肌力药有多巴胺、多巴酚丁胺以及米力农等。

4）神经激素拮抗剂:常用 ACEI,包括卡托普利、马来酸依那普利、培哚普利等。肾上腺素受体阻滞剂,主要包括 β 受体阻滞剂和 α、β 受体阻滞剂,有美托洛尔、比索洛尔以及卡维地洛等。醛固酮受体阻滞剂,常用的为螺内酯。血管紧张素受体阻滞药（ARB）,治疗心衰有效;当患者不能耐受 ACEI 时,改为 ARB。研究表明,应用血管紧张素受体脑啡肽酶抑制剂（ARNI）如沙库巴曲缬沙坦,比 ACEI 或 ARB 更有优势。

5）其他新型药物:包括精氨酸加压素受体阻滞剂、钙增敏剂以及内皮素受体阻滞剂等。

（3）心衰的器械治疗:大量试验证明了植入型心律转复除颤器（ICD）对严重心衰患者的有效性及安全性。

1）心脏再同步化治疗（cardiac resynchronization therapy,CRT）:CRT 主要适用于左室射血分数（LVEF）降低的心衰患者。研究发现,CRT 可以显著改善患者的生活质量、心功能分级以及六分钟步行试验等,心衰再住院率可降低 32%,全因死亡率下降 25%。

2）左心室辅助装置（left ventricular assistant device,LVAD）:用于治疗在等待心脏移植手术期的严重心衰患者,患者在接受 LVAD 后,部分心肌细胞恢复其收缩和舒张功能。

3）外科治疗:常见的外科治疗包括二尖瓣成形术或二尖瓣置换术、左室重建以及心脏移植。

4）细胞移植和基因治疗:细胞移植是将患者自体骨髓间充质干细胞或骨骼肌细胞经冠状动脉、开胸手术注射到心外膜下,以使移植后的细胞在心脏局部分化为心肌细胞,最终达到代替和修复坏死心肌细胞,从而改善心脏功能的作用。基因治疗是应用基因工程和细胞生物技术,用正常或野生型基因置换致病基因以纠正基因结构和功能异常的一种治疗和预防疾病的方法。

2. 舒张性心力衰竭的治疗

（1）治疗策略

1）积极治疗原发病,常见的有高血压、冠心病、糖尿病以及肥厚型心肌病等。

2）减少血容量、降低肺静脉压。

3）增强左心室松弛，改善舒张早期充盈。

4）降低左心室壁厚度，增加左心室顺应性，改善左心舒张功能。

5）强调早期治疗，阻止左心室重构，改善远期预后。

（2）药物治疗

1）利尿剂以减少回心血量。

2）钙通道阻滞剂、ACEI以改善左心室的松弛。

3）ACEI或ARB以及螺内酯逆转左心室肥厚。可选用ARNI。

4）β受体阻滞剂和抗心律失常药以维持心房的收缩功能，控制过快的心率。

5）单纯舒张性心力衰竭禁用包括洋地黄在内的正性肌力作用的药物。

3. 心衰的康复治疗　传统观点认为，心衰患者应尽量卧床休息，减少活动，以降低心肌耗氧量，减轻心脏负荷，但是随着心脏康复运动的发展，慢性心衰的治疗中已经删去了"绝对卧床"原则。大量临床研究表明，康复运动可降低主要心血管事件发生率，提高心功能及运动耐量，从而改善心衰患者生活质量。对心衰患者进行康复训练，存在较大风险，必须熟知并掌握心衰康复训练的适应证与禁忌证。根据美国心脏病学会（ACC）和美国心脏协会（AHA）成人慢性心力衰竭（CHF）诊断和治疗指南，基于慢性心衰的分期标准，B期和C期的慢性稳定性心衰患者可进行运动康复。

六、中西医结合思路

1. 中医药治疗慢性心力衰竭的优势　长久以来，中医药治疗心力衰竭具有较好优势，主要体现在以下几个方面。一是明显改善心衰患者临床症状，提高生活质量，尤其是对口干口苦、头晕、心悸、乏力、胸闷、腹胀以及腰膝酸软这类西医治疗无明显改善的主观症状有较好的疗效。二是根据中医"治未病"思想，对心衰患者进行整体调节，可预防心衰反复发作。将药物、饮食和运动康复结合起来，形成复合治疗方案，发挥整体调节的优势，增强患者的脏腑功能，提高免疫功能及自适应能力，降低各种诱因对机体的影响，预防慢性心力衰竭急性发作导致的再住院或死亡。三是尽量减少西药的使用，减少其带来的副作用。有些研究者认为，中医药的早期介入有可能减少洋地黄类药物、利尿剂、抗心律失常药物的用量，减少由于长期大量使用西药的不良反应。但这一观点尚未经实践证实，因此应理性看待中医药的作用，有的放矢方能得到预期结果。

2. 坚持指南用药，结合中医中药治疗，适当运动康复　根据目前的临床研究证据，中西医结合治疗心力衰竭，需要坚持指南中规定的金三角配合治疗，同时配合中医药治疗。心衰治疗的金三角，即ACEI、β受体阻滞剂以及醛固酮类阻滞剂，已有多项随机对照试验（RCT）研究证实其能够改善患者的预后。对于能够改善心衰症状,而没有明显证据证明能够改善预后的药物,包括利尿剂、洋地黄类、伊伐布雷定等,需根据患者情况,择优而用。基于指南用药,针对不同临床表现的心衰患者,予以对应的中医治疗。近年来,康复治疗作为慢性心衰治疗的一个重要组成部分,正越来越受到国内外的关注。运动康复治疗是一种安全有效、简便易行的治疗方法,能改善心衰患者活动耐量、生活质量,并降低死亡率和再住院率,也是心衰康复治疗过程中不可或缺的必要环节。

对于慢性心衰的治疗,主张全程施加中医药干预措施,以改善症状,改善生活质量,避免再次住院,甚至减少死亡,如图 4-2-2。

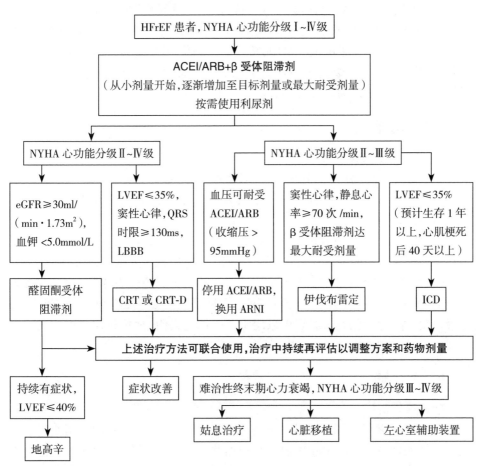

HFrEF:射血分数降低的心力衰竭　NYHA:纽约心脏协会　ACEI:血管紧张素转换酶抑制剂 ARB:血管紧张素受体阻滞药　eGFR:估算的肾小球滤过率　LVEF:左室射血分数　LBBB:左束支传导阻滞　CRT:心脏再同步化治疗　CRT-D:具有心脏转复除颤功能的 CRT　ARNI:血管紧张素受体脑啡肽酶抑制剂　ICD:植入型心律转复除颤器　1mmHg≈0.133kPa

图 4-2-2　中医药干预慢性心力衰竭治疗流程图

七、辨已病未病与调养

（一）辨已病未病

中医心衰病"治未病"的主要体现：一是"未病先防"，二是"既病防变"，三是"瘥后防复"。

1. 未病先防　是在尚未发病之前，即心衰 A 期（前心衰阶段）、B 期（前临床心衰阶段，NYHA 心功能分级 I 级），对可能引发心衰的各种危险因素、不良行为采取适宜的措施，进行纠正、调养，防止疾病的发生，实现慢性心衰的"未病先防"。

2. 既病防变　即 CHF 处于发病期（C 期，NYHA 心功能分级 II~III 级）时，应对患者及时有效地采取治疗措施，防止病情恶化，预防并发症和后遗症。

3. 瘥后防复　心衰经过治疗处于稳定期状态后，应扶助正气，注重心脏康复，以调摄为主，治疗为辅，防止复发。

（二）调养

1. 必要时采用低流量吸氧。

2. 情志调理　给予心理疏导、劝慰患者正确对待疾病，勿急躁、焦虑等，用通俗易懂的语言介绍药物治疗的作用、疗效及注意事项，同时可介绍成功病例以增强患者治疗信心。

3. 饮食调护　嘱患者进食不宜过饱，宜多餐少量，以清淡易消化为主；可根据具体病证采用相应饮食疗法；忌食入寒凉、生冷和油腻食物；低盐饮食。

4. 生活起居护理　总体应以顺应自然规律、生活规律为原则，起居有常为主；保持病室或生活环境安静舒适、空气清新流通；保证充足睡眠时间，戒烟酒，清淡饮食，保持大便通畅，必要者采用中药来调理大便；病情稳定者可建议适当轻度运动，如打太极拳，每天 1 次，每次 20 分钟。

（三）药膳

推荐以下食疗方：

1. 北芪党参怀山汤　北芪 30g，党参 30g，怀山药 30g，煲鸡肉或猪瘦肉。根据患者情况加减，痰多加陈皮 10g；水肿加薏苡仁 30g、毛冬青 30g；气虚重易燥者可改北芪为五指毛桃 30g；血瘀重者可加丹参 30g，或田七 15g。

2. 生脉粥　人参（或西洋参）6g，五味子 6g，麦冬 20g，粳米 50g，文火熬粥。具有益气养阴、补脾之效，对于气阴两虚的患者尤宜。

3. 龙眼洋参饮　龙眼 30g，西洋参 15g，文火熬为饮料。具有益气养阴之效，可四季服用，用于心衰气阴两虚的患者。

4. 人参胡桃粥　人参 15g,胡桃仁 30g,粳米 50g,文火熬粥。具有补气温肾、摄气纳气之功,适用于肾虚不摄,动则气喘者。

5. 胡桃鲫鱼汤　胡桃仁 50g,活鲫鱼 250~500g,赤小豆 30~50g,生姜(连皮)50g,加水同煮,食肉喝汤。具有补肾利水之功,用于慢性心衰,阳虚水泛患者。

6. 黄芪丹参食疗汤　黄芪 30g,丹参 15g,猪瘦肉 100g,加水 200ml,文火慢煎成 100ml,分 2 次温服,每天 1 次,共 12 周。

八、临床验案

广东省名中医洗绍祥治疗心力衰竭验案

罗某,女,76 岁,因"咳嗽 3 周,加重伴心悸气促 5 天"于 2011 年 5 月 6 日初诊。患者 3 周前受凉后出现恶寒、发热、咳嗽、咳黄黏痰、乏力,就诊于社区医院,诊断为"上呼吸道感染",给予"维 C 银翘片、日夜百服咛",服后恶寒发热减轻,咳嗽、咳痰不减反增。5 天前患者出现咳喘加重,咳黄痰,伴胸闷、气促、自汗、乏力、怕冷,夜间呼吸困难,纳呆,眠差,夜尿每晚 2 次,大便量少偏干、无力难出。舌淡暗,苔白厚,脉细滑、尺部弱。颜面部水肿,双下肢中度凹陷性水肿。有扩张型心肌病病史。否认冠心病、高血压、糖尿病、高脂血症病史,否认药物食物过敏史。查胸部正侧位片示右侧第 4 前肋以下可见片状影掩盖同侧膈面及肋膈角,其上缘呈外高内低弧形改变,边缘模糊,余肺纹理增多,左肋膈角变浅变钝。心影呈普大型,心缘向两侧膨隆。四诊合参,中医辨病为"心衰病",辨证为"心肾阳虚、水饮内停"。西医诊断为"①扩张型心肌病,心功能Ⅳ级;②胸腔积液"。给予温阳利水、泻肺平喘,方用苓桂术甘汤合葶苈大枣泻肺汤加减:桂枝 10g、茯苓 20g,白术 10g,葶苈子 15g,大枣 10g,附子 10g(先煎),法半夏 10g,浙贝母 15g,北杏仁 12g,五味子 12g,海蛤壳 30g(先煎),瓜蒌仁 10g,甘草 6g。水煎服,7 剂,日 1 剂。心阳片(院内制剂)4 片,每日 3 次;蛇胆川贝液 1 支,每日 2 次。

二诊(2011 年 5 月 13 日):患者诉服药后咳喘咳痰较前减轻,胸闷气促、乏力怕冷减轻,颜面部水肿和双下肢水肿较前减轻,纳眠欠佳,夜尿每晚 2 次,大便质中、量偏少。舌淡暗,苔白稍厚,脉细滑、尺部弱。考虑患者咳痰较前减轻,大便质中,内停水饮较前减轻,故前方浙贝母减至 12g,北杏仁减至 10g,去瓜蒌仁,增瓜蒌皮 10g。继用 7 剂。

三诊(2011 年 5 月 20 日):患者诉咳喘咳痰较前明显减轻,无明显胸闷气促,稍腰酸乏力、怕冷,双下肢轻度凹陷性水肿,无颜面水肿。夜间呼吸困难较前减轻。纳眠一般,小便清长,夜尿每晚 1 次,大便可。舌淡暗,苔薄白,脉细滑、重按尺脉无力。患者标实之水饮较前减轻,而本虚肾虚之征明显,故上方去葶苈子、海蛤壳、浙贝母,加杜仲 30g、菟丝子 15g、淫羊藿 15g,温补肾阳。继用 7 剂。

四诊(2011 年 5 月 27 日):患者偶有咳嗽,咳少许白稀痰,稍乏力,双下肢无水肿,无夜间呼吸困难。纳眠可,二便可。舌淡暗,脉细涩,尺部重按稍弱。复查胸部正侧位片示双肺纹理增多增粗,双肋膈角锐利。考虑附子辛热燥烈,久用伤阴,故去附子;又因久病入络,故加活血通络祛瘀之品,加赤芍 10g、毛冬青 30g;并加用党参 25g、黄芪 30g,补中益气。继用 7 剂以巩固。

【按】心衰一病属于中医"喘证""水肿""心悸"等范畴,早在《黄帝内经》中就有相关描述,如"心胀者,烦心短气,卧不安""心痹者,脉不通,烦则心下鼓,暴上气而喘",与心衰的临床表现非常相似。张仲景更进一步提出了"心水"病名,《金匮要略》曰:"心水者,其身重而少气,不得卧,烦而躁,其人阴肿。"对于心衰病机的认识,无论是古代还是现代医家,都认为是本虚标实。心阳亏虚是其本,水饮、痰浊、瘀血乃其标,其中阳虚水泛是其病机关键。病位在心,多涉及肺、脾、肾等脏腑,其中尤以肾与之关系密切。

从本案观之,患者症见咳喘、气促、水肿之症,再合舌脉,当辨为心衰,证属心肾阳虚、水饮内停。本案既有心肾阳虚之本,又有水饮内停之标。故选用温阳化饮、健脾利湿之苓桂术甘汤,再合葶苈大枣泻肺汤加强泻肺逐饮、开结平喘之功。苓桂术甘汤温而不热,利而不峻,令水饮从小便而去,葶苈大枣泻肺汤加强泻肺逐饮之功,再加附子可上助心阳、中温脾阳、下补肾阳,法半夏、浙贝母、北杏仁共用以化痰止咳,五味子、海蛤壳纳气平喘,瓜蒌仁既可清肺化痰又可宽胸散结。方中诸药配伍,既主治其标,又兼顾其本。

患者二诊咳喘、胸闷气促、乏力怕冷均减轻,大便质中,考虑内停水饮较前减少,故减前方浙贝母、北杏仁分量,瓜蒌仁改为瓜蒌皮,以免造成便溏。三诊时患者诸症减轻,标实渐去,缓则治其本,故加强温阳补肾之力,去葶苈子、海蛤壳、浙贝母,加杜仲、菟丝子、淫羊藿温补肾阳。四诊患者水饮已基本消除,附子久用伤阴,故去附子;仍有少许乏力,故加用党参、黄芪补气;久病入络,故加用赤芍、毛冬青以活血通络。

心力衰竭乃常见的临床综合征,并会进行性加重。故用温阳利水大法,既治其标,又固其本;针对不同症状,结合舌脉,分清治标和治本之期,选用不同方药,可得奇效。

(杨忠奇 袁天慧)

参 考 文 献

1. 中华医学会心血管病学分会心力衰竭学组,中国医师协会心力衰竭专业委员会,中华心血管病杂志编辑委员会.中国心力衰竭诊断和治疗指南 2018[J].中华心血管病杂志,2018,46(10):760-789.

2. 陈伟伟,高润霖,刘力生,等.《中国心血管病报告2015》概要[J].中国循环杂志,2016,31(6):521-528.

3. 王永炎,严世芸.实用中医内科学[M].2版.上海:上海科学技术出版社,2009.

4. 冼绍祥.现代中医内科研究[M].上海:上海科学技术出版社,2010.

5. 冠心病中医临床研究联盟,中国中西医结合学会心血管疾病专业委员会,中华中医药学会心病分会,等.慢性心力衰竭中医诊疗专家共识[J].中医杂志,2014,55(14):1258-1260.

6. 潘婉,郑蓉,黄薇,等.针灸治疗慢性心力衰竭的临床观察[J].湖北中医杂志,2016,38(3):63-64.

7. Wang Jing, Zeng Yong-lei, Wang Jie, et al. Observation on clinical effects of moxibustion therapy plus medications for chronic heart failure[J]. Journal of Acupuncture and Tuina Science, 2012, 10(6):349-354.

8. 唐静,付玉娜,李武卫.穴位贴敷加艾灸治疗慢性心力衰竭临床观察[J].辽宁中医药大学学报,2013,15(7):11-12.

9. 赵立君,李凤娥.强心贴穴位贴敷治疗慢性心力衰竭40例临床观察[J].河北中医,2014,36(10):1517-1518.

10. 王朝驹,居来提·艾买提.足浴天香丹治疗慢性心力衰竭的临床观察[J].新疆中医药,2012,30(2):23-26.

11. 刘力平,毛敏,顾鹤,等.中药足浴对慢性心力衰竭患者心功能和生活质量的改善作用[J].中西医结合护理(中英文),2016,2(5):68-70.

12. Ruth E, Taylor-Piliae. Tai Ji Quan as an exercise modality to prevent and manage cardiovascular disease: A review[J]. Journal of Sport and Health Science, 2014, 3(1):43-51.

13. 桑林,刘卓,郎芳,等."太极康复操"对老年冠心病慢性心衰患者心脏功能及生活质量的影响[J].中国老年学杂志,2015,35(14):3957-3958.

14. 丁家崇,陈汉娜.心力衰竭患者的康复治疗[J].心血管康复医学杂志,2001,10(5):479-480.

15. 徐强,张伯礼,高秀梅.慢性心力衰竭的中医治疗进展[J].天津中医药,2004,21(3):260-262.

16. 戴若竹,林荣,邓少雄,等.急性心肌梗死早期程序康复的应用研究[J].中华物理医学与康复杂志,2000,22(2):73-76.

17. Meyer Katharina. Exercise training in heart failure: recommendations based on current research[J]. Med Sci Sports Exerc, 2001, 33(4):525-531.

18. 周艳,杨宇,邓景贵,等.康复运动治疗老年慢性心力衰竭患者的有效性和安全性研究[J].激光生物学报,2013,22(1):74-78.

19. Keteyina SJ, Pina IL, Hibner BA, et a1.Clinical role of exercise training in the management of patients with chronic heart failure[J]. Journal of Cardiopulmonary Rehabilitation & Prevention, 2010, 30(2):67-76.

20. 丁邦晗,吴晓新,刘云涛,等."金三角"之下慢性心力衰竭治疗的中西医结合策略[J].中国中医基础医学杂志,2015,21(4):436-437,456.

21. 郭兰,李梅.慢性心力衰竭康复治疗的研究进展[J].岭南心血管病杂志,2013,19(4):381-384.
22. 陈莹,金艳蓉,杨海燕.慢性心力衰竭康复治疗研究进展[J].中西医结合心脑血管杂志,2015,13(1):25-27.

第三节 高 血 压

高血压(hypertension)是指以体循环动脉血压增高为主要特征[收缩压≥140mmHg和/或舒张压≥90mmHg],可伴有脂糖代谢紊乱,心、脑、肾、眼底等器官的功能或器质性损害的临床综合征。有资料表明,在世界范围内,2000年大约有26.4%的成年人患有高血压,其中男性患病率为26.6%,女性患病率为26.1%,预计2025年总患病率将达到29.2%。中国在1958—1959年、1979—1980年、1991年和2002年进行过4次全国范围高血压抽样调查,≥15岁的居民高血压患病率呈现上升趋势。中国高血压抽样调查(CHS)于2012—2015年采用分层、多阶段、随机抽样的方法在中国大陆31个省、市、自治区的262个城市和农村抽取451 755名≥18岁的居民进行,结果显示,中国成人高血压患病率为27.9%(加权率为23.2%),男性高于女性(粗率:男性28.6%,女性27.2%;加权率:男性24.5%,女性21.9%),患病率随年龄增加而升高。1991—2011年,中国健康与营养调查(CHNS)在中国9个省、直辖市(2011年增至12个省、直辖市)对≥18岁的成年人进行了8次横断面调查,血压正常高值年龄标化检出率从1991年的23.9%增加到2011年的33.6%;2006年前呈明显上升趋势,2006年至2011年间变化差异无统计学意义。CHS研究结果显示,中国≥18岁居民血压正常高值检出率为39.1%(加权率为41.3%),高血压的知晓率、治疗率和控制率分别为51.6%、45.8%和16.8%,治疗控制率为37.5%,与既往调查相比,有了明显提高。其中女性高血压知晓率、治疗率和控制率均高于男性,分别为:55.3% vs 47.6%,50.1% vs 41.2%,18.2% vs 15.3%;城市居民均高于农村居民,分别为:50.9% vs 44.7%,45.8% vs 38.0%,19.4% vs 13.1%。据此推算,目前中国高血压患病人数至少2.45亿。

高血压属中医"眩晕"范畴。

一、病因病机

高血压多由情志失调、饮食不节、年高肾亏及病后体虚,致气血肾精亏虚,脑髓失养;或肝阳痰火上逆,扰动清窍;或跌仆外伤,瘀阻脑络所致。

1. 情志失调　情志忧郁,肝失疏泄,肝气郁结,气郁化火,肝火上扰清空,可致眩晕;或肝火灼伤肝阴,阴不制阳,导致风阳升动,肝阳上亢,上扰清空,发为眩晕。

2. 病后体虚　久病不愈,耗伤气血,或失血之后,虚而不复,或他病伤脾,脾胃虚弱,不能健运水谷,生化气血,以致气血两虚,气虚则清阳不升,血虚则清窍失养,均可发生眩晕。

3. 年高肾亏 体弱先天不足,肾精不充,或老年肾亏,或房劳过度,导致肾精亏耗,不能生髓,髓海空虚,清窍失养,发生眩晕。

4. 饮食不节 嗜酒肥甘,饥饱失常,伤于脾胃,健运失司,以致水谷不化精微,聚湿成痰,痰湿中阻,清阳不升,空窍失养,引起眩晕。

5. 跌仆外伤 跌仆坠损,头部外伤,瘀血停留,瘀阻脑络,导致瘀血阻窍,气血不能濡养,发为眩晕。

二、五脏相关与病机转化

病位在脑(清窍),与肝、脾、肾三脏关系密切。病理性质以虚者居多,如肝肾阴虚,清窍失养;肾精亏虚,髓海不足。实证多由肝阳上亢,风阳升动;痰浊阻遏,升降失常;或痰火气逆;或瘀血阻窍,气血不畅所致。病理性质总属于本虚标实。本虚为肝肾阴虚、气血不足,标实为风、火、痰、瘀。病理因素主要有风、火、痰、瘀、虚之别。

在病机转变过程中,各证之间相互兼夹或转化。如脾虚可致气血亏虚,又可因脾虚聚湿生痰,致痰浊中阻,故往往气血亏虚兼见痰浊中阻;若痰浊中阻郁久化热,可形成痰火,甚至火盛伤阴,导致阴亏于下、痰火扰于上的复杂证候;又如肾阴不足,阴损及阳可致阴阳两虚。另外,风阳常夹痰火,肾虚常致肝旺,久病可入络为瘀,临床常形成虚实错杂之候。甚至肝风痰火上蒙清窍,阻滞经络,而形成中风;或突发气机逆乱,清窍暂闭或失养,引起晕厥。(图 4-3-1)

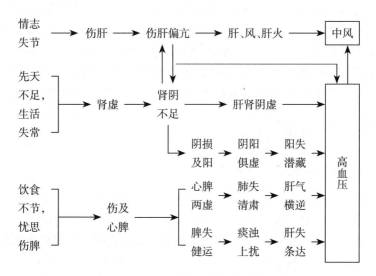

图 4-3-1　高血压病因病机转化示意图(邓铁涛亲自制作)

三、临床表现

（一）症状

高血压的症状因人而异。早期可能无症状或症状不明显,常见的是头晕、头痛、颈项板紧、疲劳、心悸等,会在劳累、精神紧张、情绪波动后发生,休息后恢复正常;随着病程延长,症状逐渐增多加重,如精神萎靡、头痛且胀、头晕、耳鸣耳聋、面色潮红、胸闷恶心、汗出心悸、面色苍白、注意力不集中、记忆力减退、肢体麻木、夜尿增多等;当血压突然升高到一定程度时甚至会出现剧烈头痛、呕吐、心悸、眩晕等症状,严重时会发生神志不清、抽搐。

（二）体征

高血压患者在早期体征并不明显,但随着病情进展,可以出现较为明显的心、脑、肾、眼底的靶器官受累的体征。如左心室肥厚,叩诊可发现心界左下扩大;高血压合并左心衰,听诊可闻及第三心音奔马律;颈动脉狭窄可闻及颈部血管杂音。

（三）理化检查

可帮助判断高血压的病因及靶器官功能状态。常规检查项目有血常规、尿常规（包括蛋白、糖和尿沉渣镜检）、肾功能、血糖、血脂、血钾、心电图、胸部 X 线检查、心脏超声、肾脏超声、颈动脉超声、脑部 CT、眼底检查、动态血压监测等。24 小时动态血压监测有助于判断血压升高的严重程度,了解血压昼夜节律,指导降压治疗以及评价降压药物疗效,如谷 / 峰比值、平滑指数等。尿微量白蛋白检测及尿微量白蛋白 / 尿肌酐比值可提示和监测早期肾损害。

对于继发性高血压的排查,根据临床病情,需要检查肾上腺 MRI,肾动脉 CT,肾脏超声,血清醛固酮、皮质醇、香草基扁桃酸（VMA）,甲状腺功能,尿钾、尿钠等。

四、辨病辨证

（一）西医辨病

1. 参照中国高血压防治指南修订委员会、高血压联盟（中国）、中华医学会心血管病学分会、中国医师协会高血压专业委员会、中国医疗保健国际交流促进会高血压分会、中国老年医学学会高血压分会制订的《中国高血压防治指南（2018 年修订版）》,根据患者的病史、体格检查和实验室检查结果,可确诊高血压。诊断内容应包括:①确定高血压诊断及血压水平分级;②判断高血压的原因,明确有无继发性高血压;③寻找其他心血管危险因素,评估心、脑、肾等靶器官情况;④判断患者出现心血管事件的危险程度。诊断标准为:

（1）未应用抗高血压药物情况下,收缩压（SBP）≥140mmHg 和 / 或舒张压（DBP）≥90mmHg。

（2）既往有高血压史,近 4 周内应用抗高血压药物治疗的个体。

2. 目前国内高血压诊断采用的为 2005 年中国高血压治疗指南建议的标准,具体见表 4-3-1。

表 4-3-1　高血压诊断标准和分级

类别	收缩压 /mmHg	舒张压 /mmHg
正常血压	<120	<80
正常高值血压	120~139	80~89
高血压	≥140	≥90
1 级高血压（轻度）	140~159	90~99
2 级高血压（中度）	160~179	100~109
3 级高血压（重度）	≥180	≥110
单纯收缩期高血压	≥140	<90

如患者的收缩压与舒张压分属不同的级别时,两者存在"和 / 或"关系,则以较高的分级标准为准。单纯收缩期高血压也可按照收缩压水平分为 1、2、3 级。

3. 高血压患者心血管危险分层标准,见表 4-3-2。

表 4-3-2　高血压患者心血管危险分层标准

其他危险因素和病史	1 级	2 级	3 级
无其他危险因素	低	中	高
1~2 个危险因素	中	中	很高危
≥3 个危险因素或糖尿病或靶器官损害	高	高	很高危
有并发症	很高危	很高危	很高危

2017 年,ACC、AHA 等多个学术机构制订的《2017 ACC/AHA/AAPA/ABC/ACPM/AGS/APhA/ASH/ASPC/NMA/ PCNA 成人高血压预防、检测、评估和管理指南》正式颁布。与之前指南相比,新版指南变化非常大。2020 年 5 月,国际高血压学会（ISH）首次独立颁布了全球范围适用的《ISH2020 国际高血压实践指南》。新版指南重新定义了高血压及其分类,降低了治疗门槛和目标值,对高血压的管理更加积极。

【鉴别诊断】初诊高血压应鉴别继发性高血压。常见有原发性肾脏病（如肾小球肾炎）、肾动脉狭窄、原发性醛固酮增多症、嗜铬细胞瘤、库欣综合征、甲状腺功能亢进症等引起的高血压等。大多数继发性高血压可通过原发病的治疗或手术得到改善。

（二）中医辨证

1. 辨标本　眩晕以肝肾阴虚、气血不足为本，风、火、痰、瘀为标。肝肾阴虚，多见头眩目涩，舌红少苔，脉弦细数；气血不足，则见神倦乏力，面色无华，舌淡嫩，脉细弱。风火为主者，多见眩晕、面赤、烦躁、肢麻震颤，脉弦有力；痰浊者，则见头重昏蒙，胸闷呕恶，苔腻脉滑；瘀血者，则眩晕时作，头痛固定，唇舌紫暗、舌有瘀斑。

2. 辨脏腑　眩晕病在清窍，但与肝、脾、肾三脏功能失调密切相关。肝阳上亢之眩晕，兼见头胀痛、面色潮红、急躁易怒、口苦脉弦等；脾胃虚弱，气血不足之眩晕，兼有纳呆、乏力、面色㿠白等；脾失健运，痰湿中阻之眩晕，兼见纳呆呕恶、头痛、苔腻等；肾精不足之眩晕，多兼有腰酸腿软、耳鸣如蝉等。

3. 辨虚实　虚证多病程较长，反复发作，遇劳即复，伴两目干涩，腰膝酸软，或面色㿠白，神疲乏力，脉细或弱者，由精血不足或气血亏虚所致。实证多为病程短，或突然发作，眩晕重，视物旋转，伴胸闷恶心，头痛，面赤，形体壮实者，由肝阳上亢、痰浊中阻所致。

五、治疗

（一）中医辨证论治

1. 气虚痰阻

主要证候：眩晕，头脑欠清，胸闷，倦怠乏力，食少或恶心，痰多，舌胖嫩、有齿痕，苔白厚或浊腻，脉沉滑或脉虚大。

治法：健脾益气化痰。

方药：赭决七味汤（邓老经验方）加减。

常用黄芪、党参、白术，健脾补气；法半夏、陈皮、茯苓，理气化痰；代赭石、决明子，平肝潜阳。

加减：若痰瘀化热者，加黄芩、胆南星；若项强语塞者，加竹沥、络石藤；大便不畅者，加大黄、莱菔子。

2. 痰热互结

主要证候：眩晕，伴头痛，心烦失眠，口干口苦，口气秽臭，便秘，舌红，苔黄厚干或黄浊干，脉弦滑数。

治法：祛痰化浊，清热燥湿。

方药：半夏白术天麻汤（《医学心悟》）合温胆汤（《三因极一病证方论》）加减。

常用法半夏化痰；枳实、竹茹、黄连、黄芩、胆南星，清化痰热；天麻、白术，健脾息风；生薏苡仁、石菖蒲，化浊祛湿；川牛膝、丹参，活血化瘀。

加减：烦躁易怒，加白芍、郁金；口苦咽干，加玄参、麦冬；胸闷心悸，加瓜蒌、薤白。

本型多见于抽烟、酗酒之人。现代生活方式使痰热互结型患者增多，本方尤其适用于高血压伴肥胖、体质壮实者。

3. 肝阳上亢

主要证候：头痛头晕，面红目赤，心烦易怒，眠差，口干口苦，舌边尖红，苔白或黄，脉弦数或弦滑。

治法：平肝潜阳，清火息风。

方药：石决牡蛎汤（邓老经验方）加减。

常用石决明、生牡蛎，平肝潜阳；钩藤、莲子心、莲须，清火息风；白芍养血柔肝；怀牛膝引血下行。

加减：肝阳化火，加水牛角、牡丹皮；肢体麻木、力弱者，加地龙、丹参；大便干燥者，加大黄、芒硝；头痛失眠者，加栀子、莲子心、磁石。

在本病的所有证型中，肝阳偏亢证所占比例最大，约占本病的50%，多见于临床早期高血压患者。此类患者通过积极的生活方式干预，加以中药辨证治疗往往能取得较好疗效。

4. 肝肾阴虚

主要证候：眩晕，精神不振，记忆力减退，耳鸣，失眠，心悸，腰膝无力或盗汗，舌质红嫩苔少，脉弦细或细数。

治法：滋养肝肾，平肝息风。

方药：镇肝熄风汤（《医学衷中参西录》）加减。

常用怀牛膝、代赭石，引气血下行；龙骨、牡蛎、龟甲、白芍，益阴潜阳，镇肝息风；玄参、天冬，滋阴清热；茵陈、川楝子、生麦芽，清泄肝热，疏理肝气。

加减：寐差，加桑椹子、首乌藤；尿频数，加覆盆子、菟丝子；心悸心慌甚者，加浮小麦、琥珀末（冲服）。

此型多见于高血压中期患者，血压较高，渐有心、脑、肾等靶器官损害；治疗除中药辨证施治以改善症状并保护靶器官外，应以西药控制血压为主。

5. 冲任失调证

主要证候：眩晕，烦躁，失眠，梦多，手足心热，口干口苦，舌质红，苔少，脉弦细或细数。

治法：调和冲任，补肾平肝。

方药:二至丸(《医便》)或二仙汤(《中医方剂临床手册》)加减。

常用仙茅、淫羊藿(仙灵脾)、巴戟天、杜仲,温肾阳、补肾精;黄柏、知母,泻肾火、滋肾阴;当归,温润养血,调理冲任;磁石、珍珠母,平肝安神;天麻、钩藤,平肝息风。

加减:虚汗多者,加浮小麦、麦冬;心悸者,加茯神、合欢皮;五心烦热者,加地骨皮、白薇。

本证多见于围绝经期妇女。

6. 瘀血阻窍

主要证候:眩晕头痛,兼见健忘、失眠、心悸、精神不振、耳鸣耳聋、面唇紫暗,舌瘀点或瘀斑,脉弦涩或细涩。

治法:活血化瘀,通窍活络。

方药:通窍活血汤(《医林改错》)加减。

常用赤芍、川芎、桃仁、红花,活血化瘀通络;麝香芳香走窜,开窍散结止痛,葱白散结通阳;大枣益气养血。

加减:气虚,神疲乏力,少气自汗,可重用黄芪以补气固表,益气行血;畏寒肢冷,感寒加重者,可加附子、桂枝温经活血。

本证多见于有脑外伤史,或者长期头晕、头痛患者。

7. 气血亏虚

主要证候:头晕目眩,动则加剧,遇劳则发,面色苍白,爪甲不荣,神疲乏力,心悸少寐,纳差食少,便溏,舌淡苔薄白,脉细弱。

治法:补养气血,健运脾胃。

方药:归脾汤(《重订严氏济生方》)加减。

常用黄芪、人参、白术、当归,健脾益气生血;龙眼肉、茯神、远志、酸枣仁,养心安神;木香理气醒脾。

加减:自汗时出,易于感冒,重用黄芪,加防风、浮小麦益气固表敛汗;泄泻或便溏者,可加薏苡仁、泽泻、炒扁豆健脾利水;畏寒肢冷,腹中冷痛,加桂枝、干姜温中散寒;面色苍白无华,加熟地黄、阿胶、紫河车养血补血,并重用参芪以补气生血;时时眩晕,气短乏力,纳差神疲,便溏下坠,脉象无力,可用补中益气汤。

本证多见于体虚久病、年老体弱患者。

【方药应用】根据患者临床证型不同,辨证选择使用以下中成药:

杞菊地黄丸:15 丸,2 次 /d。

养血清脑颗粒:1 袋,3 次 /d。

牛黄降压丸:1 丸,2 次 /d。

强力天麻杜仲胶囊:3 粒,3 次 /d。

脑立清胶囊:3 粒,3 次 /d。

丹蒌片：4 片，3 次 /d。

珍菊降压片：1 粒，2 次 /d。

天麻素注射液：120mg，以 5% 葡萄糖溶液 250ml 稀释后使用，1 次 /d。

丹参粉针剂：800mg，以 5% 葡萄糖溶液 250ml 稀释后使用，1 次 /d。

葛根素注射液：800mg，以 5% 葡萄糖溶液 250ml 稀释后使用，1 次 /d。

广州中医药大学第一附属医院院内制剂：

调平康：由女贞子、淫羊藿、益母草等中药组成，具有滋补肝肾、育阴敛阳、平调阴阳之功。用法：4 片，3 次 /d。

补肾益心片：由淫羊藿、车前子等中药组成，具有补肾、利水、降压之功效。用法：4 片，3 次 /d。

【针灸与其他方法】

1. 针刺　"平肝调神"针法治疗高血压。

主穴：心俞、肝俞、脾俞、肾俞、风池、率谷、百会、内关、太冲。

本处方以背俞穴、足厥阴肝经及足少阳胆经穴为主。取背俞穴调和脏腑，调整阴阳；风池为足少阳胆经与阳维脉交会穴，率谷为足少阳胆经与足太阳膀胱经交会穴，二穴相配可祛风定眩、清利头目；百会居于颠顶，为诸阳之会，并与肝经相通，可泻诸阳之气，平降肝火；内关、太冲为手、足厥阴经穴，而内关又为手厥阴心包经络穴，通于阴维脉，可疏肝理气，宽胸解郁。刺法：双手消毒后，背腰部腧穴使用 25mm 毫针直刺，得气后留针片刻即起针；其余诸穴依据补虚泻实原则进行手法操作，留针 30 分钟，每日 1 次。

（1）气虚痰阻证，加足三里、气海、丰隆，益气化痰；痰热互结证，加行间、丰隆，清热化痰；肝阳上亢证，加三阴交，平抑肝阳；肝肾阴虚证，加三阴交、太溪，滋阴潜阳；冲任失调证，加带脉、公孙，调和冲任。

（2）兼胸痹心痛：气滞血瘀证，加膻中、膈俞，行气活血；心脾两虚证，加神门、足三里，补益心脾。

（3）兼水肿：气虚血瘀证，加气海、膈俞，益气活血；阳虚水停证，加命门、阴陵泉，温阳利水。

（4）兼中风：加手三里、合谷、足三里，疏通经络。

（5）兼消渴：气阴两虚证，加太溪、足三里，益气养阴；气滞血瘀证，加血海，行气活血。

（6）兼喘证：心肺气虚证，加定喘、肺俞，益肺平喘；瘀血内阻证，加定喘、膈俞，通脉定喘。

2. 拔罐　取肺俞、厥阴俞、心俞、膈俞、脾俞、肾俞，留罐 5~10 分钟。

3. 耳针　取心、肝、肾、神门、交感、皮质下、肾上腺、耳背沟，王不留行贴压，每次按压约 5 分钟，每日按压 5~10 次，以耳郭潮红为度。

4. 放血疗法　取双侧大敦、足窍阴,双侧耳尖、耳背沟,三棱针点刺放血,每穴放出 5~10 滴,隔日 1 次。

5. 刮痧　颈项部沿足太阳膀胱经及足少阳胆经刮痧,并点按风池,背部取厥阴俞、心俞、膈俞、肝俞刮痧。使皮肤发红,出现青紫的瘀斑或瘀点(出痧)。

6. 头针　顶颞前斜线、顶颞后斜线、颞前线、颞后线。针刺入帽状腱膜下,持续快速捻转约 3 分钟,频率达 200 次 /min 左右,留针约 30 分钟。

7. 穴位贴敷　吴茱萸粉用醋调和成膏状,制成直径约 1.5cm、厚约 0.5cm 的药饼,于双侧涌泉贴敷,胶布固定,留置 24 小时,隔日 1 次。

8. 穴位注射法　取足三里、丰隆,每次选用 1 穴(双侧),用维生素 B_{12} 0.5mg 穴位注射,每穴注射 0.5ml,每日 1 次,两穴交替使用。

9. 邓老八段锦　每日 2 次,每次 30 分钟左右。

10. 中药足浴

足浴方一:夏枯草、钩藤、桑叶、菊花。上药制成煎剂,用时加温至 40℃ 左右,浸泡双足,两足相互搓动,每次浴足 20~30 分钟,每日 2 次,10~15 天为 1 个疗程。

足浴方二:钩藤、吴茱萸、桑寄生、夏枯草,水煎取药液 1 500ml,加入食醋 100ml,每天足浴 30 分钟左右,每日 1 次,10 天为 1 个疗程。

足浴方三:钩藤、野菊花、豨莶草、夏枯草、川牛膝、赤芍、川芎、葛根、花椒,上药制成煎剂,用时加温至 40℃ 左右,浸泡双足,两足相互搓动,每次浴足 20~30 分钟,每日 2 次,10~15 天为 1 个疗程。

(二)西医治疗

降压药物应用时应遵循以下四项原则,即小剂量开始,优先选择长效制剂,联合应用及个体化。

1. 小剂量　初始治疗时通常应采用较小的有效治疗剂量,并根据需要,逐步增加剂量。降压药物需要长期或终身应用,药物安全性和患者耐受性不亚于或更胜过药物的疗效。

2. 尽量应用长效制剂　尽可能使用一天一次给药而有持续 24 小时降压作用的长效药物,以有效控制夜间血压与晨峰血压,更有效预防心脑血管并发症发生。如使用中、短效制剂,则需每天 2~3 次用药,以达到平稳控制血压。

3. 联合用药　既增加降压效果,又不增加不良反应,在低剂量单药治疗疗效不满意时,可以采用两种或多种降压药物联合治疗。事实上,2 级以上高血压未达到目标血压,常需联合治疗。对血压≥160/100mmHg 或中危及以上患者,起始即可采用小剂量两种药联合治疗,或用小剂量固定复方制剂。对血压≥140/90mmHg 的患者,也可起始使用小剂量联合治疗。

4. 个体化　根据患者具体情况和耐受性及个人意愿或长期承受能力,选择适合患者的降压药物。

常用降压药物包括钙通道阻滞剂（CCB）、血管紧张素转化酶抑制剂（ACEI）、血管紧张素受体阻滞药（ARB）、利尿剂和β受体阻滞剂 5 类，以及由上述药物组成的固定配比复方制剂。研究表明，ARNI 也可用于降压和心血管保护。

常用的五大类降压药物均可作为初始治疗用药，建议根据特殊人群的类型、合并症选择针对性的药物，进行个体化治疗。应根据血压水平和心血管风险选择初始单药或联合治疗。一般患者采用常规剂量，老年人初始治疗时通常应采用较小的有效治疗剂量，根据需要，可逐渐增加至足剂量。

六、中西医结合思路

高血压研究与抗高血压药物研究经历了 100 余年。美国最新修订了高血压定义，欧洲与中国的高血压定义保留不变。总体来看，血压控制目标值有更为积极降压的趋势，对于高危人群，设立了比 140/90mmHg 更低的目标值 130/80mmHg，而且认为如果患者能耐受，血压 <130/80mmHg 带来更大的心脑肾血管获益。西医的优势在于单靶点、单机制治疗，在急症高血压抢救方面具有优势，在明确降压目标方面也有优势。近二三十年研究表明，高血压治疗获益主要来自降压本身，理想降压药必须使患者血压平稳、达标，降压药应当同时保护靶器官，改善脂糖代谢紊乱，降低心脑血管事件乃至死亡率。目前认为，为了实现血压达标与平稳，主张更早的联合用药，而且新一代降压药如 CCB、ACEI 或 ARB 更具优势，老一代降压药如利尿剂、β受体阻滞剂也应保留基础用药的地位，但不作为首选，可以根据不同患者进行个体化选择。然而，西药治疗也存在一些不可克服的问题，如停药反弹、药物副作用多、脂糖代谢紊乱、电解质紊乱、性功能减退等。中医药的优势在于整体调治，着重于阴阳平衡，降压作用平稳而持久，具有保护靶器官、调节血管内皮功能，且副作用少等优势；针刺治疗可用于急症。中西医结合可以优势互补。

辨病与辨证相结合。辨证施治是中医的特点，辨病治疗是西医的原则，而中西医结合则应辨病与辨证相结合，两者不可偏废。提倡对高血压首先辨病（诊断和鉴别诊断），分期（根据有无心、脑、肾等靶器官损害分 3 期）；然后在此基础上，进行中医辨证分型、辨证施治；其次在不断的临床实践和实验研究中，发现病、证之间，分期和分型之间的内在联系；最后，从中医的角度来认识高血压总的发病机制。

宏观与微观辨证。所谓宏观辨证是指传统中医通过"四诊合参"的辨证，而微观辨证则是通过对西医学各项实验室或辅助检查结果的分析，利用中西医结合研究成果来辨证，后者对于补充或丰富传统中医宏观辨证，对于进一步检查中医辨证治疗的疗效均具有十分重要的作用。

七、辨已病未病与调养

（一）辨已病未病

对于高血压而言，所谓已病，是指已经确诊高血压，伴或不伴靶器官损伤，甚或已经出现并发症；未病，是指尚未确诊高血压，但是已经出现类似高血压的症状，或者血压已经有异常，但尚未确诊高血压，类似于高血压前期的状态。

辨已病未病，对于高血压患者来说至关重要。高血压是心脑血管病最为重要的危险因素和发病环节，因此控制高血压对于预防心脑血管病的发生发展、改善预后有着至关重要的作用。而辨已病和未病尤其以辨未病更为关键。此类患者虽然平素有类似高血压的症状，如头晕头痛、失眠耳鸣、疲乏无力等，但是血压处于正常高值，并未达到高血压的诊断标准，若不予重视，最终将发展成为高血压，甚至出现严重并发症。因而针对此类患者，我们从预防的角度出发，进行全方位综合调控，对于预防其发展为高血压有着非常积极的作用。其方式主要包括改变生活方式（合理膳食、适量运动、戒烟限酒、心理健康），中医治疗方法干预（中药、针灸、气功、推拿等）。通过这些干预，有些患者可以不进展为高血压，有些患者可以延缓为高血压，同时对于心脑血管病的预防至关重要。

对于已患有高血压的患者，预防靶器官损害和并发症就显得尤为重要，而评估有无上述情况需要五诊合参，特别是通过"查"进行宏观与微观辨证的结合，综合评估患者的患病情况，运用中西医结合手段进行治疗，针对保护血管内皮、改善脂糖代谢紊乱、防治靶器官损害、预防并发症、改善生活质量、减轻药物不良反应等方面进行治疗。

（二）调养

1. 调饮食　低盐饮食，控制食入的总热量，避免肥甘厚味，适当摄入含钾、钙丰富而低钠的食品，如土豆、海带、茄子、莴笋等。

2. 戒烟限酒。

3. 适量运动。

4. 作息规律。

5. 自我管理　遵医嘱服药，注意监测血压，定期随访专科门诊。

八、临床验案

（一）陈宏珪治疗高血压验案

张某，男，45岁，反复头晕头痛2年。2015年发现血压升高，最高

170/100mmHg,曾在某医师处就诊给予"苯磺酸氨氯地平片,5mg,每日 1 次;酒石酸美托洛尔 25mg,每日 2 次"等治疗,血压降为 130~150/80~95mmHg。就诊时症见:头晕头痛渐减,但是疲乏无力,阳事不举,举而不坚,夜尿多,每晚 2 次,大便烂,日一解,腰酸膝软,睡眠差,舌淡苔薄白,脉弦细。家族高血压史。经查排除继发性高血压。心电图:左室肥大及劳损。

中医诊断:眩晕(肝肾亏虚)。西医诊断:高血压 2 级,中危。

中药:补肾降压汤。桑寄生 30g,女贞子 15g,墨旱莲 30g,仙茅 10g,淫羊藿 15g,地骨皮 30g,泽泻 10g,豨莶草 15g,益母草 20g,杜仲 10g,巴戟天 10g,锁阳 20g,金樱子 20g,鹿角胶 6g(烊),14 剂;补肾益心片,5 片,每日 3 次。西药调整为苯磺酸氨氯地平片 5mg、每日 1 次,缬沙坦胶囊 80mg、每日 1 次,14 天;酒石酸美托洛尔减为 12.5mg,每日 2 次,3 天后停服。

二诊:血压 120/70mmHg,心率 65 次/min,头痛头晕明显减轻,精神大为好转,夜尿减少为 1 次,阳事能举,大便成形。症见口干渴,舌红干,苔微黄,脉弦细数。中药:桑寄生 30g,女贞子 15g,墨旱莲 30g,仙茅 10g,淫羊藿 15g,地骨皮 30g,泽泻 10g,豨莶草 15g,益母草 20g,杜仲 10g,巴戟天 10g,桑椹子 30g,金樱子 20g,珍珠母 30g(先煎),14 剂。补肾益心片,5 片,每日 3 次。西药:苯磺酸氨氯地平片 5mg、每日 1 次,缬沙坦胶囊 80mg、每日 1 次,14 天。

三诊:头痛头晕,纳眠可,二便调,无夜尿。血压 110~115/60~70mmHg,心率 60 次/min。中药守方,14 剂。补肾益心片,5 片,每日 3 次。西药:苯磺酸氨氯地平片 2.5mg、每日 1 次,缬沙坦胶囊 80mg、每日 1 次,14 天。

四诊:诸症消失。三诊中药方,每周煎煮 2 剂调养(每隔 3 天煎煮 1 剂,复煎)。补肾益心片,5 片,每日 3 次。西药:缬沙坦胶囊 80mg,每日 1 次。并嘱长期服用。

随访 1 年,患者没有任何不适,纳眠可,二便调,无夜尿,性生活正常。血压 110~120/60~70mmHg,复查血脂、血糖均在正常参考值范围内。

嘱患者长期服用,门诊定期复查。

【按】高血压的病机主要是肝肾亏虚,阴阳失调。本例虽为中年男性,但阴阳俱虚,阳事不举,故根据中医阴阳互根、肝肾同源的理论,调补肝肾,阴阳并补。应用二至丸合二仙汤,且应用本院补肾益心片,淫羊藿补肾阳,车前子清肝、利尿等。在西药降压药减量的基础上,依然获得较好的降压疗效。

(二)吴伟诊治高血压验案

郭某,女,41 岁,2013 年 11 月 4 日初诊。患者头晕、头顶胀痛 2 个月余,每周发作 1~2 次,发作时头晕、头痛,动则加剧,无明显恶心、呕吐,头痛甚时不能忍受,伴心烦、失眠、多梦、乏力、耳鸣,后颈部胀痛,口干,口苦,大便稍干,小便调,月经愆期 3~5 天,平素性情急躁易怒,舌质暗红,舌下络脉迂曲,舌苔薄黄,脉弦细略数。血压 150/95mmHg,心率 90 次/min,未见异常体征。中医诊断:眩晕;辨证:肝郁化热,血行不畅。西医诊断:高血压 1 级、低危。治法:清肝泄热,活血化瘀。方药:天麻半夏钩藤汤加减。处方:天麻 12g,钩藤 20g(后下),石决明 30g(先煎),丹参 15g,决明子 30g,杜仲 15g,栀子仁 10g,黄芩 10g,三七 3g,桑寄生 30g,石菖蒲 12g,郁金 12g,姜半夏 10g,路路通 15g,鬼箭羽 12g,桑枝 12g。10 剂,水煎服,每天 1 剂,分 2 次服。

二诊:服药 3 天后头晕、头痛明显减轻,现头痛消失,后颈部胀痛亦缓解,但睡眠欠安,多梦,心烦,口干,大便干,舌脉同前。上方去半夏、桑寄生,加黄连 6g、首乌藤 30g,10 剂后眩晕渐愈。随访门诊及家庭自测血压 3 个月,血压 110~130/60~75mmHg。

【按】王清任《医林改错·积块》载:"血受寒则凝结成块,血受热则煎熬成块。"明确指出寒、热两种因素皆可引起瘀血。本例患者为中年女性,平素性情急躁易怒,易致肝气郁结,气郁化火,上扰清窍发为眩晕。方中天麻、钩藤平肝息风,石决明平肝潜阳,黄芩、栀子清肝泻火,杜仲、桑寄生补益肝肾之阴以涵阳,石菖蒲、郁金化痰醒脑,半夏燥湿化痰,更用丹参、三七、路路通、鬼箭羽、桑枝活血通络,共达清肝泄热、活血化瘀的目的,取效明显。

（彭　锐　吴　伟）

参 考 文 献

1. 沈智理,刘春华.国医大师张学文运用活血化瘀法治疗眩晕经验[J].湖南中医杂志,2015,31(7):13-15.

2. Wang Z, Chen Z, Zhang L, et al.Status of hypertension in China: results from the China Hypertension Survey, 2012—2015[J]. Circulation, 2018, 137(22):2344-2356.

3. 中华人民共和国卫生部,中华人民共和国科学技术部,中华人民共和国国家统计局.中国居民营养与健康现状[J].中国心血管病研究杂志,2004,2(12):919-922.

第四节　心 律 失 常

心律失常(arrhythmia)是指心脏激动的起源(部位、频率与节律)和传导(速度、时间、途径、顺序)等任一项异常或者复合异常。正常心律起源于窦房结,然后传导扩布全心引起心脏收缩。成人正常窦性心律时心率一般 60~100 次/min,较规则。心律失常有多种类型,包括心动过缓、心动过速、心律不齐及异位心律等。心律失常多发于各种心血管疾病,但也见于心脏结构无异常者。它可发生于任何年龄;发病可急可慢,可以呈现发作性、间歇性、持续性、永久性。病情可轻可重,轻者起始隐匿,不引起症状或仅有轻度不适;重者骤然起病,引起严重血流动力学障碍,甚至猝死。心律失常的分类方法尚未完全统一,常用的有按心律失常的发生机制、速率、起源部位或遗传病因分类。本节为便于描述,将心律失常分为快速性心律失常和缓慢性心律失常。

统计数据表明,在世界发达国家中约有 720 万心脏疾病患者患有心律失常,每年原发性心房颤动住院者为 21.5 万人,继发性心房颤动已超过 140 万人次。我国心律失常患者约占 0.9%,患者人数超过 1 000 万。随着我国进入老龄化社会,心血管发病率的快速上升,心律失常发病率随之增高,约占心血管疾病的 20%。

根据心律失常的临床表现,本病相当于中医学"心悸""怔忡""厥证"等范畴。

一、病因病机

本病多因体质虚弱、情志内伤、外邪侵袭及药食不当等,致正气不足,心神失养;或邪滞心脉,心神不宁。(图 4-4-1)

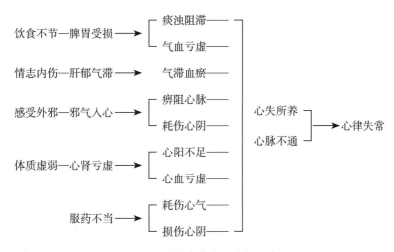

图 4-4-1　心律失常病因病机示意图

1. 情志内伤　七情内伤,肝失疏泄,肝气郁结,肝郁化火,致气滞血瘀,心(脉)动失常而发生本病。或平素心虚胆怯,突受惊恐,心惊神摇,不能自主,而发生本病。或大怒伤肝,大恐伤肾,怒则气逆,恐则气陷,阴虚于下,火逆于上,动撼心神而发本病。或思虑过度,劳伤心脾,既暗耗心血,又影响脾胃生化之源,致气血亏虚,心失濡养而发生本病。

2. 外邪侵袭　风寒湿热之邪侵入人体,痹阻心脉,气滞血瘀,心脏受损,失却主血脉功能,脉动失常,而发生本病。或暑热、疫疠之邪侵犯人体,耗伤津液,导致邪气入心,阴虚火旺,心失濡养而导致本病。风寒、风热或温疫之邪侵袭机体而为痹,日久邪由脉络入心,即"脉痹不已,复感于邪,内舍于心"。

3. **体质虚弱**　先天禀赋不足，或年老体弱，或久病体虚，致心失所养；或心气亏虚，血行无力，心脉不通，而发本病。年老体衰，肾气不足，肾为阴阳之根，肾之精可助心化血，肾之元阳可辅心阳，肾阳虚不能鼓动心阳而致心火不旺，肾阴虚不能濡养心阴而致心阴虚，心失所养而致本病。

4. **饮食不节**　肥甘厚味、烟酒辛辣，损伤脾胃，脾胃运化失健，聚湿成痰，上凌心肺，或心阳被抑，或阻碍脉通而发生本病。脾胃受损，气血生化之源不足，气血亏虚，心失濡养而发生本病。

5. **服药不当**　药物过量，或毒性较剧，耗伤心气，损伤心阴，引起心悸。如附子、乌头、麻黄等，或西药洋地黄、阿托品、肾上腺素等用药过量，或用药失当可致本病。

二、五脏相关与病机转化

心律失常发病机制复杂，病位在于心，但不局限于心，其发病与肝胆脾胃等脏腑密切相关。五脏虚损或功能失调是心律失常发病的基本因素。若禀赋不足，脏腑虚损；或病后失于调养；或思虑过度，伤及心脾；或触事不意，真血亏耗；或脾胃虚衰，气血生化乏源；或失血过多等，均可以导致心血亏耗，使心失所养，而发惊悸、怔忡。肾阳不足，开阖失司，膀胱气化功能不利；脾失健运，传输失权，则湿浊内停，脾肾阳虚，不能蒸化水液，而停聚成饮，寒饮上迫，心阳被抑，则致心悸。肝阴不足，肝血亏耗，使心血亦虚，心失所养而发为心悸；肝阴不足，肝阳上亢，肝火内炽，上扰心神而为心悸。

病机常常以虚实错杂为多见，且虚实的主次、缓急各有不同。虚为气血阴阳亏虚，致心气不足或心失所养；实则为痰饮内停或血脉瘀阻，以致心脉不畅，心神不宁。本虚可以转化为标实，如心肾阳虚，气化不利，则水饮内停；阴虚生内热，灼津为痰，而产生痰浊；气虚而运血无力，则产生血瘀。标实可以转化为本虚，如痰饮寒化，阳气受抑，产生阳虚；痰郁化热灼津，而致阴虚；血瘀日久，可致血虚；感受外邪，邪热入心，耗伤阴津而致阴虚。若病情进一步发展，气血阴阳虚损已极，痰浊、水饮、血瘀、火热之邪极盛，可出现各种危候；或水邪泛滥，水饮凌心射肺，可出现水肿、喘证；或暴脱，亡阳厥脱，亡阴厥脱；或心脉骤闭，劫伤心神，致心脉不出，血不上供，清窍失养，灵台无主，心神涣散，阴阳离决。

三、临床表现

（一）症状

1. **快速性心律失常**

（1）窦性心动过速：可无症状，或有心悸、乏力等，严重者可诱发心绞痛、心衰。

（2）期前收缩：偶发者可无症状，或自觉心跳不规则，有心跳停歇感；频发者有心悸、胸闷、乏力，甚则有心绞痛发作。

（3）阵发性室上性心动过速：简称室上速。突发突止，持续数分钟至数天不等，发作时有心悸、头晕、焦虑、紧张、乏力，严重者可诱发心绞痛、心衰、晕厥或休克等。

（4）室性心动过速：简称室速。症状取决于心室率快慢、持续时间长短及有无器质性心脏病。非持续性室速通常无症状或症状轻微；持续性室速易促发明显血流动力学障碍与心肌缺血，可出现低血压、气促、心绞痛和晕厥等，如未进行及时有效的治疗，可发展为心力衰竭、休克或心室颤动。

（5）心房扑动与心房颤动：症状取决于有无器质性心脏病、基础心功能以及心室率的快慢及发作形式等。如无器质性心脏病、心功能较好或心室率不快，则患者可症状较轻或无症状；反之，患者可有病因相关表现和心悸、气促，甚至发生心绞痛、心衰、低血压、休克等。心房颤动时由于心房无机械收缩、血流淤滞等，易形成左房或心耳血栓，脱落时易发生动脉栓塞事件，尤以脑栓塞的发生率最高。

（6）心室扑动与心室颤动：一旦发生，瞬即出现意识丧失、抽搐，继之呼吸停止，如不及时有效地抢救，迅即死亡。

2. 缓慢性心律失常

（1）窦性心动过缓：心率不低于 50 次 /min，一般不引起症状；如心率低于 45 次 /min，可有心悸、头晕、乏力等不适，严重者可诱发晕厥、心功能不全、低血压，甚至休克等。

（2）病态窦房结综合征：除病因相关表现外，常有心、脑、肾等重要脏器供血不足表现，轻者表现为头晕、心悸、乏力、纳减、记忆力减退等；重者表现为心功能不全、心绞痛、晕厥、少尿，甚至出现阿 - 斯综合征等。

（3）房室传导阻滞：除病因相关表现外，一度房室传导阻滞常无症状；二度Ⅰ型和Ⅱ型房室传导阻滞常有心悸、乏力等不适；三度房室传导阻滞的症状取决于原发病因和心室率快慢，常有心悸、心功能不全、心绞痛、眩晕或晕厥等症状，甚至发生阿 - 斯综合征或猝死。

（二）体征

1. 快速性心律失常

（1）窦性心动过速：心率在 100~150 次 /min，可有心尖部搏动和颈部血管搏动增强，心音响亮，或可在心尖部听到收缩期杂音，脉率快。

（2）期前收缩：可听到室性期前收缩和其后较长时间的间歇；室性期前收

缩的第一心音常增强,第二心音减弱或消失。

(3)心动过速:室上性心动过速发作时心率为150~250次/min,心率快而绝对规则,不因呼吸和运动而变化,第一心音强度不变,心脏原有杂音减弱或消失。室性心动过速心率为150~250次/min,心律快而略不规则,心尖部第一心音强弱不等并可有心音分裂。

(4)心房扑动与心房颤动:体检时心房扑动的心室率可规则或不规则,颈静脉搏动次数常为心室率的倍数。按摩颈动脉窦时,心室率可突然明显减慢或不规则;运动时可使心室率成倍增加。心房颤动时心脏听诊示心律绝对不规则,第一心音强弱不一,脉搏短绌。

(5)心室扑动与心室颤动:患者意识丧失,无血压,大动脉搏动消失,心音消失,呼吸不规则或停止,以及瞳孔散大、对光反射等消失。

2. 缓慢性心律失常

(1)窦性心动过缓:心率低于60次/min,但一般高于40次/min,常伴有窦性心律不齐。

(2)病态窦房结综合征:心律失常的表现为多样性,如有严重窦性心动过缓、窦性停搏、窦房阻滞等,心率常在50次/min以下,并可听到心律不整或长间歇。当病态窦房结综合征出现慢快综合征时,表现为心率和脉搏慢快交替出现。

(3)房室传导阻滞:一度房室传导阻滞常有第一心音减弱;二度房室传导阻滞常有心搏脱漏;三度房室传导阻滞第一心音强弱不一,间可闻及响亮清晰的第一心音(大炮音),为心房、心室几乎同时收缩所致。

(三)理化检查

1. 心电图检查

(1)窦性心动过速:P波为窦性,PR间期大于0.12秒,心率一般为100~150次/min,P波可能与前面的T波重叠。

(2)期前收缩:①房性期前收缩表现为有提早出现的P波,形态与窦性心律不同。常重叠于T波上,PR间期>0.12秒,提早出现的QRS波群形态大多与窦性心律者相同。期前收缩后代偿间歇不完全。②房室交界性期前收缩的QRS波群形态与窦性者相同,逆行P波可出现于QRS波群之前,PR间期<0.12秒,或出现于QRS波群之后,RP间期<0.20秒,或埋藏于QRS波群之中,期前收缩后多有完全性代偿间歇。③室性期前收缩有过早出现的QRS波群,形态异常,时限大于0.12秒,T波与QRS波群主波方向相反,ST段随T波方向移位,其前无相关的P波。期前收缩之后多有完全性代偿间歇。

(3)阵发性心动过速:①室上性者有连续3次以上房性或房室交界性期前收缩,频率多为150~250次/min,节律规则。P波形态与窦性心律不同,QRS波群形态一般正常。P 波也可与 T 波重叠，或在 QRS 波群后见逆行 P 波。②室性心动过速有 3 次以上连续室性期前收缩，QRS 波群增宽超过 0.12 秒，心室率 150~250 次 /min，节律可略不规则，P 波与 QRS 波群无固定关系。

（4）心房扑动与心房颤动：①心房扑动，表现为 P 波消失，代之以规则形状一致的房扑波（F 波），频率为 250~350 次 /min。QRS 波群形状大致与窦性相同，房室传导比例为 2∶1 至 4∶1 不等。②心房颤动，表现为 P 波消失，代之以大小形态不一的且不整齐的房颤波（f 波），频率为 350~600 次 /min，心室律绝对不规则，QRS 波群大致与窦性相同。

（5）心室扑动与心室颤动：①心室扑动，表现为 QRS 波群为规则而连续的大扑动波，频率为 150~250 次 /min，QRS-T 波相融合而无法区分。②心室颤动，表现为 QRS-T 波群完全消失，代之以频率为每分钟 150~500 次的大小不等、形状不同、极不均匀的颤动波形。心室颤动开始时，其波幅常较大，以后逐渐变小且频率变慢，终变为等电位线。

（6）窦性心动过缓：窦性 P 波，心率小于 60 次 /min，PR 间期 0.12~0.20 秒。

（7）病态窦房结综合征：可见窦房传导阻滞和 / 或窦性静止，显著窦性心动过缓，逸搏，短暂或持续逸搏心律，逸搏 - 夺获二联律，时伴房性快速心律失常、传导阻滞等。

（8）房室传导阻滞：①一度房室传导阻滞表现为窦性 P 波后均有 QRS 波群，PR 间期 >0.20 秒。②二度房室传导阻滞表现有两型。二度Ⅰ型（文氏阻滞）为 PR 间期逐渐延长，直至 P 波后脱落一次 QRS 波群，以后又周而复始，形成 3∶2、4∶3 或 5∶4 的房室传导比例的阻滞。二度Ⅱ型为 PR 间期较为恒定，每隔 1 个、2 个或 3 个 P 波后有一个 QRS 波群脱漏，因而分别称 2∶1 房室传导阻滞、3∶2 房室传导阻滞、4∶3 房室传导阻滞。③三度房室传导阻滞表现为 P 波与 QRS 波群相互无关，心房率比心室率快，心房律可以是窦性或起源于异位，心室律由交界区或心室起搏点维持。

2. 动态心电图记录　动态心电图检查，使用一种小型便携式记录器，能连续记录 24 小时甚至更长时间段的心电活动，能发现短暂、隐性的心律失常。可用于评价患者活动、症状与心律失常的关系，鉴别良性与恶性心律失常，确定心律失常的诊断，观察药物的作用，评价起搏器或植入型心律转复除颤器的疗效以及是否出现功能障碍等。

植入式循环心电记录仪埋植于患者皮下，可自行启动、检测和记录心律失常，其电池寿命达 36 小时。可用于发作不频繁、原因未明、而可能系心律失常所致的晕厥患者。

3. 食管心电生理检查　用于测定窦房结传导时间、窦房结恢复时间等，以评价窦房结功能，可诱发阵发性室上性心动过速并协助诊断与鉴别诊断。

4. 心腔内电生理检查 是有创心电诊断技术,在研究心律失常的发生机制,鉴别室上性或室性心动过速,诊断房室传导阻滞部位等方面有重要意义。

5. 三维心脏电生理标测及导航系统 可记录立体的心脏电解剖图,尤其是与 CT 或 MRI 等心脏影像相结合,有助于准确判断心律失常的起源、传导机制,从而指导有效的经导管消融治疗。

6. 药物诊断试验 即通过抗心律失常药物对心律失常进行干预,以帮助确定心律失常的性质、发生机制,以及评价药物作用、筛选药物等。常用药物有阿托品、腺苷、维拉帕米、普罗帕酮等。

7. 心室晚电位检测 晚电位为 QRS 波末端出现的高频低幅信号,常发生于缺血性心脏病与心肌梗死后恶性心律失常,与猝死有关。

四、辨病辨证

(一)西医辨病

1. 病史 详询病史,能寻找对心律失常诊断有用的线索,如心律失常的病因及诱因、发作频度与终止方式、患者的感受和对血流动力学的影响等。

2. 临床表现 临床表现复杂多样,部分患者可无症状,常见症状有心悸、乏力、头晕等,严重者可有呼吸困难、黑蒙,甚至晕厥、抽搐、猝死等。体格检查应着重判断心律失常的性质及其对血流动力学的影响,应注意观察血压高低、心音强弱、心律整齐与否、心脏杂音、颈静脉搏动和刺激迷走神经等对心律失常的影响。根据临床表现及明确的心电图特征,可作出各种类型心律失常的诊断,在此基础上,选择必要的辅助检查能确立心律失常的发生机制、病因与诱因等,并为合理选择药物和 / 或非药物治疗、判断疗效等提供有价值的信息。

【鉴别诊断】

1. 室上性心动过速与窦性心动过速鉴别 室上性心动过速的心率可达到 160 次 /min 以上,而窦性心动过速较少超过 160 次 /min。突发突止的发作式、心率固定不变而心律绝对规则、兴奋迷走神经可使发作终止的,以室上性心动过速的可能性为大。窦性心动过速,大多逐渐增快或逐渐减慢,心率常有变动,兴奋迷走神经不能终止发作。

2. 室性心动过速与伴室内差异性传导的阵发性室上性心动过速鉴别 阵发性室上性心动过速多无器质性心脏病基础,多有反复发作病史;而室性心动过速多见于严重器质性心脏病及洋地黄、奎尼丁中毒等。阵发性室上性心动过速发作时,心室率绝对整齐;而室性心动过速时心室率可有轻度不齐;阵发性室上性心动过速伴有室内差异性传导时,其 QRS 波群多呈右束支传导阻滞图形;而 QRS 波群呈左束支阻滞图形,或不符合典型左或右束支阻滞图形者,多为阵发性室性心动过速。如发现室房分离、心室夺获或室性融合波等,则支持阵发性室性心动过速的诊断。

3. 心房颤动时室性期前收缩与室内差异性传导的鉴别 二者均表现为宽大畸形的 QRS 波群。但室内差异性传导的 QRS 波群多呈右束支传导阻滞形态,前一个 RR 间期较长,而后一个 RR 间期缩短,至一定程度而出现 QRS 波群畸形者,多为室内差异性传导;而室性期前收缩的后面常有一较长代偿间歇,既往窦性心律时的室性期前收缩和现在的畸形 QRS 波群形态相近者,提示为室性期前收缩。室性期前收缩多见于心室率较慢时,室内差异传导多见于心室率较快时。若畸形 QRS 波群与前面基本 QRS 波群保持固定的联律间期时,室性期前收缩可能性大;而联律间期多变、形态多变者,差异性传导可能性大。

4. 生理性窦性心动过缓与病态窦房结综合征 可行运动试验或阿托品试验以资鉴别,如运动或注射阿托品后,窦性节律达到 90 次 /min 以上,表明窦性心动过缓为生理性;达不到者提示为病理性,可进一步行食管心电生理检查以测定窦房结功能。通常窦房结恢复时间大于 2.0 秒或窦房传导时间大于 160 毫秒者,为病态窦房结综合征。

5. 三度房室传导阻滞与干扰性完全性房室脱节鉴别 三度房室传导阻滞,心室率较心房率慢,且 P 波的不能下传可发生于心动周期的任何部位,P 波与 QRS 波群无固定关系;干扰性完全性房室脱节,心室率较心房率略快,同时 P 波出现在紧靠 QRS 波群前后,房室脱节可出现心室夺获。

(二)中医辨证

1. 辨明缓急 本病症状为心悸、头晕、胸闷、气促、神疲乏力,甚则昏厥。临床上一般认为心悸,突发喘息不能卧,吐粉红色泡沫痰,喉中痰鸣,脉或结代或疾脱(脉搏动极快,脉形极短,时限缩窄,如豆粒转动,来去极速,甚至快不可数,不论其脉或细或弦,均作疾脱论),多为急;心悸非突发,无喘息不得卧,无喉中痰鸣,脉不结代疾脱者,多为缓。心悸伴气促、下肢水肿、面色晦暗、脉虚数或结代者,多为急;不伴气促、下肢不水肿、面色红润、脉缓者,多为缓。心悸有晕厥、汗出、肢冷、面色苍白、脉结代或迟涩或疾脱者,多为急;无晕厥、脉无结代或迟涩或疾脱者,多为缓。

2. 区别轻重 惊悸、怔忡同属一类疾病,但二者有区别。惊悸常因外界刺激而发病,发作时心悸阵发,甚至有欲厥之证,发后除觉疲倦无力外,可无特殊不适,病情较轻;怔忡则无惊自悸,经常自觉惕惕,悸动不安,稍劳尤甚,多有脏腑气血阴阳亏损之象,时有痰饮、血瘀夹杂,病情属重。

3. 辨别虚实 一般来说,新病多实,久病多虚;悸而恶寒、发热、头痛,脉浮者,乃外邪所致;悸而又眩晕、胸闷、苔腻者,多属饮邪上犯;悸而胸闷作痛,痛有定处,唇甲青紫,为气滞血瘀,均属实。气短懒言,自汗盗汗,健忘眩晕,肢倦乏力,稍劳作则发或不劳亦发,多属虚。

五、治疗

（一）中医辨证论治

中医治疗仍以辨证论治为主要方法,根据不同个体、不同病因、不同类型的心律失常所表现出来的不同证候表现加以治疗。治疗前首先区分病情缓急轻重,按急则治其标、缓则治其本的原则,病情急重者首先应降低危险和保护生命,以中西医结合法急救;病情缓解期则多补虚扶正,消除病因以治其本。

1. 心虚胆怯

主要证候:心悸怔忡,胸闷气短,自汗,善恐易惊,稍受惊吓则坐立不安,恶闻声响,失眠多梦,梦中容易惊醒,舌淡苔白,脉虚数,或时有结、涩。

治法:镇惊定志,养心安神。

方药:安神定志丸(《医学心悟》)加减。

常用党参、茯苓补益心气;远志、石菖蒲、茯神养心安神;龙齿镇惊定志。

加减:心气虚,偏阳虚者可用东北红参或高丽参,偏阴虚者可改用西洋参;若有自汗、盗汗者,可加黄芪、煅牡蛎;善惊易恐,可加磁石、琥珀、珍珠母。中成药可用天王补心丹,每次 6g,每日 3 次。

2. 心脾两虚

主要证候:心悸气短,失眠多梦,思虑劳心则甚,神疲乏力,眩晕健忘,面色无华,口唇色淡,纳少腹胀,大便溏薄,舌质淡,苔薄白,脉细弱,或细数,或促结代。

治法:补血养心,益气安神。

方药:归脾汤(《重订严氏济生方》)加减。

常用当归、龙眼肉补养心血;黄芪、党参、白术、炙甘草益气以生血;茯神、远志、酸枣仁宁心安神;木香行气,使补而不滞。

加减:血虚甚,加熟地黄、白芍、阿胶;阳虚而汗出肢冷,脉结代者,加附片、桂枝、煅龙骨、煅牡蛎;阴虚甚而心烦、口干、舌红少苔者,加生地黄、沙参、麦冬;自汗、盗汗者,加麻黄根、浮小麦、五味子等。

3. 心阳不振

主要证候:心悸不安,动则尤甚,畏寒肢冷,胸闷气短,面色㿠白,自汗、舌淡苔白,脉虚弱或兼迟缓,或兼涩、结、代。

治法:温补心阳。

方药:桂枝甘草龙骨牡蛎汤(《伤寒论》)加减。

常用桂枝、炙甘草温补心阳;煅龙骨、煅牡蛎收敛阳气,兼以安神。

加减:兼心气不足者,加人参、黄芪;若心阳不振,以心动过缓为著者,酌加炙麻黄、补骨脂、附子,重用桂枝,或以麻黄细辛附子汤加味;若兼水饮凌心,加苓桂术甘汤;若兼肾阳虚衰,水饮上凌心肺,可用真武汤;若阳气亏虚进一步发展,症见心悸,喘促不得卧,四肢厥冷,冷汗淋漓,面色苍白,表情淡漠,脉疾数、微弱欲绝或疾数怪乱者,为阴阳离决之危象,当予以中西医结合救治,在西药基础上,中医以回阳固脱复脉为法,当急投独参汤、参附汤或参附龙牡汤。

4. 气阴两虚

主要证候:心悸气短,神疲乏力,心烦失眠,五心烦热,自汗盗汗,胸闷,面色无华,舌质淡红少津,苔少或无,脉细数或促。

治法:益气养阴。

方药:生脉散(《医学启源》)加减。

常用党参益气补心;麦门冬清热养阴;五味子养阴敛汗、安神。

加减:若气虚偏甚,气短乏力较甚者,加黄芪;若阴虚而有低热者,加天门冬、生地黄、黄连、莲子心、苦参;若兼心脉瘀阻,胸闷心痛,舌有瘀点者,加丹参、三七。本证亦可用炙甘草汤加减。中成药可辅以生脉饮口服,每次1支,每日3次。

5. 心脉瘀阻

主要证候:心悸不安,心胸憋闷,心痛时作,或见面唇紫暗,爪甲青紫,两胁胀痛,善太息,形寒肢冷,舌质紫暗或瘀斑瘀点,脉涩或结代。

治法:活血化瘀。

方药:桃仁红花煎(《素庵医案》)加减。

常用桃仁、红花、丹参、赤芍、川芎活血化瘀;延胡索、香附、青皮理气通脉;生地黄、当归养血活血。

加减:若兼气虚、心悸乏力者,可去香附、青皮,加党参、黄芪;兼阳虚胸闷气短、畏寒肢冷者,去青皮、生地黄、红花,加淫羊藿、熟附子(先煎)、肉桂。

6. 痰扰心脉

主要证候:心悸气短,胸闷胀满,食少腹胀,恶心呕吐,纳呆,头重身倦,舌苔浊腻,脉弦滑或涩、结代。

治法:理气化痰。

方药:导痰汤(《重订严氏济生方》)加减。

常用半夏、陈皮、胆南星、枳实理气化痰;茯苓健脾化痰;生姜化痰和胃止呕;甘草调和诸药。

加减:若气虚者,去枳实,加党参、黄芪;痰浊蕴久化热,而见心悸失眠,胸闷烦躁,口干口苦者,加黄连、竹茹,或用黄连温胆汤加减。中成药可予黄连素片,每次0.6g,每日3次,适用于快速性心律失常而有热者。

7. 阴虚火旺

主要证候：心悸不宁,心烦易怒,失眠多梦,腰膝酸软,视物昏花,两目干涩,或有低热,或五心烦热,口舌干燥,小便黄短,大便干结,舌红少津,脉细数或促涩。

治法：养阴清热,宁心安神。

方药：朱砂安神丸(《内外伤辨惑论》)加减。

常用黄连清热,生地黄养阴兼清热,当归养血补血,朱砂镇心安神,甘草调和诸药。朱砂不入汤剂,现多省去不用。

加减：时若心火炽盛,低热口苦者,去当归,加莲子心、苦参;若心气虚弱,心悸气短,疲倦乏力者,加西洋参或太子参;心神不宁者,可加柏子仁、酸枣仁、珍珠末、生龙骨。

【方药应用】

1. 注射制剂　根据辨证分型,可选用以下中药针剂。益气养阴类,生脉注射液、参脉注射液;益气温阳类,参附注射液;活血化瘀类,丹参注射液、川芎嗪注射液。

2. 中成药　辨证选用中成药,如心宝丸、宁心宝胶囊、稳心颗粒、参松养心胶囊、心灵丸等。

【针灸方法】

1. 毫针疗法　①内关、神门、心俞、厥阴俞,用平补平泻法,留针 10~15 分钟,适用于各种期前收缩;②独取膻中,用平补平泻法,留针 10~15 分钟,适用于阵发性心动过速。

2. 穴位注射　心俞、脾俞、肾俞、肝俞、内关、神门、足三里、三阴交。药用复方当归注射液,或复方丹参注射液,或维生素 B_{12} 注射液,每次选 2~3 穴,每次注射 0.5~1ml,隔日注射 1 次。

（二）西医治疗

1. 快速性心律失常的治疗

（1）窦性心动过速：无明显症状不需治疗;症状明显主要针对病因治疗,必要时可予 β 受体阻滞剂或钙通道阻滞剂(非二氢吡啶类);对于药物治疗无效且症状明显者,可考虑应用导管消融术进行窦房结改良术。

（2）期前收缩：①无器质性病变的患者,偶发室性期前收缩或无明显症状者,不必进行药物治疗;如症状明显,应解除患者顾虑,纠正诱发因素,必要时短期应用镇静剂、β 受体阻滞剂等缓解症状。②对于有器质性病变的患者,以加强病因治疗为主,如控制高血压、改善冠脉供血和纠治心功能不全等。同时,对复杂型(多形、成对、成串)室性期前收缩者可酌情选用 β 受体阻滞剂或胺碘酮等,同时应注意药物的致心律失常作用。对严重器质性心脏病如急性冠脉综合征、左室射血分数(LVEF)下降或心力衰竭、急性心肌炎等患者出现的频发室性期前收缩,在强有力病因治疗的同时,应加强心电监护和随访,并应早期应用β受体阻滞剂或胺碘酮,补充钾、镁,可明显减少心室颤动等致命性心律失常的发生率;以前常规预防性应用利多卡因的方法目前已不主张。伴有心衰和急性心肌梗死的患者禁用Ⅰ类抗心律失常药物。③由于抗心律失常药物的致心律失常作用,对无器质性心脏病的期前收缩,多不主张长期药物治疗。对于单源频发室性期前收缩,症状明显、药物效果不佳或不能耐受者,可行射频消融治疗。

(3)阵发性室上性心动过速:①发作时不能自行终止者可采用兴奋刺激迷走神经的方法使其终止。常用的刺激方法有颈动脉窦按摩、瓦尔萨尔瓦(Valsalva)动作(深吸气后屏息,再用力做呼气动作)、刺激咽喉部诱发恶心、将面部浸没于冰水内等,以上方法须在心电监护下进行。②上述方法无效,则改用药物治疗。可选用普罗帕酮 1.0~1.5mg/kg 稀释后 5 分钟内缓慢静脉注射,必要时 10~20 分钟后可重复,有效则以 0.5~1mg/kg 静脉滴注维持,禁用于有传导阻滞、窦房结功能不良者,而心功能受损者慎用或不用。亦可选用维拉帕米 5~10mg 稀释后 5~10 分钟内缓慢静脉注射,无效 30 分钟后可重复;或美托洛尔 5mg 稀释后 5 分钟内缓慢静脉注射,必要时 5 分钟后可重复;或胺碘酮 2.5~5mg/kg 稀释后 10 分钟内缓慢静脉注射,有效则以 0.5~1mg/min 静脉滴注维持;此外,还可使用腺苷或三磷酸腺苷、美托洛尔等药物。药物终止后应预防复发,常用上述终止有效的药物。选择上述药物时一定要注意其不良反应,尤其是其致心律失常作用。③药物治疗无效或者患者出现血流动力学改变(血压下降,或出现心力衰竭,或合并心绞痛),应立即进行电复律。可试以经食管法终止,将食管电极插入食管近左房处,用超速或亚速抑制法常可迅速终止心动过速;情况紧急者,采用低能量(50J)体外同步直流电复律。洋地黄中毒引起者禁用电复律。④频繁发作、症状明显、药物治疗无效,或不愿长期服药进行预防,应首选心导管射频消融术(RFCA),其创伤小、见效快、根治率高(可达 95% 以上)。⑤由房室旁路前传引起的房室折返性心动过速,应避免使用刺激迷走神经方法和洋地黄、维拉帕米等药物,因它们可使房室结不应期延长和旁道不应期缩短。当发展至心房扑动、心房颤动时易诱发致命性室性心律失常,故常选用普罗帕酮、索他洛尔、普鲁卡因胺或胺碘酮等静脉注射。伴血流动力学障碍者应立即进行电复律等治疗。

(4)室性心动过速:①去除病因及诱因,是终止室速和预防复发的关键,特别是急性心肌梗死、电解质紊乱和药物中毒等。②心脏电复律,为伴严重血流动力学障碍者首选,血流动力学稳定但药物治疗无效的持续性室速也应选择电复律,能量选择 150~200J,效果不佳时能量应及时加大,有时候紧急情况可直接选用 300~360J。③药物治疗。非持续性室速以病因治疗为主,酌情选用β受体阻滞剂；持续性室速无严重血流动力学障碍者除病因治疗外，须静脉给药以复律。有器质性心脏病者可选用胺碘酮、β受体阻滞剂，也可选用利多卡因 50~100mg 稀释后缓慢注射，无效 5~10 分钟后可重复，1 小时内总量不宜超过 300mg，有效则以 1~4mg/min 静脉滴注维持；但该药有增加急性心肌梗死合并室性心动过速患者死亡的可能性，因此在急性心肌梗死时建议短期使用（不超过 24 小时）。无器质性心脏病患者的室速（特发性室速）中，若室速起源于右室宜首选普罗帕酮等，若起源于左室宜首选维拉帕米，无效时可选用胺碘酮、利多卡因等。各型室速被终止后，应逐渐过渡到口服相应的抗心律失常药物维持治疗。④植入型心律转复除颤器（ICD），对反复发作而药物治疗无效的室速患者，尤其对有遗传性室性心律失常、心肌梗死、心脏骤停或晕厥病史等患者适用，以防猝死。⑤经导管射频消融术，对无器质性心脏病的室速如分支室速或单形性室速或流出道室速效果较好，可以作为首选方法之一。对合并器质性心脏病患者的室速射频消融治疗效果较差，但如果其他方法无效或进行综合处理时可以一试。

（5）心房扑动与心房颤动：①病因治疗。②转复心律，为心房扑动发作时首选治疗；对于年龄较轻，病史短于 1 年，发作时症状较重，左房内径 <45mm 和无器质性心脏病的心房颤动患者也为首选。转复方法有药物复律、同步心脏电复律、经导管射频消融术等。药物复律多使用普罗帕酮、胺碘酮、奎尼丁、伊布利特、多非利特等。奎尼丁可先试用 0.1g，观察 2 小时，如无过敏反应可每 2 小时给予 0.2g，共 5 次，日间服用。胺碘酮适用于伴器质性心脏病的患者，先 0.2g，每 8 小时 1 次，口服 7 天未能转复窦性心律时停药；转复为窦性心律后改为维持量 0.2g，每日 1 次。心脏电复律成功率最高（几乎达 100%），当合并严重血流动力学障碍时应作为首选，另外适用于药物复律失败者；心房扑动功率多用 50J，心房颤动常用 100~200J。近年来射频消融术治疗心房扑动、心房颤动（尤其后者）取得了很大进展，成功率日益提高。需行心外科手术的心脏病患者的心房颤动可同时行外科迷宫模式手术治疗。此外，心房扑动还可尝试经食管心房调搏终止。③控制心室率，适用于年龄较大、心房颤动病史大于 1 年、心房颤动复律疗效不满意和持续性心房颤动，或永久性心房颤动伴器质性心脏病等患者。可选用洋地黄、β受体阻滞剂、钙通道阻滞剂，必要时可联合用药。④预防栓塞治疗，主要针对不能转复为正常心律的心房颤动患者，根据其栓塞危险度的不同选择不同强度的抗栓治疗，常用华法林、达比加群等。

（6）心室扑动与心室颤动：立即按心搏骤停复苏处理，必须争分夺秒进行抢救，及时应用非同步直流电复律是心室颤动与心室扑动抢救成功的关键，功率通常用 360J。具体抢救方法详见有关章节。

2. 缓慢性心律失常的治疗

（1）窦性心动过缓：无症状性窦性心动过缓一般无须治疗；有症状者应进

行病因治疗和祛除诱因,并酌情选用 M 受体阻滞剂(如阿托品)、β 受体激动剂(如异丙肾上腺素),或非特异性兴奋传导促进剂(如氨茶碱)。

（2）病态窦房结综合征:①病因治疗。②药物治疗可选用 β 受体激动剂、M 受体阻滞剂和非特异性兴奋传导促进剂,但一般对多数患者疗效欠佳。③对药物治疗无效、慢快综合征型,或伴心力衰竭而治疗困难、或反复出现严重症状(如晕厥等)、心电图 >3 秒长间歇或间歇性心室率 <40 次/min 者,宜首选安装人工起搏器。

（3）房室传导阻滞:①病因治疗。②药物治疗。一度和二度Ⅰ型房室传导阻滞,一般无须应用抗心律失常药物;二度Ⅱ型以上房室传导阻滞应酌情选用 β 受体激动剂、M 受体阻滞剂和非特异性兴奋传导促进剂。③二度Ⅱ型和三度以上房室传导阻滞伴明显症状、血流动力学障碍,甚至阿 - 斯综合征者,应及时进行临时性或永久性心脏起搏治疗。

六、中西医结合思路

根据心律失常的临床表现,本病相当于中医学"心悸""怔忡""厥证"等范畴。

本病的病位在心,但不局限于心,其发病与肝胆脾胃等脏腑密切相关。五脏虚损或功能失调是心律失常发生的主要原因,而脏腑之中则以心为首,盖心为君主之官,行血脉而藏神明,心病则气血逆行而神乱,从而发生各种心律失常。气血不和可致气血运行失常或亏虚、虚竭,常表现为气滞血瘀、气虚血瘀、血虚血瘀,这些病理改变均可见心律失常。津液代谢障碍多由脏气功能失调所致,一旦津液输布失常则产生痰浊、水饮等多种病理产物,痰湿淤积日久可致心肌纤维化和肥厚,心电传导减慢,发生窦缓和传导阻滞,或形成折返激动,发生期前收缩、心房颤动、阵发性室上性心动过速等。治疗前首先应区分病情缓急轻重,按急则治其标、缓则治其本的原则,病情急重者首先应降低危险和保护生命,应以中西医结合法急救,病情缓解期则多补虚扶正、消除病因以治其本。急性发作期快速性心律失常,中药可给予生脉注射液静脉滴注,西医可给予抗心律失常药物,或食管调搏终止。缓慢性心律失常可给予心宝丸口服、生附注射液静脉滴注,严重心动过缓可行临时起搏治疗。快速性心律失常缓解期中医可辨证论治,防止复发。对于发作频繁者,西医可给予抗心律失常药物防止发作。阵发性室上性心动过速、特发性室性期前收缩、特发性室性心动过速、典型心房扑动、房性心动过速等心律失常,绝大多数可行经导管射频消融术进行根治。近年来,射频消融术治疗心房颤动取得了很大进展,成功率日益提高,特别是阵发性心房颤动可选其为首选治疗方案。缓慢性心律失常,如持续心动过缓,可行永久起搏器植入术。

七、辨已病未病与调养

（一）辨已病未病

治疗原发病，消除诱发因素，是减少本病发作的关键。注意劳逸结合，避免精神紧张和疲劳，生活有规律，保持乐观，可减少发病。

（二）调养

1. 戒烟酒，忌浓茶、咖啡以及辛辣、生冷、肥甘之品，饮食宜清淡，注意高蛋白摄入，多食新鲜蔬菜、水果。
2. 调节七情，起居有常。
3. 适量运动，避免过劳。
4. 是否需要给予患者长期药物调养，取决于心悸发作频繁程度及发作的严重性。偶发的良性期前收缩，无症状者，可不服药，仅生活调摄。

八、临床验案

吴伟治疗难治性心律失常验案

黎某，男，41岁。2019年8月7日初诊，主诉反复心悸胸闷年余。患者平素喜喝咖啡，1年前出现心悸胸闷，无肩背部放射痛，无头晕头痛；于体检时发现"室性期前收缩"，分别在2017年12月、2018年6月、2019年6月于外院行射频消融术，考虑室性异位灶在左乳头肌后，第3次消融运用超声定位进行消融。术后仍有胸闷发作，下午、夜间明显。动态心电图提示频发室性期前收缩，25 381次/24h，最多一次动态心电图提示室性期前收缩3万次。未服用药物。遂来求诊，刻下症见：时有心悸胸闷，心情焦虑，少寐多梦，舌暗红，苔白腻，脉弦细。

中医诊断：心悸，心血瘀阻证。

西医诊断：心律失常——室性期前收缩。

治疗以活血化瘀、养心安神为法。

桃仁红花煎加减：桃仁10g，红花10g，川芎15g，赤芍15g，当归15g，生地黄15g，醋延胡索30g，丹参30g，甘松15g，苦参30g，青皮10g，龙眼肉15g，黑枣15g，琥珀1.5g，龙骨30g，葛根45g。共14剂，水煎服。维持原来使用的比索洛尔5mg，每日1次。每剂药服2天，首日新煎，次日复煎。以下同法。

二诊：患者诉心悸较前好转，现仍有胸闷不适，午后明显，入睡困难，舌暗红，苔黄干，脉弦细。动态心电图提示频发室性期前收缩：单发5 540次/24h，二联律 622 次 /24h,三联律 8 次 /24h。上方加三七粉 3g(冲服)、黄连 10g,葛根加量为 60g,共 14 剂,水煎服。

三诊:患者诉心悸胸闷较前明显好转,纳眠可,二便调,舌暗红,苔薄白,脉弦滑。嘱前方 14 剂继服。

后经随访,得知该患心悸胸闷等不适感均改善,2019 年 9 月 22 日动态心电图提示室性期前收缩 209 次 /24h。守方,14 剂。

之后一直门诊随诊,至 2020 年 1 月,复查动态心电图:房性期前收缩 9 次,室性期前收缩 6 次。比索洛尔减为 2.5mg,每日 1 次。桃仁 10g,红花 10g,川芎 15g,赤芍 15g,当归 10g,生地黄 15g,醋延胡索 15g,丹参 30g,甘松 10g,苦参 15g,青皮 10g,龙眼肉 15g,三七粉 3g(冲),黄连 10g,葛根 45g。14 剂,水煎服。

2020 年 3 月,复查动态心电图:房性期前收缩 9 次,室性期前收缩 5 次,停用比索洛尔。

2020 年 3 月至 2021 年 3 月坚持纯中医药治疗,守上方,每周 2 剂,善后巩固;口服本院制剂益心活血丸 6g,每日 3 次。2020 年 7 月复查动态心电图:房性期前收缩 15 次,室性期前收缩 6 次。之后,数次复查动态心电图,均为几十次房性期前收缩、室性期前收缩。告愈。

【按】患者主诉反复心悸胸闷,心情焦虑,少寐多梦,舌暗红,苔薄白,脉弦细,均为心血瘀阻之象,病机属实中夹虚,病位在心,涉及肝脾。桃仁红花煎活血化瘀力专效强,是治疗心律失常的特效方剂,具有广谱抗心律失常的电药理作用,且安全、副作用少。临床上,少数患者服后便溏,可以加怀山药 30g(打碎)同煎,或加大米 20g 同煎。

(周小雄　吴　辉)

参 考 文 献

1. 陈灏珠,林果为,王吉耀.实用内科学:全 2 册[M].14 版.北京:人民卫生出版社,2013.

2. 刘亦选,陈镜合.中医内科学[M].北京:人民卫生出版社,1998.

3. 中华医学会心血管病学分会,中国生物医学工程学会心律分会,中国医师协会循证医学专业委员会,等.心律失常紧急处理专家共识[J].中华心血管病杂志,2013,41(5):363-376.

4. Kirchhof P, Benussi S, Kotecha D, et al.2016 ESC Guidelines for the management of atrial fibrillation developed in collaboration with EACTS[J].Europace, 2016, 18(11): 1609-1678.

5. 中华医学会心电生理和起搏分会,中国医师协会心律学专业委员会.室性心律失常中国专家共识[J].中国心脏起搏与心电生理杂志,2016,30(4):283-325.

6. Priori SG, Blomström-Lundqvist C, Mazzanti A, et al. 2015 ESC Guidelines for the management of patients with ventricular arrhythmias and the prevention of sudden cardiac death[J]. Rev Esp Cardiol(Engl Ed), 2016, 69(2):176.

第五节 心脏瓣膜病

心脏瓣膜病(valvular heart disease,VHD)是由于炎症、黏液瘤样变性、退行性改变、先天性发育畸形、缺血性坏死、结缔组织疾病、创伤等原因引起的单个或多个瓣膜结构(包括瓣叶、瓣环、腱索及乳头肌)的功能或结构异常,导致瓣口狭窄和/或关闭不全。心室和主、肺动脉根部严重扩张也可产生相应房室瓣和半月瓣的相对性关闭不全。二尖瓣最常受累,约占70%,二尖瓣合并主动脉瓣病变者占20%~30%,单纯主动脉病变为2%~5%,而三尖瓣和肺动脉瓣病变者极少见。

风湿性心脏病(rheumatic heart disease,RHD)简称风心病,是风湿热引起风湿性炎症过程所致的常见心脏瓣膜病,是我国最常见的心脏瓣膜病,主要累及40岁以下人群。对于我国风心病的人群患病率,20世纪70年代成年人为1.9‰~2.9‰,儿童为0.4‰~2.7‰;20世纪80年代分别为1.99‰和0.25‰,已有所下降。然而,在我国广大农村地区风心病仍是我国常见的心脏病之一。瓣膜黏液样变性和老年人的瓣膜钙化在我国日益增多。

心脏瓣膜病属于中医"心痹""心悸""喘证""水肿"等范畴。

一、病因病机

本病的发生主要由于正气内虚,复因风寒湿邪,或风湿热邪反复侵袭机体,由关节肌肉到血脉经络直至心脏受累。正如《素问·痹论》所言:"脉痹不已,复感于邪,内舍于心。"心主血脉,血脉运行靠气的推动,当血脉受到病邪的侵袭,必然影响到气血的运行,所谓"心痹者,脉不通","气行则血行,气滞则血瘀"。

1. 感受外邪,内舍于心 风、寒、湿、热诸邪乘虚侵入,反复感邪,内舍于心,邪闭诸经,则可出现心痹,心痹既成,导致一系列心气亏虚及瘀血痰饮内阻的表现;或心痹日久,利尿太过而伤阴,或病久,阳病及阴,则出现气阴两虚、阴阳两虚之证。

2. 禀赋不足,痰瘀内阻 禀赋异常,心气阳虚,运血无力,是血瘀的主因;肺朝百脉,相辅失司,则肺络瘀滞,心脉瘀阻,因而形成水饮内停,上凌心肺。

3. 年迈体虚,脏气虚弱 中老年人,肾气自半,精血渐衰,如肾阳虚衰,不能鼓舞五脏之阳,可致心气不足,或心阳不振,血脉失于温运,或阴寒痰饮乘于阳位,导致心痹。

二、五脏相关与病机转化

本病病位在心,累及脾、肺、肝、肾诸脏。外邪反复内舍于心,宗气内损,轻者损伤心气,气虚不能运血;重者损伤心阳,不能温运血脉。气虚及血,心血亦虚,则心神失养。心脾相关,心病及脾,心脾阳虚;心病及肺,肺失相辅,治节失司,不能助心行脉,肺络瘀滞;心病及肝,肝气不疏,心肝血瘀;心病及肾,肾不纳气,三焦气化无能;心肾虚极,阳脱于外,甚至阴阳离决。(图 4-5-1)

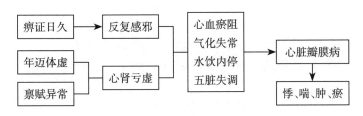

图 4-5-1　心脏瓣膜病病因病机示意图

二尖瓣狭窄

二尖瓣狭窄,绝大多数是由风湿热引起的二尖瓣损害导致的。多见于20~40 岁青壮年,男女比例为 1 :(1.5~2)。二尖瓣病变多出现于首次感染风湿热后 2 年以上,亦有不少病例缺乏典型风湿热史。风心病二尖瓣狭窄约占25%,二尖瓣狭窄合并二尖瓣关闭不全约占 40%,主动脉瓣常同时受累。

一、临床表现

(一)症状

1. 呼吸困难　为常见的早期症状。早期表现为劳力性呼吸困难,晚期表现为夜间阵发性呼吸困难和端坐呼吸。阵发性快速心房颤动发作、感染、发热、妊娠或分娩、输液过多过快等因素,均可诱发急性肺水肿。

2. 咯血　有下面几种表现:①突然咯血,咯血量大,常由于左房压力突然升高引起薄而扩张的支气管静脉破裂所致;②痰中带血,伴有夜间阵发性呼吸困难;③咳粉红色泡沫痰,是急性肺水肿合并肺泡毛细血管破裂的特征性表现;④肺梗死,是二尖瓣狭窄伴有心衰的晚期并发症。

3. 咳嗽　常见,表现为卧床时干咳,可能因支气管黏膜水肿引起慢性支气管炎,或与左房增大压迫左支气管有关。

4. 声音嘶哑(Ortner 综合征)　由于左心房明显扩张,支气管淋巴结肿大和肺动脉扩张压迫左侧喉返神经所致。

一般来说,二尖瓣口面积 <1.5cm^2 时,才出现上述症状。

（二）体征

1. 二尖瓣面容　中、重度二尖瓣狭窄常有"二尖瓣面容"，双颧呈绀红色。

2. 二尖瓣狭窄的心脏体征　①心尖搏动正常或不明显。②听诊：心尖区 S_1 亢进，是隔膜型二尖瓣狭窄的特征；若瓣膜增厚粘连严重、发生纤维化和钙盐沉积时，则瓣膜僵硬，活动能力减弱，S_1 减弱甚或消失。③听诊：二尖瓣开瓣音，是二尖瓣狭窄听诊的特征性改变，在心尖区和胸骨左缘第 3、4 肋间最易听到；当二尖瓣叶纤维化或钙质沉积，弹性减弱或消失时，二尖瓣开瓣音消失。④听诊：心尖区舒张中晚期低调、隆隆样、呈递减 - 递增型的舒张期杂音，触诊常有舒张期震颤，是二尖瓣狭窄最常见、最重要的体征。

一般是狭窄越重，杂音时限越长，但严重狭窄时却听不到舒张期杂音，称"哑性二尖瓣狭窄"，是由于通过狭窄瓣口的血流量很少所致。

3. 肺动脉高压和右室扩大的心脏体征　肺动脉高压时，胸骨左下缘可扪及右室收缩期抬举样搏动，P_2 亢进或分裂。由于肺动脉扩张，于胸骨左上缘闻及短促的收缩期喷射性杂音和递减型高调哈气性舒张早期杂音（Graham-Steell 杂音）。右室扩大伴三尖瓣关闭不全时，胸骨左缘第 4、5 肋间有全收缩期吹风性杂音，于吸气时增强。

（三）并发症

1. 心房颤动　常伴发心房颤动。心房颤动时，心排血量降低 20%~25%。当突然发生快速心房颤动时，可诱发或加重左房衰竭和右心衰竭，甚至诱发急性肺水肿。

2. 急性肺水肿　为重度二尖瓣狭窄的严重并发症，如未及时抢救，往往致死。

3. 充血性心力衰竭　为严重二尖瓣狭窄晚期的并发症及主要死亡原因。

4. 栓塞　26% 的患者可能发生栓塞，其中有 80% 伴心房颤动。2/3 为体循环栓塞，其余依次为周围的脾、肾和肠系膜动脉栓塞。常表现为反复发作和多处栓塞，偶见左房带蒂球状血栓，或偶尔堵塞二尖瓣口而导致猝死。

5. 感染性心内膜炎　较少见，对窦性心律伴有体循环栓塞的二尖瓣瓣膜病患者，病情加重而又无其他原因可查，应考虑感染性心内膜炎的可能。

6. 肺部感染　常见，可诱发和加重心功能不全。

（四）理化检查

1. 心电图　可出现二尖瓣 P 波，提示左心房扩大，右心室肥厚。心律失常早期有房性期前收缩，频发和多源房性期前收缩往往是心房颤动的先兆。

2. X 线检查　轻度二尖瓣狭窄时心影可正常。中、重度二尖瓣狭窄左房显著扩大时,心影呈梨形,称二尖瓣型心;它是肺动脉主干、左心耳和右心室扩大所致。后前位和右前斜位可见食管受压迫而向右后移位,左前斜位可见左主支气管上抬。

3. 超声心动图(UCG)　为确定和定量诊断二尖瓣狭窄的可靠方法。M 型 UCG 典型表现是二尖瓣前叶活动曲线 EF 斜率降低、双峰消失,前、后叶同向运动,形成"城墙样"图形。二维 UCG 可显示二尖瓣狭窄瓣叶增厚、缩短、瓣膜弹性和钙化、活动受限的程度,二尖瓣瓣口面积的测量有助于判断二尖瓣狭窄患者是否适宜行球囊二尖瓣成形术。连续波或脉冲波多普勒能较为准确地测定舒张期跨二尖瓣压差和二尖瓣口面积,判定狭窄的严重程度。彩色多普勒血流显像可实时观察二尖瓣狭窄的射流,有助于连续多普勒测定的正确定向。经食管 UCG 显示二尖瓣图像更佳,可鉴别左房血栓和黏液瘤。UCG 还可提供房室大小、室壁厚度和运动、心脏功能、肺动脉压和其他瓣膜异常等信息。

4. 心导管检查　详细的 UCG 检查,包括二维 UCG、多普勒检查及彩色多普勒血流显像,常可获得充分的二尖瓣狭窄定量资料来制订治疗方案,而无须再行心导管检查。如准备手术,对可能合并冠状动脉病变的患者确定是否需旁路移植术时,方进行冠状动脉造影。

二、辨病辨证

(一)西医辨病

1. 病史　青年人可伴或不伴风湿热病史。
2. 症状　早期可无症状。晚期常伴气促、咳嗽、咯血、下肢水肿等。
3. 体征　心尖区舒张中晚期隆隆样杂音伴左房扩大是最典型体征。
4. 实验室及其他检查　心电图、X 线检查,尤其是超声心动图检查多能明确诊断。

【鉴别诊断】心尖区舒张期隆隆样杂音尚可见于其他疾病,应予鉴别。①相对性二尖瓣狭窄:见于重度贫血、扩张型心肌病、重症心肌炎、甲状腺功能亢进症、左向右分流的先天性心脏病及严重二尖瓣反流。由于左室扩大而二尖瓣环未能相应扩张而致相对性二尖瓣狭窄。②主动脉瓣关闭不全:严重主动脉瓣关闭不全可闻及 Austin-Flint 杂音。③左心房黏液瘤:阻塞二尖瓣口时产生舒张期隆隆样杂音,杂音多随体位而变动。

(二)中医辨病辨证

心脏瓣膜病中以风心病二尖瓣狭窄最常见,病机错综复杂,症状各不相同,临证宜加详辨。

1. 抓住证候特征辨病　二尖瓣狭窄可表现以喘为主症,也可表现以心悸为主症,也可表现以水肿为主症。就症状而言,喘、心悸、水肿可同时出现,亦可以是疾病不同阶段的表现,此时应以证候特征为辨证依据。且喘应与气短、哮、肺胀鉴别,水肿应与臌胀鉴别,心性水肿应与肾性水肿鉴别。

(1)喘与气短的鉴别:喘与气短同为呼吸异常。但气短即少气,呼吸微弱而喘促,或短气不足以息,似喘而无声,尚可平卧。

(2)喘与哮的鉴别:哮与喘都表现为呼吸困难。但哮指声响言,呼吸困难而兼喉中哮鸣,是一种反复发作的独立性疾病;喘指气息言,为呼吸气促困难而无喉中哮鸣,是多种急慢性疾病的一个症状。一般来说,哮必兼喘,喘未必兼哮。

(3)喘与肺胀的鉴别:肺胀为多种慢性肺部疾病长期反复发作,迁延不愈,发展而来,由脾肺肾三脏虚损,痰瘀相结,致肺气壅滞,肺体胀满,肺不敛降而成,以喘促、咳嗽、咳痰、胸部膨满等为临床特征,而喘促仅为肺胀的一个症状。若喘病日久,可致脾肺肾三脏虚损,发展为肺胀。

(4)水肿与臌胀的鉴别:严重水肿时可出现腹水,须与臌胀鉴别。臌胀主要表现为腹部胀大如鼓,四肢多不肿、反见瘦削,后期或可伴见轻度肢体水肿,每有肝病病史,是由肝脾肾功能失调,导致气滞、血瘀、水停腹中,可见皮色苍黄、腹壁有青筋显露。水肿多周身皆肿,先从眼睑及下肢开始,延及四肢全身,每有心肾病史,为心脾肾相干为病,导致水液泛滥肌肤,可见面色㿠白或晦滞,腹壁无青筋显露。

(5)心性水肿与肾性水肿的鉴别:肾性水肿多先从眼睑、颜面开始,继则延及四肢、周身,可伴见腰部酸重、面色㿠白等症;心性水肿多从下肢足跗开始,而遍及全身,可伴见心悸、胸闷气促、面色青紫,脉结、代等。

2. 抓住证候特征辨证

(1)辨虚实:虚者,气血阴阳亏虚,以气虚、阳虚为主;实者,为瘀、痰、水、饮和外邪。常见虚实夹杂或本虚标实之证。

(2)辨病位:本病主要病变在心,是由风寒湿热之邪侵犯心脏引起,久则累及肺脾肾肝诸脏。

三、治疗

(一)中医辨证论治

治疗当扶正祛邪。扶正以益气、温阳、阴阳双补为主,重在益心,其次补肾,兼补脾肺;祛邪以利水、逐饮、化瘀为主,兼有外邪者还要祛风、散寒、祛湿、清热解毒。临床多虚实夹杂,常需攻补兼施,标本兼顾。

1. 心气不足

主要证候：倦怠，气短，心悸，自汗，不耐劳累，易感外邪，舌质淡，苔薄白，脉细虚数，偶有结脉。

治法：补益心气，固表复脉。

方药：补中益气汤（《内外伤辨惑论》）加减。

常用黄芪补中益气，固表止汗；党参、白术、炙甘草甘温补中；当归养血和营；升麻、柴胡升举下陷之清阳；陈皮调气机之升降。

加减：脉结代，心动悸，气血两虚者，用炙甘草汤，补气血而复心脉；舌红少苔，脉细数者，为气阴两虚，用生脉饮，以益气养阴；汗多，加浮小麦、糯稻根、牡蛎。

2. 心肺肾虚

主要证候：怔忡，气喘动尤甚，甚则不能平卧，或夜间突发胸闷憋气，伴头晕，眼花，神疲，舌质淡暗，苔白，脉虚数，或促，或涩。

治法：强心复脉，补益肺肾。

方药：保元汤（《博爱心鉴》）加减。

常用党参、甘草、黄芪益气补血，少量肉桂温补阳气。

加减：酌情加入淫羊藿、补骨脂、蛤蚧、紫河车、沉香等补肾纳气；若咳喘甚，可口服心宝丸以强心温阳，并用葶苈大枣泻肺汤泻肺逐饮。

3. 心肾阳虚

主要证候：怔忡不已，稍劳尤甚，汗多，唇指青紫，纳差，腹胀，恶心呕吐，尿少，肢肿，四肢冷，甚则咳喘，不能平卧，舌质淡胖或紫暗，苔白，脉细促，或涩。

治法：温阳利水，活血通脉。

方药：真武汤合五苓散（《伤寒论》）加减。

常用附子主入心肾，温壮肾阳；茯苓、猪苓淡渗利水；生姜温胃散寒行水；白芍敛阴缓急而舒筋止痛，利小便；泽泻利水祛湿清热；白术健脾燥湿，促进运化；桂枝温通阳气。

加减：酌加党参、黄芪、肉桂、补骨脂、防己、车前子、香加皮，以增强补气、温阳、利水之功；水肿甚者，加大腹皮、桑皮以行气利水；胸闷，咳喘甚者，多因水凌心肺，加葶苈子、五加皮、防己以泻肺利水；恶心呕吐甚者，加半夏、陈皮；兼见瘀血者，加当归、川芎、刘寄奴、益母草。

4. 血瘀气滞

主要证候：胸闷痛，心悸，两颧暗红，唇指发绀，咳血，胁痛，颈脉显露，胁下痞块，或见黄疸，舌暗瘀斑，脉结、促、代、涩。

治法：益气复脉，活血化瘀。

方药：补阳还五汤（《医林改错》）加减。

常用黄芪大补元气,使气旺则血行,瘀消而不伤正;当归尾活血和血;赤芍、川芎、桃仁、红花活血祛瘀;地龙通经活络。

加减:血瘀气滞,加柴胡、枳壳、木香;血虚,加何首乌、熟地黄、阿胶;阴虚,加麦冬、玉竹、枸杞子、女贞子;夹有痰浊,苔浊腻,加瓜蒌、薤白、半夏。

5. 心痹感邪

主要证候:风心病患者,反复发热,咽痛,多关节红肿热痛,随之心悸、气促、胸闷、水肿诸症加重,或见指(趾)端及皮肤有黏膜瘀点,口干渴,疲乏及食欲减退,舌质红,苔黄腻,脉虚数,促或涩。

治法:清热解毒,祛风除湿,益气养阴。

方药:生脉散(《医学启源》)合四妙丸(《成方便读》)加减。

常用党参益气生津,麦冬益气养阴生津,五味子生津止咳;黄柏、苍术清热燥湿;牛膝活血利水,补肝肾、强筋骨;薏苡仁清利湿热,健脾舒筋。诸药合用,共奏清热解毒、祛风除湿、益气养阴之功。

加减:高热,加生石膏、知母、忍冬藤;咽痛,加六神丸;关节红肿热痛处外敷双柏膏;若夹血瘀,舌质紫暗有瘀点瘀斑,加牡丹皮、丹参、益母草、赤芍、红花;若兼气滞,见胸闷、喜叹息者,可加绿萼梅、佛手、香橼等理气而不伤阴之品;口干渴,加生地黄、玄参。

(二)西医治疗

1. 内科治疗

(1)预防链球菌感染和风湿热复发:30岁以前应持续给予长效青霉素120万U肌内注射,每月1次,以预防感染性心内膜炎。及时积极治疗贫血和感染。

(2)劳逸适宜:避免从事紧张和劳动强度大的工作,有呼吸困难的患者应适当减少活动;限制钠盐和口服利尿剂,以减轻心脏前负荷及肺淤血症状。

(3)心律失常:频发房性期前收缩是心房颤动先兆,给予胺碘酮对预防心房颤动发生有一定疗效。心房颤动伴快速心室率可用洋地黄类药,控制心室率在70~80次/min;如心室率控制不满意,可加用小剂量β受体阻滞剂。对轻度二尖瓣狭窄患者如有适应证应考虑药物或电复律治疗。阵发性室上性心动过速亦可用洋地黄类药物、维拉帕米、胺碘酮或普鲁卡因胺等药物治疗。窦性心动过速时可用β受体阻滞剂。

(4)大咯血:降低肺静脉压,如使用镇静剂、取坐位、积极的利尿剂治疗等。

(5)急性肺水肿:治疗原则和方法与急性左心衰竭大致相同。

(6)预防栓塞:慢性心房颤动、有栓塞史或超声检查有左房血栓者,如无禁忌证,均应长期服用华法林抗凝治疗。

(7)右心衰竭:限制钠盐、利尿剂及硝酸酯类药物的应用等。

2. 经皮球囊二尖瓣成形术（PBMV） 是缓解二尖瓣机械性狭窄的首选方法。通常来说，中、重度单纯二尖瓣狭窄，瓣叶特别是前叶活动好、无明显钙化，瓣下结构无明显增厚，心腔内无血栓，心功能Ⅱ、Ⅲ级，是最理想的适应证。PBMV免除了开胸手术的痛苦，术后症状和血流动力学立即改善，康复快，并发症少，死亡率低，其疗效与外科二尖瓣闭式分离术相仿。术后若能坚持长期应用长效青霉素预防风湿活动，则可大大减少术后再狭窄。再狭窄者，可再行PBMV。

3. 外科治疗 有中、重度二尖瓣狭窄的症状，心功能Ⅱ级或Ⅱ级以上，二尖瓣瓣口面积小于 $1.0cm^2$；或有体循环栓塞史者，即使无其他症状，均应考虑外科手术治疗。①二尖瓣闭式分离术：将扩张器由左心室心尖瓣部插入二尖瓣口分离瓣膜交界处的粘连融合。其适应证和效果与PBMV相似，但随手术技术的发展有被PBMV取代之势。②二尖瓣直视式分离术：主要适用于伴有中、重度二尖瓣关闭不全、瓣膜严重钙化或腱索重度融合缩短、左房内有血栓或再狭窄者。③二尖瓣置换术：适用于重度二尖瓣狭窄，心功能Ⅲ~Ⅳ级，合并二尖瓣关闭不全或主动脉瓣病变，瓣膜广泛中、重度钙化和腱索乳头肌明显缩短者。人工瓣膜有机械瓣和生物瓣膜两种。机械瓣术后需终身抗凝治疗，故有溃疡病者慎用。

国际上较一致的意见是：所有有症状的瓣膜性心脏病心力衰竭（心功能Ⅱ级以上），以及重度主动脉瓣病变伴有晕厥、心绞痛者，均必须进行介入治疗或瓣膜置换术，有充分证据表明可提高长期存活率。

四、中西医结合思路

二尖瓣狭窄属中医心痹、心悸、喘病、水肿等范畴，以气短、心悸、胸闷，甚至呼吸困难、不能平卧，下肢水肿等为主要临床表现。主要由于正气内虚，风寒湿邪或风湿热邪反复侵袭机体，由关节肌肉到血脉经络直至心脏受累，发为本病。以感受外邪，内舍于心，心气阳虚，波及五脏，痰饮瘀血，邪正相涉为主要表现。近代中医更强调邪正关系中正气虚损为本，若正气盛，虽感邪亦能拒邪于外，不使外邪"内舍于心"。心脏瓣膜病二尖瓣狭窄初起时，往往症状不明显，以气血不足为主，治疗以扶正、抗风湿为主，预后较好。若气血虚弱，腠理空疏，就会反复感邪，更兼居处卑湿，治疗失当，使外邪得以逐渐深入，侵犯心脏，成为心痹。心痹既成，心不主脉，气血运行受阻，血液瘀滞，血不养心，更促成心气虚衰；日久，累及肺脾肾肝诸脏，导致多脏损害，气化失常，内生水饮、血瘀，形成本虚标实的特点。

二尖瓣狭窄并发急性肺水肿时，病情危急，应以中西医结合抢救治疗。中药静脉制剂参附注射液、参麦注射液对急性肺水肿有效；参附注射液既可强心又能升压，并有抗心律失常作用，也不增快心率。临床辨证使用，阳气虚脱用参附注射液，气阴两虚用参麦注射液。中西药结合的疗效明显优于单纯西药。

病情缓解时可根据病情不同阶段予中药辨证论治，以治疗心衰及抗风湿活动为主。心衰是本虚标实之证,病位在心,与肺脾肾相关,心气阳虚是其发病基础。虚有气血阴阳,标实有血瘀、痰浊、水饮,血脉瘀滞是其中心病理环节。常用的益气温阳方剂有补中益气汤、保元汤、参附汤、参蛤散;益气养阴方剂有生脉散、炙甘草汤;泻肺逐饮方剂有葶苈大枣泻肺汤、五苓散;活血化瘀方剂有补阳还五汤、血府逐瘀汤。对风湿性心脏病,存在风湿活动,应按卫气营血辨证论治。在气热弛张阶段,以白虎汤为主,加金银花、连翘、牛膝、木瓜、苍术等,咽痛加六神丸、山豆根、马勃、射干、桔梗,高热加黄连、黄柏、紫雪丹;气营两燔用清营汤、清热地黄汤、清瘟败毒饮;气阴两伤用生脉散、竹叶石膏汤。

二尖瓣狭窄出现症状,并见心房颤动、慢性心力衰竭伴心脏扩大及有栓塞史者,预后不良。内科治疗有症状的二尖瓣狭窄患者 5 年死亡率为 20%,10 年死亡率为 40%;外科手术后死亡率与此相比成倍降低,手术治疗显著提高患者生活质量和存活率。一般首次急性风湿热 10~20 年无症状,如不规范治疗,其后 5~10 年内病情进展迅速。大多数患者首发症状于心房颤动发作、妊娠和感染时出现。一旦发生持续性心房颤动即应考虑手术治疗。预防风湿活动,减少并发症和及时外科治疗,可改善预后。

五、辨已病未病与调养

二尖瓣狭窄强调未病先防,注重预防与调摄相结合。

(一)辨已病未病

二尖瓣狭窄主要由于正气内虚,风寒湿邪或风湿热邪反复侵袭机体,由关节肌肉到血脉经络直至心脏受累而发。因此,在预防上要重视锻炼身体以增强体质,改善居住环境;注意饮食卫生,限制肥甘厚味及辛辣刺激性食物,戒烟限酒。

(二)调养

1. 生活起居　起居有常,保证睡眠,合理锻炼,提高身体对疾病的抗病能力,避免劳倦过度。预防感冒,注意防寒保温,保持居住环境卫生干燥。

2. 劳逸适宜　避免从事紧张和劳动强度大的工作。

3. 情志护理　保持心情舒畅,避免紧张、抑郁、忧伤、悲愤等不良情绪,解除精神负担,树立战胜疾病的信心。

二尖瓣关闭不全

二尖瓣关闭不全可由多种病因引起,50% 以上同时伴二尖瓣狭窄;单纯性二尖瓣关闭不全多见于男性,男女之比约为 3∶2。

一、临床表现

（一）症状

患者症状取决于二尖瓣反流严重程度、病情进展速度、肺动脉压，以及是否伴发瓣膜、心肌和冠状动脉病变。在左心衰竭发生之前症状常不明显。轻度二尖瓣关闭不全可终身无症状。严重二尖瓣反流导致心排血量低下，引起倦怠、乏力是最常见的症状；肺淤血症状如呼吸困难等出现较晚。

1. 风心病　首次风湿热到出现二尖瓣关闭不全的症状常超过 20 年，一旦出现明显症状时，多已有不可逆的左心室功能不全。急性肺水肿、咯血和体循环栓塞较二尖瓣狭窄少见。

2. 二尖瓣脱垂　一般二尖瓣关闭不全较轻，多数无症状，或仅有心悸、乏力、体位性昏厥等症状；严重二尖瓣反流晚期可出现左心衰竭。

（二）体征

1. 心尖搏动　向左下移位，呈抬举性搏动。

2. 心音　重度二尖瓣关闭不全时，S_1 减弱或不能听及；由于左心室射血期缩短，主动脉瓣关闭提前，可致 S_2 分裂，吸气时明显；严重二尖瓣反流，心尖区可闻及 S_3，卧位时易听到；S_4 为最常见体征；P_2 亢进或分裂。

3. 心脏杂音　心尖区全收缩期杂音是二尖瓣关闭不全最主要的体征，杂音响度常在 3 级或 3 级以上，在心尖区最响，可伴震颤；杂音向左腋下和左肩胛下区传导。风湿性二尖瓣关闭不全，以后叶损害为主，杂音多向胸骨旁和主动脉区传导。二尖瓣脱垂杂音多为收缩中晚期并伴有喀喇音。冠心病乳头肌功能不全所致为早、中、晚或全收缩期杂音；腱索断裂伴连枷样瓣叶时，杂音似海鸥鸣或呈乐音样。严重二尖瓣反流，心尖区可闻及 S_3 后的短促舒张期隆隆样杂音。

（三）并发症

二尖瓣关闭不全的并发症与二尖瓣狭窄相似，心力衰竭在急性早期出现，慢性者仅在晚期发生。体循环栓塞较二尖瓣狭窄少见，而感染性心内膜炎较二尖瓣狭窄多见。

（四）理化检查

1. 心电图　慢性二尖瓣关闭不全常有左心房扩大，重症者多有左心室肥厚伴劳损图形，心房颤动较常见，少数有右心室肥厚。急性二尖瓣关闭不全时，心电图正常，常伴窦性心动过速。

2. X线检查 慢性重度二尖瓣反流常见左心房和左心室增大,左心室衰竭时可见肺淤血和间质性肺水肿征。二尖瓣环和瓣膜的钙化在左侧位或右前斜位可见。

3. 超声心动图 M型UCG不能确定二尖瓣关闭不全。二维UCG能清楚确定左心室容量负荷,评价左心室功能及确定病因。多普勒UCG应用脉冲多普勒可测出收缩期二尖瓣异常反流信号而确诊。多普勒彩色血流显像对二尖瓣反流极为敏感,且可半定量反流程度。急性二尖瓣关闭不全,左房-左室压力阶差小,彩色多普勒也可能探测不到反流信号。

4. 核素心室造影 可测定左心室收缩、舒张末期容量和休息、运动时射血分数以判断左心室收缩功能;并通过比较左心室和右心室容积来确定反流程度。

5. 心导管检查和左心室造影 可发现二尖瓣关闭不全的存在和程度,以及提供心功能评价,并可确定大部分患者的病因。

二、辨病辨证

(一)西医辨病

1. 病史 常不明显,需结合起病缓急、发病情况。
2. 症状 早期可无症状。晚期常出现呼吸困难,症状严重,进展快。
3. 体征 心尖区典型的全收缩期杂音伴左房室增大。
4. 实验室及其他检查 心电图、X线检查,尤其是超声心动图检查多能明确诊断。

【鉴别诊断】

1. 生理性杂音 多位于心尖区和胸骨左缘,柔和、短促,强度多为1~2级,杂音不传导。

2. 相对性二尖瓣关闭不全 见于各种原因所致左心室扩大,但二尖瓣本身无增厚、粘连等病变,瓣叶活动良好,杂音较柔和,多出现在收缩中晚期。

3. 室间隔缺损 为全收缩期杂音,在胸骨左缘第4、5、6肋间最明显,不放射到腋下,常伴有收缩期震颤。超声心动图可确诊。

4. 主动脉瓣狭窄 心底部喷射性收缩期杂音,偶伴有收缩期震颤,呈递增-递减型,杂音向颈部传导。

5. 三尖瓣关闭不全 为全收缩期杂音,在胸骨左缘第4、5肋间最明显,几乎不传导,少有收缩期震颤。右心室扩大显著时可传至心尖区。杂音在吸气时增强。心电图示右心室肥厚,胸部X线示右心室扩大。超声心动图可确诊。

(二)中医辨证

参见"二尖瓣狭窄"。

三、治疗

（一）中医辨证论治

参见"二尖瓣狭窄"。

（二）西医治疗

1. 内科治疗　①预防感染性心内膜炎,风心病需预防风湿热,无症状且心功能正常者不需特殊治疗,但应定期随访,及时监测左心室功能的变化;②慢性心房颤动的处理同二尖瓣狭窄,如伴有体循环栓塞史或心脏超声检查左心房有血栓者,应长期抗凝治疗以防血栓栓塞;③慢性心力衰竭应限制钠盐摄入,洋地黄、利尿剂尤其是 ACEI 的使用尤为重要。

2. 外科治疗手术适应证　①合理药物治疗后,仍有心功能不全和 / 或症状尚轻但非创伤性检查显示左心室功能进行性恶化者;②心功能Ⅱ级,特别是有心脏扩大,左心室收缩末期容积 >30ml/m^2 者;③心功能Ⅲ~Ⅳ级,经内科疗法充分治疗后应及时手术。手术前应行心导管检查和心血管造影检查,以了解血流动力学情况、二尖瓣关闭不全的程度及冠状动脉病变,便于指导手术治疗。手术方法有人工瓣膜置换术和二尖瓣修复术,后者用于非风湿性、非感染性和非缺血性病因者,如二尖瓣脱垂、腱索断裂和瓣环扩张等。二尖瓣脱垂是单纯重度二尖瓣关闭不全的最常见原因,二尖瓣反流严重症状不易控制,应进行二尖瓣修补术。

四、中西医结合思路

参见"二尖瓣狭窄"。

五、辨已病未病与调养

（一）辨已病未病

参见"二尖瓣狭窄"。

慢性二尖瓣关闭不全的代偿期较长,无症状期可长达 20 年以上,一旦失代偿则病情迅速恶化。二尖瓣关闭不全经确诊后,内科治疗 5 年存活率为 80%,10 年为 60%。若合并二尖瓣狭窄,则症状出现比单纯二尖瓣关闭不全更早,内科治疗 5 年生存率为 67%,10 年为 30%。劳动力严重丧失的二尖瓣关闭不全者,内科治疗 5 年生存率为 45%,即使行瓣膜置换,预后亦不佳。急性严重二尖瓣反流伴血流动力学不稳定者,如未及时手术治疗,极难存活。

（二）调养

参见"二尖瓣狭窄"。

主动脉瓣狭窄

主动脉瓣狭窄（aortic stenosis）可由多种不同的病因引起，单纯风湿性主动脉瓣狭窄极少见，多合并主动脉瓣关闭不全和二尖瓣病变。

一、临床表现

（一）症状

先天性主动脉瓣狭窄常于青少年时期出现症状，风湿性主动脉瓣狭窄出现症状较晚，而进行性钙化主动脉瓣狭窄则见于老年人。典型的症状是呼吸困难、运动时晕厥和心绞痛三大主症。

1. 呼吸困难　疲乏、无力和头晕是很早期的症状。劳力性呼吸困难为晚期肺淤血引起的首发症状。轻度的左心衰竭可出现气短、呼吸困难，严重者可出现夜间阵发性呼吸困难和端坐呼吸，甚或急性肺水肿，预后很差。

2. 晕厥或眩晕　约 1/4 有症状的主动脉瓣狭窄患者发生晕厥。常发生于劳力后或身体向前弯曲时，少数在休息时发生。其发生机制有：①劳力后周围血管扩张，而心排血量未能相应增加，导致急性脑缺血；②运动后导致心肌缺血加重，使左心室收缩泵功能突然降低，心排血量减少；③发生严重心律失常，如心室颤动、心房颤动或房室传导阻滞等，导致急性血流动力学障碍；④颈动脉窦过敏等。以上均引起体循环动脉压下降，脑循环灌注压降低，发生急性脑缺血。

3. 心绞痛　常见，随年龄增长，发作更频繁。约有 39% 的患者伴有冠心病。

4. 猝死　约有 20%~25% 的患者发生猝死，可为首发症状，可能与急性心肌缺血诱发致命性心律失常有关。

（二）体征

1. 心音　S_1 正常。轻度主动脉狭窄 S_2 亦正常，严重狭窄时左心室射血时间显著延长可出现 S_2 逆分裂。瓣膜钙化、增厚时，A_2 减弱甚至消失。S_3 出现预示左心功能不全。S_4 可见于中、重度狭窄。主动脉收缩期喷射音可见于先天性主动脉瓣狭窄或瓣叶活动度良好者，在胸骨左缘第 3 肋间易听到，可向心尖区传导，为短促而响亮的单音，不随呼吸而改变。风湿性主动脉瓣狭窄一般不产生喷射音。

2. 收缩期喷射性杂音　在 S_1 稍后开始，终止于 S_2 之前，杂音呈吹风性、粗糙、响亮,3~4级以上,多伴有震颤,呈递增 - 递减型,在胸骨右缘第 2 肋间最响,向颈部传导,也可沿胸骨下及心尖区传导。老年人钙化性主动脉瓣狭窄者,杂音在心底部,粗糙,但其高频成分向心尖区传导,呈乐音性,在心尖区最响,可被误认为二尖瓣反流的杂音。狭窄越重,杂音越长。在左心室衰竭和心排血量减少时,杂音减轻或可消失。

（三）并发症

1. **心脏性猝死**　约占 10%~20%。猝死前常有晕厥、心绞痛或心力衰竭史,也可发生于无任何症状者。

2. **心力衰竭**　主动脉瓣狭窄一般死于进行性心力衰竭,多数只发生左心衰竭。但死前可发生右心衰竭的症状。

3. **心律失常**　并发心房颤动后,心排血量明显减少,左房压升高,病情发展迅速,可发生晕厥和肺水肿;尚可发生室性心律失常、房室传导阻滞,而致昏厥猝死。

4. **其他**　感染性心内膜炎及体循环栓塞等。

（四）理化检查

1. **心电图**　左室肥厚伴 ST-T 继发性改变,房室传导和室内传导阻滞(左束支传导阻滞、PR 间期延长)均常见,少数发生左前分支阻滞。可有心房颤动或室性心律失常。

2. **X 线检查**　轻度狭窄,心影可正常;中、重度狭窄左心室可增大,因为主动脉瓣狭窄引起左心室后负荷过重,常呈向心性肥厚而心腔无明显扩大,故左心室影多为轻度增大,晚期左心室功能不全,可有左心室腔扩大。常见主动脉瓣钙化影及升主动脉狭窄后扩张征象,晚期可有肺淤血。

3. **超声心动图**　为确定主动脉瓣狭窄的重要方法。主动脉瓣开口的正常范围为 1.6~2.6cm^2。多普勒 UCG 可计算左心室 - 主动脉的压力阶差和瓣口面积,所得结果与心导管检查计算法有良好相关性。彩色多普勒有助于诊断和确定合并的各种主动脉瓣反流的严重程度。

4. **心导管术**　左心导管检查用以确定主动脉瓣狭窄的严重程度,考虑人工瓣膜置换术或分离术。心血管造影还可判断主动脉瓣狭窄类型,即瓣下、瓣膜部和瓣上狭窄。对年龄较大的患者应行冠状动脉造影以确定是否并存冠状动脉病变。

二、辨病辨证

（一）西医辨病

1. **病史**　常不明显。

2. 症状　典型的症状是呼吸困难、运动时晕厥和心绞痛。

3. 体征　胸骨右缘第 2 肋间闻及收缩期喷射性吹风样杂音,粗糙、响亮、3~4 级以上,多伴有震颤。

4. 实验室及其他检查　心电图、X 线检查,尤其是超声心动图检查多能明确诊断。

【鉴别诊断】主动脉瓣狭窄与其他左心室流出道梗阻疾病的鉴别:①先天性主动脉瓣上狭窄的杂音在胸骨右缘第 2 肋间,无收缩期喷射音及主动脉瓣反流性杂音;②先天性主动脉瓣下狭窄常合并二尖瓣反流,由于其无收缩期喷射音,且收缩期杂音近于收缩晚期,常闻及第四心音;③肥厚梗阻性心肌病杂音以胸骨左下缘与心尖之间最响,位置较低,不向颈部和锁骨下区传导,多无收缩期震颤,无收缩期喷射音。以上疾病需通过 UCG 检查确诊。

（二）中医辨证

参见"二尖瓣狭窄"。

三、治疗

（一）中医治疗

参见"二尖瓣狭窄"。

（二）西医治疗

1. 内科治疗

（1）无症状的轻中度主动脉瓣狭窄可以不需特殊处理,但应避免剧烈体力活动以防止晕厥、心绞痛和猝死发生。

（2）定期随访和检查,应包括多普勒 UCG 对狭窄的定量评估。随访观测狭窄进展情况,为有手术指征者选择合适的手术时机。

（3）预防感染性心内膜炎和风心病风湿活动。

（4）合并心房扑动和心房颤动应考虑合并二尖瓣病变的可能。

（5）心绞痛可给予硝酸酯类药物和钙通道阻滞剂治疗。

（6）左心衰竭按心力衰竭处理,但应避免使用强烈利尿剂及血管扩张剂,以免左室舒张末压过度下降,导致心排血量降低引起直立性低血压。

2. 外科治疗　人工瓣膜置换术为治疗成人主动脉瓣狭窄的主要方法,特别是重度主动脉瓣狭窄者应尽早施行,可不考虑左心室功能。以下情况为手术指征:①反复昏厥或心绞痛发作;②有明显的左心衰竭病史;③无症状的重度狭窄患者;④主动脉瓣口面积 <0.8cm^2。对于瓣膜严重钙化或先天性二叶瓣患者常

需做瓣膜置换术。

3. 经皮球囊主动脉瓣成形术（PBAV） 系单纯先天性非钙化性主动脉瓣狭窄的婴儿、青少年患者首选的治疗方法。但半年内再狭窄率达 50%，且不能降低死亡率。

四、中西医结合思路

参见"二尖瓣狭窄"。

五、辨已病未病与调养

参见"二尖瓣狭窄"。

主动脉瓣关闭不全

主动脉瓣关闭不全可分为急性和慢性，由多种不同的病因引起。风湿性主动脉瓣关闭不全是主动脉瓣关闭不全最主要的病因，在我国约占 60%~80%。

一、临床表现

（一）症状

轻度者可多年无症状。最早的主诉为心排血量增加和心脏收缩力增强而发生的心悸、心尖搏动强烈、左胸不适、颈部和头部动脉强烈搏动感等；一旦心功能失代偿，则病情常迅速恶化。约 50% 严重反流可发生心绞痛；约 10% 可发生猝死，可能与突然发生致命性心律失常有关。晚期出现左心衰竭表现。

（二）体征

1. 周围血管征 常见，包括点头征（De Musset 征，头部随心搏而晃动）、脉搏呈水冲脉、股动脉枪击音（Traube 征）、双期杂音（Duroziez 双重音，股动脉近端加压时闻及收缩期杂音和远端加压时闻及舒张期杂音）、毛细血管搏动征（Quincke 征）等。收缩压增高，舒张压降低，脉压增宽。

2. 心尖搏动 弥散且呈高动力，向左下移位。

3. 心音 S_1 减弱，系收缩期前二尖瓣部分关闭引起。A_2 轻或消失。心尖区可闻及 S_3 奔马律，与左心室舒张末容量增高有关。

4. 心脏杂音 为高调叹气样递减型舒张早期杂音，坐位前倾和深呼吸时易听及；严重主动脉瓣反流时，杂音为全舒张期，性质粗糙。当呈现音乐声样杂音时，提示主动脉瓣穿孔和外翻。原发性瓣膜病变所致者，杂音最易在胸骨左缘第 3、4 肋间听到；若反流系升主动脉扩张所致，杂音最易沿胸骨右缘闻及。严重主动脉瓣反流者，在心尖区可闻及舒张中和／或晚期隆隆样杂音（Austin-Flint 杂音）。

（三）并发症

1. 感染性心内膜炎　较常见而危险的并发症，常导致瓣膜穿孔和断裂而加重主动脉瓣反流，加速心力衰竭的发生。

2. 室性心律失常　预示左心功能受损，心脏性猝死较少见。

3. 心力衰竭　急性者多于早期出现心力衰竭，慢性者于晚期始出现。

（四）理化检查

1. 心电图　常见为左心室肥厚、心室内传导阻滞、房性和室性心律失常。

2. X 线检查　心脏可明显扩大，典型扩大为左心室向左下扩大，呈"靴型心"改变。

3. 超声心动图　M 型 UCG 可见舒张期二尖瓣前叶和／或后叶出现高频率扑动，或室间隔左心室面扑动，为主动脉瓣关闭不全的可靠征象；主动脉瓣舒张期快速扑动为瓣叶破裂的特征。二维 UCG 可更全面观察主动脉瓣及其周围结构，有助于主动脉瓣反流不同病因的鉴别。多普勒 UCG 于左心室流出道内探及全舒张期的反流信号，为诊断主动脉瓣反流高敏感型和准确的技术，并半定量分析主动脉瓣反流程度。经食管超声有利于主动脉夹层和感染性心内膜炎的诊断。

4. 放射性核素显像　可测定反流分数和左心室与右心室心搏量比值，能准确测定反流严重程度，有助于早期诊断主动脉瓣关闭不全患者的左心功能受损情况。

5. 磁共振成像　可准确测定流容量、左心室收缩末期和舒张容量及关闭不全瓣口的大小。

6. 主动脉造影　选择性主动脉造影可半定量反流程度，可作为外科手术的参考依据。

二、辨病辨证

（一）西医诊断

1. 病史　可不明显或伴风湿热病史。

2. 症状　可多年无症状。常伴心绞痛发作。

3. 体征　典型主动脉瓣的舒张期杂音伴周围血管征。

4. 实验室及其他检查　心电图、X 线检查，尤其是超声心动图检查多能明确诊断。

【鉴别诊断】单纯主动脉瓣关闭不全应考虑马方综合征（Marfan 综合征，心脏型）。主动脉瓣舒张早期杂音于胸骨左缘明显时，应与 Graham-Steell 杂音相鉴别。Austin-Flint 杂音应与二尖瓣狭窄的心尖区舒张中晚期隆隆样杂音相鉴别，前者常紧随 S_3 后，S_1 常减弱；后者则紧随开瓣音后，S_1 常亢进。

（二）中医辨证

参见"二尖瓣狭窄"。

三、治疗

（一）中医治疗

参见"二尖瓣狭窄"。

（二）西医治疗

1. 内科治疗

（1）无症状者不需内科治疗，轻度或中度反流者每 1~2 年、重度反流者每 6 个月进行临床随访，并应限制重体力活动。

（2）预防感染性心内膜炎，风心病预防风湿活动。

（3）发现早期心脏扩大者，虽收缩功能正常，也应长期应用洋地黄、利尿剂和 ACEI 治疗，以延长其代偿期。

（4）心绞痛可试用硝酸酯类药。

（5）有症状的心律失常应予治疗。

2. 外科治疗　人工瓣膜置换术为严重主动脉瓣反流的主要治疗方法，要求在左心室发生不可逆病变前进行手术。下列情况应考虑手术：①有症状伴左心功能不全者应积极推荐手术；②有症状患者，无论何种心功能状态，均应推荐手术；③无症状患者，密切监测左心功能，连续 3~6 个月多次无创检查显示心功能减退者。术后大部分患者症状显著改善，心脏大小、心肌重量减小，左心功能有所恢复，但心功能改善程度不及主动脉瓣狭窄患者。

四、中西医结合思路

参见"二尖瓣狭窄"。

五、辨已病未病与调养

参见"二尖瓣狭窄"。

（李文晞　卿立金）

参 考 文 献

1. 王吉耀.内科学［M］.北京：人民卫生出版社，2005.
2. 叶任高.内科学［M］.5版.北京：人民卫生出版社，2000.
3. 葛均波，徐永健.内科学［M］.8版.北京：人民卫生出版社，2013.
4. 丘和明.中医内科学［M］.广州：广东高等教育出版社，1991.
5. 阮士怡，原希偓，马连珍，等.中医药治疗风湿性心脏病并发慢性心衰36例疗效观察［J］.天津医药，1982（3）：173-175.
6. 夏斌.运用《金匮》方加味治疗风湿性心脏病心功能不全40例［J］.辽宁中医杂志，1991（6）：19-20.
7. 樊坤玉.中西医结合治疗阵发性夜间呼吸困难的临床观察［J］.中医杂志，1999（5）：292.
8. 李世辉.温阳化瘀汤治疗心源性水肿30例［J］.云南中医中药杂志，1996，17（6）：6-7.
9. 关继华，郝桂芳.益气活血温阳利水法治疗心衰的文献分析［J］.陕西中医，1995，16（3）：98-99.

第六节　病毒性心肌炎

病毒性心肌炎（viral myocarditis）是指由病毒感染引起的，以心肌非特异性炎症为主要病变的心肌炎。各种病毒都可引起心肌炎，其中以引起肠道和上呼吸道感染的病毒最多见。发病机制主要有病毒直接作用和免疫反应两种。在发病1~3周前可出现发热恶寒、咽痛、腹泻、全身酸痛等，之后出现心悸、胸闷、乏力等，部分轻者也可无症状；重者可出现恶性心律失常、心力衰竭、心源性休克和猝死。

九省市（上海、福建、广东、云南、湖北、甘肃、陕西、黑龙江、北京）曾组织了协作组，对本病发病情况进行了调查研究。选取从1978年7月1日至1980年6月30日的病例，结果显示两年来就诊心肌炎患者1 709例，其中1 430例为新发病。其中，上海患者最多，占心肌炎总数25.1%，占入院人数9.66%；福建最低，分别占2.13%、0.08%。

中医文献中对病毒性心肌炎没有明确阐述，一般认为该病属于中医学"心悸""胸痹""怔忡"范畴。中华人民共和国国家标准《中医临床诊疗术语　疾病部分》记载"心瘅"病，"由于感受温毒之邪，内舍于心，损伤心之肌肉、心膜，而出现心悸、发热、胸闷等临床表现"，这与病毒性心肌炎的临床发病过程相近，因此不少学者也倾向于用"心瘅"对应病毒性心肌炎。

一、病因病机

本病的发生与感受外邪，逆传心包；情志失调，邪气内陷；劳倦内伤，正气虚弱等因素有关。

1. 感受外邪　外感风热时邪或温邪,侵袭肺卫,或风寒之邪不解,入里化热,邪气亢盛,正气不足,不能祛邪外达,以至于逆传心包,扰动心神,发为本病。邪气阻滞,脉道不利,则见胸闷;心气受损,心神失养,可见心悸;气虚行血无力,心脉瘀滞,亦见心悸、胸闷胸痛。《温热论》曰:"温邪上受,首先犯肺,逆传心包。"

2. 情志失调　忧思伤脾,脾运失健,气血生化乏源,正气虚弱,不能抗邪,以至于邪气内陷而发为本病;情志不畅,肝郁气滞,气郁化火,扰动心神,亦可发为本病。

3. 劳倦内伤　劳倦伤脾,脾失健运,正气虚弱,心失所养,不能抗邪而为病。

二、五脏相关与病机转化

本病的主要病机,初期为邪毒侵袭,损伤心气,甚则气阴两虚、心阳暴脱;后期为气阴两虚、心阳不足。病位在心,涉及肺、肝、脾、肾等脏。外感时邪或温邪,正气不足,不能御邪外出,邪毒损伤心脉,发为本病。邪毒入里,心气受损,脉道不利,气血瘀滞,岭南地区常兼有湿热之邪,湿热、痰热扰心发为本病。病理性质为本虚标实,虚实夹杂。本虚有气虚、阴伤、阳衰,并可表现气阴两虚,甚至阳气虚脱,心阳外越;标实为热毒、瘀血、气滞等。一般本病急性期以标实为主,恢复期以气血阴阳亏虚为主,心气虚、气阴两虚常见。

病机转化:初起与风寒温热之邪侵袭,邪客于心有关,其证多属正虚邪实或虚实互见,邪毒亢盛,正气不能御邪外出,邪毒损伤心脉,心气受损,心失所养;若正气受损明显,还可出现气阴两虚,甚至阳气暴脱等危候;日久耗损气阴,久病成虚,也可表现为虚多实少,正虚以气虚、气阴两虚为主。(图 4-6-1)

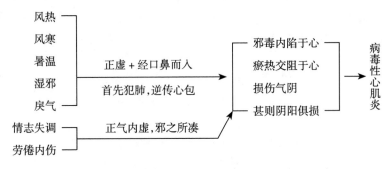

图 4-6-1　病毒性心肌炎病因病机示意图

三、临床表现

（一）症状

取决于病变的程度与部位。轻者几乎无症状，重者可致猝死。症状多数于发病前 1~3 周有病毒感染前驱症状，如发热恶寒、咽痛、全身倦怠，即所谓"感冒"样症状，或恶心、呕吐、腹泻等消化道症状；之后出现心悸、胸痛、呼吸困难。临床上诊断的病毒性心肌炎 90% 左右以心律失常为主诉或首见症状，其中少数患者可发生晕厥或阿 - 斯综合征；极少数重症患者起病后发展迅速，出现心力衰竭或心源性休克。

（二）体征

病毒性心肌炎出现心律失常时常见心率增快或过缓、节律不齐，可听到第三心音或杂音。出现心力衰竭时可有颈静脉怒张、肺部啰音、肝大等体征。重症可出现心源性休克，血压低、皮肤冷或出汗。

（三）理化检查

1. 血液检查　急性期白细胞计数可升高，血沉增快。各种测定的血液项目中以心肌肌钙蛋白 I（cTnI）或肌钙蛋白 T（cTnT）的定量测定、心肌肌酸激酶同工酶（CK-MB）的定量测定最有诊断价值。

2. 心电图　对病毒性心肌炎敏感性高，特异性低。最常见的 ECG 异常是 ST-T 改变、各种心律失常、病理性 Q 波。ST-T 改变包括 ST 段压低（水平型或下斜型）、T 波低平或倒置。快速性心律失常，常见窦性心动过速、房性期前收缩、房室交界性期前收缩、室性期前收缩、心房颤动或扑动，严重者可见室性心动过速、心室颤动；缓慢性心律失常，常见窦性心动过缓、房室传导阻滞、束支传导阻滞。心律失常多见于急性期，在恢复期消失，也可随瘢痕形成而造成持久的心律失常。瘢痕灶是引起期前收缩反复出现的基础之一。严重心肌损害时可出现病理性 Q 波。

3. 病毒学检查　咽拭子或粪便或心肌组织中分离出病毒，血清中检测特异性抗病毒抗体滴度 4 倍或以上有助于病原学诊断。心内膜下心肌活检，可检出病毒颗粒或特异抗原。

4. X 线检查　出现心衰可见肺淤血或肺水肿征象。

5. 超声心动图　正常，或有收缩或舒张功能异常、室壁运动异常，严重者可有不同程度心脏扩大。

6. 选择性冠状动脉造影术　可排除急性心肌梗死所致心肌损伤。

四、辨病辨证

（一）西医辨病

1999 年全国心肌炎心肌病专题研讨会提出的成人急性心肌炎诊断参考标准可作为本病辨病参考标准：

1. 病史与体征　在引起上呼吸道感染、腹泻等的病毒感染后 3 周内出现心脏表现，如出现不能用一般原因解释的感染后重度乏力、胸闷、头昏（心排血量降低所致）、心尖第一心音明显减弱、舒张期奔马律、心包摩擦音、心脏扩大、充血性心力衰竭或阿 - 斯综合征等。

2. 上述感染后 3 周内出现下列心律失常或心电图改变　①窦性心动过速、房室传导阻滞、窦房传导阻滞、束支阻滞。②多源或成对室性期前收缩、自主性房性或交界性心动过速、阵发性或非阵发性室性心动过速、心房或心室扑动或颤动。③2 个以上导联 ST 段呈水平型或下斜型下移≥0.1mV 或 ST 段抬高或出现异常 Q 波。

3. 心肌损害的参考指标　病程中血清心肌肌钙蛋白 I 或肌钙蛋白 T（强调定量测定）、CK-MB 明显增高。超声心动图示心腔扩大或室壁活动异常和 / 或核素心功能检查证实左室收缩或舒张功能减弱。

4. 病原学依据　①在急性期从心内膜、心肌、心包或心包穿刺液中检测出病毒、病毒基因片段或病毒蛋白抗原。②病毒抗体第二份血清中同型病毒抗体（如柯萨奇 B 组病毒中和抗体或流行性感冒病毒血凝抑制抗体等）滴度较第一份血清升高 4 倍（2 份血清应相隔 2 周以上）或一次抗体效价≥1∶640 者为阳性，1∶320 者为可疑阳性（如以 1∶32 为基础者则宜以≥1∶256 为阳性，1∶128 为可疑阳性，根据不同实验室标准作决定）。③病毒特异性 IgM 以≥1∶320 者为阳性（按各实验室诊断标准，需在严格质控条件下）。如同时有血中肠道病毒核酸阳性者更支持有近期病毒感染。

对同时具有上述 1 和 2 的①②③中任何一项，3 中任何 2 项，在排除其他原因心肌疾病后，临床上可诊断急性病毒性心肌炎。如同时具有 4 中一项者，可从病原学上确诊急性病毒性心肌炎；如仅具有 4 中②③项者，在病原学上只能拟诊为急性病毒性心肌炎。如患者有阿 - 斯综合征发作、充血性心力衰竭伴或不伴心肌梗死样心电图改变、心源性休克、急性肾衰竭、持续性室性心动过速伴低血压或心肌心包炎等一项或多项表现，可诊断为重症病毒性心肌炎。如仅在病毒感染后 3 周内出现少数期前收缩或轻度 T 波改变，不宜轻易诊断为急性病毒性心肌炎。

对难以明确诊断者，可进行长期随访，有条件时可做心内膜心肌活检进行病毒基因检测及病理学检查。

本病轻者可无自觉症状,重者可出现严重心律失常、急性心力衰竭、休克甚至死亡。可分为5型:

(1)亚临床型:病毒感染后无自觉症状,可出现心电图改变如ST-T改变、房性期前收缩、室性期前收缩等,数周后心电图改变消失或遗留心律失常。

(2)轻症自限型:病毒感染1~3周后出现心前区不适,无心衰及心脏扩大改变。心电图见ST-T改变、各种期前收缩,心肌标志物肌酸激酶同工酶(CK-MB)、肌钙蛋白(cTnI或cTnT)升高,经治疗可恢复。

(3)隐匿进展型:病毒感染后有一过性心肌炎表现,数年后心脏逐渐扩大,表现为扩张型心肌病。

(4)急性重症型:除轻症表现,还有严重心律失常、心衰、心源性休克等,病情凶险。甚至出现死亡。

(5)猝死型:多于活动中猝死,死前无心脏病表现;尸检证实急性病毒性心肌炎。

【鉴别诊断】本病主要与β受体功能亢进综合征、甲状腺功能亢进症、二尖瓣脱垂综合征及影响心肌的其他疾患,如风湿性心肌炎、中毒性心肌炎、冠心病、结缔组织病、代谢性疾病以及克山病(克山病流行区)等相鉴别。

1. 甲状腺功能亢进症 也有心悸不适等症状,心电图上可见窦性心动过速、快速心房颤动等表现,但甲状腺功能亢进症还可出现各种交感兴奋、高代谢状态所致的症状,比如手颤、多食、消瘦等,做甲状腺功能检查可以鉴别。

2. 风湿性心肌炎 可出现心悸不适、胸闷气促等症状,但风湿性心肌炎同时存在风湿活动的表现,如游走性关节痛、发热,常有心脏杂音,实验室检查抗链"O"阳性、血沉增高等,结合心脏彩超可鉴别。

3. β受体功能亢进综合征 也有心悸、胸闷、烦躁、心跳加快等表现,心电图提示窦性心动过速,Ⅱ、Ⅲ、aVF导联常有ST压低或T波改变。但本病普萘洛尔试验阳性,β受体阻滞剂治疗有效,可以鉴别。

4. 急性冠脉综合征 也可见胸闷、胸痛,心电图示ST-T改变,心肌梗死患者还有心肌标志物升高。但急性冠脉综合征冠脉造影还可见冠脉病变,心电图改变多有相应导联变化,如下壁为Ⅱ、Ⅲ、aVF导联;心肌梗死患者的心电图及心肌标志物会有动态演变。而本病冠脉造影一般正常,心电图ST-T改变较广泛,缺少定位性,心肌标志物也没有动态演变过程,可以鉴别。

(二)中医辨证

中医认为,本病的发生由于体质虚弱或正气不足,复感温热时邪,温邪入里侵心,损伤心之气血阴阳;也可由温邪亢盛,直接入里侵心所致。辨证首先需要分辨标本虚实,初期邪盛正虚,邪实以温热之邪为主,并可致气滞、血瘀,岭南地区常兼有湿热。正虚以气虚、气阴两虚为主;重者可致阳气虚脱,出现亡阳危候。后期以邪去正虚为主,外感之邪已解,唯有正气受损,以心气虚、气阴两虚为主。

五、治疗

（一）中医辨证论治

治疗原则为急则治标,缓则治本。邪热内侵,热盛阴伤,治疗上应注意祛邪为主,顾护阴液。祛邪当以清热解毒、辛凉解表为基本治法,酌予行气、活血、祛湿;扶正需视阴阳气血亏虚之不同,治以补益心气、益气养阴、温阳等。临床常分以下4个证型进行治疗。对于亡阳之危候,必须尽早投用益气温阳、救逆固脱之品,或采用中西医结合救治。

1. 热毒侵心

主要证候:发热、咽痛、咳嗽、或腹痛腹泻、肌肉酸痛,继之胸闷、心烦、心悸心慌、乏力,舌质偏红,苔薄黄或腻,脉结代。

治法:清心解毒。

方药:五味消毒饮(《医宗金鉴》)合犀角地黄汤(《备急千金要方》)加减。

常用金银花、野菊花、蒲公英、紫花地丁、紫背天葵子清热解毒,气血同清;犀角(常用水牛角代)凉血清心解毒,生地黄凉血滋阴生津,赤芍、牡丹皮清热凉血散瘀。

加减:若表证未解,症见恶寒、恶风、咽痒等,可合用银翘散,清热解毒、辛凉透邪;热毒壅盛,可加入板蓝根、大青叶,加强清热解毒作用;兼有湿热,症见痰黄黏,胸闷如窒,大便黏滞或泻下急迫、泻而不爽,苔黄腻,可合用葛根芩连汤。

2. 气阴两虚

主要证候:心悸胸闷,面色少华,口干咽燥,神疲乏力,盗汗,心烦失眠,手心灼热,舌红苔剥脱或少苔,脉细数。

治法:益气养阴,宁心安神。

方药:生脉散(《医学启源》)合天王补心丹(《摄生秘剖》)加减。

常用人参大补元气,生地黄、玄参、麦冬滋阴降火;茯苓、远志、柏子仁、酸枣仁、五味子养心安神,当归、丹参养血活血;桔梗载药上行,可为引药。

加减:心烦失眠,可加五味子、浮小麦、琥珀末安神宁心;如余热未清或阴虚内热,可酌加黄连、知母、连翘、金银花等,清热解毒,以祛余邪。

3. 心阳不振

主要证候:心悸心慌,胸闷,面色晦暗,口唇发绀,手足不温,疲倦乏力,形寒怕冷,甚则喘促不能平卧,舌淡,苔薄白,脉沉弱或微。

治法:温养心气,宁心安神。

方药:炙甘草汤(《伤寒论》)加减。

重用炙甘草甘温益气,通经脉,利血气;桂枝温通心阳复脉,党参、大枣健脾益气养心;生地黄、阿胶、麦冬、火麻仁,滋阴养血。

加减:大便稀溏,可去火麻仁;心悸甚者,可加龙齿、牡蛎等重镇安神;若出现水饮凌心,喘促不能平卧,合真武汤、苓桂术甘汤,温阳化气利水。

4. 气虚血少

主要证候:病势迁延,心悸气短,头晕乏力,胸闷,面色少华,心烦不眠,舌质淡,脉虚细或结代无力。

治法:补气养血,宁心安神。

方药:归脾汤(《重订严氏济生方》)加减。

常用党参、黄芪、白术、甘草、生姜、大枣甘温补脾益气;当归甘辛补血,茯神、酸枣仁、龙眼肉甘平养心安神;远志宁心定志;木香理气醒脾,以防滋腻。

加减:心悸甚者,可加龙齿、牡蛎等加强其安神作用;气虚明显,党参、黄芪可重用。

【方药应用】

1. 注射制剂　根据辨证分型,可选用以下中药针剂。清热解毒类,痰热清注射液、热毒宁注射液等;补气类,黄芪注射液;益气养阴类,生脉注射液、参麦注射液等;益气温阳类,参附注射液;活血化瘀类,丹参注射液、川芎嗪注射液。

2. 中成药　辨证选用中成药。①抗病毒口服液:清热祛湿,凉血解毒;每次10ml,每日 2~3 次。②连花清瘟颗粒:清瘟解毒,宣肺泄热;每次 1 袋,每日 3 次。③芪参益气滴丸:益气活血;每次 1 包,每日 3 次。④麝香保心丸:通窍活血通脉;每次 2 粒,每日 3 次。⑤速效救心丸:通窍活血;每次 2 粒,每日 3 次;急救时,舌下含服。

(二)西医治疗

1. 抗病毒治疗　α干扰素可抑制病毒复制及调节免疫功能,常用100 万 ~300 万 U 肌内注射,每天 1 次,2 周 1 个疗程。对于重症患者,如出现心功能不全、房室传导阻滞、血流动力学障碍,还可应用丙种球蛋白治疗,一般用量5~10g,静脉滴注,每日 1 次,用 3~5 天。细菌感染是病毒感染的条件因子,病毒感染后容易合并细菌感染,因此早期可酌情使用抗生素。

2. 保护心肌治疗　促进心肌代谢的药物,如三磷酸腺苷、辅酶 A、肌苷、环磷酸腺苷、细胞色素 C 等在治疗中可能有辅助作用,一般可选用三磷酸腺苷10~20mg,或辅酶 A 50U,或肌苷 200~400mg,或环磷酸腺苷 20~40mg,或细胞色素 C 15mg 肌内注射,2~3 次 /d。维生素 C 能够清除体内过多氧自由基,防止脂质过氧化引起的心肌损伤,可用 2~4g 加入葡萄糖注射液 250ml 静脉滴注,每日

1~2次。辅酶Q10、曲美他嗪具有改善心肌营养代谢作用,也可用于本病治疗。辅酶Q10一般用10mg口服,每日3次,疗程1个月;曲美他嗪20mg口服,每天3次,疗程1个月。

3. 免疫抑制治疗 对于糖皮质激素,目前研究表明,早期使用可以控制过度的免疫反应,有助于消炎。不过糖皮质激素还有抑制免疫作用,不利于控制感染,因此不建议用在本病初期;对于急性期出现严重并发症,如恶性心律失常(如三度房室传导阻滞)、心源性休克、心衰等情况的重症患者,可短期使用糖皮质激素,如地塞米松10mg静脉滴注,每天1次,3~7天。也可使用丙种球蛋白冲击剂量治疗。

4. 并发症治疗 出现心力衰竭应予以强心、利尿、扩血管等措施。但洋地黄类药应用时须谨慎,宜从小剂量开始,逐步增加剂量,以避免发生毒性反应。扩血管药物常用硝酸甘油静脉滴注或微泵入。利尿剂常用呋塞米口服或静脉推注。有报道,血管紧张素转换酶抑制剂(ACEI)用于治疗病毒性心肌炎,可减轻心脏前后负荷而降低心肌耗氧量,减少氧自由基的产生,从而减少炎症对心肌的损伤作用。血管紧张素Ⅱ受体AT1型阻滞剂对实验性病毒性心肌炎也有较好的疗效。

对于心律失常,快速性心律失常者用抗心律失常药,如美托洛尔、利多卡因、胺碘酮等;若出现室性心动过速,药物不能终止者,应予以电复律;若出现三度房室传导阻滞、严重窦性心动过缓,应使用临时起搏器。

六、中西医结合思路

在诊断方面,由于病毒性心肌炎没有特异性症状,患者多表现为胸闷、心悸、乏力,甚至有部分轻症患者可无症状,因此需要结合西医检查(包括心电图、心肌标志物、病毒学检查等,必要时心肌活检)以明确诊断,充分体现出五诊之"查"的重要性。尤其是胸闷、心悸,可以由很多疾病引起,更需要结合实验室检查以明确。首先是心电图,可表现为ST-T改变及多种心律失常;尤其是重症患者,出现恶性心律失常,需要心电图进一步明确其性质。然后是心肌标志物测定,尤其是肌酸激酶同工酶(CK-MB)、肌钙蛋白,升高表示心肌受到损害。病毒学检查包括咽拭子培养、血清特异性抗体检测等,有助于提示病毒感染。心脏彩超有助于心脏功能的判定。冠脉造影可排除冠心病心绞痛、心肌梗死等情况。中华人民共和国国家标准《中医临床诊疗术语 疾病部分》对"心瘅"病的描述为"由于感受温毒之邪,内舍于心,损伤心之肌肉、心膜",这里提到的"损伤心之肌肉、心膜"也需要通过实验室检查反映出来。这些检查是中医"望闻问切"传统四诊的必要补充。需要指出的是,检查结果缺少特异性,需要结合前驱感染症状、心脏相关表现等综合判断。而在中医问诊这一环节,十问歌也体现了较为经典的问诊内容,"九问旧病十问因",患者前驱外感病史的询问对于本病诊断很重要。

在查体方面,本病也无特异性表现。但是一些体征有助于对病情的判断,尤其是重症患者出现心衰、心源性休克、恶性心律失常时,会有相应体征。如心衰可听到第三心音或杂音,可有颈静脉怒张、肺部啰音、肝大等体征;如血压低,皮肤湿冷,提示心源性休克可能;如心率过缓、过快,节律不齐,提示严重心律失常可能。中医舌诊、脉诊有助于证候分型。

治疗方面,西医治疗作用更多体现在对重症心肌炎的救治,包括应用糖皮质激素、免疫球蛋白等药物;严重窦性心动过缓、窦性停搏、三度房室传导阻滞者,还需要临时起搏器起搏治疗。室速、心室颤动者需电复律或除颤治疗。对于心衰、休克患者,必要时应用主动脉内球囊反搏(IABP)或体外膜氧合器(ECMO)。同时发挥中西医结合救治的优势。急救中成药可使用生脉注射液益气养阴固脱,参附注射液回阳救逆。对于非重症患者,中医辨证论治有一定优势,可以单纯中医治疗,在初期以清热解毒、解表透邪为主,后期视气血阴阳之虚之不同,以益气养阴、温阳等扶正。黄芪注射液,具有益气之功效,而现代药理研究认为其具有抗病毒作用,也广泛用于本病的治疗。

七、辨已病未病与调养

(一)辨已病未病

本病的发生一方面在于邪毒亢盛,一方面在于正气不足,所以未病先防也要从这两方面入手。从预防感邪发病的角度来说,大的方面是做好环境卫生,如针对登革热病毒感染需要做好灭蚊工作;个人方面是做好情绪调节、劳逸适度,外感后不宜剧烈运动等。从扶正的角度来说,平时做好运动锻炼,保持心情平和,不过劳过逸等,可以增强体质,加强机体抗病能力。在病毒感染性疾病流行期间,注意个人防护,适当服用清热解毒之品,如抗病毒口服液等。

(二)调养

清淡饮食,调畅情志,一般来说应卧床休息 2 周,半年内勿从事重体力劳动。根据辨证,使用扶正中药、中成药,如黄芪、党参、西洋参等益气扶正,也可制成药膳服用。

八、临床验案

广东省名中医黄衍寿诊治病毒性心肌炎验案

陈某,男,32 岁,因"间断剑突下闷痛 4 天,再发加重 4 小时"于 2017 年 11 月 12 日入院。入院症见:神清,稍感胸闷痛,无肩背放射痛,无冷汗出,咽痛,无咳嗽发热,无鼻塞流涕、无头晕头痛、无心悸心慌、无腹胀腹泻,纳眠可,舌红,苔黄厚腻,脉滑。多年反复发作化脓性扁桃体炎,否认高血压、糖尿病病史;吸烟史 10 年,每日 1 包。查体:咽部黏膜充血,扁桃体Ⅱ度肿大,左侧扁桃体见 2 个白色脓点。心肺未闻及异常。辅助检查:急诊心电图提示Ⅰ、Ⅱ、aVF、V₆ 导联 ST-T 改变。cTnI 25.333ng/L;GOT 106U/L,CK-MB 62U/L。流感病毒检测阴性,呼吸道病原体 IgM 八联检阴性。中医诊断:心瘅(热壅血瘀)。西医诊断:胸痛待查;急性心肌梗死? 病毒性心肌炎? 立即予以冠脉造影检查,提示冠脉未见狭窄。考虑为急性病毒性心肌炎。中药治以清热解毒、活血化瘀为法,方选犀角地黄汤合五味消毒饮加减。方中水牛角、生地黄清热凉血,黄芩、毛冬青、野菊花、蒲公英、紫花地丁清热解毒,忍冬藤、青天葵凉血通络,三七粉、枳实理气活血、化瘀止痛,甘草调和诸药。具体方药:水牛角 30g,生地黄 15g,甘草片 15g,黄芩片 15g,毛冬青 30g,三七粉 3g,麸炒枳实 10g,忍冬藤 15g,紫花地丁 15g,青天葵 10g,蒲公英 20g,野菊花 10g。并予以静脉滴注黄芪注射液益气扶正,静脉滴注痰热清注射液清热解毒。西医治疗予以胸腺素、阿昔洛韦抗病毒,予维生素 C、曲美他嗪、辅酶 Q10 等保护心肌。经治疗,CK-MB 第 2 天降至 39U/L;5 天后 CK-MB 降至 10U/L,cTnⅠ降至 0.296ng/L。心脏彩超未见异常。

【按】患者以剑突下闷痛为主,急诊心电图提示Ⅰ、Ⅱ、aVF、V₆ 导联 ST-T 改变,心肌标志物 cTnI、CK-MB 异常升高。当注意急性冠脉综合征,该病还常见心电图及心肌标志物动态演变,冠脉造影可发现冠脉内血栓或狭窄、闭塞病变。该患者经冠脉造影未见异常,心肌标志物很快下降,有近期扁桃体发炎病史,因此诊断为病毒性心肌炎。经积极治疗获效。若非结合理化检查,很难快速明确诊断并给予相应治疗。因此也体现出"查"之重要性。治疗方面,中医以清热解毒为主要治法,祛邪扶正,获得疗效。

(王 嵩)

参 考 文 献

1. 国家技术监督局.中医临床诊疗术语 疾病部分[S].北京:中国标准出版社,1997.
2. 陈志强,杨关林.中西医结合内科学[M].3 版.北京:中国中医药出版社,2016.
3. 王吉耀.内科学[M].北京:人民卫生出版社,2005.
4. 中华中医药学会.中医内科常见病诊疗指南(西医疾病部分)病毒性心肌炎[J].中国中医药现代远程教育,2011,9(18):148-150.

第七节 感染性心内膜炎

感染性心内膜炎(infective endocarditis,IE)指因细菌、真菌和其他病原微生物（如病毒、立克次体、衣原体、螺旋体等）直接感染而产生心瓣膜或心室壁内膜的炎症，有别于由于风湿热、类风湿、系统性红斑狼疮等所致的非感染性心内膜炎。临床以发热、进行性贫血、心脏杂音改变、栓塞现象、皮肤黏膜损害、血培养阳性等为主要表现。根据感染的部位和是否存在心内异物可分为左心自体瓣膜IE、左心人工瓣膜IE、右心IE、器械相关性IE；根据感染来源分为医疗相关性IE（包括院内感染及非院内感染）、社区获得性IE、经静脉吸毒者的IE。

近年来，随着抗生素的广泛应用和病原微生物的变化，本病临床表现变得不典型。对于IE患病率，我国尚缺乏流行病学数据；各国资料存在差异，欧洲为每年3/10万~10/10万，随年龄升高，70~80岁老年人为每年14.5/10万，男女之比≥2∶1，主要病因由风湿瓣膜病转为多种病因，最常见细菌类型由链球菌转为葡萄球菌。随着内外科治疗水平的提高，初发IE患者的存活率有了明显提高。

本病与中医学中的"心瘅"相类似，也可归属于"温病""心痹""心悸"等范畴。

一、病因病机

中医认为，本病的发生有内因与外因两方面。内因主要是先天心脏禀赋不全，或后天患心痹，导致心气不足、气血瘀滞、痰浊内阻，从而构成外邪入侵的条件；外因主要是感受温热毒邪，温热毒邪乘正气不足、气血瘀滞、痰浊内阻而入侵脏腑血脉，内舍于心脉之中，从而发生本病。归纳起来，其病因病机有如下几方面。

1. 禀赋异常　先天禀赋不全，导致心气不足，气血运行不畅，温热毒邪乘虚而入，内舍心脉而形成本病。

2. 心痹内虚　感受风寒湿热之邪，内舍于心，形成心痹。心痹日久，耗伤心气，气血瘀滞，湿热毒邪乘虚而入，内舍心脉而形成本病。

3. 内伤劳倦　过食膏粱厚味，或劳倦伤脾，或七情所伤，致痰浊内生，气血瘀滞，形成心痹。心痹日久，心气不足，气血不畅，温热毒邪乘虚而入，内舍心脉而形成本病。

4. 心损内虚　由于心脏手术或血管创伤性检查等，导致心脏受损，正气内虚，温热毒邪乘虚而入，内舍心脉而形成本病。（图4-7-1）

二、五脏相关与病机转化

本病的关键病机为温热毒邪内犯于心，心体受损，病位在心。病性虚实夹杂，实以温热毒邪为主，虚以气虚、阴虚、血虚为主。温热毒邪外袭，邪正相争则发热恶寒，或寒战高热。温热毒邪为阳邪，传变迅速，故发病较急，且卫分证候短暂，迅速传入气分，甚至未见卫分证候即呈高热、汗出、口渴等气分证候。温热毒邪入侵，内舍于心，导致气血运行失常，气血两燔，日久耗伤心之气血阴阳，故见气血亏

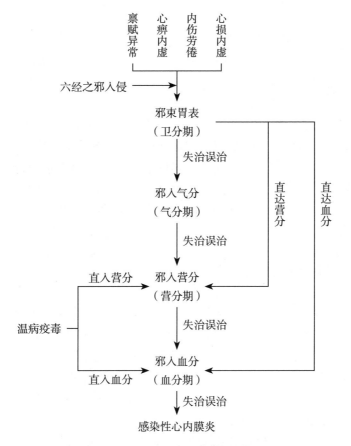

图 4-7-1　感染性心内膜炎病因病机示意图

虚；温热毒邪入侵，内舍心脉，煎熬营血，阴血干涩，使气血瘀滞不畅，因而出现脉络瘀阻之象。本病严重时，可发为心律参伍不调、心衰、厥脱等，属急危重症。

三、临床表现

（一）症状

发热是感染性心内膜炎最常见的症状，热型以不规则者为多见。高毒力的金黄色葡萄球菌等细菌或真菌，常以高热、寒战、全身毒血症症状明显；低毒力的细菌，很少有寒战，体温大多在 37.5~39℃。老年人、心力衰竭、尿毒症和少数凝固酶阴性链球菌感染的自体瓣膜心内膜炎的患者，可无发热。此外，可伴有全身疼痛，以关节痛、低位背痛和肌痛在起病时较常见，还可伴有疲倦及体重减轻等非特异性症状。

（二）体征

可听到原有心脏疾病的杂音或原来正常的心脏出现新的杂音。高毒力的细菌可导致心瓣膜和腱索的急剧损害，在短期内可出现高调的杂音或原有的杂音性质迅速改变。

在病程中杂音性质的改变常由贫血、心动过速或其他血流动力学上的改变所致。约有 15% 的患者开始时没有心脏杂音，而在治疗期间出现杂音，少数患者直到治疗 2~3 个月后才出现杂音；偶见治愈多年一直无杂音，但十分罕见。瘀点可出现在任何部位，奥斯勒结节（Osler 结节）出现在趾（指）末端掌面、大小鱼际或足底；詹韦损害（Janeway 损害）出现在手掌和足底，为出血红斑；罗特斑（Roth 斑）为视网膜的椭圆形黄斑出血伴中央苍白；脾常有轻至中度肿大，质软，可有压痛，其发生率已较前明显减少。70%~90% 的患者有进行性贫血，多为轻、中度贫血，有时可达严重程度，主要由于感染抑制骨髓所致。

（三）并发症

1. 心脏其他病变　心力衰竭是本病常见的并发症和首要的致死原因。患病后瓣膜及其支持结构如乳头肌、腱索等受损，或感染后影响到心肌，均可引起心力衰竭。如侵犯到传导组织，可致心律失常，多为室性期前收缩，少数发生心房颤动；如侵袭到房室束或压迫心室间隔，可引起房室传导阻滞和束支传导阻滞。

2. 栓塞现象　是次于心力衰竭的常见并发症，发生率为 15%~35%。栓塞最常见部位是脑、肾、脾和冠状动脉。心、肾和脾的栓塞不易察觉，多于尸检中发现。本病痊愈后 1~2 年内仍有栓塞发生的可能，并不一定是复发，需密切观察。

3. 感染性动脉瘤　以真菌性动脉瘤最常见。主要发生于主动脉窦，其次为脑动脉、已结扎的动脉导管、腹部血管、肺动脉、冠状动脉等。

4. 神经精神方面的并发症　发生率 10%~15%。临床表现有头痛、精神错乱、恶心、失眠、眩晕等中毒症状，脑部血管感染性栓塞引起的一系列症状以及由于脑神经和脊髓或周围神经损害引起的偏瘫、截瘫、失语、定向障碍、共济失调等运动、感觉障碍和周围神经病变。

5. 肾脏病变　感染后细菌毒素损害或免疫复合物可引起局灶性肾炎和慢性增殖性肾小球肾炎。较少引起氮质血症。

（四）理化检查

1. 血培养　约 75%~85% 的患者血培养阳性。阳性血培养是诊断本病最直接的证据。急性患者宜在应用抗生素前 1~2 小时内抽取 2~3 个血标本，亚急性患者在应用抗生素前 24 小时采集 3~4 个血标本。先前应用过抗生素的患者应至少每天抽取血培养共 3 天,以期提高阳性率。如血培养阴性,更应加强对真菌的培养,观察时间至少 2 周,当培养结果阴性时应保持到 3 周,确诊必须 2 次以上血培养阳性。罕见情况下,血培养阴性患者,骨髓培养可阳性。

2. 常规临床检验 红细胞和血红蛋白降低,偶可有溶血现象;白细胞计数在无并发症时可正常或轻度增高,有时可见到核左移;红细胞沉降率大多增快。部分患者可见蛋白尿、血尿、脓尿,以及尿素氮和尿肌酐增高。肠球菌性和金黄色葡萄球菌性心内膜炎常可导致菌尿症,因此做尿培养也有助于诊断。

3. 免疫学检查 可有部分患者类风湿因子呈阳性,有时可出现高球蛋白血症或低补体血症;约 90% 患者的循环免疫复合物(CIC)阳性,且常在 $100\mu g/L$ 以上,比无心内膜炎的败血症患者高,具有鉴别诊断的价值。其他检查尚有真菌感染时的沉淀抗体测定、凝集素反应和补体结合试验。

4. 心电图 一般无特异性;并发心肌梗死、心包炎、室间隔或瓣环脓肿时,可显示特征性改变。

5. 放射影像学检查 胸部 X 线检查仅对并发症,如心力衰竭、肺梗死的诊断有帮助;CT 或螺旋 CT 对怀疑有较大的主动脉瓣周脓肿患者有助于诊断。磁共振成像(MRI)的诊断作用可能更大。

6. 超声心动图 本检查能发现赘生物所在部位、大小、数目和形态,对血培养阴性的患者很有诊断价值。经食管超声心动图检查显著优于经胸壁的检查,检出率达 90%。超声心动图还能探测瓣膜破坏的情况,了解已经植入在位的人工机械瓣或生物瓣膜的状况,以及瓣膜反流的严重程度和左心室功能的评估,可作为判断预后和确定是否需要手术的参考。

四、辨病辨证

(一)西医辨病

推荐使用改良的 Duck 标准:

1. 主要标准

(1)血培养阳性

1)2 次独立血培养检测出 IE 典型致病微生物:草绿色链球菌、牛链球菌、HACEK 细菌群、金黄色葡萄球菌、无原发灶的社区获得性肠球菌。

2)持续性阳性:①间隔 12 小时以上取样时,至少 2 次血培养阳性;②所有 3 次或 ≥4 次中的大多数血培养阳性(第一次和最后一次间隔 ≥1 小时);③单次血培养伯纳特立克次体阳性或逆向 IgG 抗体滴度 >1∶800。

(2)心内膜感染证据

1)心脏超声表现:赘生物、脓肿或新出现的人工瓣膜开裂。

2）新的瓣膜反流。

2. 次要标准

（1）易发因素：易于患病的心脏状况、静脉药瘾者。

（2）发热：体温≥38℃。

（3）血管征象：主要为动脉栓塞、感染性肺梗死、细菌性动脉瘤、霉菌性动脉瘤、颅内出血、结膜出血或 Janeway 损害等。

（4）免疫学现象：肾小球肾炎，Olser 结节，Roth 斑，或类风湿因子阳性。

（5）微生物学证据：血培养阳性但不符合主要标准，或缺乏 IE 感染的血清学证据。

明确诊断需满足下列 3 条之一：①2 项主要标准；②符合 1 项主要标准和 3 项次项标准；③符合 5 项次要标准。疑似诊断需有下列 2 条之一：①1 项主要标准与 1 项次要标准；②3 项次要标准。

【鉴别诊断】常需与流行性感冒、急性关节炎、急性化脓性脑膜炎、急性肾盂肾炎等鉴别。由于本病的临床表现多样，易与其他疾病混淆，应注意鉴别。如以发热为主要表现而心脏体征轻微者，须与伤寒、结核、上呼吸道感染、肿瘤、胶原组织疾病等鉴别；如以神经或精神症状为主要表现者，在老年人中应注意与脑动脉硬化所致脑血栓形成、脑出血及精神改变相鉴别；在风心病基础上发生本病，经足量抗生素治疗而热不退，心力衰竭不见好转，应怀疑合并风湿活动的可能；发热、心脏杂音、栓塞表现有时亦须与心房黏液瘤相鉴别。

（二）中医辨证

1. 辨虚实　该病病性为虚实夹杂，以温热毒邪为实，以气虚、阴虚、血虚为虚。早期以标实为主，多见热证、实证；中后期可见伤津耗气等正虚标实、虚实夹杂之证。

2. 辨病位　本病按卫、气、营、血传变，临证时应辨明病位所在。若发热恶寒，头身疼痛，舌苔薄，脉浮，为热在卫表；如发热，不恶寒反恶热，大汗，烦渴，脉洪大，为气分热盛；身热夜甚，烦躁不安，斑疹隐隐，为热入营血；也可以表现为气血两燔；低热反复，日久不退，口干咽燥，自汗盗汗，全身乏力，为阴虚火旺或气阴两虚之征象。

五、治疗

（一）中医辨证论治

该病在辨证上以卫气营血为纲，在治疗上应急则治其标，以清热为主，各期还应注意宣透营卫、清热存阴、益气扶正、活血化瘀等治法的灵活运用。

1. 风热外袭

主要证候：发热恶风，或低热不退，胸闷心悸，或咳嗽，汗出口微渴；舌红苔薄黄，脉浮数或结代。

治法：辛凉解表，疏风清热。

方药：银翘散（《温病条辨》）加减。

常用金银花、连翘辛凉透表，清热解毒；荆芥穗、淡豆豉发散表邪，透热外出；配以淡竹叶、芦根等清热生津。

加减：热重者，加栀子、黄芩、石膏、大青叶；心悸胸闷甚者，加瓜蒌、枳壳；头痛者，加桑叶、白芷、菊花。

2. 气分热盛

主要证候：壮热，口渴欲饮，汗多，心悸心烦，气粗，或身痛，面赤，大便秘结，小便短赤；舌红苔黄少津，脉洪数或滑数。

治法：清热生津，泻火解毒。

方药：白虎汤（《伤寒论》）加减。

常用生石膏清阳明（气分）内盛之热，并能止渴除烦；知母性寒质润，助石膏以清热生津；配以粳米、炙甘草和中益胃。

加减：热甚者，可加金银花、黄连、芦根；腹胀便秘者，加大黄、芒硝；烦渴引饮者，加天花粉、芦根、麦冬；小便短赤者，加车前子、白茅根；心悸气短者，加党参。

3. 热入心营

主要证候：身热夜甚，心烦不寐，甚或神识模糊或谵语，斑疹隐现，或见出血，尿黄便结；舌红绛，无苔，脉细数。

治法：清营解毒，泄热养阴。

方药：清营汤（《温病条辨》）加减。

常用水牛角、生地黄、玄参清热凉血，配入气分养阴的麦冬以及清心的竹叶心、丹参、黄连。

加减：心动悸者，加龙齿、牡蛎、苦参、葛根、香加皮等；神昏谵语较重者，可与安宫牛黄丸、紫雪丹合用；发斑出血者，加黄芩炭、藕节炭等。

4. 气阴两虚

主要证候：低热多汗，心胸烦闷，气逆欲呕，神疲乏力，形体消瘦，气短懒言，咽干口燥，尿少便结，或见盗汗；舌瘦而红，苔少或有裂纹，脉弱而数。

治法：益气和胃，清热生津。

方药：竹叶石膏汤（《伤寒论》）加减。

常用石膏、淡竹叶清热除烦，党参、麦冬益气生津。

加减：皮下瘀斑者，加白茅根、墨旱莲等；盗汗较甚者，加牡蛎、浮小麦；心悸怔忡、失眠多梦者，加酸枣仁、远志、首乌藤。

【方药应用】

1. 注射制剂　根据辨证分型,可选用以下中药针剂。①痰热清注射液,清热解毒,化痰,适用于感染性热病;②复方丹参注射液,活血化瘀,用于伴有栓塞现象者;③生脉注射液,益气养阴,复脉固脱,适用于伴有心力衰竭、感染性休克属气阴两虚、脉虚欲脱者。

2. 中成药　①六神丸,适用于感染性心内膜炎各期,口服,每次 10~15 粒,一日 3 次;②安宫牛黄丸,清热解毒、开窍醒脑,适用于高热神昏谵言者,口服,每次 1 丸,一日 1 次。

【针灸方法】

1. 毫针疗法　卫分证,选取风池、风门、肺俞、列缺、合谷、大椎等;气分热盛者,选取合谷、足三里、曲池、解溪等,或点刺少商、商阳、十宣;热入营血者,选取大椎、太冲、足三里、三阴交、合谷等;心悸者,选取神门、心俞、内关、神阙等;血瘀者,选取血海、三阴交。一般急性期以泻法为主。

2. 灸疗法　隔姜灸、无瘢痕灸、温和灸都能提高机体功能,促进健康,增强抗病能力,适用于平素体质虚寒者。

(二) 西医治疗

1. 抗微生物治疗　及早采用足量有效的抗生素是感染性心内膜炎的治疗能否获得成功的关键。治疗原则是早期、大剂量、长疗程、经静脉使用杀菌药。

大量临床资料显示,抗生素治疗 4~6 周可以使本病死亡率减少 30%~50%。一般选择青霉素、链霉素、头孢菌素等,并维持血中有效杀菌浓度。若血培养阳性,可根据药敏结果选择药物。

对疑似本病的患者,在连续送血培养后,立即静脉给予青霉素 G 600 万 ~ 1 800 万 U/d,并与氨基糖苷类抗生素合用。若治疗 3 天后热不退,应加大青霉素 G 剂量,至 2 000 万 U 以上静脉滴注,如疗效确切,可维持 6 周。如疗效欠佳应改用其他抗生素,如苯唑西林、哌拉西林等,每日 6~12g,静脉给予;头孢噻吩 6~12g/d 或万古霉素 2~3g/d 等,以后若血培养阳性,可根据细菌的药敏结果适当调整抗生素的种类和剂量。

金黄色葡萄球菌引起者,若非耐青霉素酶的菌株,仍选用青霉素 G 治疗,1 000 万 ~2 000 万 U/d,和氨基糖苷类抗生素联合应用。耐青霉素酶的菌株所致者应选用第一代头孢菌素和各种抗青霉素酶的青霉素如苯唑西林等。抗甲氧西林金黄色葡萄球菌(MRSA)所致者应选用万古霉素、利福平及磷霉素联合,万古霉素无效可改为替考拉宁。

对于革兰氏阴性杆菌感染者,可用第三代头孢菌素,如头孢哌酮钠 4~8g/d,头孢噻肟钠 6~12g/d,头孢曲松钠 2~4g/d。

铜绿假单胞菌感染,选用大剂量妥布霉素[8mg/(kg·d)],联合广谱青霉素(如哌拉西林)、头孢他啶、头孢吡肟或亚胺培南至少6~8周。

真菌感染所致者,药物治愈极为罕见,应在抗真菌治疗期间早期手术切除受累的瓣膜组织,术后继续抗真菌治疗才有可能提供治愈的机会。药物治疗以两性霉素B为优,0.1mg/(kg·d)开始,逐步增加至1mg/(kg·d),总剂量1.5~3g。

立克次体心内膜炎,可选用四环素2g/d,静脉给药,治疗6周。

感染性心内膜炎复发时,应再治疗,且疗程宜适当延长。

2. 手术治疗 左心瓣膜IE累及二尖瓣约占50%~56%,累及主动脉瓣约35%~49%,同时累及2个以上瓣膜的约占15%。尽管抗生素治疗方案已使本病预后改观,但是各种类型的感染性心内膜炎的死亡率一直为10%~50%,因此有些严重的心内并发症或抗生素治疗无效时应考虑手术治疗。活跃期(指患者仍在接受抗生素治疗期间)早期手术指征包括:①心力衰竭;②感染无法控制;③体循环栓塞的预防。

六、中西医结合思路

感染性心内膜炎属中医"心瘅"范畴,以发热、心悸、胸闷为主要症状,多伴有肌肉关节痛、乏力等,严重者可致心衰、心律失常、休克,是急性的危重病证之一。先天禀赋不足,或后天患心痹、创伤等,致心气不足,卫外不固,不慎感受温热毒邪,温热毒邪乘虚侵入脏腑血脉,内舍于心,损伤心之肌肉、内膜或外膜,则形成从卫入气,从气入营,或从卫直入营等一系列病证。西医治疗主要是在早期给予大剂量、长疗程经静脉的杀菌药,以尽早改善症状。而中医则运用辨证理论通过祛邪扶正、辨证施治、整体调节治疗本病。故病初应使用清热解毒之法以清泄里热,减轻毒血症和炎性因子对机体的损害;至病后期正邪消耗,为邪少虚多、余邪伏留阴分、气阴两伤,则应益气养阴,扶正固本以祛邪,能起到调节机体免疫功能,防止感染性休克的功效。抗生素可以发挥杀菌作用,而中医药可以发挥解毒、扶正之优势。现代研发的一些清热解毒注射剂具有一定的抑菌、杀菌作用,如痰热清注射液、清开灵注射液、热毒宁注射液等;还有一些扶正固脱的注射液,如生脉注射液、参麦注射液、参附注射液等,具有防治心衰、休克等药理作用,使本病获得良好疗效。

七、辨已病未病与调养

预防感染是本病的根本,特别对已经患有心脏瓣膜病或瓣膜置换术者,更应预防。

（一）辨已病未病

针对本病的易感因素进行预防治疗,平素应加强身体锻炼,提高免疫力;提高对高危先天性心脏病的筛查意识;注意口腔及皮肤清洁卫生;在任何静脉导管插入,或其他有创操作如牙科手术、扁桃体摘除术、心脏导管手术、泌尿道手术及血透过程中严格无菌操作。对于高危患者及高危患者手术操作者,应当预防性使用抗菌药。先天性心脏病完全的外科修补术可以降低 IE 的风险。

（二）调养

对于有心瓣膜损害或人工瓣膜者,应增强体质,注意卫生,及时清除各种感染灶。饮食以清淡、易消化的流质或半流质为主,忌食油腻、辛辣、肥厚之品。

（周小雄）

参 考 文 献

1. 中华医学会心血管病学分会,中华心血管病杂志编辑委员会. 成人感染性心内膜炎预防、诊断和治疗专家共识[J]. 中华心血管病杂志, 2014, 42（10）: 806-816.

2. 陈灏珠,林果为,王吉耀. 实用内科学: 全 2 册[M]. 14 版. 北京: 人民卫生出版社, 2013.

3. 刘亦选,陈镜合. 中医内科学[M]. 北京: 人民卫生出版社, 1998.

4. Habib G, Lancellotti P, Antunes MJ, et al.2015 ESC Guidelines for the management of infective endocarditis: The Task Force for the Management of Infective Endocarditis of the European Society of Cardiology（ESC）, Endorsed by: European Association for Cardio-Thoracic Surgery（EACTS）, the European Association of Nuclear Medicine（EANM）[J].European Heart Journal, 2015, 36（44）: 3075-3128.

5. Baddour LM, Wilson WR, Bayer AS, et al. Infective endocarditis in adults: Diagnosis, antimicrobial therapy, and management of complications: A scientific statement for healthcare professionals from the American Heart Association[J].Circulation, 2016, 132（15）: 1435-1486.

第八节　心　肌　病

1995 年,世界卫生组织（WHO）、国际心脏病学会联合会（ISFC）将心肌病定义为伴心功能不全的心肌疾病,分为原发性和继发性两类。原发性心肌病包括扩张型心肌病（DCM）、肥厚型心肌病（HCM）、限制型心肌病（RCM）、致心律失常性右室心肌病（ARVC）和未定型心肌病。到目前为止,该定义和分类被临床和病理医师广泛接受和应用。1999 年 12 月,《中华心血管病杂志》发表《全国心肌炎心肌病学术研讨会纪要》,建议我国临床医师采用上述标准。近几年来,随着医疗技术的进步,心肌病的临床治疗有多种选择,包括药物、介入、外科手术和心脏移植等,使心肌病成为可知原因、能够诊断和治疗的常见病。基因诊断和基因筛查已经成为心肌病研究的新领域。当代心肌病定义和分类强调以基因和遗传为基础,将心肌病分类为遗传性、混合性和继发性三大类,将来可能成为新的分类标准。

原发性心肌病又称特发性心肌病,为一组原因不明的,以心肌的非炎症性病变为主的心脏疾患;病毒性心肌炎演变为扩张型心肌病,属继发性,左室心肌致密化不全,纳入未定型心肌病。有心电紊乱和重构,但尚无明显心脏结构和形态改变,如遗传背景明显的预激综合征(WPW综合征),长、短QT综合征,Brugada综合征等离子通道病,暂不列入原发性心肌病分类。本章节仅介绍扩张型和肥厚型两种常见原发性心肌病。

1. 扩张型心肌病(dilated cardiomyopathy,DCM) 为原发性心肌病中最为常见的类型,是一类既有遗传又有非遗传原因造成的复合型心肌病,以左心室、右心室或双心腔扩大和收缩功能障碍等为特征,且均有肥厚,通常经二维超声心动图确诊。DCM多合并收缩功能障碍,易发生心力衰竭和各种心律失常及血栓栓塞和猝死,病死率较高,5年病死率为15%~50%,给社会和家庭带来严重负担。中国医学科学院阜外医院采用超声心动图的方法调查全国9个地区8 080例患者,发现我国DCM患病率约为19/10万,年死亡率25%~45%,猝死发生率30%。近10年来,扩张型心肌病的发病呈增长趋势,年发病率为(5~10)/10万,男性多于女性(2.5∶1),平均发病年龄约40岁。

2. 肥厚型心肌病(hypertrophic cardiomyopathy,HCM) 是一种原发于心肌的遗传性疾病,是以心肌非对称性肥厚、心室腔变小为基本特征,以左心室血液充盈受阻,舒张期顺应性下降为基本病态的心肌病。根据左心室流出道有无梗阻可分为梗阻性(obstructive)肥厚型心肌病和非梗阻性(non-obstructive)肥厚型心肌病;不对称性室间隔肥厚致主动脉瓣下狭窄者称肥厚型主动脉瓣下狭窄(idiopathic hypertrophic subaortic stenosis,IHSS)。心室肥厚是诊断依据,需排除高血压等疾病和运动员心脏肥厚。流行病学资料显示,HCM的自然病程可以很长,呈良性进展,最高年龄超过90岁,75岁以上的达到23%,有家族史者占50%,男女比例2∶1。本病常为青年猝死的原因。

在中医学中,心肌病根据临床不同表现,可归属于"心悸""心胀""心衰""怔忡""喘证"等范畴。

一、病因病机

心肌病的发生与先天禀赋不足、外邪侵袭、过度劳倦、饮食失调等因素有关。

1. 外邪侵袭 气候骤变,寒暖失调之时,若起居不慎,或疲劳过度,致腠理疏松,卫气不固,外邪乘虚侵袭,由气及血,伤及血脉,日久不去,内舍于心,痹阻脉络,心脉瘀阻而为病;或致心之阴阳受伤,阴血不充,阳气不振,逐渐发为本病。

2. 饮食所伤　饮食不调或生冷不洁、饮酒过度、恣食油腻等,皆能损伤脾胃,致脾胃运化失司,水湿内停,饮邪上犯,凌心射肺而致本病;或心病及肺,肺之治节功能失常,痰饮阻肺,肺气不降,血随气逆而致本病。

3. 思虑劳倦　思虑过度,或劳倦伤脾,脾失健运,致使气血生化乏源,日久致气血亏虚,心失所养,而发生本病。

4. 禀赋不足,体质虚弱　多为先天禀赋不足,元阳失充,或久病致体质虚弱,阳气虚衰,不能温养心脉,心阳不振;加之肾阳不足,阳虚水泛,水饮上凌心肺,发为本病。

二、五脏相关与病机转化

该病的发生主要归因于先天禀赋不足,心肾亏损,或后天失于调摄,外邪毒气乘虚而入,侵犯于心则发心悸、咳喘;若心阳不足,致心脉痹阻则为胸闷、胸痛;脾阳不运,运化失权,水湿停聚,发为下肢水肿,或上凌心肺而见喘悸。其病位主要在心,涉及肺、脾、肾诸脏。本病以心阳不振,脾肾阳虚为本,外邪、瘀血、痰浊、水饮为标,属本虚标实、虚实夹杂的病证。其病情发展取决于正气盛衰和感邪轻重,多为疑难病证。病情严重者可发展为心阳暴脱,甚至阴阳离决而猝死。(图 4-8-1)

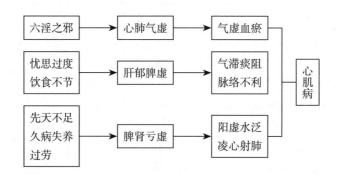

图 4-8-1　心肌病病因病机示意图

三、临床表现

(一)扩张型心肌病

1. 症状特点　扩张型心肌病是原发性心肌病中最常见的类型,30~50 岁最多见,男多于女,起病缓慢,可有无症状的心脏扩大多年,或表现各种类型的心律失常;或逐渐发展可出现心力衰竭,一般先有左心衰竭(心慌、气短、不能平卧),

然后出现右心衰竭(肝脏肿大、水肿、尿少),亦可起病即表现为全心衰竭;胸部隐痛或钝痛,典型心绞痛少见。可因心排出量减少而见头晕或头痛,甚或晕厥。也可因心脏内附壁血栓而致肺、脑、肾、四肢动脉栓塞。可因心律失常或动脉栓塞而突然死亡。

2. 体征　心脏扩大最多见,心尖部第一心音减弱,由于相对性二尖瓣关闭不全,心尖常有收缩期杂音,偶尔心尖部可闻及舒张期杂音,心衰加重时杂音增强,心衰减轻时杂音减弱或消失,大约75%的患者可闻及第三心音或第四心音。10%的患者血压增高,可能与心衰时儿茶酚胺分泌增多、水钠潴留有关。

3. 检查

(1)心电图:QRS低电压,少数病例有病理性Q波、ST段降低及T波倒置。心律失常以室性心律失常、心房颤动、房室传导阻滞及束支传导阻滞多见。

(2)胸部X线检查:心影扩大,心胸比大于0.5,可见肺淤血征象。

(3)超声心动图:心脏四腔图均增大而以左心室扩大为显著、左心室流出道扩大、室间隔和左室后壁运动弥漫性减弱;附壁血栓多发生在左心室心尖部,多合并二尖瓣和三尖瓣反流;可按体表面积测算,左心室舒张末期内径 $>2.7cm/m^2$、舒张末期容积 $>80ml/m^2$,通常提示心室扩大;测定射血分数和左心室内径缩短率可反映心室收缩功能。室壁运动节段性异常需要与缺血性心肌病鉴别。

(4)心导管造影检查:心室造影可见左心室扩大,弥漫性室壁运动减弱,心室射血分数低下。冠脉造影多无异常,但心室和冠脉造影有助于与冠心病鉴别。

(5)心内膜心肌活检:心肌细胞肥大、变性、间质纤维化等,对扩张型心肌病诊断无特异性,但有助于与特异性心肌疾病和急性心肌炎鉴别诊断。用心内膜活检标本进行多聚酶链式反应或原位杂交,有助于感染病因诊断;或进行特异性细胞异常的基因分析。

(6)放射性核素显像:门控心血池显像测定心室腔大小、心室收缩功能、射血分数和局部射血分数。5%~10%的患者仅有轻微的心室扩张,核素心肌扫描可发现室壁运动弥漫性减弱。

(7)免疫学检查:以分离的心肌天然蛋白或合成肽作抗原,用酶联免疫吸附试验检测抗 ADP/ATP 载体抗体、抗 β_1 受体抗体、抗肌球蛋白重链抗体、抗 M_2 胆碱能受体抗体,对扩张型心肌病的诊断具有较高的特异性和敏感性。

(二)肥厚型心肌病

1. 症状　主要症状:①呼吸困难。劳力性呼吸困难,严重呈端坐呼吸或阵发性夜间呼吸困难。②心绞痛。常有典型心绞痛,劳力后发作。胸痛持续时间较长,用硝酸甘油含化不但无效且可加重。③晕厥与头晕,多在劳累时发生。④心悸。患者感觉心脏跳动强烈,尤其左侧卧位更明显。严重心律失常是肥厚型心肌病患者猝死的主要原因。

2. 体征 常见体征：①心尖部收缩期搏动。第一心音后又有第二次收缩期搏动,形成收缩期双重搏动。②收缩期细震颤,多在心尖部。③收缩期杂音。在胸骨左下缘或心尖内侧呈"粗糙吹风样"收缩中晚期杂音。梗阻性肥厚型心肌病患者心尖区内侧或胸骨左缘中下段闻及喷射性收缩期杂音。④心尖部收缩期杂音。本病约 50% 伴有二尖瓣关闭不全,因而心尖部有收缩中晚期吹风样杂音,或全收缩期杂音。非梗阻性肥厚型心肌病的体征不明显。⑤第三心音及第四心音。

3. 检查

（1）心电图：30%~50% 的患者在 Ⅱ、Ⅲ、aVF 导联及 V_4~V_6 导联上出现深而窄的 Q 波（<0.04 秒）,相应导联 T 波直立,有助于与心肌梗死鉴别。SV_1+RV_5 呈有意义的增大,提示左心室前壁肥厚；SV_1+RV_5 值逐年减少与心肌退行性变化有关。胸前导联 QRS 电压增高伴倒置 T 波逐年加深,反映心尖部室壁厚度变化。心尖肥厚型心肌病具有特征性的心电图改变：①左心室高电压伴左胸导联（V_4~V_6）ST 段压低；②以 V_3、V_4 导联为轴心的胸前导联 T 波倒置。

（2）动态心电图：动态心电图检查有助于发现室性期前收缩、阵发性室性心动过速、阵发性室上性心动过速和心房颤动等心律失常。约 50% 的患者检出室性心律失常,19%~36% 的患者检出无症状性阵发性室性心动过速。

（3）X 线检查：可显示左心缘明显突出,肺淤血征。

（4）超声心动图：典型的超声心动图改变多见于梗阻型患者。①室间隔明显肥厚≥1.5cm,室间隔厚度与左心室游离壁厚度之比 >1.3~1.5；②二尖瓣前叶收缩期前移贴近室间隔；③左心室流出道狭窄；④主动脉瓣收缩中期呈部分性关闭。彩色多普勒血流显像可评价左心室流出道压力阶差、二尖瓣反流,其结果与左心导管检查密切相关。心尖肥厚型心肌病二维超声心动图特征性改变是左心室长轴切面可见心尖室间隔和左心室后下壁明显肥厚,最厚处可达 20~30mm,心尖部心室腔狭小。

（5）磁共振心肌显像：可以直观反映心室壁肥厚和室腔变窄,对于特殊部位心肌壁肥厚和对称性肥厚更具有诊断价值。

（6）左心室造影：显示心尖肥厚型心肌病左心室腔呈香蕉状、舌状或纺锤状。

四、辨病辨证

（一）西医辨病

1. 扩张型心肌病 2007 年《中华心血管病杂志》发表的《心肌病诊断与治疗建议》中,指出 DCM 的诊断标准：①临床常用左心室舒张期末内径（LVEDd）

>5.0cm（女性）和 5.5cm（男性）。②LVEF<45% 和 / 或左心室缩短速率（FS）<25%。③更为科学的是 LVEDd>2.7cm/m²，体表面积（m²）=0.006 1×身高（cm）+0.012 8×体重（kg）−0.152 9，更为保守的评价 LVEDd 大于年龄和体表面积预测值的 117%，即预测值的 2 倍 SD+5%。临床上主要以超声心动图作为诊断依据，胸片、心脏同位素（心肌核素显像）、心脏计算机断层扫描有助于诊断，磁共振检查对于一些心脏局限性肥厚的患者，具有确诊意义。在进行 DCM 诊断时需要排除引起心肌损害的其他疾病，如高血压、冠心病、心脏瓣膜病、先天性心脏病、酒精性心肌病、心动过速性心肌病、心包疾病、系统性疾病、肺心病和神经肌肉性疾病等。

2. 肥厚型心肌病　根据患者的心脏杂音特点，劳力性胸痛、呼吸困难、晕厥等症状，结合典型的超声心动图改变和彩色多普勒测定左心室流出道压力阶差，可以诊断肥厚型心肌病。诊断 HCM 应包括临床诊断，基因表型和基因筛选，猝死高危因素评估等方面。

（1）临床诊断 HCM

主要标准：①超声心动图左心室壁或 / 和室间隔厚度超过 15mm；②组织多普勒、磁共振成像发现心尖、近心尖室间隔部位肥厚，心肌致密或间质排列紊乱。

次要标准：①35 岁以内患者，心电图 I、aVL、V₄~V₆ 导联 ST 下移，深对称性倒置 T 波；②二维超声室间隔和左心室壁厚 11~14mm；③基因筛查发现已知基因突变，或新的突变位点，与 HCM 连锁。

排除标准：①系统性疾病，高血压，风湿性心脏病二尖瓣病，先天性心脏病（房间隔、室间隔缺损）及代谢性疾病伴发心肌肥厚；②运动员心脏肥厚。

符合以下任何一项者可临床确诊 HCM：1 项主要标准 + 排除标准；1 项主要标准 + 次要标准③；1 项主要标准 + 排除标准②；次要标准②和③；次要标准①和③。

（2）诊断家族性 HCM：除发病就诊的先证者以外，三代直系亲属中有两个及以上成员诊断 HCM 或存在相同 DNA 位点变异。家族性 HCM 诊断后，对其遗传背景进行筛查和确定，以及随访无临床表现的基因突变携带者并及时确定临床分型十分重要，建议进行基因诊断和评估。

【鉴别诊断】

1. 需与扩张型心肌病相鉴别的疾病

（1）冠心病：当有胸痛胸闷、心律失常，心电图 ST-T 改变及异常 Q 波时，两者鉴别困难。尤其 40 岁以上患者，极易误诊为冠心病。然而冠心病发生在 40 岁以上者，往往有心绞痛或心肌梗死史，在反复心力衰竭后方引起心脏扩大，借助于超声心动图及冠状动脉造影可帮助鉴别。扩张型心肌病与缺血性心肌病鉴别见表 4-8-1。

表 4-8-1　扩张型心肌病与缺血性心肌病的鉴别

	扩张型心肌病	缺血性心肌病
年龄	可发生于任何年龄,中年多见,常 <40 岁	偏大,常 >40 岁
病史	常有心肌炎病史,基本上无典型心绞痛史,可有家族史	有冠心病危险因素,经常有心绞痛,或有急性心肌梗死史
超声心动图	常有 4 个心腔均扩大,室壁厚度均匀变薄,室壁弥散性运动减弱,少数患者有心室内血栓	以左心室扩大为主;室壁节段性变薄,有节段性运动减弱,部分患者有室壁瘤
核素检查	心肌显像有不规则心肌扫描缺损,心肌放射性核素分布大致均匀	沿冠状动脉分布缺损,节段性放射性核素分布稀疏
冠状动脉造影	正常	多支病变

（2）高血压心脏病：心肌病可与高血压心脏病并存。心肌病并存高血压时与高血压心脏病的鉴别,主要依据：①高血压病程,除急进性高血压外,高血压发展到高血压心脏病心力衰竭,往往要数年病史;②高血压严重程度,高血压导致高血压心脏病心力衰竭时,往往有较严重的血压升高;③高血压心脏病时左心室肥厚扩张,且伴有主动脉增宽;④高血压时,常有高血压眼底改变及肾脏改变。

（3）风湿性心脏病：心肌病由于左心室扩大,发生相对性二尖瓣关闭不全,可出现收缩期杂音,少数尚有舒张期杂音,常被误诊为风湿性二尖瓣病。鉴别要点：①心肌病时,杂音在心衰时出现或增强,心衰纠正后杂音减弱或消失;而风湿性二尖瓣病在心衰纠正后杂音增强。②X 线所见,心肌病心脏普遍扩大,搏动普遍减弱,肺淤血程度较轻;而风湿性二尖瓣病,肺动脉段突出,肺淤血较重。③心肌病心电图一般呈广泛 ST-T 改变、左束支传导阻滞,或可见病理性 Q 波;而风湿性二尖瓣病则少见。④超声心动图可帮助进一步鉴别。

（4）心包积液：心肌病时心脏普遍扩大,搏动极弱,易误诊为心包积液,可根据下列条件进行鉴别：①心脏增大,搏动减弱,病程长达半年以上者,心肌病可能性大;②X 线检查示左心室增大者,提示心肌病;③超声心动图示心脏显著增大而无液性暗区,则支持心肌病诊断;④心电图左心室高电压,左心室肥厚,束支传导阻滞,异常 Q 波,室性心律失常等,提示心肌病;⑤收缩时间及间期在心肌病时明显异常,心包病则正常。

（5）先天性心脏病：多数具有明显的体征,不难区别。三尖瓣下移畸形有三尖瓣区杂音,并可有奔马律、心搏减弱、右心扩大与衰竭,须与心肌病区别,但此病症状出现于早年,左心室不大,发绀较著。超声心动图检查可明确诊断。

（6）继发性心肌病：全身性疾病如系统性红斑狼疮、硬皮病、血色病、淀粉样变性、糖原贮积症、神经肌肉疾病等都有其原发病的表现可资区别。较重要的是与心肌炎的区分。急性心肌炎常发生于病毒感染的当时或不久以后，区别不十分困难。慢性心肌炎若无明确的急性心肌炎史则与心肌病难鉴别。

2. 需与肥厚型心肌病相鉴别的疾病

（1）室间隔缺损：二者收缩期杂音的部位相近，但室间隔缺损的收缩期杂音为全收缩期，心尖区多无杂音。超声心动图、心导管检查及心血管造影可肯定室水平分流存在。

（2）主动脉瓣狭窄：症状及杂音性质相似，但主动脉瓣狭窄的杂音部位较高，并常有主动脉瓣区收缩期喷射音，向颈部传导，可伴震颤，第二心音减弱，还可有舒张期杂音，X线检查示升主动脉扩张，生理动作和药物作用对杂音影响不大，超声心动图示主动脉瓣狭窄；左心导管检查显示收缩期压力差存在于主动脉瓣前后，无移行区。而肥厚型心肌病压差存在于左心室与流出道之间，左心室与主动脉之间有移行区存在。

（3）风湿性二尖瓣关闭不全：杂音与肥厚型心肌病相似，但风湿性二尖瓣关闭不全多为全收缩期，血管收缩药或下蹲动作使杂音加强，常伴有心房颤动，左心房较大。超声心动图有助于鉴别。

（4）冠心病：肥厚型心肌病与冠心病均有心绞痛，心电图 ST-T 改变、异常 Q 波及左心室肥厚，因而两病之间较易误诊。鉴别点：①杂音。梗阻性肥厚型心肌病在胸骨左下缘或心尖内侧可闻及喷射性收缩期杂音。乏氏动作使杂音增强，两腿上抬则杂音减弱，可伴有收缩细震颤。冠心病合并室间隔穿孔时或伴乳头肌功能不全时，亦可有收缩期杂音，但系反流性杂音。②心绞痛。冠心病心绞痛，含化硝酸甘油，3~5 分钟内缓解；肥厚型心肌病心绞痛，硝酸甘油无效，甚或加重。③超声心动图。肥厚型心肌病，室间隔厚度 >15mm，室间隔左心室后壁比值 >1.5∶1；而冠心病主要表现为室壁节段性运动异常。④心导管检查及冠脉造影可明确诊断。

（二）中医辨证

1. 辨病与辨证相结合　本病均可有心悸、气短、胸闷等表现，应结合客观检查，特别是 X 线及超声心动图检查，判明心脏是否肥厚，有无心腔扩大，有无心腔闭塞等，以分清是哪一类型的心肌病。本病起病缓慢，在疾病早期，可能只有客观检查发现心腔扩大或心肌肥厚，而患者并无明显自觉不适，此时应结合实验室检查进行辨证，如果出现心腔普遍扩大，心脏搏动减弱，即使患者没有心悸、气急也表示有心气虚证。若患者出现心悸、气短，超声心动图显示心肌肥厚、心腔不大、心搏强而有力，应再结合舌苔脉象，诊断为心脉瘀阻，而非心气虚证。这里充分体现了本书所提及的五诊中"查"的概念。

2. 辨虚实 本病病程长,症状逐步出现并加重,多表现为虚实兼夹证候。实证当辨气滞血瘀和痰瘀痹阻;虚证当辨气血阴阳亏虚。若胸闷、憋气,活动后发作性胸痛,痛处固定不移,舌质紫暗,脉沉涩或弦,则为气滞血瘀;若胸闷心悸,动则胸痛,头晕,甚则晕倒,不省人事,或咳嗽喘息,恶心纳呆,舌质暗淡,苔薄或腻,脉弦滑,则为痰瘀痹阻;若心悸气短,神疲乏力,胸闷自汗,口干舌燥,舌红少津,脉细数或结代,则为气阴两虚;若心悸自汗,形寒肢冷,神疲尿少,下肢水肿,咳喘难以平卧,唇甲青紫,舌质淡暗或紫暗,苔白滑,脉沉细,则为阳虚水泛;若心悸气急,不能平卧,大汗淋漓,四肢厥冷,尿少水肿,舌淡或紫,苔薄,脉微欲绝,则为阳虚欲脱。

3. 辨轻重 若病变累及多个脏腑者表明虚损较重。邪实也有轻重的不同,如血瘀证表现为胸痛偶发、舌质较暗为轻证,若出现舌质紫暗、胁下痞块、胸痛频发则为重证。饮邪内停,如仅在下午出现下肢水肿,为轻证;若胸腹胀满,咳唾血沫,倚息不得卧,为重证。

五、治疗

（一）中医辨证论治

1. 实证

（1）气滞血瘀

主要证候:胸闷、憋气,活动后发作性胸痛,痛处固定不移,心悸气急,脘腹胀闷,颜面青黑,舌质紫暗或有瘀斑、瘀点,苔薄白,脉弦。

治法:活血化瘀,理气通脉。

方药:血府逐瘀汤(《医林改错》)加减。

常用当归、生地黄、桃仁、红花、赤芍、川芎等为活血化瘀主药;枳壳、柴胡、桔梗、牛膝行气通络,疏理气机。

加减:若夹痰浊,可合用温胆汤加减;痰浊化热,则合用黄连温胆汤;若气短明显,脉细者,酌加黄芪、黄精;若四肢不温,舌淡胖者,加桂枝、制附片、淫羊藿。

（2）痰瘀痹阻

主要证候:胸闷心悸,动则胸痛,头晕,甚则晕倒,不省人事,或咳嗽喘息,恶心纳呆,舌质暗淡,苔薄或腻,脉弦滑。

治法:理气活血,化痰通痹。

方药:桃红四物汤(《医宗金鉴》)合瓜蒌薤白半夏汤(《金匮要略》)加减。

常用桃红四物汤去地黄,以活血化瘀;柴胡、香附理气;瓜蒌、半夏、胆南星、竹茹化痰;薤白宣痹通阳。

加减:痰瘀化热,苔黄腻者,可加黄连等,或合用小陷胸汤或黄连温胆汤。

2. 虚证

（1）气阴两虚

主要证候:心悸气短,神疲乏力,胸闷自汗,心烦失眠,五心烦热,口干舌燥,舌红少津,苔薄白或薄黄,脉细软无力或结代。

治法:益气养阴,通脉宁心。

方药:生脉散(《医学启源》)加减。

常用太子参或西洋参、炙甘草益气生津;麦冬、生地黄养阴;五味子敛气生津。

加减:若属心脾两虚,气血不足者,宜选用归脾汤;若为心血不足、心气亏虚者,可选用炙甘草汤;惊悸多梦者,加龙骨、牡蛎;心烦畏热者,加黄连、知母;便秘者,加火麻仁、柏子仁。

（2）阳虚水泛

主要证候:心悸自汗,形寒肢冷,神疲尿少,下肢水肿,咳喘难以平卧,唇甲青紫,舌质淡暗或紫暗,苔白滑,脉沉细。

治法:温阳利水。

方药:真武汤(《伤寒论》)加减。

常用附子温肾助阳;白术、茯苓、猪苓健脾利水;桂枝、生姜温散水寒之气;白芍调和营阴。

加减:若兼见腹满便溏者,可合用理中汤;兼见恶心呕吐者,加法半夏、陈皮;若心悸不宁,加酸枣仁、龙齿;水肿甚者,加泽泻、防己。

（3）阳虚欲脱

主要证候:心悸气急,不能平卧,大汗淋漓,四肢厥冷,尿少水肿,舌淡或紫,苔薄,脉微欲绝。

治法:回阳固脱。

方药:参附龙牡汤(《方剂学》)加减。

常用高丽参大补元气,附子回阳救逆;煅龙骨、煅牡蛎、五味子敛汗固脱。

加减:心阳暴脱,肾不纳气,喘急不能平卧者,加服蛤蚧粉;阳脱兼阴伤,舌质偏红,脉细数无力者,加太子参、天冬、麦冬、玉竹,重用山茱萸。

【中成药应用】

1. 生脉饮 每次 1~2 支,每日 3 次。用于气阴不足,心功能不全者。

2. 补心气口服液 每次 1~2 支,每日 3 次。用于心气不足,心功能不全者。

3. 注射液 黄芪注射液、参麦注射液、生脉注射液用于气虚或气阴两虚者,参附注射液用于阳气虚者,丹参注射液用于有血瘀者。

4. 心阳片、心阴片 主要用于气阳虚、血瘀水停和气阴虚、血瘀水停患者。

（二）西医治疗

1. 扩张型心肌病　治疗目标为有效控制心力衰竭和心律失常,缓解免疫介导的心肌损害,预防猝死和栓塞,提高扩张型心肌病患者的生活质量和生存率。

（1）病因治疗:对于不明原因的 DCM 要积极寻找病因,排除任何引起心肌疾病的可能病因并给予积极的治疗,如控制感染、严格限酒或戒酒、改变不良的生活方式等。有些 DCM 类型的病因和发病机理基本明了,也具有循证医学的证据。

（2）一般治疗:避免过劳,注意休息,心衰者应卧床休息,急性心衰发作时可以给予氧疗。心衰时食用低盐、低脂、易消化饮食,避免剧烈运动、持重或屏气等,以减少猝死的发生。

（3）心力衰竭的治疗:①利尿剂。利尿剂可以减轻左心室前负荷,水肿明显或有急性左心衰竭时,可用呋塞米静脉或口服给药。螺内酯除作为保钾利尿剂外,还可以延缓心肌纤维化进程,但要注意与 ACEI 或 ARB 联用时可能出现高血钾风险。②血管扩张药。血管扩张药有减轻心脏后负荷的作用,ACEI 或 ARB 可以改善心力衰竭时血流动力学变化,抑制心力衰竭时神经激素异常激活,从而延续心肌重构、保护心肌。对于血流动力学不稳定或心衰症状严重病例可静脉使用硝酸酯类。③强心药。本病由于心肌损害广泛,洋地黄类药物易于中毒,应减量应用,特别是在缺氧情况下应谨慎;非洋地黄类强心药,如多巴酚丁胺,尤其近几年的米力农,在心衰患者中应用的地位再次提高;此外,新型的钙离子增敏剂,如左西孟旦在临床应用中也显现出较好疗效。④应用 ARNI。

（4）心肌保护措施:主要通过干预神经免疫系统介导心肌损伤,保护心肌。β 受体阻滞剂可以预防扩张型心肌病恶化,改善症状和心功能。

（5）纠正心律失常:①房性期前收缩、心房颤动。扩张型心肌病心脏扩大伴有射血分数降低者或心率较快者,可用洋地黄制剂,心衰稳定期可服 β 受体阻滞剂,应该注意从小剂量开始逐渐加量。②室性心律失常。可用胺碘酮等抗心律失常药物。注意抗心律失常药物使用前患者内环境的稳定,如酸碱平衡和电解质稳定,同时注意药物本身的致心律失常作用。对于严重的室性心律失常,药物治疗无效,可考虑电复律。③心脏起搏治疗。对急性心肌炎引起的缓慢性恶性心律失常,或伴有慢性心律失常的 DCM 患者,尤其合并恶性心律失常而药物干预无效者,起搏器安置是首选,特别是双腔或三腔型起搏器治疗不仅可以纠正心律失常,还起到心脏再同步化治疗的作用。

（6）改善心肌代谢:辅酶 Q10、左卡尼汀、曲美他嗪等改善心肌能量代谢的药物,对于缓解临床症状有一定效果,且近几年的基础和临床研究表明药物呈现安全有效的趋势,对于长期的预后改善作用尚需更多的研究提供明确有效的证据。

（7）外科治疗：心脏移植是治疗终末期扩张型心肌病的外科治疗方法，环孢素 A 等免疫抑制剂的应用明显降低了免疫排斥反应所导致的死亡，提高了心脏移植的疗效。

（8）器械治疗：心力衰竭的器械治疗主要有，心动过缓者，安装心脏起搏器；恶性心律失常者，采用植入型心律转复除颤器（ICD）；心室收缩不同步，给予心脏再同步化治疗（CRT）；水肿严重疗效欠佳者，使用超滤治疗。

2. 肥厚型心肌病 治疗目标是减轻左心室流出道梗阻，缓解症状，尽可能逆转心肌肥厚，改善左心室舒张功能，预防猝死，提高肥厚型心肌病患者的长期生存率。HCM 的一般治疗同 DCM，这里介绍 HCM 与 DCM 的药物治疗的不同点。

（1）β 受体阻滞剂：β 受体阻滞剂能改善肥厚型心肌病患者的胸痛和劳力性呼吸困难等症状。其机制是抑制心脏交感神经兴奋性，减慢心率，降低左心室收缩力和室壁张力，降低心肌需氧量，从而减轻流出道梗阻。β 受体阻滞剂还有逆转心肌肥厚作用，可改善肥厚型心肌病预后。

（2）钙通道阻滞剂：钙通道阻滞剂选择性抑制细胞膜 Ca^{2+} 内流，降低细胞内 Ca^{2+} 利用度和细胞膜 Ca^{2+} 结合力，减少心肌细胞内 ATP 的消耗，干扰兴奋 - 收缩耦联过程，从而降低左心室收缩力和左心室流出道梗阻，改善左心室顺应性。长期应用钙通道阻滞剂治疗肥厚型心肌病具有良好疗效。

（3）强心剂和扩张剂：强心类药物和血管扩张药只用于伴心衰的患者，无心衰者避免使用，洋地黄剂量宜较小，并注意毒性反应。HCM 心绞痛发生不宜使用亚硝酸酯类药物或硝酸酯类药物，应使用 β 受体阻滞剂。

（4）抗心律失常，预防猝死：反复晕厥、室性心动过速的 HCM 患者长期口服钙通道阻滞剂和 β 受体阻滞剂。近年来发现，胺碘酮对防治 HCM 合并室性心律失常和心房颤动有效，还能减轻症状和改善运动耐量。药物治疗无效时可考虑电复律或其他器材治疗。

（5）其他治疗：左心室流出道压力阶差≥50mmHg，并且伴有明显症状，经内科治疗无效的患者，可进行室间隔部分心肌切除术和室间隔心肌剥离扩大术。梗阻性肥厚型心肌病可行双腔心脏起搏治疗和室间隔化学消融治疗，远期疗效有待观察。心脏移植适用于终末期患者。

六、中西医结合思路

原发性心肌病是一种原因未明、难治性的疾病，早期治疗效果好，晚期常合并严重心力衰竭、顽固性心律失常等，使患者丧失劳动力，甚至死亡。因此，早期诊断、早期治疗以及对晚期严重心衰、顽固性心律失常的治疗，成为当前本病研究的难点与热点。

本病早期属心功能代偿期,临床可无明显症状,或有劳累后心悸、气急、乏力等,可单纯用中医辨证治疗。本病为本虚标实之证,发病早期,正气尚盛,痰阻血瘀、外感风热毒邪等标实之证亦表现明显,故应治标为主、兼顾其本。特别提出,因风热毒邪伤及心脉者,则应清热解毒、益气养心。现代研究表明,柯萨奇病毒、埃可病毒,尤其是柯萨奇病毒 B 组病毒性心肌炎可以反复发作、迁延不愈,日久而成为心肌病。因此,在病毒感染期我们常在辨证用药基础上,选加苦参、虎杖、射干等对柯萨奇病毒有抑制作用的中药,同时采用生脉散为基本方以益气养心、保护心脏、阻止病变发展,促进受损心肌的康复,治标的同时始终注意顾护正气。用中医辨证观点来看,肥厚型心肌病常有胸闷痛等心脉瘀阻的表现,限制型心肌病常有颈静脉怒张、肝大、腹胀、水肿等气滞血瘀的表现,因此我们认为对于这两型心肌病应该早期使用活血化瘀药。现代研究表明,活血化瘀药,如丹参、桃仁、红花等,能够改善血液流变、改善微循环、抑制纤维组织增生,以此来阻止心肌增生肥厚以及心内膜纤维组织的增生。

本病中期,则主要表现为心功能失代偿,以体循环和 / 或肺循环淤血、心排血量减少为特点。扩张型心肌病心衰的处理,除了强心利尿、扩张血管、减轻心脏前后负荷之外,尚应注意改善心肌营养,通常采用口服、静脉滴注生脉注射液、参麦注射液以养心阴、益心气。肥厚型心肌病、限制型心肌病发生心衰之后,中医在辨证论治的时候要注意加强运用活血化瘀中药,如丹参、桃仁、红花、川芎、赤芍、三七、益母草等,从而降低血液黏稠度、抑制血小板聚集、改善心功能。

本病晚期,心功能严重受损,从而出现严重的肺循环淤血、体循环淤血及心律失常,或心、脑、肺等重要脏器的栓塞。中医病机多为心、脾、肾阳气虚衰,水湿泛滥或阳气欲脱,甚至阴阳离决。此期病情危重,应采用中西医结合及时救治。中医辨治当根据病情选用独参汤、参附汤或四逆汤等扶正回阳救逆之品,以匡复正气,从而挽救生命。

七、辨已病未病与调养

(一)辨已病未病

原发性心肌病早期明确诊断并及时治疗,症状、体征可以消失或缓解,继续巩固治疗可以改善预后及提高生活质量。一旦出现心衰,则病情进展较快。如果反复发作心力衰竭、心律失常及栓塞等并发症,则可使患者丧失劳动力,甚至危及生命,预后较差。多数晚期心力衰竭患者,内科治疗无效,只能通过心脏移植达到治疗目的,术后 1 年生存率在 85% 以上,5 年生存率为 50% 左右,而且生活质量有一定程度的提高。

（二）调养

一方面,要注意生活调护,若外感时邪,应及时治疗,以免邪毒入里,损伤脏腑,内舍于心而得病;既病之后,应避免受寒而诱发疾病加重,宜多静养,切忌过劳。心脏扩大,心功能减退,病情严重者,须卧床休息,以免病情恶化。饮食宜清淡而富含营养,戒烟酒,忌暴饮暴食,忌肥甘厚味、生冷、辛辣之品;水肿者应低盐饮食。生活起居要有规律。另一方面,要注意精神调护,应调节情志,保持心情愉快。原发性心肌病患者应避免情绪激动、精神紧张和过度劳累,以防止原发性心肌病并发症发生,如心力衰竭等。在缓解期可参加适当的活动,如散步、太极拳、气功等健身活动,以增强抵抗力,减少并发症,提高生活质量。

八、临床验案

（一）丁有钦治疗肥厚型心肌病验案

杨某,女,75 岁,2016 年 9 月 13 日入院。患者既往有先天性心脏病房间隔缺损介入修补术、心房颤动病史。3 个月前患者出现气促,伴胸闷痛,活动后加重,休息后可稍缓解,双下肢轻度凹陷性水肿,头胀痛,双侧小腿疼痛,口干,纳可,眠差,小便频数,大便正常;舌暗红,苔薄黄,脉细缓。查双肺呼吸音粗,左下肺可闻及散在湿啰音,心率 53 次 /min,心律不齐,第一心音强弱不等。心电图示心房颤动、左心室高电压 ST-T 改变。N 末端脑钠肽前体（NT-proBNP）1 601ng/L。诊断:心衰病(气阴虚,血瘀水停证)。治疗当以益气养阴、活血化瘀为法,方拟生脉散合血府逐瘀汤加减。处方:熟党参 20g,麦冬 15g,五味子 5g,黄芪 30g,燀桃仁 10g,北柴胡 10g,川芎 15g,赤芍 15g,车前子 15g,葶苈子 15g,黑枣 15g,五指毛桃 30g,五加皮 15g,黄芩片 10g。方中以生脉散养阴益气,以血府逐瘀汤活血化瘀;因患者水肿较甚,加入车前子、葶苈子等利水之品以消除水肿。共 5 剂,水煎服,日 1 剂。

9 月 18 日第二诊:患者服上方后,胸闷气促已较前缓解,偶有头痛不适,双下肢水肿较前消退,纳可,眠一般,舌淡暗,苔薄黄,脉细缓。复查 NT-proBNP 995ng/L。考虑患者服药后症状较前好转,效不更方,守方再服 7 剂。

9 月 24 日第三诊:患者气促较二诊时进一步好转,现轻度活动已无明显气促,偶有咳嗽,痰白质黏量少,睡眠较前改善,但胃纳欠佳,偶有手足心发热感,口干,双下肢仍有水肿,小便可,大便稍溏,舌稍红,苔薄黄,脉细。现患者瘀血不甚明显,考虑以气阴两虚为主。患者脾胃之气不足,故可见纳差便溏;脾虚失运,水液输布失常,故水肿难消;阴虚内热,故见手足心热,口干,舌红,苔薄黄。治疗以益气养阴、健脾利湿为主,方选生脉散合五苓散加减,以生脉散益气养阴,以五苓散健脾利水。处方：太子参20g，麦冬15g，黄芪30g，川芎10g，赤芍15g，五指毛桃30g，麸炒白术15g，茯苓30g，桂枝10g，猪苓20g，泽泻15g，甘草片6g，玉竹15g，知母15g。方中去五味子之收敛，加入了玉竹、知母以加强滋阴清热之功。共6剂，水煎服，日1剂。

9月30日第四诊：患者已无明显胸闷气促，无头晕头痛，无明显下肢水肿，口稍干，无手足心发热，胃纳及睡眠较前明显改善，舌淡，苔薄白，脉细稍弱。考虑患者症状基本缓解，但久病体虚，仍以气阴两虚为主要矛盾，出院后予本院制剂"心阴片"及中成药"芪参益气滴丸"长期维持治疗，取得良好效果。

【按】患者久病，以乏力气促为主症，伴胸闷痛、下肢水肿、头胀痛、口干，舌红苔薄黄、脉细，辨为气阴虚、血瘀水停证。由于患者年老久病，中焦运化衰减，心肾气阴两虚，血运无力，渐行滞缓，致心血瘀滞，故见胸闷痛；血瘀水停，阻滞气机，气机不畅，故见气促；水液停滞，流溢四肢，故见双下肢水肿；气阴不足，脑络失养，故见头胀痛；阴液亏虚，津液不能上承，故见口干；舌红、苔薄黄、脉细均为佐证。治疗当以益气养阴、活血化瘀为法，方拟生脉散合血府逐瘀汤加减。

（二）吴伟治疗扩张型心肌病验案

某男，42岁，2016年6月21日入院。患者于3个月前起感心悸，自觉心跳不规律、心烦，每于思虑过多或休息不佳时发生，平素性情较急躁，时有头晕，偶有耳鸣，口干，时常自觉乏力，腰酸，盗汗，胃纳不佳，眠差，小便可，大便时干时溏，舌红少津，苔少，脉细。既往有高血压史5年。动态心电图示室性期前收缩16 871个/24h；心脏彩超示左心室舒张末期内径60mm、室间隔与左心室壁搏动普遍性减弱、左心室收缩功能减退（EF 42%）。诊断：心悸（肝肾阴虚）。处方：女贞子15g，墨旱莲15g，淫羊藿15g，仙茅10g，泽泻15g，益母草30g，豨莶草15g，地骨皮20g，黄芪20g，酒萸肉10g，川芎10g，桑寄生30g。方中以二仙汤合二至丸补益肝肾为主，并加入了地骨皮以清虚热，黄芪补气行气，川芎养血行气，桑寄生平补肝肾。共4剂，水煎服，日1剂。

6月24日第二诊：患者心悸、头晕较前缓解，仍有耳鸣、口干，胃纳及睡眠改善，仍觉乏力、腰酸、盗汗；舌红，苔薄白，脉细。行冠脉造影术，冠脉管腔未见明显狭窄，遂西医诊断为扩张型心肌病。患者服用上方后症状较前好转，结合四诊，仍考虑为肝肾不足为主，守方再服4剂。

6月29日第三诊：患者心悸较前明显缓解，已无明显头晕，偶有耳鸣，稍口干，乏力及腰酸症状较前缓解，睡眠时仍有盗汗，但较前缓解；舌稍红，苔薄白，脉细。经过治疗，患者症状已基本缓解，出院时予守方带药7剂，并予中成药"稳心颗粒""芪参益气滴丸"等维持治疗。3个月后复查动态心电图示室性期前收缩250个/24h，心脏彩超示左心室舒张末期内径（LVDD）55mm、射血分数（EF）48%。

【按】患者心悸而烦、头晕耳鸣、口干、乏力、腰酸盗汗、舌红苔少等表现,考虑为肝肾阴虚证。由于患者为企业管理人员,平素思虑较多,劳心耗气,久则伤及肝肾之阴,肾阴不足,虚火上炎,扰及心神,故心悸而烦、睡眠差;阴虚内热,虚火灼津,津液不能上荣清窍,故见头晕耳鸣、口干、盗汗;阴亏于下,则腰酸;舌脉均为肝肾阴虚之佐证。治疗上以补益肝肾为法,方拟二至丸合二仙汤加减。出院后于门诊行中西医结合治疗,追踪观察,心悸症状已不明显,偶有轻微头晕耳鸣,纳眠较前明显改善。患者一直以二仙汤合二至丸加减治疗,取得良好效果。

（吴 辉 叶桃春）

第九节 心包疾病

心包是由包绕心脏的两层包膜(壁层和脏层)构成的囊状结构,包括浆膜层和纤维壁层,其腔内含有心包液。心包疾病可为孤立性的疾病,也可为全身性疾病的一部分。临床中,心包疾病主要包括心包炎(急性、亚急性、慢性和复发性)、心包积液、心脏压塞(心包填塞)、缩窄性心包炎和心包肿块。根据病因可分为感染性和非感染性(由肿瘤、自身免疫性疾病、尿毒症、甲状腺功能减退等所致)。

心包炎是最常见的心包疾病。根据病程可分为急性心包炎、慢性心包炎、粘连性心包炎、亚急性渗出性心包炎、急性缩窄性心包炎、慢性缩窄性心包炎等,其中临床上最为常见的是急性心包炎和慢性缩窄性心包炎。

在发达国家,病毒感染是心包疾病最常见的致病因素;而在世界范围内和一些发展中国家,结核杆菌感染仍是最主要的病因,且在这些区域,结核杆菌感染有些甚至与人类免疫缺陷病毒(HIV)感染伴随。

在中医学中,心包疾病属于"温病""内伤发热""心悸""怔忡""胸痹""结胸""痰饮""支饮""伏饮"等范畴。

一、病因病机

中医认为心包疾病的病因病机主要有以下几方面:

1. 感受外邪 由于气候突变、寒暖失调、起居不慎,加上腠理疏松,卫外不固,风湿热毒或风寒湿邪乘虚而入,内蕴心包而发病。

2. 痰饮内停 饮食失调,或过食生冷之物,损伤脾胃,水湿不化而为饮,若阻于胸中,流于心包络则发为本病。若嗜食辛辣肥甘之品,易于滋生痰热,亦可致病。

3. 瘀血阻滞 外伤,肝气郁滞,久患心肺肾病,均可致血脉瘀阻,若阻于胸中,心之包络不通则生此病。

4. 正气虚弱 劳倦、病后(热病、痨病、肿瘤等)气阴受伤,气虚则易于感受外邪,阴虚则内热由生,虚热灼津液为痰,痰浊阻于心包而成为本病。

总之,本病的病位在心包。其形成有外因、内因两个方面,且相互联系;基本病理变化是痰饮、瘀血阻滞,易于化热,易于伤津耗气,甚至阳气虚脱。

二、五脏相关与病机转化

本病病位主要在心,涉及肺、脾、肾等脏。素体肺气不足,腠理疏松,卫外不固,复因气候突变,寒暖失常,或起居不慎,六淫之邪乘虚而入,肺气失宣,而致咳喘等;心气不足,血行不畅,复感外邪,致心脉瘀阻,形成胸痹心痛等;忧思劳倦伤脾,脾胃运化失常,致水湿内停,聚而为痰饮,内伤于肺,复因外邪而动伏饮,致肺宣降失常;痰瘀阻络,心脉失养,故见心悸、气短等。本病后期,病理产物痰饮、瘀血等阻滞经络,易致血瘀水停,甚则化热伤津,易于伤津耗气,阳气虚脱。(图4-9-1)

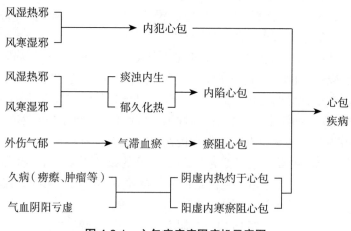

图 4-9-1　心包疾病病因病机示意图

三、临床表现

(一)急性心包炎

1. 症状　包括原发疾病症状和心包炎所致症状两部分。

(1)原发疾病症状:如为结核性可有午后低热、盗汗;化脓性心包炎可有高热、寒战;肿瘤性心包炎可有贫血、恶病质等表现。

(2)心包炎所致症状:纤维蛋白性心包炎以心前区疼痛最明显,且疼痛常呈尖锐性,可放射到颈部、左肩、左臂或上腹部,并与咳嗽、呼吸、体位变化有关,偶可呈压榨性,须注意与心肌梗死相鉴别。坐位前倾胸痛可缓解是心包炎的特征之一。呼吸困难为渗出性心包炎的突出表现,一般见于心脏压塞或缩窄性心包炎者。

2. 体征 心包摩擦音是纤维蛋白性心包炎特征性体征,多位于心前区,以胸骨左缘第3、4肋间最为明显,坐位前倾、深吸气或加压听诊器胸件可更容易听到。大多为与心室收缩、舒张相一致的双相性摩擦音。

渗出性心包炎的心脏体征主要为心前区饱满;心尖搏动减弱,位于心浊音界左缘的内侧或不能扪及;叩诊心脏浊音界向两侧增大;心音低而遥远。在大量心包积液时,左肺下叶可因心包积液的挤压出现肺不张的表现,表现为左肩胛下区语音震颤增强,叩诊为浊音,听诊闻及支气管呼吸音,称尤尔特征(Ewart征),又称左肺受压迫征。心包大量渗液时,收缩压降低,舒张压变化不大,故脉压变小,可出现脉搏减弱或奇脉。大量心包积液还可出现颈静脉怒张、肝大、腹水及下肢水肿等静脉回流障碍的表现。

3. 理化检查

(1)心电图:除 aVR 导联以外,其他常规导联出现 ST 段弓背向下型抬高,PR 段压低,数日后 ST 和 PR 段回至等电位线上,随后出现 T 波低平或倒置,大约在 60% 的患者可见到上述典型的心电图改变。心包积液时可有 QRS 波群低电压和电交替。常有窦性心动过速,但在不伴有其他心脏疾病时,一般不会出现严重的持续性心律失常。

(2)胸部 X 线检查:仅少量心包积液或无心包积液者胸片正常。一般而言,心包积液至少达到 250ml 才能看到心影增大,右侧心膈角变锐,心缘的正常轮廓消失,呈水滴状或烧瓶状,心影随体位改变而移动。

(3)实验室检查:应针对可能引起心包疾病的病因开展检查。检查结果取决于基础病因。

(4)超声心动图检查:虽然不具有特异性,但超声心动图依然是诊断心包积液准确、简单而安全的方法。超声心动图中见到心包液性暗区可明确诊断。根据舒张期心包液性暗区直径的大小,可将心包积液分为少量(<10mm)、中量(10~20mm)和大量(>20mm)心包积液。心包穿刺时可以利用超声心动图监视针尖位置。

(5)活组织检查:对于确诊心包积液性质,特别是结核或肿瘤性心包炎有重要价值,尚可同时采集心包积液。

(6)心脏 CT 与 MR:可以准确客观地测量心包厚度,及时发现局灶性心包积液,综合评估心包及其周围胸、肺组织的异常,是超声检查的重要补充。

(二)缩窄性心包炎

缩窄性心包炎常由急性心包炎发展而来。在我国,缩窄性心包炎最常见的病因仍为结核;非特异性心包炎居其次;近几年,放射性心包炎和心脏手术后引起的缩窄性心包炎逐渐增多。缩窄性心包炎常为慢性感染过程（细菌性、真菌性或病毒性），也是肿瘤或尿毒症所致心包慢性炎症和纤维变性的结果。

1. 症状 发展非常缓慢，常以劳力性呼吸困难、踝部水肿和腹胀为主诉。多数患者有极度疲乏感。

2. 体征 可有颈静脉怒张、肝大、腹水、下肢水肿、酸中毒大呼吸（Kussmaul呼吸）等表现。患者腹水常在下肢水肿之前出现，且腹水量较大，这种特征与一般心力衰竭的表现正好相反，有助于鉴别。心脏体格检查：心尖搏动不明显，大多患者可出现收缩期心尖负性搏动，心浊音界正常或稍增大，心音减低，偶可闻及心包叩击音。反射性心动过速，心率常较快。心律一般是窦性，可出现期前收缩、心房颤动、心房扑动等异位心律。

3. 理化检查

（1）心电图检查：QRS波群低电压，尤其在肢体导联为甚，T波平坦或倒置。有时可见右心室肥厚改变。

（2）X线检查：可见心影偏小、或轻度增大，心缘变直，主动脉弓小或难以辨认；无某一心脏增大的特异性改变；50%的患者有心包钙化。

（3）超声心动图：可见非特异性表现如心包增厚、粘连、反射性增强，心房增大而心室不大，心室舒张受限，心室壁活动减弱、室间隔矛盾运动等。

（4）右心导管检查：可明确诊断，特征性表现是肺毛细血管压力、肺动脉舒张压、右心室舒张末压、右心房压力、腔静脉压均显著升高且都在同一高水平，心排血量减少。

四、辨病辨证

（一）西医辨病

1. 心包炎的诊断 临床急性心包炎的诊断可根据以下4项简易指标作出判断：①典型胸痛；②心包摩擦音；③新发广泛导联ST段抬高或PR段压低；④心包积液。4项指标出现2项即可作出诊断。有复发的胸痛加上1个客观指标（如心包摩擦音、心电图改变或心包积液）即可作出复发性心包炎的诊断。病程持续超过3个月者为慢性心包炎。心包炎诊断后还需根据患者临床特征、辅助检查及心包穿刺和活体组织检查等资料对其病因学作出诊断。应注意与不稳定型心绞痛、肺栓塞、肺炎、夹层动脉瘤、气胸等疾病相鉴别。

2. 缩窄性心包炎的诊断 临床上出现难以解释的腹水、肝脾肿大、颈静脉怒张（吸气时更加扩张，心脏舒张期凹陷）和静脉压显著增高等体循环淤血体征，而无显著心脏扩大时，应考虑缩窄性心包炎的可能。如有急性心包炎病史，心脏搏动减弱，听到舒张早期额外音，脉压变小、奇脉和下肢水肿，X线检查发现心包钙化,心电图发现 QRS 波群、T 波和 P 波改变,常可明确诊断。注意与限制型心肌病鉴别:限制型心肌病的超声心动图常提示左心室功能减退,而缩窄性心包炎显示心包增厚和右心缘平直。限制型心肌病表现为左心室病变者,临床上以左心衰竭和心绞痛为主;有些表现为右心室或双心病变者,以右心衰竭为主,临床表现可酷似缩窄性心包炎。

(二)中医辨证

尽管心包疾病的临床表现多种多样,但临床上辨证的关键还是辨寒热虚实。

1. 辨证关键

(1)发热,心悸胸痛,舌红苔黄腻,脉浮数,病属新发,多属风湿热。壮热汗出,胸痛,甚则神志不清,狂躁谵妄,口渴喜冷饮,属热毒壅盛。

(2)午后发热,颧红,胸痛心悸,烦躁不安,五心烦热,舌红无苔,属热邪伤阴。

(3)恶寒肢冷,胸痛气憋,咳逆喘息,头昏心悸,肢体水肿,小便短少,属痰饮内停。

(4)心前掣痛难忍,心悸短气,胁下痞块,颈部青筋暴露,舌紫暗,属瘀血阻络。

(5)久病,心悸短气,自倦懒言,脉细弱无力,属正气虚弱。

(6)若遇心悸喘促,肢冷汗出,烦躁,或继而神识淡漠,脉微欲绝,是为阳气欲脱,不可不辨。

2. 辨证与辨病相结合 心包疾病可由外感六淫、饮食、情志、素体虚弱等因素引起。从本病表现来看,本病虚实夹杂、本虚标实,心脏彩超可见心包积液,可以有发热及感染的相应表现,与中医本虚标实表现相符;辨证之时,可以病证相参,细辨标本虚实,按病证遣方用药。

五、治疗

(一)中医辨证论治

遵照"急则治标,缓则治本"的原则。急性期多以清热解毒,祛痰蠲饮,活血凉血化瘀为主。慢性期则益气养阴,佐以活血化瘀。若是阳气欲脱,应益气温阳固脱。

1. 风湿热

主要证候:发热汗出,恶寒,胸痛心悸,咳嗽气促,目胀头昏,舌红苔黄腻,脉浮数。

治法:清热解毒,肃降肺气。

方药:五味消毒饮(《医宗金鉴》)加北杏仁、紫苏子。

常用金银花、野菊花、蒲公英、紫花地丁、紫背天葵清热解毒,北杏仁、紫苏子肃降肺气。

加减:若热邪与痰饮互结于上焦,治当以大陷胸汤加减;病势得减,则投以小陷胸汤加减。另可用清开灵针剂稀释后静脉滴注,每日1次;或用双黄连粉针剂稀释后静脉滴注,每日1次。

2. 热毒壅盛

主要证候:壮热汗出,胸痛,甚则神志不清,狂躁谵妄,口渴喜冷饮,小便黄,舌红绛,苔黄厚腻,脉弦数。

治法:清热解毒,凉血化瘀。

方药:安宫牛黄丸(《温病条辨》)或牛黄清心丸(《痘疹世医心法》)加减。

3. 痰饮内停

主要证候:胸闷憋气,咳逆喘息,胸痛,头昏心悸,肢体水肿,小便短少,舌苔白腻,脉沉滑;夹风寒者,多伴恶寒、肢体疼痛。

治法:祛痰蠲饮,温阳健脾。

方药:葶苈大枣泻肺汤(《金匮要略》)合苓桂术甘汤(《金匮要略》)加减。

加减:若痰清色白者,可用苓甘五味姜辛汤加减;伴风寒束表,用杏苏散加减。

4. 瘀血阻络

主要证候:心前区掣痛,痛有定处,心悸,短气胸闷,或胁下痞块,舌紫暗或有瘀点,脉沉细。

治法:活血化瘀通络。

方药:血府逐瘀汤(《医林改错》)加减。

常用当归、干地黄养血,桃仁、红花、赤芍、川芎活血化瘀,柴胡、枳壳疏理气机。

加减:伴气虚,加党参、北黄芪;阳虚,加制附子、桂枝。另可使用丹参注射液,或川芎嗪注射液稀释后静脉滴注,每日1次。

5. 气阴两虚

主要证候:胸痛,心悸,低热汗出或盗汗,手足心热,口干舌燥,咳嗽气短,身倦懒言,舌淡红,脉细弱无力或结代。

治法:益气养阴,扶正祛邪。

方药:生脉散(《医学启源》)加减。

常用党参、麦冬、五味子益气养阴,丹参、赤芍活血化瘀,山茱萸敛阴止汗,北黄芪益气固表。

加减:若热邪伤阴明显,则可用沙参麦冬汤(《温病条辨》)加减。

【方药应用】

1. 注射制剂　根据辨证分型,可选用以下中药针剂。补气类,黄芪注射液;益气养阴类,生脉注射液;清热解毒类,苦碟子注射液;活血化瘀类,丹参注射液、川芎嗪注射液。

2. 中成药　辨证选用中成药。①芪参益气滴丸,益气活血,每次1包,每日3次。②麝香保心丸,通窍活血通脉,每次2粒,每日3次。③速效救心丸,通窍活血,每次2粒,每日3次,急救时,舌下含服。

【针灸方法】针刺内关、合谷等穴位,可以缓解心前区疼痛感。结合临床情况,使用补泻手法。

（二）西医治疗

治疗原则是尽可能针对原发病治疗,必要时予对症治疗。但心包炎的病因复杂多变,临床上常较难明确病因。因此,临床实践中,在结核患病率较低的国家或地区,病因不易明确的心包炎常被归入特发性心包炎;而在结核高发的国家或地区,首先要考虑结核性心包炎的可能,必要时可行诊断性治疗。

1. 对症治疗　急性期注意休息、镇静;加强支持疗法,高热量、高蛋白、高维生素饮食;对症治疗,如呼吸困难者予吸氧,胸痛明显者予非甾体抗炎药(NSAID)镇痛,必要时甚至可以使用可待因或哌替啶。如出现心脏压塞症状,应尽早进行心包穿刺放液,如渗液继续产生或有心包缩窄表现,应及时做心包切除,以防止发展成缩窄性心包炎。

2. 病因治疗　风湿性心包炎时应加强抗风湿治疗,一般应用肾上腺皮质激素较好。结核性心包炎应尽早开始抗结核治疗,并给予足够的剂量和较长疗程,直至结核活动停止后1年左右再停药。化脓性心包炎除选用敏感抗菌药物治疗外,应尽早考虑心包切开引流,如引流发现心包增厚,则可做广泛心包切除。非特异性心包炎和病毒性心包炎常有自限性,但有近1/4的患者易于复发,若症状难以控制时,肾上腺皮质激素可能有效;但全身性使用皮质激素治疗仅限于结缔组织病、自身免疫病或病毒性心包炎。使用激素时,指南建议心包内用药,以避免全身副作用,并可以提高疗效。尽早应用布洛芬或秋水仙碱,可减少激素的应用。顽固性复发性心包炎伴严重胸痛者,可考虑外科心包切除术治疗。

近年来国外多项研究发现,使用低剂量的秋水仙碱(0.5~1.2mg/d)对防治非特异性复发性心包炎效果较好,但其在国人中的效果有待进一步验证。

六、中西医结合思路

心包疾病属于"温病""内伤发热""心悸""怔忡""胸痹""结胸""痰饮""支饮""伏饮"等范畴。六淫、饮食不节、情志失调等伤及气血津液,造成痰饮、瘀血阻滞,血瘀水停,易于化热伤津耗气,甚至阳气虚脱,这是本病出现发热、胸痛、气促的发病机理。

本病为本虚标实之证,治疗上应遵照"急则治标,缓则治本"的原则。治标就是要积极控制感染,在急性期,以清热解毒、肃降肺气为法,方用五味消毒饮加减;若患者出现壮热汗出,胸痛,甚则神志不清,狂躁谵妄等症,即急须凉血止血、清解热毒治疗,方用安宫牛黄丸加减。若心包积液量大者,可出现胸闷憋气,咳逆喘息,胸痛,头昏心悸,肢体水肿等症,需紧急行心包穿刺术。如渗液继续产生或有心包缩窄表现,必要时应做心包切除,以防止发展成缩窄性心包炎。

本病后期易致痰瘀互结,水饮停滞,易于化热伤津耗气,病情均较复杂,病势缠绵,病情易反复,治疗较难,因此治疗的疗程要长,需耐心治疗。中西医结合治疗心包疾病,集中西医两法的治疗特长,有助于提高心包疾病的临床治疗效果。

七、辨已病未病与调养

（一）辨已病未病

积极治疗原发病:控制结核病和 HIV 感染的流行;急性心肌梗死患者早期行冠状动脉再灌注治疗;积极治疗各种肾脏疾病,防止发展成终末期肾病是减少尿毒症心包炎最经济有效的措施。

（二）调养

慎起居,节饮食,调理情志,加强锻炼、提高机体抵抗力。

1. 患者气血亏虚、肺卫不固,平时要注意饮食卫生和起居,慎防感染。

2. 对于急性心包炎患者,宜注意休息;高热量、高蛋白、高维生素饮食;情绪愉快,保持大便通畅。

八、临床验案

吴伟诊治结核性心包炎验案

吴某,女,55 岁,因"反复双下肢水肿 7 年,气促 1 个月"入院。既往有肾病综合征、膜性肾病、高血压病史。1 个月前出现活动后气促,且日益加重。症见面赤身热,气促,不可平卧,神烦少寐,大便数日未行,小便黄浊。查体:体温 37.4℃,血压 94/66mmHg,心尖部搏动减弱,心浊音界向两侧扩大,心率 104 次/min,律齐,心音遥远,各瓣膜听诊区未闻及明显病理性杂音。双下肢水肿。舌绛红,局部有瘀斑,苔黄厚,脉沉弦而数。辅助检查:尿蛋白(+++),尿红细胞(++);24 小时尿蛋白定量 5.045g;血清肌酐 44μmol/L、白蛋白 20.8g/L。心脏彩超:左房

53mm,大量心包积液,心包腔内无回声区;左室后壁之后收缩期 33mm,舒张期 29mm;右室前壁之前收缩期 17mm,舒张期 13mm。左室射血分数 74%。

中医诊断:①支饮,热毒内陷心包;②水肿,气阴两虚水停。西医诊断:①结核性心包炎;②原发性肾病综合征;③继发性高血压。

治疗:①中医治疗以清热凉血、解毒杀痨为法,予犀角地黄汤(水牛角代替犀角)合五味消毒饮加减。水牛角 30g(先煎),生地黄 12g,赤芍 15g,牡丹皮 15g,野菊花 15g,金银花 12g,紫花地丁 15g,蒲公英 15g,功劳木 15g,百部 15g,黄芩 12g,黄芪 30g,甘草 15g。②在超声引导下对患者行心包穿刺术,抽出暗红色不凝液 240ml,穿刺液常规及生化检查结果均提示为渗出液;穿刺液结核菌涂片检查未发现抗酸杆菌;病理检查示大量红细胞,未见癌细胞。留置心包腔引流管抽液引流 1 周。③西药予口服利福平 0.45g,每日 1 次;吡嗪酰胺 1.5g,每日 1 次;异烟肼 0.4g,每日 1 次;乙胺丁醇 1.0g,每日 1 次(四联);口服醋酸泼尼松 40mg,每日 1 次;心包腔内予以注射地塞米松、异烟肼各 1 支。

治疗 1 周后,患者发热、气促、神烦、便秘等症明显改善。出院前复查心脏彩超示左房 50mm,少量心包积液。嘱患者继服前方。

随访及预后:患者出院 2 周后至门诊复诊,症见手足心热、盗汗、口干咽燥,双下肢水肿,舌红少津,脉细数。遂予六味地黄丸合二至丸加味益气养阴,佐清热利湿、活血利水之品。黄芪 45g,山药 15g,山茱萸 10g,生地黄 15g,茯苓 15g,牡丹皮 15g,泽泻 15g,女贞子 15g,墨旱莲 15g,槐花 15g,积雪草 30g,白茅根 15g,益母草 15g,玉米须 15g,甘草 6g。患者坚持服用此方及西药抗结核治疗,激素逐步减量。治疗 2 个月后外院查结核感染 T 细胞斑点试验提示感染结核分枝杆菌。继续随访治疗 15 个月,门诊定期复查,诸症好转,醋酸泼尼松已减量为 5mg,每日 1 次。复查尿蛋白(+),红细胞(±);24 小时尿蛋白定量 0.728g,血清白蛋白 35.3g/L,心脏彩超未见积液复发。

【按】吴伟认为,对于心包积液的性质,渗出液的病机多为热毒逆传心包,损伤气阴;漏出液的病机多为气虚血瘀,阳虚水停。再综合五诊十纲资料,患者首要矛盾为支饮,辨证为热毒内陷心包。结合该患者既往肾病综合征的病史(已病),水肿乃患者基础疾病所致,为本虚标实之证。本案急性期为热毒内陷心包,方以犀角地黄汤合五味消毒饮加减以治标,而缓解期益气养阴兼清热利湿、活血利水以标本兼顾。

(李 荣 王士超)

参 考 文 献

1. 陈志强,杨关林.中西医结合内科学[M].3 版.北京:中国中医药出版社,2016.

2. 王吉耀.内科学[M].北京:人民卫生出版社,2005.

3. 陈灏珠,林果为,王吉耀.实用内科学:全2册[M].14版.北京:人民卫生出版社,2013.
4. 左强,吴伟,王嵩.从热毒内陷心包辨治肾病综合征合并结核性心包炎举隅[J].中医药学报,2015,43(4):70-71.

第十节 周围血管疾病

多发性大动脉炎

多发性大动脉炎是一种原因未明,发生在主动脉和/或其主要分支的慢性非特异性炎症性疾病。受累血管产生狭窄或闭塞,少数可引起扩张或动脉瘤形成。由于受累动脉的不同而产生不同的临床类型,其中以头和臂部动脉受累引起的上肢无脉症和肾动脉受累引起的肾动脉狭窄性高血压最为常见,也可见肺动脉和冠状动脉受累。通常所说的"无脉病""主动脉弓综合征""慢性锁骨下动脉-颈动脉梗阻综合征"和"主动脉弓分支血栓性动脉炎",大多是本病的头和臂部动脉受累的类型。

本病青少年多见,发病年龄多在5~40岁,30岁以内占70%,女性患病率高于男性,头臂型女性居多,肾动脉型男女比例相仿。

根据临床表现,本病当属中医"脉痹""血痹""血瘀证""头痛"及"眩晕"等范畴。

一、病因病机

本病的病因病机较复杂,既有正气内虚的内在基础,又有六淫入侵的外在条件。

1. 感受风寒湿邪 由于正气内虚,风寒湿邪乘虚而入,客于血脉之中,邪气闭阻血脉,血脉因而为之不畅;加之寒为阴邪,主收引、凝滞,气血更为瘀滞不畅,从而产生本病。

2. 感受风热湿邪 由于正气内虚,风热湿邪乘虚而入,客于血脉之中,邪气闭阻血脉,血脉因而为之不畅;加之热为阳邪,易伤阴血,阴亏血涩则血脉更为瘀滞不畅,从而产生本病。或因感受风寒湿邪,客于血脉,邪气久留不去,郁而化热,灼伤阴血,导致阴亏血涩,气血为之瘀滞而产生本病。

3. 气虚血瘀 由于先天不足,或后天失养、久病等导致气血亏虚,气为血帅,血为气母,气虚无力鼓动血液运行,血虚则血脉干涩不畅,从而导致气血瘀滞而形成本病。

4. 阳虚寒凝 由于先天禀赋不足,或后天失养、久病、房劳过度等导致阳气亏虚,阳虚则阴寒内盛,气血失于温煦而凝滞不畅,脉道为之不利而产生本病。

5. 肝肾阴虚　由于先天禀赋不足,或后天失养、久病、房劳过度等导致肝肾阴亏,阴虚则不能制阳,形成阴虚阳亢之证;或阴虚则内热,而形成阴虚内热之证,从而产生本病。

总之,本病的关键在于先天禀赋不足或后天失养等,导致正气内虚为本,瘀血内阻为标,其瘀或因邪致瘀,或因虚致瘀。炎症活动期多表现为邪实,而稳定期则多表现为正虚血瘀。

二、五脏相关与病机转化

多发性大动脉炎在中医学中可归属"脉痹"范畴。本病主要病机为脉道不畅,气血瘀滞,病位在血、在脉,由机体先天禀赋不足,外邪内侵,阻滞经脉,内攻脏腑所致。病邪混合侵犯机体导致人体气血凝涩,血凝而不流,闭阻不通,致使肢体痛楚。本病病机往往虚实夹杂,本虚标实,繁复错杂。涉及多个脏腑,病变累及的脏腑主要在肝肾,其次是脾胃。因肝主筋,以阴血为用,筋得血液濡养方可发挥其正常生理功能;外邪伤阴血,筋失其所养,故肢体痹痛。因心的功能主血脉,肺主气、有卫外之功,肾中先天之精气为心肺气之根,后天生成的水谷精微之气为心肺气之源,若脾肾亏虚,肺卫不固,易感外邪,内舍心脉,则导致脉道不畅,气血瘀滞。故本病与五脏都有着非常密切的关系。(图4-10-1)

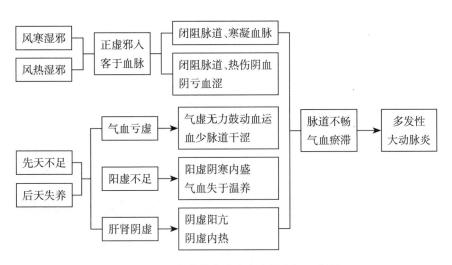

图4-10-1　多发性大动脉炎病因病机示意图

三、临床表现

本病的临床表现因活动期与慢性期的不同,以及受累血管的部位、程度和范围的不同而表现各异。主要有全身症状和局部症状两方面。

（一）全身症状

在动脉炎活动期出现,有发热、全身不适、食欲不振、出汗、苍白、消瘦等,可伴有关节炎和结节性红斑等,也可能出现雷诺现象和脾肿大。

（二）局部症状

根据受累血管的不同可分为 5 型。

1. 上肢无脉症（头臂动脉型、主动脉弓型）

（1）症状：由上肢、头、眼缺血所产生。工作时上肢易疲劳,并有疼痛、发麻或发凉感觉,这种现象常由锁骨下动脉、腋动脉或肱动脉阻塞所致,常称上肢间歇性"跛行"。当颈总动脉、无名动脉狭窄或闭塞时可出现头目部或脑部症状,如咀嚼时颊部肌肉疼痛,情绪易激动,眩晕、头痛、记忆力减退,易晕厥,视力减退和一过性眼前发黑等;严重者可有精神失常、抽搐、偏瘫和昏迷。

（2）体征：单侧和双侧桡、肱、腋、颈或颞等部位的动脉搏动减弱或消失。上肢血压测不出或明显降低,或两臂收缩压持续相差 >20mmHg,下肢血压正常或增高。但很少有上肢肌肉萎缩。43%~51.5% 的患者两侧颈部、锁骨上和胸锁乳突肌的三角区有连续性杂音或收缩期杂音。

2. 下肢无脉症（胸腹主动脉型）

（1）症状：缺血产生下肢麻木、疼痛、发凉感觉,易疲劳,并可有间歇性跛行。上肢血压持续增高者可有高血压,甚至发生左心衰竭。

（2）体征：下肢从股动脉开始,可有一侧或两侧动脉搏动减弱或消失,血压测不出或明显降低;上肢血压增高。腹部或肾区可听到收缩期杂音。肩胛骨附近、两肩胛骨间、胸部或胸骨旁,可听到连续性或收缩期杂音。

3. 肾动脉型

（1）症状：单独累及一侧或两侧肾动脉,均可有持续、严重而顽固的高血压。

（2）体征：四肢血压均明显增高,可有左心室增大或左心室衰竭的体征。上腹部或肾区可听到收缩期杂音。

4. 肺动脉型 肺动脉受累高达 14%~50%。病变一般累及大、中肺动脉。但本型患者 63% 有肺动脉高压或右心室受损,5% 可伴有胸腔积液;72% 有肺动脉瓣区第二心音亢进、收缩中期杂音及收缩期喷射音等体征。

5. 混合型 约占 31.6%~41.5%。病变同时累及上述两组或两组以上的血管。其症状或体征则随受累血管的不同而异。其中以肾动脉受累最多见,约占此型的 36.3%,故大多数患者有明显的高血压表现。

（三）理化检查

1. 血液检查　多发性大动脉炎的病因未明,早期无特异性检查。在动脉炎活动期,红细胞沉降率增快,抗链球菌溶血素 O 试验滴度增高,C 反应蛋白阳性,白细胞计数增多。测定纤维蛋白原的变化和纤维蛋白的活性,有助于发现高凝状态。

2. 眼底检查　在头臂动脉型中可见视神经乳头苍白、视神经萎缩、视网膜动静脉不同程度的扩张和相互吻合,末梢血管阻塞。

3. 心电图检查　在胸腹主动脉型和肾动脉型中可见左心室肥大或伴有劳损。肺动脉型可见右心室肥厚伴劳损。

4. X 线检查　①常规 X 线检查:在胸腹主动脉型和肾动脉型中的胸片中可见左心室增大,前者肋骨下缘还有由于扩张的肋间动脉侵蚀所致的凹陷缺损。肺动脉型可见肺野外周纹理减少,肺动脉圆锥突出和右心室增大。②静脉尿路造影:肾动脉型静脉尿路造影可见两肾大小差异,患侧肾缩小,两侧肾盂显影时间和浓度差异及由侧支循环所致的输尿管压迹。

5. 放射性同位素肾图　显示患侧肾有缺血性改变。

6. 放射性同位素肺扫描　用同位素 ^{113m} 铟聚合大分子蛋白扫描,肺动脉受累者可见肺野放射性分布有明显缺陷。

7. 不同类型的超声波血管测定仪　可用于测定动脉及其远端动脉搏动强度、血流,以及管径和管壁的厚度、有无动脉瘤的形成等。

8. 节段性肢体血压测定和脉搏波描记　采用应变容积描记仪、光电容积描记仪可测定同侧肢体相邻血压或两侧肢体对称部位的血压差,>20mmHg 时提示压力降低的近端动脉狭窄或阻塞。

9. 红外线热像图　适用于小儿或不能做创伤性血管造影者。

10. 螺旋 CT 血管造影　可显示升主动脉、降主动脉及其分支的各种腔内病变(包括狭窄、闭塞、扩张及动脉瘤)。

11. 脑血管彩色多普勒　颈动脉受累者可显示脑血流量减少和局部血管病变的状况。

12. 磁共振成像　可观察到动脉壁异常增厚,受累的主动脉弓向上发出的大动脉、胸腹主动脉及肾动脉的狭窄。这一技术使许多早期病变的检测成为可能。

13. 选择性动脉造影　迄今仍然公认的诊断多发性大动脉炎的重要方法,可以清晰而正确地显示病变部位及其范围。

14. 数字减影血管造影　应用计算机技术,探测注射造影剂前后所得影像差别,消除与血管图像无关的影像,单独显示血管图像,目前已经运用于各种血管造影。

四、辨病辨证

（一）西医辨病

根据病史以及特殊的体征,青年女性多发;若有下述 1 项或 1 项以上表现者,应考虑本病的诊断。

1. 上肢和 / 或下肢的单侧或双侧出现缺血症状,伴有患肢动脉搏动的减弱或消失,血压降低或不能测出者。

2. 脑部缺血症状,伴有一侧或两侧颈动脉搏动减弱或消失,以及颈部或锁骨上、下区有血管杂音者。

3. 上肢搏动消失,伴有视力减退和眼底改变者。

4. 持续、严重而顽固的高血压,伴有上腹部或肾区 2 级以上高调血管杂音者。

5. 肺动脉瓣区、腋部和背部有收缩期杂音,伴肺动脉高压者。

【鉴别诊断】

1. 血栓闭塞性脉管炎　本病多发生于男性青壮年,常有吸烟和受寒史,病变主要发生在中小动脉,如足背动脉、腘动脉、桡动脉等,下肢多于上肢。病变后期常有皮温下降,肢端发凉,体位性皮色改变,甚至紫暗;肢端剧烈疼痛,甚至坏死。

2. 闭塞性动脉粥样硬化症　本病多见于 45 岁以上中老年人,男性为多,常发生在大中型动脉,病程短,发展快;病变后期可引起肢端坏死,常伴有高血压、高脂血症、糖尿病、心脑血管病等。

3. 先天性主动脉狭窄　本病男性为多,血管杂音的位置较高,限于心前区及背部,腹部听不到杂音,无炎症活动的表现,狭窄部位恒定,常见狭窄后扩张,头、臂动脉多呈扩张,侧支循环丰富,主要由锁骨下 - 乳内 - 肋间动脉系统构成。胸部 X 线片常见双弓影（"3" 字征 ）。

4. 结节性多动脉炎　本病多发生于中老年人,男性多于女性,主要累及多脏器的中小动脉,其特征性表现是体重下降明显,常大于 4kg;约 27% 的患者有皮肤损害,主要表现为网状青斑;常有睾丸疼痛与压痛;常见肌肉疼痛、无力或下肢压痛;常见周围神经损害;因肾的损害而常有高血压、蛋白尿及慢性肾功能不全。

（二）中医辨证

本病主要病机为脉道不畅,气血瘀滞。中医在此病的治疗上注重 "脏腑经络"辨病辨证的方法。气血运行不畅，瘀血停滞脉络则阳气不能通达四末，故表现肢端发凉、无力；瘀血闭阻，则肢体发紫、疼痛、脉绝；阳虚血瘀，血运失常，不能荣养于上，可见头晕、目眩等。另外，临床辨证应注意，瘀血可日久入里化热，或因寒转化为热，从而出现寒热错杂证。

五、治疗

（一）中医辨证论治

本病由于机体先天禀赋不足，外邪内侵，阻滞经脉，内攻脏腑所致。本病常因虚致实，或虚实夹杂，使病情错综复杂。

1. 风寒湿痹阻

主要证候：发热，周身倦怠乏力，下肢沉重，关节酸痛，胃脘痞满，患肢动脉减弱或无脉，舌质淡，舌苔白，脉沉细或细弱。多见于多发性大动脉炎初期。

治法：益气温阳，散寒祛湿，活血通痹。

方药：黄芪桂枝五物汤（《金匮要略》）加减。

常用生黄芪、当归、鸡血藤、大枣益气养血，桂枝温经通络，炒苍术、薏苡仁、茯苓、羌活、防风散寒祛湿，赤白芍、川芎活血化瘀。

2. 阴虚内热

主要证候：低热或午后潮热，心悸，头晕，四肢酸软乏力，肢体关节疼痛，口干，舌质红，舌苔薄白，脉细数。多见于多发性大动脉炎急性活动期。

治法：养阴清热，活血通络。

方药：养阴活血汤（经验方）加减。

常用生地黄、玄参养阴清热，赤芍、鸡血藤、当归、牡丹皮、牛膝、川芎活血化瘀，青蒿、白薇透虚热，黄芩清热燥湿。

加减：若伴有心烦、口苦、面红、眩晕、头痛、血压高者，证属阴虚阳亢，方用天麻钩藤饮合杞菊地黄丸加减。

3. 湿热瘀阻

主要证候：周身困重倦怠，低热不退，肢体麻木，关节游走性疼痛，胃脘痞满，纳差，便溏，舌质红，舌苔黄腻，脉濡细。多见于多发性大动脉炎活动期。

治法：清热利湿，活血通络。

方药：甘露消毒丹（《医效秘传》）加减。

重用滑石、茵陈、黄芩、连翘，其中滑石利水渗湿，清热解暑，两擅其功；茵陈善清利湿热而退黄；黄芩、连翘清热燥湿，泻火解毒。石菖蒲、藿香、白豆蔻行气化湿，悦脾和中，令气畅湿行；通草清热利湿通淋，导湿热从小便而去，以益其清热利湿之力；丹参、路路通活血化瘀。

加减:头沉重身痛者,去通草,加蔓荆子;胃脘胀满者,去滑石、连翘,加苍术、炒枳实、佛手。

4. 气滞血瘀

主要证候:精神倦怠,面色晦暗,肢体疼痛或麻木,女子经行不畅或闭经,患肢皮色苍白、发凉,动脉搏动减弱,舌质暗,舌苔薄白。多见于多发性大动脉炎稳定期。

治法:活血化瘀通络。

方药:活血化瘀方加减。

常用忍冬藤、玄参清热解毒;当归、丹参、川芎、赤芍、桃仁、红花活血化瘀;薏苡仁健脾祛湿;海风藤、桂枝通络止痛。

加减:下肢无脉者,加牛膝、土鳖虫;胸闷气短者,加厚朴、土茯苓。

5. 脾肾阳虚

主要证候:全身怕冷,腰膝酸软,食少便溏,肢体发凉,倦怠乏力,舌质暗淡有瘀斑,脉沉细。见于多发性大动脉炎稳定期。

治法:温肾健脾,散寒活血。

方药:补肾活血汤加减。

常用熟地黄、桑寄生、补骨脂、淫羊藿、狗脊补肝肾,祛风湿,当归、鸡血藤、川芎、红花、牛膝养血活血,白术、茯苓、陈皮理气健脾。

6. 气血两虚

主要证候:身体虚弱,倦怠无力,面色萎黄,头晕,心悸气短,视物模糊,舌质淡,舌苔薄白,脉沉细或无脉。见于多发性大动脉炎后期严重缺血期。

治法:益气养血,活血通脉。

方药:顾步汤(《辨证录》)加减。

常用黄芪、党参、白术健脾益气,石斛养阴,鸡血藤、当归、赤芍、牛膝养血活血,地龙通络。

【方药应用】

1. 口服中成药

(1)活血通脉片:每次 10 片,2 次 /d,饭后服。

(2)四虫片:每次 10 片,2 次 /d,饭后服。

(3)犀黄丸:每次 6g,2 次 /d。

(4)复方丹参片:每次 5 片,3 次 /d。

(5)毛冬青片:每次 5 片,3 次 /d。

(6)龙胆泻肝丸:每次 6g,3 次 /d。

(7)当归补血丸:每次 6g,3 次 /d。

2. 中药静脉用药 无论是多发性大动脉炎活动期还是稳定期,均可独立或配合其他方法应用。

（1）复方丹参注射液：20~40ml 加入 500ml 生理盐水中静脉滴注，1 次 /d，15 天 1 个疗程。

（2）川芎嗪注射液：80~160mg 加入 500ml 生理盐水中静脉滴注，1 次 /d，10 天 1 个疗程。

（3）脉络宁注射液：60~80ml 加入生理盐水 500ml 中静脉滴注，1 次 /d，15 天 1 个疗程。

（4）刺五加注射液：20~40ml 加入生理盐水 500ml 中静脉滴注，1 次 /d，10 天 1 个疗程。治疗期间注意观察是否有过敏反应。

【针灸疗法】

1. 上肢动脉炎　取肩中俞、臂臑、内关、外关、曲池、阳溪、合谷、足三里。强刺激，留针 15~30 分钟，1 次 /d。

2. 下肢动脉炎　取足三里、阳陵泉、血海、三阴交、解溪、伏兔。强刺激，留针 15~30 分钟，1 次 /d。

（二）西医治疗

1. 活动期治疗　①皮质激素类药物和免疫抑制剂：在动脉炎活动期全身症状明显时，用肾上腺皮质激素治疗，可控制炎症、改善症状，使病情趋于稳定。多主张长期小剂量应用激素，副作用小，症状控制理想。在使用皮质激素基础上也可加用免疫抑制剂，如甲氨蝶呤，每周 10~25mg，对于改善症状、控制病情发展有效。②血管扩张药物：在控制炎症发展基础上，辅助应用血管扩张的药物，可以改善缺血症状。③降低血液黏稠度药物：多发性大动脉炎患者存在高凝状态，低分子右旋糖酐、丹参都有一定的治疗作用。④抗血小板聚集药物：双嘧达莫、肠溶阿司匹林等，可以用作辅助治疗。

2. 稳定期治疗　①血管扩张药物，目的是改善脑、肾等主要脏器缺血症状，控制顽固性高血压。盐酸妥拉唑林，25~50mg，3 次 /d；烟酸，50~100mg，3 次 /d；盐酸酚苄明，10~20mg，2~3 次 /d；血管紧张素转换酶抑制剂，如卡托普利，25~50mg，3 次 /d；己酮可可碱缓释片，400mg，2~3 次 /d；地巴唑，10mg，3 次 /d。②抗血小板聚集药物，如阿司匹林 75~100mg，1 次 /d；双嘧达莫（潘生丁）50mg，3 次 /d，等等。③低分子右旋糖酐（分子量 2 万 ~4 万）500ml 或加入丹参注射液 8~10 支静脉滴注，1~2 次 /d，10~15 天为 1 个疗程。

3. 手术治疗　手术目的主要是解决肾血管性高血压及脑缺血。①单侧或双侧颈动脉狭窄引起的脑部严重缺血或视力明显障碍者，可行主动脉及颈动脉人工血管重建术、内膜血栓摘除术或颈部交感神经切除术；②胸或腹主动脉严重狭窄者，可行人工血管重建术；③单侧或双侧肾动脉狭窄者，可行肾自身移植术或血管重建术,患侧肾明显萎缩者可行肾切除术;④颈动脉窦反射亢进引起反复晕厥发作者,可行颈动脉体摘除术及颈动脉窦神经切除术;⑤冠状动脉狭窄,可行冠状动脉搭桥术或支架置入术。

六、中西医结合思路

多发性大动脉炎的诊断主要基于其临床表现和受累血管的影像特征。西医治疗主要以抑制免疫、扩张血管、抗血小板凝聚、皮质激素应用等为主。西药用血管扩张药物治疗下肢动脉硬化闭塞,注射用尿激酶、注射用纤溶酶可溶解阻塞血管部位的血栓而促进侧支循环建立,丹参、川芎嗪等药物改善微循环;经过以上治疗,部分闭塞段管腔可再通,大部分在闭塞段周围形成迂曲的侧支循环血管,可改善下肢动脉供血。糖皮质激素和免疫抑制药在控制临床症状和病变进展上的效果较好,但不良反应明显,长期应用会严重影响患者的生活质量。且本病具有反复发作的特点,长期反复应用西药治疗,易产生显著耐药性;单用西药,治疗效果多不理想。故在临床上,多应用中西医结合,采用西医学控制临床症状和病变进展,并结合中药调理。多发性大动脉炎属中医"脉痹"范畴,病位在血、脉,多因元气亏虚,气虚无力运行血液,血液内停,形成瘀血,以致脉络不通,发为脉痹。正如王清任所谓:"元气既虚,必不能达于血管,血管无气,必停留而瘀。"因此,在治疗过程中宜重用活血化瘀之品,结合病机,采用补气、活血、通络之法,取王清任所著《医林改错》之补阳还五汤加味。重用生黄芪为君药,取其大补脾胃之元气,使气旺以促血行,祛瘀而不伤正,并助诸药之力;配当归尾为臣药,有祛瘀而不伤好血之妙;川芎、赤芍、桃仁、红花、丹参、川牛膝,助当归尾以活血祛瘀;地龙为佐使药,以通经活络,配合芍药缓急止痛;鸡血藤以补血活血;鳖甲以益肾健骨。诸药合用,共奏补气、活血而通络之效,改善人体自身免疫功能,增加肢体血流量,改善局部血液循环,促进侧支循环开放,减轻患者症状,减少复发,促进疾病恢复。

七、辨已病未病与调养

(一)辨已病未病

多发性大动脉炎是一种侵袭全身大动脉的疾病,且多见于青年女性,严重者常可致残,甚至死亡。所以一定要积极做好多发性大动脉炎的预防,这样才能从根本上避免此疾病的发生。

预防多发性大动脉炎,最好是避免阴冷潮湿的环境因素,居室不宜过冷和潮湿,温度要适宜,注意肢体的保暖和干燥。部分多发性大动脉炎的病因是上呼吸道感染及结核,因此,预防多发性大动脉炎的发生要注意预防多发性大动脉炎的诱因,并注意尽早积极治疗对多发性大动脉炎有诱发作用的疾病。要注意加强身体锻炼,多参加有氧运动和户外运动,促进身体体液平衡,增强体质,提高自身的免疫功能。还要做到生活规律,不贪食冷饮和过食肥甘厚味之品,忌食辛辣食物,忌烟酒。应提高健康保健意识,定期进行健康查体,尽早发现身体不适,及时进行规范治疗。

(二)调养

1. 根据病情,定时做各项检查,精心观察,分析病情的变化,及时采取相应措施。

2. 活动期患者应卧床休息,减少活动。饮食应富于营养、易消化、无刺激性,同时积极鼓励戒烟。

3. 对长期服用激素者应注意观察有无继发感染、水钠潴留、糖尿病、骨质疏松、低钾血症、压疮、股骨头坏死等,还应注意有无腹痛、呕血、黑便等消化道出血症状。嘱患者按医嘱服药,避免突然减药或停药致病情反复。

4. 做好生活护理,关心患者,鼓励患者树立信心,保持良好的情绪。

5. 注意观察病情变化,对发热患者可每天测4次体温,必要时给予物理降温。肢体麻木、疼痛者,给予适当的按摩或相应的对症治疗。每天测血压,比较患肢与健肢血压差异及脉搏搏动情况。注意患肢血液循环变化状况及有无疼痛、寒冷等感觉异常。如出现头痛、眩晕或晕厥等脑缺血症状,应置患者于平卧位,并立即通知医师。有明显脑供血不足和严重高血压者应卧床休息,设专人护理,密切观察病情,防止发生意外,防止发生压疮或感染。

6. 针对原发病,抗感染、抗风湿、抗结核治疗。

八、临床验案

重庆市名中医王希知治疗多发性大动脉炎验案

周某,女,20岁,1992年4月8日初诊。患者因昏厥被送往某医院医治,诊为"大动脉炎",已住院半年。用"青霉素、链霉素、潘生丁、脉通、低分子右旋糖酐"等药物治疗,病情无明显改善,双手一直无脉。遂请王老诊治。刻诊:患者由家人搀扶于座,头偏目闭,面色㿠白无华,神疲懒言。舌质红、苔薄白,双手寸口无脉。诊断为脉痹,证属气虚血弱,脉络瘀滞。治以益气养血,活血通络。拟方黄芪桂枝汤加减。处方:黄芪30g,桂枝、当归、砂仁各10g,党参、白术各20g,丹参12g,白芍、地龙、红枣各25g,生姜、桃仁、赤芍、甘草各9g。4剂,水煎服。

药后面颊始泛红晕,头抬睁眼,自诉头痛。仍无脉。前方去生姜、白术、砂仁,加北细辛4g、通草8g、石斛25g。服药14剂后,诸症减轻,右手隐约可触及细微弱搏动,拟黄芪桂枝五物汤、当归补血汤、当归四逆散、补阳还五汤合方化裁调治。脉渐出,精神食欲日佳。观察半年,病情稳定未发。

【按】王希知认为,本证属中医"脉痹""心痹""伏脉"等范畴。《黄帝内经》云:"心痹者,脉不通。""脉痹不已,复感于邪,内舍于心。"《医门法律》云:"血结在内,手足脉相失。"患者先天禀赋不足或久病正虚,致寒邪侵袭,营卫凝泣,气机伏郁,气血瘀结,阻闭脉道而发病。黄芪桂枝五物汤温阳通脉调营卫,当归四逆散养血活血通络,配赤芍行气血、疏郁结,促进血液循环以化瘀通滞,故收良效。

肢体动脉痉挛症

肢体动脉痉挛症又称雷诺病、雷诺综合征,是血管神经功能紊乱引起的肢端小动脉痉挛性疾病,以阵发性四肢末端(主要是手指)对称性间歇发白、发绀和潮红为临床特点,常因情绪激动和受寒冷诱发。

本病多发生于女性,尤其是神经过敏者,发病年龄多在 20~30 岁,男女比例为 1:10,在寒冷季节中发作较重。根据本病的临床表现,当属中医"脉痹""血痹"等范畴。

一、病因病机

本病的发生不外虚、实二端,虚则多为气虚、阳虚,实则多为气郁、寒凝、血瘀。

1. 气虚血瘀　由于先天不足,或后天失养,导致气血亏虚,气为血帅,血为气母,气虚则无力鼓动血液运行,血虚则血脉干涩不畅,血虚则气更虚,从而导致气血瘀滞,血脉不畅而形成本病。

2. 阳虚寒凝　由于先天不足,或后天失养,导致阳气亏虚,阳虚则生内寒,阴寒内盛则气血失于温煦而凝滞不行,脉道为之不利而形成本病。

3. 寒邪入侵　由于正气不足,寒邪乘虚而入,客于血脉,血脉为之不畅,加之寒为阴邪,主收引、凝滞,使气血更为凝滞,气血更为不畅,从而导致气血瘀滞、营卫不和而产生本病。

4. 情志刺激　由于忧思恼怒,导致肝气郁结,气行则血行,气滞则血瘀,肝气郁结不畅而气滞不行,血因气滞而瘀,从而产生本病。

总之,本病的关键在于禀赋不足,正虚寒盛为其本,瘀血内阻、脉道不利为其标。

二、五脏相关与病机转化

肢体动脉痉挛症在中医学中可归属"脉痹""血痹"范畴,且其主要病机为脉道闭塞,气血瘀滞,而病位在血脉。本病是本虚标实,本多以气虚、阳虚为主,标为气郁、寒凝、血瘀。本病多由素体脾肾阳虚,阴寒内生;或由于寒湿之邪外袭,寒凝血脉;或由于情志不畅,肝失疏泄,致使气机失常,气血不调,营卫不和,寒凝经络,气滞血瘀,阳气不能通达四肢而发。(图4-10-2)

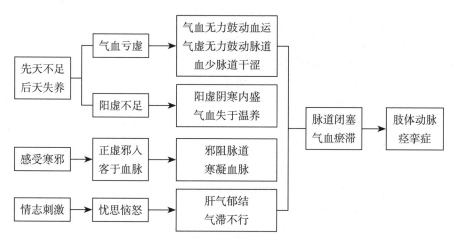

图 4-10-2　肢体动脉痉挛症病因病机示意图

三、临床表现

(一)症状、体征

起病缓慢,一般在受寒冷后,尤其是手指接触低温后发作,故冬季多发。发作时手指肤色变白,继而发绀,常先从指尖开始,以后波及整个手指,甚至手掌。伴有局部冷、麻、针刺样疼痛及其他异常感觉,而腕部脉搏正常。发作持续 3~10 分钟后自行缓解,皮肤转为潮红而伴有烧灼、刺痛感,然后转为正常色泽。局部加温、揉擦、挥动上肢等可使发作停止。受累手指往往两手对称,小指和环指常最先受累,以后波及其他手指,拇指因血供较丰富多不受累,下肢受累者较少。发作间歇期,除手足有寒冷感外无其他症状。

病程一般进展缓慢,约1/3 患者发作频繁,每次持续可达 1 小时以上,常需将手(足)浸入温水中才能缓解;个别病情严重的患者,发作呈持续状态,间歇期几乎消失,有局部组织营养性变化,如皮肤萎缩或增厚,指甲呈纵向弯曲畸形,指垫消瘦,末节指骨脱钙,指尖溃疡坏疽。

最常见为只有两手受累,有时可有两手和两足均受累。指(趾)受累最严重的部分是最远端。

（二）理化检查

1. 激发试验　①冷水试验：将双手浸入 4℃ 左右的冷水中 1 分钟，可出现雷诺现象，诱发率在 75% 左右；②握拳试验：令患者握拳 1 分钟后，在屈曲状态下松开手指，亦可诱发症状出现。

2. 指动脉压力测定　用光电容积描记法测定指动脉压力，如指动脉压力低于肱动脉压 5.33kPa（40mmHg），应考虑有动脉阻塞性病变。亦可做冷水试验后测定动脉压，压力降低 >20% 为阳性。

3. 手指温度恢复时间测定　患者坐在室温（24±2）℃ 的房间内 20~30 分钟，用热敏电阻探头测定手指温度后，将手浸入冰块和水的混合液中 20 秒，予以擦干，然后再每分钟测量手指温度一次，直至温度恢复到原来水平；95% 的正常人手指温度恢复时间在 15 分钟内，而大多数肢体动脉痉挛症患者则超过 20 分钟。本试验在轻微患者中可有正常的恢复时间。本方法是用来估计手指血流情况的简易方法，也是估计治疗效果和确立诊断的客观依据。

4. 手指光电容积脉搏波描记　图形显示指动脉波幅低平，弹力波和重搏波不明显或消失，将双手浸入 30℃ 左右温水中，然后描记图形可恢复正常，是指动脉痉挛的典型表现。如果指动脉已有狭窄或闭塞，低平或平直的波幅在加热后也不会有明显变化。

5. 动脉造影　上肢动脉造影可以了解指动脉及其近端动脉的情况，有助于确诊，可见指动脉管腔细小、迂曲，晚期病例有指动脉内膜不规则、狭窄或阻塞。此法目前尚不能作为常规检查。

6. 甲皱微循环检查　有助于区分是雷诺病还是继发性雷诺现象。在间歇期与发作期的 3 个不同阶段，微循环变化均有所不同，而非发作期轻症患者可无异常所见。轻者有微血管襻迂曲、扭转、异形管襻（呈多形性改变），偶见轻微的颗粒样血细胞聚集；重者毛细血管周围有散在红细胞渗出，偶见小出血点，管襻内血流缓慢淤滞；如为结缔组织病引起的雷诺现象，可见襻顶显著膨大或微血管口径极度扩张形成"巨型管襻"，管襻周围有成层排列的出血点。

7. 其他　手部 X 线检查有利于类风湿关节炎的诊断，食管钡餐透视有利于硬皮病的诊断，测定上肢神经传导速度有助于发现腕管综合征等。

四、辨病辨证

（一）西医辨病

1. 具有典型雷诺现象发作。即在寒冷刺激或情绪激动时，肢端皮肤出现有规律性的颜色变化，苍白→发绀→潮红→正常。多呈对称性。

2. 好发于 20~40 岁女性。

3. 少数重症患者即使指（趾）动脉闭塞，而桡动脉、尺动脉、胫后及足背动脉搏动依然良好。

4. 严重患者指（趾）发生皮肤营养障碍，皮肤弹性降低，浅溃疡和坏疽只限于指尖。

5. 本病患者体检时一般无异常所见。雷诺现象则同时伴有某种原发病的临床表现。可进一步做相关的实验室检查与辅助检查以确立原发病。

6. 对缺少典型发作的患者，可采用辅助检查中之 1~2 项确定诊断。

【鉴别诊断】

1. **手足发绀**　此病多见于女性青春期，呈持续性手套和袜套区皮肤弥漫性发绀色，无间歇性皮色变化。冬天重、夏季轻，下垂重、上举轻。皮肤细嫩，皮温低，易患冻疮。一般到 25 岁左右自然缓解。肢体动脉搏动良好。

2. **冻疮**　多见于温度低、湿度大的地区，尤其初冬和初春季节，以儿童和青少年女性多见。好发部位在双手、双足、耳、鼻尖。冻疮患者对寒冷敏感，初期手背皮肤红肿，继而出现紫红色界线性小肿块，疼痛，遇热后局部充血，灼痒，甚而出现水疱，形成溃疡，愈合缓慢，常遗留萎缩性瘢痕。本病常连年复发。

3. **网状青斑**　可发生于任何年龄，以女性多见。发生部位为足部、小腿和腹部，也可累及上肢、躯干、面部。皮肤呈持续网状或斑状紫红色花纹，寒冷或肢体下垂时青紫斑纹明显，温暖或患肢抬高后青紫斑纹减轻或消失。肢体动脉搏动良好。

4. **冷球蛋白血症**　本病是一种自身免疫病。约 15% 的患者以雷诺现象为首发症状，主要表现有皮肤紫癜，下肢间歇发作的出血性皮损，消退后常留有色素沉着，严重者在外踝部形成溃疡，少数可有肢端坏疽，溃疡也见于鼻、口腔、喉、气管黏膜及耳。约 70% 的患者有多关节痛，50% 的患者有肾损害，其次有肝脾肿大、神经系统损害等。血中冷球蛋白水平增高，C_3 补体水平降低，类风湿因子（RF）阳性，丙种球蛋白水平增高等。

5. **腕管综合征**　由于正中神经在腕管内受压迫而引起，主要表现为手指烧灼样疼痛，活动后手指麻木可解除，手指痛觉减退或感觉消失，鱼际肌肉萎缩。但无间歇性皮肤颜色改变，无对称性。

（二）中医辨证

本病主要病机为脉道闭塞，气血瘀滞；多因情志不舒，营卫失调，阳气不能四达，寒凝痹阻和经络不畅所致。寒性收引，寒邪客于经络关节，气滞血凝，阳气不能通达四肢末端，则筋脉收缩拘急，致手足厥寒发冷、拘挛抽痛而屈伸不利。因此，临床治疗中也当着重辨寒，以温阳活血为主，以辨病论治与辨证论治相结合、中医内治方法与外治方法相结合治疗,同时又应嘱咐患者将现有的治疗措施与调畅情志、饮食疗法、运动疗法、预防措施综合,以进一步提高临床疗效。

五、治疗

(一)中医辨证论治

肢体动脉痉挛症以禀赋不足、正虚寒盛为本,瘀血内阻、脉道不利为标。其发生不外虚、实二端,虚则多为气虚、阳虚,实则多为气郁、寒凝、血瘀。故临床辨证分 5 型治疗。

1. 血虚寒凝

主要证候:肢端发凉、冰冷,呈苍白或淡红色,受寒冷或情绪刺激即刻引起发病,冬季明显加重,夏季缓解,舌质淡,舌苔薄白,脉微细。

治法:养血散寒,温经化瘀。

方药:当归四逆汤(《伤寒论》)加味。

常用当归甘温,养血和血;桂枝辛温,温经散寒,温通血脉;细辛温经散寒,助桂枝温通血脉;白芍养血和营,助当归补益营血;通草通经脉,以畅血行;大枣、甘草,益气健脾养血。

加减:内寒较重者,加吴茱萸 3g、生姜 3 片,温中散寒止痛。

2. 阳虚寒凝

主要证候:肢端厥冷,肤色苍白,发作频繁,以冬季为著,面色㿠白,畏寒喜暖,小便清利,口不渴,舌质淡,舌苔白,脉迟细或沉细。

治法:温补和阳,散寒通滞。

方药:阳和汤(《外科证治全生集》)加味。

重用熟地黄温补营血,填精补髓;鹿角胶温肾阳,益精血;肉桂、姜炭药性辛热,均入血分,温阳散寒,温通血脉;白芥子辛温,可达皮里膜外,温化寒痰,通络散结;少量麻黄,辛温达卫,宣通毛窍,开肌腠,散寒凝。

加减:疼痛明显者,可加制乳香、制没药、鸡血藤、丹参,散瘀止痛。

3. 气虚血瘀

主要证候:间歇性发作,手指(足趾)苍白发冷,渐转青紫,伴有麻木、刺痛感,得温缓解,舌质淡红,脉细弱。

治法:益气温阳,活血通络。

方药:黄芪桂枝五物汤(《金匮要略》)加味。

常用黄芪补在表之卫气,桂枝散风寒而温经通痹,两者配伍,益气温阳,和血通经;芍药养血和营而通血痹,与桂枝合用,调营卫而和表里;生姜辛温,疏散风邪,以助桂枝之力;大枣甘温,养血益气,以资黄芪、芍药之功;地龙通络止痛。

加减：指（趾）瘀肿、舌质紫暗、有瘀斑者，加丹参、制乳香、制没药、蜈蚣。

4. 肢端瘀阻

主要证候：发作呈持续状态，患肢皮肤干燥、脱屑、萎缩或增厚，指甲呈纵向弯曲、畸形，指瘦，末节指骨脱钙，指尖溃疡，延及指甲下，引起指甲和甲床分离，疼痛剧烈，甚则肢端坏疽，舌暗紫而淡，舌边有瘀斑，脉涩而沉。

治法：益气养血，逐瘀通络。

方药：十全大补汤（《太平惠民和剂局方》）加味，合用大黄䗪虫丸（《金匮要略》）。

常用黄芪、党参、白术、云苓健脾益气，生地黄、白芍、当归、川芎养血活血，肉桂温阳散寒，姜黄、红花活血化瘀。

加减：若疼痛剧烈，酌加制乳香、制没药、延胡索、鸡血藤。若溃疡久不愈合，可配合外敷生肌解毒之品如生肌玉红膏等。

5. 瘀血毒热

主要证候：血瘀日久化热，热聚生毒而致手指或足趾局部发生轻浅溃疡，甚或发生局部坏疽，指（趾）发热、发红、肿胀疼痛，舌质红、苔黄腻，脉弦涩。

治法：清热凉血，化瘀通络。

方药：五味消毒饮（《医宗金鉴》）加味。

常用金银花、蒲公英、紫花地丁、连翘、玄参清热解毒，当归活血止痛。

加减：若患处皮肤发绀，酌加牡丹皮、地龙、赤芍、忍冬藤。瘀血毒热型患者除应服用清热凉血、化瘀通络之品外，还应注意患处局部的用药和保护，用金银花、蒲公英、紫花地丁、赤芍、黄柏煎水泡洗患处后，外敷如意金黄散或三黄膏。忌食辛辣、肥甘之品。

【方药应用】

1. 中成药 复方丹参片、人参鹿茸丸、加味逍遥丸、寒湿痹冲剂、刺五加片。

2. 单验方 ①毛冬青片，每次5片，3次/d，口服。②毛冬青针剂，每次2~4ml，肌内注射，2次/d。③丹参片，每次5片，3次/d，口服。④四虫丸，蜈蚣、全蝎、土鳖虫、地龙各等份，共研细末，水泛为丸，每次3g，2~3次/d。有活血通络、解痉镇痛作用。⑤通脉安，洋金花1.5g，丹参60g，当归、川芎、赤芍、琥珀15g，朱砂1g，炒枣仁、鸡血藤各30g，共研细末，炼蜜为丸，每次9g，日服2次。有活血止痛、镇惊安神作用。⑥活血通脉片，丹参180g，赤芍、土茯苓各90g，当归60g，金银花11~30g，共研细末，制成0.3g片剂，每次20片，口服2~3次，有活血化瘀、通络消肿的作用。⑦丹参注射液，20~30ml，加入5%葡萄糖注射液或生理盐水200~300ml中，静脉滴注，1次/d。

【针灸疗法】

1. 毫针 取穴：①合谷、八邪、手三里、外关、八风、三阴交、足三里、悬钟；②中脘、关元、脾俞、肾俞。两组穴位轮换,温针治疗。隔天 1 次,每次灸 7~9 壮。

2. 灸法 取穴:①大椎、至阳、命门、上脘、中脘;②足三里、膈俞、脾俞、胃俞、肾俞。每次①组穴位选灸 2 穴,②组穴位选灸 1 穴。隔天 1 次,每次灸 7~9 壮。

3. 药物穴位注射 取穴:上肢取曲池、尺泽、外关、内关,下肢取足三里、三阴交、悬钟、血海。药物:丹参注射液 2ml。治法:取患肢 2 个穴位,轮流注射,1 次 /d,30 次为 1 个疗程。

4. 三棱针 十宣,或患侧指 / 趾尖各刺血 3~5 滴。辨证加减:发生于手部者,肘部静脉放血 3~5ml,手背轻轻点刺至充血为度;发生于足部者,于腘窝显现络脉刺血 5~10ml,足部轻轻点刺至充血或稍出血为度。均 2~3 天 1 次,5~7 次为 1 个疗程,疗程间休息 5 天。

5. 头针 取额顶带后 1/3、顶颞后斜带(双侧相应部位),用小幅度提插泻法。额顶带后 1/3 由前向后刺,顶颞后斜带宜沿带接力透刺。在行针时,嘱患者深吸一口气,憋气,同时让患者自己搓揉、按摩病侧肢体。如遇冷加重者,在行针前,应用冷水或冰使其诱发,再行针刺,可保证和巩固疗效。每次行针 3~5 分钟,可间隔行针数次,留针 24 小时,1 次 /d。

6. 耳针 取穴:双耳热穴、心血管、皮质下、交感、心、肺、枕大神经点、右肝、左脾、指穴。每 3~5 天 1 次,5 次为 1 个疗程。

(二)西医治疗

治疗的最重要方面是针对原发病的治疗。对症治疗分为药物疗法、血浆置换术、肢体负压治疗、生物反馈疗法和手术,依据患者具体情况加以选用。

1. 药物治疗

(1)α 受体阻滞剂:阻断去甲肾上腺素和肾上腺素与血管壁的受体部分,产生 α 受体阻滞效应,使血管扩张。常用酚苄明、哌唑嗪、吲哚拉明、妥拉唑林,口服。

(2)肾上腺素能神经阻滞剂:可用胍乙啶、甲基多巴、利血平,口服。

(3)钙通道阻滞剂:体内、外试验证明,该类药物可阻滞细胞对钙的摄入,可降低平滑肌收缩力,使肌肉松弛,缓解动脉痉挛。药物同时还具有 α 受体阻滞作用,且对血栓素 A_2 合成有抑制作用,可选用硝苯地平,或与山莨菪碱联合应用,效果良好。或地尔硫䓬,口服。

(4)前列腺素 E_1(PGE$_1$)和前列环素(PGI$_2$):具有扩张血管和抑制血小板聚集作用。

(5)5- 羟色胺受体拮抗剂:对由冷引起的血管痉挛有效。酮舍林,每次 40mg,3 次 /d。

（6）司坦唑醇：增加纤溶活性及降低血液黏度。口服，每次 2mg，2~3 次 /d。

（7）雌激素：适用于内分泌紊乱所致疾病的女性患者。

2. 外涂疗法 2% 硝酸甘油软膏局部涂搽，每日数次，可缓解症状，但作用持续时间较短。

3. 肢体负压治疗 患者取坐位，将患肢置入负压舱内。治疗压力为上肢 –65~–100mmHg，一般为 –80mmHg；下肢 –80~–130mmHg，一般为 –100mmHg。每日 1 次，每次 10~15 分钟，10~20 次为 1 个疗程，平均治疗 14 次。治疗原理为负压使下肢血管扩张，克服了血管平滑肌的收缩，使动脉出现持续扩张。

4. 手术治疗

（1）指征：病程 >3 年；症状严重，影响工作和生活；足量疗程的药物治疗无效；免疫学检查无异常发现。

（2）方法：①交感神经切除术。上肢病变可考虑施行上胸交感神经切除术，下肢病变可施行腰交感神经切除术。疗效约可维持 2~5 年。②掌和指动脉周围微交感神经切除术。③诱导血管扩张疗法。患者全身暴露在 0℃的寒冷环境中，而双手浸泡在 43℃的热水中，每次治疗 10 分钟。冷试验结果表明，治疗后肢端温度平均升高 2.2℃。其机制为通过条件反射，使患者再次暴露于寒冷环境中，肢端血管不再出现过度收缩反应。

5. 生物反馈疗法 此法是将机体正常情况下非知觉的或难以知觉的生物信息，利用专门设备进行探查、放大，并通过记录和显示系统转变成信号，让患者感觉到这些功能变化，从而使其能把自己的某些感觉与躯体功能联系起来，并在某种程度上调节这些功能。

6. 血浆置换术 可降低血黏度，增加红细胞可变形性，降低血小板聚集速度及程度，降低血纤维蛋白原及血中循环免疫复合物浓度。进行血浆置换治疗时，可每周 1 次，连续 4~5 周，可增加手部血流，改善症状，疗效可持续 4~6 周。

六、中西医结合思路

肢体动脉痉挛症属于中医"脉痹""寒厥"等范畴。中医学认为，本病外因是寒邪凝滞，内因是素体血虚，阳气不足；感受寒邪致营卫不和，气血运行不畅，四末失于温养，发为本病。《诸病源候论》所载"经脉所行，皆起于手足。虚劳则血气衰损，不能温其四大，故四肢逆冷也"，明确指出了本病的病机为正虚气血不足，寒凝经脉，四末失养。中药黄芪、桂枝、干姜、细辛、制川乌、鹿角胶温经散寒，补气助阳，温运营养；当归、白芍、鸡血藤养血和营，补虚通脉；蜈蚣通络止痛。同时配合静脉滴注参附注射液（红参、附片）治疗，增强益气温阳、散寒之功，并使药力直达病所，起益气温阳、散寒通络功效。诸药合用，共奏温经脉、散寒邪、消瘀滞、畅气血之功。四肢末端得其正常灌注温养，诸症自除。西医学认为，肢体动脉痉挛症是血管神经功能紊乱引起的肢端小动脉痉挛性疾病。患者多属交感神经兴奋型,而该病发生与中枢神经功能紊乱、交感神经功能亢进有关,尤其血管运动神经中枢处于紊乱状态,致小动脉对寒冷刺激异常敏感。同时发现血小板和花生四烯酸代谢产物的相互作用,可能是局部血管血流及其反应性的主要调节机制之一。钙通道阻滞剂硝苯地平能松弛血管平滑肌并减轻动脉血管痉挛,在血管扩张的同时有降低周围血管阻力和增加血流的作用;该药可明显减少肢体动脉痉挛症患者的发作次数和改善主观症状、增加手指血流量。特拉唑嗪能阻断交感神经节后的 α_1 受体,抑制血管收缩,减少交感神经尤其是血管运动神经功能紊乱状态。前列地尔系外源性前列腺素 E_1(PGE_1),是一种血管扩张剂及抑制血小板聚集剂。PGE_1 通过激活细胞内腺苷酸环化酶,使血小板和血管平滑肌内的环磷酸腺苷($cAMP$)水平成倍增加,致使产生惰性血小板及血管扩张。上述三药合用,可改善肢体动脉痉挛症患者的周围血流,增加肢端血运,提高手指温度,减少发作次数和减轻症状。

七、辨已病未病与调养

(一)辨已病未病

包括避免寒冷刺激和情绪波动;戒烟;避免应用麦角碱、β 受体阻滞剂和避孕药;明显职业原因所致者(长期使用震动性工具、低温下作业者)尽可能改换工种。细心保护手指免受外伤,轻微损伤容易引起指尖溃疡或其他营养性病变。冬季注意保暖,可饮少量酒。避免不必要的情绪激动和精神紧张。

(二)调养

1. 避免各种诱发因素 冬季注意保暖,防止四肢局部暴露于寒冷环境中,保持病室温度在 22~23℃。禁用血管收缩药物及 β 受体阻滞剂,避免创伤。积极鼓励患者戒烟,因尼古丁可使血管收缩,影响血液循环,同时积极治疗引起血管损伤的各种疾病。保持皮肤清洁,病室要定期消毒。

2. 避免刺激性饮食 忌生冷、辛辣厚味之品。

3. 做好心理护理 向患者讲明精神因素与本病的关系,避免精神紧张及情绪激动,保持良好的情绪。

4. 观察患者指(趾)端皮肤血液循环状况 当出现颜色苍白、疼痛及麻木等症状时,可予温水浸泡,加强按摩,必要时可在指(趾)端局部涂以硝酸甘油软膏,保留 1 小时后擦干。

5. 患者局部发生溃疡或坏疽时,注意皮肤的清洁,必要时配合药物熏洗和外敷。若兼见发热、恶寒、身痛等全身症状时,更应及时采取对症治疗,控制感染。避免患肢下垂位及活动过久。

6. 发作时出现疼痛,给予局部揉擦、加温可使疼痛缓解或发作停止。

7. 积极治疗引起雷诺现象的各种疾病,如系统性红斑狼疮、皮肌炎等。

8. 适当进行户外活动,注意保护暴露部位。

八、临床验案

中国科学院院士仝小林治疗雷诺病验案

丁某,女,36岁。初诊:主诉雷诺现象4年。2006年因情志因素出现面肿,手指末端出现雷诺现象,于当地医院检查,诊断为"未分化结缔组织病",间断服用中西药物。2007年10月,入院诊断为"结缔组织病相关性肺动脉高压(轻度)",给予"万他维(吸入用伊洛前列素溶液)"治疗,出院后病情平稳。2009年4月心导管检查示"毛细血管前肺动脉高压,右心功能代偿期";8月超声心动图检查示肺动脉高压(轻度),二、三尖瓣少量反流;11月查MRI示轻度脑栓塞,颈动脉供血不足。月经周期紊乱,时提前10余天,2012年曾停经3个月,无痛经,经色正常,量可,有血块,已婚未育。刻下症见手脚发冷、怕冷、怕风、雷诺现象、脸庞、手面水肿,周身皮肤干燥,自觉心慌、心跳时快,左侧肢体肌肉有麻木感,纳眠可,大便偏稀,每日2~3次,无夜尿。舌淡、苔白、脉细弱。西医诊断雷诺病,中医诊断厥逆(血虚寒厥证),治以温阳散寒、养血通脉。方用大乌头煎合黄芪桂枝五物汤加减:制川乌60g(先煎2小时),黄芪60g,桂枝45g,白芍45g,鸡血藤60g,羌活30g,炙甘草15g,生姜5片。

二诊:服上药7剂仍手脚凉,雷诺现象未除;自觉心慌心跳加快,怕冷加重,脸庞、手面水肿,颈前及胸部出现小红斑,左侧头部疼痛、肢体发木,3天前突发出现面麻至全身发麻,3小时后缓解。舌淡、舌底瘀闭,脉细弱。方药:制川乌30g(先煎2小时),黄芪45g,当归15g,桂枝30g,白芍30g,鸡血藤30g,炙甘草15g,生姜5片。

三诊:服上药14剂仍手脚凉,雷诺现象减轻30%,心慌心跳加快,乏力,手面水肿,怕冷甚,颈前及胸部小红斑未消失,左侧头痛及肢体麻木好转60%,左脸麻木,近两日出现腰痛,入夜尤甚。舌苔白,舌底瘀闭,脉沉细弦数。方药:前方制川乌加至120g(先煎8小时),加桂枝45g。

四诊:服上方1个月,手脚凉好转,雷诺现象减轻50%,心悸明显,左侧肢体麻木好转,头痛好转80%,皮肤发硬现象缓解。自觉双下肢发沉,腰痛时发,纳眠可,二便调。舌淡底瘀,苔薄白,脉沉弱。方药:前方鸡血藤加至60g。随访半年,在原方基础上加减,症状改善。

【按】患者以出现雷诺现象、手足发冷等症状为主诉,在中医属"寒厥""手足厥冷"范畴。雷诺现象是以皮肤苍白、青紫而后潮红为表现的病证。《伤寒论·辨厥阴病脉证并治》曰:"厥者,手足逆冷者是也。"《素问·厥论》谓:"阳气衰于下,则为寒厥。"患者平素怕冷、怕风,月经延后,皆提示阳气不足,且有皮肤干燥、心悸、肌肉麻木等血虚失养的表现,可见阳气不足,推动气血无力,致气血运行不畅,加之气血本已虚弱,无法温养远端四肢。仝小林治疗时抓住其主症,辨证为血虚寒厥,治以温阳散寒、养血通脉,以大乌头煎合黄芪桂枝五物汤为基础方。制川乌为君,散寒止痛,辛热走窜,扶助少阴与太阴之阳气;其认为临床出现疼痛的症状,如属一派寒象,尤其病邪久羁,深入骨髓,为沉疴痼疾者,非川乌、草乌而不能治。正如《长沙药解》言:"乌头,温燥下行,其性疏利迅速,开通关腠,驱逐寒湿之力甚捷。"针对雷诺病的特点,仝小林运用黄芪桂枝五物汤以补气温阳、活血通络;黄芪补气养血,桂枝、白芍调和营卫,鸡血藤活血通利经脉,且以羌活引诸药入上半身经络。现代药理研究表明,黄芪、桂枝等活血温阳药,能促进血管扩张,并可降低血管通透性及血管阻力、解除平滑肌痉挛,改善或完全恢复微循环功能。

二诊时,患者手足冰冷与指端颜色变化的症状没有改变,颈前、胸前出现小红斑,全身发麻,恐药物不良反应,故在维持原辨证基础上药物减量。三诊时,患者主症稍有减轻,且用药并未出现任何不良反应,安全性得以确保;仝小林不改变治疗靶向,只是加大主药剂量,重剂起沉疴,此时川乌用量已达120g,可谓药专力宏,再次证明只要用之得当,三因制宜,灵活调整剂量,用药安全是可以得到保证的。正所谓"有故无殒,亦无殒也"。纵观全方,谨守病机,辨证准确,并结合现代疾病特点,以消除患者主症为靶点,用药合理;虽顽疾、重疾,只要毒峻药使用得当,便可成为治病利器。

血栓闭塞性脉管炎

血栓闭塞性脉管炎是一种周围血管的慢性闭塞性炎症疾病,伴有继发性神经改变,属于主要发生于四肢的中、小动脉和静脉的节段性炎症性疾病,下肢多见。表现为患肢缺血、疼痛、间歇性跛行、足背动脉搏动减弱或消失和游走性血栓性浅表静脉炎,严重者有肢端溃疡或坏死。

本病多发生于20~40岁,男性显著多于女性,男女之比约为29∶1,我国北方较南方多见,大多数患者在寒冷季节发病或加重。

根据本病的临床表现,属中医"脉痹""脱疽"范畴。

一、病因病机

本病的病因病机既有先天禀赋因素,亦有后天失于调养因素,以及受寒、吸烟、外伤等因素。具体如下：

1. **阳虚寒凝** 由于先天禀赋不足，或后天失于调养，导致阳气亏虚，阴寒内盛，气血失于温养，或寒湿之邪乘虚而入，寒湿凝滞、血脉闭阻不通而形成本病。

2. **气滞血瘀** 由于情志失调，肝气郁结不畅，气血为之瘀滞；或寒凝日久，气血为之瘀滞；或跌仆外伤，导致瘀血内阻等，均可引起血脉闭阻不通而形成本病。

3. **湿热下注** 感受湿热之邪，或感受寒湿之邪郁久化热，湿热熏蒸阴血，气血为之瘀滞，血脉闭阻不通而形成本病。

4. **热毒炽盛** 过食膏粱厚味、辛辣炙煿之品，嗜烟成瘾，火毒内生，或湿热郁蒸，或瘀血、寒湿郁久化热，热盛肉腐而形成本病。

5. **气血亏虚** 素体虚弱，或久病体虚，导致气血亏虚，气虚则无力推动血液运行，血虚则脉道干涩不畅，气血为之瘀滞而形成本病。

总之，本病的缺血期、营养障碍期及坏死期的恢复阶段多因阳虚寒凝、气滞血瘀、气血亏虚导致血脉闭阻不通，四末失于温养而成；坏死期则多因湿热下注，或热毒炽盛，或瘀血、寒湿郁久化热，导致热盛肉腐形成。

二、五脏相关与病机转化

血栓闭塞性脉管炎在中医学中可归属"脱疽"范畴，主要病机为脉道闭塞、气血瘀滞，与脏腑、经络和营卫气血关系密切。本病因感受寒湿，寒邪客于经脉，寒凝血瘀，气血不行，壅遏不通；或因情志内伤，饮食失节，虚损劳伤以致脏腑功能失调。心阳不足，心血耗伤，血脉运行不畅；肾水亏损，心火偏亢，则心肾失调，致元气大亏，气血运行不畅；脾肾阳虚，运化失司，不能散精于血脉；肝气郁结不得疏泄，久则营卫气血运行失调，气滞血瘀，经脉瘀阻，气血不达四末而发生本病。脏腑功能失调，经络气血功能紊乱，血脉痹阻，是发病的内因，但受寒、吸烟、外伤等外在因素也不应忽视，它可促使机体抗病能力降低，从而内外合邪，诱发本病。（图4-10-3）

三、临床表现

本病多在寒冷季节发病，病程长而反复，病变常从下肢肢端开始，以后逐渐向足部和小腿发展。单独发生在上肢者较少见，累及脑、肠、心、肾等部位者更少见。按发展过程在临床上可分为3期。

（一）局部缺血期

1. **症状** 往往在受寒冻或接触凉水后，觉足部麻木、发凉疼痛，走路时小腿酸胀、易疲劳，足底有硬胀感，症状逐渐加重，发生间歇性跛行。随病情发展，患

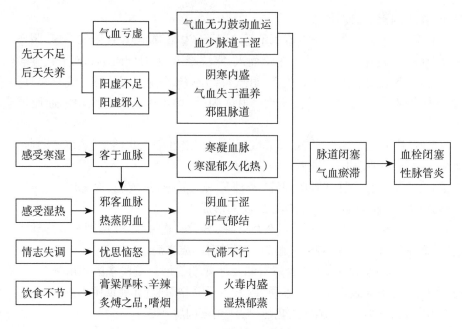

图 4-10-3　血栓闭塞性脉管炎病因病机示意图

者在静息时也出现下肢疼痛,足部抬高时加重,下垂时减轻。下肢抬高后皮肤苍白,下垂后潮红或发紫。40%~50% 的患者在发病前期或病程中,小腿或足部可反复出现游走性血栓性静脉炎。

2. **体征**　①患者动脉搏动减弱或消失。②指压试验:指压指(趾)端后观察局部皮肤或甲床毛细血管充盈情况。如松压 5 秒后,皮肤或甲床仍呈苍白或紫红色,指示动脉供血不足(大于 2 秒即为异常)。③肢体抬高试验:抬高肢体(下肢抬高 70°~80°,上肢举过头),持续 60 秒,如存在肢体动脉供血不足,则皮肤呈苍白;下垂肢体后,皮色恢复时间由正常的 10~20 秒延长到 45 秒以上,且颜色不均,呈斑片状。④静脉充盈时间:抬高患肢使静脉排空、塌陷,然后迅速下垂肢体,观察足背浅表静脉充盈情况。充盈时间 >15 秒(正常应在 15 秒内充盈),常指示肢体动脉供血不足,部分患者可出现雷诺现象。⑤尺动脉通畅试验:检查者用拇指压迫患者的桡动脉,来检查尺动脉的通畅度,也可以压迫尺动脉以检测桡动脉的通畅性。

(二)营养障碍期

病情继续发展,患肢麻木、怕冷、发凉和静止时疼痛明显,夜间痛更甚。患肢动脉搏动消失,局部皮肤干燥,呈潮红、紫红或苍白色,汗毛脱落,小腿肌肉萎缩、松弛,但尚未出现肢端溃疡或坏疽,交感神经阻滞后会出现一定程度的皮温升高。

（三）坏死期

为病情晚期,患肢可因局部加温、药物刺激、拔甲手术、损伤等因素发生溃疡或坏疽,多局限在脚趾或足部,向上蔓延累及踝关节和小腿者很少见,为干性坏疽,但继发感染可变为湿性坏疽。当患肢溃烂后,创面可经久不愈,疼痛更剧。患者体力日衰、胃纳减退、消瘦无力,可伴有发热、明显贫血,甚至意识模糊,但发生败血症者很少见。

【理化检查】

1. 皮肤温度测定 主要是在一定室温(15~25℃)条件下,检测肢体皮肤的温度。如果某处肢体温度较对侧相应部位下降2℃以上,表示该侧肢体血供不足。

2. 红外线热像图 其原理是利用红外线热像仪探测到肢体表面辐射的红外线,并转换成热像图,同时可用数字表示各采样点的温度。血栓闭塞性脉管炎的肢体红外线热像图可显示患肢缺血部位亮度较暗,出现异常的"冷区"。

3. 脉搏波描记 是利用多普勒血流流速仪和各种容积描记仪来描记肢体各节段的动脉波形。患肢远端动脉波形常表现为单向波,波幅低平,波峰低钝。病变严重时动脉波形呈一直线。

4. 动脉造影 动脉造影是临床常用的检查方法,可明确肢体动脉闭塞的部位、范围、性质和程度,并可了解患肢侧支循环建立的情况。血栓闭塞性脉管炎动脉造影的典型表现为中小动脉节段性闭塞,而在病变的动脉之间,可见管壁光滑的正常动脉。此外,动脉造影常可显示许多细小的侧支血管。由于动脉造影为创伤性检查方法,可引起动脉痉挛和血管内皮损伤,加重肢体缺血,一般不作为本病的常规检查方法。

5. 节段性测压和应激试验 节段性测压可检测肢体各节段的动脉收缩压。血栓闭塞性脉管炎常表现为患肢腘动脉或肱动脉以下血压降低。如病变仅限于下肢,踝/肱指数可反映患肢缺血的严重程度。节段性测压正常者,可采用应激试验,如运动试验、反应性充血试验;早期血栓闭塞性脉管炎患者应激试验后踝压应明显下降,踝压恢复时间延长。

6. 甲皱微循环检查 可见甲皱微血管袢轮廓不清、排列紊乱或袢数目减少、形态异常及血液流速改变等。

7. 磁共振血管造影(MRA) MRA是近年来新发展起来的一种无损伤血管成像技术,在磁共振扫描的基础上,利用血管内的流空现象进行图像整合,从而整体上显示患肢动、静脉的病变节段及狭窄程度,其显像效果一定程度上可以替代血管造影(尤其是下肢股、腘段的动脉)。但是MRA对四肢末梢血管的显像效果不佳,这一点限制了MRA在血栓闭塞性脉管炎患者中的应用。

8. 数字减影血管造影（DSA）　一般认为,动脉造影检查并非确诊血栓闭塞性脉管炎所必须的,但对可疑病例的诊断和治疗方法（特别是手术方法）的选择,仍是一个非常有价值的辅助检查方法。典型征象多为肢体动脉节段性狭窄或闭塞,病变部位多局限于肢体远侧段,而近侧血管则未见异常;从正常到病变血管段之间是突然发生转变的,即病变近、远段的动脉光滑、平整,显示正常形态;病变或闭塞段血管两侧可见"树根"状、"蜘蛛"状和"螺旋"状的侧支血管。此外,DSA 检查还可显示闭塞血管周围有丰富的侧支循环建立,同时也能排除有无动脉栓塞的存在。

9. 电阻抗血流测定检查　可了解血流通畅程度、搏动性血流量多寡。通过测定上肢和下肢各个节段的血压,计算踝肱指数（ABI）,评估患肢的缺血程度及血管闭塞的平面,正常 ABI 应≥1,若 ABI<0.8 提示有缺血存在,若 2 个节段的 ABI 值下降 0.2 以上,则提示该段血管有狭窄或闭塞存在。此外,本检查还可以作为随访疗效的一个客观指标。

10. 血管超声检查　可见动脉血流压力降低。灰阶超声显示动脉壁中内膜增厚,内膜粗糙不平呈"虫蚀"状;严重者可使整个管腔闭塞,并且多以腘动脉以下病变为主,呈节段性。病变处无斑块形成,而其上下段动脉内膜常可正常。

11. 生化检查　显示全血黏度增高,红细胞电泳时间延长,而血沉正常。尿砷 >2.66μmol/L（0.2mg/L）或发砷 >0.2mg/100g,均说明有过量砷吸收。

四、辨病辨证

（一）西医辨病

1. 多见于 20~40 岁的男性吸烟者,绝大多数为下肢受累。

2. 起病时肢端发凉,怕冷,麻木,酸痛,继而出现间歇性跛行,最后发展为静息痛,尤以夜间为甚。

3. 肢端皮肤呈紫红或苍白,皮温降低,皮肤干燥,小腿肌肉萎缩,趾或足发生溃疡及干性坏疽,可伴有游走性浅静脉炎,足背动脉和 / 或胫后动脉搏动减弱或消失;肢体位置试验阳性,即平卧抬高患肢时肢体末端苍白,下垂时潮红或发绀。

4. 免疫球蛋白增高,抗动脉抗体阳性,有助于诊断;肢体节段性测压,动脉波形分析,经皮氧分压测定,皮温测定,肢体红外线热像图检查,有助于判断闭塞的部位及病变程度;动脉造影显示病变呈节段性分布,受累段狭窄或闭塞。

【鉴别诊断】

1. 闭塞性动脉硬化症　该病易发生于中年以上男性,多伴有高血压及糖尿病,受累血管为中等以上较大动脉,罕有上肢受累。无浅静脉炎,病情进展快,无痉挛性因素。且可发现其他脏器动脉硬化,血清中甘油三酯、胆固醇、脂蛋白含量增高,X线平片能证明血管闭塞处有钙质沉着。

2. 多发性大动脉炎　多见于青年女性,主要累及多处大、中等动脉,特别是主动脉及其分支动脉,引起狭窄和阻塞,产生血供不足的临床表现。由于累及血管部位不同,而产生各种不同的症状,以及动脉搏动减弱或消失,血压测不出或显著降低,而正常肢体血压正常或增高;同时产生因缺血而发生的连续性杂音或收缩期杂音,不发生坏死和溃疡。无游走性血栓性静脉炎病史。X线造影显示主动脉主要分支开口处狭窄或阻塞。

3. 急性动脉栓塞　起病突然,既往常有风湿性心脏病伴心房颤动史,在短期内可出现远端肢体苍白、疼痛、无脉、麻木、麻痹。血管造影可显示动脉连续性的突然中断,而未受累的动脉则光滑、平整。同时,心脏超声还可以明确近端栓子的来源。

4. 糖尿病性坏疽　应与血栓闭塞性脉管炎晚期出现肢端溃疡或坏疽进行鉴别,糖尿病者往往有相关病史,血糖、尿糖升高,而且多为湿性坏疽。

5. 雷诺病　多见于青年女性,主要表现为双上肢手指阵发性苍白、发紫和潮红,发作间期皮色正常。患肢远端动脉搏动正常,且鲜有坏疽发生。

6. 自身免疫病　首先是与 CREST 综合征(又称肢端硬皮综合征)及硬皮病相鉴别,这 2 种疾病均可引起末梢血管病变,但同时有皮肤的病理改变,血清中抗硬皮病 70 抗体及抗着丝点抗体呈阳性,结合指(趾)甲黏膜的微循环变化,可予以鉴别。其次是与系统性红斑狼疮(SLE)、类风湿关节炎及其他全身性风湿系统疾病引起的血管炎相鉴别,主要通过病史采集、一些特征性实验室检查及活检来鉴别。

(二)中医辨证

本病的治疗应以辨证论治为主,病证结合为辅,期型合参,因人制宜。辨证治疗时,还应注意脏腑虚实,脾虚者应健脾和胃,肾虚者应温肾壮阳。

五、治疗

(一)中医辨证论治

本病既可由先天禀赋所致,亦可由后天失于调养,以及受寒、吸烟、外伤等因素所致。本病的缺血期、营养障碍期及坏死期的恢复阶段,多因阳虚寒凝、气滞血瘀、气血亏虚,导致血脉闭阻不通,四末失于温养而成;坏死期则多因湿热下注,或热毒炽盛,或瘀血、寒湿郁久化热,导致热盛肉腐形成。故临床辨证分 5 型治疗。

1. 寒湿

主要证候:患肢喜暖怕冷,触之冰凉,皮色苍白,感觉麻木、酸胀,间歇性跛行,疼痛遇冷加重,无溃疡或坏疽,舌淡、苔白腻,脉沉细而迟。相当于局部缺血期。

治法:温阳通脉,祛寒化湿。

方药:阳和汤(《外科证治全生集》)加减。

重用熟地黄温补营血,填精补髓;鹿角胶温肾阳,益精血;肉桂、姜炭药性辛热,均入血分,温阳散寒,温通血脉;白芥子辛温,可达皮里膜外,温化寒痰,通络散结;少量麻黄,辛温达卫,宣通毛窍,开肌腠,散寒凝。

加减:局部寒甚者,加附子回阳散寒;病在上肢,加桂枝温经和营,引药上行;病在下肢,加牛膝,下行活血;血虚者,加当归补血。

2. 血瘀

主要证候:患肢畏寒,触之发凉,感觉麻木;局部皮肤呈红色、暗红色或青紫色,伴有瘀斑,下垂时更甚,抬高则见苍白或苍黄;患肢持续性静息痛,尤以夜间为甚;患肢肌肉萎缩,趾甲变厚;舌质紫暗或有瘀斑,苔薄白,脉沉细涩,跌阳脉、太溪脉消失。相当于营养障碍期。

治法:活血化瘀,通络止痛。

方药:血府逐瘀汤(《医林改错》)加减。

常用川芎、桃仁、红花、赤芍、丹参、鸡血藤化瘀通脉;柴胡、桔梗、枳壳、牛膝行气活血;当归、生地黄养血活血;延胡索、五灵脂理气活血止痛。

加减:若痛甚,加乳香、没药、穿山甲破瘀止痛;兼湿邪者,加薏苡仁、赤小豆利湿解毒;局部红肿明显者,加蒲公英、紫花地丁等清热解毒。

3. 湿热

主要证候:患者喜冷怕热,肢体酸胀、肿痛,沉重乏力;常伴有游走性静脉炎;面色灰滞或萎黄,胸闷,纳呆,口渴而不欲饮,小便短赤;脉象滑数,舌苔白腻或黄腻。若有溃疡,易糜烂、渗液,呈湿性坏疽。相当于坏疽期。

治法:清热利湿,活血通络。

方药:四妙丸(《成方便读》)加减。

常用黄柏除下焦之湿热;苍术健脾燥湿除痹;牛膝活血通经络,补肝肾,强筋骨,且引药直达下焦;薏苡仁、茵陈、赤小豆、蒲公英清热祛湿;赤芍、桃仁、牡丹皮活血化瘀。

加减:患肢热盛者,加栀子、黄芩、金银花清热燥湿解毒;瘀滞兼证明显者,加当归、泽兰、地龙活血通脉;湿热难除者,加车前子、滑石、茯苓等利湿清热。

4. 热毒

主要证候:患肢疼痛剧烈,昼轻夜重,喜凉怕热;局部出现坏疽,红、肿、热、痛,脓液恶臭;高热或低热,口渴引饮,烦躁,便秘溲黄;舌质红绛、苔黄腻或黄燥,脉洪数或弦数。见于坏疽期继发感染。

治法：清热解毒，活血止痛。

方药：四妙勇安汤（《验方新编》）加减。

常用金银花、蒲公英、紫花地丁、连翘、玄参清热解毒，当归活血止痛。

加减：壮热口渴者，加石膏、知母、栀子清热生津；局部红、肿、热、痛，或脓液稠厚较多者，加板蓝根、菊花等清热解毒；疼痛明显者，加延胡索、乳香、没药活血祛瘀止痛；热毒内陷营血，神志恍惚者，加服安宫牛黄丸清热解毒开窍。

5. 气血两虚

主要证候：患肢疼痛较轻，皮肤干燥，肌肉瘦削；溃后疮口久不愈合，肉芽灰暗，脓液稀薄；伴肢体乏力，精神疲惫，面容憔悴，心悸，失眠；舌质淡，苔薄白，脉沉细无力。

治法：补气养血，调和营卫。

方药：人参养荣汤（《三因极一病证方论》）加减。

常用黄芪、党参、白术、云苓健脾益气，熟地黄、白芍、当归、川芎养血活血，肉桂温阳散寒，陈皮、远志理气化痰，姜黄、红花活血化瘀。

加减：心悸、失眠者，加首乌藤、酸枣仁养血安神；纳呆、腹胀者，加木香、砂仁理气健脾；兼肾阴虚，头晕腰酸者，加山茱萸、菟丝子等滋阴益肾。

【方药应用】中成药：通塞脉片、六味地黄丸、四季青片、大黄䗪虫丸、血府逐瘀丸；脉络宁注射液、丹参注射液、毛冬青注射液、白花丹参注射液。

【针灸疗法】

1. 毫针

（1）常规毫针治疗：主穴选用阳陵泉、阴陵泉、悬钟、三阴交、解溪、曲池、外关；配穴选用足三里、太冲、行间、公孙、委中、承山、八风、少海、合谷、八邪、夹脊。针刺用捻转法先泻后补，中等刺激手法为主，留针30分钟。疼痛剧烈者，可用重刺激。1次/d，10次为1个疗程。疗程间隔7天。

（2）针对患肢循经取穴治疗：取患肢有关经脉敏感反应的腧穴为主穴，结合发病部位及症状循经辨证取穴。下肢主穴取脉根、血海、阴包，病在踇趾配阴陵泉、地机，在二、三趾配足三里、丰隆，在四趾及小腿外侧配阳陵泉、悬钟，在五趾及小腿后侧配承山、昆仑，在足跟部配太溪。上肢主穴取曲池、郄门、青灵，病在拇、示指配手三里，中指配内关，环指配外关，小指配通里，前臂及手掌配大陵。针刺得气后，实热证用弧度刮针法刮针柄1~5次，每天或隔天1次，15次为1个疗程，疗程间隔3~5天。

（3）辨证取穴治疗：寒湿证，取双侧经渠、血海、阴陵泉、三阴交、足三里、上巨虚、下巨虚，温针行捻转补法，每次40分钟；灸太渊。血瘀证，取双侧经渠、列缺、尺泽、血海、足三里、膈俞、上巨虚、下巨虚，行平补平泻法，每次15分钟。以上均每天2次。热毒证，取双侧太溪、复溜、列缺、尺泽、鱼际、经渠、血海、阴陵泉,用提插泻法,每次20分钟,3次/d。气血两虚证,取经渠、列缺、鱼际、尺泽、阳陵泉、足三里、上巨虚、血海。肾虚证,取尺泽、经渠、膻中、膈俞、阴谷、太溪、三阴交、血海。1次/d,每次60分钟,行捻转补法。局部疮面有脓液者用庆大霉素、依沙吖啶等抗菌纱布;无脓者用生肌膏(乳香、没药、炉甘石,蜂蜜调制)贴敷。

2. 耳针　取交感、皮质下、内分泌、神门、趾、跟穴,用强刺激,每3日1次,10次为1个疗程。

3. 蟒针　取穴:大椎透身柱,命门透阳关,足三里,阳陵泉。针法:大椎透身柱,命门透阳关用1.0mm直径粗针,留针5小时;足三里、阳陵泉强刺激不留针。

4. 三棱针　①取穴:足背三处与小腿前缘一处(相当于冲阳、太冲、足三里)。方法:用点刺放血法。用三棱针在所选部位点刺,使之流出紫黑色血液。每7天1次,以愈为度。②取穴:分2组,一为冲阳、趺阳、委中、肾俞;二为太冲、解溪、足三里、命门。均取患侧穴位。方法:用点刺放血法。每次取1组,交替使用。用三棱针在所选穴位或穴位附近血络点刺放血,以流出黑色瘀血为度(恶血流尽佳)。委中穴用缓刺法,以免出血过多。针后,在肾俞或命门穴拔罐10分钟,拔罐后加温和灸5~10分钟。3~5天1次,中病即止。

5. 头针　取额顶带后1/3、顶颞前斜带或顶颞后斜带(病灶对侧相应部位),用小幅度提插补法。临床一般额顶带后1/3(居中)宜由前向后刺,顶颞前斜带与顶颞后斜带交替选用。在行针时,嘱患者吸气、憋气,意想气至患肢,然后行腹式深呼吸;再配合活动患肢,如跺脚、搓手、按摩患肢。每次行针5分钟,间隔15分钟再行针1次,留针24小时,1次/d,10次为1个疗程。

(二)西医治疗

治疗原则是解除血管痉挛,改进肢体血供,促进侧支循环建立,减轻或解除疼痛,防止感染,促使溃疡愈合,尽可能保存组织完整以减少病残程度。

1. 一般疗法

(1)戒烟:研究表明,即使每天抽烟仅1~2支,就足以使血栓闭塞性脉管炎的病变继续进展,使得原来通过多种治疗业已稳定的病情恶化。反之,若能在患肢末端发生溃疡或坏疽前及时戒烟,虽然患者仍旧可能存在间歇性跛行或雷诺现象,但绝大多数可以避免截肢。因此,血栓闭塞性脉管炎患者一定要加强戒烟教育,同时避免各种类型的被动吸烟,其中也包括吸毒(如大麻)。

(2)保暖:由于血栓闭塞性脉管炎易在寒冷的条件下发病,因此患肢应当注意保暖,防止受寒;但也不可局部热敷,因会加重组织缺氧,并容易烫破表皮,导致溃破经久不愈,甚至坏疽。

(3)加强运动锻炼:可促进患肢侧支循环的建立,缓解症状,保存肢体,但主要适用于较早期患者。有 2 类运动方法：一为缓步行走,但应在预计发生间歇性跛行性疼痛之前停步休息,如此每天可进行数次;二为 Buerger 运动,即让患者平卧,先抬高患肢 45°,1~2 分钟后再下垂 2~3 分钟,再放平 2 分钟,并做伸屈或旋转运动 10 次,如此重复 5 次,每天数次。

2. 药物治疗

（1）血管扩张药:解除血管痉挛,降低周围血管对寒冷刺激的反应。①妥拉唑林,25mg,口服,4~6 次 /d;②罂粟碱,30mg,口服,3 次 /d;③酚苄明,10mg,口服,3 次 /d;④环扁桃酯,100~200mg,口服,3 次 /d;⑤己酮可可碱,200~600mg,3 次 /d;⑥托哌酮,50~100mg,3 次 /d;⑦烟酸,100mg,3~4 次 /d;⑧烟酸肌醇酯 0.2~0.6g,3 次 /d;⑨伊洛前列素,2.5ng/（kg·min）,或前列腺素 E_1,4~12mg/（kg·min）,均经中心静脉导管滴注,应用 72 小时以上。

（2）抗凝剂:理论上抗凝剂对血栓闭塞性脉管炎并无效,但有报道可减慢病情恶化,为建立足够的侧支循环创造时间,这可能与预防在脉管炎基础上继发血栓形成有关。目前使用的抗凝剂为肝素及华法林。但抗凝治疗一般在临床很少应用。

（3）血浆增容剂:右旋糖酐 40,500ml,静脉滴注,1 次 /d,10~15 天为 1 个疗程,7~10 天后可重复。右旋糖酐 40 为血浆增容剂,有抑制血小板聚集和增加纤维蛋白溶解活性的作用,可改善微循环,减轻指（趾）疼痛,促进溃疡愈合,对雷诺现象等有一定效果。副作用为偶然可致过敏性休克,有人认为有促进肾衰竭的危险,有出血倾向或肾功能不全者忌用。急性期、溃疡、坏疽和继发感染者不宜使用。

（4）改善微循环的药物:己酮可可碱可加强红细胞变形能力,促进毛细血管内的气体交换,改善组织氧供。由于存在体位性低血压及过敏症状,因此推荐首剂 100mg 加入 250ml 的 5% 葡萄糖注射液中静脉滴注,若无不良反应,第 2 天起 300mg 加入 500ml 的 5% 葡萄糖注射液中静脉滴注,维持 10 天。前列腺素 E_1（PGE_1）:此类药物可抑制血小板聚集,并扩张局部微血管,静脉用药可明显缓解疼痛,并促进溃疡愈合,目前在临床上使用较为广泛。而通过脂质球包裹的 PGE_1 可沉积在病变血管局部,持续释放。推荐剂量 20μg 加入 20ml 生理盐水中,静脉推注,1 次 /d,10~14 天为 1 个疗程,每 3~6 个月可以重复 1 个疗程。此药短期效果相当明显,但长期疗效不确切,且价格较为昂贵。

（5）止痛药物:普鲁卡因穴位封闭、静脉封闭及交感神经节阻滞等。为对症处理,缓解静息痛。①口服用药有非甾体抗炎药,如吲哚美辛、双氯芬酸、布洛芬等;作用较为温和的索米痛片、曲马多缓释片（100mg/ 每晚）;以及新型的麻醉类止痛药吗啡,其剂量有 10mg/ 片和 30mg/ 片 2 类,睡前 1 片。②肌内注射用药以布桂嗪及哌替啶为主,均为 100mg/ 次。甚至可通过硬膜外置管,一般为

L_2~L_4 水平,间断推入利多卡因或丁卡因,每次 3~5ml,止痛效果显著,而且还兼具扩张末梢血管的作用。但需要注意的是,硬膜外给药时患者应取平卧位,监测血压,一旦发现血压下降,及时对症处理,同时对于存在出血倾向的患者(尤其是服用抗凝剂者),硬膜外置管应非常谨慎,以免局部出血或血肿压迫脊髓。

（6）皮质激素:如泼尼松、地塞米松等。一般不用,但在病情急性发展时可短期使用。氢化可的松,100mg/d,静脉滴注;或泼尼松,20~40mg/d,口服;或等量地塞米松,静脉滴注或口服。

（7）抗生素:有局部或全身感染时,可有针对性地选用合适的抗生素治疗。

（8）高压氧治疗:高压氧治疗可以提高血氧分压,增加血氧张力及血氧弥散程度,从而达到改善组织缺氧的目的。待患者进入高压氧舱后,在 20 分钟左右将舱内压力提高到 2.5~3 个大气压,给患者分别呼吸氧浓度为 80% 的氧气 30 分钟和舱内空气 30 分钟,反复 2 次,然后再经过 20~30 分钟将舱内压力降至正常。如此 1 次 /d,10 天为 1 个疗程,休息数天后可开始第 2 个疗程,一般可持续 2~3 个疗程。

（9）基因治疗:由于血栓闭塞性脉管炎主要累及肢体远端的中、小动脉,因此很多情况下动脉流出道不佳,无法施行动脉架桥手术,而促进侧支血管再生则成为一项重要的治疗措施。由此,随着分子生物学的发展,基因治疗性血管生成为血栓闭塞性脉管炎患者带来一种全新的治疗手段。

3. 介入治疗　对于血栓闭塞性脉管炎主要是在 X 线动态监测下介入插管至病变部位溶栓,常用溶栓药物为尿激酶,一次推荐用量为 25 万 U,也可保留导管在动脉内持续给药。但由于血栓闭塞性脉管炎远端血管多为闭塞,而且血栓以炎性为主,因此疗效尚不确切。

4. 外科处理

（1）局部溃疡、坏疽的处理。

（2）手术治疗:经上述治疗无效者,可根据患者情况选做交感神经切除术、肾上腺部分切除术、动脉血栓内膜剥脱术、动脉旁路移植术等多种手术。

六、中西医结合思路

血栓闭塞性脉管炎早期的间歇性跛行、小腿酸困疼痛最容易误诊为腰椎病或小腿肌纤维炎;趾端早期溃烂易诊断为甲沟炎;下肢的游走性浅静脉炎、结节,易误诊为单纯性静脉炎。因此一定要明确诊断,同时还要辨病和辨证相结合。脉管炎早期多为阴寒型,二期多为血瘀型,三期早期多为湿热型和热毒壅盛型,三期后期多为气血亏虚型。只有掌握了疾病的诊断和发展规律,既明确西医学的诊断,又不忽视中医学的辨证,以病为纲,病证合参,才能相得益彰。血栓闭塞性脉管炎的病因目前尚未明确,西医主要是辨病治疗,予解痉、抗血小板聚集、抗凝等促进侧支循环建立,改善患肢血运;支持疗法以增强抵抗力,抗生素使用以控制感染;手术方法治疗创面或直接改善血供。但由于血栓闭塞性脉管炎以四肢中、小动脉阶段性、周期性闭塞为主,而侧支循环的建立需要半年以上,单纯西医治疗效果不够理想,截肢率较高。中医药在改善侧支循环创面愈合方面有很大优势,对于一期、二期患者,通过中药辨证施治,可达到临床治愈。本病的发病过程有急性期和慢性期,在急性期依据实际情况,辨病与辨证相结合,采用中西医结合方法,有效控制感染,促使侧支循环建立,控制病情发展;缓解期时中医药治疗是防治脉管炎的重要措施。因此,中西医结合治疗是提高疗效的关键。

西医学对血栓闭塞性脉管炎的病因研究较多,但是至今仍然没有得出明确的结论。因此,临床中治疗血栓闭塞性脉管炎也没有特效治疗手段。在传统的中医理论中,血栓闭塞性脉管炎属于"脱疽""脉痹"范畴,发病机制分为内、外两种。外受寒湿邪气侵体,内有肾阳不足、脾气不健之证,于是气血瘀滞不通,经脉阻塞不畅,形成疾病。因此,根据发病机制来看,血栓闭塞性脉管炎的治疗应以益气扶正、通脉除痹为主。中药黄芪益气通脉、托疮生肌,可为方剂君药;桂枝温阳化气,助黄芪和营止痛,水蛭化瘀通络,助黄芪通脉止痛,二者可为臣药;乌梢蛇、全蝎搜风通络,金银花清热解毒,人参、牛膝补气益肾,川芎、莪术、丹参行血通络破瘀;甘草、大枣健脾和中、缓急止痛,且佐制乌梢蛇、全蝎之毒性;再根据辨证加减,诸药合用,可扶正固本、活血逐瘀、通脉止痛。现代药理研究证实,黄芪、桂枝等温阳益气药有增强免疫、保护血管内皮、镇静止痛等功效。可在缓解血栓闭塞性脉管炎临床症状的同时多靶点调节脏腑状态,预防复发。坏死期患者局部外敷具有清热解毒、散瘀消肿之效的金黄散,可提高创面血流供应,促进肉芽形成,加快创面愈合。

七、辨已病未病与调养

(一)辨已病未病

血栓闭塞性脉管炎的病因未明,但某些因素能诱发,并能引起病情发展,故积极地采取预防措施,能稳定病情、减轻症状。

1. 绝对禁烟　是预防和治疗本病的一项重要措施。

2. 足部清洁与干燥　保持足部清洁、防止感染;因湿冷比干冷对病情更为有害,故宜保持足部干燥;因患部已有血液循环不良,即使轻微外伤亦易引起组织坏死和溃疡形成,故切忌任何形式的外伤。

3. 防寒保暖　无论是在工作或休息时均宜保持足部温暖,以改善足部血液循环,但不能过热,以免增加氧消耗量。

4. 体位变动与足部运动　劳动时应随时变换体位,以利于血液循环。平时可进行足部运动（Buerger 运动），以促进患肢侧支循环。

5. 避免应用缩血管药物。

（二）调养

1. 长期卧床患者加强皮肤护理，预防压疮发生。
2. 饮食护理　宜食高蛋白、易消化之品，如瘦肉、蛋类、面类等，忌烟酒。
3. 局部患肢的护理

（1）注意保暖：患者的鞋、袜要宽大暖和，冬季穿毛线袜或棉袜套予以御寒，切忌穿紧、硬的鞋，影响血液循环。棉被不宜过重，要柔软，如鸭绒被、腈纶被，并在棉被内放置护架，避免患肢受压，影响血液运行而加重缺血、疼痛。

（2）保持足趾的干燥：患者宜穿全棉纱袜及透气性较好的鞋子，忌穿胶鞋、塑料鞋等，以防足潮湿而产生脚癣感染，诱发坏疽发生。

（3）有足癣者应及时治疗，以免溃破加重病情。

八、临床验案

湖南省名中医贺菊乔治疗血栓闭塞性脉管炎验案

曹某，男，38 岁，工人。初诊：2000 年 2 月 2 日。主诉：左踇趾冷痛 1 年。患者 1 年前开始左踇趾冷痛，有时抽痛，受凉时加重，足色变苍白、青紫，渐步履艰难，间歇性跛行，经治 1 年未愈。患者素嗜吸烟。现症见：左踇趾疼痛，怕冷，间歇性跛行，夜少能寐。舌质暗，苔薄白，脉沉涩。专科检查：左踇趾疼痛，怕冷，皮肤凉，足背微青紫，皮肤粗糙，无汗毛，足背动脉及胫后动脉搏动减弱。西医诊断：左下肢血栓闭塞性脉管炎。中医诊断：脱疽（血脉瘀滞型）。治法：活血化瘀，祛寒通络。处方：脉管通汤加减。药用：当归 20g，白芍 10g，桂枝 10g，红花 6g，鸡血藤 15g，丹参 30g，三七 5g，穿山甲 10g，地龙 10g，乳香 10g，没药 10g，黄芪 12g，怀牛膝 10g。7 剂，每日 1 剂，水煎，分 2 次服。

二诊：2000 年 2 月 10 日。服上药 7 剂，症状同前，疼痛未减，无其他不良反应，舌质暗，苔薄白，脉沉涩。上方加延胡索 15g、全蝎 6g、蜈蚣 2 条。30 剂。

三诊：2000 年 3 月 11 日。服上药 30 剂，纳可，二便调，患肢疼痛明显减轻，走路行程增加。守原方内服。

四诊：2000 年 4 月 15 日。治疗 2 个月，足趾冷痛基本消失，肤色恢复正常，足背动脉及胫后动脉搏动增强。

【按】血栓闭塞性脉管炎是一种累及血管的炎症和慢性闭塞性疾病。主要侵袭四肢中小动静脉，以下肢血管为主。患者大多数为男性，多发于青壮年。临床主要特点是初起趾（指）怕冷，麻木，间歇性跛行，游走性浅静脉炎，继则出现静息痛,日久溃烂坏死、趾(指)节脱落。本案为外感寒邪,营卫失调,气血凝滞,经络闭塞,以致趾节冷痛等。在治疗方面,采取活血化瘀为主,辅以温通之品。方用脉管通汤加减,方中当归、红花、鸡血藤、丹参、三七、穿山甲、地龙、乳香、没药活血化瘀,黄芪、当归、白芍、桂枝补益气血、温通经脉,怀牛膝引诸药下行直达病所。

(罗川晋　王士超)

参 考 文 献

1. 中华医学会风湿病学分会.大动脉炎诊治指南(草案)[J].中华风湿病学杂志,2004,8(8):502-504.

2. 董徽,蒋雄京.大动脉炎的诊断和治疗[J].临床药物治疗杂志,2012,10(1):34-40,56.

3. 段志泉,张强.实用血管外科学[M].沈阳:辽宁科学技术出版社,1999.

4. 盛辉.黄芪桂枝五物汤加味治疗雷诺氏病64例[J].内蒙古中医药,2007,26(2):22.

5. 焦守岗.黄芪通脉汤治疗下肢血栓闭塞性脉管炎的临床观察[J].湖南中医药大学学报,2011,31(7):57-59.

6. 章练红.金黄散膏外敷治疗血栓闭塞性脉管炎皮肤溃疡疗效观察[J].浙江中西医结合杂志,2012,22(4):311-312.

第五章 呼吸系统疾病

第一节 气管支气管炎

气管支气管炎(tracheobronchitis)是指气管、支气管黏膜及其周围组织的非特异性炎症,临床以咳嗽、咳痰为主要症状,包括急性气管支气管炎和慢性气管支气管炎。急性气管支气管炎是由感染、物理、化学刺激或变应原引起的气管 - 支气管黏膜的急性炎症,起病往往先有上呼吸道感染的症状,如鼻塞、流涕、喷嚏、咽痛、声嘶等,常见于寒冷季节或气温突然变冷时。慢性气管支气管炎是气管、支气管黏膜及周围组织的慢性非特异性炎症,每年发病持续 3 个月,连续 2 年或 2 年以上。病情若缓慢进展,常并发阻塞性肺气肿,甚至肺动脉高压、肺源性心脏病。它是一种严重危害人民健康的常见病,尤以老年人多见。

急慢性气管支气管炎是内科病证中最为常见的,发病率高。我国慢性气管支气管炎的患病率为 3%~5%,50 岁以上患病率可急剧上升至 10%~15%,尤以寒冷地区发病率更高。

在中医学中,急性气管支气管炎属于"感冒""外感咳嗽"等范畴;慢性气管支气管炎属于"内伤咳嗽""喘证"等范畴。急性气管支气管炎的中医病名用"外感咳嗽",慢性气管支气管炎的中医病名用"内伤咳嗽",较符合临床。

一、病因病机

本病的病因有外感、内伤两大类。外感咳嗽为六淫外邪侵袭肺系;内伤咳嗽为脏腑功能失调,内邪干肺。

1. 外邪袭肺 外感六淫,从口鼻或皮毛而入,使肺气被束,肺失宣肃,肺气上逆引发咳嗽。风为六淫之首,外感咳嗽以风为先导,或夹寒、夹热、夹燥。外感咳嗽属于邪实,壅遏肺气致咳,可发展演变为风寒化热,风热化燥,肺热灼津成痰。

2. 内邪干肺 因素体体质偏颇,或久病体虚,或饮食所伤,脾虚生痰,或情志失调,肝火犯肺,加上外邪引触,脏腑功能失调,内生五邪干于肺脏,肺失宣肃所致。此所谓"五脏六腑皆令人咳,非独肺也";"外感之咳,其来在肺,故必由肺以及脏,此肺为本而脏为标也;内伤之咳,先因伤脏,故必由脏以及肺,此脏为本而肺为标也"。

3. 长期吸烟或空气灰霾　嗜烟,或居处灰霾,或工业污染,导致肺气不清。肺气不清是引起咳嗽的常见病因。"肺位最高,邪必先伤。""肺如华盖,其位高,其气清,其体浮。"咳嗽是肺气欲清的一种人体自我保护反应。

4. 肺失宣降,肺气上逆　是引起咳嗽的关键病机。"肺主气""肺司呼吸""吸之则满,呼之则虚",肺气之宣通不可一刻受阻,受阻必咳而欲通。肺位高,其气下行,即肺主肃降,也不可一刻受阻,受阻则肺气壅滞,壅滞则肺气变浊。而且,咳嗽之动作是由肺气上逆而实现的。

二、五脏相关与病机转化

咳嗽的病变主脏在肺,与肝、脾有关,久则及肾。主要病机为邪犯于肺,肺气上逆。外感咳嗽属于邪实,为六淫外邪犯肺,肺气壅塞不通所致。内伤咳嗽,病理因素主要为"痰"与"火",而痰有寒热之别,火有虚实之分。痰火可互为因果,痰可郁而化火,火能炼液灼津为痰,多由脏腑功能失调,内邪上干于肺所致。无论外感或内伤,均可导致肺宣降失司,而致咳嗽。《素问·咳论》曰:"五脏六腑皆令人咳,非独肺也。"《景岳全书·咳嗽》云:"咳证虽多,无非肺病。"指出咳则伤肺,咳嗽不止于肺,亦不离于肺也。洪广祥认为,"肺系""胃系""肝"三者的气机失调是内伤咳嗽的主要病机。说明咳嗽并不单纯是肺的疾病,与五脏六腑关系皆密切相关。肺气以肃降为顺,肝气以升发为调,肺与肝一降一升,为全身气机升降之枢纽。咳嗽日久,肺失宣降,影响肝之疏泄,肝肺升降失衡,气机紊乱,疾病难愈。脾为肺之母,咳嗽日久,肺病及脾,子病犯母,导致脾虚痰湿内生,气机失常,咳嗽益甚。故治疗宜疏肝理脾与降气治肺并举,肝脾肺同治,使肝气条达,脾气健运,肺气宣通,升降调和,而疾病向愈。外感咳嗽与内伤咳嗽可相互为病。外感咳嗽如迁延失治,邪伤肺气,更易反复感邪,而致咳嗽屡作,肺脏益伤,逐渐转为内伤咳嗽。内伤咳嗽,肺脏有病,卫外不强,易受外邪引发或加重,久则肺脏虚弱,阴伤气耗,由实转虚。(图 5-1-1)

三、临床表现

(一)症状

1. 急性气管支气管炎　起病较急,往往先有上呼吸道感染的症状,如鼻塞、流涕、喷嚏、咽痛、声嘶等。全身症状轻微,有轻度畏寒、发热、头痛及全身酸痛等。咳嗽开始不重,呈刺激性,痰少,1~2 天后咳嗽加剧,痰由黏液转为黏液脓性。较重的病例往往在晨起、睡觉体位改变、吸入冷空气或体力活动后有阵发性

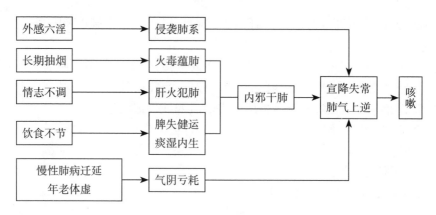

图 5-1-1　气管支气管炎病因病机示意图

咳嗽；有时甚至终日咳嗽，剧咳时可伴恶心呕吐或胸腹肌痛；当伴发支气管痉挛时，有哮鸣和气急。急性气管支气管炎一般呈自限性，发热和全身不适可在 3~5天消退，咳嗽有时可延至数周方愈。

2. 慢性气管支气管炎　多为隐匿缓慢起病，病程长，开始时症状较轻，多未受到患者重视；也有少数患者于急性上呼吸道感染后症状迁延不愈而起病。病程漫长，反复急性发作，病情逐渐加重。除外慢性咳嗽的其他各种原因后，患者每年慢性咳嗽、咳痰 3 个月以上，并连续 2 年以上，并不一定伴有持续存在的气流受限。主要症状为慢性咳嗽、咳痰，部分患者或伴有喘息。①咳嗽：长期、反复、逐渐加重的咳嗽是本病的突出表现。轻者仅在冬春季节发病，尤以清晨起床前后最明显，白天咳嗽较少。夏秋季节，咳嗽减轻或消失。重症患者则四季均咳，冬春加剧，日夜咳嗽，早晚尤为剧烈。②咳痰：一般痰呈白色黏液泡沫状，晨起较多，常因黏稠而不易咳出。在感染或受寒后症状迅速加剧，痰量增多，黏度增加，或呈黄色脓性痰或伴有喘息。偶因剧咳而痰中带血。③气喘：当合并呼吸道感染时，由于细支气管黏膜充血水肿，痰液阻塞及支气管管腔狭窄，可以产生气喘（喘息）症状。患者咽喉部在呼吸时发生喘鸣声。④反复感染：寒冷季节或气温骤变时，容易发生反复的呼吸道感染。此时患者气喘加重，痰量明显增多且呈脓性，伴有全身乏力、畏寒、发热等。反复的呼吸道感染尤其易使老年患者的病情恶化，必须予以充分重视。

（二）体征

1. 急性气管支气管炎　黏液分泌物在较大支气管时，可有粗的干性啰音，咳嗽后消失。水样分泌物积留在小支气管时，则在肺部听到湿性啰音。支气管痉挛者可闻及喘鸣音。啰音部位常常不固定，咳嗽后可减少或消失。

2. 慢性气管支气管炎　早期多无特殊体征，在多数患者的肺底部可以听到少许湿性或干性啰音,在咳嗽或咳痰后可暂时消失。长期发作的病例可发现有肺气肿的征象。

(三)理化检查

1. 急性气管支气管炎

(1)血液检查:病毒感染者,血淋巴细胞可增多;细菌感染时,白细胞总数和中性粒细胞比例增高。

(2)胸片检查:可无明显异常或仅有肺纹理增粗。

(3)痰液检查:痰涂片或痰培养有时可发现致病的病原体。

2. 慢性气管支气管炎

(1)血液检查:病毒感染者,血淋巴细胞可增多;细菌感染时,白细胞总数和中性粒细胞比例增高。

(2)胸片检查:早期可无异常。反复发作可引起支气管壁增厚、细支气管或肺泡间质炎症细胞浸润或纤维化,表现为肺纹理增粗、紊乱,呈网状或条索状、斑点状阴影,以双下肺野明显。

(3)痰液检查:可培养出致病菌。涂片可发现革兰氏阳性菌或革兰氏阴性菌,或大量破坏的白细胞和已破坏的杯状细胞。

(4)肺功能检查:早期无异常。如有小气道阻塞时,最大呼气流量 - 容积曲线在 75% 和 50% 肺容量时,流量明显降低;闭合气量和闭合容量明显增高。

四、辨病辨证

(一)西医辨病

急性气管支气管炎诊断:主要依靠病史和临床表现,结合理化检查。

慢性气管支气管炎诊断:①咳嗽、咳痰或伴喘息,每年发病 3 个月,连续 2 年或 2 年以上者。②每年发病不足 3 个月,而有明确的客观检查依据(如 X 线、肺功能测定等)者亦可诊断。③能排除其他心、肺疾病(如肺结核、哮喘、支气管扩张、肺癌、心脏病等)者。

目前,国内仍根据 1979 年全国防治慢性支气管炎临床专业会议制订的标准,对慢性气管支气管炎进行分型和分期。

1. 分型 可分为单纯型和喘息型。单纯型患者表现咳嗽、咳痰症状;喘息型除咳嗽、咳痰外,尚有喘息症状,并经常或多次出现哮鸣音。有人认为,喘息型实际上是慢性气管支气管炎合并哮喘。

2. 分期 按病情进展分为 3 期。

(1)急性发作期:指在 1 周内出现脓性或黏液脓性痰,痰量明显增加,或伴有发热、白细胞计数增高等炎症表现,或 1 周内咳嗽、咳痰、喘息中任何一项症状明显加剧。急性发作期患者按其病情严重程度又分为:①轻度急性发作,指患者有气短、痰量增多和脓性痰等 3 项表现中的任意 1 项;②中度急性发作,指患者有气短、痰量增多和脓性痰等 3 项表现中的任意 2 项;③重度急性发作,指患者有气短、痰量增多和脓性痰等全部 3 项表现。

（2）慢性迁延期:指不同程度的咳嗽、咳痰或喘息症状迁延不愈 1 个月以上者。

（3）临床缓解期:指经治疗后或自然缓解,症状基本消失,或偶有轻微咳嗽和少量咳痰,保持 2 个月以上者。

【鉴别诊断】

1. 急性气管支气管炎

（1）急性感染性疾病:如肺结核、肺脓肿、肺炎、麻疹、百日咳、急性扁桃体炎等疾病,在发病时常常有咳嗽,类似于急性气管支气管炎的咳嗽症状。故应深入检查,临床上需详加鉴别。

（2）流行性感冒:简称流感。其症状与急性气管支气管炎颇相似。但流感有广泛性流行,急骤起病,全身明显的中毒症状,高热和全身肌肉酸痛等,鉴别并不困难;病毒分离和补体结合试验可确诊。

（3）急性上呼吸道感染:鼻咽部症状明显;一般无显著的咳嗽、咳痰;肺部无异常体征;胸部 X 线正常。

2. 慢性气管支气管炎

（1）咳嗽变异性哮喘:以刺激性咳嗽为特征,灰尘、油烟、冷空气等容易诱发咳嗽,常有家庭或个人过敏疾病史。对抗生素治疗无效,支气管激发试验阳性或舒张试验阳性可鉴别。

（2）嗜酸细胞性支气管炎:临床症状类似,X 线检查无明显改变或肺纹理增多,支气管激发试验阴性,临床上容易误诊。诱导痰检查嗜酸细胞比例增加（≥3%）可以诊断。

（3）肺结核:常有发热、乏力、盗汗及消瘦等症状。痰液中抗酸杆菌及胸部 X 线检查可以鉴别。

（4）肺癌:多有数年吸烟史,顽固性刺激性咳嗽或过去有咳嗽史,近期咳嗽性质发生改变,常有痰中带血。有时表现为反复同一部位的阻塞性肺炎,经抗菌药物治疗未能完全消退。痰脱落细胞、胸部 CT 及支气管镜等检查可明确诊断。

（5）间质性肺疾病:应详细询问病史和职业史。临床表现多样,病程经过缓慢,早期开始仅有咳嗽、咳痰,偶有气短感。部分患者听诊可闻及爆裂音（Velcro 啰音）,亦可发生杵状指。血气分析示动脉血氧分压降低,而二氧化碳分压可不升高,肺功能呈限制性通气功能障碍。结合胸部 CT、气管镜活检等检查可明确诊断。

（6）支气管扩张：典型表现为反复大量咳脓痰，或反复咯血。胸部 X 线片常见肺纹理粗乱或呈卷发状。高分辨螺旋 CT 检查有助于诊断。

（二）中医辨证

1. 抓住不同时期特征辨证　外感咳嗽，多为新病，起病急，外感六淫从口鼻或皮毛而入，使肺气被束，肺失宣肃，肺气上逆，引发咳嗽。有表先解表，邪从表解，肺气清肃，虽不专治咳，咳亦停止。《黄帝内经》"善治者，治皮毛"，此之谓也。此时不着重解表，必犯失表之过。内伤咳嗽，多为久病，常反复发作，病程长，宜适当配合扶正之药。如张璐论咳嗽云："治表邪者，药不宜静，静则留连不解，变生他病。故忌寒凉收敛，《经》所谓肺欲辛者是也。……然治表者，虽宜动以散邪，若形病俱虚者，又当补中气而佐以和解。倘专于发散，则肺气益弱，腠理益疏，邪乘虚入，病反增剧也。"

2. 抓住寒热虚实特征辨证　抓住痰的性质，咳嗽痰白，多寒；但稠黏难咳者，或属热，或属燥；痰黄多热，但稀薄易出者或属寒；痰少干咳多属燥，舌苔厚腻者则属痰湿。老弱者常用参苏饮、苏子降气汤；老人咳嗽，平素肾虚著者，用小青龙汤，酌加淫羊藿、肉苁蓉；老人外感咳嗽，平素阳虚著者，用小青龙汤，酌加制附子。外感咳嗽以风寒、风热、风燥为主，一般均属邪实。而内伤咳嗽多为虚实夹杂，本虚标实，其中痰湿、痰热、肝火多为邪实正虚；肺阴亏耗则属正虚，或虚中夹实。

五、治疗

（一）中医辨证论治

咳嗽的治疗应分清邪正虚实。外感咳嗽，多为实证，应祛邪利肺，按病邪性质分为风寒、风热、风燥论治。内伤咳嗽，多属邪实正虚。标实为主者，治以祛邪止咳；本虚为主者，治以扶正补虚。并按本虚标实的主次酌情兼顾。同时除直接治肺外，还应从整体出发，注意治脾、治肝、治肾等。

1. 外感咳嗽

（1）风寒袭肺

主要证候：咳嗽声重，气急，咽痒，咳痰稀薄色白；常伴有鼻塞，流清涕，头痛，肢体酸楚，恶寒发热，无汗等表证；舌苔薄白，脉浮或浮紧。

治法：疏风散寒，宣肺止咳。

方药：三拗汤（《太平惠民和剂局方》）合止嗽散（《医学心悟》）加减。

常用麻黄宣肺散寒，杏仁、桔梗、前胡、甘草、橘皮等宣肺利气、化痰止咳。

加减：如咳嗽声重、气急等肺气郁闭之象不显著，而外有表证者，可去麻黄之辛散,加荆芥;咽痒,加牛蒡子、蝉蜕、钩藤;鼻塞声重,加辛夷、苍耳子;咳嗽较甚,加矮地茶、金沸草;咳而痰黏,胸闷,苔腻,加半夏、厚朴、云苓;咳嗽音哑,气急似喘,痰黏、口渴、心烦(寒包火),加生石膏、鱼腥草、黄芩。

（2）风热犯肺

主要证候:咳嗽频剧,气粗或咳声沙哑,喉燥咽痛,咳痰不爽,痰黏稠或稠黄。兼次症:咳时汗出,流黄涕,口渴,头痛,肢楚,恶风,身热;舌质红,苔薄黄,脉浮数或浮滑。

治法:疏风清热,宣肺止咳。

方药:桑菊饮(《温病条辨》)加减。

常用桑叶、菊花、薄荷、连翘疏风清热;前胡、牛蒡子、杏仁、桔梗、贝母、枇杷叶清肃肺气,化痰止咳。

加减:咽痛明显,加岗梅根、板蓝根、射干、山豆根;咳甚,加浙贝母;痰难咳,加竹茹、竹黄、瓜蒌、海蛤壳;痰中带血,加生地黄、白茅根、仙鹤草、白及;喉燥,加玄参、沙参、天花粉。

（3）风燥犯肺

主要证候:干咳,连声作呛,无痰或有少量黏痰,不易咳出,喉痒,唇鼻干燥,咳甚则胸痛,或痰中带有血丝,口干,咽干而痛,或鼻塞,头痛,微寒,身热;舌质红,苔薄白或薄黄,脉浮数或小数。

治法:疏风清肺,润燥止咳。

方药:桑杏汤(《温病条辨》)加减;燥证与风寒并见,系为凉燥,方用杏苏散(《温病条辨》)加减。

常用桑叶、薄荷、淡豆豉疏风解表;杏仁、前胡、牛蒡子肃肺止咳;南沙参、贝母、天花粉、梨皮、芦根生津润燥。

加减:津伤甚,加用麦冬、玉竹;恶寒甚、无汗,加用荆芥、防风;热重,加用石膏、知母;痰中带血,加用生地黄、白茅根、仙鹤草。

2. 内伤咳嗽

（1）痰湿蕴肺

主要证候:咳嗽痰多,咳声重浊,痰白黏腻或稠厚或稀薄,每于晨间咳痰尤甚,因痰而嗽,痰出则咳缓。胸闷,脘痞,呕恶,纳差,腹胀,大便时溏;舌苔白腻,脉濡滑。

治法:燥湿化痰,理气止咳。

方药:二陈汤(《太平惠民和剂局方》)合三子养亲汤(《韩氏医通》)加减。

常用法半夏、陈皮、茯苓、苍术、川朴燥湿化痰;杏仁、莱菔子、白芥子温肺降气。

加减:痰湿较重,加用胆南星;痰湿兼感风寒,可选用小青龙汤;痰黏如白沫,怕冷,加用干姜、细辛;脾虚,加用党参、白术、黄芪、山药。

（2）痰热郁肺

主要证候:咳嗽气息粗促,或喉中有痰声,痰多、质黏厚或稠黄,咳吐不爽,或有热腥味、痰血。胸胁胀满,咳时引痛,面赤,或有身热,口干欲饮;舌质红,苔薄黄腻,脉滑数。

治法:清热化痰,肃肺止咳。

方药:清金化痰汤(《医学统旨》)加减。

常用黄芩、栀子、知母、桑白皮清泄肺热;杏仁、贝母、冬瓜子、薏苡仁等化痰。

加减:痰稠难咳,加用海蛤壳、鱼腥草、瓜蒌、竹黄;伴喘促明显,加用葶苈子、莱菔子;口干,舌红少津,加用北沙参、天冬、天花粉。

（3）肝火犯肺

主要证候:气逆作咳阵作,咳时面红目赤,咳引胸痛,可随情绪波动增减。烦热咽干,常感痰滞咽喉,咳之难出,量少质黏,或痰如絮条,口干口苦,胸胁胀痛;舌质红,苔薄黄少津,脉弦数。

治法:清肺泻肝,化痰止咳。

方药:黄芩泻白散(《症因脉治》)合黛蛤散(《中药成方配本》)加减。

常用桑白皮、地骨皮、黄芩清肺热;栀子、牡丹皮泻肝火;青黛、海蛤壳化痰热;粳米、甘草和胃气,使泻肺而不伤脾胃;紫苏子、竹茹、枇杷叶降逆气。

加减:口干咽燥,加用沙参、天花粉、麦冬;肝火旺盛,重用栀子、牡丹皮;胸闷气逆明显者,加用葶苈子、瓜蒌皮;胸痛甚者,加用郁金、丝瓜络;痰黏难咳,加用海浮石、冬瓜仁、贝母。

（4）肺阴亏耗

主要证候:干咳,咳声短促,痰少黏白,或痰中夹血,或声音逐渐嘶哑。午后潮热,颧红,手足心热,夜寐盗汗,口干咽燥,起病缓慢,日渐消瘦,神疲;舌质红,少苔,脉细数。

治法:养阴清热,润肺止咳。

方药:沙参麦冬汤(《温病条辨》)加减。

常用沙参、麦冬、天花粉、玉竹、百合滋养肺阴;甘草甘缓和中;贝母、杏仁润肺化痰;桑白皮、地骨皮清肺泻热。

加减:痰中带血,加牡丹皮、白及、白茅根、仙鹤草、紫珠草;久咳兼喘,选用参蛤散加五味子、款冬花;低热者,加用银柴胡、胡黄连、青蒿;盗汗明显者,加用浮小麦、糯稻根须、煅龙骨、煅牡蛎;咳黄痰,加用知母、黄芩、鱼腥草。

【方药应用】

1. 注射制剂　根据辨证分型,可选用以下中药针剂。清热化痰类,清开灵注射液、痰热清注射液、热毒宁注射液;补气阴类,生脉注射液或参麦针;益气温阳类,参附注射液等。

①痰热清注射液,20~40ml/次,每日1次,静脉滴注。清热、化痰、解毒。用于痰热证,症见发热、咳嗽、咳痰不爽、咽喉肿痛、口渴、舌红、苔黄。②清开灵注射液,40ml加入生理盐水或5%葡萄糖注射液250ml静脉滴注,每日1次。或醒脑静注射液,20~40ml加入5%葡萄糖注射液或生理盐水250~500ml静脉滴注,每日1次。用于痰蒙神窍、热毒内陷证。③参附注射液20ml或参麦注射液20ml,加入5%葡萄糖注射液或生理盐水20ml中静脉注射。用于正虚欲脱证。④生脉注射液或参麦针40ml,加入5%葡萄糖注射液250ml中,静脉滴注,每日1次。用于余热未清、气阴两伤证。

2. 中成药 辨证选用中成药,如蛇胆陈皮散、蛇胆川贝枇杷膏、蜜炼川贝枇杷膏、祛痰止咳颗粒、橘红痰咳液、益肺止咳胶囊等。

本院制剂有以下几种。①复方川贝止咳露:主要成分为川贝母、枇杷叶、薄荷、桔梗、紫菀、百部、蜂蜜等;口服,一次15ml,一日3次;功能祛痰止咳,和胃降气,开音利咽;主治感冒,急慢性咽喉炎,急慢性气管支气管炎引起之咳嗽、咽痛。②清肝润肺止咳露:主要成分为人参叶、枇杷叶、罂粟壳、浙贝母等;口服,一次25ml,一日3次;功能清肝肺之火,润肺止咳;主治肝火犯肺型的咳嗽、咯血,秋燥或燥热咳嗽,烟酒过度之久咳。③肺康颗粒:主要成分为熟地黄、人参、茯苓、白术、瓜蒌、桃仁等;开水冲服,一次15g,一日3次;功能益气补肺,滋养五脏,活血祛痰,止咳平喘;主治内伤咳嗽肺气亏虚、肺脾气虚证。

【针灸方法】

1. 毫针疗法 选穴:尺泽、孔最、列缺、合谷、肺俞、足三里。具体方法:外感咳嗽者,捻转泻法,每日1次。

2. 穴位贴敷 贴敷部位:足三里、涌泉、肺俞、定喘。贴敷方法:选定穴位后,局部消毒,按压片刻后,将药丸(自制穴位贴敷剂,所用药物具有补火助阳、引火归原、散寒止痛、活血通经之功效)置于穴位上用胶布固定,贴敷后加压刺激使局部轻度疼痛、红润即可。并嘱患者或家属加压刺激穴位5次,每次3分钟,每次敷贴3~4小时,每天1次。用于治疗内伤咳嗽后期肺脾肾脏器虚衰、气虚阳虚等患者。

3. 耳针疗法 取穴为支气管、交感。选专用耳针,每天1次,留针30分钟,10天1个疗程。

(二)西医治疗

1. 患者有全身症状时,应注意休息和保暖。治疗目的是减轻症状和改善机体功能。患者常常需要补充液体和应用退热药物;可适当应用镇咳药物;痰量较多或较黏时,可应用祛痰剂。

2. 急性气管支气管炎

（1）对症治疗：镇咳，可酌情应用右美沙芬、喷托维林等镇咳剂。祛痰，常用药物有氯化铵合剂、溴己新、氨溴索、羧甲司坦和桃金娘油等。解痉和抗过敏，对于因过敏反应引起支气管痉挛的患者，可给予解痉平喘和抗过敏药物，如氨茶碱、特布他林和氯苯那敏。

（2）抗菌药物：对抗菌药物并无明显治疗效果，因此在治疗急性气管支气管炎患者时应避免滥用抗菌药物。但如果患者出现发热、脓性痰和重症咳嗽，则为应用抗菌药物的指征。一般首先选用青霉素、大环内酯类、喹诺酮类，必要时可应用第一代或第二代头孢菌素等。以口服为主，必要时可静脉滴注。

3. 慢性气管支气管炎急性加重期

（1）控制感染：视感染的主要致病菌和严重程度，或根据病原菌药敏结果选用抗菌药物。患者有脓性痰为应用抗菌药物的指征。轻症可口服，较重患者肌内注射或静脉滴注抗菌药物。常用的有青霉素、红霉素、氨基糖苷类、喹诺酮类、头孢菌素类等。

（2）祛痰、镇咳：对急性发作期患者在抗感染治疗的同时，应用祛痰药及镇咳药，以改善症状。常用药物有氯化铵合剂、溴己新、氨溴索、羧甲司坦和桃金娘油等。中成药止咳也有一定效果。对老年体弱无力咳痰者或痰量较多者，应协助排痰，畅通呼吸道。应避免应用镇咳剂，以免抑制中枢及加重呼吸道阻塞和产生并发症。

（3）解痉、平喘：常选用氨茶碱、特布他林等口服，或用沙丁胺醇等短效支气管舒张剂吸入。若持续存在气流受限，需要进行肺功能检查。如果明确慢性阻塞性肺疾病的诊断，必要时使用长效支气管舒张剂吸入或糖皮质激素加长效支气管舒张剂吸入。

（4）雾化疗法：雾化吸入可稀释气管内的分泌物，有利于排痰。如痰液黏稠不易咳出，雾化吸入有一定帮助。

4. 慢性气管支气管炎缓解期　应注意避免各种致病因素，吸烟者须戒烟。重视感冒的防治，因感冒可使缓解期的患者旧病复发。在一个较长时期内（至少 1 年），定期进行感冒的预防治疗是很重要的，可接种流感疫苗或服用预防感冒的中草药。加强锻炼，增强体质，提高机体免疫力。

六、中西医结合思路

急性气管支气管炎属于"外感咳嗽"范畴，慢性气管支气管炎属于"内伤咳嗽"范畴。本病的病因有外感、内伤两大类。外感咳嗽，为六淫外邪侵袭肺系；内伤咳嗽，为脏腑功能失调，内邪干肺。咳嗽的病变主脏在肺，与肝、脾有关，久则及肾。主要病机为邪犯于肺，肺气上逆。

急性气管支气管炎的治疗,在辨证的基础上大体分3期。早期宜"宣散",以轻辛宣肺祛邪为法。因"上焦如羽,非轻不举",早期邪气轻浅于上焦,宜辛凉宣肺,外邪自散;不宜过早用润降之品,否则不但邪气不解,反有恋邪之弊。中期宜"肃肺",因外邪既出,则须调理气机,使肺气宣肃得常,则不上逆。后期宜"补肺健脾",因外邪已除,气机调畅,此时宜补肺固本脏之气,以防复发。在补肺的同时要处处顾及脾气,"培土以生肺金";同时配合酸敛之品,以收敛耗散之肺气,巩固疗效。急性气管支气管炎若按上法,治疗得当,则可防止反复咳嗽发展为慢性气管支气管炎。对于一些气虚体弱容易反复的患者,可常服玉屏风散,以调高免疫力。

慢性气管支气管炎是中老年人群中发病率较高的疾病,患者在感冒后很容易引发,因此临床中必须要加强对老年慢性气管支气管炎的诊治。《素问》曰:"年四十,而阴气自半也。"老年人由于生理自然规律,造成其处于气阴亏虚的状态,患慢性气管支气管炎多有脏腑功能失调,辨证比较困难,治疗时宜顾护阴液津气,勿过用辛燥或寒凉之品,否则易导致正伤邪恋,难以痊愈。老年人患慢性气管支气管炎后,若素体阴虚则邪易从燥化,而成燥热伤肺;若素体气虚则邪易从寒化,而成风寒犯肺,痰浊内生,故证型以燥热或风寒夹痰浊为多。另外,老年慢性气管支气管炎后期要固本脏之气以收其功,多用生脉散或补肺汤加减,以补肺健脾固肾善其后,如此方称完善。

气管支气管炎以西医抗感染、对症治疗(祛痰、镇咳、解痉、平喘)为主,配合中医不同时期、不同患病特点辨证治疗。集中西医两法的治疗特长,有助于提高急慢性气管支气管炎的临床治疗效果。

七、辨已病未病与调养

气管支气管炎强调未病先防,注重预防与调摄相结合。

(一)辨已病未病

1. 戒烟　为了减少吸烟对呼吸道的刺激,患者一定要戒烟。其他刺激性的气体,如厨房的油烟,也要避免接触。

2. 保持良好的家庭环境卫生　室内空气流通新鲜,有一定湿度,控制和消除各种有害气体和烟尘。改善环境卫生,做好防尘、防大气污染工作,加强个人保护,避免烟雾、粉尘、刺激性气体对呼吸道的影响。

3. 适当体育锻炼　增强体质,提高呼吸道的抵抗力,防止上呼吸道感染,避免吸入有害物质及过敏原,可预防或减少本病发生。锻炼应循序渐进,逐渐增加活动量。

4. 注意气候变化和寒冷季节　严冬季节或气候突然变冷的时候,要注意衣着冷暖,及时增加衣服,不要由于受凉而引起感冒。冬季寒冷季节室内温度应以18~20℃为宜。

5. 平素易于感冒者,配合防感冒保健操,接种流感疫苗,或服用预防感冒的中草药。

（二）调养

1. 促使排痰　对年老体弱无力咳痰的患者或痰量较多的患者,应以祛痰为主,不宜选用镇咳药,以免抑制中枢神经加重呼吸道炎症,导致病情恶化。帮助危重患者定时变换体位,轻轻按摩患者胸背部,可以促使痰液排出。

2. 外感咳嗽,如发热等全身症状明显者,应适当休息;内伤咳嗽多呈慢性反复发作,尤其应当注意起居饮食的调护,可据病情适当选食梨、莱菔、山药、百合、枇杷等。注意劳逸结合。

3. 冬病夏治　多用扶正固本方药,对慢性气管支气管炎患者有一定效果。

八、临床验案

梁直英诊治内伤咳嗽验案

男,35 岁,2008 年 3 月 19 日初诊(香港中文大学中医学院教学门诊)。2月底发热,咳嗽。入院留医 5 天,用抗生素。现发热已退,出院已 9 天,仍咳嗽,咽痒而咳,欲语先咳,无痰。舌质稍红嫩、边有齿印,苔薄而不均,脉弦细数。

中医诊断:咳嗽。

中医辨证:肝肺阴虚,肝火上炎。

西医诊断:气管支气管炎。

中医治则:平肝降逆,化痰止咳。

方药:丹青饮。代赭石 9g,麦冬 4.5g,杭菊 6g,石斛 9g,潼蒺藜 9g,沙参 12g,桑叶 3g,橘红 6g,川贝母 6g,杏仁 9g,旋覆花 3g(包煎)。3 剂,水煎服。

3 月 31 日二诊:黄昏时咳,讲话时咳,咽痒而咳,阵发呛咳,无痰。舌质稍红嫩,苔薄黄腻,脉弦滑。予丹青饮,去杏仁,加茯苓、瓜蒌、绵茵陈,3 剂。

4 月 11 日三诊:上方服 3 剂,咳嗽已愈,今天因"口气臭秽"再诊。

【按】对于肝阴不足,肝火上炎著者,用《医醇賸义》丹青饮。代赭石、石斛、沙苑蒺藜、白蒺藜、杏仁各三钱;麦冬(青黛拌)一钱五分;菊花、贝母各二钱;沙参四钱;桑叶、橘红、旋覆花各一钱。从五脏相关理论、生克乘侮的脏与脏关系看,本应"金克木",但由于患者肝火旺盛,木侮金,导致肝火犯肺。梁直英抓住了病机根本,辨证准确,治上焦如羽,用药轻清,故获得较好效果。

（杨柳柳）

参 考 文 献

1. 王吉耀. 内科学［M］. 北京：人民卫生出版社，2005.
2. 薛博瑜，吴伟. 中医内科学［M］. 3 版. 北京：人民卫生出版社，2016.
3. 宋秀明. 久咳证治浅探［J］. 辽宁中医学院学报，2001，3（4）：280.
4. 邵长荣，张晔敏. 辨治慢性咳嗽，宜以疏肝调心从之［J］. 上海中医药大学学报，2006，20（3）：1-3.
5. 李耀辉，马战平. 慢性咳嗽从肝论治［J］. 吉林中医药，2012，32（4）：327-328.
6. 蒋文钧. 感染后咳嗽中医治疗概况［J］. 辽宁中医药大学学报，2010，12（10）：203-205.

第二节　社区获得性肺炎

社区获得性肺炎（community-acquired pneumonia，CAP）是指在医院外罹患的感染性肺实质（含肺泡壁和肺间质）炎症，包括具有明确潜伏期的病原体感染而在入院后潜伏期内发病的肺炎。

CAP 是威胁人类健康的常见感染性疾病之一，临床上以感染性肺炎占绝大多数，其中又以细菌性肺炎、支原体肺炎最为常见，其次为病毒性肺炎、衣原体肺炎等。据不完全统计，按人口计算，我国每年大约有 650 万~1 500 万人发病，其中每年有 20 万以上的患者因此病死亡。一项研究显示，住院的 CAP 患者年龄构成比≤5 岁占 37.3%，≥65 岁占 28.7%，其中儿童及老年人群的构成比远高于 26~45 岁青壮年的 9.2%，在老年人群中 CAP 病死率随年龄增加而升高。

在中医学中，社区获得性肺炎见于传统中医伤寒、温病，多属于"咳嗽""喘证""风温"等范畴。伤寒病由于感受六淫之邪，邪犯肌表，出现发热恶寒、咳嗽咳痰、胸闷胸痛或气喘等。温病是感受风热温邪，首犯肺卫，引起的以发热、胸痛、咳嗽、咳痰等症状为主要临床特征的急性外感热病。一年四季均发，冬春两季多发。

一、病因病机

本病多由外感六淫之邪或风温热毒引起，是以发热、胸痛、咳嗽、咳痰等症状为主要临床特征的急性外感热病。病因病机主要包括感受外邪、肺失宣肃，正气内虚、痰热内蕴。

1. **外邪犯肺**　外感风热或风寒等六淫外邪，或风温热毒，首先犯肺，引起肺的宣发肃降功能下降，出现发热、咽痛、咳嗽、咳痰等症状。

2. **饮食失节**　嗜食烟酒，素体热甚，痰浊内生，复感外邪，导致出现高热、口干、口渴等症，甚者出现神昏、出血等危象。

3. **正气内虚**　年老体弱或久病虚损等引起机体正气虚弱，脏腑功能失调，导致痰浊内生。易感邪毒,出现神倦、咳嗽、痰少、汗出、口干等症。

本病初期,病邪轻浅,病位在肌表肺卫,表现为风寒闭肺、风热犯肺、表寒里热证。本病中期,外邪传里,肺失清肃,或正气虚损,脏腑功能失调,痰浊内生,表现为痰浊阻肺证;或素体热甚,痰热内生,肺气壅滞,出现痰热壅肺证;疾病进一步传变,逆传心包,出现热入心营证,表现为神昏谵语、喘脱等危候。本病后期,痰热耗伤气阴,日久出现气阴两虚,正虚邪恋之证,亦可出现病情加重,正虚阳脱的喘脱危候。

二、五脏相关与病机转化

中医言"正气存内,邪不可干",先天禀赋不足,后天失养,致正气不足,遇六淫邪气、温热毒邪自外侵袭,从皮毛入里,从口鼻犯肺,经六经传变,导致气阴不足、肺脾气虚,甚则肺肾两虚。本病初期多以肺部病变为主,外邪犯肺,入里化热,母病及子,子盗母气,渐累及脾肾,导致痰浊阻肺、痰热壅肺及肾不纳气或阴阳亏虚;后期累及于心,心阳不足,水凌心肺,出现胸闷、气喘、咳逆倚息、不能平卧,甚则出现面青唇紫、大汗淋漓、汗出肢冷等喘脱危候。温热毒邪亦可越经传,发展迅速,邪犯心营而出现高热、神昏、谵妄、咯血、抽搐等症状。(图5-2-1)

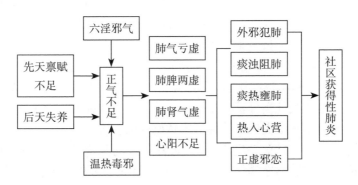

图 5-2-1　社区获得性肺炎病因病机示意图

三、临床表现

(一)症状

本病一年四季均可发生,以冬春多见。临床表现发热、咳嗽、咳痰、伴或不伴脓痰,或胸痛,或呼吸困难,或咳血;严重可出现神志不清、烦躁不安、嗜睡、谵妄、昏迷、抽搐等危候,须密切观察,积极抢救。

（二）体征

发病早期肺部体征无明显异常。肺实变时触觉语颤增强,叩诊浊音,可闻及病理性呼吸音和 / 或闻及干、湿性啰音。

（三）理化检查

1. 血液分析　白细胞计数 >10×10⁹/L 或 <4×10⁹/L,伴或不伴中性粒细胞核左移。

2. 胸部影像学检查　新出现的斑片状浸润性阴影,叶 / 段实变影、或间质性改变,伴或不伴胸腔积液。

3. 痰细菌学检查标本的采集、送检和实验室处理　痰是最方便且无创伤性的病原学诊断标本,且易被口咽部细菌污染,因此痰标本质量的好坏、送检及时与否、实验室质控如何,将直接影响细菌的分离率和结果解释,必须加以规范。

（1）采集:尽量在抗生素治疗前采集标本。嘱患者先行漱口,并指导或辅助其深咳嗽,留取脓性痰送检。无痰患者检查分枝杆菌和肺孢子菌,可用高渗盐水雾化吸入导痰。

（2）送检:尽快送检,不得超过 2 小时。延迟送检或待处理标本应置于 4℃保存（疑为肺炎链球菌感染不在此列）,保存的标本应在 24 小时内处理。

（3）实验室处理:挑取脓性部分涂片做革兰氏染色,镜检筛选合格标本（鳞状上皮细胞 <10 个 / 低倍视野,多核白细胞 >25 个 / 低倍视野,或二者比例 <1∶2.5）。以合格标本接种于血琼脂平板和巧克力平板两种培养基,必要时加用选择性培养基或其他培养基。用标准 4 区划线法接种做半定量培养。涂片油镜检查见到典型形态肺炎链球菌或流感嗜血杆菌有诊断价值。

4. 其他检查　血沉、C 反应蛋白、降钙素原均是炎症反应指标,可联合检测。C 反应蛋白的敏感性稍优于降钙素原,而降钙素原的特异性优于 C 反应蛋白,且降钙素原比 C 反应蛋白更能反映脓毒症的严重程度。

四、辨病辨证

（一）西医辨病

1.《中国成人社区获得性肺炎诊断和治疗指南（2016 年版）》中 CAP 的临床诊断依据

（1）在社区发病。

（2）肺炎相关临床表现:①新近出现的咳嗽、咳痰或原有呼吸道疾病症状加重,并出现脓性痰,伴或不伴胸痛;②发热;③肺实变体征和 / 或闻及湿性啰音;④白细胞计数 >10×10⁹/L 或 <4×10⁹/L,伴或不伴细胞核左移。

（3）胸部影像学检查:显示新出现的斑片状浸润影,叶/段实变影、磨玻璃影或间质性改变,伴或不伴胸腔积液。

符合（1）（3）及（2）中任意 1 项,并除外肺结核、肺部肿瘤、非感染性肺间质性疾病、肺水肿、肺不张、肺栓塞、肺嗜酸性粒细胞浸润症及肺血管炎等后,可建立临床诊断。

2. 重症肺炎诊断标准　符合下列 1 项主要标准或 ≥3 项次要标准者可诊断为重症肺炎,需密切观察,积极救治,有条件时,建议收住 ICU 治疗。

（1）主要标准

1）需要气管内插管行机械通气治疗。

2）脓毒症休克经积极液体复苏后仍需要血管活性药物治疗。

（2）次要标准

1）呼吸频率 ≥30 次/min。

2）氧合指数 PaO_2/FiO_2 ≤250。

3）多肺叶浸润。

4）意识障碍和/或定向障碍。

5）血尿素氮 ≥7.14mmol/L。

6）动脉收缩压 <90mmHg,需要液体积极复苏。

【鉴别诊断】

1. 医院获得性肺炎　传统肺炎分为社区获得性肺炎和医院获得性肺炎。医院获得性肺炎是入院时不存在也不处于潜伏期,入院超过 48 小时后发生的肺炎。多见于特殊人群,如老年人、免疫力低下者,长期使用广谱抗生素、免疫抑制剂患者等,可行病原学检查和影像学检查。

2. 肺结核　多表现午后低热、盗汗、乏力、消瘦、食欲不振,咳嗽、咳痰、咯血、胸痛等,血行播散时可有高热。可行结核菌检查:痰涂找抗酸杆菌、痰培养、聚合酶链检查。影像学检查、纤维支气管镜的病原学和病理学检查可以鉴别。

3. 肺癌　起病缓慢,常有刺激性咳嗽,咯血,胸痛,食欲下降,体重减轻,呼吸困难,骨痛,肿瘤胸腔内播散可见霍纳综合征和上腔静脉压迫综合征。可行影像学检查,高度怀疑应行增强 CT,必要时行正电子发射体层成像（PET）检查。

4. 肺脓肿　早期临床表现与肺炎相似,可出现高热、寒战、胸痛、咳大量脓臭痰或脓血痰。影像检查可见实变浸润、空洞及液平面。

5. 肺栓塞　往往起病急,发展快,属于临床急危重症。表现不明原因的呼吸困难及气促,胸痛,咯血,甚至晕厥等。辅助检查:血清 D- 二聚体、心电图、超声心动图、下肢深静脉彩超、心肌酶学、血气分析、肺动脉 CT 等。

6. 其他　还需排除非感染性肺部疾病,如肺间质纤维化、肺水肿、肺不张、肺嗜酸性粒细胞增多症和肺血管炎等。可行生化、免疫学、影像学检查鉴别。

（二）中医辨证

1. **证候特征辨证**　社区获得性肺炎由于先天不足,后天失养,遇外邪诱发,当辨虚、实之不同。实证多见于疾病早期、年轻人,邪气盛而正未衰;临床表现以恶寒发热或发热不恶寒,咳嗽咳痰,痰白或黄,呼吸气粗声高,口渴,舌红苔白或黄,脉浮数为证候特征。虚证多见于病久,老年体弱多病者;临床表现以低热,汗出,咳嗽咳痰,呼吸浅促,声低气怯,纳呆神疲,舌红少苔,脉细数无力为证候特征。若危重变证多虚实夹杂,以标实为主,临床表现高热、神昏、谵妄、咯血、抽搐等热入心营证;或胸闷、气喘、咳逆倚息、不能平卧,甚则面青唇紫、大汗淋漓、汗出肢冷等心肾阳虚、水凌心肺的喘脱危候。

2. **随证分期辨证**　外邪袭肺,由表及里,六经传变,或卫气营血、三焦传变,故疾病需随证分期辨治,辨病之浅深。①初期,一般指起病后1~3天左右,有风热或风寒,邪气郁闭肺气,肺失宣肃而出现发热、咳嗽、胸闷气喘等肺病症状,也有卫表的症状,如发热恶寒、头痛身疼、脉浮数等。这一阶段,辨证要点首辨寒热,次辨感邪,六淫外感从皮毛而入,抑或温热毒邪从口鼻入里犯肺。六淫外感治疗要点是祛风解表达邪,温热毒邪治以清热宣肺开闭。②中期,也就是肺炎之严重阶段,临床症状表现得最为剧烈。表证已无,而以痰浊阻肺、痰热闭肺、热入心营为主要病机。寒证者少见。治疗重在清肺解毒,兼以解表达邪。③后期,经过1~2周的治疗,多数患者高热已退,由于痰热尚未清除,热灼肺阴,故仍有一定程度的咳嗽咳痰,或还有低热,治以扶正祛邪。

3. **脏腑形质辨证**　阴阳化五行,人身分五脏,五脏藏阴阳。肝心脾肺肾因先天禀赋不同,后天调养差异,形成脏腑气血阴阳形质之不同。《黄帝内经》云"诸风掉眩,皆属于肝",肝脏形质可辨肝阴不足、肝火上炎、肝风内动、肝阳上亢;"诸痛痒疮,皆属于心",心脏形质可辨心阴不足、心火上炎、心气亏虚、心阳亏损;"诸湿肿满,皆属于脾",脾脏形质可辨脾气亏虚、脾阴不足、脾阳亏损;"诸气膹郁,皆属于肺",肺脏形质可辨肺气亏虚、肺阴亏损;"诸寒收引,皆属于肾",肾脏形质可辨肾气不足、肾阴亏虚、肾阳亏损、阴阳两虚。人为整体,五脏病变相关,见肝之病而知肝传脾,病症形质结合辨证,病位病性结合分析,再选方用药,方可药到病除。

五、治疗

（一）中医辨证论治

遵照"急则治标,缓则治本"的原则分期辨证论治。早期外邪袭表,应辨寒热,区分温邪,宣肺达邪。中期外邪入里,痰热闭肺,宜清肺开闭,重在清热解毒;

热入心营则应清营,并透热转气。后期正虚邪恋,则扶正祛邪,益气养阴。

1. 风寒闭肺

主要证候:起病急骤,发热恶寒,无汗,咳嗽气促,咳白稀痰,头痛身疼;舌质淡红,苔薄白,脉浮紧数。

治法:辛温宣肺散邪。

方药:荆防败毒散(《摄生众妙方》)加减。

常用荆芥、防风、柴胡疏风宣肺散寒;羌活、独活祛风散寒除湿;前胡、枳壳、桔梗宣肃肺气,宽胸祛痰;川芎行气祛风;茯苓健脾祛湿;党参扶正补虚以祛邪;甘草调和诸药;生姜为引助解表。全方共奏疏风宣肺、辛温解表之效。

加减:表寒重,头痛身痛,憎寒发热,无汗者,加麻黄、桂枝以助发表散寒之功用;表湿重,肢体酸痛,头重头昏者,予九味羌活汤或羌活胜湿汤加减;纳呆、脘痞、便溏,苔白腻者,合二陈汤或平胃散加减。

2. 风热犯肺

主要证候:发热,微恶风寒,无汗或微汗不畅,咳嗽气促,咳白黏痰或微黄黏痰,咽痛口干;舌边尖红,苔薄黄,脉浮数。

治法:辛凉宣肺清热。

方药:银翘散(《温病条辨》)加减。

常用金银花、连翘轻宣透表,清热解毒,重用为君。薄荷、牛蒡子辛凉宣散,疏散风热,清利头目;淡豆豉、荆芥辛温,透邪外出,两药虽为辛温解表药,配伍在辛凉药中,可增强透表之力,共为臣药。桔梗宣肺止咳;淡竹叶、芦根清热生津,同为佐药。甘草调和诸药为使。用于温病初起,卫气被遏,共奏辛凉宣肺清热之功。

加减:头目胀痛者,加桑叶、菊花清利头目;咳嗽痰多,加前胡、浙贝母、北杏仁化痰止咳;咳痰黄稠,加黄芩、竹茹、鱼腥草;口渴多饮、尿赤者,加石膏、桑白皮、知母;咽喉痛甚,加岗梅根、板蓝根、蒲公英。

3. 表寒里热

主要证候:发热,热度较高,微恶风寒,无汗,头痛身疼,口渴,烦躁,胸痛,痰黄黏,甚或夹有血丝;舌红苔黄,脉浮紧滑数。

治法:辛温宣肺,清热解毒。

方药:大青龙汤(《伤寒论》)加减。

常用麻黄汤发汗宣肺,辛温解表;石膏清热除烦;甘草、生姜、大枣和中气,调营卫。诸药合用,外可解风寒郁闭,内可清里热躁烦。

加减:表寒较甚者,加荆芥、防风;痰热较盛者,加浙贝母、瓜蒌、竹茹、胆南星;便秘,加枳壳、大黄;津伤口渴者,加天花粉、沙参、麦冬、芦根。

4. 痰浊阻肺

主要证候:咳嗽痰多,咳声重浊,晨起为甚,痰色白或带灰色,质黏腻或稠厚;

伴胸闷气憋,腹胀,食少,大便时溏;舌淡白、苔白腻,脉濡滑。

治法:燥湿化痰,理气止咳。

方药:二陈汤(《太平惠民和剂局方》)合三子养亲汤(《韩氏医通》)加减。

常用半夏辛温而燥,最善燥湿化痰,且能降逆止呕,为君;辅以橘红理气,燥湿化痰,使气顺痰消;佐以茯苓健脾渗湿,使湿无所聚;使以甘草和中健脾。诸药合用,共奏燥湿和中、理气化痰之功。方中橘红、半夏以陈久者良,故有"二陈"之名。白芥子温肺利气,利膈消痰;紫苏子降气行痰;莱菔子消食导滞,气行则痰行。"三子"均系行气消痰之品,善治老人喘嗽之疾,故寓"子以养亲"之意而成方名。

加减:痰浊壅盛,加涤痰汤或葶苈子、皂荚;脘腹胀闷,加苍术、白蔻仁、木香、砂仁;纳呆便溏,予六君子汤加减。

5. 痰热壅肺

主要证候:高热,渴饮,多汗,咳嗽频剧,痰黄黏稠,咳痰不爽,气喘,甚或鼻翼扇动,胸部翳痛,尿色黄赤;舌质红,苔黄腻,脉滑数。

治法:清肺泄热,肃肺化痰。

方药:桑白皮汤(《古今医统大全》)加减。

常用桑白皮清肺化痰,黄芩、黄连、栀子清肺泄热,紫苏子、杏仁肃肺降逆,贝母、半夏化痰平喘止咳。

加减:身热甚者,加石膏、知母、金银花、连翘;痰多难咳,加天竺黄、枇杷叶、海蛤壳;痰涌便秘、喘不能卧,加葶苈子、大黄、青礞石;痰有腥臭,合千金苇茎汤;痰中带血,加蒲公英、三七、白茅根。

6. 热入心营

主要证候:高热,神昏谵语,烦躁,甚则体若燔炭,或肢冷,咳嗽频剧,痰黏难出,喘憋严重;舌质红绛,脉细滑数。

治法:清热泄肺,凉营透热。

方药:清营汤(《温病条辨》)加减。

常用犀角(水牛角代)清解营分热毒;辅以玄参、生地黄、麦冬清热养阴;佐以黄连、竹叶心、连翘、金银花清热解毒,并透热于外,使邪热转出气分而解;使以丹参清热凉血,活血散瘀。

加减:若烦躁、谵妄,加服一些紫雪丹;若神昏不语,加服安宫牛黄丸或至宝丹;若抽搐,加钩藤、全蝎、地龙以息风止痉。

7. 正虚邪恋

主要证候:干咳少痰,咳嗽声低,气短神疲,手足心发热,多汗,口渴,虚烦不寐;舌红苔少,脉细数。

治法:补益气阴,清肺化痰。

方药:竹叶石膏汤(《伤寒论》)加减。

常用淡竹叶配石膏,清透气分余热,除烦止渴,为君;党参配麦冬,补气养阴生津,为臣;半夏降逆和胃,以止呕逆,为佐;甘草、粳米,和脾养胃,为使。全方清热与益气养阴并用,祛邪扶正兼顾,共奏清热益气生津之效。

加减:偏阴虚、脉细,可合用麦门冬汤(麦冬、半夏、党参、甘草、粳米、大枣)、沙参麦冬汤加减;偏气虚、脉弱无力,可合用四君子汤或参苓白术散加减。

正虚阳脱,则出现喘脱危候,证见咳逆倚息,喘不能平卧,甚则面青唇紫,大汗淋漓,汗出肢冷;证属心肾阳虚,水凌心肺;治以扶阳固脱,方选参附汤送服黑锡丹。

【方药应用】

1. 注射制剂 根据辨证分型,可选用以下中药针剂。清热解毒类,痰热清注射液、热毒宁注射液等;补气类,黄芪注射液、参芪扶正注射液;温阳养阴类,参麦注射液、生脉注射液、参附注射液;活血化瘀类,丹参注射液、川芎嗪注射液等。

2. 中成药 辨证选用中成药,如:①夏桑菊颗粒,疏风清热,每次 1 包,每日 3 次,口服;②维 C 银翘片,疏风解毒,每次 2~4 粒,每日 3 次,口服;③感冒软胶囊,疏风散寒,每次 2 粒,每日 3 次,口服;④连花清瘟胶囊,清肺解毒,每次 4 粒,每日 3 次,口服;⑤生脉胶囊,益气养阴,每次 2 粒,每日 3 次,口服。

【针灸方法】

1. 针灸 取穴:肺俞、尺泽、太渊、足三里。随证配穴:风热犯肺者,配大椎、曲池、鱼际;痰热壅肺者,配膈俞、鱼际、内关;气阴两虚者,配膏肓、太溪、三阴交。

2. 拔罐 辨证取穴:风热犯肺者,取大椎、肺俞、风门、大杼;痰热壅肺者,取肺俞、风门、大杼、脾俞、大肠俞;痰浊阻肺者,取肺俞、风门、大杼、脾俞、肾俞。

3. 艾灸 将艾条点燃,对准肺俞穴,以感觉温热舒适、灸至皮肤潮红为度(一般 15~20 分钟为宜),有温通气血、扶正祛邪的作用。

4. 刮痧

(1)风热犯肺证:取穴大椎、合谷、曲池、尺泽、少商、肺俞。先刮颈项部大椎,后刮上肢外侧曲池、合谷,再刮上肢内侧尺泽、少商,最后刮背部肺俞。刮拭方法采用泻法。

(2)痰浊阻肺证:取穴太渊、太白、肺俞、脾俞、丰隆、足三里、定喘。先刮上肢内侧太渊,后刮下肢内侧太白,再刮背部肺俞、脾俞和下肢外侧丰隆、足三里,最后刮颈项部定喘。刮拭方法采用泻法。

(3)痰热壅肺证:取穴尺泽、列缺、肺俞、丰隆、曲池、支沟、大椎、廉泉、天枢。先刮上肢内侧尺泽、列缺,后刮背部肺俞,再刮下肢外侧丰隆、上肢外侧曲池、支沟和颈项部大椎、廉泉,最后刮腹部天枢。刮拭方法采用泻法。

(4)正虚邪恋证:取穴太渊、列缺、肺俞、足三里、气海、定喘、膻中。先刮上肢内侧太渊、列缺,后刮背部肺俞,再刮下肢外侧足三里、腹部气海、颈项部定喘,最后刮胸部膻中。刮拭方法采用补法。

(二)西医治疗

抗感染是西医治疗社区获得性肺炎最为关键的环节。细菌性肺炎的抗菌治疗包括经验性治疗和抗病原体治疗。经验性治疗主要根据本地区、本单位的肺炎病原体流行病学资料,选择覆盖可能病原体的抗生素。抗病原体治疗主要根据呼吸道或肺组织标本的细菌培养和药物敏感性试验结果,选择体外试验敏感的抗生素。首剂抗感染药争取在诊断 CAP 后尽早使用,可提高疗效,降低病死率,缩短住院时间。但正确诊断是前提,不能为了追求早,而忽略必要的鉴别诊断。此外,还应根据患者的年龄、有无基础疾病、是否有误吸和肺炎严重程度等,选择相应的抗生素及给药途径。

六、中西医结合思路

社区获得性肺炎见于传统中医伤寒、温病,多属于"咳嗽""喘证""风温"等范畴。伤寒病是六淫之邪,侵犯肌表,六经传变,入里化热;温病是温热毒邪,经口鼻上犯,首先犯肺,卫气营血、三焦传变,重则热入心营。病之初期,实证居多,以风寒闭肺、风热犯肺、表寒里热为主证,故早期外邪袭表,应辨寒热,治以宣肺达邪;中期,也就是肺炎之严重阶段,表证已无,而以痰浊阻肺、痰热壅肺、热入心营为主要病机,故中期外邪入里,应辨虚实,治以清肺开闭,重在清热解毒,而热入心营则应清营,并透热转气;后期,经过 1~2 周的中西医治疗,多数患者高热已退,余邪未清,气阴耗伤,故后期正虚邪恋,则扶正祛邪,益气养阴。但病情加重出现正虚阳脱之喘脱危候,则治以扶阳固脱。

西医治疗以抗感染最为关键。社区获得性肺炎的抗菌治疗包括经验性治疗和抗病原体治疗。CAP 的治疗应从初始经验性治疗尽快过渡到循证治疗,根据病原体及药敏结果合理选择抗生素能提高治愈率,减少耐药的发生。

西医治疗针对致病菌,而中医治疗针对患者体质与正邪关系,若以标实为主则治以祛邪,若本虚标实则治以扶正祛邪,若以本虚为主则治以扶正固脱。中西医结合治疗扶正祛邪,优势互补,可提高临床疗效。

七、辨已病未病与调养

(一)辨已病未病

易感人群的体质多属本虚,中青年人群当以补益脾肺、充养后天为主,老年人则应以补益肺肾、滋养后天为主。如自我练习太极拳、八段锦、易筋经、气功、武术、游泳等,内服中药包括相应的丸散剂以及膏方,以增强体质,预防病毒感染。

目前,接种肺炎链球菌疫苗是预防社区获得性肺炎有效的方法,推荐60岁以上的老年人及高危易感人群注射肺炎链球菌疫苗。

(二)调养

1. 患者应注意休息,保证充足的睡眠。
2. 避免受凉、淋雨,忌烟酒。体质虚弱者,到公共区域应戴口罩,勤洗手。
3. 清淡饮食,少食辛辣助热类食物,保持大便通畅。
4. 按时服药,定期随访。

八、临床验案

梁直英诊治社区获得性肺炎验案

郭某,女,28岁。发热5天。5天前不慎受凉后出现发热,体温最高39.4℃,恶寒、咳嗽、咳痰黄青黏、胸痛,口干,纳差,二便尚调。查体:左下肺湿啰音。舌尖红,苔黄,脉细数。既往体健,处于哺乳期。查胸片示左下肺炎。

中医诊断:风温。

中医辨证:痰热内蕴。

西医诊断:左下肺炎。

中医治则:清热化痰,宣肺开闭。

方药:麻杏甘石汤加减。麻黄10g,石膏30g(先煎),北杏仁10g,甘草6g,柴胡15g,黄芩10g,法半夏10g,桔梗10g,玄参15g,前胡10g,枇杷叶10g。5剂,水煎服。

二诊,患者热退,咳嗽、咳痰明显缓解,胃纳改善。守上方,去麻黄、黄芩、枇杷叶,加淡竹叶15g、紫菀10g、款冬花10g。继服3剂治愈。

【按】患者哺乳期体虚易感,风温犯肺,入里化热,痰热壅肺,用药宜轻,宜宣。故用麻杏甘石汤,清宣肺热;哺乳期妇女易肝经郁热,故加柴胡、黄芩疏肝清热。本方清轻宣解,故取得较好疗效。

(廖慧丽)

参 考 文 献

1. 中华医学会呼吸病学分会.中国成人社区获得性肺炎诊断和治疗指南(2016年版)[J].中华结核和呼吸杂志,2016,39(4):253-279.
2. 熊旭东,谢芳,何淼,等.社区获得性肺炎中西医综合治疗指南(2015年上海市基层版)

［J］.上海中医药杂志,2016,50（7）:15-20.

3. 周仲瑛.中医内科学［M］.北京:中国中医药出版社,2003.

4. 陈志强,杨关林.中西医结合内科学［M］.3版.北京:中国中医药出版社,2016.

第三节　慢性阻塞性肺疾病

慢性阻塞性肺疾病（chronic obstructive pulmonary disease, COPD）,简称慢阻肺,是一种以持续气流受限为特征的可以预防和治疗的疾病,其气流受限多呈进行性发展,与气道和肺组织对有害颗粒或有害气体的慢性炎症反应增强有关。常表现为慢性咳嗽、咳痰、气短或呼吸困难、喘息和胸闷,常并发全身性症状。慢阻肺有稳定期和急性加重期之分;急性加重期主要表现为气促加重,常伴有喘息、胸闷、咳嗽加剧、痰量增加、痰液颜色和／或黏度改变以及发热等,常需入院治疗。

COPD 是造成全球经济负担的主要疾病之一。我国的一项大规模调查显示,COPD 患病率占 40 岁以上人群的 8.2%。

在中医学中,慢阻肺属于"喘病""肺胀"范畴。但由于本病是临床常见的慢性疾病,病理变化复杂多端,还当与咳嗽、痰饮（支饮、溢饮）等互参,注意与水肿、喘厥等病证的联系。

一、病因病机

肺胀的发生,多由久病肺虚,痰浊潴留,而致肺不敛降,气还肺间,肺气胀满,每因复感外邪诱使病情发作或加剧。

1. 先天禀赋不足,后天或调养调摄失常,或嗜食烟酒,或烦劳过度,或饮食失调,导致先天后天之本不足,肺脾肾亏虚,津液代谢失常,以致痰浊、水饮、瘀血蕴结,乃成肺胀。

2. 久病肺虚,如内伤久咳、支饮、喘哮、肺痨等肺系慢性疾患,迁延失治,痰浊潴留,壅阻肺气,气之出纳失常,还于肺间,日久导致肺虚,成为发病的基础。

3. 感受外邪,肺虚久病,卫气不固,故易为外邪所侵,诱使本病发作,病情日益加重。

4. 嗜好吸烟,环境污染,烟毒、粉尘入肺,阻遏肺气,肺气不得敛降,反复咳嗽迁延不愈,肺气胀满,罹患肺胀。

二、五脏相关与病机转化

肺胀的病机多由于肺脏长期遭受多种外感、内伤之邪气侵袭,而导致肺气受损,继则影响脾、肾,后期病及于心、肝。因肺主气,开窍于鼻,外合皮毛,主表卫外,故外邪从口鼻皮毛入侵,每多首先犯肺,导致肺气宣降不利,上逆而为咳,升降失常则为喘,久则肺虚,主气功能失常。若肺病及脾,子盗母气,脾失健运,则可导致肺脾两虚。肺为气之主,肾为气之根,肺伤及肾,肾气衰惫,摄纳无权,则气短不续,动则益甚;且肾主水,肾阳衰微,则气不化水,水邪泛溢则肿,水凌心肺则喘咳心悸。肺与心脉相通,肺气辅助心脉运行,肺虚治节失职,则血行涩滞,循环不利,血瘀肺脉,肺气更加壅塞,造成气虚血滞,血滞气郁,由肺及心的恶劣后果,临床可见心悸、发绀、水肿、舌质紫暗等。心阳根于命门真火,肾阳不振,进一步导致心肾阳衰,可呈现喘脱危候。(图 5-3-1)

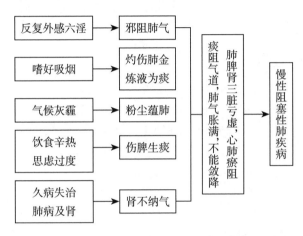

图 5-3-1 慢性阻塞性肺疾病病因病机转化示意图

三、临床表现

(一)症状

1. 缓解期 病程长,通常以慢性咳嗽为首发症状,初起咳嗽呈间歇性,早晨较重,以后早晚或整日均有咳嗽,但夜间咳嗽并不显著,通常咳少量黏液性痰。病情进一步发展,患者常伴有气短或呼吸困难,这是 COPD 的标志性症状,是使患者焦虑不安的主要原因,早期仅于劳累时出现,后逐渐加重,以致日常活动甚至休息时也感气短。部分患者特别是重度患者除伴有喘息和胸闷外,还可能会发生全身性症状,如体重下降、食欲减退、外周肌肉萎缩和功能障碍、精神抑郁和/或焦虑等。合并感染时可咳血痰或咯血。

2. 急性加重期 起病急,常表现为气促加重,常伴有喘息、胸闷、咳嗽加剧、痰量增加、痰液颜色和/或黏度改变以及发热等,此外还可出现全身不适,如失眠、嗜睡、疲乏抑郁和精神紊乱等症状。

（二）体征

1. 视诊及触诊　胸廓形态异常,如胸部过度膨胀、前后径增大、剑突下胸骨下角(腹上角)增宽和腹部膨凸等,常见呼吸变浅、频率增快、辅助呼吸肌(如斜角肌和胸锁乳突肌)参加呼吸运动,重症患者可见胸腹矛盾运动,患者不时用缩唇呼吸以增加呼出气量,呼吸困难加重时常采取前倾坐位,低氧血症患者可出现黏膜和皮肤发绀,伴有右心衰竭的患者可发生下肢水肿和肝脏增大。

2. 叩诊　肺过度充气可使心浊音界缩小,肺肝界降低,肺叩诊可呈过清音。

3. 听诊　双肺呼吸音可减低,呼气延长,平静呼吸时可闻及干性啰音,双肺底或其他肺野可闻及湿啰音,心音遥远,剑突部心音较清晰响亮。

（三）理化检查

1. 肺功能检查　肺功能检查是判断气流受限的重复性较好的客观指标,对慢阻肺的诊断、严重程度评价、疾病进展、预后及治疗反应等均有重要意义。气流受限是以第 1 秒用力呼气容积(FEV_1)和 FEV_1/FVC 降低来确定的。患者吸入支气管舒张剂后的 $FEV_1/FVC<70\%$,可以确定为持续存在气流受限。呼气流量峰值(PEF)及最大呼气流量 - 容积曲线(MEFV)也可以作为气流受限的参考指标。但 COPD 时 PEF 与 FEV_1 的相关性不够强,也有可能低估气流阻塞的程度。此外,因气流受限可导致肺过度充气,使肺总量(TLC)、功能残气量(FRC)和残气量(RV)增高,肺活量(VC)减低,TLC 增加不及 RV 增加的程度大,故 RV/TLC 增高。支气管舒张试验作为辅助检查,其结果与 FEV_1 值及是否处于急性加重期和以往的治疗状态等有关,不同时期的价差结果可能不尽相同,但因其在鉴别 COPD 及哮喘,预测患者对支气管舒张剂的治疗反应等方面有一定的价值,因此要充分结合临床实际,做出全面的分析。

2. 胸部 X 线检查　X 线检查对确定肺部并发症及与其他疾病(如肺间质纤维化、肺结核等)相鉴别有重要意义。COPD 早期胸片可无明显变化,以后出现肺纹理增多、紊乱等非特征性改变。主要 X 线征为肺过度充气,肺容积增大,胸腔前后径增长,肋骨走向变平,肺野透亮度增高,横膈位置低平,心脏悬垂狭长,肺门血管纹理呈残根状,肺野外周血管纹理纤细稀少等,有时可见肺大疱形成;并发肺动脉高压和肺源性心脏病时,除有右心增大的 X 线征象外,还可有肺动脉圆锥膨隆、肺门血管影扩大及右下肺动脉增宽等。

3. 胸部 CT 检查　CT 检查一般不作为常规检查。但是,在鉴别诊断时,CT 检查有益。高分辨率 CT(HRCT)对辨别腺泡中央型或全腺泡型肺气肿及确定肺大疱的大小和数量,有很高的敏感性和特异性,对预计肺大疱切除或外科减容手术的效果等有一定价值。

4. 血气分析　当 FEV_1 占预计值百分比 <40% 时,或有呼吸衰竭或右心衰竭的 COPD 患者,均应做血气分析。血气分析异常首先表现为轻、中度低氧血症。随疾病进展,低氧血症逐渐加重,并出现高碳酸血症。呼吸衰竭的血气诊断标准为:静息状态下,在海平面高度,吸空气时,动脉血氧分压(PaO_2)<8.0kPa(60mmHg),伴或不伴动脉血二氧化碳分压($PaCO_2$)>6.7kPa(50mmHg)。

5. 其他实验室检查　COPD 患者可见血红蛋白及红细胞含量增高或降低。并发感染时,痰涂片可见大量中性粒细胞,痰培养可检出各种病原菌,常见者为肺炎链球菌、流感嗜血杆菌、卡他莫拉菌、肺炎克雷伯菌等。

四、辨病辨证

(一)西医辨病

可参考 2016 年最新慢性阻塞性肺疾病全球创议(GOLD)指南,该指南延续以往关于 COPD 的诊断指征。

若年龄 >40 岁的患者出现以下任一表现,应考虑 COPD,并行肺功能检查。这些指征不能确诊 COPD,但同时出现多个临床指征可增加 COPD 诊断的可能性。

1. 呼吸困难　渐进性(随时间加重),特点为运动性加重;持续存在。
2. 慢性咳嗽　可为间歇性,或干咳。
3. 慢性咳痰　任何形式的慢性咳痰可提示 COPD。
4. 风险因素暴露史　烟草烟雾、城市雾霾;取暖燃料和烹饪产生的烟雾;职业性粉尘和化学物质。
5. COPD 家族史　肺功能是确诊 COPD 的必备条件;使用支气管扩张剂后,FEV_1/FVC<70% 确定存在持续性气流阻塞,即 COPD。

【鉴别诊断】慢阻肺应与哮喘、支气管扩张、充血性心力衰竭、肺结核和弥漫性泛细支气管炎等相鉴别(表 5-3-1),尤其要注意与哮喘进行鉴别。慢阻肺多于中年后起病,而哮喘则多在儿童或青少年期起病;慢阻肺症状缓慢进展,逐渐加重,而哮喘则症状起伏较大;慢阻肺多有长期吸烟史和 / 或有害气体和颗粒接触史,而哮喘常伴有过敏体质、过敏性鼻炎和 / 或湿疹等,部分患者有哮喘家族史。然而,应用目前的影像学和生理测定技术对某些慢性哮喘与慢阻肺患者进行明确的鉴别诊断是不可能的,这两种疾病可在少数患者中同时存在,应个体化应用抗炎药物和其他各种治疗方法。其余可能潜在的疾病,通常容易与慢阻肺相鉴别。

临床医师要了解慢阻肺病情对患者的影响,应综合评估症状、肺功能分级和急性加重的风险;综合评估的目的是改善慢阻肺的疾病管理。目前,临床上采

表 5-3-1　慢阻肺与其他疾病的鉴别诊断要点

疾病	鉴别诊断要点
慢阻肺	中年发病,症状缓慢进展,有长期吸烟史或其他烟雾接触史
哮喘	早年发病(通常在儿童期),每日症状变化快,夜间和清晨症状明显,也可有过敏史、鼻炎和/或湿疹,有哮喘家族史
充血性心力衰竭	胸片示心脏扩大、肺水肿,肺功能检查提示有限制性通气障碍,而非气流受限
支气管扩张	大量脓痰,常伴有细菌感染,粗湿啰音,杵状指,胸片或 CT 示支气管扩张、管壁增厚
肺结核	所有年龄均可发病,胸片示肺浸润性病灶或结节状、空洞样改变,微生物检查可确诊,流行地区高发
闭塞性细支气管炎	发病年龄较轻,不吸烟,可能有类风湿关节炎病史或烟雾接触史,呼气相 CT 显示低密度影
弥漫性泛细支气管炎	主要发生在亚洲人群中,多为男性非吸烟者,几乎均有慢性鼻窦炎,胸片和高分辨率 CT 示弥漫性小叶中央结节影和过度充气征

用 mMRC 分级或 CAT 评分作为症状评估方法,mMRC 分级≥2 级或 CAT 评分≥10 分表明症状较重;通常没有必要同时使用 2 种评估方法。临床上评估慢阻肺急性加重风险也有 2 种方法:①应用气流受限分级的肺功能评估法,气流受限分级Ⅲ级或Ⅳ级表明具有高风险;②根据患者急性加重的病史进行判断,在过去 1 年中急性加重次数≥2 次,或上一年因急性加重住院次数≥1 次,表明具有高风险。当肺功能评估得出的风险分类与急性加重史获得的结果不一致时,应以评估得到的风险最高结果为准,即就高不就低。

慢阻肺的病程可分为:①急性加重期,呼吸道症状超过日常变异范围的持续恶化,并需改变药物治疗方案,且在疾病过程中,患者常有短期内咳嗽、咳痰、气短和/或喘息加重,痰量增多,脓性或黏液脓性痰,可伴有发热等炎症明显加重的表现。②稳定期,患者的咳嗽、咳痰和气短等症状稳定或症状轻微,病情基本恢复到急性加重前的状态。

(二)中医辨证

1. 抓住证候特征辨证　肺胀是多种慢性肺系疾病后期转归而成,临床以喘咳上气、胸闷胀满、心慌等为主症。辨证当分虚、实两端,实者又当细分痰浊、水饮、血瘀,三者之间又互相影响和转化,如痰从寒化则成饮,饮溢肌表则为水,而痰浊久留,肺气郁滞,心脉失畅则血郁为瘀。虚者又分气虚、阳虚,气虚者呼吸浅短难续,声低气怯,甚则张口抬肩,倚息不能平卧;阳虚者心悸,喘咳,咳痰清稀,面浮,下肢水肿,甚则一身悉肿,畏寒;兼有阴伤者,低热,舌红苔少。

2. 抓住病位,灵活辨证 本病早期以痰浊为主,渐而痰瘀并重,并可兼见气滞、水饮错杂为患。后期痰瘀壅盛,正气虚衰,本虚标实并重。早期以气虚为主,或为气阴两虚,病在肺、脾、肾;后期气虚及阳,甚则可见阴阳两虚,病变以肺、肾、心为主。应随证候变化,灵活辨证。

3. 辨证与辨病相结合 慢性阻塞性肺疾病稳定期是中医治疗的重要时期,此期积极调治,有可能改善病情,增强体质,使正气回复,免受风寒再袭。慢性阻塞性肺疾病稳定期的主要病机为虚及脾肾,主要病理因素为痰浊、水饮及瘀血,治疗上以温肺、健脾、补肾及活血化瘀为法。慢性阻塞性肺疾病急性加重常因感冒受凉后引起,血气分析检查可见低氧血症或合并高碳酸血症,血液检查红细胞和血红蛋白含量可升高,白细胞总数及中性粒细胞增加;后期可有肝、肾功能的改变,电解质紊乱等。治疗常以寒热为纲,辨证施治,以尽快恢复到该次急性加重前的状态。

五、治疗

(一)中医辨证论治

治疗抓住治标、治本两个方面,祛邪与扶正共施,依其标本缓急,有所侧重。标实者,根据病邪的性质,分别采取祛邪宣肺,降气化痰,温阳利水,甚或开窍、息风、止血等法。本虚者,当以补养心肺、益肾健脾为主,或气阴兼调,或阴阳两顾。正气欲脱时则应扶正固脱,救阴回阳。

1. 痰浊阻肺

主要证候:胸膺满闷,短气喘息,稍劳即著,咳嗽痰多,色白黏腻或呈泡沫,畏风易汗,脘痞纳少,倦怠乏力;舌暗,苔薄腻或浊腻,脉细滑。

治法:化痰降气,健脾益肺。

方药:苏子降气汤(《太平惠民和剂局方》)合三子养亲汤(《韩氏医通》)加减。

二方均能降气化痰、平喘,但苏子降气汤偏温,以上盛兼有下虚,寒痰喘咳为宜;三子养亲汤偏降,以痰浊壅盛,肺实喘满,痰多黏腻为宜。

加减:痰多不能平卧,加葶苈子泻肺祛痰平喘;肺脾气虚,易汗出,短气乏力,痰量不多,酌加党参、黄芪、防风健脾益气,补肺固表。若外感风寒诱发,痰从寒化为饮,喘咳,痰多黏白泡沫,见表寒里饮者,宗小青龙汤意加麻黄、桂枝、细辛、干姜散寒化饮;饮郁化热,烦躁而喘,脉浮,用小青龙加石膏汤兼清郁热;若痰浊夹瘀,唇甲紫暗,舌苔浊腻者,可用涤痰汤加丹参、地龙、桃仁、红花、赤芍、水蛭等。

2. 痰热壅肺

主要证候：咳逆，喘息气粗，胸满，烦躁，目胀睛突，痰黄或白，黏稠难咳，或伴身热，微恶寒，有汗不多，口渴欲饮，溲赤，便干；舌边尖红，苔黄或黄腻，脉数或滑数。

治法：清肺化痰，降逆平喘。

方药：越婢加半夏汤（《金匮要略》）或桑白皮汤（《景岳全书》）加减。

前方宣肺泄热，用于饮热郁肺，外有表邪，喘咳上气，目如脱状，身热，脉浮大者；后者清肺化痰，用于痰热壅肺，喘急胸闷，咳吐黄痰或黏白稠厚者。

加减：痰热内盛，胸满气逆，痰质黏稠不易咳吐者，加鱼腥草、金荞麦、瓜蒌皮、海蛤粉等清热滑痰利肺；痰鸣喘息，不得卧，加射干、葶苈子泻肺平喘；痰热伤津，口干舌燥，加天花粉、知母、芦根生津润燥；痰热壅肺，腑气不通，胸闷喘逆，大便秘结者，加大黄、芒硝通腑泄热，以降肺平喘；阴伤而痰量已少者，酌减苦寒之味，加沙参、麦冬等养阴。

3. 痰蒙神窍

主要证候：神志恍惚，表情淡漠，谵妄，烦躁不安，撮空理线，嗜睡，甚则昏迷，或伴肢体瞤动，抽搐，咳逆喘促，咳痰不爽；舌质暗红或淡紫，苔白腻或黄腻，脉细滑数。

治法：涤痰、开窍、息风。

方药：涤痰汤（《奇效良方》）加减。

加减：若痰热内盛，身热，烦躁，谵语，神昏，苔黄舌红者，加葶苈子、天竺黄、竹沥；肝风内动，抽搐，加钩藤、全蝎，另服用羚羊角粉；血瘀明显，唇甲发绀，加丹参、红花、桃仁活血通脉；如皮肤黏膜出血，咯血，便血色红者，配清热凉血止血药，如水牛角、生地黄、牡丹皮、紫珠草等。

4. 阳虚水泛

主要证候：心悸，喘咳，咳痰清稀，面浮，下肢水肿，甚则一身悉肿，腹部胀满有水，脘痞，纳差，尿少，怕冷，面唇青紫；舌胖质暗，苔白滑，脉沉细。

治法：温肾健脾，化饮利水。

方药：真武汤（《伤寒论》）合五苓散（《伤寒论》）加减。

若水肿势剧，上凌心肺，心悸喘满，倚息不得卧者，加沉香、牵牛子、川椒目、葶苈子、万年青根行气逐水；血瘀甚，发绀明显，加泽兰、红花、丹参、益母草、香加皮化瘀行水。

5. 肺肾气虚

主要证候：呼吸浅短难续，声低气怯，甚则张口抬肩，倚息不能平卧，咳嗽，痰白如沫，咳吐不利，胸闷心慌，形寒汗出，或腰膝酸软，小便清长，或尿有余沥；舌淡或暗紫，脉沉细数无力，或有结代。

治法：补肺纳肾，降气平喘。

方药：平喘固本汤（《中医内科学》引南京中医药大学附属医院验方）合补肺汤（《永类钤方》）加减。

前方补肺纳肾，降气化痰，用于肺肾气虚，喘咳有痰者；后方功在补肺益气，用于肺气虚弱，喘咳，短气不足以息者。

加减：肺虚有寒，怕冷、舌质淡，加肉桂、干姜、钟乳石温肺散寒；兼有阴伤，低热，舌红苔少，加麦冬、玉竹、生地黄养阴清热；气虚瘀阻，颈动脉动甚，面唇发绀明显，加当归、丹参、苏木活血通脉。如见喘脱危象者，急用参附汤送服蛤蚧粉或黑锡丹，补气纳肾，回阳固脱。

【方药应用】

1. 注射制剂　根据辨证分型，可选用以下中药针剂。补气类，黄芪注射液；益气温阳类，参附注射液；清热解毒类，清开灵注射液；活血化瘀类，丹参注射液、川芎嗪注射液。

2. 中成药　辨证选用中成药，如补肺活血胶囊、贞芪扶正颗粒、百令胶囊、养阴润燥胶囊等。

【针灸方法】

1. 毫针疗法　实证宜针，虚证宜灸。发作期取定喘、肺俞、尺泽、丰隆、天突等穴，缓解期取定喘、膏肓、肺俞、太渊、关元等穴，留针 15 分钟左右即可取针。

2. 灸疗法　关元、肾俞、命门、肺俞等穴，每穴每次灸 7 壮，隔日 1 次，疗程 1 个月。

3. 穴位贴敷　以温阳散寒之中药调和成糊状，贴于肺俞、定喘、大椎、天突、风门、足三里等穴位，最好在三伏天应用，每伏各治疗 1 次，每次约 2~6 小时，3 次为 1 个疗程。

4. 耳针疗法　取肺、支气管、交感、肾上腺、平喘、敏感点，将王不留行压在上述穴位上，每天对压或直压 4~5 次，每次 2 分钟，隔日 1 次，两耳交替，5 次为 1 个疗程。

（二）西医治疗

1. 稳定期的治疗　治疗目标：①减轻当前症状，包括缓解症状、改善运动耐量和改善健康状况；②降低未来风险，包括防止疾病进展、防止并治疗急性加重、减少病死率。

（1）教育与管理：主要内容包括，①教育与督促患者戒烟；②使患者了解慢阻肺的病理、生理与临床基础知识；③掌握一般和某些特殊的管理方法；④学会自我控制病情的技巧，如腹式呼吸及缩唇呼吸锻炼等；⑤了解赴医院就诊的时机；⑥社区医师定期随访管理。

（2）控制职业性或环境污染：避免或防止吸入粉尘、烟雾及有害气体。

（3）药物治疗：用于预防和控制症状，减少急性加重的频率和严重程度，提高运动耐力和生命质量。根据疾病的严重程度，逐步增加治疗，如没有出现明显的药物不良反应或病情恶化，则应在同一水平维持长期的规律治疗。根据患者对治疗的反应，及时调整治疗方案。常用药物主要为支气管扩张剂、糖皮质激素，此外还包括祛痰药、抗氧化剂、免疫调节剂及疫苗等。

（4）氧疗：COPD 稳定期进行长期家庭氧疗对具有慢性呼吸衰竭的患者可提高生存率。长期家庭氧疗应于Ⅳ级即极重度 COPD 患者应用。一般是经鼻导管吸入氧气，流量 1.0~2.0L/min，吸氧持续时间 >15h/d。长期氧疗的目的是使患者在海平面水平，静息状态下，达到 $PaO_2 \geq 60mmHg$ 和 / 或使 SaO_2 升至 90%，这样才可维持重要器官的功能，保证周围组织的氧供。

（5）康复治疗：对进行性气流受限、严重呼吸困难而很少活动的慢阻肺患者，可以改善其活动能力，提高生命质量，这是慢阻肺患者一项重要的治疗措施。康复治疗包括呼吸生理治疗、肌肉训练、营养支持、精神治疗和教育等多方面措施。呼吸生理治疗包括帮助患者咳嗽，用力呼气以促进分泌物排出；使患者放松，进行缩唇呼吸及避免快速浅表呼吸，以帮助患者克服急性呼吸困难等。肌肉训练有全身性运动和呼吸肌锻炼，前者包括步行、登楼梯、踏车等，后者有腹式呼吸锻炼等。营养支持的要求应达到标准体重，同时避免摄入高糖类和高热量饮食，以免产生过多二氧化碳。

2. 急性加重期的治疗

（1）确定 COPD 急性加重的原因：引起 COPD 加重的最常见原因是气管 - 支气管感染，主要是病毒、细菌的感染。部分病例加重的原因难以确定，环境理化因素改变可能有作用。肺炎、充血性心力衰竭、心律失常、气胸、胸腔积液、肺血栓栓塞症等可引起酷似 COPD 急性发作的症状，需要仔细加以鉴别。

（2）COPD 急性加重的诊断和严重性评价：与加重前的病史、症状、体征、肺功能测定、动脉血气检测和其他实验室检查指标（血常规、生化等）进行比较，对判断 COPD 加重的严重程度甚为重要。

（3）COPD 急性加重到医院就诊或住院治疗的指征：①症状明显加重，如突然出现静息状况下呼吸困难；②重度慢阻肺；③出现新的体征或原有体征加重（如发绀、意识改变和外周水肿）；④有严重的伴随疾病（如心力衰竭，或新近发生的心律失常）；⑤初始治疗方案失败；⑥高龄；⑦诊断不明确；⑧院外治疗无效或条件欠佳。

（4）COPD 加重期主要的治疗方案：根据症状、血气分析、胸部 X 线片等评估病情的严重程度。控制性氧疗，根据痰培养及药敏结果合理选择抗生素，支气管舒张剂、糖皮质激素的运用，以及无创或有创方式给予机械通气。

六、中西医结合思路

慢阻肺属于中医学"肺胀""喘病"等范畴。肺胀的发生,多因久病肺虚,痰浊潴留,而致肺不敛降,气还肺间,肺气胀满,每因复感外邪诱使病情发作或加剧。本病多属标实本虚,一般感邪时偏于邪实,平时偏于本虚。偏实者,须分清痰浊、水饮、血瘀的偏盛。早期以痰浊为主,渐而痰瘀并重,并可兼见气滞、水饮错杂为患。后期痰瘀壅盛,正气虚衰,本虚标实并重。偏虚者当区别气(阳)虚、阴虚的性质,肺、心、肾、脾的病变主次。早期以气虚为主,或为气阴两虚,病在肺、脾、肾;后期气虚及阳,甚则可见阴阳两虚,病变以肺、肾、心为主。治疗应抓住治标、治本两方面。标实者,根据病邪的性质,分别采取祛邪宣肺、降气化痰、温阳利水,甚或开窍、息风、止血等法。本虚者,当以补养心肺、益肾健脾为主,或气阴兼调,或阴阳两顾。正气欲脱时则应扶正固脱,救阴回阳。

慢阻肺急性加重期的西医治疗以抗炎、解痉、平喘、化痰为法,其中抗生素、激素占有重要地位。因病情进展快,病势较为凶险,应以西医治疗为主,配合中药清热化痰、活血化瘀等治疗;病情平稳后,配合中医温肺健脾补肾等治疗,可显著改善预后,提高患者生活质量。

七、辨已病未病与调养

(一)辨已病未病

治未病是中医预防医学思想的高度概括,体现了中医在养生保健和防治疾病方面"防重于治"的特色。主要做到以下几方面:戒烟防尘,固护正气;起居有常,减少外感;及时发现,早期处理。

(二)调养

1. 饮食 COPD患者往往肺、脾、肾三脏俱虚,故饮食当清淡易消化,同时富含营养,避免过度饱食,忌生冷、辛辣、肥甘。

2. 康复锻炼 应根据患者病情制订个体化、有针对性的锻炼方案,包括慢走、踏车等全身运动和腹式呼吸等训练,循序渐进,避免劳累。

3. 家庭氧疗 坚持长期的家庭氧疗,能有效提高运动耐力,延缓肺功能恶化,对具有慢性呼吸衰竭的患者可提高生存率。

4. 冬病夏治 根据《黄帝内经》"春夏养阳,秋冬养阴"的理论,在夏季补肺健脾温肾以扶助正气,可以收到事半功倍的效果。

八、临床验案

张伟诊治慢性阻塞性肺疾病验案

徐某，男，64岁，因"反复咳嗽咳痰11年余，气促6年余，加重1周"，由门诊以"慢性阻塞性肺疾病伴急性加重"于2016年9月6日步行入院。入院症见：患者神志清，精神较差，咳嗽、咳痰，痰色黄白、质黏稠、难咳出，爬2层楼后可出现气促，夜间需侧卧，无夜间阵发性呼吸困难，无胸闷胸痛，无发热恶寒，无头晕头痛，无恶心呕吐，纳差，易入睡，二便正常。查体：桶状胸，肋间隙增宽，语颤左右侧减弱。叩诊呈过清音，双肺呼吸音粗，双侧肺可闻及哮鸣音。心率95次/min，律不齐，腹膨隆，双下肢轻度凹陷性水肿，舌红，苔薄黄，脉滑数。血常规：白细胞计数 8.43×10^9/L，中性粒细胞百分比68.7%，血红蛋白118g/L，血小板计数 331×10^9/L。血气分析：pH 7.392，PO_2 67.9mmHg，PCO_2 46.4mmHg。血浆D-二聚体、降钙素原、红细胞沉降率测定无异常。胸片示慢性支气管炎、肺气肿。

中医诊断：肺胀。

中医辨证：痰热壅肺。

西医诊断：慢性阻塞性肺疾病急性加重期。

中医治则：清热化痰、肃肺止咳，辅以益肾固精缩尿。

方药：千金苇茎汤合止嗽散加减。芦根20g，冬瓜子10g，燀桃仁10g，薏苡仁15g，紫菀15g，白前10g，桔梗10g，甘草片6g，蒸陈皮5g，龙脷叶10g，覆盆子15g，桑螵蛸15g，垂盆草15g，款冬花15g。4剂，水煎服，日1剂。

2016年9月11日，患者咳嗽、咳痰、气促症状稍有缓解，诉口干，无口苦，舌红，苔薄，脉细滑。热久伤阴，故中药仍以清热化痰、肃肺止咳为主，养阴润肺、益肾固精缩尿为辅，方用千金苇茎汤合止嗽散加减。具体用药在前方用药基础上去温热之白前、桔梗、陈皮，加天竺黄、胆南星清热化痰，麦冬、五味子养肺阴，党参健脾益气，共3剂，水煎服，日1剂。

2016年9月14日，患者病情明显好转，咳嗽、咳痰、气促症状明显缓解，予办理带药出院。嘱患者加强呼吸功能锻炼；家庭氧疗，每日低流量吸氧时间>12小时。

【按】本医案标本兼顾，前期以治标为主，注重痰浊、水饮、血瘀的关系，后期固护阴液，标本并治。

（张　伟）

参 考 文 献

1. 周仲瑛.中医内科学［M］.2版.北京：中国中医药出版社，2007.

2. 钟南山,刘又宁.呼吸病学[M].2 版.北京:人民卫生出版社,2012.

3. 王文章,郑彩霞,张念志.穴位贴敷法治疗慢性阻塞性肺疾病 90 例临床观察[J].中国中医急症,2009,18(2):186-187.

4. Hardin M, Silverman EK, Barr RG, et al.The clinical features of the overlap between COPD and asthma[J].Respir Res, 2011, 12(1): 127.

5. David M Mannino, A Sonia Buist.Global burden of COPD: risk factors, prevalence, and future trends[J].Lancet, 2007, 370(9589): 765-773.

6. Steiner MC, Barton RL, Singh SJ, et al.Nutritional enhancement of exercise performance in chronic obstructive pulmonary disease: a randomised controlled trial[J].Thorax, 2003, 58(9): 745-751.

第四节 支气管哮喘

支气管哮喘(asthma)是由多种细胞(包括嗜酸性粒细胞、肥大细胞、T 淋巴细胞、中性粒细胞、平滑肌细胞、气道上皮细胞等)及细胞组分参与的气道慢性炎症性疾病。其临床表现为反复发作的喘息、气急、胸闷或咳嗽等症状,常在夜间及凌晨发作或加重,多数患者可自行缓解或经治疗缓解,同时伴有可变的气流受限和气道高反应性,随着病程的延长可导致一系列气道结构的改变,即气道重塑。哮喘在我国约有 3 000 万,2010 年 14 岁以上的患病率为 1.24%,儿童患病率为 3.02%。

支气管哮喘属中医"哮病"范畴。

一、病因病机

哮病为宿痰内伏于肺,每因外感、饮食、情志、劳倦等诱因而引触,以致痰随气升,气因痰阻,相互搏结,壅塞气道,气道挛急,肺失肃降而发病。

1. **外邪侵袭** 外感风寒或风热之邪,或吸入花粉、烟尘、异味气体,通过皮毛、口鼻侵袭人体,内犯于肺,壅阻肺气,气不布津,聚液生痰,痰浊内蕴,发为哮病。

2. **饮食不节** 过食生冷、肥甘、海鲜等食物,以致脾的运化功能受损,脾不健运,痰浊内生,上干于肺,壅阻肺气而发病。

3. **情志失调** 情志不遂,肝失条达,气失疏泄,肺气闭阻;或木郁土壅,脾失健运,痰浊内生,上干于肺,发为哮病。

4. **体虚病后** 体质不强,或病后体弱,以致肺气亏虚,气不布津,痰饮内生;或脾虚失于健运,痰浊内生;或肾阳虚,水泛为痰;或阴液亏虚,虚火灼津为痰,壅阻气道而发病。

二、五脏相关与病机转化

哮病宿痰的产生责之于肺不能布散津液,脾不能转输精微,肾不能蒸化水液,以致津液凝聚成痰,伏藏于肺,成为哮病发生的"夙根"。如反复发作,由实转虚,表现为肺、脾、肾三脏的亏虚。若肺病及脾,子盗母气,脾失健运,则可导致肺脾两虚。肺虚日久,金不生水,母病及子,肺不主气,肾不纳气,故动则益甚。严重者肺虚不能治理调节心血的运行,肾虚命门之火不能温煦心阳,心阳暴脱,发生喘脱危候。(图5-4-1)

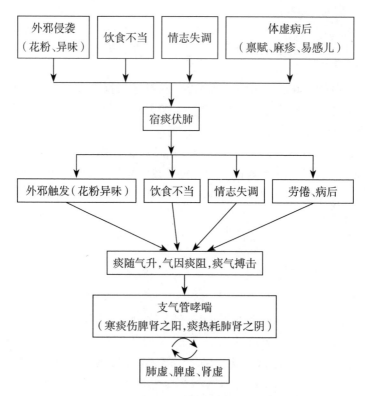

图 5-4-1　支气管哮喘病因病机示意图

三、临床表现

(一)症状

发作性伴有哮鸣音的呼气性呼吸困难,或发作性胸闷和咳嗽。严重者被迫采取坐位或呈端坐呼吸,干咳或咳大量白色泡沫痰,甚至口唇发绀等。夜间及凌晨多发。常与接触变应原、冷空气、物理和化学性刺激以及上呼吸道感染、运动、药物有关,可自行缓解或用药后缓解。临床上还存在无喘息症状及哮鸣音的不典型哮喘,如咳嗽变异性哮喘、胸闷变异性哮喘、隐匿性哮喘。

支气管哮喘的分期及病情严重程度分级:

1. 急性发作期　哮喘急性发作时严重程度的评估,见表5-4-1。

表5-4-1　哮喘急性发作期病情的严重程度

临床特点	轻度	中度	重度	危重
气短	步行、上楼时	稍事活动	休息时	
体位	可平卧	喜坐位	端坐呼吸	
讲话方式	连续成句	单句	单字	不能讲话
精神状态	可有焦虑/尚安静	时有焦虑/烦躁	常有焦虑/烦躁	嗜睡或意识模糊
出汗	无	有	大汗淋漓	
呼吸频率	轻度增加	增加	常>30次/min	
辅助呼吸肌活动	常无	可有	常有	胸腹矛盾呼吸
哮鸣音	散在,呼吸末期	响亮、弥漫	响亮、弥漫	减弱乃至无
脉率	<100次/min	100~120次/min	>120次/min	脉率变慢或不规则
奇脉	无(<10mmHg)	可有(10~25mmHg)	常有(>25mmHg)	无
使用支气管舒张剂后PEF预计值或个人最佳值	>80%	60%~80%	<60%或100L/min或作用时间<2小时	
PaO_2(吸空气)	正常	≥60mmHg	<60mmHg	<60mmHg
$PaCO_2$	<45mmHg	≤45mmHg	>45mmHg	>45mmHg
SaO_2(吸空气)	>95%	91%~95%	≤90%	≤90%
pH				降低

注:1mmHg≈0.133kPa。

2. 慢性持续期　许多哮喘患者每周均不同频度或不同程度地出现症状。根据其临床表现和肺功能可分为4级,见表5-4-2。

3. 临床缓解期　患者症状、体征消失,肺功能恢复到急性发作前水平,并维持4周以上。

表 5-4-2　哮喘慢性持续期病情严重度的分级

分级		临床特点
第 1 级	间歇发作	症状 < 每周 1 次
		短暂出现
	夜间哮喘症状	≤每月 2 次
	FEV$_1$	≥80% 预计值,或 PEF≥80% 个人最佳值,PEF 变异率 <20%
第 2 级	轻度持续	症状≥每周 1 次,但 < 每天 1 次
		发作可能影响活动和睡眠
	夜间哮喘症状	> 每月 2 次,但 < 每周 1 次
	FEV$_1$	≥80% 预计值,或 PEF≥80% 个人最佳值,PEF 变异率 20%~30%
第 3 级	中度持续	每日有症状
		影响活动和睡眠
	夜间哮喘症状	≥每周 1 次
	FEV$_1$	占预计值的 60%~79%,或 PEF 为 60%~79% 个人最佳值,PEF 变异率 >30%
第 4 级	严重持续	每日有症状
		频繁发作
	夜间哮喘	频繁发作
	体力活动受限	
	FEV$_1$	<60% 预计值,或 PEF<60% 个人最佳值,PEF 变异率 >30%

注:PEF. 呼气流量峰值;FEV$_1$. 第 1 秒用力呼气量。

(二)体征

发作时双肺可闻及散在或弥漫性哮鸣音,呼气相延长。严重时可出现心率增快、奇脉、胸腹矛盾运动和发绀。

(三)理化检查

1. 血液常规　外周血嗜酸性粒细胞增高 >3%,提示嗜酸性粒细胞增高为主的哮喘炎症表型,也可以作为判断抗炎治疗是否有效的哮喘炎症指标之一。如并发感染可有白细胞总数增高,中性粒细胞比例增高。

2. 痰液　大多数哮喘患者痰涂片可见较多嗜酸性粒细胞计数增高(>2.5%),因此诱导痰嗜酸性粒细胞计数可作为评价哮喘气道炎症指标之一,也是评估糖皮质激素治疗反应的敏感指标。如合并呼吸道细菌感染,细菌培养及药物敏感试验有助于病原菌诊断。

3. 呼吸功能

（1）通气功能检测：主要表现为阻塞性通气障碍，且为可逆性。

（2）支气管激发试验：如患者通气功能未见异常，可行支气管激发试验，吸入激发剂为乙酰胆碱或组胺。吸入激发剂后，如第 1 秒用力呼气量下降 >20%，可判断为激发试验阳性。

（3）支气管舒张试验：吸入支气管舒张剂后，如 FEV_1 较用药前增加 >12%，且其绝对值增加 >200ml，可判断为舒张试验阳性。

（4）呼气流量峰值（PEF）及其变异率测定：若平均每日昼夜变异率（连续 7 天，每日 PEF 昼夜变异率之和 /7）>10%，或 PEF 周变异率≥20%，则符合气道气流受限可逆性改变的特点。

4. 动脉血气分析 哮喘发作时可伴氧分压（PaO_2）降低，二氧化碳分压（$PaCO_2$）下降，pH 上升，表现为呼吸性碱中毒。如重症哮喘，二氧化碳分压（$PaCO_2$）上升，表现为呼吸性酸中毒，可合并代谢性酸中毒。

5. 胸部 X 线检查 一般无特殊改变，久病可见肺气肿征。

6. 特异性变应原检测 过敏性哮喘患者血清 IgE 可较正常人高 2~6 倍。在哮喘缓解期，用可疑变应原做皮肤点刺试验，可作出过敏原诊断。

7. 呼出气一氧化氮（FeNO） FeNO 测定可以作为评估气道炎症和哮喘控制水平的指标。FeNO>50ppb 提示激素治疗效果好，<25ppb 提示激素治疗反应性差。FeNO 的测定结果受多种因素影响，诊断的敏感度和特异度差别较大，连续测定、动态观察 FeNO 变化的临床价值更大。

四、辨病辨证

（一）西医辨病

2016 年支气管哮喘的诊断标准如下。

（1）病史：多有过敏史或家族史，常因接触变应原、冷空气、理化刺激、运动而诱发。

（2）症状：反复发作喘息、呼吸困难、胸闷或咳嗽。症状可经治疗缓解或自行缓解。

（3）体征：发作时在双肺可闻及呼气相为主的哮鸣音，呼气相延长。

（4）实验室检查：症状不典型者（如无明显喘息或体征）应至少具备以下一项试验阳性。①支气管激发试验阳性；②支气管舒张试验阳性；③呼气流量峰值（PEF）昼夜波动率≥20%。

（5）除外其他引起喘息、胸闷、咳嗽的疾病。

本病需与心源性哮喘、喘息性支气管炎、支气管肺癌相鉴别。

（二）中医辨证

1. **辨证候特征**　哮病是发作性的痰鸣气喘疾患,哮指声响言,发时喉中哮鸣有声,气促呼吸困难。本病需与喘病相鉴别,喘指气息言,为呼吸气促困难,甚则喘息不能平卧,是多种急慢性疾病的一个症状。哮必兼喘,而喘未必兼哮。

2. **辨病位,分清肺脾肾**　发作期病位在肺,缓解期病位在肺、脾、肾。肺虚者,自汗怕风,容易感冒,气短声低。脾虚者,少气懒言,倦怠乏力,食少,便溏,痰多。肾虚者,气促,动则加剧,吸气不利,腰膝酸软,头晕耳鸣。

3. **辨虚实,分清主次**　本病属邪实正虚,发作时以邪实为主,应区分寒热;未发时以正虚为主,应区别脏腑之所属,阴阳之偏虚;但久病者,发时每多虚实错杂,当辨别其主次。

4. **辨寒热,分痰色、质**　咳痰清稀,口不渴,舌质淡,苔白滑,脉浮紧者,属寒痰蕴肺;咳痰黄黏,咳吐不利,口渴,舌质红,苔黄腻,脉滑数者,属痰热蕴肺。

五、治疗

（一）中医辨证论治

哮喘的治疗原则是发作时治标,平时治本。发作时攻邪治标,祛痰利气,寒痰宜温化宣肺,热痰当清化肃肺,风痰当祛风化痰,表证明显者兼以解表。平时治本,分别采用补肺、健脾、益肾等法,阳气虚者应予温补,阴虚者则予滋养。病深日久,正虚邪实,寒热错杂时,又当兼以治之。

1. **发作期**

（1）寒哮

主要证候:呼吸急促,喉中哮鸣有声,胸膈满闷如塞,咳不甚,痰少咳吐不爽,面色晦暗带青,形寒怕冷,口不渴,或渴喜热饮,天冷或受寒易发,兼见寒热,身痛;舌淡,苔白滑,脉弦紧或浮紧。

治法:温肺散寒,化痰平喘。

方药:射干麻黄汤(《金匮要略》)加减。

常用射干、麻黄开痰结,宣肺气;干姜、细辛温肺蠲饮;紫菀、款冬花、半夏降气化痰;五味子收敛肺气;大枣和中,并调和诸药。

加减:表寒里饮者,用小青龙汤;面唇青紫,舌质淡暗者,可加桃仁、红花、丹参、赤芍;痰涎壅盛,喉如曳锯,咳痰黏腻难出者,用二陈汤合三子养亲汤;若声低气短不足以息,咳痰清稀,面色苍白,汗出肢冷,舌苔淡白,脉沉细者,为本虚标实,用苏子降气汤加减。

（2）热哮

主要证候：气粗息涌，喉中痰鸣如吼，胸高胁胀。咳呛阵作，咳痰色黄或白，黏浊稠厚，咳吐不利，烦闷不安，汗出面赤，口渴喜饮；舌质红，苔黄腻，脉滑数或弦滑。

治法：清热宣肺，化痰定喘。

方药：定喘汤（《摄生众妙方》）加减。

常用麻黄宣肺定喘；黄芩、桑白皮清泄肺热，止咳平喘；杏仁、半夏、款冬花、紫苏子降气平喘，化痰降逆；白果敛肺，祛痰定喘；甘草和中，并调和诸药。

加减：表寒重，恶寒、无汗者，加桂枝、生姜；肺气壅实，痰鸣息涌不得卧，加葶苈子、地龙；痰黄胶黏，加知母、海蛤粉、鱼腥草、浙贝母。哮病日久，迁延不愈，出现气促，张口抬肩，鼻翼扇动，汗出如珠，面青肢冷，脉浮大无根等喘脱危候者，当参考"喘证"之"喘脱"论治。

（3）风哮

主要证候：哮喘反复发作，时发时止，发时喉中哮鸣有声，呼吸急促，不能平卧，止时有如常人；发前多有鼻痒、咽痒、喷嚏、咳嗽，多与吸入花粉、烟尘、异味有关；舌苔薄白，脉浮。

治法：疏风宣肺，化痰平喘。

方药：过敏煎（《名中医治病绝招》）加减。

常用银柴胡甘寒益阴，清热凉血；防风辛温解表，散风胜湿；乌梅酸涩收敛，化阴生津；五味子酸甘而温，益气敛肺，补肾养阴。四药配合，有收有散，有补有泄，有升有降，阴阳并调。

加减：喘重者，加紫苏子、杏仁降气平喘；鼻塞、喷嚏、流涕重者，加荆芥；胸闷明显或闷痛者，加瓜蒌、薤白、法半夏；喉中痰涌，倚息不得卧者，加射干、葶苈子。

（4）虚哮

主要证候：喉中哮鸣如鼾，声低，气短息促，动则喘甚，发作频繁，甚则持续哮喘，口唇爪甲青紫，咳痰无力，痰涎清稀或质黏起沫，面色苍白或颧红唇紫，口不渴或咽干口渴，形寒肢冷或烦热，舌质淡或偏红、或紫暗，脉沉细或细数。

治法：补肺纳肾，降气化痰。

方药：苏子降气汤（《太平惠民和剂局方》）加减。

常用紫苏子降气平喘，祛痰止咳，为君药。半夏燥湿化痰降逆，厚朴下气宽中除满，前胡下气祛痰止咳，三药助紫苏子降气祛痰平喘之功，共为臣药。君臣相配，以治痰浊。肉桂温补下元，纳气平喘，以治肾虚；当归既治咳逆上气，又养血补肝润燥，同肉桂以增温补下虚之效；略加生姜、苏叶散寒宣肺，共为佐药。甘草、大枣和中调药，是为使药。

加减：肾阳虚者，加附子、鹿角片、补骨脂、钟乳石、淫羊藿、巴戟天；肺肾阴虚者，加沙参、麦冬、生地黄、玄参；痰气瘀阻者，加桃仁。

2. 缓解期

（1）肺脾气虚

主要证候：气短声低，喉中时有轻度哮鸣音，痰多，色白稀，自汗怕风，易感冒，倦怠无力，食少便溏；舌淡胖、苔白腻，脉细弱。

治法：健脾化痰，补土生金。

方药：六君子汤（《医学正传》）加减。

常用党参、白术、茯苓、甘草健脾益气；陈皮、半夏理气，燥湿化痰。

加减：若脾阳不振，形寒肢冷，便溏者，加桂枝、干姜，或合用理中丸。

（2）肺肾两虚

主要证候：平素短气息促，动则为甚，腰酸腿软，耳鸣，劳累后哮喘易发。阳虚者畏寒肢冷，面色晦暗，舌淡苔白，脉沉细；阴虚者颧红烦热、汗出黏手，舌红少苔，脉细数。

治法：补肺益肾。

方药：金匮肾气丸（《金匮要略》）或七味都气丸（《症因脉治》）加减。

前方偏于温肾助阳，后方偏于益肾养阴。金匮肾气丸中桂枝、附子温补肾阳，鼓舞肾气；六味地黄丸滋补肾阴，乃阴中求阳之意。七味都气丸能滋补肾阴，摄纳肾气。

加减：阳虚明显者，加补骨脂、淫羊藿、鹿角片；阳虚痰盛者，可用苏子降气汤；阴虚明显者，加麦冬、当归、龟甲胶；阴虚痰盛者，可用金水六君煎；肾虚不能纳气而喘者，可予参蛤散。

【方药应用】

1. 注射制剂　根据辨证分型，可选用以下中药针剂。热哮：痰热清注射液；虚哮：喘可治注射液；补气类：黄芪注射液、参芪扶正注射液。

2. 中成药　辨证选用中成药。寒哮：咳喘顺丸；热哮：蠲哮片。虚哮：苏子降气丸。肺脾气虚：百令胶囊、金水宝胶囊。肺肾两虚：六味地黄丸、金匮肾气丸。

【针灸疗法】

1. 针刺　针刺膻中、列缺、肺俞、尺泽，毫针刺用泻法，适用于哮病发作期。风寒者，加风门；痰热者，加丰隆；喘甚者，加天突、定喘。针刺肺俞、膏肓、气海、肾俞、足三里、太渊、太溪，毫针刺用补法，可酌用灸，适用于哮病肺肾亏虚者。

2. 灸法　灸大椎、风门、肺俞、膻中。适用于哮病缓解期。

3. 穴位敷贴　选用白芥子、延胡索、细辛、甘遂等为末，上放少许麝香，敷于百劳、肺俞、膏肓等穴位上。本法在夏季初伏、中伏、末伏各进行1次。可连续敷贴3年。

（二）西医治疗

哮喘的治疗目标在于达到哮喘症状的良好控制、维持正常的活动水平、维持肺功能水平尽量接近正常、预防急性发作、避免因哮喘药物治疗导致的不良反应、预防哮喘导致的死亡。分慢性持续期的治疗和急性发作期处理。长期维持的药物包括吸入性糖皮质激素（ICS）、全身性激素、白三烯调节剂、长效 β_2 受体激动剂（LABA）、缓释茶碱、色甘酸钠、抗 IgE 抗体及其他有助于减少全身激素剂量的药物等。急救药物包括速效吸入和短效口服 β_2 受体激动剂、全身性激素、吸入性抗胆碱能药物、短效茶碱等。

1. 急性发作期的治疗

（1）轻度急性发作

1）支气管扩张剂：按需吸入短效 β_2 受体激动剂是缓解哮喘症状最有效的药物，如沙丁胺醇，根据病情轻重，每次 2~4 喷，直到症状缓解。还可加用抗胆碱药吸入，如异丙托溴铵，每次 40μg，一日 3 次。效果不佳时，可加用茶碱控释片，每次 0.2g，一日 1~2 次。

2）糖皮质激素：每日定时吸入糖皮质激素，如倍氯米松 200~500μg 或相当剂量其他吸入激素，若控制不佳，增加的剂量至少是基础剂量的 2 倍，或泼尼松龙 0.5~1.0mg/kg 或等效剂量的其他口服激素治疗 5~7 天。吸入激素的全身性不良反应少，喷药后用清水漱口可减轻局部反应。

（2）中重度急性发作

1）支气管扩张剂：首选吸入短效 β_2 受体激动剂，推荐间断雾化给药，若不能缓解，可联合吸入抗胆碱药。效果不佳时可用静脉滴注茶碱类药物，一般氨茶碱每日剂量不超过 0.8g。

2）糖皮质激素：应尽早使用全身激素，特别是对短效 β_2 受体激动剂治疗反应不佳的患者，推荐用泼尼松龙 0.5~1.0mg/kg 或等效剂量的其他口服激素。静脉滴注糖皮质激素，如甲泼尼松 80~160mg/d，氢化可的松 400~1 000mg/d。连续用药 2 周以上者，不宜骤然停药，以免复发。

3）氧疗：对有低氧血症（氧饱和度 <90%）和呼吸困难的患者可给予控制性氧疗，使患者的氧饱和度维持在 93% 以上。

4）其他：有明确细菌感染的证据，如发热、脓性痰及肺炎的影像学依据时，可使用抗生素。

5）机械通气：病情恶化缺氧不能纠正时，需进行无创或有创机械通气治疗。

2. 哮喘的长期治疗　哮喘慢性持续期的治疗原则是以患者病情严重程度和控制水平为基础，制订长期治疗方案，每 3~6 个月对病情进行一次评估，然后再根据病情调整治疗方案。见表 5-4-3。

表 5-4-3　哮喘患者长期治疗方案的选择

严重度	每天控制治疗药物	其他治疗选择
第 1 级	不必	低剂量 ICS
第 2 级	低剂量 ICS（≤500μg BDP 或相当剂量）	白三烯调节剂、低剂量茶碱
第 3 级	低剂量 ICS/LABA	中高剂量 ICS（500~1 000μg BDP 或相当剂量）；低剂量 ICS/LTRA 或加茶碱
第 4 级	中高剂量 ICS/LABA 中高剂量 ICS/LABA+LAMA 高剂量 ICS/LTRA（或加茶碱）	加其他治疗，口服激素 +LAMA IgE 单克隆抗体

注：BDP. 二丙酸倍氯米松；ICS. 吸入性糖皮质激素；LABA. 长效 β_2 受体激动剂；LAMA. 长效胆碱受体拮抗剂；LTRA. 白三烯受体拮抗剂。

3. 免疫疗法　在无法避免接触过敏原或药物治疗无效时，可以考虑针对过敏原进行特异性免疫治疗。注射卡介苗、转移因子、其他疫苗等生物制品，属于非特异性免疫疗法，有一定的辅助疗效。

4. 其他治疗药物　第二代抗组胺药物如氯雷他定、阿司咪唑、特非那定，抗变态反应药如曲尼司特等，主要用于伴有变应性鼻炎的哮喘患者。

六、中西医结合思路

支气管哮喘临证必须辨清证候之虚实。根据"急则治其标，缓则治其本"的原则，在发作期以中西医结合治疗为主，分级治疗可迅速缓解哮喘症状。缓解期予以中医治疗或中西医结合治疗，采用补肺、健脾、益肾等法扶正固本，配合针灸敷贴，冬病夏治，是预防哮喘复发的有效手段。同时要治疗并存疾病，如鼻窦炎、阻塞性睡眠呼吸障碍、胃食管反流和肥胖等疾病。对于肥胖的哮喘患者，建议适当增加体育锻炼，减轻体重。

七、辨已病未病与调养

（一）辨已病未病

遵循"未发时扶正为主"的原则，在缓解期扶助正气、祛除宿疾伏痰，为预防哮病发作之首务。本病易于反复发作，迁延难愈。部分儿童、青少年至成年时，肾气日盛，正气渐充，辅以药物治疗，可以中止发作；中老年、体弱病久者，肾气渐衰，发作频繁则不易根除。寒痰伤阳气，热痰耗阴津，疾病后期易出现阴液耗竭、阳气衰弱或阴阳俱衰之局面。哮喘持续发作，累及心阳者，可出现喘脱危候。本病长期反复发作，肺脾肾虚损，痰瘀水饮互结，可演变为肺胀。

（二）调养

1. 起居有常,适应气候变化,适时增减衣服,避免接触刺激性气体及易导致过敏的灰尘、花粉、食物、药物和其他可疑物。
2. 饮食要清淡而富有营养,忌生冷、肥甘、厚味、辛辣、海膻发物。
3. 保持心情舒畅。
4. 保证睡眠,合理锻炼,避免劳倦过度。

八、临床验案

梁直英诊治支气管哮喘验案

蔡某,女,33 岁。因"喉中哮鸣有声 3 天"于 1997 年 8 月 16 日初诊。患者 3 天前不慎感冒,咽痒、喷嚏,喉中哮鸣,夜间为甚,少咳,无痰,纳可,二便正常。舌淡红,苔薄白,脉浮。患者从小有哮喘病史,2 年前住房装修后反复出现喉中哮鸣。

中医诊断:哮病。

中医辨证:寒哮。

西医诊断:支气管哮喘。

中医治则:宣肺散寒,化痰平喘。

方药:射干麻黄汤加减。射干 15g,麻黄 6g,紫菀 12g,款冬花 12g,细辛 5g,北杏仁 12g,前胡 10g,地龙 15g,厚朴 12g,白芍 12g,甘草 6g。7 剂,水煎服,日 1 剂。西药予茶碱缓释片 2 粒,一日 2 次,口服。

1997 年 8 月 23 日二诊:患者夜间哮鸣症状缓解,无须加服茶碱缓释片,少咳,无痰,纳可,二便调,受凉后易发作。舌淡,苔薄,脉缓。

方用:射干 15g,炙麻黄 5g,细辛 3g,法半夏 12g,五味子 12g,大枣 15g,党参 20g,山茱萸 15g,巴戟天 15g,女贞子 15g,菟丝子 15g,当归 12g,怀山药 30g。

1997 年 8 月 30 日三诊:患者咳喘症状好转,时有咽痒,口干,乏力好转,舌淡红,苔少,脉弦数。

方用:太子参 15g,麦冬 15g,五味子 12g,山茱萸 15g,生地黄 15g,女贞子 15g,菟丝子 15g,熟地黄 15g,山药 30g,牡丹皮 12g,泽泻 12g。

1997 年 9 月 6 日四诊,患者症状好转,效不更方,继续长期调理。

【按】患者初起感受风寒,故急则治其标,用射干麻黄汤加减,宣肺散寒,化痰平喘。随着表证的祛除,患者表现出气阴亏虚的本虚标实之证,故在射干麻黄汤的基础上加用补肾之品标本兼顾。后期患者以气阴亏虚的症状为主,故以六味地黄丸合生脉散,补益肾精,益气养阴,以巩固疗效,增强体质,减少哮喘发作,作为收功之方。

（刘　琼）

参 考 文 献

1. 中华医学会呼吸病学分会哮喘学组.支气管哮喘防治指南(2016年版)[J].中华结核和呼吸杂志,2016,39(9):675-697.
2. 中华医学会儿科学分会呼吸学组,《中华儿科杂志》编辑委员会.儿童支气管哮喘诊断与防治指南(2016年版)[J].中华儿科杂志,2016,54(3):167-181.

第五节　慢性肺源性心脏病

慢性肺源性心脏病(chronic cor pulmonale)简称慢性肺心病,是指由肺组织、胸廓或肺动脉系统病变引起的肺动脉高压,右房右室大,伴或不伴右心衰竭的一类疾病。慢性肺源性心脏病是我国常见的心脏病类型,患病率约为0.48%,大约85%的慢性肺源性心脏病是由慢性阻塞性肺疾病(COPD)所引起。因此,可以认为慢性肺源性心脏病是COPD的最常见并发症。其发病与吸烟密切相关,但约有30%为非吸烟人群,而且以农村女性多见,个体易感因素、遗传、气道高反应性、环境因素、职业粉尘和化学物质、空气污染等与本病的发病密切相关。

在中医学中,慢性肺源性心脏病属于"心悸""肺胀""喘病""水肿"范畴,常在肺病的晚期出现,与长期的肺病失治,或者肺病的急剧进展相关。

一、病因病机

中医认为"肺胀而嗽,或左或右,不得眠,此痰挟瘀血碍气而病"。本病的发生多因慢性咳喘反复发作,迁延不愈,逐渐发展,久病肺虚,痰浊潴留。肺与心脉相通,肺气辅佐心脏运行血脉,肺虚治节失职,久则病及于心,使痰浊水饮与瘀血互为影响,每因再感外邪诱使病情发作加剧。其发病缓慢,病程长;其病因有脏腑虚损和外感时邪两种。

1. 慢性咳喘迁延　多是由于肺系疾患反复发作,日久不愈,损伤肺气而致。肺气虚衰,子盗母气,病久由肺及脾,累及于心、肾,致使心、肺、脾、肾俱虚,进而发生本病。

2. 外邪侵袭诱发　肺主气,外合皮毛,肺气既伤,表虚卫阳不固,外邪更易乘虚入侵,以致反复发作,肺气受伤,肃降失常,宗气长久不能滋养心气,肺气治节失司,心气推动无力,心肺瘀阻而发病。

3. 久病正虚　久病必虚,累及气血阴阳。气血不足,气虚则推动血运无力,血虚则血不养心。肺主一身之气,兼通调水道,气化无权而出现水液潴留,成痰、成瘀、成饮。痰瘀互结于心肺,水饮必泛滥于外,诸邪交阻,肺气上逆而咳喘,累及心脏,而出现心悸、喘逆、水肿诸症。

总之,痰、瘀、饮贯穿疾病的中心病理环节,其病位在肺、心,与脾、肾相关。病性属本虚标实,早期为痰浊、血瘀、水饮等标实为主,而晚期则以心、肺、脾、肾阳气亏虚为主,乃至衰竭。

二、五脏相关与病机转化

慢性肺源性心脏病是由慢性肺系疾病反复发作,迁延不愈而致,且早期肺系疾病的症状中多见咳嗽。《素问·咳论》云:"五脏六腑皆令人咳,非独肺也。"说明咳嗽的发生虽主要关于肺,但其他脏腑病变亦可累及肺,致肺的宣发肃降功能失常而咳嗽,且咳嗽反复发作,迁延不愈,进而在原本病机上导致痰、瘀、饮的发生。心与肺同居上焦。心,君主之官,主血;肺为相傅,主气。两者在生理上相互协调,在病理上也相互影响。若心气不足,心阳不振,瘀阻心脉等,导致血行异常,以致肺失宣发肃降,痰浊阻肺,气逆而咳;或因思虑劳心过度,阴血暗耗,心肺阴虚而致肺气宣发肃降失常而咳。肺脾两脏相互为病,脾属土,主运化;肺属金,主通调水道,脾为肺之母。脾虚日久,或脾的运化水谷功能减退,则致肺气亏虚。脾胃居中焦,为气机升降之枢纽。脾的运化水液功能减退,必然导致水液在体内停滞,产生湿、痰、饮等病理产物,影响肺的宣发肃降,可出现喘咳痰多等病理表现。故曰:"脾为生痰之源,肺为贮痰之器。"肝与肺生理相关,肝属木,主藏血,主疏泄;肺属金,主气,主宣发肃降。木以升发条达为顺,金以肃降通调为常,升降相因,是全身气机调畅的重要环节。且肝、肺由经脉相连,《灵枢·经脉》曰:"肝足厥阴之脉……其支者,复从肝别,贯膈,上注肺。"故肝气郁滞,日久化火,循经上炎,木火刑金,致肺失宣降,发为此病;或肝郁乘脾,脾失健运,痰浊内生,上干于肺而咳。肾主水,肺为"水之上源",肺的宣发肃降和通调水道功能,依赖肾中精气的蒸腾气化作用;而肾主水的功能,亦有赖于肺的宣发肃降和通调水道。肾的气化失司,既可影响脾、肺对津液的气化作用,又可引起关门不利,水泛为肿,咳逆倚息不得平卧;肾主纳气,肺主呼气,若肾的精气不足,则摄纳无权,咳逆气喘;肺与肾之间的阴液相互滋生,肾阴虚不能上滋肺阴,后期肺脾两虚时,水液运化失常,故而成病。(图5-5-1)

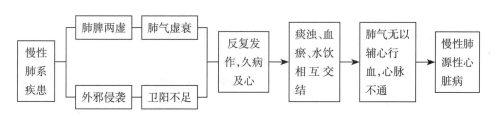

图 5-5-1　慢性肺源性心脏病病因病机示意图

三、临床表现

（一）症状及体征

本病呈长期慢性过程,逐步出现肺、心功能衰竭以及其他器官损害的征象。按其功能的代偿期与失代偿期进行分述。

1. 肺、心功能代偿期（包括缓解期） 本期主要临床表现为慢性阻塞性肺气肿。症状为咳嗽、咳痰、喘息,活动后感心悸、气短、乏力和劳动耐力下降。体检有明显肺气肿体征,可见颈静脉充盈,桶状胸,呼吸运动减弱,语音震颤减弱,呼吸音减低,呼气延长,肺底听到哮鸣音及湿啰音,心浊音界缩小,心音遥远,肝浊音界下降,肝大伴压痛,肝颈静脉反流征阳性,水肿和腹腔积液等,常见下肢水肿,午后明显,次晨消失。肺动脉瓣区可有第二心音亢进,提示肺动脉高压。三尖瓣区出现收缩期杂音或剑突下示心脏搏动,提示右心室肥大。膈下降,使肝上界及下缘明显下移,应与右心衰竭的肝淤血征相鉴别。

2. 肺、心功能失代偿期（包括急性加重期） 本期临床主要表现以呼吸衰竭为主,或有心力衰竭。

（1）呼吸衰竭:常见诱因为急性呼吸道感染,多为通气障碍型呼吸衰竭（Ⅱ型呼吸衰竭）,低氧血症与高碳酸血症同时存在。低氧血症表现为胸闷、心慌、气短、头痛、乏力及腹胀等。当动脉血氧饱和度低于 90% 时,出现明显发绀。缺氧严重者出现躁动不安、昏迷或抽搐,此时忌用镇静或催眠药,以免加重二氧化碳潴留,发生肺性脑病。高碳酸血症表现为皮肤温湿多汗、浅表静脉扩张、洪脉、球结膜充血水肿、瞳孔缩小,甚至眼球突出、两手扑翼样震颤、头昏、头痛、嗜睡及昏迷。这是因二氧化碳潴留引起血管扩张、毛细血管通透性增加的结果。当严重呼吸衰竭伴有精神神经障碍,排除其他原因引起者,称肺性脑病。

（2）心力衰竭:肺心病在功能代偿期只有肺动脉高压及右心室肥厚等征象,而无心力衰竭表现。失代偿期出现右心衰竭、心慌、气短、颈静脉怒张、肝大、下肢水肿,甚至全身水肿及腹腔积液,少数患者还可伴有左心衰竭,也可出现心律失常。

（二）理化检查

1. 动脉血气分析 肺心病肺功能代偿期可出现低氧血症或合并高碳酸血症。当 $PaO_2<8kPa$（60mmHg）、$PaCO_2>6.66kPa$（50mmHg）时,多见于慢性阻塞性肺疾病所致脑病。

2. 血液检查 缺氧的肺心病患者,红细胞及血红蛋白可升高,血细胞比容高达 50% 以上。合并感染时,白细胞总数增高,中性粒细胞增多,出现核左移现象。血清学检查可有肾功能或肝功能改变,也可出现高钾、低钠、低氯、低钙、低镁等改变。

3. X线检查　除肺、胸基础疾病及急性肺部感染的特征外,尚可有肺动脉高压征:①右下肺动脉干扩张,横径≥15mm,横径与气管横径之比≥1.07;②肺动脉段突出或其高度≥3mm;③中心肺动脉扩张和外周分支纤细,两者形成鲜明对比;④圆锥部显著凸出(右前斜位45°)或“锥高”≥7mm;⑤右心室肥大征。以上5项标准,具有1项即可诊断肺心病。

4. 心电图检查　为右心房、室肥大的改变,如电轴右偏,额面平均电轴≥+90°,重度顺钟向转位(V_5 R/S≤1),R_{V1}+S_{V5}≥1.05mV,aVR 呈 QR 型及肺型 P 波。也可见右束支传导阻滞及低电压图形,可作为诊断肺心病的参考条件。在 V_1、V_2甚至延至 V_3,出现酷似陈旧性心肌梗死图形的 QS 波。

5. 心电向量图检查　表现为右心房、右心室肥大的图形。随右心室肥大的程度加重,QRS 方位由正常的左下前或后逐渐演变为向右、再向下,最后转向右前,但终末部仍在右后。QRS 环自逆钟向运行或“8”字形发展至重度时的顺钟向运行。P 环多狭窄,左侧与前额面 P 环振幅增大,最大向量向前下、左或右。右心房肥大越明显,则 P 环向量越向右。

6. 超声心动图检查　测定右心室流出道内径≥30mm,右心室内径≥20mm,右心室前壁厚度≥5mm,左、右心室内径比值<2.0,右肺动脉内径或肺动脉干及右心房肥大等指标,以诊断肺心病。

7. 其他　肺功能检查,对早期或缓解期肺心病有意义。痰细菌学检查,对急性加重期肺心病可以指导抗菌药物的选用。

四、辨病辨证

(一)西医辨病

诊断可参照中华医学会制订的《慢性肺源性心脏病基层诊疗指南(2018年)》。可参照以下条件作出临床诊断:

慢性肺心病是慢性支气管炎、肺气肿及其他肺胸疾病或非血管病变引起的心脏病,有肺动脉高压、右心室增大或右心功能不全。

1. 慢性肺胸疾病或肺血管病变　主要根据病史、体征、心电图、X线,并可参考放射性同位素、超声心动图、心电向量图、肺功能或其他检查判定。

2. 右心功能不全　主要表现为颈静脉怒张、肝大、肝颈静脉反流征阳性、下肢水肿及静脉压增高等。

3. 肺动脉高压,右心室增大的诊断依据

(1)体征:剑突下出现收缩期搏动,肺动脉瓣区第二心音亢进,三尖瓣区心音较心尖部明显增强或出现收缩期杂音。

（2）X线征象和诊断标准（具有下述5项中的1项可以诊断）：①右肺下动脉干扩张，如横径≥15mm；或右肺下动脉横径与气管横径比值>1.07；或经动态观察右肺下动脉干增宽2mm以上。②肺动脉段中度凸出，或其高度>3mm。③中心肺动脉扩张和外周分支纤细形成鲜明对比。④圆锥部显著凸出（右前斜位45°），或其高度≥7mm。⑤右心室增大（结合不同体位判断）。

（3）心电图诊断标准

主要条件：①额面平均电轴>+90°。②V_1 R/S≥1。③重度顺钟向转位（V_5 R/S≤1）。④$R_{V1}+S_{V5}$>1.05mV。⑤aVR R/S或R/Q≥1。⑥V_1~V_3导联呈QS、Qr、qr（需除外心肌梗死）。⑦肺型P波，P电压≥0.22mV；或电压≥0.2mV呈尖峰型，结合P电轴大于80°；或当低电压时电压大于1/2R，呈尖峰型，结合电轴大于80°。

次要条件：①肢导联低电压；②右束支传导阻滞（不完全性或完全性）。

具有1条主要条件的即可诊断，2条次要条件的为可疑肺心病的心电图表现。

（4）超声心动图诊断标准

主要条件：①右心室流出道内径≥30mm。②右心室内径≥20mm。③右心室前壁厚度≥5mm，或有前壁搏动幅度增强。④左、右心室内径比值<2。⑤右肺动脉内径≥18mm，或肺动脉干≥20mm。⑥右心室流出道/左心房内径>1.4。⑦肺动脉瓣曲线出现肺动脉高压征象者（α波低平或<2mm，有收缩中期关闭征等）。

参考条件：①室间隔厚度≥12mm，搏幅<5mm，或呈矛盾运动征象者。②右心房增大，内径≥25mm（剑突下区探查）。③三尖瓣前叶曲线DF、EF速度增快，E峰呈尖高型，或有AC间期延长者。④二尖瓣前叶曲线幅度低，CE<18mm，CD段上升缓慢，延长，呈水平位，或有EF下降速度减慢，<90mm/s。

凡有肺胸疾病的患者，具有上述2项条件者（其中必具1项主要条件）均可诊断肺心病（上述标准仅适用心前区探测部位）。

（5）心电向量图诊断标准

肺心病：在肺胸疾病基础上，心电向量图具有右心室和/或右心房增大指征者，均符合诊断。

右心室肥厚：

轻度右心室肥厚：①横面QRS环呈狭长型，逆钟向运行，自左前转向右后方，其S/R大于1.2；或X轴上（额面或横面）右、左向量比值>0.58；或S向量角<-118°，S向量电压>0.6mV。②横面QRS环呈逆钟向运行，其右后面积占总面积20%以上伴额面QRS环呈顺钟向运行，最大向量方位>60°，或右下或右上面积占总面积20%以上。上述2条中具有1条即可诊断。

中度右心室肥厚：①横面 QRS 环呈逆钟向运行，其向前加右后面积 > 总面积 70% 以上，且右后向量大于 0.6mV。②横面 QRS 环呈"8"字形，主体及终末部均向右后方位。以上 2 条具有 1 条即可诊断。

重度右心室肥厚：横面 QRS 环呈顺钟向运行，向右向前，T 环向左后。

右心房增大：①额面或侧面最大 P 向量电压 >0.18mV。②横面 P 环呈顺钟向运行。③横面向前 P 向量 >0.06mV。3 条符合 1 条即可诊断，额面最大 P 向量 >75° 作为参考条件。

可疑肺心病：横面 QRS 环呈肺气肿图形（环体向后，最大 QRS 向量沿 270° 轴后伸，环体幅度减低和变窄），其额面最大 QRS 向量方位 >60°，或肺气肿图形右后面积占总面积的 15% 以上。合并右束支传导阻滞或终末传导延缓作为参考条件。

（6）磁共振：有助于测量右心室功能和肺动脉压。

（7）肺阻抗血流图及其微分图检查：国内研究证明，肺心病时肺阻抗血流图的波幅及其微分波值多降低，Q-B（相当于右室射血前期）时间延长，B-Y（相当右室射血期）时间缩短，Q-B/B-Y 比值增大，对诊断肺心病有参考意义，并对预测肺动脉压及运动后预测隐性肺动脉高压有明显相关性，有一定参考价值。

【鉴别诊断】

1. 冠心病　冠心病与肺心病均多见于中老年患者。冠心病患者可发生全心衰竭，并出现肝大、下肢水肿及发绀，这些表现均与肺心病相似，且肺心病患者心电图 V_1~V_3 可呈 QS 型，酷似心肌梗死心电图改变，故两者易于混淆。但冠心病患者多有心绞痛或心肌梗死史，心脏增大主要为左心室大，心尖区可闻及收缩期杂音。X 线检查显示心左缘向左下扩大。心电图显示缺血型 ST-T 图形，如 ST 段明显压低或下垂型，T 波深倒，或异常 Q 波。出现心律失常者以持久性心房颤动，二、三度房室传导阻滞，反复性室性心动过速多见，可与肺心病鉴别。值得注意的是，肺心病伴发冠心病者临床并非罕见，但鉴别较困难，应详细询问病史、体格检查和相关的心、肺功能检查以资鉴别。

2. 原发性心肌病　原发性心肌病右心衰竭引起肝大、肝颈静脉反流征阳性、下肢水肿及腹水，与肺心病相似。尤其是伴有呼吸道感染者，可出现咳嗽、咳痰、肺部啰音，明显的呼吸困难及发绀，容易误诊为肺心病。但原发性心肌病多见于中青年，无明显慢性呼吸道感染史及显著肺气肿体征，无突出的肺动脉高压，心电图无明显顺钟向转位及电轴右偏，而以心肌广泛损害多见，心脏大多呈普遍性增大。超声心动图检查可见各心室腔明显增大，二尖瓣开放幅度减低，室间隔和左心室后壁运动幅度减低，可资鉴别。

3. 风湿性心脏病　慢性肺心病时，右心室肥大，心脏呈顺钟向转位，三尖瓣左移，可出现三尖瓣相对狭窄、相对性关闭不全引起的舒张中期杂音和 / 或收缩期杂音。酷似风湿性二尖瓣狭窄合并关闭不全时的双期杂音,鉴别较为困难。但风湿性心脏病多见于青少年,有风湿活动史,X线表现为左心房扩大为主,其他瓣膜如主动脉瓣常有病变。而慢性肺心病好发于40岁以上患者,常有慢性肺胸疾患和阻塞性肺气肿、右心室肥厚体征,X线检查左心房不大,心电图在Ⅱ、Ⅲ、aVF导联上常出现肺型P波。超声心动图检查有助于鉴别。

(二)中医辨证

1. 辨病之缓急 慢性肺源性心脏病分为急性发作期与缓解期。急性发作期患者常表现为呼吸衰竭、心力衰竭,喘促明显加重,心悸胸闷、颈静脉怒张、下肢水肿、躁动不安、昏迷或抽搐等急症,病情危重,需紧急进行利尿、强心、气管内插管、呼吸机辅助通气等治疗。而缓解期常常表现为慢性肺系疾病的表现,如咳嗽、咳痰、气喘,动则加重,下肢水肿等表现。

2. 辨病之虚实 慢性肺源性心脏病属"肺胀""水肿""心悸"等范畴,其发作有外因与内因作用。外因常表现为风寒、风热、痰浊、痰湿等,内因为肺、脾、肾三脏俱虚。正如《黄帝内经》所云:"正气存内,邪不可干。"在治疗过程中,需先辨别慢性肺源性心脏病本虚与标实的关系。

五、治疗

(一)中医辨证论治

1. 痰湿阻肺

主要证候:喘促、咳嗽、动则喘甚,痰多、痰白、痰黏稠,胸闷,大便溏薄,乏力,肢体微肿,舌淡暗或舌红,苔白腻,脉弦滑。

治法:健脾化湿,益气化痰。

方药:二陈汤(《太平惠民和剂局方》)合三仁汤(《温病条辨》)加减。

二陈汤常用半夏燥湿化痰,和胃止呕;橘红理气化痰,使气顺则痰降,气行则痰化;痰由湿生,故以茯苓健脾渗湿;甘草和中益脾;煎加生姜,既制半夏之毒,又协同半夏、橘红和胃祛痰止呕;少用乌梅,味酸收敛,配半夏散中有收,使其不致辛散太过。三仁汤用杏仁宣通上焦肺气,使气化有助于湿化;白蔻仁开发中焦湿滞,化浊宣中;薏苡仁益脾渗湿,使湿热从下而去;辅以半夏除湿消痞,行气散满;通草、滑石、淡竹叶清利湿热。诸药合用,共成宣上、畅中、渗下之剂,而有清热利湿、宣畅混浊之功。

2. 痰瘀阻肺

主要证候:咳嗽、喘促、动则喘甚,胸闷,痰黏稠而少,食欲不振,肢体水肿,唇甲发绀,舌紫暗、苔白腻,脉沉弦、或结代、或涩。

治法：健脾化痰，活血化瘀。

方药：三子养亲汤（《韩氏医通》）合桃红四物汤（《医垒元戎》录自《玉机微义》）加减。

常用白芥子温肺化痰、利气散结，紫苏子降气化痰、止咳平喘，莱菔子消食导滞、下气祛痰，三药共用以温肺化痰；辅以茯苓健脾化湿，以绝生痰之源。桃红四物汤中熟地黄以补血为主，具有补肾填精的作用；当归性温，补血活血，补阴中之阳，助三子温化痰浊；川芎入血分，理血中之气，白芍敛阴养血，川芎和白芍能缓解血管痉挛，增加动脉供血。

3. 阳虚水泛

主要证候：咳嗽、痰黏稠，咳痰不爽，喘促、不能平卧，气短不得续、张口抬肩，心悸，神疲乏力，甚则精神萎靡，纳呆，尿少，肢体水肿、颜面水肿，面色晦暗，唇甲发绀，舌淡暗或紫暗，苔白腻，脉沉细弱。

治法：温阳利水。

方药：真武汤（《伤寒论》）加减。

常用附子为君，辛甘性热，用之温肾助阳，以化气行水，兼暖脾土，以温运水湿。臣以茯苓利水渗湿，使水邪从小便去；白术健脾燥湿。佐以生姜之温散，既助附子温阳散寒，又合苓、术宣散水湿。白芍亦为佐药，其义有四：一者利小便以行水气，《神农本草经》言其能"利小便"，《名医别录》亦谓其"去水气，利膀胱"；二者柔肝缓急，以止腹痛；三者敛阴舒筋，以解筋肉瞤动；四者可防止附子燥热伤阴，以利于久服缓治。

4. 肺肾气虚

主要证候：喘促、咳嗽，动则喘甚、不能平卧，呼多吸少，痰清稀，肢体水肿，腰膝酸软，夜尿频，阳痿，舌暗，苔腻，脉沉细或细弱。

治法：补肺纳肾。

方药：补肺汤（《永类钤方》）合参蛤散（《济生方》）加减。

常用党参、黄芪、茯苓、甘草补益肺脾之气；蛤蚧、五味子补肺纳肾；干姜、半夏温肺化饮；厚朴、陈皮行气消痰，降逆平喘。

加减：还可加桃仁、川芎、水蛭活血化瘀。若肺虚有寒，怕冷，舌质淡，加桂枝、细辛温阳散寒。兼阴伤，低热，舌红苔少，加麦冬、玉竹、知母养阴清热。如见面色苍白，冷汗淋漓，四肢厥冷，血压下降，脉微欲绝等喘脱危象者，急加参附汤送服蛤蚧粉或黑锡丹，补气纳肾，回阳固脱。

5. 肺肾阴虚

主要证候：咳嗽、痰少、咳痰黏稠，喘促、胸闷，心悸，颧红，烦热、口渴，失眠，便秘，舌暗红、无苔，脉细数，或弦细数。

治法：滋阴，润肺，益肾。

方药：百合固金汤（《慎斋遗书》）加减。

常用百合甘苦微寒，滋阴清热，润肺止咳；生地黄、熟地黄并用，滋肾壮水，其中生地黄兼能凉血止血；三药相伍，为润肺滋肾，金水并补的常用组合，共为君药。麦冬甘寒，协百合以滋阴清热，润肺止咳；玄参咸寒，助二地滋阴壮水，以清虚火，兼利咽喉，共为臣药。当归治咳逆上气；伍白芍以养血和血；贝母清热润肺，化痰止咳，俱为佐药。桔梗宣肺利咽，化痰散结，并载药上行；生甘草清热泻火，调和诸药，共为佐使药。

6. 肺肾气阴两虚

主要证候：咳嗽、痰稀少、咳痰无力，喘促、张口抬肩，少气懒言，口干，肢体困倦、水肿，颧红、失眠，自汗盗汗，腰膝酸软，舌淡暗、苔少或无苔，脉细数、或沉细数。

治法：补肾温阳，益气养阴。

方药：肾气丸（《金匮要略》）合龟鹿二仙胶（《医便》）加减。

常用附子大辛大热，温阳补火；桂枝辛甘而温，温通阳气；二药相合，补肾阳，助气化，共为君药。肾为水火之脏，内舍真阴真阳，阳气无阴则不化，"善补阳者，必于阴中求阳，则阳得阴助，而生化无穷"，故重用干地黄滋阴补肾生精，配伍山茱萸、山药补肝养脾益精，阴生则阳长，同为臣药。方中补阳药少而滋阴药多，可见其立方之旨，并非峻补元阳，乃在于微微生火，鼓舞肾气，即取"少火生气"之义。泽泻、茯苓利水渗湿，配桂枝又善温化痰饮；牡丹皮活血散瘀，伍桂枝则可调血分之滞，此三味寓泻于补，俾邪去而补药得力，并制诸滋阴药碍湿之虞，俱为佐药。诸药合用，助阳之弱以化水，滋阴之虚以生气，使肾阳振奋，气化复常，则诸症自除。鹿角胶甘咸微温，温肾壮阳，益精养血；龟甲胶甘咸而寒，填精补髓，滋阴养血；二味俱为血肉有情之品，能补肾益髓以生阴阳精血，共为君药。人参大补元气，与鹿、龟二胶相伍，既可补气生精以助滋阴壮阳之功，又能借补后天脾胃以资气血生化之源；枸杞子补肾益精，养肝明目，助君药滋补肝肾精血，同为臣药。

【方药应用】根据辨证分型，可选用以下中药制剂。清热类：痰热清注射液、热毒宁注射液、喜炎平注射液、血必净注射液、醒脑静注射液等。活血化瘀类：丹参注射液、红花黄色素注射液、疏血通注射液、大株红景天注射液等。滋阴益气类：生脉注射液、参麦注射液等。回阳固脱类：参附注射液。

（二）西医治疗

1. 肺、心功能代偿期的治疗　采用综合治疗措施，增强患者免疫功能，延缓胸肺基础疾病进展，去除诱发因素，减少或避免急性加重期的发生，使肺、心功能得到部分恢复。因此，慢性肺心病患者在缓解期应做到：①长期家庭氧疗（导管吸入,流量1.5~2.5L/min,吸氧时间≥15h/d);慢性阻塞性肺疾病合并肺心病者在缓解期仍有明显的低氧血症($PaO_2<55mmHg$),有条件者应给予长期家庭氧疗。②吸烟患者戒烟,不吸烟者避免被动吸烟。③避免吸入刺激性气体包括厨房煤烟、油烟、花粉等可能导致支气管痉挛的物质。④保暖防寒,慢性阻塞性肺疾病合并肺心病者常于寒冷季节加重,若能有效地解决寒冷问题,确可减少急性发作次数。⑤加强营养,大量研究已证实慢性阻塞性肺疾病合并肺心病患者的营养状态,对于预后有重要的影响,因此在缓解期应根据具体情况采取各种措施,尽可能改善患者的营养状况。⑥呼吸肌功能锻炼,可采用腹式呼吸、缩唇呼吸等锻炼呼吸肌功能,尽可能增加呼吸肌的功能储备。⑦免疫功能调节剂,可试用各种免疫功能调节剂(如百令胶囊),对部分患者可能有一定疗效。⑧药物辅助,镇咳、祛痰、平喘和抗感染等对症治疗。

2. 肺、心功能失代偿期的治疗　治疗原则为积极控制感染,保持气道通畅,改善呼吸功能,纠正缺氧与二氧化碳潴留,纠正酸碱失衡及电解质紊乱,控制呼吸衰竭和心力衰竭,处理并发症。

(1)呼吸衰竭的治疗

1)控制呼吸道感染:呼吸道感染是发生呼吸衰竭和心力衰竭的常见诱因,故需积极应用药物予以控制。目前主张联合用药,宜根据痰培养和致病菌药敏结果选用抗生素,但不应受痰菌药物试验的约束。未能明确何种致病菌时,可根据感染环境及痰涂片革兰氏染色选用抗菌药物。经验性治疗48~72小时后应对病情和诊断进行评价,只要病情有好转,无论痰菌学检查结果如何,一般均应维持原治疗方案不变;如经验性治疗72小时后症状无改善,则应对有关资料进行分析,调整治疗方案,并进行相应检查,以明确病原学诊断,必要时应采用侵入性检查手段。

2)保持气道通畅,减轻气流受限:①维持机体水分代谢平衡,慢性肺心病缺水患者应补足水分才可使呼吸道分泌物稀释而易于咳出。另,对于有明显水液潴留者,可应用少量利尿剂,甚至可以在严密观察下一边补液,一边利尿,达到既清除体内多余水分,又恢复体内水分的正常分布和气道湿化的目的。②气道局部湿化,可用超声雾化及氧雾化等。③清除气道分泌物,可使用吸痰管,甚至可以使用纤维支气管镜(简称纤支镜)等吸出痰液,少数病例可考虑行气管切开术以利清除分泌物,保持气道通畅。④合理使用支气管扩张剂和祛痰药。

3)合理应用糖皮质激素:与支气管哮喘不同,对慢性肺心病患者应用糖皮质激素的利弊得失学术界争议很大,故尚不宜常规应用。对急性加重期并呼吸衰竭者可酌情应用,以图减轻气道炎症,改善气流受限,尚可减轻因CO_2潴留所致脑水肿等,但亦应注意其抑制免疫功能,诱发条件致病菌感染,诱发消化道出血以及其他方面的副作用。常用药物有氢化可的松琥珀酸钠和地塞米松。一般急性发作症状控制后即应减量、停药。

4）氧疗：肺心病急性加重期的一个突出问题是严重的呼吸衰竭，而缺氧是Ⅰ型与Ⅱ型呼吸衰竭的共同问题，是呼吸衰竭导致全身多种病理生理改变的最主要因素之一。对Ⅰ型呼吸衰竭给氧浓度应较高，以求能较快地纠正缺氧；但给氧浓度一般不应超过60%，以免长时间吸入较高浓度氧导致氧对肺脏产生严重的毒性作用，发生氧中毒。对于Ⅱ型呼吸衰竭患者一般采用低浓度持续给氧，否则可因缺氧迅速改善，不再对呼吸中枢产生刺激作用，而同时呼吸中枢因长期 CO_2 潴留而丧失了对 O_2 敏感性，从而导致通气量下降，出现更加严重的 CO_2 潴留；较理想的氧疗目标为 PaO_2 达到60mmHg左右，而 $PaCO_2$ 的上升值不超过10mmHg。对严重低氧血症而 CO_2 潴留不很严重的Ⅱ型呼吸衰竭患者可在上述低浓度持续给氧基础上逐步试行增大给氧浓度，但应严密监测 $PaCO_2$ 的变化。

5）增加通气量：呼吸兴奋剂，对Ⅱ型呼吸衰竭患者虽有一定刺激呼吸中枢，增加通气量和减轻 CO_2 潴留的作用，但作用强度并不大，且持续时间短，而同时又有增加氧耗量的副作用，故对其临床应用价值尚无一致意见，多主张根据患者实际病情权衡利弊后再决定是否应用。但对意识状态下降的 CO_2 潴留患者使用适量的呼吸兴奋剂是有益的，其益处主要还不在于刺激呼吸中枢和增加通气量，而在于通过刺激广泛的大脑皮质使患者的意识状态有所恢复，有利于咳痰、咳嗽以保持气道通畅。对于兴奋、烦躁者则不宜使用，以免增加耗氧量。

6）机械通气：机械通气是目前临床增加通气最有效、最可靠的方法，是肺心病急性加重期呼吸衰竭患者的重要抢救手段之一。除可有效地增加通气量外，机械通气尚改善肺内气体分布和血液分布，从而改变通气/血流比值，提高肺内气体交换效率。此外，尚可通过替代呼吸肌的工作而使呼吸肌获得休息机会，有利于缓解呼吸肌疲劳，减少呼吸肌耗氧量。机械通气的工作模式很多，如同步间歇指令通气（SIMV）、压力支持通气（PSV）、持续气道正压通气（CPAP）、双水平气道正压通气（BPAP）等均已广泛用于肺心病急性发作期呼吸衰竭的临床救治，并取得了良好的效果。

（2）右心衰竭的治疗：对慢性肺心病出现右心衰竭的患者，一般经过氧疗、控制呼吸道感染、改善呼吸功能、纠正低氧和解除二氧化碳潴留后，心力衰竭症状可减轻或消失，不需常规使用利尿剂和强心剂。病情较重或上述治疗无效时可酌情选用利尿剂和强心剂。

利尿剂：一般使用小剂量，联合使用排钾和保钾利尿剂，疗程宜短，以间歇用药为原则。使用时应注意其可引起血液浓缩而使痰液黏稠，加重气道阻塞，以及电能质紊乱尤其是低钾、低钠、低氯和碱中毒，诱发难治性水肿和心律失常。

强心剂：与治疗左心衰竭不同，慢性肺心病患者应用洋地黄类药物剂量要小，一般约为常用剂量的1/2或2/3；多选用作用快、排泄快的静脉使用制剂，而较少用地高辛类口服制剂。另因低氧血症、感染等均可使心率加快,故不宜以心率快慢作为是否应用洋地黄类药物及其疗效考核的指征,一般不宜长期应用。

血管扩张药:扩血管药物用于左心衰竭的治疗已经证明是有益的,但对于引起右心衰竭的肺动脉高压,尤其是继发于慢性阻塞性肺疾病的肺动脉高压,其疗效尚有争议。原因在于血管扩张药可能使因肺泡缺氧而收缩或关闭的肺小动脉和肺毛细血管扩张或重新开放,使通气血流比例失调,反使 PaO_2 降低。多数扩血管药物在扩张静脉和肺小动脉的同时,也扩张体动脉,使体循环压下降,反射性引起心率加快,加重心肌和组织缺氧。另外,肺心病肺动脉高压的形成原因中,既有缺氧引起的肺血管收缩,也有肺血管重建、肺血管床减少等因素的参与,造成不同患者对扩血管药物的反应不一,这也部分解释了同一药物疗效不一的现象。

(3)营养支持疗法:肺心病急性发作期呼吸肌疲劳问题越来越受到重视。呼吸肌疲劳的原因是由于食欲差、进食少所致能量供应相对不足,以及呼吸困难消耗能量增加,治疗时予高蛋白、高热量饮食,静脉补充氨基酸、脂肪乳及各种维生素。

(4)其他疗法研究:吸入小剂量 $[(10\sim40)\times10^6]$ 一氧化氮(NO)治疗肺动脉高压的研究,近年颇受重视。现已证实,肺动脉内皮分泌的内皮依赖性舒张因子的化学本质即为 NO,吸入小剂量 NO 后,通过激活肺动脉平滑肌细胞的可溶性鸟苷酸环化酶,催化 GTP 生成 cGMP,cGMP 进一步产生松弛平滑肌作用。NO 进入血液循环后立即被血红蛋白灭活。其半衰期很短,吸入 NO 在肺循环发挥扩血管作用后很快就补充灭活,不能在体循环继续发挥作用,因此吸入 NO 扩张肺血管的选择性非常强,对体动脉压和体循环阻力无明显影响,这是它的显著优点。吸入 NO 对肺动脉氧饱和度的影响目前尚无一致意见。

贺氏等用低能量氦-氖激光血管内照射治疗老年肺心病,可调节人体的免疫功能和提高非特异性免疫功能,降低红细胞、血小板聚集性,改善血液流变性质,纠正微循环障碍,从而起到抗感染、降低血液黏稠度、减轻心脏负荷、控制肺心病急性发作的作用。

黄春华采用光量子氧透射疗法治疗老年肺心病取得满意疗效。此疗法的目的在于提高血氧饱和度,使氧合作用更强,提高血氧分压,增加氧的运输能力,改善组织缺氧状态,同时增强细胞代谢,增加机体免疫力和应激力。

3. 并发症的治疗

(1)肺性脑病:是体机缺氧及高碳酸血症对中枢神经系统损害的必然结果,且慢性肺心病急性加重期所致呼吸衰竭大多表现为Ⅱ型呼吸衰竭,以意识障碍为主,轻者意识恍惚、淡漠嗜睡,重者昏睡、昏迷、反射消失或出现病理反射。其治疗原则为改善通气、纠正缺氧、控制感染;原则上不补碱,只有当 pH<7.20,在

改善通气措施下方可输入 5% 碳酸氢钠溶液。

（2）酸碱失衡及电解质紊乱

1）呼吸性酸中毒：一般不需补充碱性药物，经通畅气道，增加通气量多可纠正；若血气 pH<7.20，可小量补充 5% 碳酸氢钠溶液 50~100ml 观察。

2）呼吸性酸中毒合并代谢性碱中毒：临床表现以精神兴奋为主，表现为多语、躁动谵妄、神经反射亢进、肌肉震颤。血气分析特点为 pH 升高、正常，或伴有低钾，血钠基本正常。治疗原则为去除诱因、补氯、补钾。

3）心律失常：多表现为房性期前收缩及阵发性室上性心动过速，其中以紊乱性房性心动过速最具特征性，也可有心房扑动及心房颤动。少数病例由于急性严重心肌缺氧，可出现心室颤动以致心脏骤停。一般的心律失常经过控制呼吸道感染，纠正缺氧、二氧化碳潴留、酸碱失衡及电解质紊乱，可自行消失，如持续存在，可根据心律失常的类型选用药物。

（3）肝功能障碍：慢性肺心病急性加重期出现无原因可解释的恶心、呕吐、食欲低下、腹胀、右上腹部隐痛，肝功能改变时应警惕肝功能受损存在。在纠正心衰、缓解肝淤血的基础上，加强保护肝脏的治疗，包括：①避免使用损害肝功能的药物，以促进肝细胞功能的恢复；②改善和纠正低蛋白血症，可输新鲜血浆及复方氨基酸；③使用肾上腺皮质激素，可增进食欲，促进蛋白质合成，改善周身情况，具有拮抗醛固酮和对抗抗利尿激素分泌增多的作用，对清除水肿、腹水起一定作用；④如有血氨升高或肝昏迷时，应限制蛋白摄入，可给予精氨酸静脉滴注。

（4）肾功能障碍：①维持体液平衡，按"量出为入"调整平衡的原则处理，每日入量应等于前一日的尿量加 500ml；如有发热，可适当增加；如尿量太少，可给予呋塞米 40~240mg 静脉注射。血尿素氮（BUN）升高者应限制高蛋白饮食。②加强综合基础治疗，积极控制感染，改善通气，纠正酸碱失衡和电解质紊乱，尤其注意高血钾、低血钠、低血磷的处理。③当 pH<7.20 时，纠正代谢性酸中毒。④透析疗法，适用于尿毒症患者。⑤血管扩张剂和抗凝剂，改善肾血流量。⑥积极处理其他合并症，如上消化道出血、低钙血症等。

（5）消化道功能障碍：①慎用或禁用对胃肠道有刺激性的药物，如解热药等。②预防性应用制酸剂以控制胃液酸度，减少出血机会。但抗酸药和其他制剂使胃内 pH 降低，胃肠细菌移位，如果吸入这种胃内容物易引起医院内肺炎。目前倾向于以经胃肠进食和服用硫糖铝作为预防措施。③对有消化道出血患者，应及早安置胃管，先抽尽胃内容物，快速注入去甲肾上腺素 8mg，加冰水 200ml，每 4~6 小时注入 1 次，用药间歇可注入少量凉牛奶。④已有出血的患者，应及时补充血容量，纠正贫血，输注新鲜血液。⑤如无弥散性血管内凝血（DIC）合并存在，消化道出血时，可使用酚磺乙胺、氨基己酸、氨甲苯酸等止血药物。

六、中西医结合思路

1. 辨病为先,分期为次　慢性肺源性心脏病是一种慢性疾病,但其发作时便是病情急剧,容易导致患者有生命危险。因此,在面对慢性肺心病患者时,应首先辨病治疗,在辨别患者是否为慢性肺源性心脏病后,根据急则治其标的治疗原则,予以规范的西医治疗;后再予以辨证治疗,根据患者的症状、体征、舌脉以及必要的辅助检查结果,辨证施治,从而达到治疗的目的。

2. 抓主证　《诸病源候论·上气鸣息候》:"肺主于气,邪乘于肺则肺胀,胀则肺管不利,不利则气道涩,故气上喘逆,鸣息不通。"《丹溪心法·咳嗽》:"肺胀而嗽,或左或右,不得眠,此痰挟瘀血碍气而病。"此两段描述了病机变化,与西医学颇为一致。"肺管不利"是由于"痰挟瘀血碍气"不利,抓住痰、瘀、气,即抓住了该病的主证,进而定下治疗大法。

3. 辨兼证　由于肺胀是慢性病,在病变过程中,因体质差异,感邪寒热性质不同,病变寒化、热化不同,会有寒、热、虚、实等多种变化。由于兼证和本证有密切关系,只要抓住主证,明辨兼证,就不会本末倒置。

4. 察变证　从西医来看,本病后期严重的并发症较多,常危及生命,中医应视为"肺胀变证"诊治。

七、辨已病未病与调养

1. 戒烟和职业防护　吸烟是导致 COPD、肺心病的主要危险因素,不去除病因,单凭药物治疗难以取得良好的疗效。因此阻止其发生和进展的关键措施是戒烟。减少职业性粉尘和化学物质吸入,对于从事接触职业粉尘的人群,如煤矿、金属矿、棉纺织业、化工行业及某些机械加工等工作人员应做好劳动保护。

2. 减少室内空气污染　避免在通风不良的空间燃烧生物燃料,如烧柴做饭、室内生炉火取暖等。

3. 防治呼吸道感染　积极预防和治疗上呼吸道感染。秋冬季节注射流感疫苗;避免到人群密集的地方;保持居室空气新鲜;发生上呼吸道感染应积极治疗。

4. 加强锻炼　根据自身情况选择适合自己的锻炼方式,如散步、慢跑、游泳、爬楼梯、爬山、打太极拳、跳舞,或双手负重在上举时呼气等。

5. 呼吸功能锻炼　肺心病患者治疗中一个重要的目标是保持良好的肺功能。只有保持良好的肺功能,才能使患者有较好的活动能力和良好的生活质量,因此呼吸功能锻炼非常重要。患者可通过做呼吸瑜珈、呼吸操、深慢腹式阻力呼吸功能锻炼以及唱歌、吹口哨、吹笛子等进行肺功能锻炼。

6. 耐寒能力锻炼　耐寒能力的降低可以导致患者出现反复的上呼吸道感

染,因此耐寒能力对于患者显得同样很重要。患者可采取夏天用冷水洗脸、每天坚持户外活动等方式锻炼耐寒能力。

八、临床验案

广东省名中医刘小虹诊治慢性肺源性心脏病验案

谢某,女,72岁,30余年来反复出现咳嗽、咳痰,此后上述症状反复发作,遇天气变化时较明显,伴见胸闷气促,活动后加重。多次在我院住院治疗,诊断为"慢性阻塞性肺疾病急性加重期;慢性肺源性心脏病(失代偿期);Ⅱ型呼吸衰竭;支气管扩张并右中上肺切除术后;3级高血压,极高危"。经抗感染、平喘、控制血压、利尿及无创辅助通气等治疗后,症状好转出院,间断门诊治疗。1周前患者气促加重,伴胸闷,四肢水肿,无发热恶寒,无胸痛,无肩背放射痛,无大汗淋漓,遂来我院急诊就诊。急诊拟"慢性阻塞性肺疾病急性加重期;慢性肺源性心脏病(失代偿期)"收入院。入院症见:患者神清,精神一般,动则喘促,伴胸闷,四肢水肿,不能平卧,偶咳嗽,少痰,偶见心慌心悸,无咯血,无恶寒发热,偶有流涕,纳寐一般,大便2次/d,量少难解,小便量少。舌暗红,苔黄浊,脉滑。

中医诊断:肺胀。

中医辨证:痰瘀阻肺。

西医诊断:慢性阻塞性肺疾病急性加重期,慢性肺源性心脏病(失代偿期)。

中医治则:健脾化痰,活血化瘀。

方药:三子养亲汤合桃红四物汤加减。白芥子10g,紫苏子10g,莱菔子15g,生地黄10g,燀桃仁10g,红花10g,赤芍10g,枳壳10g,川芎10g,桔梗10g,郁金10g,五指毛桃20g,盐牛膝10g。3剂,日1剂,水煎至200ml,饭后温服。

3日后,患者咳嗽、气喘好转,效不更方,继服之。

【按】"痰、瘀、虚"贯穿于慢性肺源性心脏病整个疾病过程中。本医案标本兼顾,注重痰浊、血瘀的关系,同时予以扶正补虚,标本并治。

(詹少锋)

参 考 文 献

1. 陈灏珠,林果为,王吉耀.实用内科学:全2册[M].14版.北京:人民卫生出版社,2013.
2. 张伯礼,薛博瑜.中医内科学[M].2版.北京:人民卫生出版社,2012.
3. 刘亦选,陈镜合.中医内科学[M].北京:人民卫生出版社,1998.
4. 周洁,郑心,陈萍,等.浅析"五脏六腑皆令人咳"[J].河南中医,2009,29(10):960-961.
5. 李建生,王明航,胡金亮,等.基于数据挖掘的慢性肺源性心脏病常见证候特征的临床研究[J].辽宁中医杂志,2011,38(1):9-11.

6. 李淑芳,熊旭东.慢性阻塞性肺疾病及肺心病中医证型与左心功能及血气分析的关系[J].中国中医急症,2006,15(5):500-501,511.

7. Rossaint R,Pison U,Gerlack H,et al.Inhaled nitric oxide:Its effects on pulmonary circulation and airway smooth muscle cells[J].European Heart Journal,1993,14 Suppl 1:133-140.

8. 黄春华.30例老年肺心病光量子氧透射疗效观察[J].实用老年医学,1997,11(1):41-42.

9. 高士学.慢性肺原性心脏病伴发神经精神症状的病因及其治疗[J].医学综述,2002,8(9):513-515.

10. 赵亚玲,宋鸿儒,费晋秀,等.健脾补肾中药对稳定期中重度慢性阻塞性肺疾病营养状态和运动能力的影响[J].中华临床医师杂志(电子版),2012,6(5):187-189.

11. 史伟.中医治疗慢性肺源性心脏病辨病思路[J].亚太传统医药,2015,11(7):65-66.

第六节　支气管扩张

支气管扩张(bronchiectasis)是指支气管壁组织结构损伤、破坏、正常弹性丧失,在周围组织炎症、纤维组织收缩及胸腔负压牵拉等因素作用下,发生变形、扭曲,直至不可逆扩张。支气管及周围肺组织的慢性炎症,导致支气管壁损坏而形成扩张和变形。多数为获得性,多有童年麻疹、百日咳或支气管肺炎等病史。

在国外,支气管扩张属于少见病,所以专门论述本病的专著也不多。2005年及2011年欧洲呼吸学会制订的《成人下呼吸道感染治疗指南》中曾涉及支气管扩张相关感染的诊治。2010年,英国胸科协会公布《非囊性纤维化支气管扩张指南》。

支气管扩张的患病率随年龄增加而增高。新西兰儿童支气管扩张的患病率为3.7/10万;英国的患病率约为100/10万;而美国成人总体患病率为52/10万,美国18~34岁人群的患病率为4.2/10万,但70岁及以上人群的患病率高达272/10万。

在我国,支气管扩张并非少见病,但我国目前尚无大规模支气管扩张的流行病学资料。2013年发表的一项7省市城区40岁以上居民电话调查研究结果显示,1.2%的居民曾被诊断为支气管扩张,其中男性患病率1.5%,女性患病率1.1%。

本病属于中医学"咳嗽""肺痈""咯血"等范畴,后期亦可归属于"肺痿""劳嗽"等病证。其临床变证多,治疗亦较复杂和困难。

一、病因病机

本病病因分为内因和外因,外因为外感六淫之邪,内因多指素体亏虚、饮食不当及七情内伤,而内因在本病的患病中起关键作用。

1. 禀赋不足,肺虚为本　支气管扩张患者多在幼年时曾患有麻疹性肺炎、百日咳等疾病,或在肺结核、哮喘、慢性支气管炎及肺气肿的基础上发病而成,故其多禀赋不足,素体常见肺气虚、肺阴虚或肺气阴两虚。反复感染外邪,易得本病。

2. 饮食不当及七情内伤　饮食不当,脾胃乃伤,痰浊内生;七情内伤,肝失疏泄,气郁化火,灼津成痰;痰阻于肺,日久化热,痰热交结,瘀阻肺络而咯血。痰、热、瘀为其主要病理改变。支气管扩张患者肺本虚,加之外邪犯肺,肺宣发肃降和通调水道功能失调,气不布津,致痰湿形成。

3. 久病他脏及肺　本病病位虽在肺,但与肝、脾亦有密切关系。肝主疏泄,性喜升发,肺主肃降,调畅气机,二者相互协调,共主周身气机的平衡。脾为生痰之源,更是生化之源,脾气健旺,土金相生,肺气充实,则邪不外感。若肝脾功能失调,导致痰浊阻肺,可引发本病。

归结起来,支气管扩张的中医病机及病性重点在于肺虚为本,痰、热、瘀为标,虚实夹杂。病位在肺,且与肝、脾等脏器有关。

二、五脏相关与病机转化

本病病位在肺,而痰湿、火热、瘀血是主要病理因素。外邪的入侵与机体正气的虚损相关。由于本病常与幼年麻疹、百日咳,或体虚时感受外邪有关,此时机体正气不足,肺虚不能主气,肃降无权,气虚不能布津而成痰,或虚火灼津成痰,导致痰湿伏留于肺,若再次感受外邪,或者肝火犯肺,引动内伏之痰湿,而致肺气上逆,出现咳嗽、咳吐脓痰等症;热伤血络,血溢脉外,则见痰中带血或大咯血;久病入络,或离经之血不化而成瘀,瘀积而为病。本病从邪热犯肺到肺络损伤,是一个渐进过程。因此,本病病理性质为本虚标实、虚实夹杂,主要表现为肺脾两虚为本,外邪侵袭为标。本病初起时病位在肺,逐渐可累及肝、脾,久病可及心、肾,导致病情反复发作,迁延不愈,正气愈加耗损。(图5-6-1)

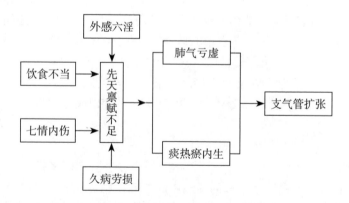

图 5-6-1　支气管扩张病因病机示意图

三、临床表现

（一）症状

咳嗽是支气管扩张最常见的症状（>90%），且多伴有咳痰（75%~100%），痰液可为黏液性、黏液脓性或脓性。合并感染时咳嗽和咳痰量明显增多，可呈黄绿色脓痰，重症患者痰量可达每日数百毫升。收集痰液并于玻璃瓶中静置后可出现分层现象：上层为泡沫，下悬脓性成分，中层为混浊黏液，最下层为坏死沉淀组织。但目前这种典型的痰液分层表现较少见。72%~83%的患者伴有呼吸困难，这与支气管扩张的严重程度相关，且与 FEV_1 下降及高分辨率 CT 显示的支气管扩张程度及痰量相关。半数患者可出现不同程度的咯血，多与感染相关。咯血可从痰中带血至大量咯血，咯血量与病情严重程度、病变范围并不完全一致，部分患者以反复咯血为唯一症状，临床上称"干性支气管扩张"。约 1/3 的患者可出现非胸膜性胸痛。支气管扩张患者常伴有焦虑、发热、乏力、食欲减退、消瘦、贫血及生活质量下降等。支气管扩张常因感染导致急性加重。如果出现至少一种症状加重（痰量增加或脓性痰、呼吸困难加重、咳嗽增加、肺功能下降、疲劳乏力加重）或出现新症状（发热、胸膜炎、咯血等），往往提示出现急性加重。

（二）体征

听诊闻及湿性啰音是支气管扩张的特征性表现，以肺底部最为多见，多自吸气早期开始，吸气中期最响亮，持续至吸气末。约 1/3 的患者可闻及哮鸣音或粗大的干啰音。有些病例可见杵状指（趾）。部分患者可出现发绀。晚期合并肺心病的患者可出现右心衰竭的体征。

（三）理化检查

1. 影像学检查

（1）胸部 X 线检查：疑似支气管扩张时应首先进行胸部 X 线基本筛查。绝大多数支气管扩张患者胸片异常，可表现为灶性肺炎、不规则高密度影、线性或盘状不张，也可有特征性的气道扩张和增厚，表现为类环形阴影或轨道征。但是胸片的敏感度及特异度均较差，难以发现轻症或特殊部位的支气管扩张。胸部 X 线检查同时还可确定肺部并发症（如肺源性心脏病等），并与其他疾病进行鉴别。所有患者均应有基线胸片，通常不需要定期复查。

（2）胸部高分辨率 CT：可确诊支气管扩张，但对轻度及早期支气管扩张的诊断作用尚有争议。支气管扩张的高分辨率 CT 主要表现为支气管内径与其伴行动脉直径比例的变化，正常值为 0.62 ± 0.13，老年人及吸烟者可能差异较大。此外还可见到支气管呈柱状及囊状改变,气道壁增厚(支气管内径<80%外径)、黏液阻塞、树枝发芽征及马赛克征。当扫描层面与支气管平行时,扩张的支气管呈"双轨征"或"串珠"状改变;当扫描层面与支气管垂直时,扩张的支气管呈环形或厚壁环形透亮影,与伴行的肺动脉形成"印戒征";当多个囊状扩张的支气管彼此相邻时,则表现为"蜂窝"状改变;当远端支气管较近段扩张更明显且与扫描平面平行时,则呈杵状改变。根据CT所见,支气管扩张可分为4型,即柱状型、囊状型、静脉曲张型及混合型。支气管扩张患者CT表现为肺动脉扩张时,提示肺动脉高压,是预后不良的重要因素。高分辨率CT通常不能区分已知原因的支气管扩张和不明原因的支气管扩张。但当存在某些特殊病因时,支气管扩张的分布和CT表现可能会对病因有提示作用,如变应性支气管肺曲霉病(ABPA)的支气管扩张通常位于肺上部和中心部位,远端支气管通常正常。尽管高分辨率CT可能提示某些特定疾病,但仍需要结合临床及实验室检查综合分析。高分辨率CT显示的支气管扩张的严重程度与肺功能气流阻塞程度相关。支气管扩张患者通常无须定期复查高分辨率CT,但体液免疫功能缺陷的支气管扩张患者应定期复查,以评价疾病的进展程度。

(3)支气管碘油造影:是经导管或支气管镜在气道表面滴注不透光的碘脂质造影剂,直接显示扩张的支气管,但由于此项检查为创伤性检查,现已逐渐被胸部高分辨率CT取代,极少应用于临床。

2. 实验室检查

(1)血炎性标志物:血常规白细胞和中性粒细胞计数、红细胞沉降率(ESR)、C反应蛋白可反映疾病活动性及感染的情况,当细菌感染导致急性加重时,白细胞计数和分类计数升高。

(2)血清免疫球蛋白(IgG、IgA、IgM)和血清蛋白电泳:支气管扩张患者气道感染时各种免疫球蛋白水平均可升高,合并免疫功能缺陷时则可出现免疫球蛋白缺乏。

(3)根据临床表现,可选择性进行血清IgE测定、烟曲霉皮试、曲霉沉淀素检查,以除外ABPA。

(4)血气分析:可用于评估患者肺功能受损状态,判断是否合并低氧血症和/或高碳酸血症。

(5)微生物学检查:支气管扩张患者均应行下呼吸道微生物学检查,持续分离出金黄色葡萄球菌和/或儿童分离出铜绿假单胞菌时,需除外ABPA或囊性纤维化;应留取深部痰标本或通过雾化吸入获得痰标本,标本应在留取后1小时内送至微生物室,如患者之前的培养结果均阴性,应至少在不同日留取3次以上的标本,以提高阳性率;急性加重时应在应用抗菌药物前留取痰标本,痰培养及药敏试验对抗菌药物的选择具有重要的指导意义。

（6）必要时可检测类风湿因子、抗核抗体、抗中性粒细胞胞质抗体（antineutrophil cytoplasmic antibody，ANCA），不推荐常规测定血清 IgE 或 IgG 亚群，可酌情筛查针对破伤风类毒素和肺炎链球菌、B 型流感嗜血杆菌荚膜多糖（或其他可选肽类、多糖抗原）的特异性抗体的基线水平。

（7）其他免疫功能检查评估，在以下情况可考虑：抗体筛查显示存在抗体缺乏时（以明确诊断、发现免疫并发症、制订治疗方案）；抗体筛查正常，但临床怀疑免疫缺陷时（合并身材矮小、颜面异常、心脏病变、低钙血症、腭裂、眼皮肤毛细血管扩张症、湿疹、皮炎、瘀斑、内分泌异常、无法解释的发育迟缓、淋巴组织增生或缺失、器官肿大、关节症状等）；确诊或疑似免疫疾病家族史；虽经长疗程的多种抗菌药物治疗，仍存在反复或持续的严重感染（危及生命、需外科干预），包括少见或机会性微生物感染或多部位受累（如同时累及支气管树和中耳或鼻窦）。

（8）囊性纤维化相关检查：囊性纤维化是西方国家常见的常染色体隐性遗传病，由于我国罕见报道，因此不需作为常规筛查。在临床高度可疑时可进行以下检查：2 次汗液氯化物检测及囊性纤维化跨膜传导调节蛋白基因突变分析。

（9）纤毛功能检查：成人患者在合并慢性上呼吸道疾病或中耳炎时，应检查纤毛功能，特别是自幼起病者，以中叶支气管扩张为主合并不育或右位心时尤需检查。可用糖精试验和 / 或鼻呼出气一氧化氮测定筛查，疑诊者需取纤毛组织进一步详细检查。

3. 其他检查

（1）支气管镜检查：支气管扩张患者不需常规行支气管镜检查，支气管镜下表现多无特异性，较难看到解剖结构的异常和黏膜炎症表现。以单叶病变为主的儿童支气管扩张患者及成人病变局限者可行支气管镜检查，除外异物堵塞；多次痰培养阴性及治疗反应不佳者，可经支气管镜保护性毛刷或支气管肺泡灌洗获取下呼吸道分泌物；高分辨率 CT 提示非结核分枝杆菌感染而痰培养阴性时，应考虑支气管镜检查；支气管镜标本细胞学检查发现含脂质的巨噬细胞，提示存在胃内容物误吸。

（2）肺功能检查：对所有患者均建议行肺通气功能检查（FEV_1、FVC、呼气流量峰值），至少每年复查 1 次，免疫功能缺陷或原发性纤毛运动障碍者每年至少复查 4 次。支气管扩张患者肺功能表现为阻塞性通气功能障碍较为多见（>80%），33%~76% 的患者气道激发试验证实存在气道高反应性；多数患者弥散功能进行性下降，且与年龄及 FEV_1 下降相关；对于合并气流阻塞的患者，尤其是年轻患者应行舒张试验，评价用药后肺功能的改善情况，40% 的患者可出现舒张试验阳性；运动肺功能试验应作为肺康复计划的一部分；静脉使用抗菌

药物治疗前后测定 FEV_1 和 FVC,可以提供病情改善的客观证据;所有患者口服或雾化吸入抗菌药物治疗前后,均应行通气功能和肺容量测定。

四、辨病辨证

(一)西医辨病

1. 支气管扩张的诊断　应根据既往病史、临床表现、体征及实验室检查等资料综合分析确定。胸部高分辨率 CT 是诊断支气管扩张的主要手段。当成人出现下述表现时需进行胸部高分辨率 CT 检查,以除外支气管扩张:持续排痰性咳嗽,且年龄较轻,症状持续多年,无吸烟史,每天均咳痰、咯血或痰中有铜绿假单胞菌定植;无法解释的咯血或无痰性咳嗽;COPD 患者治疗反应不佳,下呼吸道感染不易恢复,反复急性加重或无吸烟史者。

2. 病因诊断　①继发于下呼吸道感染,如结核分枝杆菌、非结核分枝杆菌、百日咳杆菌等细菌,以及病毒、支原体感染等,是我国支气管扩张最常见的原因,对所有疑似支气管扩张的患者需仔细询问既往病史;②所有支气管扩张患者均应评估上呼吸道症状,合并上呼吸道症状可见于纤毛功能异常、体液免疫功能异常、囊性纤维化、黄甲综合征及杨氏综合征(无精子症、支气管扩张、鼻窦炎);③对于没有明确既往感染病史的患者,需结合病情特点完善相关检查。

【鉴别诊断】

1. 慢性支气管炎　有时和支气管扩张不易鉴别。但多发于 40 岁以上的患者,咳嗽、咳痰症状以冬春季为主,痰为白色泡沫状,感染急性发作时可呈脓性,痰量较少,且无反复咯血史,肺部干、湿啰音散在分布。

2. 肺脓肿　有大量咳嗽、咳脓痰史,但起病较急,有寒战高热等中毒症状,胸片可发现脓肿阴影或脓腔。需要注意的是,慢性肺脓肿常并发支气管扩张,支气管扩张也易发生肺脓肿。对此类患者,首先应行抗感染治疗,炎症消退后,行CT 或支气管造影可明确诊断有无支气管扩张。

3. 肺结核　可有慢性咳嗽咳痰,但常有午后低热、盗汗、消瘦等全身表现,痰量很少。病变多在上叶,体征为肺尖或锁骨下区轻度浊音和细湿啰音。X 线检查可发现病灶,可有钙化,痰涂片可发现抗酸杆菌。

4. 支气管肺癌　干性支气管扩张以咯血为主,有时易误诊为肺癌。但后者多发生在 40 岁以上的男性吸烟者,行胸部 X 线检查、胸部 CT 检查、痰细胞学检查、纤支镜检查等可作出鉴别。

5. 先天性支气管囊肿　与支气管相通合并感染时,可有发热、咳嗽、咳痰及反复咯血。X 线检查可见边缘整齐光滑的圆形或卵圆形阴影,多位于上肺野,有时可有液平面。支气管或肺血管造影有助于鉴别。

（二）中医辨证

辨证首先需要分辨标本虚实。急性发作期主要以标实为主,以"痰"和"热"为主,基本病机为痰热互结、热伤肺络。稳定期多属于"虚"和"痰"的范畴,基本病机为肺脾气虚、痰湿阻肺。

五、治疗

（一）中医辨证论治

支气管扩张的病机主要在于虚、痰、瘀;病位涉及肺、脾、胃、肾。治疗应权衡标本主次变化,辨证施治。

1. 急性发作期　临床表现多为咳嗽,咳痰量增多,痰色由白转为黄绿色,质地脓稠难咳,同时多伴有咯血症状的出现。治疗以急则治其标为主,采用清热化痰、凉血止血为治则。

（1）风热犯肺

主要证候:咳嗽,痰稠而黄、难咳,口渴,咽痛,兼见外感风热诸症,如头痛、身热、恶风、汗出;舌红、苔薄黄,脉浮数。

治法:疏风清热,宣肺止咳。

方药:桑菊饮(《温病条辨》)加减。

常用桑叶、菊花、薄荷、连翘疏风清热;前胡、杏仁、桔梗、贝母、枇杷叶清肃肺气,化痰止咳。

加减:咽痛者,加牛蒡子或岗梅根清热利咽;目赤者,加夏枯草、蝉花清热明目;鼻衄或痰中带血丝者,加栀子、白茅根清热凉血;夏令夹暑者,加鲜荷叶清解暑热。

（2）风燥犯肺

主要证候:干咳无痰,或咳痰不利,或见咳引胸痛,痰中带血。并见燥热伤津之证,如鼻咽干燥、舌红、苔薄黄而干、脉细略数等;同时兼见燥热客表征象,如恶风、发热、头痛。

治法:疏风清肺,润燥止咳。

方药:桑杏汤(《温病条辨》)加减;燥证与风寒并见系为凉燥,方用杏苏散(《温病条辨》)加减。

常用桑叶、薄荷、淡豆豉疏风解表;杏仁、前胡、牛蒡子肃肺止咳;南沙参、贝母、天花粉、梨皮、芦根生津润燥。

加减:津伤甚,加用麦冬、玉竹;恶寒甚、无汗,加用荆芥、防风;热重,加用石膏、知母;痰中带血,加用生地黄、白茅根、仙鹤草。痰中带血丝,燥热伤络者,加栀子、地骨皮清热滋阴。

（3）痰热壅肺

主要证候：咳吐大量黄稠痰，或带有脓血，面赤，或有身热，口干而黏，欲饮水；舌红，苔薄黄腻，脉滑数。

治法：泻肺清热化痰。

方药：清金化痰汤（《医学统旨》）加减。

常用黄芩、栀子、知母、桑白皮清泄肺热；杏仁、贝母、冬瓜子、薏苡仁等化痰。

加减：火热盛者，加苇茎、石膏清肺热；口干、舌红、少津者，配沙参、天花粉清热养阴生津；痰中带血者，加仙鹤草、紫珠草、藕节清热凉血止血。因肺与大肠相表里，肺为邪热壅塞，则肺气不宣，腑气不通，见大便秘结，佐以通大便之品，如葶苈子、大黄，泻肺热、通腑气，使腑气得通，浊气得降，有利于肺气的恢复，如此标本兼治，相得益彰。

（4）痰浊蕴肺

主要证候：咳嗽痰多，痰白清稀，胸闷腹胀，神倦纳呆，呕恶便溏；苔白而腻，脉濡滑。

治法：燥湿化痰，理气止咳。

方药：二陈汤（《太平惠民和剂局方》）合三子养亲汤（《韩氏医通》）加减。

常用法半夏、陈皮、茯苓、苍术、川朴燥湿化痰；杏仁、莱菔子、白芥子温肺降气。

加减：湿浊重者，加薏苡仁、白豆蔻利湿化湿；脾虚较明显者，加白术、五爪龙益气健脾化湿；寒痰较重，痰黏白有泡沫，畏寒背冷者，加细辛以温肺化痰。

（5）肝火犯肺

主要证候：咳嗽气逆，咳时面赤，咳引胁痛，咳痰量少而色黄，质黏不易咳出，或如絮条状，咯血色鲜，常伴有心烦易怒、胸胁胀病、口苦咽干；舌红或舌边红、苔薄黄少津，脉弦数。病情多因情绪波动而加重。

治法：清肝泻肺，化痰止咳。

方药：黄芩泻白散（《症因脉治》）合黛蛤散（《中药成方配本》）加减。

常用桑白皮、地骨皮、黄芩清肺热；栀子、牡丹皮泻肝火；青黛、海蛤壳化痰热；粳米、甘草和胃气，使泻肺而不伤脾胃；紫苏子、竹茹、枇杷叶降逆气。

加减：肺热甚者，加鱼腥草清泄肺热；胸闷胸痛者，加瓜蒌、郁金、丝瓜络解郁宽胸，理气通络；目赤干涩者，加谷精草、菊花清热明目开窍。

2. 慢性稳定期　病机以肺、脾、肾三脏之虚为主要矛盾，兼有痰瘀交互错杂。根据培土生金理论，重在补脾，兼以调补他脏。

（1）肺气阴虚

主要证候：干咳而少痰，痰中带血丝，倦怠懒言，声低气短，午后颧红，潮热盗汗,形瘦;舌红、苔薄,脉细。

治法:益气滋阴。

方药:百合固金汤(《慎斋遗书》)或生脉散(《医学启源》)加减。

常用百合、麦冬养阴润燥;生地黄、熟地黄养阴血止血;浙贝母、桔梗化痰止咳;白芍柔肝保肺;甘草调和诸药。常加生脉散以增强益气养阴之功。

加减:若久热久咳者,是肺中燥热较甚,加地骨皮、桑白皮泻肺热;低热者,加功劳叶、银柴胡、青蒿以清虚热;盗汗者,加糯稻根、浮小麦敛汗止汗;痰中带血者,加仙鹤草、紫珠草、藕节清热凉血止血。

（2）肺脾两虚

主要证候:可见咳嗽反复发作,咳声重浊,咳痰,痰色白、质黏腻、量多,纳呆,脘腹胀满,大便时溏;舌体胖大,苔白腻,脉濡滑。

治法:燥湿化痰,理气止咳。

方药:陈夏六君子汤(《医学正传》)合三子养亲汤(《韩氏医通》)加减。

常以四君子汤为主,健脾益气,陈皮、法半夏燥湿化痰;白芥子、苏子、莱菔子温肺化痰。

加减:湿浊重者,加薏苡仁、白豆蔻利湿化湿;脾虚较明显者,加白术、五爪龙益气健脾化湿。

（3）肺肾气虚

主要证候:咳嗽、咳痰无力,痰白清稀如沫,伴有气短,倚息不能平卧,张口抬肩,面色晦暗,形寒肢冷,时有肢体及面目水肿,甚者一身悉肿,小便清长或少尿,大便溏泻;舌淡,苔白润,脉沉细无力。

治法:补肾纳气,降气平喘。

方药:金匮肾气丸(《金匮要略》)合参蛤散(《济生方》)加减。

金匮肾气丸为补肾纳气之经典方。再加蛤蚧、人参补肾助阳纳气;杏仁、贝母宣肺化痰;桑白皮、知母养阴润肺以制本方燥热之性。

加减:若肺气不敛,咳而气促者,加五味子、诃子敛肺气、止咳喘;咳即尿出,属气虚膀胱失约之症,加白果、益智仁、五味子敛肺缩溺;兼见畏寒肢冷,咳喘气短,腰膝酸软无力者,加补骨脂、五味子。

祛痰化瘀贯穿治疗始终。痰、瘀、火为支气管扩张的主要病理改变,临床可见支气管扩张患者多有血瘀之象,如唇甲发绀、面色晦暗、舌暗、舌下瘀筋增粗、脉弦等,此乃久病入络,久病必瘀。因此,在辨证过程中可灵活使用活血化瘀药,但大量咯血者除外。若为热迫血妄行,可予凉血止血药,如玄参、生地黄、牡丹皮、白茅根;若为瘀阻脉络,血溢脉外,则可予活血止血药,如三七、大黄、益母草、山楂;若为虚火灼伤脉络,则可予滋阴降火止血药,如沙参、麦冬、百合、天冬;若为气不摄血,则应益气摄血,常用党参。

【方药应用】

1. 注射制剂　根据辨证分型,可选用以下中药针剂。清热类:痰热清注射液、热毒宁注射液。益气类:黄芪注射液。

2. 中成药　辨证选用中成药。①复方鲜竹沥口服液,清热化痰;每次15ml,每日2次。②痰咳净散,通窍顺气,止咳化痰;每次0.2g,每日3次。③补肺活血胶囊,益气活血,补肺固肾;每次4粒,每日3次。

【针灸疗法】 咯血时针刺孔最,可以止血。结合临床情况,使用补泻手法。

(二)西医治疗

支气管扩张患者生活质量明显下降,其影响因素包括喘息症状、FEV_1下降、痰量以及是否存在铜绿假单胞菌感染。因此支气管扩张的治疗目的包括,确定并治疗潜在病因以阻止疾病进展,维持或改善肺功能,减少急性加重,减少日间症状和急性加重次数,改善患者的生活质量。

1. 物理治疗　物理治疗可促进呼吸道分泌物排出,提高通气的有效性,维持或改善运动耐力,缓解气短、胸痛症状。如体位引流,震动拍击,主动呼吸训练,辅助排痰技术如气道湿化(清水雾化)、雾化吸入盐水、短时雾化吸入高张盐水、雾化吸入特布他林以及无创通气排痰等,促进痰液排出。

2. 抗菌药物治疗　支气管扩张患者出现急性加重合并症状恶化,即咳嗽、痰量增加或性质改变,脓痰增加和/或喘息、气急、咯血及发热等全身症状时,应考虑应用抗菌药物。仅有黏液脓性或脓性痰液或仅痰培养阳性,不是应用抗菌药物的指征。支气管扩张患者急性加重最常分离出的细菌为流感嗜血杆菌和铜绿假单胞菌。其他革兰氏阳性菌如肺炎链球菌和金黄色葡萄球菌,也可定植患者的下呼吸道。建议所有急性加重治疗的疗程均应为14天左右。

3. 咯血的治疗

(1)大咯血的紧急处理:大咯血是支气管扩张致命的并发症。一次咯血量超过200ml或24小时咯血量超过500ml为大咯血,严重时可导致窒息。大咯血时首先应保证气道通畅,出现窒息时应迅速进行气管内插管,必要时行气管切开。

(2)药物治疗:①垂体后叶素,为治疗大咯血的首选药物。②促凝血药,为常用的止血药物,可酌情选用抗纤维蛋白溶解药物,如氨基己酸或氨甲苯酸;或增加毛细血管抵抗力和血小板功能的药物,如酚磺乙胺;还可给予血凝酶。③其他药物,如普鲁卡因或酚妥拉明,不良反应有直立性低血压、恶心、呕吐、心绞痛及心律失常等。

(3)介入治疗或外科手术治疗:支气管动脉栓塞术或手术是大咯血的一线治疗。若大咯血不止,应尽快造影以评估手术的可能性。

4. 非抗菌药物治疗 包括黏液溶解剂、支气管舒张剂、吸入糖皮质激素等。

六、中西医结合思路

支气管扩张属中医"肺痈""咳嗽""咯血"等范畴。本病以肺虚为本,累及他脏。支气管扩张患者多在幼年时曾患有麻疹性肺炎、百日咳等疾病,或在肺结核、哮喘、慢性支气管炎及肺气肿的基础上发病而成,故多禀赋不足,素体常见肺气虚、肺阴虚或肺气阴两虚。"邪之所凑,其气必虚",因此易受外邪侵袭,尤以风热、风寒、风燥犯肺为主。若疾病进一步发展,子病及母,肺脾同病,脾运化水液功能失调,痰湿内生,上注于肺,则见气短而咳、咳痰量多;如肺脾气虚不能摄血,血溢脉外,则见咯血;若久病伤阴,肺体阴亏,累及于肾,肺肾两虚,水亏火旺,可见干咳、咯血。

根据支气管扩张患者"感邪时偏于标实,平时偏于本虚"的不同表现,治疗时有侧重,选用祛邪与扶正的不同治则。配合西医的联合治疗,中西医结合治疗支气管扩张,集中西医两法的治疗特长,有助于提高支气管扩张的临床治疗效果。

七、辨已病未病与调养

支气管扩张强调未病先防,注重预防与调摄相结合。

(一)辨已病未病

近年来,随着工业的日益发达,环境污染的日趋严重,支气管扩张的发病有增加的趋势,严重地危害着人们的身体健康。支气管扩张病程长,病变不可逆转,由于反复感染,特别是广泛性支气管扩张可严重损害患者肺组织和功能,严重影响患者的生活质量,造成沉重的社会经济负担。但目前,社会包括医护人员对本病关注不足,远不如支气管哮喘或 COPD 等疾病。因此应改善环境污染,提高个人防护意识,避免直接频繁接触易感染的物品、化学工业污染等,避免某些药物的滥用,增强体质,以预防细菌、病毒感染。同时应当针对支气管扩张的病因进行预防,积极防治儿童时期麻疹、百日咳、支气管肺炎、肺结核等呼吸道感染性疾病,防止异物吸入。免疫球蛋白缺乏患者可应用免疫球蛋白预防复杂的反复感染。综合这些措施可在一定程度上起到预防和调护的作用。

(二)调养

确诊支气管扩张的患者应采取措施预防急性感染加重,应避免与感染因素的继续接触。

患者肺虚导致肺卫不固,平时要注意饮食卫生和起居,注意固本,慎防感染。

对于经常因细菌感染引起急性加重的支气管扩张患者,可长期应用抗生素治疗。研究表明,长期应用抗生素(4周~1年)对支气管扩张患者有所裨益,但对急性加重的次数、肺功能则无显著改善。

目前为止还没有证据支持支气管扩张患者吸入抗生素可预防感染。接种疫苗可减少COPD患者急性加重的频率,尽管还没有直接证据,仍然推荐支气管扩张患者每年接种流感疫苗及肺炎链球菌疫苗。

八、临床验案

广东省名中医刘小虹诊治支气管扩张验案

陈某,女,45岁,2013年5月13日初诊。患者自2003年开始反复咯血,色鲜红,量少,伴咳嗽,咳痰或白或黄,每因情志不舒、操劳或睡眠欠佳而发,发作前有胸翳,灼热感,口干,烦躁,易怒,不能入寐或多梦,在佛山市第一人民医院确诊为支气管扩张。10年来虽经治疗而症状反复,平素间或咳嗽,咳痰或白或黄,量少,手足心热。近1周因工作致心情不舒,睡眠欠佳,3天前始出现咯血,色鲜红,量少,夹少许白黏痰。诊见:咯血少许,色鲜红,口干欲饮,夜寐多梦,烦躁易怒,胁痛,胸部灼热感,手足心热,纳可,二便调。查体:双肺呼吸音清,未闻及干、湿啰音。舌尖红有瘀点,舌底瘀丝、苔少,脉弦细数。辅助检查:未做。

中医诊断:血证,咯血。

中医辨证:阴虚火旺,肝火犯肺,灼伤血络。

西医诊断:支气管扩张合并咯血。

中医治则:滋阴降火,清肝泄热,凉血止血。

方药:生地黄30g,玄参30g,沙参30g,地骨皮15g,麦冬15g,菊花15g,桑白皮15g,合欢花15g,白芍15g,栀子炭15g,侧柏炭15g,桃仁15g,三七10g,川贝母10g。4剂,水煎服,每天1剂。嘱患者调情志、注意休息、避免过劳。

5月16日二诊:诉服药后咯血色转暗红,量少,咳痰白黏不爽,量少,胸部灼热感及五心烦热、胁痛减,睡眠稍改善,口干好转,舌象同前,脉数象好转。提示药证相符,虚火渐退,肝火渐平,效不更方,继续守上方治疗,7剂。煎服法同前。

5月23日三诊:诉咯血已止,无胁痛、胸部灼热感、心烦,手足心热减,现偶咳嗽,咳痰较前容易,色白质黏,量少,睡眠一般,脉细数。出血既止,去栀子炭、侧柏炭,恐桑白皮清泄太过伤阴,亦去之;加百合15g,以加强养阴、润肺、安神之功,14剂。

6月6日四诊:诉近1周已无手足心热,咳痰少,睡眠尚可,无口干,舌红有瘀点,舌底瘀丝稍减,舌上略现薄苔,脉细。考虑目前以肺肾阴虚为主要矛盾,虚火、肝火已不显,去地骨皮、菊花。治疗以滋阴养肺为主,辅以化瘀祛痰,解郁柔肝。加熟地黄15g,阿胶(烊化)10g,加强滋养肺肾之阴。一者滋养肺肾以扶正气,再者祛痰、化瘀以防痰瘀为患,兼以解郁柔肝,使肝气条达,疏泄有度,肝火不亢,14剂。

6月20日五诊:患者偶咳嗽,痰少易咳,睡眠可。继续上方进退治疗3个月,患者无咳嗽、咳痰,精神睡眠好。随访1年无发作。

【按】支气管扩张合并咯血是一较为难治之证,临床治疗非常棘手,并且容易复发。古人多从肺、肾论治,本例素体阴虚,睡眠欠佳,虚火上炎,复因情志不遂,肝气郁结,气郁化火,灼伤肺金,肺络受损,故发咯血,伴见五心烦热、口干、苔少、脉细数。肝火能灼炼肺津成痰,离经之血又上积于肺内,故本案又有痰、瘀交阻的病机为患,见咳痰、舌有瘀点、舌底瘀丝。治疗先予滋阴降火、清肝泄热、凉血止血之法。肝主疏泄,清肝尤须顺肝之性、养肝之体,故清热平肝之菊花、栀子需配伍疏肝解郁之合欢花、养肝柔肝之白芍,使肝得条达,肝体得养,无肝火上炎之虑。待血止、火清,再用滋养肺肾之阴为法以扶正气。而三七、桃仁、川贝母之用贯穿治疗的始终,是祛痰、化瘀、解郁疏肝之意,本标兼顾,使既无痰、瘀为患之忧,又无肝郁化火之虞,故获良效。

(黄慧婷)

参 考 文 献

1. Woodhead M, Blasi F, Ewig S, et al. Guidelines for the management of adult lower respiratory tract infections[J].European Respiratory Journal, 2005, 26(6): 1138-1180.

2. Woodhead M, Blasi F, Ewig S, et al.Guidelines for the management of adult lower respiratory tract infections—full version[J].Clinical Microbiology and Infection, 2011, 17 Suppl 6: E1-E59.

第七节　肺　结　核

结核病(tuberculosis)是由结核分枝杆菌引起的一种慢性感染性疾病,可侵袭呼吸系统、泌尿生殖系统、肠道、肝、骨关节和皮肤等多种脏器和组织;而肺结核是结核分枝杆菌引起的慢性肺部感染性疾病,占各器官结核病总数的80%~90%,其痰中排菌者称传染性肺结核。

2010年《全国第五次结核病流行病学抽样调查报告》提示,我国15岁及以上人群活动性肺结核的患病率为459/10万,涂阳肺结核患病率为66/10万。患病率较2000年呈下降趋势。

中医称肺结核为"肺痨"。古籍中多称其为"尸疰""劳疰""传尸"等,宋代开始以"痨瘵"命名。"肺痨"这一名词最早出现于明代《慎柔五书》。

一、病因病机

肺痨的病因可分内因和外因两个方面。外因是指痨虫传染；内因是指内伤体虚，气血不足，阴精耗损。归纳如下：

1. 感染痨虫　密切接触、问病、看护患者、吊丧等都可导致肺痨相互染易。

2. 正气虚弱

（1）禀赋不足：先天素质较弱，正气不足。

（2）嗜酒房劳：耗伤肝肾，精血亏虚，痨虫入侵。

（3）忧思劳倦：忧思伤脾，劳倦耗气，脾虚肺弱。

（4）病后失调：病重或久病失治，迁延不愈，耗伤正气，正虚受邪。

（5）营养不良：生活环境窘迫，营养不良，体虚失养而不能抗邪。

二、五脏相关与病机转化

肺痨的基本病机是本虚标实，所谓"痨者，劳也，以劳伤精气血液，遂致阳盛阴亏，火炎痰聚"。其发病常先由各种原因耗伤元气，降低抵抗力，然后"痨虫"才会侵入体内而致病。其病性总归于虚，归纳起来即包括气虚、阴虚、气阴两虚、阴阳两虚，其中阴虚者又当分阴伤及阴虚火旺两端。至于病位，五脏之中，肺首当其冲，但多易累及脾、肾。初犯肺痨，多伤于肺，而后由肺及脾，进而耗伤肾中真阴真阳，终致阴阳两虚，这是肺痨的基本发展规律。脾土生肺金，但邪气犯肺，又易"子盗母气"而成脾虚之候。（图5-7-1）

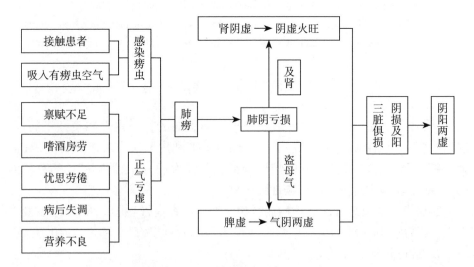

图 5-7-1　肺结核病因病机示意图

三、临床表现

（一）症状

1. 全身症状　①发热，多为长期低热，多于午后或傍晚开始，次日早晨体温降至正常，病情进展时可出现高热，但很少寒战；②疲倦、乏力；③夜间盗汗；④食欲减退、体重减轻；⑤妇女月经不调、易激惹、心悸、面颊潮红等。

2. 呼吸系统症状　①咳嗽、咳痰：可表现为干咳，也可出现少量黏液痰甚至脓性痰；②咯血：出现咯血症状时需警惕病情进展；③胸痛：可表现为部位不定的隐痛，或可随呼吸、咳嗽加重的固定性针刺样痛，且胸痛症状有时可于患侧卧位时减轻；④气促：多提示病情较重。

（二）体征

体表视诊多无明显体征。慢性纤维空洞性肺结核，可有患侧胸廓塌陷；病灶以肺实变、干酪性肺炎或胸膜炎胸腔积液为主时，胸部叩诊可呈浊音。肺部听诊方面，若为渗出性病变或干酪性肺炎，可闻及支气管呼吸音或细湿啰音，继发性肺结核以肩胛间区更加明显；支气管结核可有局限性哮鸣音，以呼气末或咳嗽末明显。伴有肺外结核时可出现相应体征，如肝、脾大，疱疹性角膜炎，结节性红斑或结核超敏性关节炎等。

（三）理化检查

1. 胸片　原发性肺结核好发于上叶下部和下叶上部或中部靠肺的边缘部位，可伴肺门、纵隔淋巴结肿大，肺内原发灶亦可呈中心性坏死，形成空洞；继发性肺结核好发于肺尖、上叶后段或下叶背段，形成条索状或片絮状阴影乃至空洞，呈多形态混合性病变表现；急性血行播散性肺结核常表现为双肺上、中、下肺野分布大小、密度基本一致的粟粒样结节阴影，伴肺门或纵隔淋巴结肿大。

2. 痰涂片　抗酸染色镜检阳性，必须观察 300 个视野方位均为阴性方能报告阴性。

3. 结核菌培养 + 药敏　结核菌培养较费时，应用 Bactec TB 系统可早期鉴定生长的结核菌而不必等待菌落形成，药敏通常在培养阳性 4~6 天后可完成。

4. 结核菌素皮肤试验　儿童或高危易感对象检测阳性时极可能存在活动性结核病，成人强阳性提示活动性结核病可能；阴性反应，特别是较高浓度结核菌素纯蛋白衍生物（PPD）三次试验仍阴性可排除结核病。该检查方法往往难以区分卡介苗接种后产生的交叉免疫反应与真正的结核分枝杆菌感染。

5. γ- 干扰素释放试验阳性　现行检测方法是酶联免疫斑点试验（ELISPOT）。

该法特异性高,不受卡介苗和环境分枝杆菌影响,敏感性高,患者免疫状态对其影响甚微。

四、辨病辨证

(一)西医辨病

根据2008年我国卫生部颁布的肺结核诊断标准,肺结核的诊断是以细菌学实验室检查为主,结合胸部影像学、流行病学和临床表现、必要的辅助检查及鉴别诊断作出的。以咳嗽、咳痰≥2周或咯血作为线索,以痰涂片镜检作为发现肺结核患者的最主要方法。

1. 疑似病例诊断标准　具有肺结核的典型胸部影像学表现。

2. 临床诊断病例诊断标准

(1)具有肺结核的典型胸部影像学表现。

(2)具有肺结核的临床表现,或结合菌素皮肤试验(TST)等其他辅助检查方法强阳性,或肺外组织病理检查证实为结核病变者。

(3)疑似肺结核病例经诊断性治疗或随访观察可排除其他肺部疾病者。

3. 确诊病例诊断标准

(1)痰涂片阳性肺结核。

(2)仅分枝杆菌分离培养阳性肺结核。

(3)肺部病变标本病理学诊断为结核病变者。

【鉴别诊断】

1. 肺癌　中央型肺癌临床可见痰中带血,且肺门附近阴影类似肺门淋巴结;周围型肺癌阴影与结核球类似。但肺癌患者多为嗜烟的40岁以上男性,以刺激性咳嗽及胸痛为主要表现,无明显中毒症状,胸片上其病灶周围可见切迹或毛刺。CT、痰检、纤支镜检查及活检可鉴别。

2. 肺炎链球菌肺炎　细菌性肺炎病变涉及整个肺叶并将肺门掩盖时,易与渗出性病变或干酪样肺炎为主的继发性肺结核混淆。细菌性肺炎一般急性起病,高热、寒战,可伴有胸痛气促等,血液分析提示白细胞计数升高明显,且以中性粒细胞为主,抗生素治疗有效。而肺结核鉴别诊断的关键在于病原学检测有阳性证据。

3. 肺脓肿　肺脓肿空洞易与肺结核空洞混淆。影像学上,脓肿空洞多位于肺下叶,周围炎症浸润严重,空洞壁厚(3mm),内多可见明显液平;肺结核空洞多位于肺上叶,空洞壁薄,其内很少见液平或仅可见浅液平。临床表现上,肺脓肿多为急性起病,高热,患者咳吐大量脓痰,痰中无结核菌,血分析示白细胞计数明显升高,以中性粒细胞为主,抗生素治疗有效。

4. 支气管扩张　支气管扩张患者临床表现为慢性咳嗽、咳脓痰及反复咯血，与继发性肺结核相似；但胸片一般表现为肺纹理增粗或卷发样阴影，通过CT及痰检不难鉴别。但化脓性支气管扩张患者为结核感染的高危人群之一，因此必须注意排除肺结核合并感染。

5. 慢性支气管炎　慢性支气管炎临床表现为慢性咳嗽咳痰，与肺结核类似，且近年来老年人肺结核发病率日益增高，容易误诊，注意必要时进行痰液培养等检查以排除。

6. 其他发热性疾病　①伤寒临床有高热、肝脾肿大等表现，易与血行播散性肺结核混淆，但伤寒多为持续高热，且有相对缓脉、皮肤玫瑰疹等特征性临床表现，实验室检查如血清伤寒凝集试验等亦可鉴别；②败血症临床表现亦为发热，血白细胞计数及中性粒细胞计数均升高，但多有外伤、皮肤感染、胆道感染等明确感染史，行血液或骨髓培养可发现致病菌；③淋巴瘤患者亦可表现为发热及淋巴结肿大，与成人原发性肺结核相似，但常有肝脾及浅表淋巴结肿大，难以鉴别时需行活检。

（二）中医辨证

1. 抓住辨证主次顺序　肺痨的辨证，首辨气、血、阴、阳之虚损；其次当辨病位，五脏之中，肺首当其冲，注意是否累及脾、肾或其他脏腑；再者当辨病情轻重及证候顺逆。

2. 结合本病发展规律分期动态辨证　肺痨初起多为肺阴亏虚，肺气失于肃降，则气逆而咳、咳声短促；津伤肺燥，则口干咽燥、干咳少痰；若伤及肺络，络损血溢则见痰中带血丝或血点，血色鲜红，偶可有胸闷隐痛；若阴虚生内热，则可见皮肤干热或五心灼热，舌红，苔少或薄，脉细或细数。病情迁延，日久失治，可耗伤肺气，肺气亏虚又多累及脾气，终致肺脾气虚。久病及肾，当现耗伤真阴，若失治误治，又可致阴损及阳，导致阴阳两虚。应抓住肺、脾、肾的病位变化规律及本虚标实的基本病机，结合病程及临床表现，动态辨证。

3. 结合患者自身体质特点辨证　肺痨患者多为体虚，但不同患者体质特点不同。部分患者素体阴虚阳亢，初起即可损及肾阴，真阴亏损则虚火上亢而成阴虚火旺之证，虚火灼肺则更加重肺阴亏耗，肺阴不足，失于润降，可见咳呛气急，痰少质黏；肺络为虚火灼伤则见反复咯血，量多色鲜。肾阴亏虚，阴虚火旺则见五心烦热，颧红，心烦口渴，急躁易怒，骨蒸潮热，盗汗量多；营血亏虚，形体失于濡养，则日渐消瘦；更有甚者，因相火妄动，男子可出现梦遗，女子可出现月经不调。部分患者年老或素体阳气亏虚，感染肺结核后可能没有阴虚潮热、咳嗽咯血等明显表现，而以疲倦乏力、身体消瘦、纳差食少等肺脾气虚的表现为主。因此，辨证既要注意疾病基本发展规律，亦不可忽视患者自身体质特点。

五、治疗

（一）中医辨证论治

肺痨的治疗当从补虚培元及抗痨杀虫两方面着手,以调理肺、脾、肾三脏为着重点。在杀虫方面,强调杀虫要彻底,但亦要注意固护正气。在补虚方面,主要强调要针对肺、脾、肾三脏进行补虚,清热、养阴和益气,其中又特别强调"培土生金"的重要性,即所谓"清金保肺,毋犯中州之土""培土调中,不损至高之气"。培土生金法是依据五行相生关系,用补脾益气来补益肺气的常用治疗方法。脾为肺之母脏,脾胃为后天之本、气血生化之源。培土是方法,生金是目的。

1. 肺阴亏虚

主要证候:气逆而咳、咳声短促,口干咽燥、干咳少痰,甚则痰中带血丝或血点,血色鲜红,偶可有胸闷隐痛,皮肤干热或五心灼热;舌红,苔少或薄,脉细或细数。

治法:滋阴润肺,清热杀虫。

方药:月华丸(《医学心悟》)加减。

常用沙参、麦冬、天冬、生地黄、熟地黄养阴润燥;桑叶、菊花疏散肺热,百部、川贝母润肺止咳,其中百部更有杀虫功效;阿胶养血止血,三七活血止血;又合茯苓、山药二味以健脾益气。

加减:茯苓、山药性味平和,健脾益气力较弱,若患者正气亏虚症状明显,胃纳较差,可易为党参以加强健运中焦之力;热毒表现明显,可在此方基础上酌情加用功劳木、猫爪草等清热解毒杀虫之品。

2. 阴虚火旺

主要证候:咳呛气急,痰少质黏,反复咯血,量多色鲜,五心烦热,颧红,心烦口渴,急躁易怒,骨蒸潮热,盗汗量多,日渐消瘦;男子可出现梦遗,女子可出现月经不调;舌红少苔,脉细数。

治法:补肺益肾,滋阴降火。

方药:百合固金汤(《慎斋遗书》)合秦艽鳖甲散(《卫生宝鉴》)加减。

常用百合性味甘平,归心、肺经,清润而不腻,具有敛肺之力,可润肺止咳、清心安神;生地黄、熟地黄、玄参、麦冬四味药可滋养肺肾之阴;当归合白芍养血柔肝;桔梗、甘草、川贝母清热解毒利咽。诸药合用,共奏润肺止咳之功。秦艽鳖甲散中秦艽、柴胡、青蒿合地骨皮可清解虚热,鳖甲、知母滋阴养血清热,乌梅敛阴止汗。两方合用,滋养肺肾阴血之余,又能退热除蒸。

加减:阴虚火旺者,在处方用药上投滋养阴血之品,不免有碍滞脾胃之嫌,因此亦多合用健脾药物,其中又以山药、茯苓为主,因为此二味药性温和,不致过热过燥,有渗湿而不伤阴之效,为阴虚火旺者固护中州之首选。

3. 气阴两虚之证

主要证候:咳嗽无力,气短声低,低热,痰少色白,乏力疲倦,纳差,口干颧红,身体消瘦,五心烦热;舌淡嫩少苔,脉沉细数。

治法:补气养阴,兼清虚热。

方药:保真汤(《十药神书》)加减。

常用党参、黄芪、白术、茯苓及甘草诸药健脾益气,寓有培土生金之意;厚朴、陈皮理气运脾,使补而不滞;天冬、麦冬、生地黄、熟地黄育阴养荣,填精补血;当归、白芍养血柔肝;地骨皮、知母、黄柏及柴胡清解虚热。

加减:若脘腹痞满,大便溏薄,脾气亏虚症状较重,则当去生地黄、熟地黄等滋腻之品,并酌加白扁豆、山药等淡渗健脾之品。

4. 阴阳两虚

主要证候:咳逆喘息,形寒自汗,咳泡沫痰,或有咯血,皮肤甲错,口唇干燥,形体消瘦,心悸多梦;舌淡,舌体瘦,苔光剥,脉数而无力。

治法:滋阴清热,补肺益肾。

方药:河车大造丸(《扶寿精方》)加减。

常用紫河车益气养血填精,天冬、麦冬、熟地黄滋养肺肾阴精,杜仲、牛膝引火归原,黄柏清解虚热,再配合龟甲等血肉有情之品,补益精血而不滋腻。

加减:本方滋阴力盛,易助生痰湿,当注意运化中焦,可加山药、莲子肉、砂仁等健脾助运、收敛固涩之品,或合二陈汤以理气化痰。

5. 水瘀互结(结核性胸膜炎)

主要证候:咳嗽伴胸胁疼痛,痛如针刺,甚则平卧气促,咳痰量少,或有血丝,肌肤甲错,面色黧黑,身体消瘦,午后潮热;舌暗红有瘀斑,苔少,脉细涩。

治法:开肺泻水,化瘀通络。

方药:葶苈大枣泻肺汤(《金匮要略》)加减。

常用葶苈子苦寒而善开泄肺气,有泻肺逐痰之功;恐葶苈子耗伤正气,又配伍甘温安中之大枣以扶正。临床上还常配伍丹参、桃仁、红花、田七以活血化瘀,正所谓"血不利则为水";由于治疗过程中多用逐饮化瘀等克伐之品,因此又多于方中配伍茯苓或山药等固护中焦。

【方药应用】

1. 注射制剂 根据辨证分型,可选用以下中药针剂。活血化瘀类:丹参注射液、川芎嗪注射液。益气养阴类:生脉注射液。

2. 中成药 对于结核性胸膜炎即水瘀互结之悬饮者,可使用加味双柏水蜜外敷胸部,理气散结止痛。

（二）西医治疗

肺结核西医药物治疗以化学药物为主，必须遵循"早期、联合、适量、规律、全程"的原则，采用标准化治疗方案。疗程分为强化期和巩固期，强化期以快速杀灭结核菌，改善患者症状并转为非传染性为主；巩固期则继续清除残余菌，防止复发。

1. 初治肺结核化疗方案　适用于既往未用过抗结核药治疗或用药时间少于1个月的新发病例。①痰菌为阳性者：2HRZE（S）/4HR 或 2HRZE（S）/4HRE，即强化期2个月，异烟肼（H）＋利福平（R）＋吡嗪酰胺（Z）＋乙胺丁醇（E）/链霉素（S）；巩固4个月，异烟肼（H）＋利福平（R）或＋乙胺丁醇（E）。若强化期2个月痰菌仍为阳性，则需按照原方案延长1个月强化期化疗。②痰菌为阴性者：2HRZ/4HR。

2. 复治化疗方案　适用于既往应用抗结核药1个月以上的新发、复发及初治失败病例。2HRZES/1HRZE/6HRE、2HRZES/6HRE、2HRZES/6HRZE、3HRZES/6HRE、3HRZES/3HRZE/3HRE。复治化疗的疗程视不同情况而定，通常8~9个月，糖尿病患者延长至12个月，有其他伴发症的患者至少12个月。

六、中西医结合思路

早在宋代《普济本事方》中就有"肺虫居肺叶之内，蚀人肺系，故成瘵疾，咯血声嘶"的记载。中医认为"肺痨"是因"痨虫袭肺"而成，且具有传染性，这与西医对于肺结核的病原学认识是相契合的。然而，随着西医学的发展，抗结核药的不断更新，目前大部分西医学抗结核化疗药物的疗效已相当卓著，可有效抗痨。但中医更加注重"肺痨"患者自身的正气虚弱，即抵抗力下降，且西医学亦证实患者本身抗病能力的强弱对于肺结核疾病的发展起着决定性作用，然由于思维方式的不同，西医学中没有"辨证"的概念，对于抵抗力下降的认识相对中医学单一，治疗上亦缺乏个体化；相比之下，中医学对于"正虚"的认识较深入，且在病位上不局限于肺部，而是结合五脏六腑、阴阳表里寒热虚实已未进行辨证论治，这是远远优于西医学的。因此，对于肺结核的治疗，中西医学各有优势，应当取长补短，结合应用。

抗结核上，应当及时明确诊断，遵循"早期、联合、适量、规律、全程"的西医学抗结核化疗原则，规范彻底抗结核，结合临床辨证，配合清热解毒杀虫中药或中成药进行治疗。但肺结核患者多本体虚，正气不足，而抗结核化疗药物攻伐之力多强，不少患者常因副作用过大而无法坚持服药，或因自身免疫功能紊乱，导致化疗效果不佳。因此化疗过程中，应当配合中医药辨证治疗，以"本虚标实"的病机为核心，"肺、脾、肾"脏腑辨证为线索，结合患者自身体质，辨清阴阳表里寒热虚实已未,针对肺、脾、肾三脏进行补虚,清热、养阴、益气,清金保肺,补中健脾。

七、辨已病未病与调养

肺结核强调未病先防,注重预防与调摄相结合。

(一)辨已病未病

根据全国第五次结核病流行病学调查结果,我国不同地区肺结核患病率基本呈下降趋势,且结核病传播的危险程度亦有所降低;但我国的肺结核疫情仍然严峻,公众结核病防治知识知晓率低,对结核病防治核心信息总知晓率仅57.0%,远未及目标知晓率(80%)。因此,要做到未病先防,首先应当积极学习了解肺结核病的相关知识,若出现迁延不愈的咳嗽、咳痰、咯血以及长期发热等可疑症状时,应及时到正规医疗机构就诊检查,以实现肺结核早诊断、早治疗。日常生活注意个人卫生及生活环境卫生,不随地吐痰;适当补充营养,合理作息,配合适量运动,提高自身免疫力;婴幼儿、老年人及自身免疫力较差者尽量避免前往人流密集处,减少感染机会,新生儿应当适时注射卡介苗。

(二)调养

1. 由于患者抵抗力较差,应当注意保暖防暑,防止感染其他疾病。

2. 适当运动,劳逸结合,提高机体抵抗力。

3.《黄帝内经》谓"谷肉果菜,食养尽之",可见饮食对于疾病的转归有重要影响。结核病患者日常生活中一方面要注意适当补充营养,食用优质蛋白含量较高的食物,尽量少食用韭菜、辣椒等辛辣食物;另一方面注意烹饪方式,以蒸、煮等为主,避免煎、炸、爆炒等烹饪方式。

4. 咯血患者大咯血期间禁食,可遵医嘱静脉补充营养物质;咯血停止后可进易消化、营养丰富的流质或半流质温凉饮食,并多食含纤维素较多的新鲜蔬菜及水果,防止便秘。

5. 戒烟酒,尽量避免情绪过分波动。

八、临床验案

梁直英诊治结核性胸膜炎验案

张某,女,36岁。2005年12月3日就诊,右胁肋部反复疼痛半年。半年前无明显诱因出现右胁肋部疼痛,以刺痛为主,用力呼吸时尤甚,每于月经后1周出现,持续至下一次月经开始,伴轻微气促,咳少量白黏痰,无发热恶寒,舌淡暗,苔薄白,脉弦细。既往接受多次子宫肌瘤剔除术治疗。门诊X线检查示右侧胸腔少量积液。胸腔穿刺抽出草黄色胸腔积液,胸腔积液抗酸杆菌(+),胸膜活检结核菌培养(+)。

中医诊断:悬饮。

中医辨证:饮停胸胁。

西医诊断:结核性胸膜炎。

中医治则:宣肺利水,活血化瘀。

方药:葶苈大枣泻肺汤合桂枝茯苓丸加减。葶苈子15g,黑枣10g,茯苓20g,猪苓20g,泽泻10g,桂枝10g,甘草6g,枳壳10g,郁金15g,牡丹皮15g,桃仁10g,大腹皮15g。6剂,水煎服,日1剂,配合规范化疗。

2005年12月9日复诊,诉胸痛及咳痰症状好转,遂于原方加党参15g、黄芪15g,继续服用,日1剂,连服3个月。

2006年7月5日复诊,无咳痰气促症状,胸痛症状明显改善,无其他不适,取得良好效果。

【按】肺结核中的结核性胸膜炎符合仲景经方的悬饮病饮停胸胁之证。张仲景对悬饮的辨证本用十枣汤,但是十枣汤过于峻烈,故临床上梁老常用葶苈大枣泻肺汤代之,疗效显著。葶苈大枣泻肺汤虽区区两味药物,但暗含阴阳相合之大法,用意高远。葶苈子性寒,开宣肺气,宣泄肺水,有提壶揭盖之功;大枣性温,温中补气,既有助葶苈子化水之功,又可避免葶苈子过寒伤及脾胃之气。两药一温一寒、一攻一补、一上一下、一散一收,以令气机升降出入有度,阴阳相配,相得益彰,妙味无穷! 水为阴邪,治应遵循"病痰饮者,以温药和之"的治疗原则,临证常需配合四君子汤或苓桂术甘汤。若脉络瘀阻,致疼痛明显者,可予丹参、桃仁、郁金等行气活血化瘀之品,化瘀通络,则胁痛可缓解。

（刘建博）

参 考 文 献

1. 王吉耀.内科学[M].北京:人民卫生出版社,2005.

2. 全国第五次结核病流行病学抽样调查技术指导组,全国第五次结核病流行病学抽样调查办公室.2010年全国第五次结核病流行病学抽样调查报告[J].中国防痨杂志,2012,34(8):485-508.

3. 钟南山,刘又宁.呼吸病学[M].2版.北京:人民卫生出版社,2012.

第八节　气　　胸

气胸(pneumothorax)是指脏层胸膜因各种原因破裂,导致胸膜腔与外界空气相通,空气进入胸膜腔。气胸按其病因通常分为自发性气胸、外伤性气胸、人工气胸3类。本书主要讨论自发性气胸。

自发性气胸多因肺基础疾病导致的肺脏层胸膜破裂,空气进入胸膜腔而导致,是与创伤性气胸相对而言的一种类型。自发性气胸按有无基础疾病又可分2型。①原发性自发性气胸,指肺部无明显病变的健康者所发生的气胸,多见于20~40岁的青壮年男性;②继发性自发性气胸,指继发于肺部各种疾病,常见于有基础肺病的患者。根据病理类型,气胸又分闭合性、交通性、张力性气胸。

古文献中无相关病名的记载,依据本病的临床特点,现代临床医家多把其归于"胸痛""咳嗽""喘病"等范畴。

一、中医病因病机

本病多由先天禀赋不足,素体虚弱,复因剧烈运动、屏气、搬持重物等,导致肺气胀满、肺泡破裂而发病;或者久病肺气虚弱,复感外邪,肺失宣降,气还肺间,发为本病。

1. 先天禀赋不足　素体虚弱,先天发育不足,身体羸弱,肺气虚弱,致使肺卫不固,加之运动屏气,肺泡破裂而发病。

2. 久病肺气虚损　如内伤久咳、哮喘、肺胀、肺痨等肺部慢性疾患,迁延失治,痰浊内生,肺气闭阻,日久耗伤肺之气阴,复感外邪,肺失宣降,气还肺间而发病。

二、五脏相关与病机转化

本病病位在肺,与肝、脾、肾三脏相关。病机为本虚标实,本虚乃先天禀赋不足,身瘦不丰,肺气虚弱;标实为痰热,气滞血瘀阻滞于胸,肺气不充,肺叶萎缩不张。病理特点为虚实夹杂,以整体为虚,以局部为实,虚实可以互相转化。气胸之重症,可致心肺气虚,可以导致喘脱危候。(图 5-8-1)

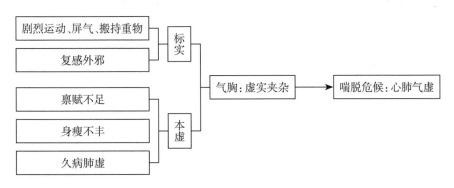

图 5-8-1　气胸病因病机示意图

三、临床表现

气胸的临床表现取决于空气进入胸膜腔的速度、肺压缩的程度和肺部原发基础病的情况。

1. **症状** 患者多有剧烈咳嗽、突然用力、持重、屏气等诱发因素,亦有正常活动或静息时发病者。典型症状为突发性胸痛、呈尖锐刺痛,常位于气胸同侧,多为气胸起病的首发表现,继之出现呼吸困难和刺激性咳嗽。气胸量大、肺部有原发疾病或老年人,可见呼吸困难明显,甚者发绀,不能平卧。少量气胸、无原发基础病、年轻人,可见呼吸困难不明显。刺激性咳嗽主要和肺压缩致支气管扭曲有关,继发性自发性气胸多有基础疾病导致的咳嗽,两者需加以鉴别。

2. **体征** 典型表现为患侧胸廓膨隆,呼吸运动减弱,气管向健侧移位,语颤减弱或消失,叩诊呈鼓音,心、肝浊音区消失,听诊呼吸音减弱或消失。气胸在30%以下时,体征多不典型,易致漏诊。

3. **理化检查** 胸部 X 线检查是诊断气胸的最简便方法。气胸的典型 X 线表现为肺叶向肺门萎缩,呈圆球形阴影,外缘呈弧形或分叶状,并可见气胸线,其外侧透亮度高,无肺纹理,透视下发现其随呼吸内外移动。对于少量气胸或合并基础疾病,有无法识别的边缘性肺大泡者,胸部 CT 检查可明确诊断。

四、辨病辨证

（一）西医辨病

1. **诱因** 多有剧烈咳嗽、突然用力、持重、屏气等诱发因素。
2. **症状** 以突发性胸痛为主要表现,可伴有咳嗽、呼吸困难等。
3. **体征** 患侧胸廓膨隆,呼吸运动减弱,语颤减弱或消失,叩诊鼓音,听诊呼吸音减弱或消失,严重者可出现皮下气肿、气管向健侧移位等。
4. **实验室及其他检查** X 线检查可以确诊。

【鉴别诊断】气胸应与冠心病、胸腔积液、巨大肺大泡等可以引起胸痛及呼吸困难的疾病相鉴别。

（二）中医辨证

1. **辨病要点** 自发性气胸可以按"胸痛"辨治。"胸痛"主要应与胁痛、真心痛鉴别。

（1）与胁痛的鉴别:胁痛主要有胁部一侧或双侧疼痛,伴有胸闷、腹满腹胀、嗳气呃逆、急躁易怒、口苦纳呆、厌食恶心,甚则发热、黄疸等肝胆经症状或肝气郁结乘脾之症状。多与肝胆疾病相关,由于肝气郁结或湿热、瘀血、痰火等引起。

胸痛多指胸前的疼痛,可由心、肺两脏的病变引起。胸痛之因于肺者,疼痛多持续不解,常与咳嗽或呼吸相关,而且多有咳唾、发热和吐痰。

（2）与真心痛的鉴别:真心痛由突发的心脉瘀阻不通所致,多位于前胸和胸骨后,常有心系基础疾病,中老年人多发,伴有胸前闷痛、压榨感,疼痛剧烈,可伴有心悸、气短、汗出、肢冷等症。二者不难鉴别。

2. 辨证要点

（1）辨虚实:本病多为本虚标实之证。素体禀赋不足、身体羸弱或久病咳嗽伤及肺气,症见身体羸弱、气怯声低、少气懒言、舌苔薄少、脉细无力者,多为虚证;胸痛较剧、痛有定处,或咳嗽、痰多、发热,苔厚腻,脉弦滑者,多为实证,或虚实兼夹之证。

（2）辨轻重:年龄较轻,身体较健,无基础肺病,以胸痛为主症,无明显咳、喘者,病情多轻;年龄较大,久病体虚,咳喘明显,甚则端坐呼吸、张口抬肩、不能平卧,昏仆不醒,面色发绀,大汗淋漓,四肢厥冷,脉微欲绝,提示病情危重,甚至可导致死亡。应及时抢救处理,不可延误。

五、治疗

（一）中医辨证论治

气胸的本质是本虚标实,治疗原则以补虚去实为法。急性发作以标实为主,或虚实夹杂;平时未发时以补虚为主。

1. 痰热壅肺

主要证候:患者多有肺系基础病,或者年老体弱、久病咳嗽,复感外邪,风热外袭,或风寒化热,致咳嗽加重,胸痛突发,气促不能平卧,咳痰黄稠,口干、大便秘结、尿黄。舌质红,舌苔黄厚,脉滑数或浮数。

治法:清热化痰,理气宽胸。

方药:小陷胸汤（《伤寒论》）合苇茎汤（《备急千金要方》）加减。

常用瓜蒌为君药,清热化痰,宽胸理气;黄连为臣,清热泻火以助君药清热之力;半夏降逆消痞,黄连、半夏合用,辛开苦降,气机得畅。合苇茎汤以助清热化痰之功。诸药合用,则清肺化痰、理气宽胸。

加减:兼外感风热者,加金银花、连翘、桑叶、菊花以辛凉解表;胸痛明显者,加丹参、延胡索、红花、桃仁以理气活血止痛。咳嗽重者,加贝母、枇杷叶、紫菀、款冬花化痰止咳;痰多黏稠者,加海蛤壳、冬瓜仁、海浮石、胆南星。

2. 气滞血瘀

主要证候:突然胸痛,痛有定处,上胸多见,呼吸时疼痛,咳嗽后加重,胸闷不适,气促、咳嗽少见。舌质淡暗,脉弦。

治法：活血祛瘀，行气止痛。

方药：血府逐瘀汤（《医林改错》）加减。

常用桃红四物汤活血化瘀而养血；四逆散行气和血而疏肝；桔梗开肺气，载药上行，合枳壳则升降上焦之气而宽胸；牛膝通利血脉，引药下行。诸药互相配合，使血活气行，诸证自解。

加减：胸痛重者，加田七、延胡索、丹参以活血止痛；痰多黄稠者，加桑白皮、鱼腥草、海蛤壳、冬瓜仁清肺化痰；咳嗽较重者，加贝母、枇杷叶、紫菀、前胡以宣肺止咳；若以胁肋疼痛、急躁易怒为主，肝郁气滞之证明显者，也可予柴胡疏肝散加减治之。

3. 肺气亏虚

主要证候：身体羸弱，咳嗽日久，劳倦后突然胸闷、胸痛，声低气促，面色㿠白，自汗畏风，倦怠懒言，咳嗽有白稀痰。舌质淡胖或暗紫、苔薄白，脉沉细无力。

治法：健脾补肺。

方药：补肺汤（《永类钤方》）加减。

常用人参、黄芪补肺益气；桑白皮、紫菀肃降肺气；肾为气之根，故以熟地黄、五味子益肾固元而敛肺气。诸药合用，健脾补肺。

加减：自汗者，加龙骨、牡蛎、防风、浮小麦益气固表敛汗，或合玉屏风散；痰黏稠不易咳出者，加海浮石、炙皂角；水肿者，加车前子、泽兰；四肢不温、口唇发绀者，加制附子、干姜；大便质稀、次数较多者，加茯苓、白术。

4. 肺阴亏虚

主要证候：形体消瘦，干咳气急、痰少黏稠，潮热盗汗，咽干口燥，心烦眠差，大便干结。舌质嫩红、少苔，脉细。

治法：养阴润肺。

方药：百合固金汤（《慎斋遗书》）加减。

常用生地黄、熟地黄、麦冬、百合、玄参滋阴润肺；当归、芍药养血滋阴；桔梗、贝母清肺化痰；甘草和中。诸药合用，共奏养阴润肺之功。

加减：大便干结者，加火麻仁、郁李仁以润肠通便。咳嗽痰中带血者，去当归、桔梗，加阿胶、杏仁、白茅根、茜草根以养阴润燥、清热止血。骨蒸、潮热、盗汗重者，加银柴胡、白薇、知母、地骨皮以清虚热。形体消瘦、肺肾虚损者，加紫河车、人参、龟甲补益肺肾。

【方药应用】双柏水蜜外敷：由侧柏叶、黄柏等组成，具有活血止痛的作用。用治气胸胸痛者，加蜂蜜加热为膏，外敷痛处，日1次。

（二）西医治疗

1. 一般治疗　卧床休息，避免剧烈活动，保持大便通畅。

2. **吸氧** 吸氧疗法是治疗气胸的方法之一,一般以中、高流量吸氧;如合并肺部基础疾病不能耐受中、高流量吸氧的患者,可给予低流量吸氧。

3. **排气疗法** 当肺叶压缩 >20% 时,需行人工排气治疗。方法分为简易排气法、胸腔穿刺抽气法、胸腔闭式引流法等。体位多取端坐位,穿刺或插管部位多在患侧第 2 肋间锁骨中线外侧;局限性气胸需以上操作时,应按胸片提示选择适当部位。

(1)简易排气法:剪下消毒指套,绑扎在针头的针栓上,指套端剪开一小缝隙,常于第 2 肋间锁骨中线附近,将针头刺入胸膜腔,当胸腔内压力高于大气压时,气体自动排出,而当胸腔内压力小于大气压时,指套自动闭陷,空气并不能进入胸腔。此法主要适用于张力性气胸的急救。

(2)胸腔穿刺抽气法:以胸腔穿刺针穿刺胸腔,固定穿刺针,助手以注射器反复抽气,一次抽气量不大于 800ml,术闭拔除穿刺针。

(3)胸腔闭式引流术:是最常用、最有效的胸腔排气方法。适用于肺压缩明显,临床症状较重,估计为交通性或张力性气胸,虽经抽气且短时间内肺难以复张的患者。引流管置入胸膜腔,固定于胸壁,外接水封瓶;水封瓶内与引流管相接的硬管应埋入水中 2cm 左右,外接引流瓶引流;引流瓶可根据需要接负压吸引,以促进气体排出,使肺尽快复张。

4. **胸膜粘连术** 经上述处理无效或复发性气胸,在估计无明显胸膜增厚或阻塞性肺不张,肺能完全复张的前提下,经胸腔插管或胸腔镜,注入或喷洒滑石粉、高渗葡萄糖,使胸膜产生无菌性炎症,封闭胸膜腔。可有效防治气胸复发。

5. **胸腔镜手术** 胸腔镜下行肺大泡或破裂处肺切除术,并可行局部胸膜粘连术,手术创伤较小,是目前较为理想的难治性气胸治疗方法。

六、中西医结合思路

自发性气胸依据临床表现,可以归属于中医"胸痛""咳嗽""喘病"范畴,临床表现为胸痛、咳嗽、咳痰、气喘等,是呼吸系统常见危急重症之一。本病多由先天禀赋不足,素体虚弱,复因剧烈运动、屏气、搬持重物,导致肺气胀满、肺泡破裂而发病;或者久病肺气虚弱,复感外邪,肺失宣降,气还肺间,发为本病。病位主要在肺,与肝、脾、肾三脏相关,多为本虚标实之证。本病急性发病者应遵从"急则治其标"的原则,若肺脏亏损明显,应标本兼治。临床用药应辨证施治,祛邪不伤正,补虚不留邪。

自发性气胸为临床急症,病情变化迅速,尤其张力性气胸,如若治疗不及时,可危及患者生命,因此采用中西医结合方法诊治较为恰当。有基础慢性肺病的患者,平素有咳喘病史,一旦并发气胸时,临床表现不易鉴别,容易导致误诊和漏诊,应及时行胸片或胸部 CT 检查确诊。自发性气胸肺压缩比例大于 20%,或临床症状明显、病情严重者,应尽快人工排气促使肺复张。

七、辨已病未病与调养

(一)辨已病未病

对于未病之人,倡导适当运动,增强抵抗力,增加肺活量;肺主一身之气,肺气正常,动则适应,静则降顺。对于已病的患者,如自发性气胸患者多因突然用力、持重、屏气等诱发,因此对于有基础肺病的患者,应避免过度用力、持重、大声呼喊、暴笑等。有慢性咳嗽者,应及时诊治。

(二)调养

1. 肺为娇脏,喜润恶燥,而烟雾为火热之毒,尤其应戒烟,以免伤肺。
2. 适当休息,保证睡眠,保持大便通畅,合理锻炼,避免劳倦过度。
3. 保持心情舒畅,避免喜怒失常,避免大笑、暴怒。
4. 禀赋不足、体质虚弱者,应适当锻炼身体,增强体质,预防感冒。

八、临床验案

刘建博诊治气胸验案

李某,男,66岁,因"胸闷胸痛1周"于2012年10月11日入院。患者1周前无明显诱因出现胸闷、胸痛、喘息憋气,到当地医院就诊,胸片示"左侧气胸,肺组织压缩50%",遂予胸腔闭式引流术。经持续引流、吸氧等治疗后,患者复查胸片仍提示肺组织压缩50%。当地外科会诊后考虑患者既往慢性支气管炎病史多年,此次自发性气胸,经保守治疗无效,建议手术治疗。由于患者一般情况较差,家属不同意手术,遂转至我院呼吸科治疗。入院症见:喘息憋闷,咳嗽,咳黄痰,咽干,引流管内有气体排出,无发热恶寒等不适,纳差,二便尚调,舌质暗红,苔黄腻,脉数。

中医诊断:胸痛。

中医辨证:痰热壅肺。

西医诊断:自发性气胸(单纯闭合性)。

中医治法:清热化痰,理气宽胸。

方药:小陷胸汤合苇茎汤加减。瓜蒌皮20g,黄连10g,半夏10g,芦根10g,薏苡仁20g,桃仁10g,鱼腥草30g,金银花10g,茯苓15g,川贝母10g,杏仁10g,桔梗10g,白及10g,甘草9g。7剂,水煎服,日1剂。配合胸腔闭式引流、低流量吸氧。

2012年10月20日,引流管无气体排出,予以夹闭引流管,中药上方续服。

2012 年 10 月 22 日,已持续夹闭 48 小时,患者无胸闷、喘憋及咳嗽。复查胸片示肺气肿(无气胸)。10 月 24 日患者痊愈出院。

【按】气胸在临床上常见,治疗上予吸氧、人工排气疗法,但若患者基础体质较差,其疗效常常欠佳。本例患者服用中药后,引流管即不再排气,说明中西医结合治疗本病可提高疗效。方中瓜蒌皮、黄连、金银花、鱼腥草、芦根清泄肺热;半夏燥湿健脾;川贝母、杏仁止咳化痰;桔梗与杏仁相配,一升一降,调节肺的宣发肃降;气为血之帅,肺气壅滞,则血行不畅,加桃仁、茯苓、薏苡仁以活血祛瘀、渗湿;气胸的病理为胸膜损伤,气体进入胸膜腔,而白及收敛生肌,促进胸膜修复。诸药合用,共奏清热泄肺,促进气体吸收及疮口愈合之功。

(刘建博)

参 考 文 献

1. 陈灏珠 . 实用内科学[M]. 15 版 . 北京:人民卫生出版社,2017.

2. 罗慰慈 . 现代呼吸病学[M]. 北京:人民军医出版社,1997.

3. 刘亦选,陈镜合 . 中医内科学[M]. 北京:人民卫生出版社,1998.

4. 葛淑芬 . 中西医结合治疗自发性气胸 12 例[J]. 浙江中医杂志,2002,37(11):472.

5. 韩云,何德平,黄东晖,等 . 中医辨证治疗自发性气胸 34 例临床观察[J]. 现代中西医结合杂志,2001,10(24):2369-2370.

6. 时乐,吴晓琪,程翔 . 气胸的中医研究概况[J]. 江西中医药,2002,33(3):59-60.

7. 刘友章 . 中西医结合内科学[M]. 广州:广东高等教育出版社,2007.

第六章 消化系统疾病

第一节 慢性胃炎

慢性胃炎（chronic gastritis，CG）是由多种不同病因引起的胃黏膜的慢性炎症，以淋巴细胞和浆细胞浸润胃黏膜层为主的一种疾病。该病是消化道疾病中最常见、最多发的疾病，男性发病率高于女性，而且随着年龄增长而增加。近年来，本病的发病趋势呈上升趋势。约70%~80%的患者无任何症状，有症状者也主要表现为非特异性的消化不良，如上腹胀闷不适、饱胀、钝痛、食欲不振等，这些症状一般无明显规律性，进食后可加重或减轻，此外还可以有嗳气、恶心、反酸等症状。研究表明，这些症状与胃炎的严重程度、消化道内镜所见和组织病理学分级无明显相关性，因此本病在人群中的确切患病率不完全清楚。

1983年澳大利亚学者Marshall和Warren首次从人胃黏膜活检组织中分离出幽门螺杆菌（Helicobacter pylori，Hp），并认为该菌可能是慢性胃炎的病原菌。近年来大量研究表明，Hp感染是慢性胃炎的主要病因，约占80%~95%；Hp感染后机体一般难以自行将其清除，而造成慢性感染。据估计，人群中的Hp感染率大致相当于慢性胃炎的患病率。我国人群中的Hp感染率为50%~70%，感染率随年龄增加而升高，因此估计人群中成人慢性胃炎患病率在50%以上。

慢性胃炎属于中医的"胃脘痛""胃痞""痞满""吞酸""嘈杂""纳呆"等范畴。

一、病因病机

本病的发生常因外邪犯胃、饮食（药物、酒精）伤胃、情志失调、脾胃虚弱、误治、久病入络等，致胃气壅滞，和降失司，不通则痛。病变部位在胃，而与肝、脾关系密切。

1. 外邪犯胃　胃脘痛可由外邪犯胃导致。邪气客胃，胃气受伤，轻则气机壅滞，重则和降失司，而致胃脘作痛。故《素问·举痛论》曰："寒气客于肠胃之间，膜原之下，血不得散，小络急引故痛。"外邪之中以寒邪最易犯胃；夏暑之季，暑热、湿浊之邪也间有之。外邪侵袭肌表，治疗不得其法，误用攻里泻下，脾胃受损,外邪乘虚而内陷入里,结于心下,阻塞中焦气机,遂成痞满。

2. 饮食(药物、酒精)伤胃　《脾胃论》指出:"饮食自倍,则脾胃之气既伤,而元气亦不能充,而诸病之所由生也。"饮食不节、劳倦所伤是导致慢性胃炎发生的最常见病因。若饮食不节,暴饮暴食,恣食辛热或过食生冷之物,嗜饮烈酒,劳倦过度,均可导致脾胃受纳运化障碍,清浊相混,出现脘痛、腹胀、恶心、嗳气、痞满等症。如《伤寒论·辨太阳病脉证并治》云:"胃中不和,心下痞硬,干噫食臭。"服药失当或某些药物(如阿司匹林、乙酰氨基酚等解热镇痛药和糖皮质激素等)本身可损伤胃络。酒为湿热之品,若长期饮酒或突然大量饮酒,亦可酿生湿热,导致胃气壅滞或胃络受损。

3. 情志失调　《素问·六元正纪大论》曰:"木郁之发……民病胃脘当心而痛。"叶桂:"肝为起病之源,胃为传病之所。"多思则气结,暴怒则气逆,悲忧则气郁,惊恐则气乱,故忧思恼怒,情志不遂,可造成气机逆乱,升降失职,肝气横逆犯脾胃,胃失和降,肝脾不和,气机郁滞,而见胃痛、嗳气、痞满。

4. 脾胃虚弱　脾为"仓廪之官""气血生化之源""后天之本",主受纳和运化水谷,将水谷化生为精微物质,为全身的组织、器官提供充分的营养,使其保持正常的生理功能。故脾气旺盛,则机体气血旺盛,能抵御外邪的侵犯,保护胃黏膜不受破坏,正所谓"正气存内,邪不可干"。而脾胃虚弱,则升降失司,中气郁滞,或中土不荣,脉络失养,皆可合各种致病因素导致本病的发生。如《杂病源流犀烛》指出:"胃痛,邪干胃脘病也。胃禀冲和之气,多气多血,壮者邪不能干,虚则着而为病。"或中阳不足,中焦虚寒,失于温养而胃脘疼痛。如《兰室秘藏·中满腹胀门》曰:"或多食寒凉,及脾胃久虚之人,胃中寒则胀满,或脏寒生满病。"

5. 误治　汉代张仲景《伤寒论》指出,少阳证误下而中气虚,寒热互结于中焦,气机郁滞,脾胃升降失常所致寒热错杂之痞证,主要证候为心下痞,但满而不痛,或呕吐,肠鸣下利,舌苔腻而微黄。寒热错杂可导致胃脘部胀满等症状,出现痞满之证。

6. 久病入络　本病日久不愈,气血运行不畅,部分患者邪甚正虚,由气入血,瘀结胃脘。如清代叶桂《临证指南医案·胃脘痛》指出:"初病在经,久痛入络……气既久阻,血亦应病,循行之脉络自痹""胃痛久而屡发,必有凝痰聚瘀"。

二、五脏相关与病机转化

慢性胃炎多由感受外邪、饮食(药物、酒精)失节、情志不畅、素体亏虚等所致。其中,萎缩性胃炎由于病程较长而不易治愈,部分患者有癌变之虑。现代人应酬繁多,饥饱失常,暴饮暴食,过食肥甘厚腻,嗜烟嗜酒,损伤脾胃;生活节奏快,工作压力大,常有情志不畅,肝气横逆犯于脾胃;迁延日久,则脾胃虚弱,运化失司,影响食物的消化吸收。故本病病机多以脾胃虚弱为本,湿热、气滞等邪气实为标。然脾胃虚弱不可骤补,因"不通则痛",骤补则气不通更甚,而致胃痛、胃痞愈甚。

本病在发病过程中与五脏相关。脾胃为后天之本,气血生化之源,灌溉五脏六腑,因此五脏六腑之中皆有脾胃之气。《素问·玉机真脏论》指出:"五脏者皆禀气于胃,胃者五脏之本也。"胃的病变多影响五脏,而五脏病变又多与胃腑相关。《景岳全书》指出"脾胃之伤于内者,惟思忧忿怒最为伤心,心伤则母子相关,而化源隔绝者为甚",认为"善治脾者,能调五脏,即所以治脾胃也;能治脾胃,而使食进胃强,即所以安五脏也"。慢性胃炎病程长,症状反复,患者易于出现焦虑或抑郁,临证应调心安神以和胃。

肝的疏泄功能正常,全身气机疏通畅达,有助于脾升胃降和二者的协调。肝气郁滞,横逆犯脾,升降失常,引发胃痛胃痞;肝郁气滞日久化热,湿热内蕴脾胃,而致胃脘灼痛、口干、口苦、心烦喜呕,不思饮食。肺主宣发肃降,调节全身气机,与脾升胃降关系密切,脾胃属土,肺属金,互为母子;肺与大肠互为表里,大肠与脾胃同属消化系统。如肺失肃降,则腑气不通,胃纳呆滞,出现胃脘痞满胀痛、大便秘结等症状;气郁日久化火,酿津为痰,痰热扰动肺胃,气逆而上,出现肺热咳嗽、胃热呕吐嗳气;肺气虚弱、无力宣发肃降,则卫气不能达于全身,外邪客胃,胃气受伤,气机壅滞,和降失司,而致胃脘作痛;水湿津液不得运化,肺脾气虚,出现纳食不化、脘腹胀闷。(图 6-1-1)

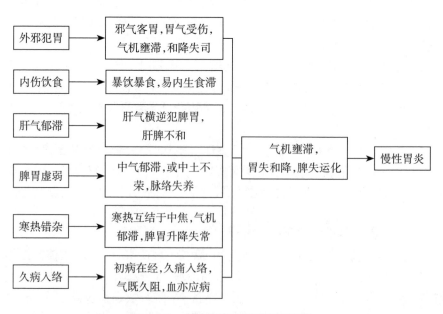

图 6-1-1 慢性胃炎病因病机示意图

三、临床表现

（一）症状

多数慢性胃炎患者无任何症状，有症状者主要为消化不良，且为非特异性。有无消化不良症状，与其严重程度、慢性胃炎的内镜所见和胃黏膜的病理组织学分级无明显相关性。部分慢性胃炎患者可出现上腹痛、饱胀、食欲减退、反酸等消化不良的症状。有消化不良症状的慢性胃炎与功能性消化不良患者在临床表现和精神心理状态上无明显差异。

多数慢性萎缩性胃炎患者可有贫血、消瘦、舌炎、腹泻等；个别伴黏膜糜烂者上腹痛较明显，并可有出血，如呕血、黑便。症状常常反复发作，无规律性腹痛，疼痛经常出现于进食过程中或餐后，多数位于上腹部、脐周，部分患者部位不固定；轻者间歇性隐痛或钝痛，严重者剧烈绞痛。

（二）体征

多不明显，有时上腹轻压痛，胃体胃炎严重时可有舌炎和贫血。

（三）理化检查

1. 胃液分析　测定基础胃酸分泌量（BAO）及组胺试验，或注射五肽胃泌素后测定最大泌酸量（MAO）和高峰酸排出量（PAO），以判断胃泌酸功能，有助于慢性萎缩性胃炎的诊断及指导临床治疗。慢性浅表性胃炎，胃酸多正常；广泛而严重的慢性萎缩性胃炎，胃酸降低。

2. 血清学检测　慢性萎缩性胃炎患者血清促胃液素（又称胃泌素）水平常中度升高，这是因胃酸缺乏，不能抑制 G 细胞分泌之故。若病变严重，不但胃酸和胃蛋白酶原分泌减少，内因子分泌也减少，因而影响维生素 B_{12} 的吸收；血清壁细胞抗体常呈阳性（75% 以上）。

3. 胃肠 X 线钡餐检查　随着消化内镜技术的发展，目前胃炎诊断很少应用上消化道造影。用气钡双重造影显示胃黏膜细微结构时，萎缩性胃炎可出现胃黏膜皱襞相对平坦、减少。

4. 胃镜和活组织检查　胃镜和病理活检是诊断慢性胃炎的主要方法。浅表性胃炎常以胃窦部最为明显，多为弥漫性胃黏膜表面黏液增多，有灰白色或黄白色渗出物，病变处黏膜红白相间或呈花斑状，似麻疹样改变，有时有糜烂。慢性萎缩性胃炎的黏膜多呈苍白或灰白色，亦可呈红白相间，白区凹陷；皱襞变细或平坦，由于黏膜变薄可透见呈紫蓝色的黏膜下血管；病变可弥漫或主要在胃窦部，如伴有增生性改变，黏膜表面呈颗粒状或结节状。

活检标本做病理学检查,可判断慢性浅表性胃炎、慢性萎缩性胃炎及肠上皮化生、异型增生。可行病理活检和快速尿素酶试验。

四、辨病辨证

(一)西医辨病

鉴于多数慢性胃炎患者无任何症状,即使有症状也缺乏特异性,且缺乏特异性体征,因此根据症状和体征难以作出慢性胃炎的正确诊断。慢性胃炎的确诊主要依赖内镜检查和胃黏膜活组织检查,尤其是后者的诊断价值更大。

根据《中国慢性胃炎共识意见(2017年,上海)》的诊断标准,内镜下将慢性胃炎分为慢性非萎缩性胃炎和慢性萎缩性胃炎两大基本类型。慢性非萎缩性胃炎内镜下可见黏膜红斑、黏膜出血点或斑块、黏膜粗糙伴或不伴水肿、充血渗出等基本表现;其中糜烂性胃炎分为平坦型和隆起型。慢性萎缩性胃炎内镜下可见黏膜红白相间,以白相为主,皱襞变平甚至消失,部分黏膜血管显露;可伴有颗粒或结节状等表现。

慢性胃炎病理学观察内容包括5项组织学变化和4个分级。5项组织学变化包括 Hp 感染、慢性炎症(单个核细胞浸润)、活动性(中性粒细胞浸润)、萎缩(固有腺体减少)、肠化生(肠上皮化生)。4级包括,"0"提示无,"+"提示轻度,"++"提示中度,"+++"提示重度。

【鉴别诊断】

1. **胃癌** 慢性胃炎的症状如食欲不振、上腹不适、贫血等,以及少数胃窦胃炎的 X 线征象,与胃癌颇相似,需特别注意鉴别。绝大多数患者胃镜检查及活检有助于鉴别。

2. **消化性溃疡** 两者均有慢性上腹痛,但消化性溃疡以上腹部规律性、周期性疼痛为主,而慢性胃炎疼痛很少有规律性并以消化不良为主。鉴别依靠胃镜检查。

3. **慢性胆道疾病** 如慢性胆囊炎、胆石症常有慢性右上腹痛、腹胀、嗳气等消化不良的症状,易误诊为慢性胃炎。但该病胃肠检查无异常发现,胆囊造影及 B 超异常可最后确诊。

4. **其他** 如肝炎、肝癌及胰腺疾病亦可因出现食欲不振、消化不良等症状而延误诊治,全面查体及有关检查可防止误诊。

(二)中医辨证

1. **谨守病机,辨虚实寒热,辨在气在血** 慢性胃炎基本病机为胃气郁滞,胃失和降。首先要辨虚实寒热,实者多疼痛较剧,拒按,脉实;虚者多痛势徐缓,喜按,脉虚。胃痛遇寒则痛甚,得温则痛减,多为寒证;胃脘灼痛,痛势急迫,遇热痛甚,得寒痛减,多为热证。

一般初病在气,久病在血。在气者,多见胀痛,或涉及两胁,或兼见嗳气频频、恶心呕吐,疼痛与情志因素密切相关;在血者,疼痛部位固定,痛如针刺,舌质紫暗或有瘀斑,脉涩,或兼见呕血、便血。

2. 辨识病位病性,五脏相关贯穿始终 慢性胃炎的病变部位在胃,与五脏相关,尤其与肝、脾关系密切。若外邪伤中、饮食伤胃,致胃气郁滞,胃失和降,则生胃痛。如中阳不足,或胃阴受损,则胃络失养,亦致胃痛。肝属木,喜条达,若忧思恼怒,气郁伤肝,肝气横逆,势必克脾犯胃,致气机阻滞,胃失和降而为痛。肝气久郁,既可化火伤阴,又可致血运不畅,瘀血内结,多因相兼,则病情缠绵,反复难愈。久病之后,“胃不和则卧不安”,故见心烦意乱、心神不宁之症;久病及肾,部分患者罹患本病日久后可出现腰膝酸软、夜尿频多、肢寒恶风等肾阳虚表现,亦可见口干、潮热盗汗等阴虚之象。

慢性胃炎的发病原因多种多样,但究其根本,以本虚标实为要,终以脾胃亏虚(脾亏虚于阳气,胃亏虚于阴液)为本病发生的前提和本质,以亏虚之后所继发之血瘀、痰湿、虚火等为病理因素。

3. 辨证与辨病相结合、宏观与微观相结合 消化道内镜及活检等手段,把胃黏膜病理改变的微观认识与临床宏观表现结合起来,使辨病与辨证进一步深化。窦部黏膜苍白、幽门舒缩不良、胃体黏膜出血及溃疡可作为脾胃虚弱的指征;胃体黏膜红白相间,以红为主,胃窦部黏膜皱襞粗乱及胆汁反流可作为肝胃不和的指征;胃窦分泌增多,皲裂细薄及存在溃疡可作为痰湿中阻的指征。

中医以辨证用药为主。辨证基础上予对症治疗,如瓦楞子、海螵蛸、浙贝母、珍珠层粉等制酸;白及、黄芪等保护胃黏膜;白芷、珍珠层粉等祛腐生肌;有热象合并 Hp 感染的患者予黄芩、黄连、蒲公英、柴胡、金银花等抗感染。针对胃肠动力不足的患者,虚者以健脾为主,适当加一些理气药,如陈皮、半夏、砂仁、广木香;实者理气消食导滞,如柴胡、枳实、厚朴、莱菔子、槟榔、乌药。

五、治疗

(一)中医辨证论治

针对慢性胃炎的基本病机,其治疗原则应为理气和胃。邪盛以祛邪为急,正虚以扶正为先,虚实夹杂者当祛邪扶正并举。属于胃寒者,散寒即所谓通;属于食停者,消食即所谓通;属于气滞者,理气即所谓通;属于热郁者,泄热即所谓通;属于血瘀者,化瘀即所谓通;属于阴虚者,益胃养阴即所谓通;属于阳虚者,温运脾阳即所谓通。

1. 寒邪客胃

主要证候：胃痛暴作，恶寒喜暖，得温痛减，遇寒加重，口淡不渴，或喜热饮，舌淡苔薄白，脉弦紧。

治法：温胃散寒，行气止痛。

方药：香苏散(《太平惠民和剂局方》)合良附丸(《良方集腋》)加减。

常用高良姜、生姜、吴茱萸温胃散寒；香附、苏梗、乌药、陈皮、木香行气止痛。

加减：兼见恶寒、头痛之风寒表证，加紫苏叶、藿香；风热侵袭者，可加用薄荷、荆芥；暑湿伤困者，可加用藿香、佩兰。饮食停滞，轻者，焦三仙、焦槟榔消食，半夏、厚朴和胃消痞；重者，或用保和丸加减消食导滞。寒邪郁久化热，寒热错杂，可用半夏泻心汤辛开苦降，寒热并调。

2. 饮食伤胃

主要证候：胃脘疼痛，胀满拒按，嗳腐吞酸，或呕吐不消化食物，其味腐臭，吐后痛减，不思饮食，大便不爽，得矢气及便后稍舒，舌苔厚腻，脉滑。

治法：消食导滞，和胃止痛。

方药：保和丸(《丹溪心法》)加减。

常用神曲、山楂、莱菔子消食导滞；茯苓、半夏、陈皮和胃化湿；连翘散结清热。

加减：脘腹胀满较甚，加枳实、木香、槟榔行气消滞；胃脘胀痛，便秘，合用小承气汤，或改用枳实导滞丸通腑行气；若痛势急迫拒按，苔黄燥而便秘者，为食积化热成燥，可急用大承气汤以泄热解燥，通腑荡积。

3. 肝气犯胃

主要证候：胃脘胀痛，痛连两胁，遇烦恼则痛作或痛甚，嗳气、矢气则痛舒，胸闷嗳气，喜长叹息，大便不畅，舌苔薄白，脉弦。

治法：疏肝解郁，理气止痛。

方药：柴胡疏肝散(《景岳全书》)加减。

常用柴胡、郁金、香附、川芎疏肝解郁；陈皮、枳壳、佛手和胃理气；芍药、甘草缓急和中。

加减：可加木香、素馨花，加强理气解郁；胃脘胀满明显者，可加谷芽、麦芽理气解郁，健脾和胃；胃脘疼痛甚，则加川楝子、延胡索、乌药、救必应等理气止痛；嗳气频者，加沉香、旋覆花、代赭石以顺气降逆；如肺失肃降，则腑气不通，胃纳呆滞，出现胃脘痞满胀痛、大便秘结等症状，可用桔梗、苏梗，宣肺气而通大便除腹满。

4. 脾胃湿热

主要证候：胃脘疼痛，痛势急迫，脘闷灼热，口干口苦，口渴而不欲饮，身重疲倦,纳呆恶心,小便色黄,大便不畅,舌苔黄腻,脉滑数。

治法:清化湿热,理气和胃。

方药:清中汤(《医学心悟》)加减。

常用黄连、栀子清热燥湿;制半夏、茯苓、草豆蔻祛湿健脾;陈皮、甘草理气和中。

加减:湿浊偏重,加苍术、藿香燥湿醒脾;热邪偏重,加蒲公英、黄芩清胃泄热;伴恶心呕吐,加竹茹清胃降逆;大便秘结不通,加大黄通下导滞;气滞腹胀,加厚朴、枳实理气消胀;纳呆少食,加神曲、谷芽、麦芽消食导滞;亦可用柴胡、黄芩加强疏调气机,升清降浊,清泄内蕴湿热之功效。

5. 瘀血停胃

主要证候:胃脘疼痛,如针刺、似刀割,痛有定处,按之痛甚,痛时持久,食后加剧,入夜尤甚,或见吐血黑便,舌质紫暗或有瘀斑,脉涩。

治法:化瘀通络,理气和胃。

方药:失笑散(《医学衷中参西录》)合丹参饮(《时方歌括》)加减。

常用蒲黄、五灵脂、丹参活血散瘀止痛;檀香、砂仁行气和胃。

加减:胃痛甚,酌加延胡索、木香、郁金、枳壳、莪术活血行气止痛;四肢不温,舌淡脉弱,加党参、黄芪益气活血;便血,加三七、白及化瘀止血;若口干咽燥,舌光无苔,脉细,为阴虚无以濡养,加生地黄、麦冬、百合。

6. 胃阴亏耗

主要证候:胃脘隐隐灼痛,似饥而不欲食,口燥咽干,五心烦热,消瘦乏力,口渴思饮,大便干结,舌红少津,脉细数。

治法:养阴益胃,和中止痛。

方药:一贯煎(《续名医类案》)合芍药甘草汤(《伤寒论》)加减。

常用沙参、麦冬、生地黄养阴生津;枸杞子、当归滋阴养血;川楝子疏泄肝气;芍药、甘草缓急止痛。

加减:可加香橼、佛手、素馨花理气不碍胃;胃痛明显,合用金铃子散;阴虚明显者,加芦根、天花粉、乌梅;大便干结,加天花粉、火麻仁;纳差者,加乌梅、山楂、川木瓜、鸡内金;胃脘灼痛,嘈杂泛酸,可用左金丸;肝肾阴虚者,可加山茱萸、玄参、牡丹皮。

7. 脾胃虚寒

主要证候:胃痛隐隐,绵绵不休,喜温喜按,空腹痛甚,得食则缓,劳累或受凉后发作或加重,泛吐清水,神疲纳呆,四肢倦怠,手足不温,大便溏薄,舌淡苔白,脉虚弱或迟缓。

治法:温中健脾,和胃止痛。

方药:黄芪建中汤(《金匮要略》)加减。

常用黄芪补中益气;桂枝、生姜温中散寒;芍药、炙甘草、饴糖、大枣补虚助阴,缓急止痛。

加减:泛酸者,去饴糖,加黄连、吴茱萸、海螵蛸以制酸和胃;胃脘冷痛、阳虚寒甚者,用大建中汤,或附子理中汤;脾胃虚弱,阳虚内寒不甚者,用香砂六君子汤;兼血虚者,可用归芪建中汤;中气下陷者,可用补中益气汤;胃痛痉挛者,加用威灵仙。

【方药应用】

1. 注射制剂　根据辨证分型,可选用以下中药针剂。补气类:黄芪注射液、参芪扶正注射液。益气温阳类:参附注射液。益气养阴类:生脉注射液。活血化瘀类:丹参注射液。

2. 中成药　辨证选用中成药如金佛止痛丸、胃乃安胶囊、胃复春片、加味胃炎消片、胃肠舒片、消胀片、补中益气颗粒、六君子丸、逍遥丸等,或其他类似中成药。

【针灸方法】

1. 毫针疗法　取穴方法:足三里、内关、中脘、天枢、脾俞、胃俞等穴位。治疗方法:针刺得气后,行针2分钟,留针30分钟,每隔10分钟行针1次。

2. 灸疗法　脾胃虚弱、气滞血瘀型,取脾俞、胃俞、膈俞、中脘、章门、气海、内关、足三里、血海。刺灸方法:脾俞、胃俞、膈俞、章门用补法,气海、内关、足三里用平补平泻法,中脘、血海用补法加灸;留针30~40分钟,温针灸或艾条灸15~20分钟。

脾虚肝郁、气失和降型,取中脘、内关、足三里、太冲、公孙。刺灸法:均用平补平泻法;偏虚证者,中脘加隔姜灸3~5壮,留针30分钟,每隔10分钟行针1次。

3. 穴位埋线　取穴:中脘、胃俞、章门、脾俞。将3~10号羊肠线取直部分剪成1cm,浸泡于75%乙醇溶液中备用。选准穴位,常规消毒,将剪好的羊肠线插入11号腰穿针内,对准穴位,快速刺入皮下,调整进针角度及深度,行针;待患者有胀麻感觉时,再将羊肠线轻轻推出,埋于穴位深部,用无菌棉棒按压针孔,拔出腰穿针,继续按压针孔片刻防止出血,然后用消毒纱布块盖敷保护针孔。

4. 穴位注射　肝气犯胃型,取穴足三里、太冲、中脘、阳陵泉;脾胃虚寒型,取穴足三里、中脘、脾俞、内关;每次选3穴。操作方法:患者取仰卧屈膝位或俯卧位,穴位常规消毒后用5ml长的5号注射器迅速刺入皮下,根据患者胖瘦,部位进针以1~2寸为度。进针后轻轻提插,针下有酸、麻、胀、痛感,回抽无血后将维生素B₁ 100mg和维生素B₁₂ 1mg混合液缓慢注入穴位,每穴注入1ml,每次注射3穴,隔日1次,10次为1个疗程。

5. 穴位贴敷　贴敷部位:中脘、双天枢、双内关、双足三里。贴敷方法:选定穴位后,局部消毒,按压片刻后,将药丸(自制穴位贴敷剂所用药物,如清胃散、温胃散、理气消胀散、温阳固本散等,根据不同的辨证分型进行选择)置于穴位上用胶布固定,贴敷后加压刺激,使局部轻度疼痛,红润即可。并嘱患者或家属每天加压刺激穴位5次,每次3分钟,2天换药1次,5次为1个疗程。急性发作期可持续按压。

(二)西医治疗

慢性胃炎的治疗目的是缓解症状和改善胃黏膜组织学。治疗应尽可能针对病因,遵循个体化原则。

1. 一般治疗

(1)精神心理治疗:精神因素与慢性胃炎的发病有明显关系。重视患者的精神状态,正确说明病情,帮助其调整精神情绪,确立积极健康的生活态度等,在慢性胃炎的治疗中都有极其重要的意义。

(2)饮食调护:宜选择易消化、无刺激性的新鲜清洁食物,避免吸烟、酗酒、饮咖啡、饮浓茶。进食宜细嚼慢咽,可适量补充维生素。

2. 病因治疗 主要包括根除幽门螺杆菌和避免服用能够损伤胃黏膜的药物如非甾体抗炎药、激素等。根除幽门螺杆菌可避免胃黏膜进一步损伤,可防止萎缩性胃炎、胃溃疡、胃癌等疾病发生。目前根除率较高的方案为2种抗生素、1种质子泵抑制剂加1种铋剂组成的四联疗法,其中常用的抗生素包括克拉霉素、阿莫西林、甲硝唑等。

3. 对症治疗 治疗需缓解患者消化道症状,提高生活质量。根据患者症状的不同可选择:①抑酸剂(雷尼替丁、法莫替丁、奥美拉唑、兰索拉唑、雷贝拉唑、艾司奥美拉唑等);②胃黏膜保护剂(胶体果胶铋、硫糖铝、米索前列醇等);③促动力剂(多潘立酮、西沙必利、莫沙必利、曲美布汀);④助消化药(胃蛋白酶、干酵母、多酶片等)。

六、中西医结合思路

慢性胃炎属于中医学"胃脘痛""胃痞""痞满""吞酸""嘈杂""纳呆"等范畴。其发病原因不一,但究其根本,以本虚标实为要,终以脾胃亏虚(脾亏虚于阳气,胃亏虚于阴液)为本病发生的前提和本质,以亏虚之后所继发之血瘀、痰湿、虚火等为病理因素。

西医学认为,慢性胃炎的发病机制主要是在神经 - 内分泌 - 免疫网络调控下出现的攻击和防护因子失调,尤其侧重防护因子减弱,黏膜屏障功能降低,上皮细胞再生失调和胃黏膜血液循环障碍等,加上 Hp 感染或胆汁反流,便可以产生水肿、糜烂和溃疡等一系列炎症反应。中医认为,胃脘痞痛的主要内因是脾胃虚弱,出现脾虚肝郁、气滞血瘀、阴阳失调等证。这与西医学所提出的攻击和防护因子失调有相似之处。因此,可以认为脾胃虚弱与胃黏膜防护功能减弱可能是中西医学在理论认识上的结合点。气滞热郁是浅表性胃炎的病机特点,脾胃气阴两虚是萎缩性胃炎的病机根本,痰阻络瘀蕴毒是胃癌前病变的病机关键。

临床用药秉承邓铁涛经验,以"补脾气,养胃阴"为治疗大法,以平淡中正的四君子汤为基础方予以加减运用,临床用太子参或党参、黄芪、五指毛桃、白术、茯苓、山药、石斛等药物以健脾益气、滋补胃阴,同时酌加枳壳、佛手、木香等疏肝行气和胃,以期脾运得健、胃阴得滋,以达"六腑以通为用,胃气以降为和""脾宜升则健,胃宜降则和"之用。

结合现代药理研究成果,辨证与辨病相结合。黄芪、白及等品有保护胃黏膜作用,浙贝母、海螵蛸、珍珠母等品能制酸止痛,黄芩、黄连、蒲公英等清热解毒之品能抑制幽门螺杆菌,可在辨证基础上选用以提高疗效。

现代人生活、工作压力大,慢性胃炎反复迁延不愈,加上患者恐癌心理,更容易合并焦虑、抑郁等,这属于中医学情志不调的范畴,在临证时应注重疏肝解郁安神以和胃,可选用素馨花、合欢花、郁金、丹参、田七、首乌藤、茯神等品。

七、辨已病未病与调养

慢性胃炎强调未病先防、既病防变,注重预防调摄与治疗相结合。

（一）辨已病未病

现代人应酬繁多,饥饱失常,暴饮暴食,过食肥甘厚腻,嗜烟嗜酒,损伤脾胃;生活节奏快,工作压力大,常有情志不畅。无论已病未病,必须改变生活方式,控制各种危险因素,加以预防慢性胃炎的加重与进展。对于已病者,要保持心情舒畅,饮食有节,起居有常,戒烟忌酒,慎用对胃黏膜有损伤的药物。

慢性浅表性胃炎、慢性萎缩性胃炎、功能性消化不良、消化性溃疡、胃癌等疾病都表现为胃脘部疼痛或胀满不适,但各种疾病预后不同、西医学治疗手段更是不同,应注重消化道报警症状的识别,重视电子胃镜、幽门螺杆菌检测等检查的实施,以及时辨别疾病的轻重、已（器质性病变,恶性疾病）未（功能性病变,良性疾病）,避免延误治疗。

（二）调养

1. 对于情志不调、饮食不节导致胃炎的患者,应舒畅情志,保持有规律的生活与饮食习惯,以清淡、易消化的食物为主,忌辛辣之品、生冷之品、烟酒等,忌暴饮暴食,不可过食肥甘厚腻、煎炸之品,少食酸甜之品及豆类等产气过多食物如土豆、番薯、豆腐、豆浆、糯米、肠粉等。

2. 胃痛较剧,持续不已者,应在一定时期内进流质或半流质饮食,少食多餐,以清淡易消化饮食为宜,如陈皮小米粥等。

3. 处于恢复期的慢性胃炎患者,应避免浓茶、咖啡、烟酒和辛辣之品等诱发因素,进食宜细嚼慢咽,慎用对胃有刺激性的药物。避免过度劳累与紧张也是防止本病复发的重要因素。

八、临床验案

(一)国医大师邓铁涛诊治慢性胃炎验案

张某,男,11 岁。因反复呕吐伴腹痛半年于 2002 年 4 月 25 日入院。缘患儿平素饮食不节,近半年来每于食后 10 分钟左右,或 1 个小时后发生呕吐,为胃内容物,每日少则 4~5 次,多则 12~18 次,伴上腹部疼痛,或隐痛,或剧烈作痛,呈阵发性,时嗳气,泛酸。曾在某儿童医院行胃镜示:①食管炎 B 级;②慢性浅表性胃炎;③十二指肠球炎。碳 -13 呼气试验阴性。治疗予"洛赛克(奥美拉唑镁肠溶片)抑酸,麦滋林保护胃黏膜,吗丁啉(多潘立酮片)促胃肠动力",服用 3 个月后症状缓解不明显。为进一步系统诊治收入院。入院时呕吐 2 次,为胃内所食之物,阵发性上腹部隐痛,间或嗳气,泛酸,口干,无口苦,纳寐可,二便调,舌淡苔白稍厚,脉弦。查:面白少华,腹软,上腹部剑突下轻度压痛,无反跳痛,肠鸣音正常。实验室检查:乙型肝炎表面抗体(HBsAb)阳性,肝、胆、脾 B 超正常。

中医诊断:呕吐。

证型:肝郁脾虚证。

西医诊断:①慢性胃炎;②反流性食管炎。

中医治法:健脾疏肝理气。

方药:旋覆花 6g(包煎),竹茹 10g,黄连 3g,生姜 3 片,广木香 6g(后下),太子参 15g,白术 15g,大枣 3 枚,代赭石 30g(先煎),茯苓 15g,素馨花 10g,法半夏 10g,田七花 6g。每日 1 剂,水煎,分 2 次服。

二诊:服用 2 剂后,患儿呕吐次数减少,每晚平卧时呕吐 1~2 次,时伴胃脘部隐痛,舌淡苔薄黄,脉沉。胃镜复查示轻度红斑渗出性胃窦炎,贲门口、食管末端呈炎症改变。

方药:旋覆花 6g(包煎),竹茹 10g,黄连 3g,生姜 3 片,广木香 6g(后下),太子参 15g,大枣 3 枚,代赭石 30g(先煎),茯苓 15g,素馨花 10g,柴胡 8g,黄芩 8g,田七花 6g,白芍 12g。

服用 4 剂后,患儿已无呕吐,仅偶有恶心感,上腹部仍隐隐作痛。继服 5 剂后无呕吐及腹痛,5 月 5 日出院。随访 4 个月,患儿饮食正常,无呕吐及腹痛。

【按】邓老分析,胃居中焦,主受纳腐熟水谷,其气以降为顺;胃气之和降,有赖于脾气的升清运化以及肝气的疏泄条达。此患儿饮食不节,时暴饮暴食,温凉失宜,又过食肥甘、辛辣,伤胃滞脾,食滞内停,胃失和降,胃气上逆,发生呕吐。如《医学正传·呕吐》有云:"有内伤饮食,填塞太阴,以致胃气不得宣通而吐者。"病久情志不畅,肝气郁结,横逆克脾,脾失运化,胃失和降,气逆于上,故致呕吐。如《景岳全书·杂证谟·呕吐》云:"气逆作呕者,多因郁怒,致动肝气,胃受肝郁,所以作呕。"治疗当在审因论治的基础上,祛邪施以疏肝理气、化痰之法,扶正施以益气、健脾之法,辅以和胃降逆之品,则邪去正复,胃气自和,呕吐自止。服用2剂后,邓老认为,少年为纯阳之体,肝气郁久化热,遂去白术、半夏等温燥之品,加柴胡、黄芩清胃中之热,加白芍缓急止痛。

(二)广东省名中医刘凤斌诊治慢性胃炎验案

王某,女,40岁,家庭主妇,2008年6月15日就诊。有胃病史10余年,时常上腹胀痛,每遇情绪波动则胀痛加剧,食欲欠佳,伴嗳气吞酸、嘈杂、胃脘部胀满,无黑便史。长期服用"胃痛颗粒、斯达舒、三九胃泰"等药维持治疗。近来因与家人争吵症状加重,遂来我院消化专科诊治。查胃镜,提示胃黏膜充血水肿及少许糜烂,镜下诊断为慢性浅表性胃炎。症见患者胃脘部痞闷、胀痛,并可连及两肋,纳呆不思食,便溏,四肢乏力,嗳气吞酸,矢气后稍舒,心情抑郁,舌淡胖、苔薄白,脉弦细。

中医诊断:胃痛。

证型:脾胃虚弱,肝气犯胃。

西医诊断:慢性浅表性胃炎。

治法:疏肝健脾和胃。

方药:四君子汤合四逆散加减。白术15g,茯苓15g,甘草6g,太子参30g,柴胡10g,白芍10g,紫苏梗15g,佛手15g,救必应15g,浙贝母15g,海螵蛸30g,金铃子10g,麦芽20g,生姜3片。水煎服,250~300ml,一日2次。

服药1周后,胀痛明显好转,饮食稍增。停药10天后,又感胀痛隐隐,情志不畅时,嗳气反酸明显。继以前方加代赭石30g(先煎)、旋覆花10g(包煎),连服2个月,诸症皆除;续予六君子丸善后,随访半年无复发。

【按】此案患者疼痛,嗳气吞酸,嘈杂,矢气则舒,系肝木乘脾土,气机郁滞,导致气机升降失常,发为是症。如《临证指南医案》云"胃气上逆固病;即不上逆,但不通降,亦病矣",治法遵前贤所论"治胃痛多以疏肝理气为法"。另外,摄生调养对于慢性胃炎的治疗来说也很重要,其中饮食与胃炎更是息息相关,稍有不慎即易复发。在临床上应重视饮食调养。诊余应嘱咐患者平素须饮食有节,三餐定时,不暴饮暴食,不饥饱失常,不贪食肥甘厚腻、醇酒辛辣,不食酸甜之品如西红柿、甜面包等,不食豆类等产气过多之物如红薯、土豆、芋头等,不食米粉、河粉等难消化食物,不喝浓茶、咖啡等含咖啡因食物。另外,保证睡眠质量也相当重要,慢性胃炎与情绪障碍密切相关,失眠会导致疲劳,产生焦虑等不良情绪,进一步加重疾病。因而本案以四君子汤合四逆散加减治疗,并随症加减,配合心理疏导、健康教育,取得不错的临床效果。

慢性胃炎初期以气滞最为多见。本病病位虽在中焦,但多累及肝脏而成肝、脾、胃三脏俱病。因肝主疏泄,性喜条达,生理上肝气调畅,气机升降出入有序,则脾升胃降,中焦安和。若肝失疏泄,气机郁滞,则中焦运化失司,或浊阴上逆或清阳下陷。若脾胃升降逆乱,气失调畅,亦可致肝气郁滞,而终成肝胃不和、肝木乘脾或肝火犯胃。这类患者或有忧思恼怒等情志致病史,可见胃脘胀满疼痛,或疼痛走窜不定,或连及胁肋,喜叹息、嗳气,脉弦;或胃脘胁肋灼热疼痛,口干口苦,反酸嘈杂,恶心欲吐,面红目赤,脉弦数。前者宜疏肝和胃,后者当清肝泻火。由于肝气对中焦气机生理、病理的重要影响,加之中焦气滞每多影响肝气条达,因此对于慢性胃炎只要有中焦气滞诸症,无论有无明显肝失疏泄表现,皆可酌加疏肝解郁之品,以疏肝气、畅中气,如香附、佛手、青皮、紫苏梗之类。

(刘凤斌　李培武)

参 考 文 献

1. 中华医学会消化病学分会. 中国慢性胃炎共识意见(2017 年,上海)[J]. 胃肠病学,2017,22(11):670-687.
2. 中国中西医结合学会消化系统疾病专业委员会. 慢性萎缩性胃炎中西医结合诊疗共识意见(2017 年)[J]. 中国中西医结合消化杂志,2018,26(2):121-131.
3. 张伯礼,吴勉华. 中医内科学[M].4 版. 北京:中国中医药出版社,2017.
4. 林果为,王吉耀,葛均波. 实用内科学:全 2 册[M].15 版. 北京:人民卫生出版社,2017.
5. 李培武,李丽娟,刘凤斌. 刘凤斌对"五脏相关学说"的临床实践与发挥[J]. 辽宁中医杂志,2013,40(9):1777-1779.

第二节　消化性溃疡

消化性溃疡(peptic ulcer, PU)是指在各种致病因子的作用下,黏膜发生炎症反应与坏死、脱落、形成溃疡的一种疾病。溃疡的黏膜坏死缺损穿透黏膜肌层,严重者可达固有肌层或者更深。根据发病部位主要分为胃溃疡(gastric ulcer, GU)和十二指肠溃疡(duodenal ulcer, DU)两类,其发病与幽门螺杆菌(Hp)感染、非甾体抗炎药(NSAID)关系密切,故对 Hp 阳性者又称 Hp 相关性溃疡,对服用 NSAID 者又称 NSAID 相关性溃疡。

近年来,消化性溃疡的发病率虽有下降趋势,但仍是目前常见的消化系统疾病之一。本病在全世界均常见，一般认为人群中约有 10% 在其一生中患过消化性溃疡。但在不同国家和地区，其发病率有较大差异。消化性溃疡在我国人群中的发病率尚无确切的流行病学调查资料。本病可见于任何年龄，以 20~50 岁居多，男性多于女性［（2~5）：1］；临床十二指肠溃疡多于胃溃疡，两者之比约为 3：1。

消化性溃疡属于中医学"胃脘痛""吐酸""嘈杂"等范畴。本病的病位在胃，与肝、脾密切相关。

一、病因病机

本病病因可概括为调摄不当，六淫伤中；饮食不节，食滞伤胃；忧思恼怒，肝气犯胃；脾胃虚弱，饥饱失常等。

1. 调摄不当，六淫伤中　外感寒、热、湿诸邪，内客于胃，皆可致胃脘气机阻滞，不通则痛。其中尤以寒邪为多，其性凝滞收引，致寒凝气滞，胃失和降而发生胃痛。如《素问·举痛论》说："寒气客于肠胃之间，膜原之下，血不得散，小络急引故痛。"

2. 饮食不节，食滞伤胃　胃主受纳腐熟水谷，其气以降为顺。饮食不节，或过饥过饱，损伤脾胃，胃气壅滞，致胃失和降，不通则痛；过食生冷，或食后受凉，寒积胃脘，则胃寒而痛；辛辣无度，或恣食肥甘厚腻，或饮酒如浆，则蕴湿生热，伤脾碍胃，阻滞气机。如《医学正传·胃脘痛》说："致病之由，多因纵恣口腹，喜好辛酸，恣饮热酒煎煿，复餐寒凉生冷，朝伤暮损，日积月深……故胃脘疼痛。"

3. 忧思恼怒，肝气犯胃　恼怒伤肝，肝失疏泄，肝郁气滞，横逆犯胃，忧思伤脾，脾失健运，胃气阻滞，均致胃失和降，而发胃痛。如《沈氏尊生书·胃痛》所说："胃痛，邪干胃脘病也……惟肝气相乘为尤甚，以木性暴，且正克也。"肝气久郁，既可出现化火伤阴，又能导致瘀血内结，病情至此，则胃痛加重，每每缠绵难愈。

4. 脾胃虚弱，饥饱失常　脾胃为仓廪之官，主受纳和运化水谷。若素体脾胃虚弱，运化失职，气机不畅，或中阳不足，中焦虚寒，失其温养；胃热郁火日久，耗伤胃阴，胃阴不足，脉络失其濡养，脾胃气机升降失常而发生胃痛。

二、五脏相关与病机转化

本病病位在胃，与肝、脾密切相关。脾主运化，主升清，主统血，主肌肉、四肢；胃主受纳腐熟水谷，主通降，与脾相表里。脾胃为后天之本，五脏六腑、四肢百骸皆赖以所养。脾气以升为顺，胃气以降为和，肝主疏泄，调畅气机，有助于脾胃之气的升降，促进脾胃的运化。邓老认为当调摄不当、六淫伤中，饮食不节、食滞伤胃,忧思恼怒、肝气犯胃等病因持续作用,可使脾失健运,胃受纳腐熟水谷功能失常,胃失和降,不通而痛。由于胃与脾互为表里,共主升降;肝与脾是木土乘克关系,肝主疏泄有调畅脾胃气机的功能,所以胃病可以影响脾、肝两脏,脾、肝两脏有病也可影响及胃,出现脾胃、肝胃、脾胃肝同病。(图 6-2-1)

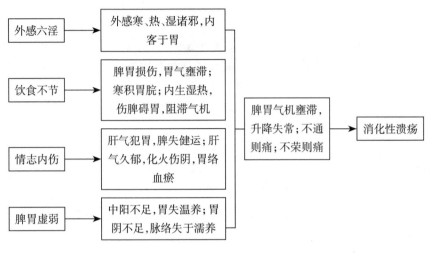

图 6-2-1　消化性溃疡病因病机示意图

三、临床表现

(一)症状

1. 腹痛　多数患者以中上腹疼痛起病,且疼痛具有长期反复发作、周期性及节律性的特点,春秋季易发作。国内外有资料统计,约 40%~50% 的患者无症状或症状不典型,即使有疼痛也多没有一定的节律性。胃溃疡患者较多见,十二指肠溃疡患者上腹疼痛较典型,常在两餐之间发生,直至次餐才缓解,亦可有夜间疼痛。疼痛程度不等,轻者仅为隐痛,而持续性剧痛提示溃疡穿透或穿孔。

2. 呕血或便血　消化性溃疡中出现较多,以出血为首发症者占 13%;部分患者因继发性贫血临床表现,如心悸、头晕、胸闷、心悸、乏力而就诊。

3. 其他症状　嗳气、反酸、恶心、呕吐、烧心,以及自主神经功能失调表现如缓脉、多汗等。

(二)体征

上腹部有局限性压痛。胃溃疡压痛位于上腹部正中或偏左,十二指肠溃疡位于上腹部偏右。

（三）并发症

随着病情进展,消化性溃疡可出现出血、穿孔、幽门梗阻及癌变等。

1. 消化道出血　是最常见的并发症,临床可以表现为黑便、呕血,严重者可以产生休克。出血量多少取决于损伤血管的大小,轻者只表现为黑便;重者出现呕血和循环衰竭表现,甚至休克。

2. 消化道穿孔　穿孔是消化性溃疡常见并发症,临床表现常常仅有不明确的腹痛、中度压痛、肌紧张,因此严密的临床观察和腹部 X 线透视对确认可疑病例十分重要。穿孔方向不同可产生不同后果。急性穿孔的溃疡常位于十二指肠前壁或胃前壁,穿孔后表现为持续性剧烈腹痛,腹肌强直,腹部压痛及反跳痛,肠鸣音减弱,立、卧位平片或 CT 可见膈下游离气体。

3. 幽门梗阻　在消化性溃疡不多见,约占 3%~8%,常出现上腹部饱胀不适,餐后明显,呕吐胃内容物,可引起失水、低氯低钾性碱中毒。上腹部振水音和胃蠕动波是幽门梗阻的典型体征。

4. 癌变　消化性溃疡与胃癌的关系,目前尚存争议。从临床统计学角度来看,普遍认为十二指肠溃疡并不增加胃癌的发生,甚至两者呈负相关,而胃溃疡与胃癌尤其是非贲门部位的胃癌则呈正相关。但从病理组织学角度而言,胃溃疡是否会发生恶变尚无定论。

（四）理化检查

1. 大便潜血试验　素食 3 天后,粪便潜血阳性,提示消化性溃疡有活动性,治疗 1~2 周可转阴,持续阳性者需除外恶性病变。

2. X 线钡餐造影　龛影是 X 线钡餐诊断溃疡的直接征象,十二指肠球部激惹现象和变形等为间接征象。气钡双重对比造影能更好地显示黏膜象。

3. 胃液分析　胃溃疡胃酸分泌在正常范围或偏低,而十二指肠溃疡多有分泌增高。由于老年人普遍有低酸倾向,故分析诊断时应有别于青年人。

4. Hp 检测　Hp 感染的检测方法大致分为 4 类:①直接从胃黏膜组织中检查 Hp,包括细菌培养、组织涂片或切片染色镜检细菌;②用尿素酶试验、呼气试验、胃液尿素氮检测等方法测定胃内尿素酶的活性;③血清学检查抗 Hp 抗体;④应用聚合酶链反应（PCR）技术测定 Hp-DNA。细菌培养是诊断 Hp 感染最可靠的方法。有研究发现,根除 Hp 对于减少溃疡的复发具有一定作用。

5. 胃镜检查　是消化性溃疡重要的诊断手段。目前,一般主张出血后 24~48 小时内做急诊内镜检查。内镜下消化性溃疡分为下列 3 期,每期又各分为 2 期。

（1）活动期（A 期）:①A1 期,圆形或椭圆形,中心覆盖白苔,周围炎症水肿明显;②A2 期,溃疡底白苔清晰,无出血,周围炎症水肿减轻。

（2）愈合期（H 期）:①H1 期,溃疡缩小,周边炎症消退,黏膜呈红色;②H2 期,溃疡变浅、变小,周围黏膜皱褶集中。

（3）瘢痕期（S 期）:①S1 期,溃疡白苔消失,新生黏膜呈红色（红色瘢痕期）;②S2 期,新生黏膜由红渐白（白色瘢痕期）。

四、辨病辨证

（一）西医辨病

根据《消化性溃疡中西医结合诊疗共识意见（2017 年）》,消化性溃疡的诊断标准:①典型的周期性和节律性上腹部疼痛;②上腹部局限性压痛;③典型的消化内镜下的溃疡表现,不能耐受内镜的采用 X 线钡剂造影,见溃疡龛影可以明确诊断。

【鉴别诊断】

1. 胃肠神经症　疼痛的发作常与精神状态有关,可伴有心悸、失眠、多梦、烦躁等精神神经症状,而缺乏溃疡病的典型节律,X 线及胃肠镜检查无器质性改变。

2. 慢性胃炎　慢性上腹不适或疼痛,没有明显的周期性与节律性特点。胃液分析示胃酸不高,萎缩性胃炎的胃酸偏低或缺如。可以通过胃镜及 X 线检查鉴别。

3. 慢性胆囊炎和胆石症　疼痛与进食油腻有关,且位于右上腹、并放射至背部。伴发热、黄疸的典型病例不难与消化性溃疡作出鉴别,而对症状不典型的患者进行鉴别需借助 B 超、CT 或内镜下逆行胆管造影检查。

4. 胃癌　多见于中年以上,临床表现不典型。对病史较短,进行性恶化,伴有明显消瘦、贫血,上腹部有包块,治疗效果差,大便潜血持续阳性者,通过胃镜及活检可以确诊。

（二）中医辨证

消化性溃疡根据发病特点,属于中医学"胃脘痛""吐酸""嘈杂"等范畴。邓铁涛认为,从脏腑的关系来看,病生于胃,受辱于肝,关键在脾。在古典医籍中多有论述。《素问·六元正纪大论》曰:"木郁之发……民病胃脘当心而痛。"《素问·至真要大论》云:"厥阴司天,风淫所胜……民病胃脘当心而痛。"《症因脉治·内伤胃脘痛》云:"内伤胃脘痛之因:饮食不节,伤其胃口,太阴升降之令,凝结壅闭,则食积之痛作。"《脉因证治》曰:"郁而生热,或素有热,虚热相搏,结于胃脘而痛。或有实积痰饮,或气与食相郁不散,停结胃口而痛。"明代张介宾较为详细地描述了嘈杂的临床表现："其为病也,则腹中空空,若无一物,似饥非饥,似辣非辣,似痛非痛,而胸膈懊憹,莫可名状。或得食而暂止,或食已而复嘈,或兼恶心,而渐见胃脘作痛。"张介宾进一步指出:"治怒气伤肝,因而气逆动火,致为烦热胁痛、胀满动血等证。"表明胃脘痛的发病与肝火犯胃有关。本病辨证应抓住以下要点。

1. 抓住证候特征辨证　消化性溃疡的发生,主要由外邪犯胃、饮食伤胃、情志不畅、脾胃素虚等,导致胃气郁滞,胃失和降,不通则痛。从疾病发展趋势来看,本病多易转为慢性,迁延难愈,具有正虚邪恋的特点,属本虚标实之证。

2. 抓住病位,随证候变化动态辨证　消化性溃疡起病隐匿,进展较慢,其病位在胃,但随其病情演变,可以波及他脏。发病初期,可因饮食不节,或外邪侵袭、气候突变,或先天禀赋不足、劳倦,或情志失调,损伤脾胃。饮食不节直接损伤脾胃;情志失调则肝气郁滞,若木郁而不达,疏泄失常,乘及土位,令中焦气机壅滞不通,脾胃升降失和,日久气血瘀阻,损伤胃络,终发为溃疡;久病多虚、多瘀。辨治之时,应随证候变化动态辨证。

3. 抓住本虚实质,辨清脾虚是根本　消化性溃疡特征性表现为中上腹疼痛,且疼痛具有长期反复发作、周期性及节律性的特点,春秋季多发。脾胃虚弱是消化性溃疡的根本原因,而邪之所凑,加剧其本虚,表现为虚实夹杂,为本虚标实之证;邪气不盛,久病,舌淡胖、有齿印、脉细弱者,乃脾胃虚弱之象。

4. 辨证与辨病相结合　消化性溃疡的病因有寒、热、饮食、劳倦、情志等,常与脾胃虚弱、饮食不节、情志所伤等相关。脾胃虚弱,脾胃气机壅滞,升降失常,"不通则痛";久病之后,可夹瘀、夹郁、夹热,若邪气诱发加重,属本虚标实。临床上,应在五诊指导下辨证,在纤维胃镜"望诊"基础上进行辨证。如溃疡面充血水肿、糜烂、点状出血,多为肝胃郁热、瘀热;如溃疡面淡红、水肿、久不愈合,多为脾胃虚弱。把五诊与五脏相关相结合,在辨证之时,可以病证相参,细辨标本虚实、阴阳盛衰,按病证遣方用药。

五、治疗

（一）中医辨证论治

胃腑以通为用,以降为顺。故治疗原则以通降为大法,具体包括理气、活血、降逆、散结、导滞、除湿、散寒、补虚等法。另外,在治疗过程中应以"不通则痛"和"不荣则痛"为辨证纲领,区分虚、实,施以不同论治方药。

1. 肝胃不和

主要证候:胃脘胀痛,痛连两胁,情绪变化则疼痛加剧,嗳气吐酸,心烦多梦,善太息,口苦食减,舌边赤,苔薄白,脉弦。

治法：疏肝理气,和胃止痛。

方药：柴胡疏肝散(《景岳全书》)加减。

加减：疼痛明显者,加延胡索、三七粉(冲服);嗳气明显者,加柿蒂、旋覆花、广郁金;烦躁易怒者,加牡丹皮、栀子;伴泛酸者,加海螵蛸、浙贝母;苔厚腻者,加厚朴、薏苡仁。胃镜下望诊,胃蠕动活跃或亢进者,加大芍药、甘草用量;溃疡呈圆形或椭圆形,中心覆盖黄苔或白苔,周围黏膜充血水肿者,加蒲公英、金银花、紫花地丁。

2. 脾胃虚寒

主要证候：胃脘隐痛,绵绵不止,喜温喜按,神疲乏力,四肢不温,泛吐清水,食少便溏,舌质淡胖,苔白润,脉沉迟或缓。

治法：温中散寒,健脾和胃。

方药：黄芪建中汤(《金匮要略》)加减。

加减：泛吐清水明显者,加姜半夏、陈皮、干姜;泛酸明显者,加黄连、吴茱萸、海螵蛸、瓦楞子;大便潜血阳性者,加炮姜炭、白及、仙鹤草。胃镜下胃黏液稀薄而多,用胃苓汤;溃疡继续变浅、变小,中心覆盖白苔,周围黏膜皱襞向溃疡集中者,加当归,以与黄芪、白芍相伍;胃蠕动缓慢,加枳实、白术。

3. 胃阴不足

主要证候：胃脘隐痛或灼痛,午后尤甚,或烦渴思饮,口燥咽干,食少,大便干,舌红,苔少而干,脉细数或弦细。

治法：健脾养阴,益胃止痛。

方药：一贯煎(《续名医类案》)合芍药甘草汤(《伤寒论》)加减。

加减：干呕者,加姜半夏、竹茹;反酸嘈杂似饥者,加煅瓦楞子、浙贝母;神疲乏力者,加黄芪、太子参;大便干燥者,加火麻仁、郁李仁;舌红光剥者,加玄参、天花粉;失眠者,加酸枣仁、合欢皮。胃镜下胃黏液量少黏稠,加浙贝母、瓜蒌;溃疡呈现红色瘢痕或白色瘢痕者,用香砂六君子汤善其后。

4. 胃络瘀阻

主要证候：胃脘部刺痛,痛有定处,食后或夜间痛增,痛而拒按,或伴吐血黑便,形瘦神疲,面色萎黄,肌肤甲错,舌质淡紫或有瘀斑,脉细涩。

治法：活血化瘀,通络止痛。

方药：丹参饮(《时方歌括》)合失笑散(《太平惠民和剂局方》)加减。

加减：兼气虚者,加黄芪、党参;泛酸者,加海螵蛸、浙贝母;患者呕血或黑便者,胃镜下见溃疡合并出血,加大黄炭、白及炭。

5. 寒热错杂

主要证候：胃脘灼痛,喜温喜按,口干苦或吐酸水,嗳气时作,嘈杂泛酸,四肢不温,大便时干时稀,舌淡或淡红,体胖有齿痕,苔黄白相间或苔黄腻,脉弦细。

治法:寒温并用,和胃止痛。

方药:半夏泻心汤(《伤寒论》)加减。

加减:畏寒明显者,加高良姜、香附;胃脘痞满者,加檀香、大腹皮;胃脘烧心者,合左金丸加减;嗳气者,加代赭石;嘈杂泛酸明显者,加煅瓦楞子、海螵蛸、浙贝母。

【方药应用】

(1)荆花胃康胶丸:2 粒 / 次, 3 次 /d,适用于肝气犯胃、寒热错杂与胃络瘀阻证。

(2)气滞胃痛颗粒:5g/ 次, 3 次 /d,适用于肝气犯胃证。

(3)三九胃泰颗粒:2.5g/ 次, 2 次 /d,适用于气滞夹湿热证。

(4)小建中颗粒:15g/ 次, 3 次 /d,适用于脾胃虚寒证。

(5)康复新液:10ml/ 次, 3 次 /d,适用于气阴两虚兼瘀血证。

(6)温胃舒胶囊:3 粒 / 次, 3 次 /d,适用于脾胃虚寒证。

(7)养胃舒胶囊:3 粒 / 次, 3 次 /d,适用于胃阴不足证。

(8)健胃愈疡片:4~6 片 / 次, 3 次 /d,适用于寒热错杂证。

(9)胃复春片:4 片 / 次, 3 次 /d,适用于脾虚气滞或胃络瘀阻证。

(10)阴虚胃痛片:6 片 / 次, 3 次 /d,适用于胃阴不足证。

(11)复方三七胃痛胶囊:3~4 粒 / 次, 3 次 /d,适用于胃络瘀阻证。

【针灸治疗】

1. 针灸疗法　主穴:中脘、足三里、内关、胃俞、脾俞、肾俞。配穴:肝胃不和,加肝俞、期门、膈俞、梁门、梁丘、阳陵泉,用泻法;饮食积滞者,加梁门、下脘、天枢、支沟,用泻法、强刺激;脾胃虚弱者,加章门,用补法,另外加灸脾俞、胃俞、下脘、气海、关元、天枢;胃阴不足者,加三阴交、太溪,用补法;胃热者,刺金津、玉液出血;胃寒者,主穴加灸;瘀血阻络者,加肝俞、期门、三阴交。1 次 /d, 10 天为 1 个疗程。

2. 中药穴位贴敷　①寒证:热敷方。取干姜、吴茱萸等调制成药膏外敷脐部或疼痛最明显处,外敷 1~2 次 /d,并配合红外线照射。②热证:寒敷方。取大黄、黄柏调制成药膏外敷脐部或疼痛最明显处,外敷 1~2 次 /d。

3. 穴位注射　双足三里各注射灯盏细辛注射液或丹参注射液 1ml。

(二)西医治疗

1. 降低胃内酸度　降低胃内酸度是缓解疼痛、促进溃疡愈合的主要措施。常用降低胃酸药物有以下几种。

(1)胃酸分泌抑制剂:①质子泵抑制剂(艾司奥美拉唑、泮托拉唑、雷贝拉唑、艾普拉唑、奥美拉唑、兰索拉唑等),标准剂量,每天 1~2 次;抑制胃酸作用强,多作为首选。②H_2受体拮抗剂(西咪替丁、雷尼替丁、法莫替丁、尼扎替丁等),标准剂量,每天2次。作用较质子泵抑制剂弱,因此多作为根除幽门螺杆菌的后续治疗和复发性溃疡的长程维持治疗。

(2)抗酸剂:多数为含铝或/及镁之化合物,常用的为铝碳酸镁、氢氧化铝等,主要利用其中和胃酸的能力等,一般用于短时改善症状及强化治疗协同给药,不做长期治疗。

通常胃溃疡疗程为6~8周,十二指肠溃疡疗程为4~6周。

2. 黏膜保护剂　黏膜保护剂是促进黏膜修复、提高溃疡愈合质量的基本手段。常用黏膜保护剂有铋剂(枸橼酸铋钾、胶体果胶铋等)、米索前列醇、复方谷氨酰胺、吉法酯、瑞巴派特、替普瑞酮等,标准剂量,每天3次。胆汁结合剂,适用于伴胆汁反流者,有考来烯胺、甘羟铝、铝碳酸镁等,后者兼有抗酸、黏膜保护作用,常用剂量是1次1g,1天3次内服。

3. 抗Hp治疗　对Hp阳性的消化性溃疡,无论初发或复发,有无并发症,均应根除Hp,这是促进溃疡愈合和防止复发的基本措施。推荐1种铋剂+1种质子泵抑制剂+2种抗菌药物组成的四联疗法。

此外,由于我国对抗菌药物的耐药率呈上升趋势,克拉霉素和氟喹诺酮类药物的耐药率较高,已经达到了限制其经验性使用的阈值,原则上不可重复应用;甲硝唑的耐药率也很高,治疗时应予足够剂量和疗程。四环素、呋喃唑酮、阿莫西林的耐药率低,治疗失败后不易产生耐药,可作为我国根除治疗方案中的优先选择药物,必要时可重复应用。

【急症处理】

1. 消化性溃疡并发大量出血　本急症应做内镜检查明确诊断,同时可采用内镜下止血措施,常用方法有喷洒止血药、注射肾上腺素或组织黏合剂、双极电凝以及金属夹机械止血,常用药物有去甲肾上腺素、组织蛋白胶、凝血酶、孟氏溶液、复方五倍子溶液等,且联合多种方法治疗有利于提高止血成功率。在内镜下局部止血的同时,对于活动性出血静脉推注注射用艾司奥美拉唑80mg,后以8mg/h持续泵入以取得较好的止血疗效,必要时使用生长抑素或其类似物减少内脏血流以止血。另外,还应注意补充血容量,维持循环系统功能,纠正酸中毒等。对于内科治疗无效的大出血,可考虑紧急外科手术或介入治疗。

2. 消化性溃疡并发穿孔　急性穿孔一经确诊就应紧急手术治疗,并在术前予以禁食,胃肠减压,放置胃管抽吸胃内容物,防止腹腔继续污染;并给予静脉输液,纠正水与电解质紊乱及酸碱失衡,使用抗生素以控制感染。对于慢性穿孔,由于周围组织及毗邻脏器的包绕,而可无膈下游离气体以及腹膜炎体征;可尝试严密观察下的内科保守治疗,一旦保守治疗无效,则进行外科治疗。

3. 消化性溃疡并发幽门梗阻　放置胃管连续抽吸胃内潴留物,以解除胃潴留和恢复胃张力；静脉输液，以纠正水、电解质代谢紊乱和代谢性碱中毒；并予积极的抗溃疡治疗。经短期内科治疗无效，则考虑瘢痕狭窄引起的溃疡，积极行外科手术治疗。

六、中西医结合思路

消化性溃疡属于中医学"胃脘痛""吐酸""嘈杂"等范畴。对于消化性溃疡的治疗，应采取病证结合，中西医结合治疗。

1. 西医为主，中医按需治疗　本病西医治疗的要点是降低胃酸、保护黏膜和根除 Hp。一般十二指肠溃疡或疼痛、反酸明显时，应以降低胃酸为主；而胃溃疡或胃脘不适、饱胀、嗳气明显时，则应以保护黏膜为主，同时兼顾其他的药物治疗。对于难治性溃疡，体虚，迁延反复或寒、热、瘀、湿证候明显者，可按需要给予辨证论治，予中成药或针灸治疗。对于 Hp 阳性者，应强调进行中西医结合根除 Hp 治疗。

2. 中医为主，西医对症治疗　按前述 5 个证型进行中医辨证论治，给予相应的中药方剂加减治疗；若患者有些症状不能迅速缓解，则可辅以西医对症治疗。如有精神紧张、抑郁、焦虑者，应予心理治疗，调整心态，疏导情志，必要时适当加用抗抑郁药；如有饮食不当致症状加重者，应避免刺激性饮食、烟酒和导致胃黏膜损伤药物；如有反酸疼痛或饱胀、嗳气显著者，则应分别给予抑酸解痉止痛药或促胃肠动力剂。这样使中医辨证联合西医对症治疗，常可收到标本兼治、立竿见影的效果。

3. 病证结合，中西医结合治疗　根据中医证型与黏膜病变的关系研究，对每个患者要进行具体的辨病与辨证，实行个体化治疗。如肝气犯胃证，多见于溃疡病早期或瘢痕期，以胃肠神经功能失调为主要表现，给予疏肝理气与调节功能相结合的治疗；寒热错杂证，多见于溃疡病急性活动期 Hp 阳性者，应给予健脾清热与除菌消炎相结合的治疗；瘀血阻络证，多见于溃疡充血明显，大便有出血倾向者，应给予活血化瘀与护膜止血相结合的治疗；胃阴不足证，多见于溃疡病活动缓解但仍有炎症反应或伴萎缩病变者，应给予养阴清热与改善微循环的治疗；脾胃虚寒证，多见于活动程度减轻趋向于愈合过程者，应给予温中散寒与促进愈合相结合的治疗。在病证结合治疗过程中，要灵活运用中西医结合原则，如根据辨证用西药治疗，或根据辨病用中药治疗等。

七、辨已病未病与调养

（一）辨已病未病

随着现代生活节奏的加快以及环境的改变，人们的工作越来越繁重，人际关系的紧张,不良的情绪,不良的生活习惯,使消化性溃疡的发病率日益升高。无论已病未病,都应养成良好的生活习惯,加强体育锻炼,积极疏导和调节不良情绪,保持情绪稳定,避免疲劳、过度紧张、焦虑、压抑、失眠等不良因素。对于已病者,定时进餐,食物以清淡、富营养、高热量、易消化为主,少食多餐,以免胃窦过度扩张刺激胃酸分泌,并充分咀嚼,以利于消化吸收;忌食酸辣、生冷、油炸、坚硬等刺激性食物或饮料,如烧烤类、油煎食物、浓茶、咖啡、酒类等;红烧肉、猪蹄等脂肪类食物可引起胃排空减慢,胃窦扩张,胃酸分泌增多,须适量食用。这些综合措施可在一定程度上起到预防作用。

（二）调养

消化性溃疡是一种常见病、多发病,中西医均有疗效确切的诊疗方案,但令人困扰的是该病易反复发作,而要避免或减少复发,自我调护尤为重要。饮食和情绪均与消化性溃疡有密切关系,自我调护应在消化性溃疡饮食原则指导下,结合自身情况,选择适合自身特点的饮食,同时患者应学会积极调节自身情绪,如此可以大大降低消化性溃疡的复发率。

八、临床验案

（一）国医大师邓铁涛诊治消化性溃疡验案

张某,男,52 岁,干部。上腹部间歇性疼痛 10 余年,伴吞酸嗳气,神差纳减。近月来症状加剧,发作频繁,饥饿则发,进食缓解。通过胃肠钡餐检查,诊为胃溃疡合并慢性肥厚性胃炎。胃小弯距贲门约 2cm 处,有一 0.9cm×1.6cm 椭圆形龛影。于 1972 年 2 月 3 日入院。入院时生命体征均正常。舌红,苔薄白,脉弦数。入院后曾单纯西药治疗 8 天,症状不减,疼痛加剧。X 线片提示龛影增大为 1.1cm×1.6cm,深约 0.9cm,累及浆膜层,说明溃疡病有所进展。经会诊,外科医师主张手术治疗,但患者不愿意接受手术治疗,要求中医诊治。

余初诊,舌淡暗,苔白厚浊,脉弦细。此为脾胃运化失职,气血湿浊郁滞所致。用健脾化湿浊方药治疗。(方略)

第 2 日二诊:胃痛甚,每半小时至 1 小时剧痛 1 次,腹胀、吞酸如故,但胃纳略有改善,大便溏,舌淡,苔白厚,脉沉细。以健脾疏肝化湿治之。处方:黄芪 12g,党参 12g,白术 12g,素馨花 6g,川黄连 2.4g,法半夏 9g,肉桂心 1.8g,鸡内金 9g,枳壳 6g,甘草 4.5g。一天 2 剂。另外为患者行按摩手法,点肩井穴,按后阵痛减轻、减少。

第 4 日三诊:痛减,发作次数亦少,自觉舒适,苔转薄,脉稍有力而弦。处方:柴胡 9g,白芍 12g,党参 12g,黄芪 12g,茯苓 15g,白术 12g,川黄连 2.4g,肉桂心 1.8g,

鸡内金 9g，麦芽 15g，甘草 4.5g。另田七末 3g 空腹冲服。上方加减连服 10 天。

10 日后四诊：腹痛已少发作，吞酸、嗳气亦大为减少，精神、胃口逐渐恢复，进食米饭无不良反应，大便已成形。继续守前法治疗，处方：黄芪 12g，党参 12g，茯苓 9g，白术 9g，法半夏 6g，柴胡 6g，川黄连 1.5g，肉桂 1.5g（焗），浙贝母 9g，炙甘草 4.5g，丹参 12g，海螵蛸 18g，饴糖 30g（冲服）。每天 2 剂。另田七末 3g 空腹冲服。

服上方 7 日后五诊：症状基本消失。为巩固疗效，守方续服。

7 日后六诊：改服下方。黄芪 15g，桂枝 15g，白术 9g，海螵蛸 8g，大枣 4 枚，炙甘草 6g，生姜 6g，饴糖 30g（冲服）。另田七末 3g 空腹冲服。共 10 剂。

10 日后七诊：无症状。复查 X 线片示龛影直径仅为 0.5cm。上方或去桂枝，或加白芍、陈皮、法半夏，或加麦芽、鸡内金等，继续连服 30 日。

30 日后八诊：见头晕、睡眠差，检查血压、五官均正常，舌质稍红，苔白而润、中心稍厚，脉弦细数。考虑肝盛所致，治宜和肝健脾。处方：太子参 15g，茯苓 12g，竹茹 12g，生牡蛎 15g，枳壳 9g，橘络 3g，墨旱莲 18g，女贞子 9g，熟枣仁 12g，甘草 4.5g。服药 3 剂。

3 日后九诊：头晕消失，睡眠亦好。乃改用四君子汤加柴胡、白芍、吴茱萸、黄芪等药连服。

共服药 64 天，龛影愈合出院，出院后继续服中药数月，以后数年断断续续服用中药，追踪 5 年，每年定期 X 线检查，溃疡未见复发。

【按】本例西医诊断为胃小弯上部溃疡合并肥大性胃炎，病灶较大，并累及浆膜层，中医辨证脾虚湿困兼有肝郁。因患者受手术谈话之影响，情志不舒，除脾虚之外，兼有肝气郁结。故治则除健脾化湿之外，仿左金丸法，用肉桂心代替吴茱萸，加素馨花、枳壳协助疏肝。且按摩后痛可缓解，使患者紧张情绪亦得以缓解，为进一步治疗创造良好的条件。以后按这一治疗方法处理。中期曾用黄芪建中汤，后期治疗仍以健脾疏肝为主。最后患者出现头晕，可能与服用黄芪建中汤触动肝阳有关，故予养肝肾潜阳兼以疏肝解郁。

（二）名医蒲辅周治疗消化性溃疡验案

吴某，男，42 岁，1962 年 9 月 12 日初诊。患者有胃病史已 13 年，秋冬、冬春之交，易发胃脘疼痛。经钡餐透视可见十二指肠球部有龛影，诊为十二指肠球部溃疡。最近胃痛，以空腹为重，精神不佳，大便正常，小便时黄。脉弦急，舌红、苔少黄。证属肝胃不和，治宜调和肝胃，投左金四逆散。药后胃痛稍减，大便不爽，小便稍黄，寐差，脉弦数，舌红苔黄腻。证属湿热尚盛、胃气未复，治宜调肝胃、清湿热。处方：炒苍术 4.5g，香附 4.5g，川芎 4.5g，焦栀子 4.5g，神曲 6g，厚朴 4.5g，炒枳壳 4.5g，茵陈 6g，郁金 4.5g，石斛 9g，广木香 1.5g，通草 3g，鸡内金 6g。

服药 3 剂,胃痛基本消失,食纳增加,脉缓有力,舌正、微有薄黄腻苔。续宜和胃,以资巩固。处方:赤石脂 30g,海螵蛸 30g,香橼 15g,炙甘草 30g,鸡内金 60g。共为细末和匀,每次服 1.5g,日服 2 次,白开水送下。

【按】本例证属肝失疏泄,横逆犯胃,用四逆散合左金丸加味,调和肝胃,胃痛减轻。因苔黄腻,大便不爽,小便黄,湿热盛,故加茵陈、焦栀子、通草以清湿热。药后胃痛基本消失,苔减,纳增,继用散剂缓调而巩固。所用之散剂,方用海螵蛸通血脉治血枯;赤石脂生肌调中;炙甘草生肌止痛;香橼疏肝理气;鸡内金能消水谷。综合全方,有祛瘀止痛、愈合溃疡之效。

(陈　斌)

参 考 文 献

1. 中华消化杂志编委会.消化性溃疡诊断与治疗规范(2016 年,西安)[J].中华消化杂志,2016,36(8):508-513.
2. 张声生,赵鲁卿.消化性溃疡的中医辨证分型与治疗[J].现代消化及介入诊疗,2011,16(4):252-255.
3. 中国中西医结合学会消化系统疾病专业委员会.消化性溃疡中西医结合诊疗共识意见(2011 年天津)[J].中国中西医结合杂志,2012,32(6):733-737.
4. 邓铁涛.邓铁涛医集[M].北京:人民卫生出版社,1995.

第三节　肠易激综合征

肠易激综合征(irritable bowel syndrome,IBS)是临床上最常见的一种胃肠道功能紊乱性疾病,是包括腹痛、腹胀不适或以大便习惯改变为主要特征,并伴大便性状异常,持续存在或间歇发作,而又缺乏形态学和生物化学异常改变等可用器质性疾病解释的一组临床症状。

肠易激综合征是一种世界范围内常见的功能性胃肠病,总体患病率为 10%~15%,但在世界范围内相差较大,在西方发达国家普遍流行,如欧美 IBS 的人群患病率为 10%~22%,我国为 5.7%~7.3%。患者以青壮年居多,女性患病率是男性的 1.1~2.6 倍,发病年龄主要集中在 20~40 岁。IBS 属消化专科门诊多见病种,国内占消化门诊患者的 25%~50%,且多呈慢性病程。IBS 对患者的生活质量和社会活动有明显负面影响,并直接或间接地消耗大量的医疗保健资源。

肠易激综合征在中医学中没有明确的病名,根据主要临床表现目前多将其归于"泄泻""腹痛""便秘"等疾病。其中,以腹痛、腹部不适为主症者,应属于中医"腹痛"范畴;以大便粪质清稀为主症者,应属于中医"泄泻"范畴;以排便困难、粪便干结为主症者,应属于中医"便秘"范畴。

一、病因病机

本病多由外感时邪,劳倦内伤,医源性或毒食所伤,饮食不节,情志失调,导致脏腑气血失调,产生气滞、血瘀、寒、湿、热等病理产物,形成本虚标实之势,或日久失治,病及脾肾。

1. **外感时邪**　风、寒、湿、热等外邪内侵,邪气客于脾胃、大肠,影响脾胃运化及升清降浊功能,或气滞于内而生腹痛,或糟粕内停而致便秘,或通降失常而成泄泻。

2. **劳倦内伤**　长期劳倦内伤,脾胃功能受损,脾气衰弱,运化失司,以致泄泻,升降失职,而致腹痛便秘。

3. **医源性或毒食所伤**　手术、化疗、药物及某些食物都使脏腑受损,或脾胃、或肝肾、或大小肠,都会导致腹痛、泄泻、便秘或秘泻交替。

4. **饮食不节**　嗜食肥甘厚味,辛辣生冷,食不定时,以致脾胃受损,运化失司,水谷精微不能正常吸收,反滞肠中,发为泄泻;或脾胃气机受损,升降失职,而为腹痛便秘。

5. **情志失调**　长期精神紧张、抑郁气恼,以致肝气郁滞,脾胃功能受阻遏,运化功能失常而泄泻、腹痛。肝旺阴虚,脾胃阴津受损,津不下润,以致肠燥便秘腹痛。肝气抑郁,气机升降失调,以致腹痛、腹胀。

6. **脾肾阳虚**　久泻久病,伤及肾脏,肾阳受损,肾气不固,二阴固摄失职而为泄泻;命门火衰,火不暖土则脾肾俱虚。

二、五脏相关与病机转化

中医认为,肝属木,主疏泄,性喜条达而恶抑郁;脾属土,为后天之本,主运化,以升为健。脾的运化有赖于肝的疏泄功能,若情志不遂、经常抑郁恼怒,则使肝气不疏,横逆乘脾,致脾气不运,土虚木乘,脾气不升,不能正常运化水谷精微,使湿浊内生留滞于体内,肠腑传导失司,通降不利,则水反为湿,谷反为滞,清浊相混而下,水走肠间,遂成泄泻,则有腹痛、腹泻及肠鸣;同时,肝气郁滞使脾气不升,上下气机不畅,则肠间糟粕运行减慢,致使便秘;脾虚日久,水谷不能正常运化为精微物质营养周身,则会导致肾阳虚衰,同时也会损及肾阴,脏腑气血阴阳俱亏则难愈。(图 6-3-1)

三、临床表现

(一)症状

肠易激综合征主要临床表现是腹部不适或腹痛,与排便相关。根据罗马Ⅳ

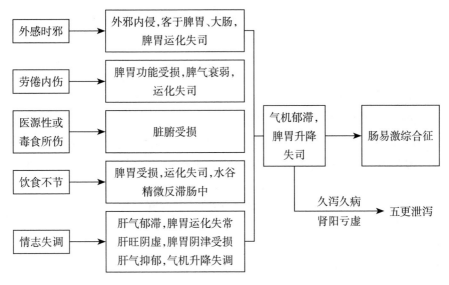

图 6-3-1 肠易激综合征病因病机示意图

诊断标准,肠易激综合征的主要症状包括腹痛发作频率、腹痛伴排便异常、排便后腹痛缓解及黏液便等。腹部不适或腹痛以下腹部为多,也可呈游走性、局限性或弥漫性,性质、程度各异,但不会进行性加重,发作和持续时间不定,常在排气或排便后缓解。腹泻多在晨起时,约 1/3 患者因进食诱发,一般每日 3~5 次左右,粪便量正常,便质多呈稀糊状,可混有黏液,多无脓血,便秘往往伴有便后不尽感;部分患者出现腹泻与便秘交替,粪便混有较多黏液,早期间断发作,后期发展为持续性,甚至长期依赖泻药。IBS 患者常有消化不良症状,近半数患者有胃灼热、早饱、恶心、呕吐等上消化道症状,或伴有非结肠源性症状和胃肠外症状,如慢性盆腔痛、性功能障碍和风湿样症状等。

IBS 起病通常缓慢、隐匿,间歇性发作,有缓解期;病程长,但不影响全身健康状况;症状的出现或加重,与精神因素或遭遇应激事件有关,部分患者尚有不同程度的心理精神异常表现。症状虽有个体差异,对于某一具体患者则多为固定不变的发病规律和形式。

(二)体征

患者一般情况良好,可有腹部压痛,直肠指检可发现肛门痉挛和痛感。

(三)理化检查

对初诊的肠易激综合征患者,应在详细采集病史和进行体格检查的基础上有针对性地选择辅助检查。

一般情况良好、具有典型 IBS 症状者,粪便常规(红、白细胞,隐血试验,寄生虫)为必要的检查,诊断较明确者可试行诊断性治疗并进一步观察。

有警报症状和体征者[如新近出现持续性的大便习惯(频率、形状)改变或发作形式改变或症状逐步加重],有大肠癌家族史者,年龄≥40 岁者,应行结肠镜检查或钡剂灌肠检查,以排除器质性疾病。

对诊断可疑和症状顽固、治疗无效者,可行血钙检测、甲状腺功能检查、乳糖氢呼气试验、72 小时粪便脂肪定量、胃肠通过时间测定、肛门直肠压力测定等,对其动力和感知功能进行评估,指导调整治疗方案。

其他常规辅助检查,如全血细胞计数、粪便潜血及镜检、粪便培养、肝肾功能、红细胞沉降率等检查,腹部超声检查和消化系统肿瘤标志物检测。必要时行腹部 CT 扫描。

四、辨病辨证

(一)西医辨病

肠易激综合征的特点是缺乏形态学改变和生化异常,因此无法以客观的实验室和器械检查指标作为诊断依据,诊断只能建立在症状学基础上。目前,主要的诊断依据有以下几种。

1. Manning 标准(适用于流行病学调查以及与器质性疾病相鉴别)

(1)腹痛伴排便后缓解。

(2)腹痛伴大便频率增加。

(3)腹痛伴稀便。

(4)腹胀。

以上症状在同一患者身上表现越多,越支持 IBS 的诊断。

2. 罗马Ⅳ标准(《肠易激综合征中西医结合诊疗共识意见(2017 年)》推荐)　反复发作的腹痛,近 3 个月内平均发作至少每周 1 日,伴有以下 2 项或 2 项以上。

(1)与排便相关。

(2)伴有排便频率的改变。

(3)伴有粪便性状(外观)改变。

诊断前症状出现至少 6 个月,近 3 个月符合以上诊断标准。

3. 罗马工作小组提出了以 Bristol 大便性状分型作为 IBS 亚型的分型标准(《肠易激综合征中西医结合诊疗共识意见(2017 年)》推荐)

(1)IBS 便秘型(IBS-C):>1/4(25%)的排便为 Bristol 粪便性状(图 6-3-2)1 型或 2 型,且 <1/4(25%)的排便为 Bristol 粪便性状 6 型或 7 型。

1型	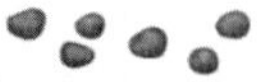	分散的干球粪，如坚果（很难排出）
2型	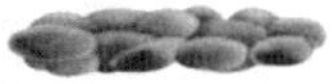	腊肠状，成块
3型	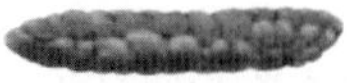	腊肠状，表面有裂缝
4型	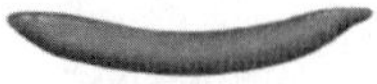	腊肠状或蛇状，光滑而柔软
5型	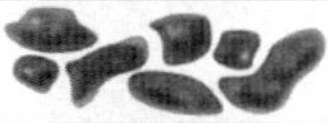	柔软团块，边缘清楚（容易排出）
6型	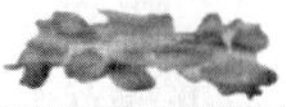	软片状，边缘毛糙，或稀便
7型	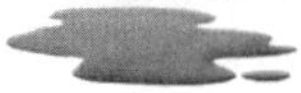	水样便，无固形成分

图 6-3-2 Bristol 粪便性状分型

（2）IBS 腹泻型（IBS-D）：>1/4（25%）的排便为 Bristol 粪便性状 6 型或 7 型，且 <1/4（25%）的排便为 Bristol 粪便性状 1 型或 2 型。

（3）IBS 混合型（IBS-M）：>1/4（25%）的排便为 Bristol 粪便性状 1 型或 2 型，且 >1/4（25%）的排便为 Bristol 粪便性状 6 型或 7 型。

（4）IBS 不定型（IBS-U）：患者符合 IBS 的诊断标准，但其排便习惯无法准确归入以上 3 型中的任何一型，故称之为不定型。

【鉴别诊断】

1. 慢性细菌性痢疾 两者均有不同程度的腹痛及黏液便等肠道症状。但慢性细菌性痢疾往往有急性细菌性痢疾病史，于大便、消化道内镜等检查时索取标本进行培养可分离出痢疾杆菌，必要时可进行诱发试验，即对有痢疾病史或类似症状者，口服泻剂导泻，然后检查大便常规及大便培养，若培养阳性者为痢疾；IBS 大便常规及培养均正常。

2. 溃疡性结肠炎 两者均具有反复发作的腹痛、腹泻、黏液便等症状。IBS 虽反复发作，但一般不会影响全身健康情况；溃疡性结肠炎往往伴有不同程度的消瘦、贫血等全身症状。对于溃疡性结肠炎，结肠内镜检查可见结肠黏膜粗糙，接触易出血，有黏液血性分泌物附着，多发性糜烂、溃疡或慢性黏膜充血、水肿，甚至形成息肉；活检以黏膜炎症反应为主，同时有糜烂、隐窝脓肿及腺体排列异常和上皮的变化；X 线钡剂灌肠显示有肠管变窄、缩短、黏膜粗乱、肠袋消失和假性息肉等改变。而 IBS 镜下仅有轻度水肿，无出血、糜烂及溃疡等改变；黏膜活检正常；X 线钡剂灌肠无阳性发现，或结肠有激惹征象。

3. 结肠癌或消化道肿瘤 腹痛、腹泻是结肠癌的主要症状，特别是直肠癌,除腹痛、腹泻外,常伴有里急后重或排便不畅等症,这些症状与 IBS 很相似。但结肠癌常伴有便血,后期恶性消耗症状明显,直肠指检及内镜检查有助于诊断。年龄在 40 岁以上,有肠道肿瘤家族史、新近发病者,应详查其大肠,以排除癌症。

4. 慢性胆囊炎及胆石症　可使胆道运动功能障碍,引起发作性、痉挛性右上腹痛,与 IBS 结肠痉挛相似。但慢性胆道疾患疼痛多发生在饱餐之后,尤其是脂肪餐;B 超、X 线胆道造影检查可明确诊断。

（二）中医辨证

1. 辨病证分型　根据 IBS 的腹痛、腹泻、便秘及腹泻便秘交替出现的临床表现,将其分为腹痛型、腹泻型、便秘型及腹泻便秘交替型。①腹痛型:主要由于情志长期抑郁不舒,肝气郁结,不得疏泄,乘脾犯胃,脾胃功能受损,中气不足,胃失和降,以致肠道气机阻滞,升降失调,不通则痛;以腹部攻撑作痛,嗳气、矢气后痛减,得食遇寒加重,或腹部隐隐作痛,喜温喜按为证候特征。②腹泻型:多由脾、胃、大小肠功能失调所致。气机不畅者,多见腹痛即泻,且与情志变化有关;脾胃虚弱者,则大便时溏时泄,稍进油腻食物则大便次数增加;脾肾阳虚者,则会出现五更泻。③便秘型:由气滞不行,燥热内结,阴津亏损所致。气滞不行或脾胃虚弱、中气不足者,多见大便秘结,数日一行;燥热内结或阴津亏损,可见大便硬结难下,如羊屎状或栗子状;肝郁痰结则见便秘夹黏液。④腹泻便秘交替型:表现为腹泻与便秘交替出现,因肝郁脾虚,气机不调,导致脾不健运,湿邪郁滞,寒热互结,升降失常,以致大肠传导失司。

2. 辨脏腑病位　IBS 病位在肠腑,发病主要与肝胆的疏泄、脾胃的运化和升清降浊及肾的温煦、主司二便的功能失调有关。IBS 的发病与情志相关,情志失调使肝失疏泄、气失条达而壅滞,横逆乘脾,进而损伤脾胃,导致肝郁脾虚;脾气虚弱者,水谷运化失司,清阳不升,浊阴不降,则产生气滞、湿阻、痰瘀、食积等,因虚致实,出现脾虚湿困、气滞血瘀的表现;IBS 患者一般病程漫长,多久病不愈,久病脾虚化源衰少则五脏之精亦少,肾藏不足则真阳亏虚不能温煦脾阳,最终导致脾肾阳虚,继而阳损及阴,津液不行,大肠传导失司,出现阴虚肠燥的表现。

3. 辨标本虚实　肝郁是本病致病的关键,而脾虚则是根本。脾虚一方面可使肝郁进一步加重,另一方面则可形成湿、热、瘀、痰等病理产物,同时脾虚进一步发展又可致脾肾亏虚。故应抓住本病虚实夹杂的实质,结合阴阳及脏腑盈亏的变化,进行辨证。肝郁则气滞,此为邪实。肝郁犯脾,损伤脾胃,脾失运化,脾之升清、胃之降浊功能失职,肠道传导失司,故出现腹痛、腹泻、便秘等脾胃虚弱的表现。脾虚日久,一方面可形成湿、热、痰、瘀等病理产物,另一方面脾气不运,气血化生乏源,心肝血虚,阴液不足,致肠道津枯,腑气不通,故出现腹痛、便秘的邪实表现,以标实为主。疾病日久,易化火损气耗津,出现气虚津亏,也可耗伤脾肾阳气,表现出腹泻与便秘交替出现的寒热互结、虚实夹杂证候。

五、治疗

(一)中医辨证论治

遵照"虚则补之,实则泻之"的原则。实者以通、下为法,多予疏肝解郁,行气导滞,泄热导滞;虚者以补、固涩为法,则着重益气健脾,温阳补肾,涩肠止泻。

1. 肝郁气滞

主要证候:大便干结,或不甚干结,欲便不得出,或便而不爽,肠鸣矢气,腹痛腹胀,嗳气频作,胸闷不舒,喜善太息,得嗳气或矢气则胀痛酌减,每于情志不畅时症状加重,舌淡红,苔薄白,脉弦。

治法:疏肝解郁,行气导滞。

方药:六磨汤(《证治准绳》)加减。

常用木香调气止痛;沉香降气;乌药顺气;大黄、槟榔、枳实破气行滞。

加减:腹部胀痛甚者,加厚朴、莱菔子理气;便秘腹痛,舌红苔黄,气郁化火者,加黄芩、栀子、决明子、芦荟清肝泻火;七情郁结、忧郁寡欢者,加白芍、柴胡、合欢皮解郁;气逆呕吐者,加半夏、陈皮、代赭石。

2. 肝郁脾虚

主要证候:腹痛即泻,泻后痛减,每因抑郁恼怒或情绪紧张时发作,急躁易怒,善叹息,频嗳气,纳少泛恶,平素多有胸胁胀闷,舌淡胖、边有齿痕,苔薄白,脉弦细。

治法:抑肝扶脾。

方药:痛泻要方(《丹溪心法》)加减。

常用白术补脾燥湿以治土虚;白芍柔肝缓急止痛,与白术相配,于土中泻木;陈皮理气燥湿,醒脾和胃;防风升清止泻。全方共奏补脾柔肝,祛湿止泻之效。

加减:腹部胀满疼痛,嗳气甚者,加木香、郁金、香附疏肝理气止痛;神疲乏力、纳呆,脾虚甚者,加党参、茯苓、白扁豆、鸡内金以益气健脾开胃;久泻反复发作,加乌梅、焦山楂、甘草酸甘敛肝,收涩止泻。

3. 脾虚湿阻

主要证候:腹痛隐隐,大便时溏时泻,水谷不化,多于劳累或受凉后发作或加重,稍进油腻之物,则大便次数增多,神疲纳呆,面色萎黄,四肢倦怠,舌淡,苔白腻,脉细弱。

治法:健脾益气,化湿止泻。

方药:参苓白术散(《太平惠民和剂局方》)加减。

常用人参、白术、茯苓益气健脾渗湿;山药、莲子肉益气健脾止泻;白扁豆、薏苡仁健脾渗湿;砂仁醒脾和胃,行气化湿;桔梗宣利肺气,通调水道,又载药上行;甘草健脾和中,调和诸药。

加减:久泻不止,中气下陷,或兼有脱肛者,可用补中益气汤以益气健脾,升阳止泻;纳少者,加麦芽、鸡内金以健脾消食和胃;兼痰湿者,加半夏、陈皮以燥湿化痰。

4. 脾胃湿热

主要证候:腹痛泄泻,泻下急迫或泻而不爽,粪色黄褐而臭,肛门灼热,烦渴引饮,口干口苦,小便短黄,舌红,苔黄腻,脉濡数或滑数。

治法:清热利湿,分利止泻。

方药:葛根芩连汤(《伤寒论》)加减。

常用葛根解表清热,升阳止泻;黄芩、黄连清热燥湿;甘草甘缓和中,调和诸药。

加减:腹部胀痛甚者,加木香行气止痛;夹食滞者,加山楂、神曲、麦芽以消食导滞;湿邪偏重者,加藿香、厚朴、茯苓、泽泻健脾祛湿;时值夏暑,症见发热头重,烦渴自汗,小便短赤者,可用新加香薷饮合六一散表里同治。

5. 脾肾阳虚

主要证候:晨起腹痛即泻,腹部冷痛,得温痛减,形寒肢冷,腰膝酸软,不思饮食,舌淡苔白,脉沉细。

治法:温肾健脾,固涩止泻。

方药:附子理中汤(《太平惠民和剂局方》)合四神丸(《内科摘要》)加减。

常用附子、干姜温中祛寒;人参补气健脾;白术益气健脾燥湿;甘草益气健脾、缓急止痛;补骨脂补肾助阳,温脾止泻;肉豆蔻温中涩肠;吴茱萸温脾暖胃散寒;五味子固肾涩肠;生姜、红枣温补脾胃,鼓舞运化。

加减:若年老体衰,久泻不止,中气下陷,加黄芪、党参益气健脾;泻下滑脱不禁,或虚坐努责者,可改用真人养脏汤涩肠止泻;脾虚肾寒不甚,反见心烦嘈杂,表现寒热错杂证候,可改服乌梅丸。

6. 肠道燥热

主要证候:大便硬结难下,腹部胀痛,口干口臭,面红心烦,或有身热,小便短赤,舌红,苔黄燥,脉数。

治法:泻热导滞,润肠通便。

方药:麻子仁丸(《伤寒论》)加减。

常用大黄、厚朴、枳实泄热通腑;火麻仁、杏仁、蜂蜜增液以润肠通便;芍药养阴和营。

加减:津液已伤者,加生地黄、玄参、麦冬以滋阴生津;兼痔疮便血者,加地榆、槐花以清肠止血;兼郁怒伤肝,易怒目赤者,加决明子、芦荟以清肝通便;燥热不甚,或药后大便不爽者,可用青麟丸以通腑缓下。

【方药应用】

1. 消胀片 健脾清热,降气消胀;主要成分为黄芩、白术、党参、枳实等。口服,一次 3~4 片,一日 3 次。

2. 胃肠舒片 活血生肌,消炎止痛;主要成分为救必应、醋延胡索、大黄等。口服,一次 3~5 片,一日 3~4 次。

【针灸疗法】

1. 毫针刺法 主穴:足三里、天枢、上巨虚、阴陵泉、大肠俞。配穴:湿热伤中者,配内庭、曲池;脾胃虚弱者,配脾俞、胃俞;肝郁乘脾,配肝俞、太冲;肾阳虚者,配肾俞、命门、关元;便秘甚者,可配便秘之效穴支沟;精神心理症状明显者,配神门、内关。

2. 灸法 穴位:足三里、关元、气海、神阙、天枢、脾俞、胃俞、肝俞、肾俞、大肠俞等。可选择艾炷灸、艾条灸或温灸器灸。脾胃虚弱、脾肾阳虚者效尤佳。

3. 穴位贴敷 贴敷部位:双侧足三里、天枢、关元、大肠俞、脾俞、肝俞、肾俞、上巨虚、阴陵泉等。根据患者证候特点,选定穴位后,局部消毒,将自制的穴位贴敷剂置于穴位上,再用胶布进行固定,贴敷后可稍加压刺激。

(二)西医治疗

本病的治疗目的是改善症状,提高生活质量,包括药物治疗、饮食调养和精神心理行为干预。治疗原则:在建立良好医患关系基础上,根据疾病严重程度进行分级治疗,根据症状类型进行对症治疗。

1. 建立良好的医患关系 最有效、最经济的 IBS 治疗方法,也是所有治疗方法得以有效实施的基础。

2. 饮食调养 限制的食物种类包括富含 FODMAP(可发酵的寡糖、双糖、单糖和多元醇)等成分的食物;高脂肪、辛辣和重香料的食物;咖啡因。高膳食纤维素食物可能对便秘有效,但对腹痛和腹泻不利。

3. 药物治疗

(1)解痉药:可改善腹泻型 IBS 患者总体症状,对腹痛疗效较明显,包括选择性肠道平滑肌钙通道阻滞剂(匹维溴铵、奥替溴铵)和离子通道调节剂(曲美布汀)。

(2)止泻药:洛哌丁胺适用于有进餐后腹泻和 / 或排便失禁症状的患者;其他包括地芬诺酯(苯乙哌啶)、蒙脱石散等。

(3)导泻药:可用于缓解便秘型 IBS 的便秘症状,如渗透性泻剂(聚乙二醇)、高渗性泻剂(乳果糖、山梨醇)、容积性泻剂(欧车前制剂、甲基纤维素)。

(4)肠道感觉、动力调节剂:非多托嗪能降低内脏敏感性,有效缓解 IBS 患者的腹痛症状；氯谷胺能促进结肠转运，缩短结肠转运时间，增加排便频率，降低内脏高敏感性；生长抑素及其类似物，如奥曲肽，可缓解躯体和内脏疼痛；促胃肠动力药，如多潘立酮、莫沙必利。

（5）益生菌：调整宿主肠道菌群平衡，某些可降低内脏的高敏感性和炎症反应，对改善 IBS 症状有一定疗效，可作为 IBS 患者的二线用药。

（6）抗抑郁药：对于常规治疗效果不佳或伴有明显精神症状者可试用；小剂量三环类抗抑郁药物和 5- 羟色胺再摄取抑制剂可以缓解 IBS 总体症状。

4. 心理和行为干预治疗　认知治疗是 IBS 治疗中的必要环节；标准心理及催眠疗法对部分 IBS 患者具有一定疗效。

六、中西医结合思路

肠易激综合征属于中医"泄泻""腹痛""便秘"等范畴。情志失调、饮食不节、外感时邪、劳倦内伤等伤及脏腑，导致脏腑气血失调，产生气滞、血瘀、寒湿、湿热，形成本虚标实之势，或日久失治，病及脾肾，而呈现一派虚象。情志失调，肝失疏泄，气机郁滞，致通降失常，传导失司，糟粕内停，则腹胀、大便秘结；肝郁乘脾，或外感时邪、饮食不节致脾胃受损，运化失司，则见腹胀、腹痛、腹泻；久则伤及肾脏，致脾肾阳虚，失其温煦。这是本病出现腹胀、腹痛、腹泻、便秘的发病机理。本病为本虚标实之证，脾虚为其根本。治疗遵照"虚则补之，实则泻之"的原则，实者以疏肝解郁、行气导滞、泄热导滞为法，虚者以益气健脾、温阳补肾、涩肠止泻为法。无论虚实，遣方用药均不忘顾其根本之脾胃。肠易激综合征的西医治疗以改善症状、提高患者生活质量为目的，以综合治疗为主，根据患者的症状，给予解痉止痛、止泻、导泻、促肠动力、降低内脏高敏感性等治疗。另外，IBS 患者往往同时伴有心理和精神障碍，社会心理因素等也会影响 IBS 患者的临床表现和治疗效果，因此在治疗过程中，建立良好的医患关系，适当加用抗抑郁药物，进行认知行为治疗，对 IBS 患者的治疗至关重要。肠易激综合征属于非器质性疾病，采用中西医结合治疗的方式，集中西医两法之所长，可有效提高 IBS 的治疗效果。

七、辨已病未病与调养

（一）辨已病未病

近年来，肠易激综合征的发病率呈逐渐升高的趋势，严重影响了患者的生活质量。在社会发展、进步的同时，迎面而来的是各种挑战，在高强度、高压力工作和生活的同时，规律饮食，适时地进行放松，加强身体锻炼，增强体质，可有效地预防疾病的发生。

（二）调养

1. 合理饮食,以清淡、易消化食物为主,避免暴饮暴食、过食辛辣厚味之品、大量饮酒等。

2. 起居有常,注意调节情绪,保持心情舒畅,加强身体锻炼。

八、临床验案

全国老中医药专家周福生治疗肠易激综合征验案

某女,38 岁,因反复腹痛、腹胀 1 年余就诊。患者反复腹痛、腹胀 1 年余,腹泻、便秘交替出现,伴心烦,胸闷不舒,纳差,失眠多梦,平素多因情志不遂诱发和加重。曾在某医院间断服用中西药治疗,效果不明显。症见:精神抑郁,多疑易惊,形体消瘦,腹平软、轻压痛,舌胖质暗红、苔薄黄,脉细弦。检查血、大便常规及培养等均未见异常,肝、胆、脾 B 超及电子结肠镜检查未见器质性病变。西医诊断:肠易激综合征。中医诊断:腹痛;证属肝郁脾虚,气滞血瘀。治宜疏肝健脾、理气活血,佐以养心安神。处方 7 剂,每天 1 剂,水煎服。

白术 15g,延胡索 15g,乌药 15g,白芍 15g,合欢皮 10g,防风 10g,木香 10g（后下）,藿香 10g,麦芽 30g,首乌藤 30g,丹参 20g。

二诊:服药后症状明显好转,腹痛消失,大便次数减少、成形,纳食、睡眠均可。继续调理 1 个月,巩固疗效。半年后随访。

【按】本例西医诊为肠易激综合征,中医辨证为肝郁脾虚、气滞血瘀。患者平素体虚,脾失健运,肝木横犯脾土,气机升降失常,脾气不升则腑气不通,故见腹泻、便秘交替出现,且因情志不遂诱发使病情加重;心神不宁,失眠多梦,舌胖质暗红、苔薄黄,脉细弦,均为脾虚夹瘀夹滞之象。方中白术、白芍、防风乃取痛泻要方意,用以健脾柔肝;藿香祛湿止泻;木香、延胡索、乌药疏达肝气,调畅胃肠气机;合欢皮、首乌藤、丹参补养阴血,养心安神。诸药合用,共奏安神宁心和胃之功。

（熊文生）

参 考 文 献

1. 陈志强,杨关林 . 中西医结合内科学［M］.3 版 . 北京:中国中医药出版社,2016.

2. Arnstein Mykletun, Felice Jacka, Lana Williams, et al.Prevalence of mood and anxiey disorder in self reported irritable bowel syndrome（IBS）: An epidemiological population based study of women［J］.BMC Gastroenterology, 2010（10）: 88.

3. 陈灏珠,林果为,王吉耀 . 实用内科学:全 2 册［M］.14 版 . 北京:人民卫生出版社,2013.

4. Sykes MA, Blanchard EB, Lackner J, et al.Psychopathology in irritable bowel syndrome support

for a psychophysiological model [J].Journal of Behavioral Medicine, 2003, 26 (4): 361-372.

5. 葛均波,徐永健,王辰.内科学 [M].9 版.北京:人民卫生出版社,2018.

6. Douglas A Drossman.Functional Gastrointestinal Disorders: History, Pathophysiology, Clinical Features, and Rome Ⅳ [J].Gastroenterology, 2016, 150 (6): 1262-1279.

7. 中国中西医结合学会消化系统疾病专业委员会.肠易激综合征中西医结合诊疗共识意见 (2017 年) [J].中国中西医结合消化杂志, 2018, 26 (3): 227-232.

8. 胡品津,谢灿茂.内科疾病鉴别诊断学 [M].6 版.北京:人民卫生出版社,2014.

9. YA McKenzie, RK Bowyer, H Leach.British Dietetic Association systematic reviw of systematic reviews and evidence-based practice guidelines for the dietary management of irritable bowel syndrome in adults (2016 update) [J].Journal of Human Nutrition and Dietetics, 2016, 29 (5): 549-575.

10. 陈冠林,罗琦,陈坚雄.周福生中医学验传薪 [M].北京:中国中医药出版社,2012.

第四节　急性胰腺炎

急性胰腺炎（acute pancreatitis, AP）是胰腺的急性炎症过程,在不同程度上波及邻近组织和其他脏器系统。其临床表现为急性起病,上腹疼痛,可有呕吐,发热,心率加快,白细胞计数上升,血、尿和腹水淀粉酶水平升高以及不同程度的腹膜炎体征。急性胰腺炎的发病机制迄今未完全明确,因此给本病的治疗带来很大困难。急性胰腺炎可分为轻症急性胰腺炎（mild acute pancreatitis, MAP）和重症急性胰腺炎（severe acute pancreatitis, SAP）两型。MAP 指患者可有极轻微的脏器功能紊乱,没有严重腹膜炎体征和严重的代谢功能紊乱,临床恢复顺利;SAP 指患者有脏器功能障碍或衰竭、代谢功能紊乱或出现胰腺坏死、脓肿、假囊肿等局部并发症,可出现腹膜炎体征、皮下瘀斑等,临床经过凶险,总体死亡率达 5%~10%。

根据本病的病因、发病部位及临床特点,急性胰腺炎应属中医"腹痛"范畴。据《灵枢·厥病》载:"腹胀胸满,心尤痛甚,胃心痛也……痛如以锥针刺其心,心痛甚者,脾心痛也。"症状的描述与 AP 的临床表现比较符合。

一、病因病机

中青年及女性多发,冬春季、节假日多发。病因主要与胆道疾病、过量饮酒、暴饮暴食、高脂血症及情绪变化等因素有关。

1. 酒食不节　过食辛辣肥甘,暴饮暴食,饮酒过度,导致肝胆疏泄失司,胃肠腐熟传导失司,实热内积,湿热邪毒壅积,腑气不通。

2. 虫石内积　蛔虫上扰或肝胆湿热、胆汁郁结煎熬成石,肝胆失于疏泄,通降受阻,阻塞胆腑气机,不通则痛。

3. 跌仆损伤　外部创伤（可为医源性）致胰腺受损,腑气不通,血瘀气滞。

4. 情志不舒　情志不畅,或暴怒伤肝,或忧思多虑,致肝气郁结或脾失健运,不通则痛。

5. 感受外邪　外感六淫之邪,传里化热,热郁中焦,里热积滞,因热致瘀,热毒血瘀互结。

二、五脏相关与病机转化

急性胰腺炎病性以里、实、热证为主;病位在脾、胃、肝、胆,并涉及心、肺、肾、脑、肠;病机演变以湿、热、瘀、毒蕴结中焦而致脾胃升降传导失司,肝失疏泄为中心,基本病机为“不通则痛”。可分为初期、进展期、恢复期。初期正盛邪轻,多为气滞邪壅。进展期正盛邪实,多为湿热内蕴、瘀毒互结、邪热内陷、上迫于肺、热伤血络,成气血逆乱之危症。瘀毒互结是病情加重及变证的病理基础,重症急性胰腺炎存在着“邪从热化,热从燥化”的病机特点。恢复期正虚邪恋,多伴气血阴阳不足。（图6-4-1）

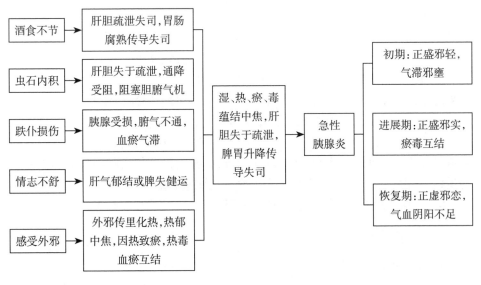

图6-4-1　急性胰腺炎病因病机示意图

三、临床表现

（一）症状

1. 腹痛　95%的AP患者有腹痛,多呈突然发作,与饱餐、酗酒有关。腹痛性质为持续性刀割样；腹痛以上腹为多，其次为右或左上腹，脐周和下腹部极少见，50% 患者的腹痛可向左背部放射；疼痛时屈曲体位和前倾体位可使疼痛缓解。

2. 发热 发热由胆道感染或胰腺炎症、坏死组织的吸收等引起。多为中度发热，少数为高热，一般持续 3~5 天。如发热不退或逐日升高，尤其持续 2~3 周以上者，要警惕胰腺脓肿可能。

3. 恶心呕吐 多数患者有恶心、呕吐。酒精性胰腺炎患者的呕吐常于腹痛时出现，胆源性胰腺炎患者的呕吐常于腹痛发生后出现。呕吐物为胃内容物，重者可混有胆汁，甚至血液。恶心、呕吐的发生可能是机体对腹痛或胰腺炎症刺激的一种防御性反射，也可由肠胀气、肠梗阻或腹膜炎等引起。

4. 黄疸 病情比较轻的 AP 可无黄疸。胆道感染、胆石症可引起胆总管梗阻，形成黄疸；AP 合并胰腺脓肿，或胰腺假囊肿压迫胆总管，或合并肝损害等情况也可出现黄疸。

（二）体征

1. 压痛 MAP 患者有腹部的深压痛，但与患者自觉症状不成比例；SAP 可出现腹肌紧张、压痛、反跳痛，即腹膜刺激征。

2. 腹块 10%~20% 的患者可在其上腹部扪及块状物。块状物常为急性胰腺假囊肿或胰腺脓肿，一般见于起病后 4 周或 4 周以后。

3. 假性肠梗阻 大多数患者有持续 24~96 小时的假性肠梗阻。

4. 皮下瘀斑 出现在 SAP 患者两胁部者，称格雷 - 特纳征（Grey-Turner 征），是由于血性液体从肾旁间隙后面渗透至腰方肌后缘，然后再通过肋腹部筋膜流到皮下；出现在脐部者，称卡伦征（Cullen 征），是由于后腹膜出血渗入镰状韧带，随后由覆盖于韧带复合体周围的结缔组织进入皮下。

5. 其他 如手足搐搦、气急、胸腹水等。

（三）并发症

1. 局部并发症

（1）急性液体积聚：发生于 AP 病程的早期，位于胰腺内或胰周，无囊壁包裹的液体积聚。急性液体积聚多会自行吸收，少数可发展成胰腺假囊肿或胰腺脓肿。

（2）胰腺坏死：胰腺实质的弥漫性或局灶性坏死，伴有胰周脂肪坏死。根据有无感染，胰腺坏死又可分为感染性坏死和无菌性坏死。增强 CT 是目前诊断胰腺坏死的最佳方法。

（3）胰腺假囊肿：多见于 SAP。为急性胰腺炎后形成的有纤维组织或肉芽囊壁包裹的胰液积聚。常在发病后 3~4 周时出现,与 SAP 患者饮食开放过早有一定关系。囊肿通常位于腹中部或左上腹(胰腺体尾部)。囊肿可引起压迫症状,体格检查常可扪及肿块,血淀粉酶水平常持续增高。假囊肿可破裂,造成慢性胰源性腹水,腹水中淀粉酶和脂肪酶的含量均明显增高,且可破入胸腔,进入后腹膜、纵隔,甚至颈部。

（4）胰腺脓肿:发生于急性胰腺炎胰腺周围的包裹性积脓,含少量或不含胰腺坏死组织。见于 SAP 的后期,发生在发病后 4 周或 4 周以后。

2. 全身并发症

（1）低血压及休克:SAP 患者常有低血压及休克,表现为烦躁不安,皮肤苍白、湿冷,呈花斑状,脉搏细弱,血压下降。

（2）消化道出血:可表现为呕血或便血。呕血是应激性溃疡或胃黏膜糜烂,或胃黏膜下多发性脓肿引起;便血可由胰腺坏死穿透横结肠引起,便血者预后极差。

（3）细菌及真菌感染:SAP 患者的机体抵抗力低下,极易发生感染。感染一般出现在起病后 2 周至 2 个月内。有胰周脓肿、腹腔脓肿、败血症,以及呼吸道、泌尿道、输液导管感染等。早期病原菌以革兰氏阴性菌为主,如大肠杆菌;后期常为双重或多重细菌感染。大量使用广谱抗生素造成严重菌群失调,加上明显低下的机体抵抗力,极易引起真菌感染。常见病原菌有白念珠菌和酵母菌。感染的发生率与胰腺的坏死程度成正比,直接死于严重感染者约占 AP 的 5%~7%。

（4）慢性胰腺炎和糖尿病:慢性胰腺炎与胰腺腺泡大量破坏、胰腺外分泌功能不全有关;糖尿病与胰腺 β 细胞破坏、胰岛素分泌减少有关。

（5）代谢异常:SAP 时可有下列代谢异常。①低钙血症:约 30%~60% 的患者出现本症,当血钙 <1.75mmol/L(7mg/dl),且持续数天,预后多不良。②高脂血症:约 20% 的患者可发生高脂血症,甚至产生脂肪栓塞。③糖代谢异常:约50% 的患者出现暂时性高血糖,30% 的患者有糖尿,偶可发生糖尿病酮症酸中毒或高渗性昏迷;有 1%~5% 的患者并发低血糖。

（6）多器官功能衰竭:可包括心功能不全、肾功能不全、呼吸功能不全等。

（四）理化检查

1. 实验室检查

（1）血淀粉酶测定:AP 起病 6 小时后,血淀粉酶 >500U/L(Somogyi 单位)。

（2）血脂肪酶:AP 早期就有脂肪酶水平的升高。脂肪酶诊断 AP 的敏感性和特异性均可达到 100%。

（3）血象:白细胞总数和分类计数均增高,重者有血细胞比容降低。

（4）血钙：AP 时，血钙值的明显下降提示胰腺有广泛的脂肪坏死。

2. 辅助检查

（1）X 线：胸腹部平片对判断有无胸腔积液、肠梗阻有帮助。

（2）超声检查：B 超扫描可显示出胰腺呈弥漫性、均匀增大，外形饱满，界限模糊，内部回声减弱。

（3）腹部 CT 和 MRI：增强 CT 扫描能确切地显示胰腺的解剖结构，可确定急性胰腺炎是否存在及其严重程度，以及有无局部并发症，鉴别囊性或实质性病变，判断有无出血坏死，评价炎症浸润的范围。有助于 MAP 和 SAP 的鉴别和预后判别。MRI 检查对胰腺炎的诊断相似于 CT。MRI 还可通过胆胰管造影判断有无胆胰管梗阻。

四、辨病辨证

（一）西医辨病

急性胰腺炎的诊断标准：①急性发作的上腹痛伴上腹部压痛，或加上腹膜刺激征；②血和 / 或腹水、胸腔积液中淀粉酶水平升高达到实验室标准；③影像学（超声、CT 等）或手术发现胰腺炎症、坏死等间接或直接的改变。

具有上述第 1 项在内的 2 项以上标准，并排除其他急腹症后，如消化性溃疡合并穿孔、肠系膜动脉栓塞以及异位妊娠破裂等，诊断即可成立。

【鉴别诊断】

1. 消化性溃疡急性穿孔　有较典型的溃疡病史，腹痛突然加剧，腹肌紧张，肝浊音界消失。X 线透视见膈下有游离气体等可资鉴别。

2. 胆石症和急性胆囊炎　常有胆绞痛史，疼痛位于右上腹，常放射到右肩部，墨菲征（Murphy 征）阳性，血及尿淀粉酶水平轻度升高。B 超及 X 线胆道造影可明确诊断。

3. 急性肠梗阻　腹痛为阵发性，腹胀，呕吐，肠鸣音亢进，有气过水声，无排气，可见肠型。腹部 X 线片可见液气平面。

4. 心肌梗死　有冠心病病史，突然发病，有时疼痛限于上腹部。心电图显示心肌梗死图像，血清心肌酶水平升高；血、尿淀粉酶水平正常。

（二）中医辨证

急性胰腺炎发病早期，多属里证、热证、实证及阳证，或表现为肝郁气滞之证，或为肝胆湿热之证，或为胃肠热结之证。随着病情的发展，则瘀腐成脓，形成以胰腺脓肿、胰周脓肿为代表的脏腑痈疡证；上溢胸膈，侵及下焦，形成流注痈疡证；若毒邪入血，耗血动血，迫血妄行，则可影响凝血机制的平衡，伤及胃络，导致热瘀血证(如 DIC、消化道出血等)。病情进一步发展,则为本病的危重阶段——脏衰证期。此时,三阴三阳、五脏六腑皆受病,主要表现为内闭外脱、亡阴、亡阳诸证。上述病程若得到控制,可转入恢复期,此时正虚邪伤,或气阴两虚,或脾胃不和,或湿热留恋等,经有效治疗可趋痊愈。

五、治疗

(一) 中医辨证论治

急性胰腺炎以疏肝理气、清热利湿、通里攻下、活血化瘀解毒、扶正祛邪为基本治则。急性期(初期、进展期)治以疏肝理气、清热利湿、通腑泄热、活血解毒;恢复期以调理脾胃、疏肝化湿为主,兼祛余邪。

1. 急性期

(1)肝郁气滞

主要证候:中上腹阵痛或窜痛,或向左季肋部、左背部窜痛;腹胀、矢气则舒,可无发热;情志抑郁,急躁易怒,善太息,恶心或呕吐,嗳气呃逆,舌淡红,苔薄白或薄黄,脉弦紧或弦数。

治法:疏肝理气通腑。

方药:柴胡疏肝散(《景岳全书》)合清胰汤加减。

常用柴胡、香附、炒枳壳、白芍、陈皮、川芎、生大黄(后下)、法半夏、黄芩、延胡索、郁金、丹参、檀香、砂仁(后下)、甘草。

(2)肝胆湿热

主要证候:上腹胀痛拒按,或腹满胁痛,发热口渴,口干口苦,身目发黄,黄色鲜明,呃逆恶心,倦怠乏力,大便秘结或呈灰白色,小便短黄,舌质红,苔黄腻或薄黄,脉弦数。

治法:清利肝胆湿热。

方药:茵陈蒿汤(《伤寒论》)合龙胆泻肝汤(《医方集解》)或清胰汤加减。

常用茵陈、龙胆、大黄(后下)、栀子、柴胡、枳实、木香(后下)、黄连、延胡索、黄芩、车前子、通草、生地黄、当归。

(3)腑实热结

主要证候:腹痛剧烈,甚至从心下至少腹痛满不可近,恶心呕吐,日晡潮热,口干口渴,小便短赤,有痞满燥实坚征象,舌质红,苔黄厚腻或燥,脉洪大或滑数。

治法:清热通腑攻下。

方药:大柴胡汤(《伤寒论》)合大承气汤(《伤寒论》)加减。

常用柴胡、枳实、半夏、黄芩、生大黄(后下)、芒硝(冲)、白芍、栀子、连翘、桃仁、红花、厚朴、黄连。

（4）瘀热（毒）互结

主要证候：腹部刺痛拒按，痛处不移，或可扪及包块，或见出血，皮肤青紫有瘀斑，发热夜甚，口干不渴，小便短赤，大便燥结，舌质红或有瘀斑，脉弦数或涩。

治法：清热泻火，祛瘀通腑。

方药：泻心汤（《伤寒论》）或大黄牡丹皮汤（《金匮要略》）合膈下逐瘀汤（《医林改错》）加减。

常用大黄、黄连、黄芩、当归、川芎、桃仁、红花、赤芍、延胡索、生地黄、丹参、厚朴、炒五灵脂、牡丹皮、水牛角（先煎）、芒硝（冲）。

加减：毒热重者，酌情加用黄连解毒汤、犀角地黄汤、清胰解毒汤、安宫牛黄丸。

（5）内闭外脱

主要证候：脐周剧痛，呼吸喘促，面色苍白，肢冷抽搐，恶心呕吐，身热烦渴多汗，皮肤可见花斑，神志不清，大便不通，小便量少甚或无尿，舌质干绛，苔灰黑而燥，脉沉细而弱。

治法：通腑逐瘀，回阳救逆。

方药：小承气汤（《伤寒论》）合四逆汤（《伤寒论》）加减。

常用生大黄（后下）、厚朴、枳实、熟附子、干姜、甘草、葛根、赤芍、红花、生晒参（另炖）、代赭石（先煎）、生牡蛎（先煎）。

以上诸证加减用药 黄疸重者，加茵陈；热重者，加蒲公英、败酱草、紫花地丁、金银花、栀子、连翘；食积者，加焦三仙、莱菔子；大便不通者，加芒硝；口渴明显者，加生地黄、玄参；腹胀明显者，加莱菔子、瓜蒌；痛甚，加延胡索；瘀重者，加三棱、莪术；呕吐重者，加法半夏、紫苏梗、竹茹；便血或呕血者，加三七粉、茜草根；汗多亡阳者，加龙骨、牡蛎；因胆道蛔虫病引起者，加乌梅、苦楝根皮、使君子；表现为结胸里实证者，加甘遂、芒硝。

2. 恢复期 根据正虚邪恋，主要表现为瘀留伤正，或见肝脾不和、肝胃不和、热灼津伤、胃阴不足之证，宜以调理脾胃、疏肝化湿为治则。临床据余邪性质及气血阴阳虚损的不同辨证施治，方用平胃散、柴胡疏肝散、桃仁六君子汤、养胃汤等。

3. 其他疗法

（1）中药灌胃、肠：生大黄15g，胃管内灌注或直肠内滴注，每日2次。可有效防止肠功能衰竭及细菌移位，提高临床疗效，减少并发症，降低死亡率。其他常用药物有芒硝、甘遂、丹参、牡丹皮、赤芍、栀子、柴胡、黄芩等。

（2）外敷治疗：腹部外敷，芒硝、金黄散（金黄膏），每天2次，必要时增加次数。可保护胰腺,减少渗出。

【方药应用】

1. 常用方剂　①疏肝理气类:四逆散、柴胡疏肝散。②清热泻下类:大柴胡汤、大承气汤、小承气汤、增液承气汤、调胃承气汤、柴芍承气汤。③清热利湿类:龙胆泻肝汤、茵陈蒿汤、清胰汤、茵陈承气汤。④凉血解毒类:安宫牛黄丸、黄连解毒汤、犀角地黄汤、清营汤、大黄牡丹皮汤。⑤健脾和胃类:平胃散、六君子汤、养胃汤。⑥活血化瘀类:血府逐瘀汤、膈下逐瘀汤、失笑散、丹参饮、桃仁承气汤。

2. 常用中成药及中药注射剂

(1)中成药:①六味安消胶囊,组成有土木香、大黄、山柰、寒水石(煅)、诃子、碱花。功能和胃健脾,导滞消积,行血止痛。适应证:胃痛胀满、消化不良、便秘,属于脾失健运,水谷不化,食积停滞证。口服,每次3粒,每天3次。②安宫牛黄丸,组成有牛黄、麝香、珍珠、黄连、郁金、栀子、雄黄、朱砂等。功能清热解毒,镇惊开窍。用于神昏谵语。口服,一次1丸,一日1次;小儿3岁以内一次1/4丸,4~6岁一次1/2丸,一日1次;或遵医嘱。

(2)中药注射剂:①血必净注射液,为红花、赤芍、川芎、丹参、当归等中药材提取物,主要成分为红花黄色素A等。功能活血化瘀、疏通经络、溃散毒邪。主治腹腔内感染,或因感染、创伤、烧伤等引起的多器官功能障碍综合征(瘀毒互结、邪毒内陷证)的器官功能受损期及衰竭早期。②丹参注射液,主要成分为丹参。功能活血化瘀,通脉舒络。适用于伴有瘀血阻滞者(如伴有高脂血症、高黏血症、高凝血症、急性弥散性血管内凝血等)。

【针灸疗法】常用穴有足三里、下巨虚、内关、胆俞、脾俞、胃俞、中脘等。一般采用强刺激,也可电刺激。临床尚可酌情选取公孙、神阙、天枢、合谷、章门、气海、内庭、阳陵泉、期门、血海、膈俞、太冲、膻中等,以增强疗效。

(二)西医治疗

1. MAP以内科治疗为主

(1)抑制胰腺分泌:①禁食及胃肠减压,可减少胰腺分泌。对于MAP,经过4~7天,当疼痛减轻、发热消退、白细胞计数及血尿淀粉酶水平降至正常后,即可先给予少量低脂流质,数日后逐渐增加低脂低蛋白饮食。若有复发表现,需再度禁食。②乙酰胆碱受体拮抗剂:山莨菪碱(654-2)为最常用,每天用量应根据腹痛情况而定。③H_2受体拮抗剂或质子泵抑制剂:抑制胃液分泌以保护胃黏膜,以及减少胰腺分泌。④生长抑素及类似物:具有多种内分泌活性,可抑制胃液分泌;抑制胰腺的外分泌,使胰液量、碳酸氢盐、消化酶分泌减少;抑制多种激素的释放;降低门脉压和脾血流量等。被认为对胰腺细胞有保护作用,可阻止急性胰腺炎的进展。生长抑素,首剂 250μg 加入 10% 葡萄糖溶液 20ml 中缓慢静脉推注,继而 3~6mg 加入 10% 葡萄糖溶液 500ml 中静脉滴注,维持 12~24 小时。奥曲肽,首剂 0.1mg 加入 10% 葡萄糖溶液 20ml,静脉缓慢注射;继而 0.6mg 溶于 10% 葡萄糖溶液 500ml,维持治疗 12~24 小时。

（2）抑制胰酶活性,减少胰酶合成:①抑肽酶,可抑制肠肽酶,应早用,剂量宜大。参考剂量,第一天 50 000U/h,总量 100 000~250 000U,随后 10 000~20 000U/h,疗程 1~2 周。②加贝酯,为一种非肽类蛋白酶抑制剂,对胰蛋白酶、磷脂酶 A_2 等均有极强的抑制作用,另外对奥迪括约肌有松弛作用。用法:100mg 加入 250ml 注射液内,每 8 小时 1 次,3 天;症状减轻后 100mg,1 次 /d,均经静脉滴注,滴速为 1mg/（kg·h）,不宜超过 2.5mg/（kg·h）,疗程 7~10 天。用药期间要注意皮疹及过敏性休克。③乌司他丁,为一种蛋白酶抑制剂,可以抑制胰蛋白酶等各种胰酶。此外,它还有稳定溶酶体膜、抑制溶酶体酶的释放、抑制心肌抑制因子产生和炎症介质释放的作用。用法为 100 000U+10% 葡萄糖溶液 500ml,静脉滴注,1~2 小时内滴完,1~3 次 /d。

（3）镇痛:重症急性胰腺炎患者常有明显疼痛,甚至可因疼痛而引起休克,因此镇痛对患者很重要。常用的有 654-2 或哌替啶肌内注射,0.1% 普鲁卡因溶液静脉滴注,但一般不用吗啡。

（4）抗生素的应用:胆源性 AP 可选用氨基糖苷类、喹诺酮类、头孢菌素类及抗厌氧菌药物,其他病因的轻型 AP 也可不用。

2. SAP 的治疗

（1）内科治疗:①禁食和胃肠减压:可减少胰腺分泌,减少胃液的刺激及减轻肠胀气和肠麻痹;SAP 患者,禁食至少 2 周,过早进食会导致胰腺假性囊肿的发生。②肠内营养（EN）:能维持肠屏障功能,防止肠道衰竭,降低了总的并发症（包括脓毒症）的发生。③应用广谱高效抗生素:是预防和治疗感染并降低 SAP 死亡率的关键。SAP 患者应及早应用抗生素治疗,且至少维持 14 天。抗生素必须有强大的杀灭、抑制作用,并兼顾厌氧菌,可选用第三代头孢菌素或碳青霉烯类（如亚胺培南）以降低胰腺坏死后感染。④抗休克:SAP 患者常有大量体液丢失,而造成有效血液循环量减少,引起胰腺微循环灌注减少而加重胰腺组织的坏死,因此应及时补足血液循环量,纠正水、电解质及酸碱平衡紊乱。常用胶体液（鲜血、血浆、白蛋白）和晶体溶液（平衡液、代血浆）,用量需根据患者的血压、心率、神志、尿量等指标综合考虑。

（2）手术适应证:①胆道梗阻,且病程 <3 天;②急性病程稳定,且水、电解质及酸碱平衡基本正常;③胰腺脓肿或假囊肿;④诊断未定,疑有穿孔或肠坏死。

（3）内镜治疗:对疑有胆源性胰腺炎的患者实行早期（发病后 24~72 小时

内）经内镜逆行胆胰管成像（ERCP）检查及治疗已达成共识,可使重症胆源性胰腺炎患者病情迅速改善。

六、中西医结合思路

AP发病急,变化快,并发症多,目前单纯用中医药治疗AP的报道很少,多采用中西医结合非手术治疗为主,既发挥了中医中药的作用,体现了中医辨证论治及整体观念的特点,又发挥了西药针对性强的优势,对提高AP治疗效果、减少并发症的发生有着重要的临床意义。中西医结合治疗急性胰腺炎在预防感染、抑制胰腺分泌、减少胃肠道腺体分泌、维持机体内环境稳定、支持脏器功能、促进胃肠道功能恢复、减少肠道毒素和肠道细菌易位、清热解毒等方面具有显著作用。在病程早期应禁食、胃肠减压及西药止痛,抑酶、抗炎、纠正水电解质及酸碱平衡紊乱,同时分期治疗,初期采用大承气汤,后期应预防胰腺周围及腹腔感染,以清热解毒,佐以通里攻下为治法,用清胰汤,胃管注入或口服。

七、辨已病未病与调养

（一）辨已病未病

AP强调未病先防,注重预防与调摄相结合。避免暴饮暴食及进食过多的脂肪食物,尽量避免过度饮酒,积极治疗胆道疾病及其他可以引起AP的各种疾病。

（二）调养

对于AP患者,应尽量查明原因,防止复发。应注意补充营养物质、电解质、维生素等,密切观察患者的各种变化,及时处理。

八、临床验案

全国老中医药专家许鑫梅诊治急性胰腺炎验案

罗某,女,79岁。2015年11月2日第一诊。患者于7小时前暴饮暴食,后感剑突下疼痛,无放射痛,无恶心呕吐,无腹泻腹胀,无恶寒发热。约2小时后出现全腹胀痛,以脐周为甚,伴恶寒。血象:白细胞计数 22.41×10^9/L,中性粒细胞百分比89%。查血淀粉酶1 869U/L,肌酐94mmol/L。全腹CT平扫:考虑急性胰腺炎合并周围蜂窝织炎,伴胆囊炎可能。就诊时患者神清,精神一般,全腹胀痛,以脐周为甚,无肩背放射痛,咳嗽,咳白色黏痰,恶寒,无发热,无冷汗出,无恶心呕吐,无胸闷胸痛,无心悸气短,无头晕头痛;口干口苦,纳眠可,尿少;大便今日未解,平素2~3日一行,质干结。近期体重未见明显变化。查体:体温36.7℃,

脉搏 109 次 /min，呼吸 28 次 /min，血压 155/93mmHg。右下肺可闻及少量细湿啰音，心率 109 次 /min，律齐，各瓣膜未闻及杂音，腹平坦，全腹压痛，反跳痛，腹部无包块，肠鸣音消失。舌红，苔稍黄腻，脉沉细数。

中医诊断：腹痛，脾胃湿热证。

西医诊断：急性胰腺炎合并周围蜂窝织炎。

处方：拟"大柴胡汤"加减。大黄 10g，柴胡 6g，枳实 15g，黄芩 10g，法半夏 10g，白芍 15g，生姜 10g，甘草 6g。

复方黄槐灌肠剂 150ml，加温水 50ml 灌肠，通腑泻浊。

2015 年 11 月 5 日二诊：患者神志清，精神尚可，无腹痛、腹胀，无发热恶寒，无心慌、心悸，夜眠尚可。查体：腹平软，全腹无明显压痛及反跳痛，肝脾肋下未及，肠鸣音正常，4 次 /min。舌红，苔稍黄腻，脉沉细数。血象：白细胞总数 12.99×10^9/L，中性粒细胞百分比 83.7%。血淀粉酶恢复正常。现患者一般情况好，予以停禁食，嘱清流饮食，中药以清热通腑为法，守前方。

2015 年 11 月 9 日三诊：患者神志清，精神尚可，无腹痛，无恶心呕吐，无发热恶寒，流质饮食，进食后未见腹痛腹泻，夜眠尚可，大便昨日 1 次，小便正常。查体未见明显异常。舌红，苔黄厚腻，脉沉细数。复查腹部 CT：①考虑急性胰腺炎合并周围蜂窝织炎较前有所好转；②考虑胆囊炎。复查胸片：左下肺见小钙化灶，双下肺盘状肺不张，双侧少量胸腔积液。现患者一般情况尚可，病情较前好转。中药以清热化湿理气为法，其中黄芩、蒲公英、芦根清热，枳壳、大腹皮、木香、白术健脾理气通腑，赤芍活血，泽兰、薏苡仁利湿，广藿香、法半夏化湿。具体方药如下：黄芩 10g，白术 30g，枳壳 10g，大腹皮 20g，蒲公英 30g，芦根 20g，赤芍 20g，木香 10g，薏苡仁 20g，泽兰 15g，广藿香 15g，法半夏 10g。

2015 年 11 月 12 日四诊：患者神志清，精神可，无腹痛，胃纳尚可，进食后未见明显腹痛，无发热恶寒，无咳嗽咳痰，大便不成形、量少，小便正常。查体未见明显异常。舌红，苔厚腻，脉沉细数。患者一般情况尚可。中药以健脾养阴化湿为法，其中太子参、白术、茯苓健脾益气，石斛养阴，鸡内金、麦芽消食，蒲公英、芦根、石菖蒲、佩兰清热化湿，甘草调和诸药。具体方药如下：太子参 30g，白术 30g，茯苓 15g，石斛 20g，鸡内金 30g，蒲公英 30g，芦根 20g，石菖蒲 20g，佩兰 10g，甘草 6g，麦芽 30g。

【按】本患者脾胃素虚，加之平素饮食不节，嗜食肥甘及难消化食物，损伤脾气，致脾失健运。脾主运化功能失司，水湿内生，湿热内蕴，湿热互结肠道，致腑气不通，不通则痛，故见腹部疼痛。本病病位在脾胃，病性属本虚标实，积极治疗，预后一般。在疾病的不同阶段，辨证施治，急性期以清热利湿、通腑泻浊为法；恢复期主要表现为瘀留正伤，以健脾养阴化湿为法。

（兰绍阳）

参 考 文 献

1. 中华医学会消化病学分会胰腺疾病学组,《中华胰腺病杂志》编辑委员会,《中华消化杂志》编辑委员会.中国急性胰腺炎诊治指南(2013,上海)[J].中国实用内科杂志,2013,33(7):530-535.

2. 陈灏珠,林果为,王吉耀.实用内科学:全2册[M].14版.北京:人民卫生出版社,2013.

3. 中华中医药学会脾胃病分会.急性胰腺炎中医诊疗专家共识意见[J].中华中医药杂志,2013,28(6):1826-1831.

4. 杨晋翔,韩海啸,张学智,等.急性胰腺炎的中医药研究现状及思路[J].北京中医药,2008,27(5):348-350.

5. 中国中西医结合学会普通外科专业委员会.重症急性胰腺炎中西医结合诊治指南(2014年,天津)[J].临床肝胆病杂志,2015,31(3):327-331.

第五节 溃疡性结肠炎

溃疡性结肠炎(ulcerative colitis,UC)是一种病因不明的慢性非特异性炎症性肠病,以溃疡为主,病变主要限于直肠、结肠黏膜及黏膜下层,呈连续性非节段性分布,且直肠和远端结肠受累多见,也可向近端扩展,甚至遍及整个结肠。临床主要表现为腹痛、腹泻、黏液脓血便、里急后重,部分患者有发热、贫血、体重减轻等全身表现。发病可缓渐或突然发生,多数患者反复发作,病程呈慢性经过,发作期与缓解期交替。本病可发生于任何年龄,男女发病率无明显差异。国内尚缺乏对本病流行病学方面的系统调查,一般认为发病率较国外低,总体上人群发病率为(2~10)/10万。本病发病有种族差异,白人的发病率高于有色人种(约为4∶1),白人中的犹太人发病率较非犹太人高。

溃疡性结肠炎属于中医学"腹痛""泄泻""痢疾""肠风""脏毒"范畴。

一、病因病机

中医学认为,脾胃主管饮食的受纳、腐熟、消化与吸收;小肠主管分清别浊,吸收精微物质;大肠功专传导糟粕,排出大便。溃疡性结肠炎的病因为外感风、湿、暑、热之邪,或脾胃素虚,或饮食不节,或思虑劳倦过度,或忧思恼怒、情志不遂,致湿邪蕴于大肠,气血与之相搏结,气机郁滞,肠道功能失职,脉络受损而发病。

1. 外邪侵袭 外邪主要有风、热、暑、湿,其中以湿最常见。感受湿邪,脾失健运,湿热或寒湿蕴于大肠,气血与之相搏结,肠道传导失司,脉络受损,气血凝滞,化腐成脓而痢下赤白。伤及气分,则为白痢;伤及血分,则为赤痢;气血俱伤,则为赤白痢。

2. 饮食不节 嗜食肥甘醇酒或辛辣之品,酿生湿热,湿热与气血相搏结,化为脓血;或素嗜生冷,中阳受损,湿从寒化,大肠气机受阻,气血与寒湿相搏,化为脓血,亦可致痢下赤白。

3. 七情内伤 情志不遂或忧思恼怒,肝失疏泄,气机郁结,横逆犯脾,大肠传导失司,气滞血瘀,化腐成脓,故腹痛、里急后重、便脓血;脾失健运,气机升降失常,大肠传导失司,故腹泻与便秘交替。

4. 脾肾素虚 先天禀赋不足或久病体虚,脾阳不足或肾阳亏虚不能温煦脾阳,以致脾肾阳虚,水谷清浊不分并下注大肠,故见大便溏薄,甚至水样便,洞泄不止,缠绵难愈。

二、五脏相关与病机转化

本病病位在脾胃与大小肠,与心、肝、脾、肺、肾五脏相关,尤以肝、脾密切相关,且各脏腑之间在生理上相互依存,在病理上相互影响。心为脾之母,心神失养、心气不足,损伤肠和脾胃,运化功能失司,故出现下痢、腹痛等不适。肝失疏泄,气机不畅,克制脾土,肝郁脾虚,大肠传导失司,通降不利,使糟粕与气滞血瘀互结而致病。脾胃受损,中阳不足,湿浊不化,郁而化热,血脉瘀阻,血败肉腐而发病。肺与大肠相表里,肺之病变可传至大肠,两者在气机升降之间相互配合,保持气机调畅,若肺气亏虚,大肠亦虚,固涩作用减弱,津液输布异常,下痢频发。脾胃为后天之本,病情反复,迁延不愈,累及肾脏,导致肾阳亏虚或肾气不足,下痢不止。

病理性质有寒、热、虚、实之不同,且演变多端。以脾虚、肾虚为本,寒、湿、热、气滞、血瘀等为标。发作期以标实为主,或虚实相兼;缓解期则以本虚为主。若患者表现以泄泻为主,久之则耗伤气阴,暴泻无度,可成气阴两衰,而最终成亡阴、亡阳之变;如便脓血,甚或利下鲜血,则可导致阴血亏虚,气随血脱而成厥脱危候。(图6-5-1)

三、临床表现

本病临床表现轻重不一,多数起病缓慢,病程可为持续性或发作期与缓解期交替。过度疲劳、感冒、全身性感染、食物过敏、妊娠、手术、精神创伤、甲状腺功能亢进等可使病情加重或成为诱发因素。

(一)症状

1. 消化道症状

(1)腹泻:为本病主要症状。炎症刺激使肠蠕动增加,肠道水钠吸收障碍,故患者一般都有腹泻,且腹泻次数取决于病变轻重和广泛程度。轻者每日2~4

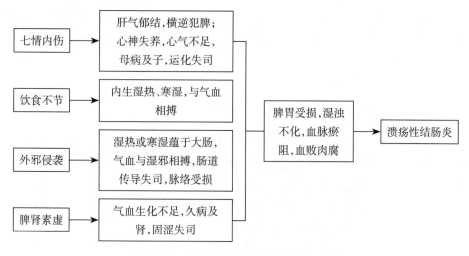

图 6-5-1　溃疡性结肠炎病因病机示意图

次；重者达每日 10~30 次，可致失水、电解质紊乱。粪质含黏液、脓血，也可只排黏液便和脓血而无粪质。大便带血多见，偶呈全血便。病变限于直肠时，表现为大便表面带血；病变广泛时，血混于粪便中。

（2）腹痛：疼痛多位于左下腹或下腹，可涉及全腹，多为阵发性痉挛性绞痛，一般为轻至中度腹痛。轻症患者或缓解期可无腹痛或仅有腹部不适；重症患者合并中毒性巨结肠或并发腹膜炎，可有持续剧烈腹痛。腹痛呈"疼痛—便意—缓解"的规律。

（3）里急后重：由直肠炎症刺激所致，常有骶部不适。

（4）其他：腹胀、食欲不振、恶心、呕吐等。

2. 全身症状　发热常提示溃疡性结肠炎急性发作或急性期，或伴有感染。多为低到中度发热，重症者可有高热、心率加速。病情进展、恶化者可出现衰弱、消瘦、贫血、水电解质紊乱、低蛋白血症、营养障碍。约 3% 的患者表现为情绪不稳定，如抑郁、焦虑、失眠等。

3. 肠外表现　在本病较少见，约占 10%，可能与毒素、肠吸收障碍、衰弱、自身免疫有关。关节痛多见，多为一过性游走性关节痛，偶见强直性脊柱炎。另外可有结节性红斑、多形红斑、口腔溃疡、皮下结节、坏疽性脓皮病、巩膜炎、虹膜睫状体炎、脂肪肝、慢性活动性肝炎、坏死后肝硬化、胆管周围炎、硬化性胆管炎、肾盂肾炎、尿石症、贫血等，儿童生长发育也可受影响。

（二）体征

左下腹或全腹压痛，伴肠鸣音亢进，可触及痉挛或增厚的降结肠或乙状结肠。重症或暴发性患者有发热、脉速、失水体征；结肠扩张者有明显腹胀，上腹明显膨隆，腹肌紧张，腹部压痛、反跳痛，肠鸣音减弱或消失。轻症或缓解期患者可无阳性体征。直肠指检常有触痛，肛门括约肌常痉挛（但急性中毒症状较重者可松弛），可有指套染血。

（三）常见并发症

1. 中毒性巨结肠　本病严重并发症之一，发生率约2%，死亡率高达20%~30%，国内较少见。多发生在暴发性或重症患者。由于溃疡深而广泛，可累及全结肠，深达肌层，甚至结肠全受累，肠壁血管及肠肌神经丛受损害，结肠张力减弱或消失，肠内容物及积聚的气体使结肠急性扩张，扩张的压力使肠内容物、细菌经溃疡进入肠壁和血流，造成毒血症、脓毒血症，又使结肠进一步扩张。临床表现为肠管高度扩张，腹部明显胀气，以横结肠扩张最显著。患者病情急剧变化，毒血症状明显，有高热、脱水、脉速、电解质紊乱、腹部膨隆、压痛、肠鸣音消失，以及白细胞计数显著升高等表现。在结肠扩张基础上容易发生肠穿孔、腹膜炎。

2. 直肠、结肠癌　国外报告本病有5%的癌变率，国内发病率较低。癌变趋势与病程长短、病情轻重、病变范围有关。主要发生在重症患者，病变累及全结肠或病程漫长者，故对病程长者要注意癌变可能。据统计，全结肠炎患者及病期超过10年者，发生结肠癌的危险性比普通人群高10~20倍。

3. 下消化道出血　发生率小于5%。表现为在短时间内大量肠出血，并迅速出现脉搏加快、血压下降、贫血等。

4. 肠穿孔　多发生在中毒性巨结肠患者，也可见于重症患者。穿孔多位于左半结肠。

5. 结肠狭窄、肠梗阻　溃疡修复时形成大量瘢痕，致肠腔狭窄；炎性息肉也可阻塞肠腔致肠腔狭窄，严重时发生肠梗阻。多发生在病程长、病变广泛的患者，左半结肠、乙状结肠、直肠狭窄多见。

（四）实验室和其他辅助检查

1. 血液检查

（1）血常规和血沉：由于失血、缺铁而常见贫血，多为小细胞低色素性贫血。急性期白细胞计数升高、血沉加速。血沉的加快常反映病变的活动性而不能反映病情的轻重。

（2）凝血功能：第Ⅴ、Ⅶ、Ⅷ因子活性增加，纤维蛋白增加，血小板计数升高。由于血液呈高凝状态，血栓性栓塞常见，如肺栓塞等。

（3）血清蛋白电泳：血清蛋白降低，球蛋白升高。缓解期如有 α2 球蛋白增加,提示病情复发可能。γ球蛋白下降提示预后不良。

（4）电解质:钠、钾、氯降低,腹泻明显者低钾尤为突出。

（5）C反应蛋白（CRP）:C反应蛋白可鉴别功能性与炎症性肠病,损伤16小时可先于其他蛋白质升高。在克罗恩病患者中,CRP较溃疡性结肠炎患者高,提示两者有着不同的急性反应相。

2. 粪便检查　外观有脓血、黏液,镜下见大量红细胞、白细胞、脓细胞、巨噬细胞。溶组织阿米巴滋养体、包囊、血吸虫卵及大便孵化、细菌培养（沙门菌、痢疾杆菌、空肠弯曲杆菌等需氧及厌氧菌）及真菌培养阴性。

3. X线检查　钡剂灌肠可见多发性溃疡,表现为肠管管壁边缘呈毛刺状或锯齿形,肠腔内有小龛影或条形存钡区,黏膜皱襞粗大紊乱,可见肠腔内炎性息肉引起的颗粒状充盈缺损。早期可见肠壁痉挛,结肠袋形加深;后期由于肠壁纤维组织增生,肠壁变硬,肠管缩短,肠腔变窄,呈铅管状,结肠袋形消失。中毒性巨结肠患者结肠扩张,结肠袋消失。重症或暴发性患者一般不做钡剂灌肠检查,以免加重病情或诱发中毒性结肠扩张。低张气钡双重造影有利于显示微小病变。全消化道钡餐有利于了解整个胃肠道情况。

4. 肠系膜上或肠系膜下动脉选择性血管造影　血管造影可使病变部位的细小血管显影,对溃疡性结肠炎的诊断提供有力的帮助。典型表现可见肠壁动脉影像有中断、狭窄及扩张,静脉影像早期则显示高度浓染,而毛细血管像显示中度浓染。

5. 内镜检查　对诊断本病有重要价值,并可确定病变范围,摘除较大炎性息肉。镜检可见病变呈连续性由远端向近端发展,黏膜弥漫性充血、水肿、血管模糊,黏膜粗糙呈细颗粒状,脆性增加,触之易出血,且肠黏膜有多发性浅溃疡、糜烂、覆黄白色或血性渗出物;后期见炎性息肉,肠腔狭窄,肠壁增厚、僵直,结肠袋消失,癌变,黏膜较苍白、有萎缩斑片。急性期溃疡及慢性期息肉可同时存在。对急性期重症患者检查应慎重,以防肠穿孔。炎性息肉可有蒂或无蒂,色鲜红,或粉红、苍白,可见桥状形态形成。

四、辨病辨证

（一）西医辨病

参考2018年北京全国炎症性肠病学术会议诊断标准。

1. 临床表现　有持续或反复发作的腹泻、黏液血便伴腹痛、里急后重和不同程度的全身症状,可有关节、皮肤、口及肝胆等肠外表现。

2. 结肠镜检查　病变多从直肠开始,呈连续性、弥漫性分布,表现为:①黏膜血管纹理模糊、紊乱、充血、水肿、易脆、出血及脓性分泌物附着,亦常见黏膜粗糙、呈细颗粒状;②病变明显处可见弥漫性多发糜烂或溃疡;③慢性病变者可见结肠袋囊变浅、变钝或消失,假息肉及桥形黏膜等。

3. 钡剂灌肠检查 主要改变为:①黏膜粗乱及/或颗粒样改变;②肠管边缘呈锯齿状或毛刺样,肠壁有多发性小充盈缺损;③肠管缩短,袋囊消失呈铅管样。

4. 黏膜病理学检查 有活动期与缓解期的不同表现。

(1)活动期:①固有膜内弥漫性慢性炎症细胞及中性粒细胞、嗜酸性粒细胞浸润,隐窝炎;②隐窝急性炎症细胞浸润,尤其上皮细胞间中性粒细胞浸润、隐窝炎,甚至形成隐窝脓肿,可有脓肿溃入固有膜;③隐窝上皮增生,杯状细胞减少;④可见黏膜表层糜烂、溃疡形成,肉芽组织增生。

(2)缓解期:①中性粒细胞消失,慢性炎症细胞减少;②隐窝大小形态不规则,排列紊乱;③腺上皮与黏膜肌层间隙增大;④帕内特细胞化生。

5. 手术切除标本 病理检查可发现肉眼及组织学上 UC 的上述特点。

在排除细菌性痢疾、阿米巴痢疾、慢性血吸虫病、肠结核等感染性结肠炎及克罗恩病、缺血性结肠炎、放射性结肠炎等的基础上,可按下列诊断标准诊断:①根据临床表现和结肠镜检查 3 项中之 1 项及黏膜活检支持,可诊断本病。②根据临床表现和钡剂灌肠检查 3 项中之 1 项,可拟诊本病;如再具备上述黏膜活检和/或手术切除标本组织病理学特征者,可以确诊。③临床表现不典型而又有典型结肠镜或钡剂灌肠改变者,也可以临床拟诊为本病,并观察发作情况。④临床上有典型症状或典型既往史,而目前结肠镜或钡剂灌肠检查并无典型改变者,应列为"疑诊"随访。⑤初发病例,临床表现和结肠镜改变均不典型者,暂不诊断 UC,可随访 3~6 个月,观察发作情况。

6. 一个完整的诊断应包括其临床类型、严重程度、病变范围、病情分级及并发症。

(1)类型:慢性复发型、初发型。慢性复发型,指临床缓解期再次出现症状。初发型,指无既往史而首次发作。

(2)临床严重程度分级:轻度、中度、重度。①轻度:患者腹泻 4 次/d 以下,便血轻或无,无发热、脉搏加快或贫血,血沉正常;②中度:介于轻度和重度之间;③重度:腹泻 6 次/d 以上,明显黏液血便,体温在 37.5℃以上,而脉搏在 90 次/min 以上,至少 3~4 天,血红蛋白大于 75g/L,血沉大于 30mm/h,病变范围多为全结肠。

(3)病变范围:可为直肠、左半结肠、广泛结肠受累。

(4)病情分期:活动期、缓解期。

(5)肠外表现及并发症:肠外可有关节、皮肤、眼部、肝胆等系统受累;并发症可有大出血、穿孔、中毒性巨结肠、癌变等。

7. 中毒性巨结肠的诊断标准　腹平片示结肠明显扩张,横径超过 5~6cm。至少有下列表现中的 3 种:①体温 >38.6℃;②心率 >120 次 /min;③血白细胞计数明显增高;④贫血。还必须有以下中毒症状中的 1 种:意识障碍、血压偏低、脱水和 / 或电解质紊乱。

【鉴别诊断】

1. 克罗恩病　腹痛呈持续性,疼痛程度较溃疡性结肠炎重,常位于右下腹或脐周,排便后缓解,发热较溃疡性结肠炎常见,大便一般无黏液及脓血,里急后重少见,腹块常见(而溃疡性结肠炎一般无腹块)。常累及回肠末段和邻近结肠,偶见累及食管和胃。病变不连续,呈节段性分布,肠腔狭窄和瘘管较多见,容易形成瘘管是本病的一个特点。内镜下黏膜呈卵石样,有较深的沟槽样溃疡,黏膜脆性不增加;病变累及肌层,呈全壁性,可见肉芽肿形成,肠腺隐窝脓肿少见。癌变较溃疡性结肠炎少见。

2. 阿米巴病　阿米巴性肠病多累及右侧结肠,溃疡孤立而分散、较深、边缘潜行,溃疡间可见正常黏膜;粪便阿米巴滋养体或包囊阳性,抗阿米巴治疗有效。急性期内镜表现酷似溃疡性结肠炎,易误诊。

3. 细菌性痢疾　多有急性菌痢史,大便痢疾杆菌培养阳性。抗菌治疗有效。

4. 血吸虫病　有疫水接触史。肝脾肿大,粪便虫卵阳性,孵化毛蚴阳性。内镜下直肠黏膜见黄褐色颗粒(急性期),黏膜活检可见虫卵。血嗜酸性粒细胞计数增高。抗血吸虫治疗有效。

5. 肠易激综合征　轻症溃疡性结肠炎患者易被误诊为肠易激综合征。肠易激综合征患者粪便有黏液但无脓血,镜下仅有少量白细胞。内镜、X 线检查仅见肠激惹征象,无炎症性改变。患者往往伴有神经症症状。

6. 结肠癌　发病年龄较溃疡性结肠炎患者大,多在中年以后。X 线检查可见病变部位黏膜破坏、充盈缺损、肠壁僵硬、肠腔变窄,直肠指检可触及肿块。内镜检查和病理活检有助于诊断。应警惕溃疡性结肠炎合并癌变者。

7. 缺血性结肠炎　一般发生在年龄较大者,发病急,病程短,一般不累及直肠(由于直肠侧支循环较多),而溃疡性结肠炎好发于直肠。钡剂灌肠可见指压痕征、假性肿瘤、肠壁锯齿状改变及肠管纺锤状狭窄。内镜下可见黏膜下出血造成的暗紫色隆起,黏膜的剥离出血及溃疡等,与正常黏膜明显分界。

本病鉴别诊断时应首先与结肠的感染性疾病相鉴别。此外,尚应与肠结核、结肠息肉、结肠憩室炎、放射性肠炎、假膜性小肠结肠炎鉴别。

(二)中医辨证

参照《溃疡性结肠炎中医诊疗专家共识意见(2017)》,本病病理性质为本虚标实,病理因素主要包括湿邪(热)、瘀热、热毒、痰浊、气滞、血瘀等。活动期多属实证,主要病机为湿热蕴肠,气血不调,而重度者以热毒、瘀热为主,反复难愈者应考虑痰浊血瘀;缓解期多属虚实夹杂,主要病机为脾虚湿恋,运化失健。部分患者可出现肝郁、肾虚、肺虚、血虚、阴虚和阳虚的临床证候特征。随着病情演变,本病可出现虚实、寒热、气血的病机转化。如脾气虚弱,易为饮食所伤,酿生湿热,由虚转实;而湿邪内蕴,情志不畅,或过用攻伐,损伤脾胃,常由实转虚,虚中夹实;素体脾虚,湿盛阳微,或过用苦寒,可致病情由热转寒;脾虚生湿,久蕴化热,或过用温燥之品,可由寒转热,或寒热错杂。

五、治疗

溃疡性结肠炎的治疗目的主要是:①控制急性发作;②缓解病情,减少复发;③防止并发症。中医认为,本病病位在脾、胃与大小肠,与肝、肾密切相关,治疗上多从调理脾、胃、肝、肾、大小肠等方面着手,辨证施治。西医主要是一般治疗、营养支持治疗、药物治疗,以及治疗并发症等。

(一)中医辨证论治

本病临床以正虚邪恋、虚实夹杂多见,治疗总以扶正祛邪、标本兼顾为原则,同时应注意分清虚实、寒热、标本、缓急。一般初期或急性发作期,病以标实为主,多为湿热蕴结、气机阻滞,治疗重在祛邪,以清热燥湿、行气调血为主;慢性期或恢复期多为脾肾亏虚或肝脾不调,治宜补益脾肾、固肠止泻或抑肝扶脾。

1. 湿热蕴结

主要证候:腹痛,泻下脓血黏液,里急后重,肛门灼热,口干,小便短赤或有发热,舌红,苔黄腻,脉滑数。

治法:清热燥湿,调气和血。

方药:芍药汤(《素问病机气宜保命集》)加减。

常用白芍、黄芩、黄连、葛根、火炭母、大黄、当归、槟榔、白花蛇舌草、厚朴、牡丹皮、生地黄等。

加减:大便脓血较多,加紫珠草15g、地榆15g,清热解毒化湿;大便白冻黏液较多,加苍术9g、薏苡仁20g,化湿燥湿;腹痛较甚,加延胡索20g、乌药12g、枳实15g,理气止痛;身热,加地骨皮24g,重用葛根30~45g,解肌退热。

2. 肝脾不调

主要证候:腹痛肠鸣,泻后痛缓,大便夹黏液或脓血,嗳气纳少,胸胁胀闷,急躁易怒,病情每因情绪波动而变化,舌淡红,苔薄白,脉弦。

治法:抑肝扶脾。

方药：痛泻要方(《丹溪心法》)加减。

常用白芍、白术、陈皮、青皮、防风、郁金、枳壳、木香、柴胡等。

加减：排便不畅，矢气频繁者，加枳实18g、槟榔12g，理气导滞；腹痛隐隐，大便溏薄，倦怠乏力者，加党参15g、茯苓15g、炒白扁豆20g，健脾化湿；胸胁胀痛，加香附9g、素馨花9g，疏肝理气；夹有黄白色黏液者，加黄连9g、白花蛇舌草24g，清肠解毒利湿。

3. 脾胃虚弱

主要证候：大便溏薄，夹有不消化食物，稍进油腻或劳累后加重，食后腹胀，不思饮食，神疲乏力，面色萎黄，消瘦，舌淡苔薄白，脉细弱。

治法：益气健脾化湿。

方药：参苓白术散(《太平惠民和剂局方》)加减。

常用党参、黄芪、五爪龙、炒白术、茯苓、炒扁豆、莲子肉、怀山药、薏苡仁、葛根、砂仁、布渣叶、炙甘草等。

加减：大便夹不消化食物较多，加神曲15g、藿香9g，化湿消滞；腹痛怕凉喜暖，加炮姜9g，寒甚加附子12g，温补脾肾；久泻气虚下陷，加升麻6g、柴胡12g，升阳举陷；久泻不止，加赤石脂15g、石榴皮15g、乌梅3枚、诃子9g、炒山楂12g，涩肠止泻。

4. 脾肾阳虚

主要证候：大便清稀，完谷不化，甚则滑脱不禁，或五更肠鸣腹痛，泻后痛减，腹痛喜暖喜按，食少神疲，腰酸肢冷，舌淡，苔薄白，脉沉细。

治法：温补脾肾，固涩止泻。

方药：附子理中汤(《三因极一病证方论》)合四神丸(《内科摘要》)加减。

常用制附子、干姜、肉桂、党参、黄芪、吴茱萸、补骨脂、肉豆蔻、五倍子、五味子、石榴皮、炙甘草、炒山楂等。

加减：腹痛甚，加白芍30g，缓急止痛；小腹胀满，加乌药15g、小茴香6g、枳实15g，理气除满；大便滑脱不禁，加赤石脂15g、诃子6g，涩肠止泻。

5. 气滞血瘀

主要证候：肠鸣腹胀，腹痛拒按，痛有定处，泻下不爽，嗳气少食，面色晦暗，腹部或有痞块，肌肤甲错，舌质紫暗，或有瘀斑瘀点，脉涩或弦。

治法：行气活血，佐以健脾益气。

方药：膈下逐瘀汤(《医林改错》)加减。

常用当归、赤芍、红花、乳香、没药、五灵脂、蒲黄、乌药、香附、枳壳、甘草、田七等。

加减：腹满痞胀甚者，加枳实18g、厚朴9g，以行气宽中；痞块坚硬，加穿山甲15g(先煎)、三棱15g，通瘀软坚；腹痛甚，加三七末3g(冲)、白芍30g，以理气活血,缓急止痛;晨泻明显,加肉桂 1.5g(焗)以温肾;伴有黏液,黏液偏白为主加苍术 9g 健脾燥湿,黏液偏黄为主加黄连 9g、白花蛇舌草 30g 清肠解毒。

6. 阴血亏虚

主要证候:久泻不止,便下脓血,腹中隐痛,午后低热,头晕目眩,失眠盗汗,心烦易怒,消瘦乏力,舌红少苔,脉细数。

治法:滋阴养血,清热化湿。

方药:驻车丸(《备急千金要方》)加减。

常用阿胶、当归、黄连、炮姜、木香、山药、生地黄、牡丹皮、地骨皮、葛根、火炭母等。

加减:若虚坐努责,加诃子 6g、石榴皮 15g,收涩固脱;五心烦热,加银柴胡 12g、鳖甲 20g(先煎)、青蒿 9g(后下),清虚热;便下赤白黏冻,加白花蛇舌草 30g、秦皮 15g,清热化湿。

【方药应用】

1. 补脾益肠丸　每次 6~9g,每天 3 次,适用于脾虚所致慢性泄泻。

2. 麻仁丸　每次 6~9g,每天 2 次,适用于肠胃燥热、脾约便秘之实证。

3. 麻仁润肠丸　每次 6g,每天 3 次,适用于虚人便秘。

4. 便秘通　每次 1 支,每天 2 次,适用于虚人便秘。

5. 四神丸　每次 9g,每天 1~2 次,适用于脾肾虚寒之久泻、五更泄泻。

6. 固肠止泻丸　每次 5g,每天 3 次,适用于溃疡性结肠炎以腹泻、腹痛为主者。

7. 肠胃宁　每次 4~6 粒,每天 4 次,适用于溃疡性结肠炎以湿热型腹泻为主者。

8. 谷参肠安　每次 2~4 粒,每天 3 次,适用于溃疡性结肠炎以脾虚腹泻为主者。

【针灸方法】

1. 毫针及灸法

(1)针刺大横、大肠俞、公孙、足三里、内关,实证用泻法,虚证用补法。便秘为主用感应电流,腹泻为主用脉冲电流,程度以能耐受为度。隔日 1 次,每次 30 分钟,10 次为 1 个疗程。

(2)先针刺脾俞、肾俞,再针足三里,用补法;隔姜灸中脘、章门、天枢、关元,每穴灸 10 壮。每日 1 次,6 次为 1 个疗程,适用于脾肾阳虚型患者。

(3)针刺中脘、天枢、气海、关元、脾俞、胃俞、肾俞、大肠俞、足三里,用泻法,虚证、寒证可用补法,加温针灸、隔饼灸,30 天为 1 个疗程。

(4)针刺天枢、上巨虚、合谷、内庭、公孙、长强、曲池,每次选 4~5 穴,泻法,每日 1 次,10~15 天为 1 个疗程,适用于湿热内蕴证。

（5）针刺脾俞、章门、肝俞、期门、关元、天枢、足三里,每次选 4~5 穴,用平补平泻法,每日 1 次,10~15 天为 1 个疗程,适用于脾虚肝郁证。

（6）针刺天枢、上巨虚、合谷、照海、太溪、血海,用平补平泻法,每日 1 次,适用于阴血亏虚证。

（7）针刺膻中、太冲、内关、阳陵泉、期门,用泻法,每天 1 次,10~15 天为 1 个疗程。

（8）针刺脾俞、章门、胃俞、中脘、阴陵泉、气海、关元、足三里,每次 4~5 穴,用补法加灸,每日 1 次,10~15 天为 1 个疗程,适用于脾虚湿盛证。

2. 穴位注射

（1）胎盘组织液 2ml、亮菌甲素注射液 1~2mg、黄芪注射液 2ml 混合,取脾俞、大肠俞、足三里、上巨虚,后两穴交替使用,隔日 1 次,10 次为 1 个疗程。

（2）维生素 C 注射液 0.5g,双侧次髎穴注射,每周 2~3 次。

（3）当归注射液 4ml,取天枢（右）、足三里（左）、关元为一组,天枢（左）、足三里（右）、关元为另一组,两组穴位交替,每天 1 次,10 天为 1 个疗程。

3. 穴位敷贴

（1）以艾叶、荜澄茄、吴茱萸、川椒、干姜、香附、细辛、丁香等为末,与少许独头蒜泥混合成膏,敷于神阙穴,以麝香壮骨膏固定,2 天换药 1 次,10 天为 1 个疗程。

（2）以白芥子、五倍子、硫黄、川椒研末,加少量凡士林充填于神阙穴,用胶布封贴,2 天更换 1 次,1 个月为 1 个疗程。

（3）以五倍子、虎杖、皂角刺、露蜂房各等分,共研细粉,每次取 2~3g,加樟脑粉 0.2g、麝香 0.1g,混合拌匀,用 75% 乙醇溶液消毒肚脐后,将药物填入脐眼,外用胶布贴上,隔日 1 次,2 周为 1 个疗程。

4. 皮肤针法 取肝俞、脾俞、胃俞、大肠俞、内关、足三里,中等强度刺激,以微量渗血为度,每天 1 次,10 次为 1 个疗程。

5. 耳针疗法 取大肠、小肠、胃、脾、肾、交感、神门,每次取 3~5 穴,隔日 1 次,10 次 1 个疗程。

6. 其他疗法

（1）三棱针法:选天枢、大肠俞、肾俞、脾俞,用三棱针迅速散刺穴区,以少量出血为度,隔日 1 次,10 次为 1 个疗程。

（2）针挑法:选大肠俞、足三里进行针挑,挑断白色纤维组织,挑尽为止。

（3）刺络拔罐法:取大椎、肝俞、脾俞、身柱、三焦俞、大肠俞,分成两组交替,以三棱针散刺使之微出血,然后在叩刺部位拔罐 3~5 分钟,隔日 1 次,6 次为 1 个疗程。

（4）穴位埋线法：取天枢、大肠俞、上巨虚，分别在其穴位上埋入 2cm 羊肠线，天枢穴斜向神阙穴平刺进针埋线，隔 30 日埋线 1 次，3 次为 1 个疗程。

（5）推拿疗法：用一指禅推法推中脘、天枢、关元，每穴约 1 分钟，然后以脐为中心逆时针摩腹约 5~8 分钟，再以推法沿脊旁从脾俞到大肠俞治疗约 3 分钟，按揉脾俞、胃俞、大肠俞约 3 分钟，最后按揉足三里、上巨虚、下巨虚每穴 1 分钟。

（二）西医治疗

溃疡性结肠炎是一种以大肠黏膜和黏膜下层炎症为特点的病因不明的慢性炎症性疾病。由于本病病因及发病机制尚未阐明，目前尚无根治疗法。内科治疗的目的是，活动期控制病情进展，缓解病情，防止并发症；缓解期主要是防止复发，监测癌变。本病无论临床类型、严重程度、病变范围及病态分期如何，内科治疗总是首选的。

1. 基础疗法

（1）饮食与营养：目的是使患者肠道得以充分休息，同时避免发生营养不良。轻、中度患者，应给予易消化、少纤维、富含营养的食物，而鉴于国人乳糖酶缺乏者较多，应尽量避免牛奶及乳制品。暴发性或重症患者，应采取完全性肠道休息疗法或经口摄食完全性要素疗法。减少经口摄入可使腹泻和腹痛得以缓解，肠道内细菌数量下降，受损黏膜的修复功能增强。通常采用要素饮食、半要素饮食和限定化学成分的非要素配方饮食，乃至全肠外营养（TPN）。营养疗法对溃疡性结肠炎的治疗作用机制尚不清楚，可能与以下原因有关，①要素饮食对肠道刺激甚微，禁食则消除饮食刺激，使肠道得以休息；②营养的加强有利于溃疡的修复；③免疫作用的调节。

（2）心理治疗：与精神障碍相关的自主神经功能失调，可引发消化道运动功能亢进、平滑肌痉挛、血管收缩、组织缺血、毛细血管通透性增高等病理改变，最终导致肠壁炎症及溃疡形成。临床所见有些患者伴有焦虑、紧张、多疑及自主神经功能紊乱表现，而采用精神疗法可收到一定效果。精神过度紧张者可适当给予镇静剂。

（3）对症治疗

1）腹痛或腹泻明显：可给予少量阿托品、山莨菪碱之类药物，要注意大剂量有引起中毒性结肠扩张的危险。蒙脱石散 0.5~1 包（1.5~3g），每日 2~3 次，口服；或采用针灸疗法可减轻腹泻。

2）重症或久病：常有贫血、失水、营养不良等，应酌情输血、补液及全身性支持治疗。口服铁剂难以吸收，可行静脉注射。毒血症严重时尤应注意水电解质平衡，低钾血症并发率高，要及时纠正。多种维生素补充有利于病变恢复,改善全身状况。应用蛋白合成激素能改善一般状况,提高食欲,促进溃疡愈合。

3)长期服用氨基水杨酸类、抗生素及免疫抑制剂:易致菌群失调,甚至发生假膜性小肠结肠炎(梭状芽孢杆菌感染)、真菌性肠炎。可选用生态制剂进行调整。

4)恢复期和缓解期复发加重的诱因:精神应激、妊娠、过劳、上呼吸道感染及饮食刺激等。应使患者充分了解这些诱因,并时刻预防。

2. 药物治疗

(1)重症及急性暴发性

1)一般治疗:应立即入院,依病情给予低脂、高维生素少渣饮食;腹泻严重者可给予要素饮食结合静脉内高营养疗法,或禁食而给予 TPN。输液可调节水电解质紊乱;贫血可给予输血,低蛋白血症者输血浆、白蛋白。慎用解痉、止泻、镇痛剂。

2)药物治疗:常用糖皮质激素、氨基水杨酸类制剂联合疗法,且口服、静脉滴注及灌肠并重。①糖皮质激素:先静脉滴注氢化可的松 250mg,或地塞米松 10mg 或口服泼尼松龙 20~40mg。暴发性者亦可用泼尼松龙 20~40mg 经股动脉插管至肠系膜上下动脉注入,因为此法可使激素在肠道内达高浓度,而体循环浓度较低,可减少激素的副作用,连注 5 天;症状改善后改静脉滴注,或改口服泼尼松、泼尼松龙 40~60mg/d,待明显改善后逐渐减量至 10~15mg/d 维持。②氨基水杨酸类制剂:与糖皮质激素同时应用。首选柳氮磺吡啶(SASP),从 0.5g,每日 3 次,逐渐增至 3~6g/d,症状缓解后逐渐减量至 1~1.5g/d 维持。SASP 副作用较重时可改服奥沙拉秦 1~3g/d;亦可服 5-氨基水杨酸(5-ASA)500~750mg,每日 3 次,维持量为 250mg,每日 3 次,或 4-氨基水杨酸(4-ASA)4g/d,维持量为 1~1.5g/d,分次口服。③药物灌肠与滴入:可单独或联合用上述两类药物灌肠或滴入直肠内。以直肠炎、左侧结肠炎疗效最好,也可用于全结肠炎型。糖皮质激素类药物可用泼尼松龙 20~40mg 或氢化可的松 100mg 溶于 100ml 生理盐水中,以 60 滴 /min 速度滴入直肠内或用灌肠,每天 2 次,症状明显好转后改为每晚 1 次至停用。氨基水杨酸类可用 5-ASA 或 4-ASA,每日均为 4g,灌肠、滴入方法同激素。

激素治疗期间除有化脓感染外一般不用抗生素,以防菌群失调及真菌性肠炎、假膜性小肠结肠炎,但可用甲硝唑。

(2)轻、中症活动期:一般治疗仍可按重症的原则处理。药物治疗,可口服泼尼松 0.75~1mg/(kg·d),或 / 及 SASP 1.0~1.5g,每日 2~3 次;同时用泼尼松龙 20mg 或 SASP 2g 或 5-ASA 500mg,按前述方法每晚灌肠 1 次。脓血便严重或口服 SASP 副作用较重者,可用中西药混合灌肠。SASP 2g(或 5-ASA 500mg),淀粉 5~10g，普鲁卡因 300mg，白及粉 10g，锡类散 1~2 支，氢化可的松 25~50mg，加入 100~150ml 生理盐水中保留灌肠，每晚 1 次，2 周为 1 个疗程，可用 2~4 个疗程。对直肠炎型可以单独应用 SASP 肛栓剂 500mg 每日 2~6 次，或上述中西药混合灌肠。

（3）缓解期的维持治疗：激素虽是急性期主要的治疗药物，但不能防止复发，且长期用激素可出现难以避免的副作用。现多主张完全控制病情并经过一个相当稳定阶段后，可停激素，改用 SASP 长期维持以防复发，且有人主张其剂量为 1.5~2.0g/d，服 2 周，停 1 周，维持 1~2 年以上。

免疫抑制剂可用于激素和 SASP 无效，而有可能避免手术的患者，首选硫唑嘌呤，剂量一般为 2.5mg/kg 体重，3 个月后减至 1.5~2mg/kg 体重，服药期间要注意副作用。

临床和实验观察发现，微生态制剂（probiotics）对缓解期溃疡性结肠炎有一定疗效。Venturi 等用一种新的微生态制剂（VSL#3，CSL，Milan，Italy）（含 5×10^{11} 细胞 /g），包括双歧杆菌、乳酸菌和唾液链球菌，每日 3 次，12 个月；结果表明，这种微生态制剂能在肠道定植，对维持缓解有益，无副作用。

缓解期用中药维持治疗或配合氨基水杨酸类药物维持治疗，可能是最佳选择。

UC 缓解期患者的维持治疗时间难以确定。意大利 Ardizzone 等的研究结果表明，美沙拉秦预防缓解期溃疡性结肠炎的复发是必要的，时间以 2 年以内为宜；但对临床、内镜及组织学长期处于缓解期的患者是否维持治疗则难以定论，因为这些患者复发的危险性非常低。

3. 特殊人群的 UC 治疗

（1）儿童 UC：UC 病例中有 4% 的患者于儿童期发病，由于药物治疗效果不佳，其中 70% 的患者需要手术。Kader 等的资料表明，6-巯嘌呤（6-MP）和硫唑嘌呤治疗儿童 UC 有效安全，副作用小而且可逆，耐受性好。尽管 6-MP 和硫唑嘌呤不能阻止复发，但对复发的处理比较容易，而且不需要长期使用激素。对儿童和青少年患者应补充微量元素和维生素，因为激素可使骨骼无机盐状态遭到破坏。

（2）妊娠期 UC：药物治疗对妊娠期母子的影响尚未进行广泛研究，尚无婴儿缺陷增加的报告。据 Ishijima 报道，一位 28 岁的妇女在妊娠 6 个月时慢性溃疡性结肠炎急性发作，经泼尼松龙静脉注射、倍他米松灌肠、口服 SASP 以及 TPN 等治疗 73 天，症状缓解，并产下一体重 2 208g 的正常女婴。本病例提示，妊娠期间的治疗并不影响胎儿的正常分娩，但需更多的资料积累才能得出科学结论。妊娠期间谨慎用药是必要的。

（3）老年人 UC：老年人 UC 患病率为 7%~10%，暴发性较高。多伴有糖尿病、高血压、心脏病、骨质疏松等,应慎用激素和免疫抑制剂;其他治疗与一般人群相似。老年人 UC 治疗的难题在于并发症较多,如中毒性巨结肠、深静脉血栓形成、弥散性血管内凝血(DIC)等,常需要大量激素,必要时外科手术。

4. 手术治疗 并发癌变或多发性息肉、肠穿孔或濒临穿孔、脓肿、顽固性全结肠炎,或并发中毒性结肠扩张,内科治疗无效者,应选择手术治疗,一般用回肠造瘘术或部分结肠切除术,必要时可做全结肠切除。紧急手术指征:中毒性结肠扩张、肠穿孔、重症病例、内科治疗无效,伴高热、出汗、脉速和血压降低、反复大量便血。

5. 介入疗法 随着现代科学的发展,越来越多的科学技术应用于医疗领域,新近已应用结肠镜导入激光光束照射法治疗溃疡性结肠炎,对于减轻症状及减少复发有一定效果。方法是经股动脉插管,选择性插入肠系膜下动脉,做数字减影血管造影显示病变范围和严重程度,然后注入药物(激素或抗生素)。这一疗法的优点是局部血药浓度高,作用直接而且迅速,作用时间长,药物效价高。

六、中西医结合思路

溃疡性结肠炎是一种难治疾病,目前尚无根治方法,仅能缓解病情,减少复发。西医使用糖皮质激素治疗急性发作和重症病例可明显缓解病情,近期疗效很好,使用柳氮磺吡啶(SASP)亦能收到较好效果。然而长期或大量使用柳氮磺吡啶、激素、免疫抑制剂等,均有多种副作用,且存在停药易复发的问题,部分患者较难接受。中医药治疗本病急重症的疗效虽不如糖皮质激素等西药迅捷,但疗效稳定,且具有综合性作用,可调整免疫功能,改善自主神经功能,抵抗病原微生物,减轻或缓解症状。总的来说,西药疗效迅速可靠,中药疗效稳定持久,无副作用。因此,在治疗溃疡性结肠炎的过程中,应该根据病情和病程,发挥中西医的各自优势,进行优势互补。

1. 溃疡性结肠炎的中西医治疗优化选择 活动期的治疗,以西医治疗为主,配合中医治疗;不能耐受西医治疗者,可采用中医药的综合治疗;缓解期的治疗,可采用中医药治疗,对于纯中药疗效不佳者可中西医结合,配合得当,则可提高疗效且减少西药副作用,降低复发率。其中,中医辨证论治配合灌肠的综合治疗确切有效,不论活动期或缓解期均可采用。对病情较久,反复发作者,中医可从整体出发,培补脾肾,调整机体免疫功能,可促进局部病变修复,恢复机体抗病能力。

2. 辨病与辨证相结合 现代药理学研究证实,多种中药可抗感染、调节免疫、改善微循环,可根据临床实际,在辨证论治的基础上,选用以下药物。①黄连:含小檗碱、黄连碱、掌叶防己碱和药根碱等生物碱,尚含有多种微量元素。有抗微生物和抗原虫作用,抗腹泻作用,抗炎及调节免疫系统的作用。②黄芪:所含黄芪多糖具有显著的免疫促进作用,对单核巨噬细胞吞噬功能有明显促进作用,并显著增加特异性抗体溶血素的含量,对 T 细胞和 B 细胞有较好的保护和双向调节作用。③白花蛇舌草:可增强免疫功能,刺激网状内皮系统,增强白细胞吞噬能力,具有抗菌消炎作用。④丹参:能抑制血小板聚集,降低血黏度,抗氧化和抗血管内皮损伤,改善微循环。⑤白及:有良好的局部止血及促进肉芽生长的作用。该药制出的白及胶浆,有在毛糙创面形成保护膜的功能,阻断或减少肠道菌或菌体成分进入血液循环,减少了毒素的吸收,阻断或减少免疫复合物的形成。⑥白芍:白芍水煎剂和白芍总苷对机体的细胞免疫、体液免疫及巨噬细胞功能均有调节作用,且其免疫调节作用可能与影响白介素、白三烯等介质的产生及松果体密切相关。

3. 全身治疗与局部治疗相结合 本病多有局部肠黏膜充血水肿、溃疡糜烂、黏膜血管易碎等病理变化,而灌肠法可使药物直达病所,减轻局部损伤,避免胃肠吸收不良所致药效下降及药物对胃肠刺激的不良反应。其中,中药以清热利湿、去腐生肌、解毒敛疮类药物常用。灌肠治疗对局部溃疡水肿的作用快,却不能进行整体调节;药物内服可达到整体调节的作用,但对局部的作用不明显。因此,药物内服结合灌肠治疗效果更佳。

4. 证候与微观指标的关系 吕永惠等通过研究甲皱微循环与中医辨证的关系发现,溃疡性结肠炎患者不论中医辨证为哪一型,甲皱微循环的流态、形态、周围状态都不同程度存在着微循环障碍,且与甲皱微循环的流态、形态密切相关,说明溃疡性结肠炎的发病过程中,由始至终都存在着瘀血。因此,甲皱微循环的指标对中医辨证有着一定的指导意义。该项研究在一定程度上对今后溃疡性结肠炎的中医辨证、治疗、疗效判断提供了理论依据。

张春盈等将 60 例溃疡性结肠炎患者分为虚证和实证,同时测定周围血液中四肽激素促吞噬肽(tuftsin)和可溶性白介素 2 受体(SIL-2R)水平,并与健康组对照。结果显示,UC 患者存在着 tuftsin 水平降低和 SIL-2R 水平升高,提示 UC 患者存在着免疫损伤;其中虚证患者 tuftsin 水平降低较实证明显,实证患者 SIL-2R 水平升高较虚证明显,提示 UC 患者不论虚证实证,均存在着虚实夹杂,仅是主要矛盾不同而已,提示治疗要扶正祛邪相结合。

七、辨已病未病与调养

(一)辨已病未病

注意气候影响,秋冬季节天气变化明显,昼夜温差较大,应注意保暖,适寒温,特别要注意腹部保暖,以防外寒直中而诱发溃疡性结肠炎。夏天天气酷热、潮湿,人们常喜吃生冷之品,而且食物也容易变质,会招致寒湿之邪侵犯或暑湿困脾,诱发腹泻。精神障碍可影响自主神经,致肠道运动功能失调;溃疡性结肠炎患者适当参加体育锻炼,如慢跑、打太极拳、练内养功,参加音乐欣赏会,或看一些娱乐性的杂志、小说等等,对病情康复的确大有裨益。

(二)调养

溃疡性结肠炎患者对饮食比较敏感,因此饮食宜忌在本病治疗中相当重要。

1. 溃疡性结肠炎的治疗根据虚实、寒热、久暂而定,饮食治疗亦应遵循这一原则。本病初起或反复发作较重之时,多属湿热俱重,呈实象,应以消导清热化湿为主,食性当偏凉;久病,便次不甚多而呈虚寒象者,则以补益为主,食性宜偏温;便次较多时,亦可酌用酸涩收敛之食物以助止泻。

2. 本病无论虚实,脾胃均有损伤,食疗以扶正为主,参以祛邪。尤须注意进食不当或饮食不节更伤脾胃。

3. 饮食以柔软、易消化、营养丰富、有足够热量为原则,宜少食多餐,并补充足量维生素。生冷、肥厚、黏腻、刺激之品,损伤脾胃,均属不宜;牛奶过敏者慎食牛乳及乳类制品。无高热、呕吐等情况时,宜多食荞麦、芋头、刀豆、荠菜、香椿、刺苋菜、马齿苋、萝卜、冬瓜、山楂、无花果、石榴、向日葵、藕菱、山药、鲫鱼、鸡蛋、龟肉、猪肝、莲子、绿茶等。

八、临床验案

(一)全国名老中医祝谌予诊治溃疡性结肠炎验案

张某,女,40岁,工人。1994年9月22日初诊。患者于1994年3月发现大便中混有脓液和黏冻状物质,排便时肠鸣、腹痛和肛门下坠,自服"黄连素"1个月不效。后到医院检查大便常规有大量脓、白细胞。直肠镜检示直肠黏膜呈现慢性炎症,充血水肿,伴轻度糜烂。确诊为慢性直肠炎。予氟哌酸(诺氟沙星)等抗生素及中药治疗2个月余,效果不明显。9月6日化验大便常规示白细胞40~50个,大便培养(-)。现症:大便成形,每日1~2次,便中夹有多量脓液及黏冻状物,便时肠鸣、腹痛,大便不爽,肛门下坠,身体消瘦,面色苍白,乏力食少,不耐劳累,胃脘不舒,月经量多,舌淡暗,脉弦细。

辨证:脾虚气陷,大肠湿热。

治法:补脾升阳,清利湿热。

方药:生黄芪30g,党参10g,苍白术各10g,升麻5g,柴胡10g,陈皮10g,木香10g,黄连5g,苏藿梗各10g,白芷10g,白头翁30g,秦皮10g。每日1剂,水煎服。

10月6日二诊:服上药14剂,胃脘舒适,脓液减少。守方加血余炭10g,再服28剂。大便黏液消失,仅带少量脓液,头晕、乏力、食欲均好转,仍感肛门下坠。复查大便常规示白细胞8~10个,黏液(+)。守方,去苏藿梗、白芷,加黄柏10g、薏苡仁30g、桔梗10g、枳壳10g、乌梅10g,再服14剂。

11月17日复诊:大便无脓液,便时腹痛、肛门下坠,舌红,脉弦。拟从肝脾不和、大肠湿热治之,予痛泻要方合香连丸加味。处方:苍白术各10g,炒白芍20g,炒防风10g,陈皮10g,木香10g,黄连6g,桔梗10g,枳壳10g,生地榆30g,血余炭10g,生黄芪30g,水煎服。服药14剂,诸证告愈。大便常规示白细胞0~4个,余为阴性。

【按】据大便带脓、肠鸣腹痛、肛门下坠之临床特征,本病可归属于中医的肠澼、滞下、休息痢等范畴。病机多为本虚标实,寒热互见。《黄帝内经》云:"食饮不节,起居不时者……入五脏则膜满闭塞,下为飧泄,久为肠澼。"因湿热积滞大肠,气血凝滞,腐肉成脓,则便下脓液,腹痛肠鸣,肛门下坠;泄痢日久,气阴两伤,脾气下陷,则消瘦乏力,面白食少,月经量多;舌淡暗,脉弦细,均属脾虚之象。祝谌予治疗选补中益气汤益气升阳,健脾和中;加白头翁汤、香连丸清热导滞,凉血解毒;随证加入生地榆、血余炭、白芷、薏苡仁、桔梗、枳壳等止血燥湿、行气排脓之药,深合前贤"行血则便脓自愈,调气则后重自除"之治则。祝谌予治疗脓血便常应用血余炭配乌梅,疗效可靠。血余炭味苦性温,厚肠止泻,散瘀止血,可解毒防腐,保护胃肠黏膜,促进愈合;乌梅酸涩,敛肠止泻,和胃生津,止咳止血;二药相伍,生津养胃,厚肠止泻,散瘀止血,善治慢性痢下脓血。

(二)名中医张伯臾诊治溃疡性结肠炎验案

骆某,男,46岁。1974年1月13日初诊。腹痛里急后重,大便量少,或为赤白冻,或为鲜血,日行3~4次,日间畏寒,夜间烦热,时轻时重,病延十载,脉弦小,苔黄腻。

辨证:湿热败浊,稽留曲肠,络脉受伤。

治法:苦化湿热,清肠止血。

方药:炒槐花18g,炒当归12g,墨旱莲15g,炒苍术9g,炒黄柏9g,香连丸4.5g(分吞),全瓜蒌12g,薤白头6g,焦楂曲各9g,荠菜花12g。

二诊(1974年1月25日):腹痛肠鸣,里急后重,便日行4~5次,色暗红,量不多,脉弦小,苔腻舌边暗。病久胃肠虚弱,肠中湿热垢滞未清,虚实夹杂,拟复方图治。黄连3g,阿胶9g(烊冲),丹参15g,当归18g,赤白芍各9g,炒槐花30g,墨旱莲15g,全瓜蒌12g,薤白头6g,二妙丸9g(分吞)。

三诊(1974年2月28日):大便日行三四次,色鲜红夹白冻,两胁胀痛,纳可,脉弦小,苔薄黄腻。肠风脏毒,难以速效,今拟槐花散合脏连丸加减图治,另以汤灌肠,未识能否获效。槐花炭15g,炒防风9g,炒赤芍12g,阿胶12g(烊冲),

陈皮 4.5g,甘草 6g,薏苡仁 15g,焦楂曲各 9g,红藤 30g,败酱草 30g,脏连丸 9g（分吞）。另,青黛粉 4.5g,白及粉 6g,皂荚粉 4.5g,加温水 100ml 调匀灌肠,初每日 1 次,后隔日 1 次,至基本痊愈出院。

【按】本患者病延 10 年,曾多次住院,经中西医多方治疗周效。本次住院曾用槐花散、驻车丸、脏连丸等加减治疗也无良效。后继服清肠化湿止血之剂,加用青黛、白及粉、皂荚粉灌肠,获得显效,大便日行仅 1 次,未见血液及黏冻,腹痛里急后重亦消失。盖因青黛清热解毒凉血,白及收敛止血生肌,皂荚祛腐托毒排脓,三者相合,犹如兵家步步为营,围歼顽敌,直捣匪巢。

（三）全国老中医药专家劳绍贤诊治溃疡性结肠炎验案

谭某,女,37 岁。2016 年 7 月 19 日初诊。患者近 1 年来反复出现腹痛,以下腹明显,痛即欲便,便后痛减,大便烂,每日 5~6 次,夹有多量黄色黏液,腹胀满不欲饮食,矢气频频,精神疲倦。今年 6 月初曾在附近一所医院住院,诊断为慢性结肠炎（左半结肠）,服丽珠肠乐（双歧杆菌活菌胶囊）等药疗效不佳,住院半月出院,遂来我院门诊要求中医治疗。来诊时患者上症仍存,舌淡、边有齿印,苔黄腻,脉弦滑。

辨证:脾胃虚弱,大肠湿热,气机阻滞。

治法:健脾理气,清热解毒祛湿。

方药:黄芪 20g,木香 12g(后下),延胡索 12g,乌药 15g,大腹皮 12g,大黄 6g,牡丹皮 15g,黄连 9g,薏苡仁 30g,白花蛇舌草 30g,白头翁 20g。每天 1 剂,煎成 300ml,分 2 次,微温服,连服 7 剂。

第 8 天患者来诊,谓腹痛稍减,大便每日 2~3 次,夹有黄白色黏液,舌脉同前,再服上方 23 剂。之后,患者再度来诊,谓偶有腹痛,大便呈条状、日 2~3 次,大便不爽,已无黏液,舌淡、边有齿印,苔薄黄腻,脉滑。证属本虚标实,余邪未清。方拟:牡丹皮 15g,黄连 9g,白扁豆 15g,薏苡仁 30g,槟榔 9g,黄芪 20g,佩兰 12g,蚕沙 9g,苍术 9g,乌药 15g。每天 1 剂,连服 28 剂。诸症若失,大便条状、日 1~2 次,嘱患者服医院自制之肠炎安片、健脾渗湿冲剂以善其后。2 个月后复查结肠镜,全结肠未见明显病变,临床痊愈。

【按】溃疡性结肠炎根本在于脾、胃,常虚实夹杂,本虚为脾胃虚弱,标实为湿热、气滞、血瘀。治疗上标本兼顾,扶正祛邪。本例患者属脾虚湿热、气机阻滞之证,以经验方肠炎清化裁。方选黄芪益气健脾,托毒生肌;薏苡仁、大黄清热解毒利湿,荡涤肠胃积滞;牡丹皮、黄连、白花蛇舌草清热燥湿,解毒凉血;木香、乌药调理肠道气机,理气止痛;共奏健脾益气、清热化湿、解毒活血之功。后期予健脾益气渗湿之健脾渗湿冲剂以善其后。对于胃肠道疾病,重在调理气机,而溃疡性结肠炎的发生和复发与脾胃功能减退、免疫功能异常有关,故治疗时常用木香、陈皮、槟榔等调理气机,黄芪、党参等益气健脾,增强机体免疫功能。此外,方中加薏苡仁、白花蛇舌草,既可清肠解毒,又可预防癌变。有研究证实,白花蛇舌草可增强白细胞吞噬功能,对细菌感染引起的炎症有较显著疗效,对多种癌细胞有抑制作用。

(樊冬梅)

参 考 文 献

1. 陈文兆,周二南.慢性非特异性溃疡性结肠炎治则浅析[J].陕西中医,2001,22(1):30-31.

2. 邓长生,夏冰.炎症性肠病[M].北京:人民卫生出版社,1998.

3. 张正利,蔡淦,师万西.溃疡性结肠炎中医治疗及理论探讨[J].陕西中医,2001,22(7):405-406.

4. 吴忆东,陈丽娜,谭玲玲.中药内服配合灌肠治疗溃疡性结肠炎59例观察[J].浙江中医杂志,2002,37(4):142-143.

5. 钟百灵,邹跃红.针药并用治疗非特异性溃疡性结肠炎[J].中国针灸,1998(5):312.

6. 张新唯.艾灸治疗溃疡性结肠炎55例[J].中国针灸,2001,21(4):198.

7. 高亚菲,朱昭明,李旭.慢性溃疡性结肠炎中医"证"与有关免疫生化物质关系的探讨[J].西安医科大学学报,1996,17(3):356-358,394.

8. 吕永慧,钟东江.溃疡性结肠炎甲皱微循环变化与辨证的内在关系[J].中医药学刊,2003,21(5):658-659.

9. 张春盈,刘俊宝,姚玉川,等.溃疡性结肠炎虚实证型与血清Tuftsin及SIL-2R水平研究[J].河南中医,2000,20(2):26-27.

10. 黎琮毅,林才志,胡乃强,等.基于"五脏相关性"探讨溃疡性结肠炎的发病机制[J].辽宁中医杂志,2019,46(5):961-964.

11. 董振华,季元,范爱平,等.祝谌予临证验案精选[M].北京:学苑出版社,1996.

12. 严世芸,郑东平,何立人.张伯臾医案[M].上海:上海科学技术出版社,1979.

第六节 肝 硬 化

肝硬化(liver cirrhosis)是一种由不同病因长期作用于肝脏,引起的慢性、进行性、弥漫性肝脏疾病。肝细胞广泛坏死后产生肝脏纤维组织弥漫性增生,并形成再生结节和假小叶,导致肝小叶正常结构和血液供应遭到破坏。病情逐渐进展,晚期出现肝功能衰竭、门静脉高压等表现,亦可出现消化道出血、肝性脑病、肝肾综合征等多种并发症,死亡率高。

1987年,世界卫生组织(WHO)统计肝硬化人群平均发病率约17.1/10万。据55个国家向WHO提供的数字,每年死于肝硬化的人数超出31万,近几年来已增加到50万。在我国,肝硬化发病率占同时期住院患者总数的1%左右,以肝炎病毒感染致肝炎后肝硬化为多见。但近年来,酒精性肝硬化发生率明显增加。本病发病年龄以21~50岁多见,占85%左右;男女比例为(4~8)∶1,中年男性患肝硬化最为突出。

中医学中,代偿期肝硬化属于"积聚""痃癖""痞块"等范畴;失代偿期肝硬化属于"臌胀""水臌""单腹胀""蜘蛛蛊"等范畴,还涉及"黄疸""胁痛""血证"等。

一、病因病机

本病多因酒食不节、情志失调、虫毒感染、病后续发等发生,导致肝、脾、肾三脏受损,气滞血结,水停腹中。

1. 酒食不节　嗜酒过度,或饮食不节,损伤脾胃,使之运化失职,升降失司,蕴湿酿热,壅滞中焦,土壅木郁,气滞血瘀,水湿停聚,而致腹部胀大。

2. 情志失调　忧思郁怒,肝气郁结,气机不利,则血行不畅,以致肝络瘀阻,气滞、血瘀与水湿交结,渐成本病。

3. 虫毒感染　多因感染血吸虫,虫毒阻塞经隧,脉道不通,久病失治,内伤肝脾,而致气滞血瘀,清浊相混,水湿停聚,乃成臌胀。

4. 病后续发　黄疸、积聚等病日久不愈而成。黄疸湿邪致病,困厄脾土,土壅木郁,肝脾受损,可日久及肾;积证日久,积块增大,影响气血运行,气滞血瘀,水湿停聚不化;或久泄久痢,气阴耗伤,肝脾受损,生化乏源,气血滞涩,水湿停留,均发为本病。

二、五脏相关与病机转化

肝硬化的发生发展过程,与肝、脾、肾三脏功能失调密切相关。肝为刚脏,体阴用阳,主疏泄,其性升达,五行属木;脾为后天之本,气血生化之源,喜燥恶湿,五行属土。"见肝之病,知肝传脾,当先实脾",肝脾两脏协调配合有着重要作用。如《素问·宝命全形论》所云"土得木而达",两者生理上相互协调、配合,病理上亦相互影响。脾虚不能运化水谷精微,聚而成痰湿、水饮;土不生金,脾虚则肺气不能通调水道、下输膀胱,留饮于内,则内生肿满。脾胃升降枢纽的启动运行,有赖于肝气的正常疏泄;同时脾胃升降有序,亦有助于肝的生发与贮藏。肝失疏泄,则脾失健运。此外,肾藏精,肝藏血,肝肾同源于精血。从五行相生角度而言,二者为母子关系。滋水涵木法便是"东方之木,无虚不可补,补肾即所以补肝"的凝练。肝木得肾之精涵养,则可舒展条达;肾之精水滋养,则肝血有藏,不致疏泄太过。

病机转化可因实致虚,亦可因虚致实。多因脾虚不运,可致湿浊内生,湿郁日久则化热;或气血运行失畅,而致瘀血内留;或气血生化之源不足,阳损及阴,而致肝阴不足；或脾虚及肾，而致脾肾两虚。各种原因致肝失疏泄，肝脾同病，久则必虚，久则入络，正虚血瘀，是肝硬化的基本病机。（图 6-6-1）

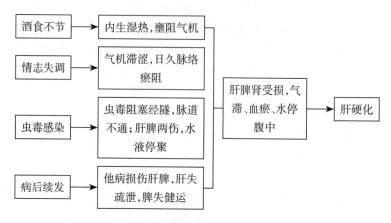

图 6-6-1　肝硬化病因病机示意图

三、临床表现

（一）症状

肝硬化起病隐匿，隐伏期可达 10 年以上。根据病情轻重，临床上分为代偿期肝硬化和失代偿期肝硬化，但两期无截然的界限。

1. 肝硬化代偿期　患者可无症状，或有症状亦缺乏特异性。常见的症状为乏力和消化不良，如食欲减退、腹胀、恶心、轻度腹泻等，多因劳累或伴发病出现，休息或治疗后可缓解。

2. 肝硬化失代偿期　患者出现明显临床症状，有消化道出血、肝性脑病等并发症出现时，提示进展至失代偿期。主要有肝功能减退、门静脉高压两大类临床表现，可有全身多系统症状。

（1）全身症状：患者一般情况和营养状态较差，表现为消瘦、乏力、夜盲等。

（2）消化道症状：由于胃肠道淤血水肿、消化吸收不良、菌群失调、肝脾肿大等原因，患者出现食欲不振，甚至厌食，腹胀、进食后更甚，厌油，恶心呕吐，易腹泻等症状。

（3）血液系统症状：由于肝硬化时凝血因子合成减少、脾功能亢进等，导致凝血功能障碍，患者亦出现鼻出血、牙龈出血、皮肤黏膜紫斑或出血点等出血倾向。

（4）内分泌系统症状：由于性激素变化，患者出现性欲减退，女性患者出现月经量少甚至闭经。

（二）体征

1. 肝硬化代偿期　肝轻度肿大,质地结实或偏硬,无或有轻压痛,脾轻度或中度肿大。皮肤可出现轻度肝掌、蜘蛛痣及毛细血管扩张。

2. 肝硬化失代偿期

（1）色素沉着:由于肾上腺皮质功能减退,色素沉着,患者面色黧黑无光泽（慢性肝病面容）,暴露部位皮肤亦呈现色素加深,抑或全身皮肤及巩膜黄染。

（2）皮肤:由于肝对雌激素的灭活障碍,可见肝掌、蜘蛛痣、毛细血管扩张。

（3）水肿:由于低蛋白血症,以及肝对醛固酮、抗利尿激素灭活障碍,导致继发性醛固酮和抗利尿激素增多,引起水钠潴留而出现水肿。

（4）第二性征:由于雌激素增多,雄激素减少,男性可见乳房发育、睾丸萎缩、阴毛稀少,女性可有乳房萎缩。

（5）贫血面容:由于营养障碍、出血、脾功能亢进等因素,可有不同程度贫血。

（6）腹水:腹部膨隆、腹壁紧绷发亮,状如蛙腹,移动性浊音阳性,可有脐疝形成。

（7）腹壁和脐周静脉曲张:由于门静脉高压,侧支循环开放,体表可见腹壁静脉曲张,脐周静脉突起呈水母头状。

（8）脾肿大:一般为中度肿大,部分可表现为巨脾。

（三）理化检查

1. 血液分析　代偿期多在正常范围,或有轻度贫血,白细胞和血小板减少;失代偿期可有轻重不等的贫血;脾功能亢进者白细胞和血小板均减少。

2. 尿液分析　代偿期一般无变化。出现黄疸时,尿胆红素阳性,尿胆原增加。乙型肝炎肝硬化合并乙型肝炎相关性肾炎时,尿蛋白阳性。

3. 肝功能试验　代偿期正常或轻度异常,γ球蛋白不同程度增高。失代偿期转氨酶轻、中度增高;胆红素水平增高;白蛋白降低,球蛋白增高,白球比例倒置;凝血酶原时间延长,注射维生素 K 不能纠正。

4. 血清免疫学检查

（1）甲胎蛋白（AFP）:活动性肝硬化 AFP 可升高,合并原发性肝癌时明显升高。

（2）病毒性肝炎标志物:须测定乙、丙、丁型肝炎标志物以明确病因。

（3）血清抗线粒体抗体:原发性胆汁性肝硬化患者阳性率高达 95%。

（4）血清抗平滑肌抗体、抗核抗体:二者阳性,提示自身免疫性肝病。

5. 腹水检查　应常规查腹水细胞计数、腹水总蛋白、腹水白蛋白,进行腹水培养、腹水细胞学检查；并同时查血清白蛋白，以计算血清腹水白蛋白梯度（SAAG）。

（1）肝硬化腹水：腹水白细胞计数平均值280×10^6/L，最高500×10^6/L；多形核白细胞（PMN）占27%~30%，绝对值$<250 \times 10^6$/L；SAAG$\geqslant$11g/L。

（2）自发性腹膜炎：腹水白细胞计数$\geqslant 500 \times 10^6$/L；PMN>70%，绝对值$\geqslant 250 \times 10^6$/L。腹水培养可有致病菌生长，床边血培养瓶做腹水细菌培养可提高阳性率。

（3）血性腹水：应高度怀疑癌变，行细胞学检查。

6. 影像学检查

（1）上消化道钡餐检查：可发现食管及胃底静脉曲张征象。食管静脉曲张呈虫蚀样或蚯蚓状充盈缺损，胃底静脉曲张呈菊花样充盈缺损。但诊断的敏感性不如胃镜检查。

（2）B超检查：肝缘变钝，早期肝大，晚期各叶比例失调，边缘呈波浪形或锯齿形，肝光点回声增粗增多，不均匀，可见结节；门静脉、脾静脉增宽；脾肿大；胆囊壁水肿；可见腹水征。

（3）CT、MRI：早期肝大，晚期肝叶比例失调，肝裂增宽，表面不规则，可见结节；脾大；腹水；门脉增宽，侧支循环开放等。

（4）放射性同位素检查：肝摄取同位素稀疏，左右叶比例失调；脾摄取同位素浓集。

7. 内镜检查　可以直接观察静脉曲张及其部位和程度，并可进行镜下治疗，还可确定有无门静脉高压性胃病。食管及胃底静脉曲张，是诊断门静脉高压最可靠的指标。

8. 肝穿刺活组织检查　对肝硬化，特别是早期肝硬化确诊和明确病因有重要价值。病理见假小叶形成，可确诊肝硬化。

9. 腹腔镜检查　诊断不明确时，腹腔镜检查有重要价值。由于为创伤性检查，临床应用不多。

四、辨病辨证

（一）西医辨病

1. 病史　有病毒性肝炎、长期饮酒、服用相关药物、输血、家族遗传性疾病等相关病史。

2. 症状体征　有肝功能减退和门静脉高压的临床表现。肝质地坚硬，部分有结节感。

3. 实验室及其他检查　肝功能检查常有阳性发现。B超、CT、MRI检查有助于本病的诊断。肝活组织检查见假小叶形成，是肝硬化诊断的金指标。

【鉴别诊断】

1. 慢性肝炎　代偿期肝硬化应与各种原因引起的慢性肝炎鉴别。代偿期肝硬化有一定程度的门静脉高压的表现,而慢性肝炎则无。肝活检可确诊。

2. 原发性肝癌　短期内出现的进行性肝大,肝表面呈结节状,持续性肝区疼痛,甲胎蛋白明显增高;或肝功能正常,而甲胎蛋白持续异常,或有血性腹水出现,应注意原发性肝癌的可能。

3. 血液系统疾病　多数患者可表现为疲倦、纳差,周身皮肤黄疸、肝脾肿大、全血细胞减少。可进行骨髓涂片,甚至骨髓活检,必要时做肝活检。

(二)中医辨证

本病多属本虚标实之证,临床首先应辨其虚实标本的主次。标实者当辨气滞、血瘀、水湿的偏盛,本虚者当辨阴虚与阳虚的不同。

五、治疗

(一)中医辨证论治

肝硬化初期多肝脾失调,气滞湿阻;病程日久,可出现脾肾阳虚,或肝肾阴虚。治疗时应注意攻补兼施,补虚不碍实,攻实不伤正。根据临床实际情况,辨证采用理气化湿、行气活血、健脾利水,以及温肾、滋养肝肾等法。

1. 气滞湿阻

主要证候:腹大胀满,叩之如鼓,持续不减,食后益甚,嗳气稍舒,胁下胀满,纳少,肢体困重乏力,小便短少。舌质暗,苔白腻,脉弦滑。

治法:疏肝理气,行湿除满。

方药:柴胡疏肝散(《医学统旨》)合胃苓汤(《普济方》引《妇人大全良方》)加减。

常用柴胡、香附、郁金、青皮疏肝理气;川芎、白芍养血和血;苍术、厚朴、陈皮运脾化湿消胀;猪苓、茯苓利水渗湿。

加减:气滞偏甚,胸脘痞闷,腹胀,嗳气为快,加佛手、沉香、木香;尿少,腹胀,苔腻,加砂仁、大腹皮、泽泻、车前子运脾利湿;神倦,便溏,舌质淡,酌加党参、附子、干姜、川椒温阳益气,健脾化湿;胁下刺痛,舌紫,脉涩,加延胡索、莪术、丹参活血化瘀。

2. 湿热蕴结

主要证候:腹大坚满,烦热口苦,小便赤涩,大便秘结,舌质暗红,苔黄腻或兼灰黑,脉弦数。可见面目、皮肤色黄。

治法:清热利湿,攻下逐水。

方药:中满分消丸(《兰室秘藏》)合茵陈蒿汤(《伤寒论》)加减。

常用茵陈、金钱草、栀子、黄柏清热化湿;苍术、厚朴、砂仁行气健脾化湿;大黄、猪苓、泽泻、车前子、滑石分利二便。

加减:小便赤涩不利,加陈葫芦、蟋蟀粉(另吞服)行水利窍;如腹部胀急殊甚,大便干结,可用舟车丸行气逐水,但其作用峻烈,不可过用。

3. 寒湿困脾

主要证候:腹大胀满,按之如囊裹水,脘腹痞胀,得热稍舒,精神困倦,怯寒懒动,食少便溏,尿少,甚至颜面微浮,下肢水肿。舌淡暗,苔白腻或白滑,脉缓。

治法:温中健脾,化湿利水。

方药:实脾散(《重订严氏济生方》)加减。

常用白术、苍术、附子、干姜振奋脾阳,温水化湿;厚朴、木香、草果、陈皮行气健脾祛湿;茯苓、泽泻利水渗湿。

加减:水肿较甚,加肉桂、猪苓、车前子温阳化气,利水消肿;胸闷咳喘,加葶苈子、紫苏子、半夏泻肺行水,止咳平喘;脘闷纳呆,神疲、便溏,下肢水肿,可加党参、黄芪、山药等健脾益气利水。

4. 肝脾血瘀

主要证候:腹大坚满,青筋怒张,颈、胸、背、面颊散在红痣血缕,手掌赤痕,胁腹攻痛,口唇色暗,舌质紫暗或瘀斑,脉细涩。

治法:活血化瘀,行气利水。

方药:调营饮(《证治准绳》)加减。

常用当归、赤芍、桃仁、三棱、莪术、鳖甲化瘀散结;大腹皮行气消胀;马鞭草、益母草、泽兰、泽泻、赤茯苓化瘀利水。

加减:胁下癥积肿大明显,加穿山甲、土鳖虫、牡蛎,或配合鳖甲煎丸内服,以化瘀消癥;病久体虚,气血不足,宜用八珍汤或人参养荣丸补养气血;如大便色黑,可加参三七、茜草、侧柏叶化瘀止血。

5. 脾肾阳虚

主要证候:腹部胀大不舒,入暮尤甚,下肢水肿,小便短少,脘闷纳呆,神倦怯寒,面色苍黄或㿠白,舌淡胖而暗,脉沉弦无力。

治法:温补脾肾,化气行水。

方药:偏脾阳虚者,用附子理中丸(《太平惠民和剂局方》)合五苓散(《伤寒论》)加减;偏肾阳虚者,用济生肾气丸(《张氏医通》)加减。

常用附子、干姜、人参、白术、鹿角片、胡芦巴温补脾肾;茯苓、泽泻、陈葫芦、车前子利水消胀。

加减:偏于脾阳虚弱,见神疲乏力、少气懒言、纳少、便溏,加黄芪、山药、薏苡仁、白扁豆益气健脾;偏于肾阳虚衰,见面色苍白、怯寒肢冷、腰膝酸冷疼痛,加仙茅、淫羊藿温补肾阳。

6. 肝肾阴虚

主要证候：腹大胀满不舒,甚至青筋暴露,小便短少,心烦失眠,时有鼻衄、齿衄,舌质暗红少津,脉弦细数。

治法：滋养肝肾,凉血化瘀。

方药：加减六味地黄丸(《病科全书》)或一贯煎(《续名医类案》)合膈下逐瘀汤(《医林改错》)加减。

常用沙参、麦冬、生地黄、山茱萸、枸杞子、楮实子滋养肾阴;猪苓、茯苓、泽泻、玉米须淡渗利湿。

加减：青筋显露,唇色紫暗,小便短少,加丹参、益母草、泽兰、马鞭草化瘀利水;兼有潮热、烦躁,酌加地骨皮、白薇、栀子以清虚热;齿、鼻衄血,加仙茅根、藕节、仙鹤草之类以凉血止血;如阴虚阳浮,症见耳鸣、面赤、颧红,宜加龟甲、鳖甲、牡蛎等滋阴潜阳。

【方药应用】

1. 注射制剂　根据辨证分型,可选用黄芪注射液、丹参注射液等。

2. 中成药

（1）木香顺气丸：每次 6g,每日 3 次。具有理气消胀,散寒止痛作用。适用于气滞湿阻证。

（2）大黄䗪虫丸：每次 6g,每日 3 次。具有活血化瘀,清热润燥作用。适用于血瘀证明显者。

（3）二至丸：每次 9g,每日 3 次。具有补益肝肾,养阴止血作用。适用于肝肾阴虚,尤其是牙宣、鼻衄患者。

（4）济生肾气丸：每次 6g,每日 3 次。具有温肾化气,利水消肿作用。适用于脾肾阳虚,水湿泛滥,形寒肢冷者。

（5）鳖甲煎丸：每次 3g,每日 3 次。具有活血化瘀,软坚散结作用。适用于肝硬化、肝脾肿大、肝癌等。

（6）复方鳖甲软肝片：每次 4 片,每日 3 次,6 个月为 1 个疗程。具有软坚散结,化瘀解毒,益气养血作用。适用于早期肝硬化属瘀血阻络、气血亏虚者。

【针灸与其他疗法】

1. 穴位贴敷　适应证:各型肝硬化、慢性肝炎、急性肝炎、肝纤维化、腹部肿瘤、腹水等属血瘀者。

选穴：水分、关元、三阴交、血海、肝俞。

水分：前正中线上,脐上 1 寸。

关元：前正中线上,脐下 3 寸。

三阴交：内踝尖上 3 寸,胫骨内侧缘后方。(双侧)

血海:髌底内侧端上 2 寸。(双侧)

肝俞:第 9 胸椎棘突下,旁开 1.5 寸。(双侧)

2. 灸法　臌胀、积聚:内关、血海、阴陵泉、足三里、三阴交。

内关:前臂掌侧,当曲泽与大陵的连线上,腕横纹上 2 寸,掌长肌腱与桡侧腕屈肌腱之间。沟通三焦,宽胸理气。

血海:大腿内侧,髌底内侧端上 2 寸,当股四头肌内侧头隆起处。活血和血,宣通下焦。

阴陵泉:小腿内侧,当胫骨内侧髁后下方凹陷处。健脾益肾,通利三焦,利水渗湿。

足三里:小腿前外侧,犊鼻下 3 寸,距胫骨前缘一横指(中指)。胃经合穴、胃腑下合穴,通调腑气,和中益胃,扶土助运。

三阴交:小腿内侧,足内踝尖上 3 寸,胫骨内侧缘后方处。调补肝脾肾,疏通经络,调和气血(孕妇慎用)。

3. 外治法　甘遂、大戟粉末各 0.5g,研碎,用生姜泥调糊,外敷神阙穴。1 周 2 次,6 周为 1 个疗程,治疗肝硬化腹水疗效明显。

甘遂二丑散:取甘遂 6g、牵牛子 6g、肉桂 6g、莪术 5g、车前子 12g、五倍子 5g、冰片 6g,共研细末,蜂蜜调成团块,外敷于脐部,一日一换,10 日为 1 个疗程,一般治疗 2 个疗程。

芒硝 50g,用单层无菌纱布包裹,敷于神阙穴,用自粘敷贴固定,每日换药 1 次,换药前用温水擦洗干净皮肤上的药迹,20 天为 1 个疗程,临床可取得较好疗效。

甘遂 10g、明矾 20g,各研细末。甘遂末以生面糊调,敷神阙穴内。明矾末与热米饭和匀,贴于两侧足底涌泉穴。3 日 1 次,5 次为 1 个疗程,2 个疗程后观察疗效。

大蒜头、车前草各 6g,捣烂,贴脐上,一日一换,适用于气滞湿阻之臌胀。

4. 其他疗法　推拿:单掌横置于涌泉,来回擦动 50 次。适用于臌胀属肝肾阴虚者。

(二)西医治疗

肝硬化患者应采取综合治疗措施,且消除病因是治疗的原则;除病因治疗外,早期对症治疗,晚期主要针对并发症治疗。应禁用损害肝脏的药物。

1. 一般治疗

(1)休息:代偿期可参加轻工作,失代偿期应以卧床休息为主。

(2)饮食:以高热量、高蛋白质、富含维生素、易消化食物为宜。禁酒,避免进食粗糙、坚硬的食物。肝功能严重损害或有肝性脑病先兆时,应限制或禁食蛋白质;有腹水时,应少盐或无盐饮食。

2. 药物治疗

（1）抗病毒治疗:乙肝肝硬化者,无论代偿期、失代偿期,均需抗病毒治疗,因治疗后可延缓或降低肝功能失代偿期的发生,改善肝功能并延缓或减少肝移植的需求;目前可使用的有拉米夫定、阿德福韦酯、替比夫定、恩替卡韦和替诺福韦,应首选抗病毒效力强且不易耐药的药物,须长期甚至终身服药。丙肝肝硬化者可选用抗丙肝病毒药物,如索非布韦、达拉他韦、索磷布韦维帕他韦等,而失代偿期患者必要时需在经验医师指导下联合使用利巴韦林。

（2）营养支持治疗:补充维生素、消化酶,如 B 族维生素、维生素 C,必要时补充维生素 K 等。

3. 腹水的治疗

（1）限制钠、水的摄入:每日摄入钠盐 500~800mg（氯化钠 1.2~2.0g）;进水量限制在 1 000ml/d 左右;如有显著的稀释性低钠血症,则进水量限制在 500ml 以内。

（2）利尿药:螺内酯,为潴钾利尿药,用量 100mg,一日 1~4 次,每日总量不超过 400mg。呋塞米,为排钾利尿药,用量 40mg,一日 1~4 次,每日总量不超过 160mg。目前主张螺内酯与呋塞米联合应用,剂量比为 100：40。注意利尿的速度不宜过猛,以每天体重减轻≤0.5kg 为宜,否则易诱发肝性脑病、肝肾综合征等。

（3）放腹水加输注白蛋白:经腹腔穿刺每次放腹水 4~6L,同时按每排放腹水 1L 即补充 5g 白蛋白的比例补充白蛋白,每 2 周进行 1 次,是治疗肝硬化腹水的有效方法。放腹水加输注白蛋白,是目前难治性腹水的首选治疗方案;较大量利尿剂治疗,可缩短住院时间,且并发症少。

（4）提高血浆胶体渗透压:可每周定期少量、多次静脉输注白蛋白或新鲜血浆。对改善机体一般情况,恢复肝功能,促进腹水消退等很有帮助。

（5）自身腹水回输:是治疗顽固性腹水的较好方法。不良反应和并发症有发热、感染、电解质紊乱等。应注意感染性腹水不可回输。

（6）经颈静脉肝内门腔内支架分流术（TIPSS）:是应用介入放射手段,在肝内门静脉和肝静脉之间置入内支架,将门静脉血流分流入腔静脉,以降低门静脉压力的新技术。适用于食管静脉曲张大出血和难治性腹水,但易诱发肝性脑病,多用于等待肝移植的门静脉高压患者。

4. 门静脉高压的手术治疗　手术目的在于降低门静脉系统压力,消除脾功能亢进。手术方法有分流、断流、脾切除等。

5. 肝移植　肝移植是肝硬化的最后治疗手段,也是唯一能治愈本病的措施。近年来,肝移植后 1 年平均生存率已达到85% 以上,5 年生存率也超过

75%。目前,肝移植已成为一种有临床价值的治疗手段。

六、中西医结合思路

肝硬化属于中医"积聚""臌胀"等范畴,多因酒食不节、情志失调、虫毒感染、病后续发等导致肝、脾、肾三脏受损,气滞血结,水停腹中而发。病机可见脾虚生湿,郁久化热;气血运行失畅,瘀血内留;气血乏源,肝阴不足;脾虚及肾,脾肾两虚。各种原因致肝失疏泄,肝脾同病,久则必虚,久则入络,正虚血瘀,是肝硬化的基本病机。本病多以肝、脾、肾亏虚为本,气滞、血瘀、水停为标。"见肝之病,知肝传脾,当先实脾",故邓铁涛认为治疗肝硬化当从脾论治,治则立足于健脾益气为主,活血化瘀为辅,但始终不离于健脾。治标就是要活血、祛湿利水,一旦出现消化道出血、肝性脑病、腹痛高热,应立即凉血止血、醒神开窍、清热解毒等。当以本虚为主者,采取温补脾肾,着重于健脾,同时配合行气、活血、利水。由于病情错综复杂,病势缠绵,病情易反复,治疗较难,因此治疗的疗程要长,需耐心治疗。

对于肝硬化,西医治疗无切实有效的方法,主要是支持治疗,以保护肝细胞,改善肝功能,防止并发症,延长代偿期。对于病毒性肝炎患者(乙肝、丙肝),应积极进行抗病毒治疗,不宜使用干扰素,其中乙肝患者首选替诺福韦、恩替卡韦,丙肝患者首选索磷布韦维帕他韦、索非布韦等抗病毒药物,一般需要长期服用;同时配以中医活血化瘀、软坚散结、调补正气的治法,有助于提高临床疗效,减少并发症的发生。

七、辨已病未病与调养

(一)辨已病未病

引起肝硬化的原因很多,如慢性肝炎、酒精肝、脂肪肝等疾病的发展都会引起肝硬化。因此,在日常生活中一定要注意保肝养肝。①戒酒当先:对于有肝病基础的患者应当立即戒酒,否则会加重病情的恶化;②用药从简:盲目滥用药物,会加重肝脏负担,不利于肝脏修复;③情绪稳定:肝脏与精神神志的关系非常密切,情绪不佳或抑郁,暴怒激动,均可影响肝功能,加速病变的发展;④饮食平衡:饮食上多样化,低盐低脂饮食,摄入适量蛋白质,适量食用新鲜的瓜果蔬菜,补充充足的维生素,这样有助于机体免疫力的提高和疾病的预防;⑤积极预防:接种病毒性肝炎疫苗。

(二)调养

1. 饮食调护　肝硬化患者以清淡、富有营养而易消化的饮食为主,忌食粗糙、质硬及辛辣油腻的食物,严禁饮酒。

2. 情绪调护　肝硬化患者应保持心情愉快,避免情绪激动。

3. 强身健体　肝硬化患者需适当运动,但避免做过体力劳动,避免腹压增大动作,如剧烈咳嗽、剧烈呕吐等,以预防消化道出血可能。

八、临床验案

国医大师邓铁涛诊疗肝硬化验案

薛某,男,61 岁,香港居民。1996 年 7 月因疲劳而致走路不稳,纳差。香港玛丽医院诊断为:①肝硬化失代偿期;②胃溃疡;③高血压。住院期间出现肝性脑病、黄疸、腹水、食管静脉曲张、便血等。B 超检查发现肝脏有 2 个肿块,性质待查。经 2 个月治疗,9 月 30 日复查肝功能:ALB 30g/L, TB 20μmol/L, GOT 866U/L, GPT 583U/L、γ-GT 161U/L, AFP 3μg/L。患者病情基本稳定,带药出院(主要有护肝药物、利尿药、胃药和降压药)。

出院后患者仍感到疲劳,走路腿发软,于 1996 年 11 月 30 日至广州求诊于邓铁涛。诊见:疲劳,腿软,腹稍胀,胃纳不佳,面暗,唇紫,脉涩。邓铁涛诊察后拟攻补兼施,益气健脾,补养肝肾,佐以软坚化癥,利湿逐水。处方:西洋参(另炖兑服)、白芍、土鳖虫、穿山甲各 10g,太子参、鳖甲(先煎)、牵牛子各 30g,白术、茯苓各 15g,薏苡仁 45g,楮实子、菟丝子、草薢各 12g,酸枣仁 20g,甘草 5g。30 剂,每天 1 剂,水煎服。患者坚持服此方 1 个月,诸症悉减。

1997 年 1 月 10 日二诊:患者疲劳、腿软好转,腹胀消失,胃纳尚可,面色暗红,唇色转红,舌嫩红、苔白厚,脉右大涩、左弦尺弱。仍然以益气健脾、补养肝肾为主,前方去牵牛子,加麦芽 30g、大枣 4 枚,酸枣仁改为 24g,以健脾胃、养心安神、调补为主。30~60 剂,每天 1 剂,水煎服。

患者服药期间,每隔 2 个月到香港某医院复查 1 次。用药 1 年后,胃镜检查示胃溃疡已愈,肝脏扫描示肿块阴影消失,因食管静脉曲张而便血未再发生,TP 60g/L, ALB 34g/L, TB、GOT、GPT、γ-GT 均恢复正常。但红细胞计数偏低,凝血功能欠佳;BUN、Cr 高于正常值,提示肾功能有损害;血氨偏高,慢性肝性脑病仍存在。继续服中药治疗,于 1998 年 3 月底又在香港某医院复查肝功能、血液生化等项目及肝脏 MRI,均正常。血分析:RBC 4.4×10^9/L、HGB 141g/L、PLT 101×10^9/L;BUN 7.6mmol/L、Cr 122μmol/L、血氨 54μmol/L。

1998 年 5 月 29 日,患者自觉身体健康,精神饱满,无特殊不适。根据患者检查结果,嘱其将二诊处方加黄芪、益母草各 15g,改西洋参为 5g,加吉林参 5g。30 剂,每天 1 剂,水煎服。

2001 年 3 月 7 日患者致电邓铁涛,告知复查肝功能正常,生活起居均正常,唯血压仍高（120~180/94.5~105mmHg）。邓老拟方：太子参、鳖甲（先煎）、玉米须、生牡蛎、生龙骨各30g,茯苓、白术、菟丝子、怀牛膝各15g,山药24g,楮实子12g,何首乌、决明子各20g,甘草3g。继续以健脾益胃养肝为主,加平肝潜阳药物调理。

【按】邓铁涛以张仲景"见肝之病,知肝传脾,当先实脾"的观点为指导原则,认为本病案患者以脾气虚为主要矛盾,以健脾益气为主,兼以活血祛瘀,后期则以养肝肾为主,充分体现了"肝脾肾三脏相关""补益与攻逐结合"的关系。

（陈　昀　佘世锋）

参 考 文 献

1. 陈志强,杨关林.中西医结合内科学［M］.3版.北京:中国中医药出版社,2016.
2. 张伯礼,薛博瑜.中医内科学［M］.2版.北京:人民卫生出版社,2012.
3. 中国中西医结合学会消化系统疾病专业委员会.肝硬化中西医结合诊疗共识［J］.中国中西医结合消化杂志,2011,19（4）:277-279.
4. 严峻峻,刘小斌.邓铁涛教授治疗肝硬化验案1则［J］.新中医,2002,34（3）:20.
5. 侯丽颖,刘友章,季幸姝,等.从肝脾相关理论论治肝硬化［J］.新中医,2009,41（8）:114-116.

第七节　上消化道出血

上消化道出血（upper gastrointestinal bleeding, UGIB）系指十二指肠悬韧带以上的消化道（包括食管、胃、十二指肠、胆管和胰管等）病变引起的出血,包括胃空肠吻合术后的空肠上段病变引起的出血。根据出血的病因分为非静脉曲张性出血和静脉曲张性出血两类,其中非静脉曲张性出血占80%~90%,静脉曲张性出血占10%~20%。非静脉曲张性出血最常见的病因包括消化性溃疡、急性糜烂性胃炎、急性出血性胃炎和胃癌。食管-贲门黏膜撕裂综合征（esoph-ageal/cardiac mucosa laceration syndrome）引起的出血亦不少见,动静脉畸形等血管异常诊断有时比较困难,值得注意。上消化道出血的临床表现取决于出血部位、出血量和出血速度,主要表现为呕血和黑便,可能伴随心悸、头晕、乏力等周围循环障碍,甚至晕厥和休克等周围循环衰竭征象。

成年人上消化道出血每年发病率为（100~180）/10万。非静脉曲张性出血每年发病率为（19.4~67.0）/10万,病死率为6%~10%。静脉曲张性出血主要发生于肝硬化引起的门静脉高压,尽管近些年药物治疗、手术、内镜和介入技术有所发展和进步,但出血6周内的死亡率仍高达20%。

上消化道出血属于中医学"吐血""便血"范畴。若呕血、便血不止,气随血脱可致亡阴、亡阳之"脱证"。

一、病因病机

《景岳全书·杂证谟·血证》将出血的病机概括为"火盛"和"气虚"两个方面。现代中医认为,上消化道出血与外感病邪、饮食不节、情志不和、劳倦过度、久病等因素有关。

1. 外感病邪　外感风热燥火之阳邪,或风寒之邪郁而化火,热伤营血,气血沸腾,邪热迫血妄行,血随气火上逆而吐血,血随胃气下降入肠道而便血。如《症因脉治·外感吐血》云:"外感吐血之因:内有积热,诸经火盛,外有风寒,束其肌表,血络热甚,不得外越,妄行上冲,从口呕出,故外感吐血,责之邪热妄行。"

2. 饮食不节　如饮酒过多,或过食酸辣煎炸、肥甘厚腻之品,致胃肠湿热,热伤脉络,或损伤脾胃,脾虚不能统血,引起吐血和便血。如《金匮要略·惊悸吐衄下血胸满瘀血病脉证治》云:"夫酒客咳者,必致吐血,此因极饮过度所致也。"

3. 情志不和　情志不和可致肝郁化火,横逆犯胃,损伤胃络,火载血升,气逆血奔,引起吐血和便血。如《景岳全书·杂证谟·血证》云:"血动之由,惟火惟气耳。"

4. 劳倦过度　劳欲过度,日久致脾胃虚弱,血失统摄,则血不循经,溢于脉外,引起吐血和便血。如《景岳全书·杂证谟·血证》云:"血为营气,不宜损也,而损则为病……损者多由于气,气伤则血无以存。"

5. 久病　久病耗伤阴精,以致阴虚火旺,迫血妄行致吐血;久病使正气亏损,气虚不摄,血溢脉外而出血;久病入络,血脉瘀阻,血行不畅,血不循经而出血。

二、五脏相关与病机转化

吐血、便血属中医学急危重病,病因复杂,病机多变。吐血和便血发病,病位在胃和大肠,与肝、脾关系密切。脾为后天之本,气血生化之源。脾脏损伤,运化无力,气血生化无源,加之脾虚统血无权,则血不循经,溢于脉外。出血后气随血脱,气血两虚,则疲惫倦怠、肢体乏力;血虚肝失所养,不能上荣头面,则面色苍白、头晕;血虚心失所养,则心悸气短。土虚木乘,肝火横犯脾胃,损伤胃络,血随气火上逆,从口而出,则为吐血;血随胃气下降入肠道,则为便血。

病机转化可因实致虚,亦可因虚致实。久病入络,血脉瘀阻,可耗气伤阳,可向虚证转化;脾虚运化无力,痰湿内生,积而化热,可向热证转化。(图6-7-1)

三、临床表现

(一)症状

1. 呕血和黑便　二者是上消化道出血的特征性表现。出血部位在幽门以

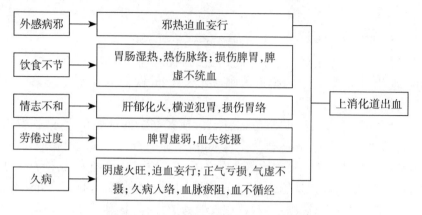

图 6-7-1　上消化道出血病因病机示意图

上者常有呕血和黑便,在幽门以下者可仅表现为黑便。但是出血量少且速度慢的幽门以上病变,可仅见黑便;而出血量大、速度快的幽门以下的病变,可因血液反流入胃,引起呕血。部分患者出血部位接近十二指肠悬韧带,出血量大,出血速度快,肠道蠕动快,可出现暗红色血便,而无呕血和黑便,此时多伴有明显的周围循环衰竭征象。少数患者出血早期仅有周围循环衰竭征象,而无显性出血,对于此类患者注意避免漏诊和误诊。

2. 失血性周围循环衰竭　出血量在 400ml 以内可无全身症状;超过 400ml 多会出现头晕、心悸和乏力等周围循环障碍的全身症状;短时间内出血大于 1 000ml 会出现周围循环衰竭症状,如晕厥、肢体冷感、心率加快及血压偏低,严重者出现休克,表现为烦躁不安或神志不清、面色苍白、四肢湿冷、口唇发绀、呼吸困难、脉压差缩小等。

3. 贫血和血象变化　急性大出血后均有失血性贫血。出血早期,血红蛋白浓度、红细胞计数及血细胞比容可无明显变化。出血后,组织液渗入血管内,使血液稀释,一般需要经 3~4 小时以上才出现血红蛋白下降,随着进一步的液体复苏治疗,出血后 24~72 小时血液稀释到最大程度。上消化道大出血 2~5 小时,白细胞计数可明显升高,止血后 2~3 天才恢复正常。但在肝硬化脾功能亢进患者,则白细胞计数可不增高。

4. 发热　大量出血患者,多数患者在 24 小时内出现低热,多在 38.5℃ 以下,持续 3~5 天降至正常。引起发热的原因尚不明确,可能与失血性贫血引起的高代谢动力状态、有效血容量不足导致散热减少、体温调节中枢功能障碍有关。大量出血患者,气随血脱,出现气血两虚,引起气血虚而发热。

5. 氮质血症　在上消化道大量出血后,大量血液蛋白质的消化产物在肠道被吸收,以及有效血容量不足引起肾小球滤过降低,血中尿素氮可暂时性升高;

一般出血数小时后血尿素氮开始升高,约 24~48 小时达到高峰,出血停止 3~4 天后降至正常。

（二）体格检查

上消化道出血可出现贫血面容,睑结膜、甲床和口唇苍白,血压降低,心率增快,贫血严重时心尖区可出现收缩期吹风样杂音,肠鸣音活跃。不同病因会出现与其相应的体征,如肝硬化引起的食管胃静脉曲张破裂出血,会出现巩膜黄染、肝掌和蜘蛛痣、脾大、移动性浊音阳性、双下肢凹陷性水肿等（心源性肝硬化会出现肝颈静脉回流征阳性）;胃癌可能出现上腹部包块和左锁骨上淋巴结肿大;血液病会出现皮下出血,肝脾肿大,胸骨压痛和牙龈增生等。注意直肠指诊以明确直肠肛周情况,以及是否有血便或黑便。

（三）理化检查

1. 实验室检查 上消化道出血时,重点化验应包括血常规、血型、感染八项、凝血功能、大便或呕吐物的隐血试验、肝功能、电解质、肾功能、心电图、胸片和腹部超声。

（1）血常规:急性出血多为正细胞性贫血,慢性出血多为小细胞低色素性贫血。出血早期白细胞计数增高;若白细胞和血小板计数降低,需注意肝硬化和血液系统病变引起的出血。血红蛋白的下降程度,可为判断出血量提供参考。

（2）血型:达到输血指征时,根据血型及时进行交叉配血和成分输血。即使病情稳定的上消化道出血患者也应测定血型,以备必要时输血。

（3）感染八项:输血前必查项目,也有助于肝硬化原因的确定。

（4）凝血功能:判断是否存在原发凝血功能障碍或继发因素。

（5）大便或呕吐物隐血试验:对非显性出血患者,可以明确消化道出血。

（6）肝功能:能够帮助评估患者的病情和预后。如结果异常,注意肝硬化或急性感染性疾病引起的出血。

（7）肾功能和电解质:出血量大时,血中尿素氮可暂时性升高,一般出血数小时后血尿素氮开始升高,大多不超过 14.3mmol/L（40mg/dl）,约 24~48 小时达到高峰,出血停止 3~4 天后降至正常。如血肌酐升高提示血容量严重不足,可出现急性肾前性肾衰竭。如活动性出血已停止,充分补液,血容量基本纠正,而尿量仍少,血肌酐和血尿素氮不能恢复正常,提示休克时间过长或在原有肾脏病变基础上发生器质性肾衰竭。电解质检测有助于病情判断和指导补液治疗。

（8）心电图:能够帮助排除心律失常和急性冠脉综合征引起的低血压,也可以帮助诊断由于低血红蛋白而诱发的急性冠脉综合征。

（9）胸片:排除肺炎和肺水肿,明确心肺情况。

（10）腹部超声：明确肝、胆、脾等脏器情况，最好行床边检查或者病情稳定后再行检查。

2. 其他检查方法

（1）内镜检查：是诊断上消化道出血病因的首选检查方法。一般主张胃镜检查在出血后 24 小时内进行，称急诊内镜检查，可以提高出血病因诊断的准确率。急诊内镜检查可以根据病变的特征，判断是否继续出血或估计再出血风险，并可同时进行内镜下治疗。在急诊内镜检查前需先补充血容量、纠正休克、改善贫血。

（2）X 线钡餐检查：目前多为胃镜检查所替代，主要用于有胃镜检查禁忌或不愿意进行胃镜检查者。对经胃镜检查原因未明者，怀疑病变在十二指肠降部以下的，则具有特殊诊断价值。一般主张在出血停止、病情稳定 3 天后谨慎操作。缺点为即使发现病变，亦不能同时进行治疗。

（3）选择性动脉造影或核素扫描：适用于经内镜（尤其是急诊内镜）及 X 线钡剂造影检查阴性的活动性出血患者，或因严重大出血或其他原因不能进行内镜检查的患者。

在某些特殊情况下，如患者处于上消化道持续严重大量出血的紧急状态，以至于胃镜检查无法安全进行，或因积血影响视野而无法判断出血灶，而患者又有手术禁忌，此时行选择性肠系膜动脉造影可能发现出血部位，并进行介入治疗。在出血量大于 0.5ml/min 时，可以发现造影剂在出血部位溢出，有比较准确的定位价值，对于某些血管病变如血管畸形、血管瘤和血管丰富的肿瘤兼有定性价值。

放射性同位素扫描：静脉推注 ^{99m} 锝标记的患者自体红细胞做腹部扫描，在出血速度大于 0.1ml/min 时，标记红细胞在出血部位溢出形成浓染区，可以显示出血部位，可监测出血达 24 小时，且创伤小，可作为初步出血定位，但存在假阳性和定位错误。

四、辨病辨证

（一）西医辨病

1. 上消化道出血诊断的确立

（1）有引起上消化道出血的可能病因：如消化性溃疡、使用非甾体抗炎药、剧烈呕吐、肝硬化伴食管 - 胃底静脉曲张、严重应激等。

（2）症状和体征：如患者出现呕血和 / 或黑便（或暗红色便），伴或不伴周围循环障碍和衰竭表现，则上消化道大出血诊断基本确定。部分患者出血量大，出血速度快，肠道蠕动快，可出现暗红色血便。少部分患者可在呕血及黑便前即出现急性周围循环衰竭的征象；此类患者需及时进行直肠指检，及早发现尚未排出的黑便,有助于早期诊断和避免漏诊。

（3）内镜检查:确定上消化道出血责任病灶。

（4）排除消化道以外的出血因素:如上呼吸道、口腔、鼻、咽喉等部位出血,以及进食动物血、炭粉、含铁剂或铋剂的药物等引起的粪便发黑。

2. 出血量的估计和周围循环状态的判断　成人每日消化道出血 >5~10ml,粪便隐血试验阳性;每日出血量 50~100ml 可出现黑便;胃内储积血量在 250~300ml 可引起呕血;一次出血量不超过 400ml 时,一般不引起全身症状;出血量超过 400ml,可出现头晕、心悸、乏力等全身症状;短期内出血量超过 1 000ml,可出现周围循环衰竭表现。由于周围循环衰竭是急性大出血致死的直接原因,应将周围循环状态的检查放在首要位置,其中血压和心率是关键指标,应进行动态观察,并综合其他相关指标加以判断（如呕血和黑便的量,血红蛋白含量、红细胞计数和血细胞比容等）:如果患者由平卧位改为坐位时血压下降（下降幅度大于 15~20mmHg）,心率加快（上升幅度大于 10 次/min）,提示血容量明显不足;如收缩压低于 90mmHg（或较基础收缩压下降大于 30mmHg）,心率大于 120 次/min,伴有面色苍白、四肢湿冷、烦躁不安或神志不清,即已进入休克状态,属严重大量出血,需积极抢救,是紧急输血的指征。

3. 出血是否停止的判断　上消化道出血经积极治疗后,短期内可以停止出血。由于肠道内积血需经数日（一般约 3 日）才能排尽,故黑便不能作为继续出血的指标。临床上出现下列情况应考虑继续出血或再出血。

（1）反复呕血,或黑便次数增多、粪质稀薄,甚至呕血转为鲜红色、黑便变成暗红色,伴有肠鸣音亢进。

（2）周围循环衰竭的表现经充分补液输血而未见明显改善,或虽暂时好转而又恶化,经迅速补液输血后中心静脉压仍有波动,稍稳定又再下降。

（3）血红蛋白含量、红细胞计数与血细胞比容继续下降,网织红细胞计数持续增高。

（4）在补液与尿量足够的情况下,血尿素氮持续或再次增高。

（5）胃管抽出物有较多新鲜血。

4. 出血的病因判断　病史、症状和体征可为出血的病因提供重要线索,但确诊需要内镜等辅助检查。

（1）有慢性、周期性、节律性上腹痛病史,出血前疼痛加剧,出血后减轻或缓解,提示消化性溃疡可能性大。

（2）服用非甾体抗炎药等损伤胃黏膜的药物、有酗酒史或应激状态者,可能为急性糜烂性胃炎、急性出血性胃炎。

（3）有病毒性肝炎、血吸虫病病史或酗酒史,并有肝功能减退与门静脉高压的临床表现者,可能是食管-胃底静脉曲张破裂出血。特别需要指出,上消化道出血的患者即使确诊肝硬化,不一定都是食管-胃底静脉曲张破裂出血,约有1/3患者出血实际来自消化性溃疡、急性糜烂性胃炎、急性出血性胃炎、门静脉高压性胃病或其他原因,故应做进一步检查。

（4）中年以上患者近期出现上腹痛,伴有消瘦和贫血,多次大便隐血试验阳性者,需警惕胃癌的可能性。

（5）反复剧烈呕吐后,突然呕血,需考虑食管-贲门黏膜撕裂综合征的可能。

（6）在胆道感染、结石、寄生虫或肿瘤患者中,如出现右上腹部绞痛,呕血,伴黄疸和发热,需注意合并胆道出血可能。

【鉴别诊断】

下消化道出血　如上消化道出血量大,出血速度快,肠道蠕动快,出现暗红色血便,而无呕血时,需与下消化道出血相鉴别。此时如考虑上消化道出血,患者应出现明显的周围循环衰竭表现,血尿素氮会明显升高;如考虑下消化道出血(多为结肠出血),患者周围循环衰竭表现不如上消化道出血明显,血尿素氮多不升高。如上消化道出血仅有黑便,无呕血时,需注意排除高位小肠乃至右半结肠出血(只要血液在肠道中停留时间足够,血液中的 Fe^{2+} 与肠道中的硫化物充分化学反应生成 FeS,形成黑便),这种情况应先行胃镜检查,如果未发现责任病灶,需进一步行肠镜等下消化道出血的相关检查。

（二）中医辨证

1. 抓住证候特征辨证　上消化道出血多与外感病邪、饮食不节、情志不和、劳倦过度、久病有关。上消化道出血后,患者多出现神疲乏力,气短心悸、动则加重,面色苍白,少气懒言等症状,加之出血性贫血可致舌淡,故发病后多出现心脾两虚的证候,而发病前的原本实证的证候可能被掩盖。因此,追问发病前的状态和平素生活、饮食、情志、劳倦等情况显得尤为重要。如青壮年患者,体质良好,平素暴饮暴食,或喜辛辣刺激和肥甘厚腻之品,只要出血后舌苔微黄、脉数,即使出现心脾虚的证候,亦考虑为胃热壅盛,火伤胃络,迫血妄行而出血;出血后出现的神疲乏力、面色苍白等症状为出血之结果,而非出血之病因。如患者平素体弱消瘦,胃纳呆,神疲乏力,少气懒言,则考虑脾不摄血引起的出血。如患者平素性情急躁,恼怒过度,喜叹息,则考虑肝气郁而化火,肝火横逆犯胃引起的出血。

2. 紧扣病机,动态辨证　胃热壅盛患者大量出血后,疾病的早期可能仍有热象,使用清胃泻火药物后,患者神疲乏力,气短心悸、动则加重,面色苍白,少气懒言等症状可能逐渐加重,表现为心脾两虚;通过健脾益气、养血止血治疗后,患者胃热壅盛之病机可能逐渐显现,则需要定期清胃泻火,防止复发。辨证之时,要紧扣病机,动态辨证。

五、治疗

（一）中医辨证论治

中医辨证治疗本病应着重于辨其寒热虚实，审证求因，明确病因病位，分清标本缓急。对于实热者，在应用清热泻火、凉血止血法则时，应区分清胃泻肝之异；虚寒者，以益气摄血为主；瘀血阻络者，以化瘀止血为主；急性大出血因胃热壅盛、迫血妄行所致者，当以清气、降火、止血为主，同时采取中西医结合治疗，以防气随血脱。一旦出现暴脱，急则治其标，宜速用益气固脱之法。总之，应在审证求因基础上，灵活应用止血、消瘀、宁血、补血的治疗法则。

1. 胃热壅盛

主要证候：胃脘灼热作痛，口干喜冷饮，口气臭秽，多见吐血与便血同时存在，吐血色红或紫暗，或夹食物残渣，大便黑如柏油，舌红苔黄，脉滑数。

治法：清胃泻火，凉血止血。

方药：三黄泻心汤（《金匮要略》）加减。

常用大黄、黄芩、黄连。

加减：可酌情增加止血药，如三七粉、藕节炭、地榆炭、茜草；胃气上逆，恶心呕吐者，加代赭石、竹茹、旋覆花和胃降逆；热伤胃阴，加麦冬、石斛、天花粉养胃生津。

2. 肝火犯胃

主要证候：吐血鲜红或暗紫，口苦胁痛，心烦易怒，舌红苔黄，脉弦数。

治法：清肝泻火，凉血止血。

方药：龙胆泻肝汤（《医方集解》）加减。

常用龙胆、栀子、黄芩、泽泻、柴胡、甘草、当归、生地黄等。

加减：可加三七粉、白茅根、茜草、白及加强止血。

3. 气虚血溢

主要证候：面色苍白，心悸气短，疲倦纳差，吐血、便血缠绵不断，时轻时重，血色暗淡，舌淡，苔白，脉细弱。

治法：益气健脾，养血止血。

方药：归脾汤（《正体类要》）加减。

常用白术、人参、黄芪、当归、甘草、茯苓、远志、木香、龙眼肉、生姜、大枣等。

加减：可加炒阿胶珠、炒三七粉养血止血。

4. 瘀血阻络

主要证候：便血紫暗，胃脘疼痛如针刺、固定不移，口干不欲饮，面色暗滞或黧黑，或见赤丝蛛缕，舌暗紫或有瘀斑，苔薄，脉涩。

治法:活血通络,化瘀止血。

方药:化血丹(《医学衷中参西录》)加减。

常用花蕊石、三七、血余炭。

加减:加茜草、牡丹皮、蒲黄炭以加强清热凉血、化瘀止血。

5. 气虚血脱

主要证候:呕血倾盆盈碗,大便溏黑或暗红,面色苍白,气短心悸,烦躁口干,大汗淋漓,四肢厥冷,神志恍惚,甚至昏迷,舌淡,脉细数无力或微细欲绝。

治法:益气摄血,回阳固脱。

方药:参附汤(《圣济总录》)加减。

常用人参、附子。

加减:可加山茱萸(重用60g)、山药、龙骨、牡蛎收敛元气,固涩滑脱。

【方药应用】

1. 注射制剂　参麦注射液:益气固脱,养阴生津,用于治疗休克。用法:50ml加入5%葡萄糖注射液250~500ml中静脉滴注,每日1次,血压正常后停用。

2. 中成药

(1)云南白药:化瘀止血,活血止痛,解毒消肿。用于溃疡病出血。用法:0.25~0.5g,口服,每日4次,血止后停服。

(2)紫地合剂:院内制剂,主要成分有紫珠、地稔,功效清热凉血,收敛止血。一次50ml,每日3次,血止后停服。

3. 外治疗法　穴位贴敷:活动性出血期间需禁食,且服用中药有刺激胃肠道之嫌,影响胃镜观察和治疗,故活动性出血期间一般不予中药治疗,而外治法穴位贴敷具有良好的运用前景。验方"舒降散"(黄连、肉桂等组成)引火下行。用法:贴敷双涌泉穴,每晚1次。

(二)西医治疗

1. 一般治疗　卧床休息,保持呼吸道通畅,防止呕血时血液吸入气道引起窒息,必要时吸氧,活动性出血期间禁食。密切观察生命体征的变化,如神志、心率、血压、呼吸、尿量、呕血和便血情况,定期监测血常规和血尿素氮。必要时行中心静脉压监测,对危重患者进行心电监护。

2. 积极补充血容量　立即查血型和交叉配血,尽快建立多条有效的静脉输液通道,尽快补充血容量。配血过程中,可先输等张的平衡盐液或5%葡萄糖氯化钠注射液,尽可能快地输注红细胞悬液,以改善急性失血性周围循环衰竭。对于高龄、伴有心肺肾疾病患者,应防止输液量过多过快,避免引起急性肺水肿。下列情况是紧急输血指征:①改变体位出现晕厥、血压下降和心率增快;②收缩压

<90mmHg,或较基础收缩压下降 30mmHg（或 25%）；③心率 >120 次 /min；④血红蛋白 <70g/L,或血细胞比容 <25%。对上消化道出血进行限制性输血（Hb<70g/L 时输血,目标 Hb 70~90g/L）,与开放性输血相比（Hb<90g/L 时输血,目标 Hb 90~110g/L）,反而可以改善患者的预后,可以减少再出血率和降低病死率。

3. 止血

（1）食管 - 胃底静脉曲张破裂出血

1）药物止血：①血管升压素：通过收缩内脏血管,减少门静脉血流,降低门静脉及其侧支循环的压力,从而控制食管 - 胃底静脉曲张破裂出血,但有腹痛、升高血压、心律失常、诱发心绞痛甚至心肌梗死的副作用,临床常与硝酸甘油合用以减轻副作用,还有协同降低门静脉压力的作用。具体用法：血管升压素 0.2U/min 持续静脉滴注,逐渐加至 0.4U/min,同时合并使用硝酸甘油静脉滴注,根据患者血压调整剂量。有冠心病者禁用。②生长抑素及其类似物：近年来大量研究表明,生长抑素及其类似物对食管 - 胃底静脉曲张破裂出血有确切止血疗效,且止血效果优于血管升压素,副作用少,但价格昂贵。对于 14 肽天然生长抑素,首剂 250μg 缓慢静脉注射,续以 250~500μg/h 持续静脉滴注,且其半衰期 3~5 分钟；应注意滴注过程中不能中断,若中断超过 5 分钟,应重新给首剂。注意首剂务必缓慢推注,以免出现呕吐副作用,诱发再次出血。奥曲肽（8 肽的生长抑素类似物）的半衰期 70~90 分钟,常用首剂 100μg 缓慢静脉注射,续以 25~50μg/h 持续静脉滴注。疗程 3~5 天。

2）气囊压迫止血：主要用于食管 - 胃底静脉曲张破裂大出血,药物止血失败者,在无急诊内镜或无 TIPSS 治疗条件的情况下,为暂时止血以赢得时间去准备其他更有效的止血方法而采取的措施。应注意其并发症,如吸入性肺炎、气管阻塞及食管 - 胃底黏膜压迫坏死再出血等。

3）内镜治疗：内镜直视下注射组织胶至胃底曲张静脉,用皮圈套扎食管曲张静脉,或内镜直视下注射硬化剂至食管曲张静脉,既可达到止血目的,还可有效防止早期再出血,是治疗食管 - 胃底静脉曲张破裂出血的重要手段。

4）手术治疗：食管 - 胃底静脉曲张破裂大出血经上述治疗无效时,可进行急诊外科手术,但并发症多、死亡率高。

5）经颈静脉肝内门腔内支架分流术（TIPSS）治疗：TIPSS 能迅速降低门静脉压力,有效止血率达 90% 以上,具有创伤小、并发症发生率低等特点,推荐用于食管 - 胃底静脉曲张大出血的治疗,适用于肝静脉压力梯度（HVPG）>20mmHg 和肝功能蔡尔德 - 皮尤改良评分 B、C 级（<14 分）高危再出血患者,可显著提高存活率。适应证为食管 - 胃底静脉曲张破裂出血经药物和内镜治疗效果不佳者；外科手术后曲张静脉再度破裂出血者；肝移植等待过程中发生静脉曲张破裂出血者。覆膜支架的临床应用能降低 TIPSS 后再狭窄和血栓形成的

发生率,有助于提高远期疗效。

6）预防再出血：首次食管 - 胃底静脉曲张破裂出血停止后,1~2 年内再次出血发生率为 60%~70%,病死率高达 33%,因此预防再次出血至关重要。预防措施：①内镜治疗：根据情况选择食管静脉曲张内镜套扎术、食管静脉曲张内镜硬化剂注射术、胃底静脉曲张内镜组织胶注射术或联合治疗。通常需多次反复治疗。②药物：常用药物为普萘洛尔,可降低门静脉血流量而降低门静脉压力,用法为 10mg/d 开始,逐日加 10mg,直至静息心率下降到基础心率的 75% 或静息心率达 50~60 次 /min,作为维持量,长期服用,并根据心率调节剂量。禁忌证为窦性心动过缓、房室传导阻滞、低血压、急性心衰、支气管哮喘等。治疗时机选择在食管 - 胃底静脉曲张破裂出血控制后 1 周内实施。值得注意的是,近年来研究发现,非选择性 β 受体阻滞剂可增加蔡尔德 - 皮尤改良评分 C 级患者的病死率。③外科手术：如患者为代偿期或蔡尔德 - 皮尤改良评分 A、B 级伴脾功能亢进,在药物和内镜治疗失败时,可考虑做远端脾肾分流术或断流术加脾切除术。④TIPSS 治疗：可作为药物、内镜治疗失败的选择方案。对于蔡尔德 - 皮尤改良评分 A、B 级的患者,在内镜、药物治疗失败后优先考虑 TIPSS,而在没有进行 TIPSS 治疗条件时再考虑外科分流术。TIPSS 预防复发出血优于内镜治疗的效果,但 TIPSS 治疗后有肝性脑病发生的风险。⑤肝移植：是治愈肝硬化门静脉高压的唯一方法,主要适应证是反复食管 - 胃底静脉曲张出血的终末期肝病患者。

（2）急性非静脉曲张性上消化道出血（ANVUGIB）

1）药物止血：抑酸药通过提高胃内 pH,既可促进血小板聚集和纤维蛋白凝块的形成,避免血凝块过早溶解,有利于止血和预防再出血,又可治疗消化性溃疡等酸相关性疾病。目前临床常用的制酸剂主要包括质子泵抑制剂（PPI）和 H_2 受体拮抗剂（H_2RA）。临床常用的 PPI 针剂有艾司奥美拉唑、奥美拉唑、泮托拉唑、兰索拉唑和雷贝拉唑等,常用的 H_2RA 针剂有雷尼替丁和法莫替丁等。临床资料表明,PPI 的止血效果优于 H_2RA;内镜检查前尽早使用 PPI 可以改善出血病灶的内镜下表现,可以减少内镜下止血的需要;内镜下治疗后使用大剂量 PPI 可以降低高危患者再出血的发生率和病死率。为了使胃内 pH 迅速达到 6.0 以上和维持胃内 pH≥6.0 的时间达 20 小时,推荐使用大剂量 PPI 治疗（如艾司奥美拉唑 80mg 静脉滴注后,以 8mg/h 持续输注达 72 小时）。高危者宜大剂量静脉给药,而低危者则可口服给药。

2）内镜下止血治疗：内镜下福里斯特（Forrest）分级 Ⅰ～Ⅱb 级患者的再出血风险高,推荐内镜下治疗。内镜下治疗起效迅速,疗效确切。常用的方法包括药物局部注射（如 1/10 000 肾上腺素黏膜下注射）、热凝止血（高频电、氩气凝固术、热探头、微波、激光等）和机械止血（钛夹）3 种。临床研究表明,在药物局部注射治疗的基础上,联合 1 种热凝或机械止血方法,可以进一步提高止血效果。

3)止血药物:对 ANVUGIB 的确切效果未能证实,不作为一线药物使用。对无凝血功能障碍的患者,应避免滥用。

4)手术治疗:内科积极治疗仍出血不止危及患者生命时,需不失时机地进行手术治疗。

5)介入治疗:严重大出血患者在少数特殊情况下,无法内镜治疗或内镜治疗失败,又不能耐受手术时,可考虑选择性血管造影,有助于明确出血部位和原因,必要时进行栓塞治疗。

六、中西医结合思路

根据上消化道出血的具体情况,对轻度、少量出血,明确西医病因后,以口服药物为主对症治疗,且中西医结合的优势明显。如消化性溃疡出血,西药可以迅速抑酸止血,四联疗法根除幽门螺杆菌,加速溃疡愈合和防止复发;中药辨证治疗可以迅速缓解消化道症状,减轻抗生素副作用,加速溃疡愈合和提高溃疡愈合质量,甚至可以提高幽门螺杆菌根除的疗效。对于消化道大出血,病情凶险,病情变化快,如不能及时有效治疗,可能危及生命,总的治疗原则是抗休克、积极补充血容量和采取各种措施止血(药物、内镜、介入和手术);西医有明显的优势和疗效,而中药制剂参麦注射液等虽具有一定的抗休克作用,但不能迅速补充血容量,不能有效控制出血,只能作为辅助药物。中医根据"急则治其标,缓则治其本"的原则,辨证采用治火、治气、治血之法,综合调理,有助于止血和纠正机体阴阳气血的失衡,并在出血控制后使用,有助于机体阴阳气血的恢复和减少出血再发。

七、辨已病未病与调养

(一)辨已病未病

上消化道出血与外感病邪、饮食不节、情志不和、劳倦过度、久病等因素有关。故要预防发病,须规律生活,改变不健康的生活方式,戒烟戒酒;饮食有度,根据体质给予合理营养膳食;调情志,保持心情舒畅,建立良好的家庭和社会关系;起居有常,注意休息,不劳累和熬夜等;适量运动,增强体质;预防外感病邪,不滥用非甾体抗炎药,讲究饮食卫生,提倡使用公筷,防止 Hp 传播感染,这些措施在一定程度上可起到预防作用。

(二)调养

1. 对于已出血患者,要卧床休息,出血活动期禁食,出血停止后 1 周内予清淡、冷半流饮食,后逐渐加强营养和补充造血原料。

2.恢复期要调情志,保持心情舒畅,起居有常,注意休息,戒烟戒酒,忌浓茶、咖啡或辛辣刺激性食物。适量运动,增强体质,预防外感病邪。

3.讲究饮食卫生,防止 Hp 传播感染,不滥用非甾体抗炎药等胃黏膜损伤药物。长期使用非甾体抗炎药时,要定期预防性使用 PPI。

八、临床验案

广东省名中医刘凤斌诊治上消化道出血验案

朱某,男,67 岁,农民。患者 1 天前无明显诱因解黑便 3~4 次,每次约 100g,约 4 小时前呕出咖啡样胃内容物、约 500ml,伴头晕、乏力,无胸闷胸痛,无心悸汗出,无发热恶寒,无腹胀腹痛。10 年前外院诊断为隐源性肝硬化。无饮酒和肝损伤药物服用史。入院症见:患者神清,精神疲倦,头晕乏力,面色萎黄,语声低微,呕咖啡样内容物,黑便,无发热恶寒。纳差,眠可,小便黄、每天 7~8 次。查体:体温 36.0℃,脉搏 95 次 /min,呼吸 17 次 /min,血压 95/62mmHg。肝病面容,全身色素沉着,见肝掌和蜘蛛痣,肝颈静脉回流征阴性,腹平软,无腹壁静脉曲张,肝脾未触及,移动性浊音可疑阳性。肠鸣音稍活跃,6 次 /min。舌暗淡、有瘀斑,苔白腻,脉细弱。辅助检查:血常规示 WBC 19.71×10^9/L,HGB 93g/L,PLT 80×10^9/L。生化八项示 UREA 13.96mmol/L,肌酐 86μmol/L。肝功能示 TB 32.2μmol/L,DB 11.8μmol/L,GOT 76U/L,GPT 62U/L,ALB 26.4g/L。AFP 2 538ng/ml。自身免疫性肝炎六联检、抗核抗体、凝血四项、感染八项、铜蓝蛋白、BNP 正常。腹部 CT:①肝左叶占位性病变,考虑肝细胞癌;②肝硬化,门静脉高压,食管 - 胃底静脉曲张;③脾肿大;④胆囊多发结石,可能合并胆囊炎;⑤少量腹腔积液。胃镜检查示食管胃底静脉直径 1.5~2.0cm,食管 - 胃底静脉曲张(重度)。

中医诊断:血证,脾虚湿瘀。

西医诊断:①上消化道出血:食管 - 胃底静脉曲张破裂出血;②肝癌(BCLC 分期 B 期);③隐源性肝硬化(失代偿期)。

考虑患者门静脉压力大,内镜治疗风险大,遂转肝胆外科行"腹腔镜胆囊切除 + 肝左外叶切除 + 脾切除 + 贲门周围血管离断 + 肠粘连松解术"。病理显示肝细胞癌Ⅲ级,伴大片坏死,包膜及切缘未见癌浸润。术后转至脾胃病科继续诊治。复查胃镜示食管 - 胃底静脉曲张较前好转。为预防再次出血,在内镜下行食管 - 胃底静脉曲张精准断流术(ESVD)。

中医治疗当以健脾益气,化瘀止血为法。处方:太子参 15g,白术 10g,茯苓 10g,炙甘草 6g,黄芪 20g,五指毛桃 20g,当归 10g,血余炭 15g,生姜 10g。水煎为 50ml,每日 1 剂;配"胶七散"(炒阿胶珠 3g、炒三七粉 3g),养血止血,每日 2 次,冲服。患者伤口愈合良好,带上述方药出院。

2周后二诊:患者精神、乏力好转,睡眠、胃纳好转,大便黄色成形,舌暗淡、瘀斑较前减少,苔少,脉细。复查:Hb 108g/L,PLT 285×10⁹/L,ALB 32.5g/L,AFP 11ng/ml。加黄精、山药补气养阴,加白花蛇舌草、土鳖虫清热散结,加苏梗宽胸理气以防滋腻碍脾。原方去血余炭、生姜,黄芪加量为30g,当归加量为15g,加黄精15g,山药30g,土鳖虫5g,白花蛇舌草20g,苏梗15g;配"胶七散",每日1次,冲服。

2个月后三诊:患者精神良好,睡眠、胃纳好,大便黄色成形,无乏力,舌暗淡、瘀斑减少,苔薄白,脉弦细。复查:Hb 114g/L,PLT 224×10⁹/L,ALB 35.8g/L,AFP 10ng/ml。处方:党参15g,白术15g,茯苓10g,炙甘草6g,黄芪30g,五指毛桃30g,当归15g,山药30g,土鳖虫5g,露蜂房10g,白花蛇舌草30g,苏梗15g,鸡内金20g。水煎150ml,每日1次。为评估肝癌术后效果和预防复发,行经皮肝动脉造影术,未见肿瘤复发。

【按】患者急性上消化道出血,病因考虑肝硬化食管-胃底静脉曲张破裂出血。急性期以西医治疗为主,考虑患者肝硬化合并肝癌(相对局限于肝左叶),伴脾功能亢进,肝功能蔡尔德-皮尤改良评分B级,静脉曲张明显,因内镜治疗风险大,且不能干预肝癌和脾功能亢进,故首选手术治疗,选择"肝左叶切除+断流术+脾切除",解决急性出血、肝癌、脾功能亢进问题。外科手术后,食管-胃底静脉曲张未能完全消失,为预防再次出血,行胃底静脉曲张内镜组织胶注射术和食管静脉曲张内镜硬化剂注射术。该患者老年男性,肝硬化病史10多年,平素体虚,入院时面色萎黄,头晕乏力,语声低微,呕咖啡样内容物,黑便,无发热恶寒,纳差,眠可,小便黄、每天7~8次,腹部柔软,无压痛,舌暗淡、有瘀斑,苔白腻,脉细弱。入院后辨其为脾虚湿瘀。脾气虚弱,故见神疲乏力,面色萎黄,语声低微;瘀血阻络,见舌暗,有瘀斑;脾虚不摄,血溢脉外,久病入络,血脉瘀阻,血不循经致出血。术后纯中医治疗,有助于机体阴阳气血的恢复和减少出血再发,并针对肝癌扶正祛邪,取得良好效果。

(侯江涛)

参 考 文 献

1. 中国中西医结合学会消化内镜学专业委员会非静脉曲张性消化道出血专家委员会.急性非静脉曲张性上消化道出血中西医结合诊治共识(2019年)[J].中国中西医结合杂志,2019,39(11):1296-1302.

2. 中华医学会肝病学分会,中华医学会消化病学分会,中华医学会内镜学分会.肝硬化门静脉高压食管胃静脉曲张出血的防治指南[J].临床肝胆病杂志,2016,32(2):203-219.

3. 余绍源、刘茂才、罗云坚.中西医结合内科学[M].北京:科学出版社,2003.

4. 陈志强、杨关林.中西医结合内科学[M].3版.北京:中国中医药出版社,2016.

第七章　泌尿系统疾病

第一节　慢性肾小球肾炎

慢性肾小球肾炎（chronic glomerulonephritis, CG）简称慢性肾炎,是由多种原因引起的、病理类型多样的原发于肾小球的一组疾病。临床特点为病程长,病情发展缓慢。临床表现以蛋白尿、血尿、水肿、高血压和肾功能不全为特征。

慢性肾炎是内科常见多发病,可发生于不同年龄,其中以青壮年多见,男女比例约为 2：1。本病是导致慢性肾衰竭的重要原因之一。

根据临床表现,本病可归属中医"水肿""腰痛""血尿""虚劳"等范畴。

一、病因病机

本病多由先天禀赋不足,或后天久病,感受外邪等原因引起。

1. 禀赋薄弱,又感伏邪　体衰多病,脾肾亏虚;或先天不足,肾元亏虚;或生育不节,房劳伤肾;或劳倦过度,饮食不节,损伤脾肾;或又感伏邪潜隐于体内,蕴结中焦则脾虚不能运化水湿,下注下焦则肾虚不能化气行水,皆可导致水液代谢受阻,水湿泛溢,而成本病。

2. 风邪外袭,内舍于肺　风邪外袭,内舍于肺,肺失通调肃降,风遏水阻,风水相搏,泛溢肌肤,诱发本病或使本病加重。

3. 湿热之邪内侵　湿热之邪内盛,或水湿郁久化热,或外感湿热,或痈疡疮毒未能消解消透,疮毒内舍肺脾肾,致肺失通调水道,脾失健运,肾与膀胱气化不利,水液代谢受阻,水湿泛溢,发为本病,或致本病病情加重,迁延不愈。

4. 水肿日久,久病入络　久病脾肾气虚,血行无力,瘀血内阻,或湿热伤络,阻滞气机,瘀血内阻肾络,肾之气化功能进一步失调,使本病病情进一步加重。

二、五脏相关与病机转化

本病属于中医慢性疑难病证,病机以脾肾虚亏为关键,每因感受风邪而常呈反复急性发作性,最终向虚劳发展。病因上,本病主要与虚、风邪、湿热、瘀、伏邪有关。虚以脾肾虚亏为重,为发病的主要内因,其中脾虚常导致肾虚的发展,肾虚也可以加重脾虚;实邪中,风邪、湿热是诱发本病或使本病加重、迁延不愈的常见因素,而瘀则为病情加重、发展的主要原因。本虚常导致标实的发生,标实也可以加重本虚,致使湿热、瘀、伏邪蕴结,乃成痼疾;临床常以虚实错杂证多见,病情缠绵难愈。若因失治、误治,尿毒内攻,则容易转化为虚劳、癃闭。(图 7-1-1)

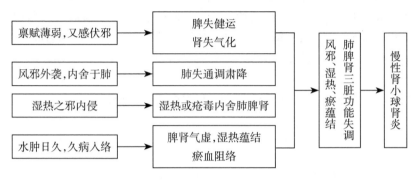

图 7-1-1 慢性肾小球肾炎病因病机示意图

三、临床表现

(一)症状

本病的临床表现差异较大,症状轻重不一。早期可有乏力疲倦,腰部酸痛,纳差;水肿时有时无,可轻可重;有的患者可无明显症状,仅表现为尿液检查轻度异常,肾功能正常或轻度受损。这种情况可持续数年,甚至几十年。随着病情的发展,可见夜尿增多。晚期可表现为慢性肾衰竭。此外,慢性肾炎患者易有急性发作倾向,每在病情相对稳定情况下,因呼吸道感染等引起病情急剧恶化,症见水肿、高血压表现明显加重,蛋白尿、血尿显著增加,肾功能恶化。经及时正确的处理,病情可以缓解,基本上恢复到原来水平。

(二)体征

多数患者有高血压体征,部分患者以持续中等以上程度的高血压为突出表现,这种患者常伴有眼底渗出、出血,甚至视盘水肿。

(三)理化检查

1. 蛋白尿 常有不同程度的蛋白尿。一般 24 小时尿蛋白定量在 1~3g/24h。重者亦可出现大量蛋白尿(>3.5g/24h)。蛋白尿可呈选择性或非选择性。尿沉渣检查可见颗粒管型和透明管型。

2. 血尿　血尿可轻可重,甚至可完全没有。尿红细胞位相显微镜检查提示以畸形红细胞为主。

3. 血常规　早期常无明显贫血;后期可出现不同程度的贫血,属正红细胞性或小红细胞性贫血,贫血程度与肾功能减退有密切关系。白细胞和血小板多正常。

4. 肾功能　主要表现为肾小球滤过率(glomerular filtration rate, GFR)、肌酐清除率(creatinine clearance rate, CCr)降低,血、β_2 微球蛋白测定可正常或升高。当 CCr 降至正常值的 50% 以下时,血肌酐、尿素氮可升高,继之肾小管功能也受损害,如尿酚红排泄试验异常、尿液浓缩功能减退,与此同时出现酸碱平衡、电解质紊乱。

5. B 超　早期肾脏大小正常,晚期可出现双侧对称性缩小,皮质变薄。

四、辨病辨证

(一)西医辨病

1. 起病缓慢,病情迁延,临床表现可轻可重,或时轻时重。随着病情发展,可有肾功能减退、贫血、电解质紊乱等出现。

2. 有蛋白尿、血尿、水肿及高血压等表现,轻重不一。有时可伴有肾病综合征或重度高血压。

3. 病程中可因呼吸道感染等原因而诱发急性发作,出现类似急性肾炎的表现。有些病例可自动缓解,有些病例出现病情加重。

4. 排除其他继发性慢性肾小球疾病。

【鉴别诊断】

1. 原发性高血压肾损害　原发性高血压肾损害患者,通常高血压病史较长,年龄较大,肾损伤发生较晚,尿蛋白不多,罕见有持续性血尿和红细胞管型,肾小管功能损害早于肾小球。慢性肾炎多见于青壮年,先有蛋白尿、水肿,后见高血压,常伴有血尿。肾穿刺活检有助于鉴别。

2. 慢性肾盂肾炎　慢性肾盂肾炎晚期,可见较大量尿蛋白、水肿及高血压,有时与慢性肾炎难以鉴别。但慢性肾盂肾炎患者女性较多,有反复尿路感染病史,肾功能损害多以肾小管为主。尿细菌学检查、尿沉渣镜检、B 超及静脉肾盂造影有助于诊断。

3. 继发性肾病　狼疮性肾炎、过敏性紫癜性肾炎、糖尿病肾病等继发性肾病均可表现为水肿、蛋白尿等症状,与慢性肾炎表现类似。但继发性肾病一般具有本病的各自临床特征及实验室检查指标。如狼疮性肾炎多见于女性,常有发热、关节痛、皮疹、抗核抗体阳性、血清补体水平下降等;过敏性紫癜性肾炎常有皮肤紫癜、关节痛、腰痛等症状；糖尿病肾病则有长期糖尿病病史，血糖升高，肾组织病理检查有助于鉴别。

（二）中医辨证

1. 抓住本虚标实缓急辨证

（1）辨虚实：本病临床以虚实寒热错杂多见，故临证首应辨明虚实。虚以脾肾亏虚为主，包括阴阳气血的亏虚，尤以气阴两虚表现多见。实邪包括湿热、水湿、风邪、瘀血，其中以湿热、瘀血表现常见。

（2）分缓急：本病病程中常因感受外邪而致病情急性发作、加重，且正邪双方的主次关系亦在不同病程阶段发生变化，故辨证应分清缓急。一般来说，在病情急性发作阶段或实邪壅盛之时，治疗应以治标为先，突出祛邪；在正虚为主阶段，则以扶正补虚为重，佐以祛邪。

（3）辨危重：本病临床表现轻重不一，差异较大，故临床需注意分辨病情的轻重。一般可从尿量变化、水肿程度、蛋白尿轻重、高血压程度、肾功能情况等方面进行判断。

2. 辨证与辨病相结合

（1）与心病水肿的鉴别：慢性肾炎水肿与心病水肿均可表现为从下肢足跗开始，继则遍及全身，应加以鉴别。心病水肿病位在心，有心脏病病史，常伴有心悸，胸闷气促，面青唇紫，脉结代等；慢性肾炎水肿病位在肾，多有慢性肾炎病史，尿液检查有蛋白尿、血尿，或有肾功能减退等特点。

（2）与石淋的鉴别：慢性肾炎与石淋均可出现腰痛、血尿等共同证候，且病位均在肾，应加以鉴别。石淋的腰痛在发作阶段较剧，常呈腰腹绞痛难忍，且多伴有小便艰涩，或尿中夹砂石，或排尿突然中断，或尿道窘迫疼痛，而尿血常在腰腹剧痛后发生；尿液检查红细胞以正形为主，常伴有白细胞。慢性肾炎腰痛以酸痛为主，常在劳累后加重，休息后可减轻或缓解，而尿血以镜下血尿多见；尿液检查红细胞以畸形为主，且伴有蛋白尿。

五、治疗

（一）中医辨证论治

1. 本虚证候

（1）肺肾气虚

主要证候：面色萎黄，水肿，少气乏力，易感冒，腰脊酸痛，舌淡有齿印，苔白润，脉细弱。

治法：补益肺肾。

方药：益气补肾汤（《医略六书》）加减。

常用党参、黄芪补益肾肺之气；山药、山茱萸平补肾气；白术、茯苓、炙甘草、大枣补益脾胃之气以化生气血，取培土生金、补益后天以养先天之意。诸药合用，共奏补益肺肾之效。

加减：水肿者，加猪苓、泽泻或合五苓散；尿蛋白较多者，加芡实、金樱子；尿中红细胞多者，加白茅根、小蓟、墨旱莲。

（2）脾肾阳虚

主要证候：全身水肿，面色㿠白，畏寒肢冷，腰脊酸痛，纳少便溏，神疲乏力，性功能失常（阳痿、早泄），或月经失调，舌淡胖有齿印，苔白，脉沉细或沉迟无力。

治法：温补脾肾。

方药：济生肾气丸（《张氏医通》）加减。

常用附子、桂枝温补脾肾之阳；六味地黄丸滋补肾阴，取阴中求阳之意；车前子、泽泻利水消肿；牛膝引药下行，强壮腰膝。诸药合用，共奏温补脾肾、利水消肿之效。

加减：脾虚重者，加黄芪、党参健脾益气；伴胸腔积液而咳逆上气，不能平卧者，合用葶苈大枣泻肺汤；水肿严重者，合用五皮散。若患者以脾肾气虚证为表现，治宜补气健脾益肾，可选用补中益气汤合水陆二仙丹加减。

（3）肝肾阴虚

主要证候：头晕耳鸣，视物模糊或目睛干涩，五心烦热或手足心热，口干咽燥，腰脊酸痛，或梦遗，或月经不调，舌质红，苔少，脉细数或弦细。

治法：滋养肝肾。

方药：杞菊地黄丸（《麻疹全书》）加减。

常用熟地黄滋阴填精，山茱萸养肝肾而涩精，山药补益脾阴，亦能固精，三药相配，以滋养肝肾脾；泽泻利湿泄浊；牡丹皮清泻肝火；茯苓淡渗脾湿；枸杞子滋补肝肾；菊花清肝明目。诸药合用，共奏滋养肝肾之效。

加减：虚热重者，加知母、黄柏滋阴清热；伴血尿者，加女贞子、墨旱莲、白茅根、小蓟；大便干结者，加生大黄。

（4）气阴两虚

主要证候：面色无华，少气乏力，或易感冒，午后低热，或手足心热，口干咽燥，或咽痛、咽部暗红，舌质偏红，少苔，脉细或弱。

治法：益气养阴。

方药：生脉散（《医学启源》）合六味地黄丸（《小儿药证直诀》）加减。

常用生脉散益气养阴；六味地黄丸滋阴补肾。诸药合用，共奏益气养阴之效。

加减：咽痛咽红者,加板蓝根、北沙参、玄参、赤芍养阴清热,活血利咽;若手足心热或午后低热为主症,加知母、地骨皮、黄柏滋阴清热;气虚重者,加黄芪。

2. 标实证候

（1）水湿

主要证候：颜面或肢体水肿,口中黏腻,纳呆,身重困倦,恶心或呕吐,苔腻,脉细或沉细。

治法：健脾化湿,利水消肿。

方药：胃苓汤(《丹溪心法》)加减。

胃苓汤由平胃散合五苓散组成,方中以平胃散燥湿运脾,行气和胃;五苓散利水渗湿,温阳化气。诸药合用,共奏健脾化湿、利水消肿之效。

加减：呕吐者,加法半夏、竹茹、砂仁;湿浊重,血肌酐、尿素氮高者,加大黄、积雪草、川草薢。

（2）湿热

主要证候：皮肤疖肿、疮疡,咽喉肿痛,胸闷纳呆,口苦口黏,或口干不欲饮,小便黄赤,苔黄腻,脉濡数或滑数。

治法：清利湿热。

方药：黄连温胆汤(《六因条辨》)加减。

常用黄连、法半夏清热燥湿;竹茹清热除烦,和胃止呕;枳实、橘皮理气化痰;茯苓健脾利湿;甘草调和诸药。诸药合用,共奏清利湿热之效。

加减：热偏盛者,加黄芩、栀子;皮肤疮疡者,改用五味消毒饮;咽喉肿痛者,加板蓝根、牛蒡子、桔梗;小便黄赤者,加滑石、车前草。

（3）血瘀

主要证候：面色黧黑或晦暗,腰痛固定或刺痛,肌肤甲错或肢体麻木,舌质紫暗或有瘀点、瘀斑,脉细涩。尿纤维蛋白降解产物(FDP)升高;血液流变学检测示全血、血浆黏度升高。

治法：活血化瘀。

方药：血府逐瘀汤(《医林改错》)加减。

本方由桃红四物汤合四逆散加桔梗、牛膝而成。方中当归、川芎、赤芍、桃仁、红花活血化瘀;牛膝祛瘀通脉,引瘀血下行;柴胡、枳壳、桔梗疏肝解郁,开胸行气;生地黄、当归养阴润燥;甘草调和诸药。诸药合用,共奏活血化瘀之效。

（4）外感

主要证候：恶寒或恶风,发热,头痛,肢体酸痛,鼻塞流涕,咳嗽,水肿复发或加重,苔薄白或薄黄,脉浮紧或浮数。

治法：疏风解表。

方药:风寒者,选用荆防败毒散(《摄生众妙方》)加减;风热者,选用银翘散(《温病条辨》)加减。

荆防败毒散用荆芥、防风、生姜辛温散寒;柴胡解表退热;川芎活血散风止头痛;桔梗、枳壳、茯苓、甘草宣肺理气,化痰止咳;羌活、独活祛风散寒止痛。诸药合用,共奏辛温解表之效。

银翘散用金银花、连翘辛凉解表,清热解毒;薄荷、牛蒡子疏风清热利咽;荆芥穗、淡豆豉辛微温,发散表邪;淡竹叶、芦根清热生津;桔梗宣肺止咳;甘草调和诸药。诸药合用,共奏辛凉解表之效。

加减:表寒重者,加麻黄、桂枝;咽痛者,加板蓝根、玄参;热重者,加生石膏、黄芩;水肿者,加白茅根、泽泻、猪苓、玉米须。

【针灸方法】

1. 毫针疗法 取水分、气海、三焦俞、三阴交。方法:4穴每日1次,10天为1个疗程。有健脾温肾、利水消肿之功,适用于慢性肾炎属脾肾阳虚水肿者。

2. 穴位注射 取足三里或肾俞等穴。方法:用板蓝根注射液或鱼腥草注射液,两侧交替进行穴位注射,每日1次,10次为1个疗程。

3. 耳针 耳穴取脾、肺、肾、三焦、膀胱、皮质下、腰等穴。方法:每次3~4穴,耳穴按压,每日更换1次,两侧交替,10天为1个疗程。

(二)西医治疗

1. 一般治疗 对有水肿、大量蛋白尿、血尿、高血压、肾功能受损者,应强调适当的休息。水肿、高血压及肾功能不全者,应限制食盐和液体入量。肾功能不全者应根据肾功能减退程度控制蛋白入量(每日0.6~1.0g/kg),并以优质蛋白为主,同时控制磷的摄入,适当增加糖类的摄入以满足机体基本能量需要,防止负氮平衡。

2. 药物治疗

(1)利尿:有水肿的慢性肾炎患者,可应用利尿剂以减轻症状。常用利尿剂可选用氢氯噻嗪、螺内酯、呋塞米等。

(2)降压:高血压是导致慢性肾小球肾炎进行性损伤的重要因素,故对慢性肾炎患者应积极控制高血压,防止肾功能恶化。降压药多选用血管紧张素转换酶抑制剂、ARB或ARNI,可任选一种,这些药共同作用具有肯定的降压疗效,还可以降低肾小球内压,有肯定的延缓肾功能恶化、降低尿蛋白和减轻肾小球硬化的作用;或钙通道阻滞药,如硝苯地平缓释片30mg/次,每日1次。其他降压药,如β受体阻滞剂(美托洛尔等)、α受体阻滞剂(特拉唑嗪等)、血管扩张药(肼屈嗪等),亦可选用以联合降压。多选用每天1次口服的长效制剂。

(3)抗凝和血小板解聚药:慢性肾炎出现高凝状态时,可应用抗凝及血小板解聚药,如双嘧达莫 50mg/ 次,每日 3 次。

（4）激素和细胞毒性药物的应用:目前国内外对慢性肾炎是否应用激素和/或细胞毒性药物尚无统一看法,一般不主张使用。但若患者肾功能正常,肾体积正常,尿蛋白 >2.0g/24h,如无禁忌证可试用激素、细胞毒性药物,无效者逐步撤去。

（5）防止引起肾损害的其他因素:预防上呼吸道及其他部位的感染,以免加重、甚至引起肾功能急骤恶化;避免应用有肾毒性和易诱发肾功能损害的药物,如庆大霉素、磺胺类药及非甾体抗炎药等。

六、中西医结合思路

慢性肾炎是由多种原因引起的、由多种病理类型组成的原发于肾小球的一组疾病。临床表现差异较大,症状轻重不一,时轻时重,给诊断带来一定困难。因此对本病的诊断,须认真收集病史、临床症状,完善相关检查,并排除各种继发性肾小球疾病。

西医学目前对本病尚无特效药物,治疗措施主要包括饮食控制、利尿、降压,以及其他对症处理措施。根据临床表现,本病可归属于中医"水肿""虚劳""腰痛""尿血"等范畴。目前认为,本病病因主要与脾肾亏虚、风邪、湿热、瘀血等有关。其中,脾肾亏虚为本病发病的主要内因,风邪、湿热、瘀血为诱发本病或使本病病情加重、迁延不愈的常见外因。本病临床以虚实错杂多见,临床应以辨虚实、分缓急、辨危重为要点。中药治疗以辨证治疗为要,治法以扶正祛邪为大法,扶正以脾肾为关键,重在益气养阴;祛邪则注重清解湿热,活血化瘀。除此,还应注意预防外感,慎防药毒伤肾。

慢性肾炎病程较长,一般以首次发现尿液检查异常到发展至慢性肾衰竭,可历时几十年。本病的预后与病理类型有密切关系。一般来说,发病时,患者出现高血压、肾功能不全者预后较差,肾功能常迅速恶化;发病时,血压正常、肾功能未受损者预后相对较好,但如无有效的治疗,最终都将发生肾衰竭。

中医认为本病初为脾肾两虚,日久脾肾由虚入损,最后可导致脾肾衰败,湿浊壅塞三焦,发展成关格、癃闭、虚劳等危急病证而殃及生命。

七、辨已病未病与调养

（一）辨已病未病

积极治疗急性肾小球肾炎,避免因不彻底治疗而转变为慢性肾小球肾炎。避免受凉、受湿、劳累,防止外邪侵袭,以免诱发慢性肾小球肾炎的发生或加重。积极治疗感染,如上呼吸道感染、皮肤疖肿、尿路感染等,以免加重慢性肾炎病情。避免应用对肾有损害的中西药,如氨基糖苷类抗生素、磺胺类药、非甾体抗炎药、含马兜铃酸的中草药等。

(二)调养

1. 有水肿、大量蛋白尿、尿血加重、血压升高者,应适当休息,直至症状缓解。

2. 病情缓解稳定阶段,可适当增加活动,锻炼身体,增强体质。

3. 慢性肾炎无明显水肿、高血压及肾功能不全者,宜低盐饮食,水、蛋白质的供给不必严格限制。

4. 水肿明显、高血压及肾功能不全者,应控制食盐和饮水量。

5. 肾功能不全患者,蛋白质摄入量不宜过高,并以优质蛋白为主。同时忌食辛热、肥甘厚味之品。

八、临床验案

全国老中医药专家洪钦国诊治肾病综合征验案

李某,女,45 岁,2015 年 3 月 4 日初诊。患者 3 年前因肉眼血尿及双下肢水肿、乏力,在当地医院诊断为"慢性肾小球肾炎",24 小时尿蛋白定量为 1.4g,间断服用激素治疗。3 天前感冒后出现发热、咽痛,尿中带泡沫,口干,腰酸不适,偶有手足心热,大便干,舌淡红,苔薄黄,脉浮数。尿常规检查:尿蛋白(++),尿潜血(+++)。血液生化:白蛋白 32.9g/L。24 小时尿蛋白定量 0.8g。

中医诊断:水肿。

中医证型:风邪外袭,兼肾阴虚。

西医诊断:慢性肾小球肾炎。

中医治法:疏风清热,兼滋养肾阴。

辨证分析:此属于风邪外袭兼有肾阴虚。感受风邪,侵犯肺脏,故见发热、咽痛;肺为水之上源,肺通调水道功能失常,水液潴留,泛溢肌肤,则见双下肢水肿;久病及肾,阴液不足,故见腰酸、口干;舌淡红,苔薄黄,脉浮数,为风邪外袭兼有肾阴虚之征象。

拟方:小蓟 15g,荆芥 10g,桔梗 10g,玄参 15g,麦冬 10g,牛蒡子 15g,白茅根 15g,连翘 10g,石韦 15g,女贞子 15g,墨旱莲 15g,熟地黄 15g。水煎服,每日 1 剂。

3 月 14 日二诊:服用前方 10 剂,发热、咽痛、尿血及下肢水肿等症状好转,仍有腰酸,伴乏力、纳呆。拟方:石韦 15g,白茅根 20g,女贞子 15g,墨旱莲 15g,茯苓 30g,白术 15g,陈皮 5g,党参 15g,杜仲 15g,芡实 15g,金樱子 15g。水煎服,每日 1 剂。服药 14 剂后复查尿常规示尿蛋白（－）、尿潜血（－）。

【按】慢性肾小球肾炎是临床常见的肾脏疾病，常有咽痛、血尿、水肿等临床表现，其病因及发病机制尚未完全清楚。中医认为，本病多以阴虚或气虚为本，风邪、湿热、瘀血为标，阴虚常伴有湿热。对于风邪为主的阶段，以咽痛、发热等临床表现为主，治疗上注意疏风清热兼以利咽通淋。患病日久，常累及肾，损伤肾阴，治疗上应注意滋阴补肾；肾病及脾，脾气亏虚时则注重健脾益气，兼以固涩。

（曾　莉）

参 考 文 献

1. 王吉耀.内科学［M］.2 版.北京：人民卫生出版社，2010.
2. 刘亦选，陈镜合.中医内科学［M］.北京：人民卫生出版社，1998.
3. 董德长.实用肾脏病学［M］.上海：上海科学技术出版社，1999.
4. 中华中医药学会肾病分会.慢性肾小球肾炎的诊断、辨证分型及疗效评定（试行方案）［J］.上海中医药杂志，2006，40（6）：8-9.
5. Zimmerman SW, Groehler K, Beirne GJ.Hydrocarbon exposure and chronic glomerulonephritis［J］.Lancet, 1975, 2（7927）：199-201.
6. Baldwin DS.Chronic glomerulonephritis：nonimmunologic mechanisms of progressive glomerular damage［J］.Kidney International, 1982, 21（1）：109-120.

第二节　肾病综合征

肾病综合征（nephrotic syndrome, NS）是临床上以"三多一少"为主要表现的综合征，主要表现为大量蛋白尿，严重低蛋白血症，严重水肿以及高脂血症等。1932 年，Christian 最早应用肾病综合征这一名称。本病由多种肾脏疾病损伤了肾小球毛细血管滤过膜通透性所致。肾病综合征是由多种病因引起的一组临床症候群，具有共同的临床表现、病理生理、代谢变化和治疗规律，包括多种病理类型。

引起原发性肾病综合征的病理类型很多，以轻微病变性肾小球肾炎、系膜增生性肾小球肾炎、膜性肾病、膜增生性肾小球肾炎、局灶节段性肾小球硬化 5 种临床病理类型最为常见。

在中医学中，肾病综合征属于"水肿"范畴。

一、病因病机

本病多与风邪外袭、疮毒内犯、饮食不节，以及禀赋不足、久病劳倦等有关。

1. 风邪外袭　外感风热、风寒侵袭肺卫，使肺失宣降不能通调水道，风水相搏,水液潴留体内,溢于肌肤,发为水肿。如《景岳全书·杂证谟·肿胀》云:"凡外感毒风,邪留肌腠,则亦能忽然浮肿。"

2. 疮毒内犯　肌肤患痈疡疮毒,未从表解,内归脾、肺;或毒邪循经袭肾,津液气化失常,发为水肿。《济生方·水肿门》曰:"年少,血热生疮,变为肿满,烦渴,小便少,此为热肿。"

3. 饮食不节　过食肥甘厚味、辛辣刺激之品,损伤脾胃,使脾失运化功能;或饮食失调,营养不足,脾气失养,脾运不健,脾失转输,水湿壅滞,遂为水肿。《景岳全书·杂证谟·肿胀》云:"大人小儿,素无脾虚泄泻等证,而忽尔通身浮肿,或小水不利者,多以饮食失节,或湿热所致。"

4. 禀赋不足、久病劳倦　先天禀赋薄弱,肾气素虚;或劳倦过度,房劳过度,生育过多;或久病产后,脾肾损伤,使脾失运化转输,肾失开阖气化,水湿停留体内,溢于肌肤,引起水肿。

此外,瘀血阻滞也可引发或加重水肿,是导致肾病综合征缠绵难愈、反复发作的原因。《血证论》卷六曰:"又有瘀血流注亦发肿胀者,乃血变成水之证。"

总之,肾病综合征的病位在肾,基本病机是肺失通调,脾失转输,肾失开阖,三焦气化不利,以致水湿之邪积聚体内,泛溢肌肤而成本病。故《景岳全书·杂证谟·肿胀》曰:"凡水肿等证,乃脾、肺、肾三脏相干之病。盖水为至阴,故其本在肾;水化于气,故其标在肺;水惟畏土,故其制在脾。今肺虚则气不化精而化水,脾虚则土不制水而反克,肾虚则水无所主而妄行。"(图7-2-1)

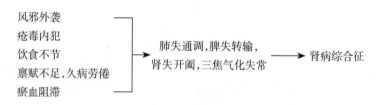

图7-2-1　肾病综合征病因病机示意图

二、五脏相关与病机转化

肾病综合征属中医疑难病,病因复杂,病机多变,病程绵长;病位在肾,与肺、脾关系密切。肾为先天之本,主水;脾为后天之本、气血生化之源,主运化水湿;肺为华盖,主通调水道,为水之上源。肺、脾、肾三脏在生理上互为关联,在病理上互相影响。肾为人体阴阳之根,水火之宅,五脏之本。肾虚则精血少,肾虚火衰则温养他脏失职,必涉及肺、脾,遂致肺肾两虚、脾肾两虚或肺脾肾俱虚,反之亦然。明代李中梓《医宗必读·水肿胀满》言:"水虽制于脾,实则统于肾。肾本水脏,而元阳寓焉。命门火衰,既不能自制阴寒,又不能温养脾土,则阴不从阳而精化为水,故水肿之证多属火衰也。"脾为后天之本、气血生化之源,若脾虚或脾为湿困,气血生化乏源,则肺肾失养,功能受损。肺属金,脾属土,肾属水,而金生水,土克金,三脏之间关系有生有克,必然互相影响。肾病综合征病程较长,病久入络而致瘀血阻滞,致使疾病长期反复发作,缠绵难愈。《血证论》卷六:"故病血者未尝不病水,病水者亦未尝不病血也。"

三、临床表现

(一)症状

多有感染诱因(上呼吸道感染或皮肤感染),或劳累后急性发病。以全身或局部不同程度凹陷性水肿为特征,初起下肢或晨起颜面水肿,局限于皮肤松弛处,随后发展至全身,可伴有胸腔积液、腹水甚至心包积液而出现胸闷气促、心悸腹胀等。常感疲倦乏力、食欲不振、尿少,可出现血尿、低血压、高血压和营养不良。

(二)体征

晨起眼睑水肿,或双下肢凹陷性水肿,严重者全身水肿。合并胸腔积液时肺部查体可闻及语颤、呼吸音减弱,叩诊呈浊音;合并腹水时可有移动性浊音或全腹浊音,腹部可有振水音。

(三)理化检查

1. 尿液检查　常呈泡沫尿,尿蛋白定性(+++)~(++++),24小时尿蛋白定量≥3.5g,可伴有血尿、管型尿(透明管型或颗粒管型)。

2. 血生化检查　血浆总蛋白降低,白蛋白<30g/L,球蛋白正常或稍高。

3. 血脂检查　胆固醇、甘油三酯、β-脂蛋白均有不同程度升高。

4. 肾功能检查　血尿素氮(BUN)及血肌酐(SCr)一般在正常范围,但可呈一过性升高,当尿量增加、水肿消退后可恢复正常,少数可有持续性肾功能损害。

5. B超检查　双肾可正常、饱满或肿胀。

6. 肾活检　对于明确病理诊断、指导治疗方案和判断预后具有重要意义。常见病理类型有轻微病变性肾小球肾炎(minimal change glomerulonephritis)、系膜增生性肾小球肾炎(mesangial proliferative glomerulonephritis, MSPGN)、局灶节段性肾小球硬化(FSGS)、膜性肾病(MN)、膜增生性肾小球肾炎(MPGN)等。

此外,还应进行血糖检测、免疫学指标检测、骨髓检查等以排除继发性肾病综合征。

四、辨病辨证

（一）西医辨病

1. 诊断标准

（1）大量蛋白尿：24小时尿蛋白定量≥3.5g/d（WHO定义为每天≥3.5g/1.73m²）。

（2）低蛋白血症：血浆白蛋白<30g/L。

（3）水肿。

（4）高脂血症。

其中（1）（2）项为必备。

2. 根据上述标准诊断为肾病综合征后，再进一步分析是原发还是继发。

【鉴别诊断】原发性肾病综合征应注意与继发性肾病综合征相鉴别，常见的有糖尿病肾病、狼疮性肾炎、过敏性紫癜性肾炎和肾淀粉样变性等。

1. 糖尿病肾病　糖尿病肾病是糖尿病全身性微血管合并症之一。当糖尿病患者出现肾病综合征时，其糖尿病病史多在10年以上，而且几乎都合并视网膜病变。因此对于糖尿病病程比较短、无视网膜病变的肾病综合征患者，如无禁忌证时，应做肾活检以明确诊断。

2. 狼疮性肾炎　系统性红斑狼疮是一种多系统损害的全身性疾病，当出现肾损害时称狼疮性肾炎。约1/3狼疮性肾炎患者表现为肾病综合征，此外还伴有发热、关节炎、面部红斑、脱发、口腔溃疡、血白细胞和血小板减少等其他系统损害，辅助检查可见血清抗核抗体（ANA）、抗双链DNA（ds-DNA）抗体及抗SM抗体阳性，补体C3、补体C4、总补体活性（CH50）下降等。

3. 过敏性紫癜性肾炎　过敏性紫癜是一种以小血管损害为主要病理基础的全身性疾病，多见于儿童，主要表现是皮疹、紫癜、关节痛、腹痛和肾损害。出现血尿、蛋白尿、水肿等肾炎表现者，称过敏性紫癜性肾炎。过敏性紫癜性肾炎除有肾脏症状外，尚有肾外症状，可资鉴别。

4. 肾淀粉样变性　淀粉样变性是一种全身性代谢性疾病，临床上分为原发性和继发性；原发性是指无基础病因的淀粉样变性，继发性则多见于慢性炎症及感染性疾病；两者均可有肾损害，早期表现为无症状蛋白尿，逐渐发展为肾病综合征，最后死于肾衰竭。本病多见于中老年人，除肾脏病变外，其肾外表现可以有舌、心脏和消化道病变，且肝、脾、骨髓也常受累，最后确诊需肾活检。

（二）中医辨证

1. 抓住水肿的证候特征辨证　肾病综合征的水肿严重之时，往往表现为阳气相对或绝对不足,正如古人所说"水湿泛滥之所,即为阳气不布之处"。肾病综合征患者水肿严重时面色㿠白,全身水肿,脉象沉,为中医阳虚之象,其中尤以肾阳不足为根,因为肾主水之气化,若肾阳亏虚,气化失司,则水液排泄障碍而成水肿。反过来,"水为阴邪""湿盛则阳微",水肿盛即阴邪盛,又致阳气更加衰微。二者互为因果,互相促进,肿愈盛则阳更虚,阳虚愈重则肿更难消。故肾病综合征水肿越严重则体内的阳气越不足,治疗上要温阳利水。

2. 随证候变化动态辨证　肾病综合征初起往往为风邪袭表,伴有外感症状,此时属风水相搏;外感症状消失,水肿严重时,偏于阳气不足。水肿采用激素治疗后或水湿停留日久化热,病机往往又出现变化:其一,激素服用日久难免出现热毒之象,耗伤阴津;其二,水肿看似体内水液过多,实为水湿之邪内盛,真正濡养五脏六腑、满足生理需要的阴津反而不足,加之过分利尿,导致阴津更加亏虚;其三,水湿郁久化热生毒,可变为湿热毒邪。故患者此时往往虚实夹杂,治疗更加棘手。因此辨治之时,应随证候变化动态辨证。

3. 抓住瘀血贯穿始终的病机　水肿一病,常合并血瘀证,因为水肿乃三焦水道不畅所致,而三焦亦是气机升降出入之道,若三焦壅塞不通,自然气机运行不畅,气行则血行,气滞则血瘀;阳气不足,亦无力推动血行;阴津不足,脉络不充,也可致瘀血阻滞。肾病综合征常伴高凝状态,加之激素的使用又可加重高凝状态,并发血栓;肾病综合征的高凝状态、肾内细胞增生、纤维蛋白在肾小球内沉积、毛细血管内血小板聚集、肾静脉微血栓形成等病理改变,正是中医"瘀血"的内涵。传统的望、闻、问、切四诊中有"瘀血"见症者,固然可见微循环障碍及血液流变学异常;但无传统"瘀血"的见症,并不意味着无微循环障碍和血液流变学的异常。故在本病的辨证治疗中,尚需结合"瘀血"的微观指标(如纤维蛋白原、凝血功能、低白蛋白血症、血脂等)来判断。"瘀血"的存在是肾病综合征缠绵不愈、容易复发的原因之一,故在中医辨证论治的基础上配合活血化瘀药物,方可提高疗效。

4. 辨证与辨症相结合　肾病综合征单纯辨证之时,消肿效果不错,但对于缓解患者的蛋白尿、低蛋白血症、血尿疗效可能欠佳。这时应细辨脏腑虚实,拟方遣药之余,结合症状加减药物。

五、治疗

(一)中医辨证论治

本病应以水肿的部位、性质、程度等来确定治疗方法。如水肿以头面为甚,应用祛风解表、宣肺利水之法;以下肢为明显,以利水消肿为主;表现为阳热证,应以清热利水治疗;证属阳气不足者,以温阳利水为治。肿盛,宜急则治其标,利水消肿为先；肿消，则注重健脾固肾以治本。对于腹部胀满、肿势较甚，正气未衰，用一般治疗方法无效时，可考虑使用攻下逐水法，运用得当有立竿见影之效。此外，水肿常兼血瘀，应注意配合使用活血化瘀药物治疗。

1. 风水泛滥

主要证候：眼睑、颜面水肿，继则四肢及全身皆肿，来势迅速，多有恶寒发热，肢节酸楚，小便不利等。偏于风寒者，恶寒重，咳喘，痰白；偏于风热者，咽喉红肿疼痛或有身热。偏风寒者，舌苔薄白，脉浮紧，甚或脉沉；偏风热者，舌质红，脉浮滑数，甚或脉沉。

治法：疏风清热，宣肺行水。

方药：越婢加术汤（《金匮要略》）加减。

常用麻黄宣散肺气，发汗解表，以去在表之水气；生石膏解肌清热；白术、甘草、生姜、大枣健脾化湿。

加减：热毒炽盛，可加金银花、连翘、板蓝根、桔梗，或用银翘散加减；尿血症状突出者，加大小蓟、白茅根、丹参凉血活血止血；风寒偏盛者，去石膏，加紫苏叶、防风、浮萍；汗出恶风，卫阳虚者，防己黄芪汤加减。

2. 湿毒浸淫

主要证候：身发疮痍，甚则溃烂，或咽喉红肿，或乳蛾肿大疼痛，继则眼睑水肿延及全身，小便不利，恶风发热，舌质红，苔薄黄，脉浮数或滑数。

治法：宣肺解毒，利尿消肿。

方药：麻黄连翘赤小豆汤（《伤寒论》）合五味消毒饮（《医宗金鉴》）加减。

常用麻黄、杏仁、梓白皮（以桑白皮代）等宣肺行水；连翘清热散结；赤小豆利水消肿；金银花、野菊花、蒲公英、紫花地丁、紫背天葵加强清解湿毒之力。

加减：若脓毒甚者，当重用蒲公英、紫花地丁；若湿盛糜烂而分泌物多者，加苦参、土茯苓、黄柏；若风盛而瘙痒者，加白鲜皮、地肤子；若血热而红肿，加牡丹皮、赤芍；若大便不通，加大黄、芒硝。

3. 湿热壅盛

主要证候：遍体水肿，皮肤绷急光亮，胸脘痞闷，烦热口渴，或口苦口黏，小便短赤，或大便干结，舌红，苔黄腻，脉滑数或沉数。

治法：分利湿热。

方药：疏凿饮子（《世医得效方》）加减。

常用羌活、秦艽疏风解表，使在表之水从汗而疏解；大腹皮、茯苓皮、生姜协同羌活、秦艽以去肌肤之水；泽泻、木通（以通草代）、椒目、赤小豆，协同商陆、槟榔通利二便，使在里之水邪从下而泄。疏表有利于通里，通里有助于疏表，如此上下表里分消走泄，使湿热之邪得以清利，则肿热自消。

加减：若腹满不减，大便不通者，可合己椒苈黄丸，以助攻泻之力，使水从大便而泄；若症见尿痛、尿血，乃湿热之邪下注膀胱，伤及血络，可酌加凉血止血之品，如大小蓟、白茅根等；若肿势严重，兼见气粗喘满，倚息不得平卧，脉弦有力，系胸中有水，可用葶苈大枣泻肺汤合五苓散，加杏仁、防己、通草，以泻肺行水，上下分消；若湿热久羁，化燥伤阴，症见口燥咽干、大便干结，可用猪苓汤以滋阴利水。

4. 脾阳不足

主要证候：身肿，腰以下为甚，按之凹陷不易恢复，脘腹胀闷，纳减便溏，食少，面色不华，神倦肢冷，小便短少，舌质淡，苔白腻或白滑，脉沉缓或沉弱。

治法：温阳健脾，化气利水。

方药：实脾饮（《济生方》）加减。

常用干姜、附子、草果温阳散寒化气；白术、茯苓、炙甘草、生姜、大枣健脾益气；大腹皮、木瓜合茯苓利水去湿；木香、厚朴合大腹皮理气行水。

加减：水湿过盛，腹胀大，小便短少，可加苍术、桂枝、猪苓、泽泻，以增化气利水之力；若症见身倦气短，气虚甚者，可加生黄芪、党参以健脾益气。

5. 肾阳虚弱

主要证候：面浮身肿，腰以下为甚，按之凹陷不起，心悸，气促，腰部冷痛酸重，尿量减少，四肢厥冷，怯寒神疲，面色㿠白或灰滞，舌质淡胖，苔白，脉沉细或沉迟无力。

治法：温肾助阳，化气行水。

方药：济生肾气丸（《张氏医通》）合真武汤（《伤寒论》）加减。

肾为水火之脏，善补阳者，必于阴中求阳，则阳得阴助而生化无穷，故用六味地黄丸以滋补肾阴；附子、肉桂温补肾阳，两药配合，则补水中之火，温肾中之阳气；白术、茯苓、泽泻、车前子通利小便；生姜温散水寒之气；白芍开阴结，利小便；牛膝引药下行，直趋下焦，强壮腰膝。

若心悸，唇绀，脉虚或结或代，乃水邪上犯，心阳被遏，瘀血内阻，宜重用附子，再加桂枝、炙甘草、丹参、泽兰，以温阳化瘀；若先见心悸，气短神疲，形寒肢冷，自汗，舌紫暗，脉虚数或结或代等心阳虚衰证候，后见水肿诸症，则应以真武汤为主，加党参、桂枝、丹参、泽兰等，以温补心肾之阳，化瘀利水；若见喘促，呼多吸少，汗出，脉虚浮而数，是水邪凌肺，肾不纳气，宜重用党参、蛤蚧、五味子、山茱萸、牡蛎、龙骨，以防喘脱之变。

本证缠绵不愈，正气日衰，复感外邪，症见恶寒发热，肿势增剧，小便短少。此时可按风水治疗，但应顾及正气虚衰的一面，不可过用表药，以麻黄附子细辛汤合五皮饮为主加减，酌加党参、黄芪、菟丝子等补气温肾之药，扶正与祛邪并用。

若病至后期，因肾阳久衰，阳损及阴，可导致肾阴亏虚，症见水肿反复发作，精神疲惫,腰酸遗精,口燥咽干,五心烦热,舌红少苔,脉细数。治宜滋补肾阴为主,兼利水湿,但滋阴不宜过于凉腻,以防匡助水邪,伤害阳气,可用左归丸加泽泻、茯苓等治疗。

若肾阴久亏,水不涵木,肝肾阴虚,肝阳上亢,上盛下虚,症见面色潮红,头晕头痛,心悸失眠,腰酸遗精,步履飘浮无力,或肢体微颤等。治宜育阴潜阳,用左归丸加介类重镇潜阳之品珍珠母、牡蛎、龙骨、鳖甲等治疗。

顽固水肿,可用攻逐一法,即《黄帝内经》"去宛陈莝"之意。但应慎用,只宜用于水势盛,体质壮实者,症见全身高度水肿,气喘,心悸,腹水,小便不利,大便不通或干结,胃实之象,脉沉有力,正气尚旺,他法无效的患者。此时应抓住时机,急则治其标,用攻逐之法以直夺其水势,使水邪速从大小便而去,可选用十枣汤,俟水退后,再议调补,以善其后。或牵牛子 15g,红糖 125g,老姜 500g,大枣 60g,研极细末或捣烂泛丸,每日 3 次,分 3 天服完;对于肾病水肿短期水肿消退效果良好,但不宜长期服用。

水肿日久,瘀血阻滞,其治疗常配合活血利水法,取血行水亦行之意,临床上常用益母草、泽兰、桃仁、红花、丹参等,实践证明可加强利尿效果。

【方药应用】

1. 注射制剂　根据辨证分型,可选用以下中药针剂。补气类:黄芪注射液。益气温阳类:参芪扶正注射液。活血化瘀类:丹参注射液、疏血通注射液。

2. 中成药

（1）雷公藤制剂:对于减少肾病综合征患者蛋白尿、血尿有较好的效果,可配合使用。临床常用的药物有雷公藤多苷片, 1mg/（kg·d）,分 3 次饭后服;火把花根片 4~6 片,一日 3 次,饭后服。但应注意雷公藤制剂的毒副作用,如胃肠道反应、肝肾损害、骨髓抑制、性腺损害等。用药期间应定期检查血常规、肝肾功能,以及注意妇女月经和男性精子情况,如出现异常,及时对症处理,并减药或停药。

（2）其他:湿热证,黄葵胶囊 4 粒,一日 3 次;阳虚证,肾炎舒胶囊 5~6 粒,一日 3 次;气阴两虚证,肾炎康复片 4~5 粒,一日 3 次;肾虚证,百令胶囊 2~4 粒,一日 3 次。对于减少蛋白尿和血尿,减轻临床症状有一定疗效。

对于低蛋白血症患者,可配合中医药膳疗法,对提高血浆蛋白含量、利水消肿有较好作用。

【外治方法】

1. 敷脐外治法　将麝香 0.3g 置于脐内,再将鲫鱼肉泥置于麝香上,外罩油纸,再覆纱布固定, 24 小时后除去,一般 4~6 小时后,即有反应。

2. 浴汗法　采用熏蒸药浴法,用辛温解表发汗药物与活血祛瘀药物煮水热浴,发汗宣肺,疏散体表水湿,有利于消肿。药浴方（桂枝、防风、荆芥、桃仁、红花、羌活、麻黄、细辛、当归、生姜）用大锅煮沸半小时后放入大塑料盆内,先熏蒸,后待药液微温,坐浴于塑料盆内,令有微汗出,每天1次。

（二）西医治疗

1. 一般治疗　肾病综合征患者应适当休息,避免劳累。注意预防感冒、感染。水肿明显者,要限制水、钠的摄入。进食易消化、富含营养食物,避免高脂饮食。

2. 利尿剂　对于尿少、高度水肿患者,可根据需要使用利尿剂。临床常用利尿剂有以下几种。

（1）噻嗪类利尿剂:氢氯噻嗪25~50mg,一日2次。

（2）袢利尿剂:呋塞米20~60mg,一日2~3次;或呋塞米100~1 000mg,分2次静脉注射或静脉滴注或微泵注射。布美他尼1~2mg,一日2次,口服或静脉注射。

（3）保钾利尿剂:螺内酯20~60mg,一日2~3次;氨苯蝶啶50~100mg,一日2~3次。

（4）对于严重低蛋白血症伴高度水肿者,可适当静脉使用人血白蛋白,有一定利尿效果。

3. 糖皮质激素　按病理类型选用,注意剂量及使用时间,部分病理类型单用无效。常用口服药有泼尼松、泼尼松龙,静脉药为甲泼尼龙。临床常用泼尼松1mg/（kg·d）［儿童1.5~2mg/（kg·d）］,早餐后一次顿服,共8~12周。以后每1~2周减少用量10%。当减至0.5mg/（kg·d）时,可将2日药量改为隔日1次,早餐后顿服。然后再缓慢减量至维持量5~10mg/（kg·d）,连用6~12个月,最后停药。使用激素强调"首剂要足,减药要慢,维持要长"原则。甲泼尼龙对肝功能影响较小,适用于肝功能有损害的患者。

长期、大剂量使用激素可引起感染、消化性溃疡出血、皮质醇增多症、骨质疏松症、高血糖等一系列并发症,应予注意。

4. 其他免疫抑制剂　对于单用激素效果不好或激素依赖型患者,需联合使用细胞毒类、钙调神经蛋白抑制剂等免疫抑制剂治疗,以提高疗效。

（1）环磷酰胺（CTX）:一日50~100mg,分2~3次口服;或200mg,隔日静脉注射,总量不超过150mg/kg。环磷酰胺可引起胃肠道反应、骨髓抑制、肝功能损害、性腺抑制、出血性膀胱炎、脱发等,使用期间应密切观察病情,及时复查血常规和肝功能。

（2）环孢素:首剂量3~5mg/kg,分2次口服,以后再根据环孢素血药浓度调整剂量,使环孢素浓度维持在150~250ng/ml,用药3~6个月。但环孢素停药后易复发,还可引起胃肠道反应、肝肾毒性、牙龈增生、体毛增多、高血压等副作用,应定期进行血药浓度、肝肾功能等检查。

（3）吗替麦考酚酯（MMF）：是一种具有高度选择性的免疫抑制剂，通过抑制嘌呤经典合成途径，从而抑制 DNA 的合成，最终抑制 T 淋巴细胞和 B 淋巴细胞。一日 1~2g，分 2~3 次服用，疗程为 6~12 个月，甚至更长。MMF 副作用主要有白细胞减少、腹泻、轻度肝功能异常、严重感染等。

5. 其他药物

（1）抗凝药物：肾病综合征患者常呈高凝状态，容易发生血栓形成，应适当使用抗凝药予以纠正。如肝素钠 5 000~10 000U/d，静脉滴注，一日 1 次；或低分子肝素钙 0.4ml/d，腹壁皮下注射。另外，口服抗血小板聚集药物也有一定疗效。如双嘧达莫 25~50mg，一日 3 次；阿司匹林肠溶片 100mg，一日 1 次；硫酸氢氯吡格雷 75mg，一日 1 次。

（2）降脂药物：肾病综合征合并高脂血症时使用降脂药物治疗，可延缓肾小球疾病的进展，减少心血管疾病的发生。常用药物有：阿托伐他汀 10~20mg，或辛伐他汀 10~40mg，晚间 1 次顿服；非诺贝特 100mg，一日 2~3 次。

六、中西医结合思路

肾病综合征主要属于中医学"水肿"范畴。历代中医积累了相当多的治疗水肿的经验，若辨证准确，用之临床效果显著。但应该注意两点，一是中医治疗一般起效比较慢，可以考虑 1 日 2 剂；二是古代医生认为肾病只要消肿即是病愈，但现代中医必须坚持"五诊"，评估临床疗效，除了证候改善，还应结合血液、尿液检查和肾脏影像学检查，必要时行肾穿刺病理学检查。单纯中医治疗消除肾病综合征的蛋白尿具有一定疗效，如雷公藤及其中成药制剂等。西药治疗以激素和免疫抑制剂为基础，加用中医治疗可以提高疗效，加快缓解，减少毒副作用，避免复发。如患者服用激素后，往往出现面红目赤、心悸失眠、手指震颤、咽痛及头面部痤疮多发等一系列火热症状，此时配合中医清热化湿，或清热解毒，或滋阴降火，可以明显改善患者临床症状，也可以预防感染导致病情反复或加重的可能。肾病综合征治疗缓解期，激素逐渐撤药后，蛋白尿容易反弹，此时配合中医健脾固肾有助于巩固疗效。总之，中西医结合治疗肾病综合征颇具优势。

七、辨已病未病与调养

肾病综合征强调未病先防，注重预防与调摄相结合。

（一）辨已病未病

近年来，随着工业化的进程、环境污染的日趋严重及伪劣化妆品的泛滥，肾病综合征尤其是膜性肾病的发病有增加的趋势。应当改善环境污染，避免购买使用三无化妆品(尤其是美白产品),尽量少使用染发剂。如果出现上呼吸道或皮肤感染,及时就医,接受正规治疗,尤其是儿童和老年人。避免某些具有肾毒性的药物滥用,如氨基糖苷类抗生素及中药关木通、马兜铃等。注意增强体质,预防感染。尿常规检查可以发现没有症状的肾病,每年检查一次必不可少。

(二)调养

1. 发病后注意休息,避免重体力劳动和高强度体育锻炼,避免加重蛋白尿和血尿的病情。

2. 肾病综合征患者常常因感染而复发或加重,平时要注意饮食卫生和起居,不去人多的地方,慎防感染。

3. 可以适当锻炼提高体质,如习练八段锦、散步、轻松登山等。

八、临床验案

全国老中医药专家洪钦国诊治肾病综合征验案

蔡某,男,26 岁。1998 年 5 月 11 日第一诊。主诉:水肿反复发作 3 年,再发 3 个月。患者因全身水肿及蛋白尿,在某医院肾内科住院,诊断为"肾病综合征",采用大量糖皮质激素治疗,后出现消化道大出血,遂停用激素,其后水肿日益严重,遂转至我院。入院时症见全身水肿,下半身为显,形寒怯冷,腹胀纳呆,恶心作呕,口干咽燥,舌质淡红,苔微黄,脉沉细。查体:全身凹陷性水肿,腹部叩诊浊音。检查:24 小时尿蛋白定量 7.4g,血浆白蛋白 18.5g/L。

中医诊断:水肿。

中医证型:脾肾阳虚,水气泛滥。

西医诊断:肾病综合征。

治法:温阳利水。

方药:实脾饮合五苓散加减。熟附子 15g,茯苓 15g,白术 15g,木香 10g,大腹皮 15g,草果 10g,干姜 10g,厚朴 15g,猪苓 20g,泽泻 20g,桂枝 15g。日 1 剂,复渣分服。

患者因外院激素治疗出现严重副作用,故单用上方服用月余,水肿全部消退后出院。肿退后改用健脾固肾法,方用参苓白术散合水陆二仙丹加减。党参 30g,黄芪 30g,茯苓 15g,白术 15g,山药 30g,砂仁 10g,莲子 15g,白扁豆 15g,芡实 15g,金樱子 15g,沙苑子 15g,桔梗 10g。日 1 剂,复渣分服。

上方加减服用半年后,水肿没有复发,尿液检查、肾功能正常,临床治愈,追踪十几年未见复发。

【按】本医案为纯中医治疗,疗效满意。洪钦国紧紧抓住水肿甚则阳气衰微，初起用温阳利水法，又因患者脾胃症状明显，故选用实脾饮为主方加减，消肿后以健脾固肾法收功。此例因有口干咽燥，舌苔微黄之表现，易误认为湿郁化热，而投以清热利水法。辨证的关键在于掌握水肿严重，以下半身为显，形寒怕冷，脉象沉细，是为阳虚水泛之征；至于口干咽燥，舌苔微黄，乃是肾火不足，不能蒸腾肾水上升之故。《黄帝内经》云："肾苦燥，急食辛以润之。"此即温润之法。临证常见水肿而口干者，此为肾阳虚不能蒸腾阴津上升之故也，用附子等温阳药治疗后反觉口淡，可见《黄帝内经》理论之精准。

（曾　莉）

参 考 文 献

王海燕.肾脏病学［M］.3 版.北京：人民卫生出版社，2008.

第三节　尿路感染

尿路感染（urinary tract infection，UTI），简称尿感，是指各种病原微生物在尿路中生长、繁殖而引起的尿路感染性疾病。多见于育龄期妇女、老年人、免疫力低下及尿路畸形者。根据感染发生部位可分为上尿路感染和下尿路感染，前者系指肾盂肾炎，后者主要指膀胱炎。肾盂肾炎、膀胱炎又有急性和慢性之分。根据有无尿路功能或结构的异常，又可分为复杂性尿感、非复杂性尿感。复杂性尿感是指伴有尿路引流不畅、结石、畸形、膀胱输尿管反流等结构或功能的异常，或在慢性肾实质性疾病基础上发生的尿路感染；不伴有上述情况者，称非复杂性尿感。

发病率方面，女性尿路感染明显高于男性，比例约为 8∶1。未婚女性发病率约 1%~3%，已婚女性发病率增高，约为 5%，与性生活、月经、妊娠、应用杀精子避孕药物等因素有关。60 岁以上女性尿感发生率高达 10%~12%，多为无症状性细菌尿。除非存在易感因素，成年男性极少发生尿路感染。50 岁以后男性因前列腺肥大的发生率增高，尿感发生率也相应增高，约为 7%。

在中医学中，尿路感染属于"淋证"范畴。

一、中医病因病机

中医认为，尿路感染病因包括膀胱湿热、肝郁气滞、脾肾亏虚，所谓"诸淋者，由肾虚而膀胱热故也"。病位在肾与膀胱，且与肝、脾有关。其病机主要是肾虚，膀胱湿热，气化失司。淋证有虚有实，初病多实，久病多虚，初病体弱及久病患者亦可虚实并见。实证多在膀胱和肝，虚证多在肾和脾。

1. 膀胱湿热　多食辛热肥甘之品，或嗜酒过度，酿成湿热，下注膀胱；或下阴不洁,湿热秽浊毒邪侵入膀胱,酿成湿热;或肝胆湿热下注,皆可使湿热蕴结下焦,膀胱气化不利,发为热淋、血淋、石淋或膏淋。

2. 肝郁气滞　恼怒伤肝,肝失疏泄,或气滞不通,郁于下焦,致肝气郁结,膀胱气化不利,发为气淋。

3. 脾肾亏虚　久淋不愈,湿热耗伤正气,或劳累过度,房室不节,或年老久病、体弱,皆可致脾肾亏虚。脾虚而中气不足,气虚下陷,则发为气淋;肾虚而下元不固,肾失固摄,不能制约脂液,脂液下注,随尿而出,则发为膏淋;肾虚而阴虚火旺,火热灼伤脉络,血随尿出,则发为血淋;病久伤正,遇劳即发者,则为劳淋。

4. 其他　尿路砂石积聚,尿路畸形,导尿术引发。

二、五脏相关与病机转化

中医认为,本病发生常因正气不足,感受湿热外邪。由于本病比较顽固,病情迁延,有的积年累月,致伤正气,机体抗病能力不免减弱,治疗常需较长时间。初期正气尚壮实,应以祛邪为主,可选用清热利湿之品,能较快奏效,所谓"祛邪即所以扶正"。中期邪仍在,正见衰,邪正分争,常累及脾胃之气,应祛邪兼以扶正,看邪有几许,正伤几许,在处方遣药上宜分别细致地加以照顾,兼顾益气健脾扶正。若疾病迁延不愈,可发展为劳淋,耗伤精血,累及脾肾阴阳,则需要补益脾肾,顾护阴精,分清别浊,即所谓"扶正即所以祛邪"。(图 7-3-1)

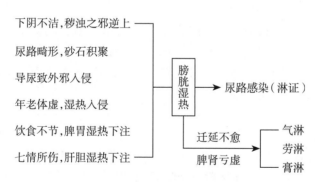

图 7-3-1　尿路感染病因病机示意图

三、临床表现

(一)膀胱炎

占尿路感染的 60% 以上。主要表现为尿频、尿急、尿痛、排尿不适、下腹部疼痛等,部分患者迅速出现排尿困难,尿液常混浊,并有异味,约 30% 可出现血尿。一般无全身感染症状,少数患者出现腰痛、发热,但体温常不超过 38℃。如患者有突出的系统表现,体温 >38℃,应考虑上尿路感染。致病菌多为大肠埃希菌,约占 75% 以上。

（二）肾盂肾炎

1. 急性肾盂肾炎　可发生于各年龄段,育龄女性最多见。临床表现与感染程度有关,通常起病较急。

（1）全身症状:发热、寒战、头痛、全身酸痛、恶心、呕吐等,体温多在 38℃以上,多为弛张热,也可呈稽留热或间歇热。部分患者出现革兰氏阴性杆菌败血症。

（2）泌尿系统症状:尿频、尿急、尿痛、排尿困难、下腹部疼痛、腰痛等。腰痛程度不一,多为钝痛或酸痛。部分患者无下尿路症状或症状不典型。

（3）体格检查:除发热、心动过速和全身肌肉酸痛外,还可发现一侧或两侧肋脊角或输尿管点压痛和 / 或肾区叩击痛。

2. 慢性肾盂肾炎　临床表现复杂,全身及泌尿系统局部表现均可不典型。一半以上患者可有急性肾盂肾炎病史,后出现程度不同的低热、间歇性尿频、排尿不适、腰部酸痛,以及肾小管功能受损表现,如夜尿增多、低比重尿等。病情持续可发展为慢性肾衰竭。急性发作时患者症状明显,类似急性肾盂肾炎。

（三）无症状细菌尿

无症状细菌尿又称无症状尿路感染,是指患者有真性细菌尿,而无尿路感染的症状,可由症状性尿感演变而来或无急性尿路感染病史。致病菌多为大肠埃希菌,患者可长期无症状,尿常规可无明显异常,但尿培养有真性菌尿,也可在病程中出现急性尿路感染症状。

（四）理化检查

1. 尿液检查　常规检查可有白细胞尿、血尿、蛋白尿,而以白细胞尿为主。尿沉渣镜检白细胞 >5 个 /HP 称白细胞尿,对尿路感染诊断意义较大,且部分肾盂肾炎患者尿中可见白细胞管型;对清洁中段尿沉渣进行涂片,革兰氏染色用油镜或不染色用高倍镜检查,计算 10 个视野细菌数,取其平均值,若每个视野下可见 1 个或更多细菌,提示尿路感染;清洁中段尿培养示细菌定量 $\geq 10^5$/ml,称真性菌尿,可确诊尿路感染。

2. 血液检查　急性肾盂肾炎时血白细胞计数常升高,中性粒细胞增多、核左移,血沉可增快;慢性肾盂肾炎肾功能受损时可出现肾小球滤过率下降,血肌酐水平升高等。

3. 影像学检查　如 B 超、腹平片、静脉肾盂造影、排尿期膀胱输尿管反流造影、逆行性肾盂造影等,目的是了解尿路情况,及时发现有无尿路结石、梗阻、反流、畸形等导致尿路感染反复发作的因素。

四、辨病辨证

（一）西医辨病

1. 典型的尿路感染有尿路刺激征、感染中毒症状、腰部不适等,结合尿液改变和尿液细菌学检查,诊断不难。凡是有真性细菌尿者,均可诊断为尿路感染。

2. 上尿路感染常有发热、寒战,甚至出现毒血症症状,伴明显腰痛,输尿管点和 / 或肋脊点压痛,肾区叩击痛等;下尿路感染常以膀胱刺激征为突出表现,一般少有发热、腰痛等。

3. 慢性肾盂肾炎的诊断除需要反复发作尿路感染病史之外,尚需结合影像学及肾功能检查。

（1）肾外形凹凸不平,且双肾大小不等。

（2）静脉肾盂造影可见肾盂肾盏变形、缩窄。

（3）持续性肾小管功能损害。

具备上述（1）（2）条的任何 1 项再加第（3）条,可诊断慢性肾盂肾炎。

【鉴别诊断】

1. 尿道综合征　常见于妇女,患者有尿频、尿急、尿痛及排尿不适等尿路刺激症状,但多次检查均无真性细菌尿。部分可能由于逼尿肌与膀胱括约肌功能不协调、妇科或肛周疾病、神经焦虑等引起,也可能由衣原体等非细菌感染造成。

2. 肾结核　本病膀胱刺激症状更为明显,一般抗生素治疗无效;尿沉渣可找到抗酸杆菌,尿培养示结核分枝杆菌阳性,而普通细菌培养为阴性;静脉肾盂造影可发现肾实质虫蚀样缺损等表现。

3. 慢性肾小球肾炎　慢性肾盂肾炎当出现肾功能减退、高血压时应与慢性肾小球肾炎相鉴别。后者多为双侧肾受累,且肾小球功能受损较肾小管功能受损突出,并常有较明确蛋白尿、血尿和水肿病史;前者常有尿路刺激征,细菌学检查阳性,影像学检查可表现为双肾不对称性缩小。

（二）中医辨证

1. 辨明淋证类别　由于每种淋证都有不同的病机,其演变规律和治法也不尽相同,在此需要辨明淋证类别。辨识的要点是每种淋证的各自特征。起病急,症见发热、小便热赤、尿时热痛、小便频急,症状明显,每日小便可达数十次,每次尿量少者,为热淋;小便排出砂石,或尿道中积有砂石,致排尿时尿流突然中断,尿道窘迫疼痛,或砂石阻塞于输尿管、肾盂中,常致腰腹绞痛难忍者,为石淋;小腹胀满明显,小便艰涩疼痛,尿后余沥不尽者,为气淋;尿中带血或夹有血块,并有尿路疼痛者,为血淋;小便混浊如米泔,或滑腻如脂膏者,为膏淋;久淋,小便淋沥不已,时作时止,遇劳即发者,为劳淋。

2. 辨虚实　在区别各种不同淋证的基础上,还需辨识证候的虚实。一般而言,初起或在急性发作阶段,因膀胱湿热、砂石结聚、气滞不利所致,尿路疼痛较甚者,多为实证;淋久不愈,尿路疼痛轻微,见有肾气不足、脾气虚弱之证,遇劳即发者,多属虚证。

3. 辨标本缓急　各种淋证之间可以相互转化,也可以同时并存,所以辨证上应区别标本缓急。一般是本着正气为本,邪气为标;病因为本,证候为标;旧病为本,新病为标等标本关系进行分析判断。

五、治疗

（一）中医辨证论治

1. 热淋

主要证候:小便频急短涩,尿道灼热刺痛,尿色黄赤,少腹拘急胀痛,或有寒热往来、口苦、呕恶,或腰痛拒按,或有大便秘结,苔黄腻,脉滑数。

治法:清热解毒,利湿通淋。

方药:八正散(《太平惠民和剂局方》)加减。

常用木通(现代多用通草代,因木通含有马兜铃酸,有肾毒性)、萹蓄、瞿麦、滑石利尿通淋;大黄、栀子、甘草梢清热解毒。

加减:大便秘结,腹胀者,可重用生大黄,并加枳实以通腑泄热;若腹满便溏,则去大黄;若寒热往来、口苦、咽干症状明显者,可合用小柴胡汤以和解少阳;若湿热伤阴,去大黄,加生地黄、牛膝、白茅根以养阴清热;若小腹胀满,加乌药、川楝子行气止痛;若热毒弥漫三焦,当急则治标,用黄连解毒汤合五味消毒饮清热泻火解毒;头身疼痛、恶寒发热、鼻塞流涕,有表证者,加柴胡、金银花、连翘等宣透热邪。

2. 石淋

主要证候:尿中时夹砂石,小便艰涩,或排尿时突然中断,尿道窘迫疼痛,少腹拘急,或腰腹绞痛难忍,痛引少腹,连及外阴,尿中带血,舌红,苔薄黄。若病久砂石不去,可伴见面色少华,精神委顿,少气乏力,舌淡、有齿印,脉细而弱;或腰腹隐痛,手足心热,舌红少苔,脉细数。

治法:清热利尿,通淋排石。

方药:石韦散(《外台秘要》)加减。

常用石韦、冬葵子、瞿麦、滑石、车前子清热利尿,通淋排石。

加减：可加金钱草、海金沙、鸡内金等以加强排石消坚的作用；若腰腹绞痛者，可重用芍药、甘草以缓急止痛；若见尿中带血，可加小蓟、生地黄、藕节以凉血止血；尿中有血条、血块者，加川牛膝、赤芍、血竭以活血祛瘀；若兼有发热，可加蒲公英、黄柏、大黄以清热泻火。

3. 气淋

主要证候：实证表现为小便涩痛，淋漓不尽，小腹胀满疼痛，苔薄白，脉沉弦。虚证表现为尿时涩滞，小腹坠胀，尿有余沥，面白不华，舌质淡，脉虚细无力。

治法：实证宜利气疏导；虚证宜补中益气。

方药：实证用沉香散（《活人心统》）加减；虚证用补中益气汤（《内外伤辨惑论》）加减。

实证常用沉香、橘皮理气；当归、白芍柔肝；甘草清热；石韦、冬葵子、滑石、王不留行利尿通淋。虚证常用党参、黄芪、五爪龙补益中气，佐以柴胡、升麻升举阳气，陈皮行气，炒白术、山药健脾益气。

加减：胸闷胁胀者，可加青皮、乌药、小茴香以疏肝理气；日久气滞血瘀者，可加红花、赤芍、川牛膝以活血化瘀；若小便涩痛，兼血虚肾亏者，可用八珍汤倍茯苓加杜仲、枸杞、怀牛膝，以益气养血、脾肾双补。

4. 血淋

主要证候：实证表现为小便热涩刺痛，尿色深红，或夹有血块，疼痛满急加剧或见心烦，苔黄，脉滑数。虚证表现为尿色淡红，尿痛涩滞不明显，腰酸膝软，神疲乏力，舌淡红，脉细数。

治法：实证宜清热通淋，凉血止血；虚证宜滋阴清热，补虚止血。

方药：实证用小蓟饮子（《玉机微义》）加减；虚证用知柏地黄丸（《景岳全书》）加减。

实证常用小蓟、生地黄、蒲黄、藕节清热凉血止血，通草、淡竹叶通淋利小便、降心火，栀子清三焦之湿热，滑石利尿通淋，当归引血归经，生甘草梢泻火而能达茎中以止痛。虚证常用知母、黄柏清下焦之虚热，再添六味地黄丸之三补三泻顾护肾阴。

加减：若热重出血多者，可加黄芩、白茅根；若血多痛甚者，可另服三七、琥珀粉以化瘀通淋止血；治血淋虚证，亦可加墨旱莲、阿胶、小蓟、地榆等，以补虚止血。

5. 膏淋

主要证候：实证表现为小便混浊如米泔水，置之沉淀如絮状，上有浮油如脂，或夹有凝块，或混有血液，尿道热涩疼痛，舌红，苔黄腻，脉濡数。虚证表现为病久不已，反复发作，淋出如脂，小便涩痛反见减轻，但形体日渐消瘦，头昏无力，腰酸膝软，舌淡，苔腻，脉细弱无力。

治法：实证宜清热利湿，分清泄浊；虚证宜补虚固涩。

方药：实证用程氏萆薢分清饮（《医学心悟》）加减；虚证用膏淋汤（《医学衷中参西录》）加减。

程氏萆薢分清饮中萆薢、石菖蒲清利湿浊，黄柏、车前子清热利湿，白术、茯苓健脾除湿，莲子心、丹参清心活血通络。

膏淋汤中党参、山药补脾，地黄、芡实滋肾，白芍养阴，龙骨、牡蛎固摄脂液。

加减：若小腹胀，尿涩不畅，加乌药、青皮；小便夹血者，加小蓟、蒲黄、藕节、白茅根；若脾肾两虚，中气下陷，肾失固涩，可用补中益气汤合七味都气丸，益气升陷，滋肾固涩。

6. 劳淋

主要证候：小便不甚赤涩，但淋漓不已，时作时止，遇劳即发，腰酸膝软，神疲乏力，舌质淡，脉细弱。

治法：健脾益肾。

方药：无比山药丸（《备急千金要方》）加减。

本方有健脾利湿、益肾固涩之功。其中山药、茯苓、泽泻健脾利湿，熟地黄、山茱萸、巴戟天、菟丝子、杜仲、牛膝、五味子、肉苁蓉、赤石脂益肾固涩。

加减：若脾虚气陷，症见小腹坠胀、小便点滴而出，可与补中益气汤同用；若肾阴亏虚，症见面色潮红、五心烦热、舌红少苔、脉细数者，可与知柏地黄丸同用；若肾阳虚衰，症见面色少华、畏寒怯冷、四肢欠温、舌淡、苔薄白、脉沉细者，可合用右归丸。

【方药应用】

1. 宁泌泰胶囊　由四季红、白茅根、大风藤、三颗针、仙鹤草、木芙蓉叶、连翘组成。功效清热解毒，利湿通淋；用于湿热蕴结所致淋证。1 次 3~4 粒，1 日 3 次。

2. 银花泌炎灵片　由金银花、半枝莲、萹蓄、瞿麦、石韦、川木通、车前子、淡竹叶、桑寄生、灯心草组成。功效清热解毒，利湿通淋；用于急性肾盂肾炎、急性膀胱炎属下焦湿热证。1 次 4 片，1 日 4 次。

3. 通淋排石合剂　主要成分为广金钱草、车前草、厚朴、玉米须、牛膝等。功效利水通淋行气，用于排出梗阻所致泌尿道结石。

4. 尿感宁颗粒　主要成分为海金沙藤、连钱草、凤尾草、葎草、紫花地丁。功效清热解毒，利湿通淋；用于膀胱湿热所致淋证。1 次 1 袋，1 日 3~4 次。

【针灸疗法】

1. 中极、肾俞、三阴交、复溜，针刺，用泻法。

2. 气海、三焦俞、水道、水泉，针刺，用泻法。

3. 耳穴　膀胱、肾、枕、肾上腺，耳穴压豆。

（二）西医治疗

1. 急性膀胱炎

（1）单剂量疗法：常用磺胺甲噁唑 2.0g、甲氧苄啶 0.4g、碳酸氢钠 1.0g，1 次顿服（简称 STS 单剂）；氧氟沙星 0.4g，一次顿服；阿莫西林 3.0g，一次顿服。

（2）短疗程疗法：目前更推荐此法。与单剂量疗法相比，短疗程疗法更有效，耐药性并无增高，可减少复发，增加治愈率。可选用磺胺类、喹诺酮类、半合成青霉素或头孢菌素类等，任选一种药物，连用 3 天，约 90% 的患者可治愈。

2. 肾盂肾炎 首发急性肾盂肾炎的致病菌有 80% 为大肠埃希菌，在留取尿细菌检查标本后应立即开始治疗，首选对革兰氏阴性杆菌有效的药物。72 小时显效者无须换药，否则应按药敏结果更改抗生素。病情较轻者可在门诊口服药物治疗，疗程 10~14 天。常用药物有喹诺酮类、半合成青霉素类、头孢菌素类等。治疗 14 天后，通常 90% 可治愈。严重感染、全身中毒症状明显者需住院治疗，应静脉给药。慢性肾盂肾炎治疗的关键是积极寻找并祛除易感因素。

3. 无症状性菌尿 是否采取治疗目前仍有争议，一般认为有下述情况者应给予治疗：①妊娠期患者；②学龄前儿童；③曾出现症状的感染者；④肾移植、尿路梗阻及其他尿路有复杂情况者。根据药敏结果选择有效抗生素，主张短疗程用药；若治疗后复发，可选长程低剂量抑菌疗法。

4. 妊娠期尿路感染 宜选用毒性小的抗菌药物，如阿莫西林、呋喃妥因或头孢菌素类等。孕妇的急性膀胱炎治疗时间一般为 3~7 天。孕妇急性肾盂肾炎应静脉滴注抗生素治疗，可用半合成广谱青霉素或第三代头孢菌素，疗程为 2 周。反复发生尿感者，可用呋喃妥因行长程低剂量抑菌治疗。

六、中西医结合思路

尿路感染属于中医"淋证"范畴，是指因饮食劳倦、湿热侵袭而致的，以肾虚、膀胱湿热、气化失司为主要病机，以小便频急、滴沥不尽、尿道涩痛、小腹拘急、痛引腰腹为主要临床表现的一类病证。"诸淋者，由肾虚而膀胱热故也。"肾与膀胱相表里，肾气的盛衰直接影响膀胱的气化与开阖。淋证日久不愈，热伤阴，湿伤阳，易致肾虚；肾虚日久，湿热秽浊邪毒容易侵入膀胱，引起淋证的反复发作。因此，肾虚与膀胱湿热在淋证的发生、发展及病机转化中具有重要意义。

尿路感染有急性和慢性之分，有的呈慢性反复发作，有的无自觉症状，呈进行性发展，直至出现慢性肾衰竭。西医长程抗菌治疗有时仍未能达到彻底杀灭致病菌的目的，而且抗生素的滥用、免疫抑制剂的应用等导致一些原来非致病菌引起的感染不断增加。运用中医药治疗尿感，能提高疗效，且无抗药性，副作用少,对肾和全身无毒性反应,并能降低其复发率、再感率。

慢性尿路感染可归属中医"劳淋"范畴。肾虚是劳淋反复发作的内因,也是其发展过程中的必然趋势。实邪郁结下焦,气化失司,水道不利是其主要病机;同时由于湿热屡犯,或湿热留恋不解,耗伤肾阴,病初多为肾阴虚兼夹湿热,病久则肾气亦虚,湿热亦有微甚之殊。久病多瘀,由于正气不足,气血耗伤,气虚则血行无力,阴虚则血黏而凝,血行不畅而形成血瘀。一旦形成,则又影响到整个疾病的转归,致迁延难愈。洪钦国认为,本病属本虚标实,故治法为滋补肝肾、清热利湿通淋,佐以活血。补中有泻,滋中寓利,是遵肾之开阖生理特点而设。现代药理研究证明,清热解毒中药如车前草、蒲公英、白茅根、黄芩、白花蛇舌草对大肠杆菌及副大肠杆菌有抑制作用;益气养阴药具有提高机体免疫力的作用;活血化瘀药可增加肾血流量,提高肾小球滤过率,增加尿量,加强尿路细菌的排泄。此外,由于尿路反复感染,病变部位有瘢痕形成,血流量差,病灶内抗菌药物浓度不足,若加用活血化瘀药物,可促进局部血液循环,使药物到达病灶处,并能改善局部营养状况,从而有助于病变的恢复。

七、辨已病未病与调养

(一)辨已病未病

增强体质,防止情志内伤,消除各种外邪入侵和湿热内生的有关因素,如忍尿、过食肥甘之品、纵欲过劳、外阴不洁等,是预防淋证发病及病情反复的重要方面。注意妊娠及产后卫生,对防止子淋、产后淋的发生有重要意义。积极治疗消渴、痨瘵等疾患,避免不必要的导尿及其他泌尿道器械操作,也可减少本病的发生。

(二)调养

多喝水,饮食宜清淡,忌肥腻香燥、辛辣之品,禁房事,注意适当休息,有助于淋证患者早日恢复健康。

八、临床验案

国医大师张琪诊治尿路感染验案

患者,女,57岁,反复尿频、尿急、尿痛、小腹坠痛20余年,每因感冒、劳累、情志不遂等因素加重。尿路感染20余年,反复应用多种抗生素,但病情时轻时重,反复不愈,多方求治效果不佳,遂于2009年12月9日来诊。患者尿频、尿急、尿痛、小腹坠痛、尿道不适,周身乏力,腿软,舌质淡,苔白,脉沉细。尿检示LEU(++)。

中医诊断:淋证。

中医证型:湿热下注,兼脾肾亏虚。

西医诊断:尿路感染。

中医治法:补肾滋阴助阳,清利湿热。

处方:黄芪 40g,太子参 20g,升麻 15g,柴胡 15g,麦冬 15g,蒲公英 30g,金银花 30g,紫花地丁 20g,马齿苋 30g,败酱草 20g,白芍 15g,生地黄 15g,牛膝 15g,杜仲 15g,川续断 15g,巴戟天 15g,菟丝子 15g,肉桂 10g,附子 10g,甘草 15g。每日 1 剂,水煎服。

服药 14 剂后,尿频、尿急及腿软、周身乏力症状明显减轻,自觉夜间小腹坠痛,夜寐不宁。舌质淡红,苔薄,脉沉。尿检示 WBC(－)。治宜益气滋阴,助阳安神。处方:黄芪 40g,太子参 20g,柴胡 15g,麦冬 15g,生地黄 15g,白芍 20g,蒲公英 30g,白花蛇舌草 30g,败酱草 30g,金银花 30g,马齿苋 20g,巴戟天 15g,肉桂 10g,附子 10g,酸枣仁 20g,远志 15g,龙骨 20g,甘草 15g。

服药 14 剂后,小腹坠痛消失,但夜尿频、每晚 4~5 次,怕凉。治宜补肾温阳,解毒安神。处方:熟地黄 25g,山茱萸 20g,枸杞子 20g,黄芪 40g,太子参 20g,淫羊藿 15g,肉苁蓉 15g,巴戟天 15g,牛膝 15g,杜仲 15g,附子 15g,肉桂 10g,天花粉 15g,蒲公英 30g,马齿苋 30g,金银花 30g,甘草 15g,败酱草 30g,桔梗 15g,酸枣仁 20g,远志 15g,柏子仁 20g。

服药 14 剂后,患者仍尿频,尿检示 WBC(－)。治宜扶正温阳。处方:黄芪 40g,党参 20g,麦冬 20g,生地黄 15g,石莲子 20g,地骨皮 15g,柴胡 15g,五味子 15g,酸枣仁 25g,远志 15g,石菖蒲 15g,龙骨 30g,金银花 30g,马齿苋 20g,蒲公英 30g,败酱草 20g,巴戟天 15g,淫羊藿 15g,肉桂 10g,附子 10g,甘草 15g。再服 14 剂后,症状缓解,尿检 WBC(－)。随诊 2 个月未复发。

【按】张琪主张尿路感染无论是在急性期、转化期还是恢复期,均宜将清热解毒通淋贯穿治疗始终。本例劳淋的病机特点是本虚标实、虚实夹杂,湿热蕴结膀胱,兼有脾肾亏虚。每因机体抵抗力下降,病邪作祟,致病情起伏而反复发作,缠绵难愈。本病病位在膀胱,与脾、肾相关。在治疗上,寒温并用,清补结合,应用大剂益气健脾补肾之品,兼以清热解毒利湿之药。本例治疗有效之处,在于人体正气决定了疾病的发展转归。因此,缓解期绝不可忽视治本,在此基础上加用清热解毒通淋的药物,可增强体质,提高机体防御功能,同时清除余邪,防止复发。

（汤水福　苏保林）

参 考 文 献

1. 余绍源,刘茂才,罗云坚.中西医结合内科学[M].北京:科学出版社,2003.

2. 于卓,李莲花,张佩青.张琪教授治疗尿路感染经验[J].现代中西医结合杂志,2011,20
（9）:1124.

第四节 IgA 肾病

IgA 肾病（IgA nephropathy, IgAN）是一种常见的原发性肾小球疾病;其特征是肾活检免疫病理显示在肾小球系膜区有以 IgA 为主的免疫复合物沉积,以肾小球系膜增生为基本组织学改变。其临床表现多种多样,主要表现为血尿,可伴有不同程度的蛋白尿、高血压和肾功能受损,是导致终末期肾病的常见原发性肾小球疾病之一。

不同国家或地区 IgA 肾病的发病率不同。在亚洲和太平洋地区,IgA 肾病是最常见的原发性肾小球疾病,占肾活检患者的 30%~40%;在欧洲占 20%;而在北美洲只占 10%。在我国,IgA 肾病约占原发性肾小球疾病的 35%~55%。IgA 肾病多呈慢性进行性发展,每 10 年有 5%~25% 的患者进入终末期肾病。

根据临床表现,本病与中医学中"肾风"相似,可归属于"尿血""尿浊""水肿"等范畴。

一、病因病机

本病以血尿或泡沫尿为特征,由于感受外邪、饮食不节、禀赋不足、劳倦过度、情志失调等因素致邪热入内,迫血妄行;或肾阴不足,虚火内生,灼伤肾络;或脾失统摄,血溢脉外;或肾失封藏,精微下泄而发病。

1. 感受外邪 外感风热,或外感风寒入里化热,或外感湿热、疮毒等,由皮毛、口鼻而入,热郁于内,灼伤脉络,而见尿血。

2. 饮食不节 过食肥甘厚腻,或饮酒过度,内生湿热,湿热下注,损伤脉络,故尿血。

3. 素体脾胃虚弱,或饮食失宜,致脾气虚衰,脾不统血,血溢脉外,故尿血。

4. 素体阴虚,或起居不当,劳作失调,劳伤心肾,阴液不足,阴虚火旺;或反复感受热邪,烧灼阴津,致肾阴不足,虚火内生,灼伤肾络而尿血;肾失封藏而精微下泄,可导致泡沫尿。

5. 久病体虚 久病脾肾俱虚,气虚则络脉瘀阻;或情志不畅,气滞血瘀,导致肾之络脉瘀阻,血不循常道而外溢,故持续尿血。

二、五脏相关与病机转化

本病病位在肾,与肺、脾关系密切。肾为先天之本,主藏精,主水,为水之下源;脾为后天之本,主运化,主统血,为气血精微之源;肺主水,为水之上源,主气,主皮毛,通鼻喉,能宣发卫气于体表抗邪。肾元亏虚是本病发病的主要内因;感受外邪,尤其风热毒邪是本病发病的主要外因;过度劳累、饮食不节、情志失调等常为本病发病的诱因。临床上,IgA 肾病围绕肾的风、热、湿、瘀、虚的消长而变化,其病性多属本虚标实、虚实夹杂。疾病的初始阶段多为风邪犯肺,或下焦湿热,或湿热瘀阻,导致肺失宣降,清气不升,浊邪不降,络伤血溢,故出现突然水肿、肉眼血尿、蛋白尿增加、血肌酐升高、血压升高等,以邪实为主;慢性持续阶段多为脾肾气虚,或阴虚火旺,失于统摄收藏,导致精微血液外溢、水液运化失司。本病持续不已,可逐渐进展为"虚劳""癃闭"。(图 7-4-1)

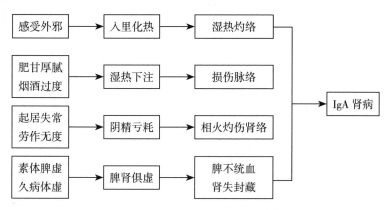

图 7-4-1　IgA 肾病病因病机示意图

三、临床表现

(一)症状

1. 发作性肉眼血尿　表现为一过性或反复发作性肉眼血尿,大多数伴有上呼吸道感染,少数伴有肠道或泌尿道感染,个别患者发生于剧烈运动后。多数患者在感染后的几小时或 1~2 日后出现肉眼血尿,持续几小时至数日不等。在肉眼血尿发作时可伴有全身轻微症状,如低热、全身不适、肌肉酸痛,个别患者有严重的腰痛和腹痛。患者可同时伴有肾病综合征的表现,少数患者有少尿性急性肾衰竭表现。

2. 无症状镜下血尿伴或不伴蛋白尿　患者表现为无症状性尿检异常,常在体检时发现。

3. 蛋白尿　多数患者表现为轻度蛋白尿,部分患者出现大量蛋白尿,甚至出现肾病综合征表现。

4. 高血压　多发生于成年患者,起病时即有高血压者不常见,随着病情进展高血压的发生率增高。

5. 急性肾衰竭 以急性肾衰竭表现者较少,由急进性肾炎综合征、急性肾炎综合征、大量肉眼血尿等情况引起。

6. 慢性肾衰竭 成人患者远较儿童常见,大多数患者在确诊 10~20 年后逐渐进入慢性肾衰竭期,出现慢性肾衰竭表现。

（二）体征

初期可无明显异常体征;急性发作时可见扁桃体肿大、咽部充血;当伴有肾病综合征时可有颜面及肢体水肿、腹腔移动性浊音等;随着疾病进展,可出现血压升高。

（三）理化检查

1. 尿液检查 典型的尿检异常为持续性镜下血尿和 / 或蛋白尿。相差显微镜下尿异常红细胞增多 >50%,提示肾小球源性血尿。多数患者为轻度蛋白尿（小于 1g/24h）,但也有患者表现为大量蛋白尿,甚至肾病综合征。

2. 肾功能检查 可有不同程度肾功能减退。主要表现为肌酐清除率降低,血尿素氮和血肌酐逐渐升高,血尿酸常升高;同时可伴有不同程度的肾小管功能减退。

3. 免疫学检查 部分患者的血清 IgA 升高,IgG、IgM 正常,补体 C3、CH50 正常或轻度升高。

4. 病理学检查 肾组织病理及免疫病理检查是 IgA 肾病确诊的必要手段。

（1）免疫荧光检查:特征表现是 IgA 或以 IgA 为主的免疫复合物在肾小球系膜区呈颗粒状或团块状弥漫沉积,部分病例可沿毛细血管祥沉积。

（2）光镜检查:IgA 肾病主要累及肾小球,病变类型多种多样,可涉及增生性肾小球肾炎的所有病理表型,包括轻微病变、系膜增生性病变、局灶节段性病变、毛细血管内增生性病变、系膜毛细血管性病变、新月体性病变及硬化性病变等。最常见的表现为弥漫性肾小球系膜细胞增生,系膜基质增加。肾小管间质损害多继发于肾小球病变,在病变或硬化的小球周围表现为肾小管萎缩、炎症细胞浸润和间质纤维化。

（3）电镜检查:典型表现为系膜区和旁系膜区有大团块状电子致密物沉积。

（4）病理分型:长期以来,IgA 肾病的病理分类多采取 Lee 分级、Hass 分级,参照狼疮性肾炎 WHO 病理形态学分类的分级等,但均有一定局限性。2009 年国际 IgA 肾病协作组提出了 IgA 肾病的牛津分型,指出 4 种病理组织学改变可以作为 IgA 肾病预后的预测指标:①系膜细胞增生;②节段性硬化或粘连;③毛细血管内细胞增生;④肾小管萎缩或肾间质纤维化。对所见的特征进行量化评分：系膜细胞增生评分≤0.5（M_0），>0.5（M_1）；节段性硬化或粘连，无（S_0），有（S_1）；毛细血管内细胞增生，无（E_0），有（E_1）；肾小管萎缩或肾间质纤维化，≤25%（T_0），26%~50%（T_1），>50%（T_2）。还需描述肾小球的总数目及毛细血管内增生、坏死、细胞性或纤维细胞性新月体、球性肾小球硬化及节段性肾小球硬化的肾小球数目。近年来，临床上主张对所有 IgA 肾病的 MEST 评分系统增加 C 评分（C_0：无新月体；C_1：0~25% 新月体；C_2：≥25% 新月体）。

四、辨病辨证

（一）西医辨病

1. 年轻患者出现与感染同步的血尿（镜下或肉眼），伴或不伴蛋白尿，从临床上应考虑 IgA 肾病的可能性。

2. IgA 肾病的确诊依赖于肾活检，尤其需要免疫病理明确 IgA 或以 IgA 为主的免疫复合物在肾小球系膜区弥漫沉积。

3. 除外过敏性紫癜、系统性红斑狼疮、肝硬化等导致的继发性 IgA 沉积的疾病。

【鉴别诊断】

1. 链球菌感染后急性肾小球肾炎 典型表现为上呼吸道感染（如急性扁桃体炎）后出现血尿，感染潜伏期为 1~2 周，可有蛋白尿、水肿、高血压，甚至一过性氮质血症等急性肾炎综合征表现。初期血清补体 C3 下降，并随病情好转而恢复，部分患者抗链球菌溶血素 O（ASO）水平增高，病程为良性过程，多数患者经休息和一般支持治疗数周或数月可痊愈。

2. 非 IgA 系膜增生性肾小球肾炎 我国发病率高。约 1/3 患者表现为肉眼血尿，临床与 IgA 肾病很难鉴别，须靠免疫病理检查区别。

3. 过敏性紫癜性肾炎 该病与 IgA 肾病的病理、免疫组织学特征完全相同。临床上 IgA 肾病患者病情演变缓慢，而过敏性紫癜性肾炎起病多为急性。除肾脏表现外，还可有典型的皮肤紫癜、黑便、腹痛、关节痛、全身血管炎改变等。

4. 遗传性肾小球疾病 主要有薄基底膜肾小球病和奥尔波特综合征。前者主要表现为持续性镜下血尿，肾是唯一受累器官，通常血压正常，肾功能长期维持在正常范围。后者以血尿、进行性肾功能减退，直至终末期肾病、感觉神经性耳聋及眼部病变为临床特点。若儿童和年轻患者以血尿为主要表现时，应详细询问家族史，进行眼、耳等方面的检查，以除外遗传性肾小球疾病。

5. 肾小球系膜区继发性 IgA 沉积的疾病 慢性酒精性肝病、强直性脊柱炎、狼疮性肾炎、乙肝病毒相关性肾炎等虽然肾脏受累常见，但肾脏免疫病理除有 IgA 沉积外，还伴有多种免疫复合物沉积，同时临床多系统受累和免疫血清学指标均提示易与 IgA 肾病鉴别。

（二）中医辨证

1. 辨标本缓急　"标"和"本"是一个相对的概念,用来说明病变过程中各种矛盾的主次关系。从正邪关系看,正气为本,邪气为标;从因证关系看,病因为本,见证为标;从新旧关系看,旧病为本,新病为标。就 IgA 肾病来说,急性起病以邪实为主,此时以祛邪为要;慢性迁延期以正气虚为本,此时当以扶正固本为要;若迁延期再次感受风热或湿热之邪,则呈现为慢性基础上的急性发作,此时当以祛邪为要,待风热或湿热之邪已去后,再转为扶正。

2. 辨虚实　虚实是辨别邪正盛衰的两个纲领。虚是以正气不足为矛盾主要方面的病理反应,表现为机体的精、气、血、津液亏少和功能衰弱,脏腑经络功能低下,抗病能力减退,如脾肾亏虚、气阴两虚包含虚的因素;实是指邪气亢盛,以邪气盛为矛盾主要方面的病理反应,可见各种亢盛有余的证候,如风邪袭肺、下焦湿热、瘀血内阻包含实的因素。虚与实之间可以相互转化。各种实性病证如迁延不愈,导致脏腑功能下降,转变为虚证;各种虚性病证因机体功能不足,易在原有病证的基础上产生湿热、瘀血等病理产物,而出现虚实夹杂证候。

3. 辨病位　肾为气之根,肺主气,脾为气血生化之源,故气虚者多呈现为肺、脾、肾三脏气虚;肺主皮毛,肺卫主一身之表,故风热毒邪多袭肺表。诚如《景岳全书》所云:"凡水肿等证,乃脾、肺、肾三脏相干之病。盖水为至阴,故其本在肾;水化于气,故其标在肺;水惟畏土,故其制在脾。今肺虚则气不化精而化水,脾虚则土不制水而反克,肾虚则水无所主而妄行,水不归经则逆而上泛,故传入于脾而肌肉浮肿,传入于肺则气息喘急。虽分而言之,而三脏各有所主,然合而言之,则总由阴胜之害,而病本皆归于肾。"

4. 辨病理产物　主要为风邪、湿热和瘀血。感受风邪,风邪袭肺,肺失通调,进而水不循常道而发水肿;脾虚不能化湿,湿邪蕴久化热则为湿热之邪;气虚、气滞或血热,致血行凝滞而成瘀血。风邪、湿热、瘀血等病理产物又常作为致病因素,使病情反复难愈。

五、治疗

（一）中医辨证论治

IgA 肾病属于中医"尿血"等范畴,由湿热蕴结膀胱,热伤血络所致,故治疗宜以清热解毒、凉血止血为法。但在治疗期间,病情常有不同的情况,常常会伴有其他脏腑的相关转化,易合并肝郁血热证、心火亢盛证、气阴两虚证等。此外,在治疗过程中,需注意不同病理表现的侧重点也不同,还必须重视患者全身阴阳平衡及脏腑功能的协调以扶正祛邪,并且循序渐进,才能取得良好临床效果。

1. 风热外袭

主要证候:发热,恶风寒,头痛,咽喉肿痛,咳嗽,小便红赤或镜下血尿,泡沫尿,舌红或舌边尖红,苔薄黄,脉浮。

治法:疏散风热,清热解毒。

方药:银翘散(《温病条辨》)加减。

常用金银花、连翘(为君药),既有辛凉透邪、清热之功,又具芳香辟秽解毒之效;薄荷、牛蒡子辛凉,疏风清热而利咽喉;荆芥穗、淡豆豉辛温,助君药开皮毛而逐邪,芳香辟秽;淡竹叶清上焦热;芦根清热生津;桔梗宣肺止咳;甘草既可调和诸药,护胃安中,又可合桔梗清利咽喉。

加减:咽痛甚者,加马勃、玄参;口渴者,加天花粉;尿血甚者,去荆芥穗、淡豆豉,加大小蓟、白茅根、侧柏炭、栀子炭等凉血止血;咳嗽者,加杏仁降肺止咳;湿浊重而胸闷者,加藿香、郁金。

2. 下焦湿热

主要证候:口干口苦,脘腹胀闷,腰部疼痛,小便短赤或镜下血尿,小便频数灼热,大便腥臭稀溏,舌红,苔黄腻,脉滑数。

治法:清热利湿,泻火止血。

方药:小蓟饮子(《济生方》)加减。

常用小蓟甘凉入血分,清热凉血止血,又可利尿通淋,尤宜于尿血、血淋;生地黄甘苦性寒,凉血止血,养阴清热;蒲黄、藕节凉血止血,并能消瘀;热在下焦,宜因势利导,故以滑石、淡竹叶、通草清热利水通淋;栀子清泄三焦之火,导热从下而出;当归养血和血,引血归经,尚有防诸药寒凉滞血之功;使以炙甘草缓急止痛,和中调药。

加减:热重者,炙甘草改生甘草,或加白茅根加强凉血止血利尿之功;尿道刺痛者,加琥珀末 1.5g 吞服;尿血日久、气阴两伤者,可减通草、滑石等寒滑渗利之品,酌加太子参、黄芪、阿胶等;若三焦气化不利者,可选用柴苓汤。

3. 气不摄血

主要证候:尿血日久,劳累后加重,伴神疲乏力,少气懒言,食少纳呆,眼睑或下肢水肿,易感冒,舌淡、有齿印,苔白,脉弱。

治法:健脾补虚,补气摄血。

方药:归脾汤(《正体类要》)加减。

常用党参、黄芪、白术、甘草补脾益气以生血,使气旺而血生;当归、龙眼肉补血养心;茯苓(多用茯神)、酸枣仁、远志宁心安神;木香辛香而散,理气醒脾,与大量益气健脾药配伍,复中焦运化之功,又能防大量益气补血药滋腻碍胃,使补而不滞,滋而不腻;姜、枣调和脾胃,以资化源。

加减：偏寒者,加艾叶炭、炮姜炭;偏热者,加生地炭、阿胶、棕榈炭;痞满纳呆者,加砂仁、神曲、山楂;便溏者,加薏苡仁、泽泻;血虚甚者,加阿胶、何首乌、鸡血藤;血虚日久兼有阴虚者,加生地黄、玄参、麦冬。

4. 阴虚火旺

主要证候：肉眼血尿,或持续镜下血尿日久,头晕耳鸣,咽干咽痛,五心烦热,或腰膝酸痛,舌红,少苔,脉细数。

治法：滋阴降火,凉血止血。

方药：知柏地黄汤(《医宗金鉴》)合二至丸(《摄生众妙方》)加减;若兼气虚者加四君子汤(《太平惠民和剂局方》)。

常用熟地黄滋阴补肾,填精益髓;山茱萸补养肝肾,并能涩精;山药补益脾阴,亦能固肾;知母清热泻火养阴;黄柏清热燥湿,清虚热;女贞子、墨旱莲补益肝肾,滋阴止血;泽泻利湿而泄肾浊,并能减熟地黄之滋腻;茯苓淡渗脾湿,并助山药之健运,与泽泻共泄肾浊,助真阴得复其位;牡丹皮清泄虚热,并制山茱萸之温涩。

加减：肾虚不摄遗精者,去泽泻、茯苓,加覆盆子、煅龙骨、煅牡蛎等;低热潮热者,可加地骨皮、鳖甲;血热甚者,加玄参、黄芩、栀子;尿血明显者,加大小蓟、紫草、仙鹤草、茜草。

5. 瘀血阻络

主要证候：面色黧黑,唇色紫暗或有瘀斑,刺痛、夜间加重,腰痛,肢体麻木,肌肤甲错,经色暗,多血块,舌淡暗,有瘀点、瘀斑,舌下脉络瘀紫,脉细涩或涩。

治法：活血化瘀止血。

方药：桃红四物汤(《医宗金鉴》)加减。

常用桃仁、红花活血化瘀;熟地黄、当归滋阴补肝,养血调经;芍药养血和营,以增补血之力;川芎活血行气、调畅气血,以助活血之功。

加减：兼气虚者,加党参、黄芪;有寒者,加肉桂、炮姜、吴茱萸;有热者,加黄芩、牡丹皮,熟地黄改生地黄;气滞甚者,加香附、枳壳、青皮;痛甚者,加延胡索、三七;有湿者,加益母草、泽兰、牛膝。

【方药应用】

1. 注射制剂 根据辨证分型,可选用以下中药针剂。生脉注射液、参麦注射液益气固脱,养阴生津;参芪扶正注射液扶正固本,益气活血;黄芪注射液益气养元,扶正祛邪,养心通脉,健脾利湿;疏血通注射液活血化瘀,通经活络。

2. 中成药

(1)昆仙胶囊：对于减少患者蛋白尿、血尿有较好的效果。1~2粒/次,2~3次/d。慎用于未婚未育患者,副作用有胃肠道反应、肝肾损害、骨髓抑制、性腺损害、女性月经紊乱和闭经等。用药期间应定期检查血常规、肝肾功能及注意妇女月经情况；如出现异常，应密切观察，及时对症处理，并酌情减药或停药。

（2）雷公藤多苷片：祛风除湿，用于 IgA 肾病表现为大量泡沫尿者。20mg/ 次，3 次 /d。副作用类似昆仙胶囊。用药期间应定期检查血常规、肝肾功能及注意妇女月经情况；如出现异常，应密切观察，及时对症处理，并酌情减药或停药。

（3）黄葵胶囊：清利湿热，解毒消肿，适用于 IgA 肾病证属湿热者。5 粒 / 次，3 次 /d。

（4）百令胶囊：补肺气，益精气，适用于 IgA 肾病证属脾肾气虚者。0.5~2g/ 次，3 次 /d。

（5）血尿安胶囊：清热利湿，凉血止血，适用于 IgA 肾病证属湿热者。4 粒 / 次，3 次 /d。

（二）西医治疗

治疗 IgA 肾病应明确影响 IgA 肾病预后的主要因素，然后根据影响 IgA 肾病预后的主要因素对患者进行个体化评估，再根据个体化评估结果决定治疗方式。病情评估包括临床进展因素和病理进展因素。决定 IgA 肾病治疗方式时应注意以下几个关键问题。最强的预后因素包括血清肌酐水平、尿蛋白水平、肾组织学损害程度。中等强度的预后因素包括高血压、毛细血管外增殖程度。

临床进展因素包括尿蛋白、高血压、血肌酐水平。早期积极控制尿蛋白排泄对稳定 IgA 肾病患者肾功能进展具有重要意义。尤其持续性尿蛋白是早期 IgA 肾病患者病情进展的独立预测指标：尿蛋白 >0.2g/24h 者，尿蛋白每增加 0.2g/24h 则肾小球滤过率（GFR）每年减少 0.3ml/min；尿蛋白 1~3.5g/24h 者，GFR 每年减少 6~7ml/min；尿蛋白 >3.5g/24h 者，GFR 每年减少 9ml/min。应根据尿蛋白水平进行血压管理。根据肾功能的不同水平，治疗重点也有所侧重。

病理进展因素有肾小球硬化、小管间质病变、血管病变。根据肾脏病理、临床指标选择适当治疗方法。如果 IgA 肾病患者出现以下病理改变时，应积极进行干预性治疗：单纯炎症细胞浸润，无或轻度肾小球硬化，肾功能正常，可用激素；大量炎症细胞浸润，明显肾小球硬化，肾功能正常，可用激素合细胞毒性药物（如吗替麦考酚酯）；合并纤维蛋白原沉积，可用抗凝治疗；明显系膜细胞增殖，可用激素、血管紧张素转化酶抑制剂（ACEI）或血管紧张素受体阻滞药（ARB）；肾脏病理提示大量肾小球硬化合并炎症细胞浸润，临床出现肾功能减退，可用抗凝药合细胞毒性药物。TIL（肾小管间质损害）在 IgA 肾病患者中普遍存在。早期行肾活检，可及早发现 TIL 并及时治疗。随着 TIL 程度的加重，IgA 肾病患者的病情亦逐渐加重，表现为血压升高、尿蛋白增加、肾功能恶化。TIL 可能是决定预后的关键病理因素之一。随着肾小球损害的加重，TIL 程度亦相应加重；随着 TIL 程度的加重，肾小球总体损害、细胞增殖程度及球性硬化的积分亦相应增加。另外,血管病变与临床及组织病理学的诸多指标相平行,能够反映病情的变化程度。多因素分析结果提示,临床上应重视对高血压、高尿酸血症等血管病变发生的独立危险因素进行干预治疗。

1. **降尿蛋白及降血压治疗**　尿蛋白 >0.5g/d［儿童 >0.5g/（d·1.73m²）］时,建议口服 ACEI 或 ARB,并根据血压调整药物剂量。当尿蛋白 >1g/d 时,逐渐增加 ACEI 或 ARB 剂量,至可耐受的剂量,以使尿蛋白 <1g/d。尿蛋白 <1g/d 时,IgA 肾病患者的血压控制目标为 <130/80mmHg;尿蛋白 >1g/d 时,血压控制目标为 <125/75mmHg。

2. **糖皮质激素治疗**　经过 3~6 个月优化支持治疗（包括口服 ACEI、ARB 和控制血压）后,如尿蛋白仍持续 ≥1g/d 且 GFR>50ml/（min·1.73m²）,建议使用糖皮质激素 0.5mg/（kg·d）,治疗 6 个月。除新月体性肾小球肾炎伴肾功能迅速恶化外,不建议用激素联合环磷酰胺（CTX）或硫唑嘌呤（AZA）治疗。除新月体性肾小球肾炎伴肾功能迅速恶化外,GFR<30ml/（min·1.73m²）的患者,不建议免疫抑制剂治疗。

3. **非典型的 IgA 肾病治疗**

（1）微小病变性肾小球病（MCG）合并系膜区 IgA 沉积:对临床表现为肾病综合征,病理改变为 MCG 伴系膜区 IgA 沉积者,治疗方案与 MCG 相同。

（2）肉眼血尿合并急性肾损伤（AKI）:如 IgA 肾病患者出现 AKI 伴肉眼血尿,在肾功能恶化 5 天后仍无改善,应接受重复肾活检。对发生 AKI 的 IgA 肾病患者,在肉眼血尿发作期,肾活检证实为急性肾小管坏死和肾小管内红细胞管型者,接受一般性支持治疗。

（3）新月体性肾小球肾炎:新月体性肾小球肾炎是指肾活检证实 >50% 的肾小球有新月体,伴进行性肾功能减退。对迅速进展的新月体性肾小球肾炎患者,采用激素合 CTX 治疗,治疗方案同抗中性粒细胞胞质抗体（ANCA）相关性血管炎。

六、中西医结合思路

IgA 肾病属于中医学"尿血""尿浊""水肿"等范畴。IgA 肾病的病位在肾,属本虚标实之证。本虚以肾阴虚为根,贯穿疾病的全过程。阴虚生内热,热伤肾络,故尿血,这是其基本病机;阴精亏虚,外邪入侵与虚热同气相求、相互助长,使热邪炽盛,循经伤及肾络,而出现血尿。因此,滋阴降火法是治疗 IgA 肾病的基本大法,尤其在疾病早期表现为单纯尿检异常而无明显症状时,予滋阴降火可取得一定疗效。在 IgA 肾病慢性迁延期,又以气阴两虚证最常见;当 IgA 肾病慢性迁延期辨证为气阴两虚证或无证可辨时,常规采用益气养阴法亦可取得一定疗效。

在 IgA 肾病表现为大量尿蛋白时,西医治疗常需要使用大剂量激素或配合免疫抑制剂,且此类药物副作用较大。中医认为激素属于阳热之品,在应用大量激素治疗期间,常表现出潮热盗汗、心烦失眠、颧红耳鸣、咽痛口干等阴虚火旺之象,或口渴欲饮、咽干咽痛、皮肤痤疮、大便秘结等热毒炽盛之象;而在激素减量期,多表现为气阴两虚证或肝肾阴虚证。因此采用中西医结合治疗,在应用西药的基础上辨证服用中药,可提高疗效。

肾在生理上由丰富的毛细血管组成。IgA肾病时,病理检查显示毛细血管内皮细胞增生、系膜免疫复合物沉积、系膜细胞增加、系膜基质增多、球囊粘连、血管袢闭塞、肾小球硬化、肾小管萎缩与间质纤维化等改变,从微观辨证来看属于肾局部血瘀证。西医学研究也发现IgA肾病患者体内存在血液高凝、高黏状态,肾微循环内微小血栓形成,肾微循环障碍。因此在辨证论治基础上佐以活血化瘀法,是IgA肾病治疗中不可或缺的一环。

七、辨已病未病与调养

IgA肾病的发生与遗传因素有关,一旦发病,当注重防止复发、延缓进展,强调已病防变。

(一)辨已病未病

IgA肾病的发病机制尚不明确,但遗传因素在其发生与发展中起重要作用,因此有IgA肾病家族史的易感人群应提高防治意识,做到早发现、早治疗。IgA肾病起病隐匿,早期常常无明显症状或体征,部分患者发展至肾衰竭才发现,因此定期进行尿液检查对早期发现本病有重要意义。IgA肾病的发生与复发,常与免疫力下降、发生呼吸道或消化道的感染、过敏等有关,因此规律作息、清淡饮食、增强体质、筛查致敏原、预防感染和过敏等对预防本病有一定的积极作用。

(二)调养

1. 预防感冒 本病常因上呼吸道感染、扁桃体炎而使病情加重,故应预防感冒;如体质较差,容易感冒者,可服用玉屏风散。

2. 预防过敏 本病常因过敏而致病情加重,因此筛查致敏原,从而尽量避免致敏原接触可防止病情诱发和加重。

3. 避免熬夜及劳累过度 熬夜、劳累过度、剧烈运动,常可使血尿增加,故应尽量避免;但同时应适当锻炼,提高身体素质,减少复发。

4. 忌服辛辣热毒之品 本病常伴有咽炎或扁桃体炎,中医辨证属阴虚者居多,故饮食宜清淡,忌服辛辣、烧烤食物,并忌烟酒。

5. 避免药毒伤肾 本病在治疗过程中应始终避免肾毒性药物的使用。含砷类矿物:砒霜、砒石、红矾、雄黄等。含汞类矿物:轻粉、红粉、朱砂、升药等。

马兜铃酸易导致急、慢性肾衰竭,而含马兜铃酸的药材主要有马兜铃科的马兜铃(青木香、天仙藤)、关木通、广防己、细辛、威灵仙、寻骨风等。治疗本病过程中应避免上述药物使用。

八、临床验案

全国老中医药专家洪钦国诊治IgA肾病验案

李某,女,45岁,2015年3月4日初诊。患者3年前因肉眼血尿及双下肢水肿乏力,在当地医院诊断为IgA肾病,24小时尿蛋白定量为1.4g,曾间断服用激素治疗。3天前因感冒后出现发热、咽痛,尿中带泡沫,口干,腰酸不适,偶有手足心热,大便干,舌淡红,苔薄黄,脉浮数。尿常规示尿蛋白(++),尿潜血(+++)。血生化示 ALB 32.9g/L。

中医诊断:尿血。

中医证型:风邪外袭兼肾阴虚证。

西医诊断:IgA肾病。

中医治法:疏风清热,兼滋养肾阴。

辨证分析:此属于风邪外袭兼有肾阴虚。感受风邪,侵犯肺脏,故见发热、咽痛;肺为水之上源,若通调水道功能失常,水液潴留,泛溢肌肤,则见双下肢水肿;久病及肾,阴液不足,故见腰酸、口干;舌淡红,苔薄黄,脉浮数,为风邪外袭兼有肾阴虚之象。拟方:小蓟15g,荆芥10g,桔梗10g,玄参15g,麦冬10g,牛蒡子15g,白茅根15g,连翘10g,石韦15g,女贞子15g,墨旱莲15,熟地黄15g。水煎服,每日1剂。

3月14日二诊:服用前方10剂,发热、咽痛、血尿及下肢水肿等好转,仍有腰酸,伴有乏力、纳呆。拟方:石韦15g,白茅根20g,女贞子15g,墨旱莲15g,茯苓30g,白术15g,陈皮5g,党参15g,杜仲15g,芡实15g,金樱子15g。水煎服,每日1剂。14剂后,复查尿常规示尿蛋白(-),尿潜血(-)。

【按】IgA肾病是临床常见的肾脏疾病,常有咽痛、血尿、水肿等临床表现,其病因及发病机制尚未完全清楚。中医认为,本病多以阴虚或气虚为本,风邪、湿热、瘀血为标,阴虚常伴有湿热。对于风邪为主的阶段,以咽痛、发热等临床表现为主,治疗上注意疏风清热兼以利咽通淋。患病日久,常累及肾,损伤肾阴,治疗上应注意滋阴补肾;肾病及脾,脾气亏虚时,应注重健脾益气,兼以固涩。

(张　恩)

参 考 文 献

1. 王海燕.肾脏病学[M].3版.北京:人民卫生出版社,2008.

2. Xie Y, Chen X.Epidemiology, major outcomes, risk factors, prevention and management of chronic kidney disease in China[J].American Journal of Nephrology, 2008, 28(1): 1-7.

3. 陈香美.中国肾脏病学进展[M].北京：人民军医出版社, 2011.

4. 陈志强,杨关林.中西医结合内科学[M].3 版.北京：中国中医药出版社, 2016.

5. Working Group of the International IgA Nephropathy Network and the Renal Pathology Society. The Oxford classification of IgA nephropathy: rationale, clinicopathological correlations, and classification[J].Kidney International, 2009, 76(5): 534-545.

6. Working Group of the International IgA Nephropathy Network and the Renal Pathology Society.The Oxford classification of IgA nephropathy: pathology definitions, correlations, and reproducibility[J].Kidney International, 2009, 76(5): 546-556.

7. 聂莉芳,徐建龙,余仁欢,等.IgA 肾病中医临床实践指南概览[J].中国中西医结合肾病杂志, 2013, 14(7): 565-567.

8. 中国中西医结合学会肾脏疾病专业委员会.IgA 肾病西医诊断和中医辨证分型的实践指南[J].中国中西医结合杂志, 2013, 33(5): 583-585.

第五节　尿路结石

尿路结石（urolithiasis）是指在肾小管或肾集合系统形成的结石；部分肾结石可随尿液排入输尿管或膀胱，而表现为输尿管结石或膀胱结石。尿路结石是常见病之一，临床以小便排出砂石，或排尿时突然中断，尿道窘迫刺痛，或腰腹绞痛难忍，或小便带血为主要症状。

尿路结石是一种全球性疾病，在热带和亚热带地区比较多发，具有明显的地域性；而且经济发达国家发病率高于欠发达国家，发展中国家尿石症发病率近期明显升高。我国是尿路结石高发地区之一。我国的发病率，南方明显高于北方，好发于 20~40 岁，男性比女性多见，男女之比为 3∶1，且发病率有逐年上升的趋势，特别是上尿路结石，易继发或并发梗阻、感染，以及肾功能损害甚至丧失等。

尿路结石属于中医"石淋""血淋""腰痛"等范畴。

一、病因病机

《诸病源候论》曰："诸淋者，由肾虚而膀胱热故也。"指出淋证的内在因素是肾虚，膀胱有热。《医宗金鉴》曰："石淋犹如碱结锅，是因湿热炼膀胱。"认为结石是由膀胱湿热煎炼而成。中医认为，尿路结石的发病与下列因素有关。

1. 饮食不节　过食辛辣厚味、酒肉，或过食"高嘌呤"食物，酿成湿热，湿热蕴结中焦。若湿热下注，煎熬尿液，尿液浓缩，杂质析出，日久而成砂石。

2. 水土特异，饮用"硬水"　居处水土特异，常饮"硬水"（钙盐含量高的水质),加之运动汗出多,饮水偏少,津液亏耗,阴虚火旺,煎熬尿液成砂石。

3. 情志不畅 因恼怒伤肝,气机不畅,日久则气滞血瘀;肝失疏泄,脾胃运化失职,湿热内生,湿热与瘀血客于肾脏,沉积尿路,聚砂成石,则成石淋。

4. 年老体虚 因脾气虚弱,血行不畅,气虚血瘀,瘀结成石;肾气亏耗,开阖不利,水道不畅,积砂沉石;因手术取石,元气大伤,或因体外震波碎石术,日久导致脾、肾皆虚,而成虚实夹杂之顽疾。

总之,尿路结石的病位在肾与膀胱,涉及肝、脾,病机以肾虚为本,砂石内结为标,兼夹湿热、气滞、瘀血为病,属虚实夹杂之证。

二、五脏相关与病机转化

中医认为,泌尿系结石是由于肾虚而膀胱气化失调,湿热蕴于下焦,尿液受热煎熬,日久结成砂石,故其治疗以利水通淋、清热消石为主。但本病常迁延日久,过度清利容易耗气伤阴,损伤阳气,伤及脾、肾,故在后期治疗常需兼顾脾肾。另外,结石为有形实邪,常夹痰、夹瘀,故需配合活血化瘀、消痰散结之法才可起效。(图 7-5-1)

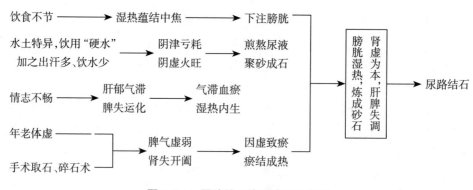

图 7-5-1 尿路结石病因病机示意图

三、临床表现

(一)症状

尿路结石的主要临床症状为疼痛和血尿,程度与结石的大小、位置、活动与否以及是否合并感染和梗阻有关。①疼痛:肾结石引起的疼痛可为钝痛或绞痛。疼痛位于背胁部、腰部或腹部,表现为间歇性疼痛或持续性疼痛,也可仅为腰部不适或胀痛,活动或劳累诱发或加重。绞痛为刀割样剧痛,剧烈难忍,辗转不安,常伴大汗、恶心、呕吐或腹胀。疼痛常放射至中、下腹部或会阴部或大腿内侧。②血尿：肾结石常可引起血尿，表现为镜下血尿或肉眼血尿，尿红细胞位相呈均一型。输尿管内结石伴肾绞痛或合并感染时，可表现为肉眼血尿，尿中可见血丝或血块。③排石：患者尿中排出结石，排石常在肾绞痛后，也可不伴任何症状。④尿潴留：常见以下几种情况，两侧上尿路完全被结石梗阻；孤立肾或唯一有功能的上尿路被梗阻；一侧上尿路因结石梗阻疼痛，而另一侧正常的输尿管因疼痛刺激导致痉挛而发生尿潴留。⑤肾功能不全症状：包括恶心、呕吐、乏力、消瘦等。

（二）体征

尿路结石的主要体征是脊肋角压痛、叩击痛。肾绞痛发作静止期，仅有患侧脊肋角的叩击痛。肾绞痛发作期，患者躯体屈曲，腹肌紧张，患侧脊肋角可有压痛和局部肌紧张。肾区叩击痛对肾、输尿管结石有诊断意义。输尿管压痛：①上输尿管点，位于腹直肌外缘平脐处；②中输尿管点，位于两侧髂前上棘与耻骨结节所作垂直线的交点处。

（三）理化检查

1. 实验室检查　包括血液分析、尿液分析。复杂性肾结石血液分析包括血清、血浆钙、血浆甲状旁腺激素、酸负荷试验及血液 pH、钾、碳酸氢盐、氯化物等；尿液分析包括尿量，以及尿液中钙、草酸、枸橼酸、尿酸、镁、钠、钾、肌酐等的含量。

2. 结石成分分析　包括定性分析和定量分析。常见结石成分分析依次为草酸钙类、尿酸类、磷酸钙类、磷酸铵镁类、胱氨酸类等。

3. 影像学检查

（1）B 超：可以发现直径 2mm 以上结石，并了解集尿系统有无积水扩张，可作为泌尿系结石的常规检查方法。

（2）肾、输尿管及膀胱平片（KUB 平片）：可以发现 90% 左右的 X 线阳性结石，了解结石的大小、数目、形态和位置。

（3）静脉尿路造影（IVU）：确定结石位置，并了解尿路的形态及肾功能。

（4）CT 扫描：敏感性高于 KUB 平片，其中 CT 值可评估结石的成分。CT 三维重建亦可了解结石全貌、尿路形态。增强 CT 能够显示肾积水的程度和肾实质的厚度，并反映肾功能状态。

（5）逆行或经皮肾穿刺造影：属于有创检查方法，不作为常规检查手段。

（6）磁共振尿路成像（MRU）：用于不宜行 IVU 的患者，了解尿路形态。

（7）放射性同位素检查：了解双侧肾血流灌注、肾功能及有无尿路梗阻。

四、辨病辨证

（一）西医辨病

1. 病史

（1）现病史：结石静止时的患者多数无症状，多在体检时发现；有症状者，着重问有无腰腹部疼痛及疼痛的性质、程度、部位，发作时间，伴随症状，有无血尿，有无排石史等。

（2）既往史：结石发现及发作史、手术史等。

（3）流行病学史：患者居住地是否在"结石区"，饮食习惯及职业环境等。由于母乳缺乏、人工喂养不当如过早食用含糖类为主的食物等可导致小儿膀胱结石，因此需了解婴幼儿喂养情况。

（4）药物史：服用某些药物易导致结石，如大剂量长期服用维生素 C、碱性药物、磺胺类药物等。

（5）家族史：胱氨酸结石患者有家族史，尿酸结石患者部分病例有阳性家族史，部分特发性高钙尿症患者也有家族史。

2. 临床表现　临床上常见腰痛、血尿，或出现尿时排石，或突发无尿、肾积水或肾功能不全等表现，也有患者无任何症状，仅在体检时发现肾结石。

【鉴别诊断】尿路结石肾绞痛须与急性阑尾炎、胆囊炎、胆石症、胆管蛔虫病、溃疡病、胰腺炎等引起疼痛的疾病鉴别。女性还需与卵巢囊肿扭转、宫外孕鉴别。一般急腹症可在系统检查血、尿常规后得到确诊，其他疾病结合腹平片亦可确诊。对于不典型的病例，在急诊观察期间，急腹症病变常逐渐加重，很少缓解；而泌尿系结石呈间歇性发作，间歇时症状减轻，再结合实验室各项检查，不难鉴别。

（二）中医辨证

辨证应明标本、辨缓急。发作时以结石为本，梗阻、感染、出血为标，急则治其标；缓解时以肾虚为本，湿热瘀滞为标，缓则治其本或标本兼顾。同时应注意病证之间的转化，如在腰痛基础上可发展为石淋、热淋、血淋。

五、治疗

（一）中医辨证论治

1. 湿热蕴结

主要证候：腰腹疼痛如刀割，小便艰涩，时夹砂石，舌质红苔黄，脉弦滑。

治法：清热利湿,通淋排石。

方药：八正散(《太平惠民和剂局方》)加减。

常用瞿麦、萹蓄、车前子、滑石利湿通淋;大黄、栀子清热利湿。

加减：恶寒发热,口苦,加柴胡、黄芩;大便秘结者,重用大黄;腰痛甚,加白芍、延胡索;血尿明显,加白茅根、小蓟;热证明显,加白花蛇舌草、蒲公英、连翘清热解毒。

2. 气滞血瘀

主要证候：腰腹胀痛,绞痛,小便涩滞,尿中夹血块,舌质暗紫,舌苔黄,脉弦。

治法：行气祛瘀排石。

方药：沉香散(《活人心统》)加减。

常用沉香、青皮、乌药、香附疏肝理气;石韦、滑石、冬葵子、车前子利水通淋。

加减：腰腹痛剧,加蒲黄、五灵脂、桃仁;腹胀满,加槟榔;血尿,加血余炭。中气不足,脾虚气陷,少腹坠胀,尿有余沥,用补中益气汤加乌药、青皮;兼有肾虚,加杜仲、菟丝子、枸杞子、怀牛膝。

3. 肾阴亏虚

主要证候：尿中有砂石,兼有头晕目眩,耳鸣,心烦咽燥,腰膝酸软,舌红苔少,脉细数。

治法：滋阴排石。

方药：六味地黄丸(《小儿药证直诀》)合石韦散(《外台秘要》)加减。

常用瞿麦、萹蓄、通草、滑石清热利湿通淋;金钱草、海金沙、石韦排石化石;生地黄、山茱萸、山药补肾滋阴。

加减：尿中带血,加小蓟、白茅根;兼有气虚者,可加黄芪、白术;小腹胀痛,加木香、乌药行气通淋。

4. 脾肾亏虚

主要证候：少腹坠胀作痛,尿有余沥,食欲不振,倦怠乏力,舌质淡苔白,脉细无力。

治法：补肾健脾,温阳溶石。

方药：济生肾气丸(《张氏医通》)合补中益气汤(《内外伤辨惑论》)加减。

常用制附子、肉桂、山茱萸、山药、牛膝温阳补肾,党参、柴胡、白术、陈皮、甘草补中益气,石韦、萹蓄、瞿麦、车前子利水通淋。

加减：尿血者,加小蓟、墨旱莲、地榆、白茅根;腰痛者,加白芍、木香;加强排石,可用金钱草、白芷、海金沙;加强溶石,可用鸡内金、胡桃、冬葵子、夏枯草、玉米须。

【方药应用】

1. 通淋排石合剂　主要成分为广金钱草、车前草、厚朴、玉米须、牛膝等。

功效利水通淋行气,用于排出梗阻所致泌尿道结石。

2. 宁泌泰胶囊　由四季红、白茅根、大风藤、三颗针、仙鹤草、木芙蓉叶、连翘组成。功效清热解毒,利湿通淋,用于湿热蕴结所致淋证。

【针灸疗法】

1. 根据病变部位选穴　肾或输尿管上、中段结石,取肾俞、三焦俞、京门、天枢;输尿管下段结石,取小肠俞、关元俞、膀胱俞、次髎、中极、水道。湿热重,加阴陵泉、三阴交、委阳,泻法;阴虚,加太溪,补法;肾阳不振,加命门、关元,补法。用提插捻转手法,留针 40 分钟。

2. 指压第 3 腰椎横突水平的腰大肌外侧缘附近,不论结石位于输尿管何处,均有助于缓解绞痛,结石排出。

(二)西医治疗

1. 一般治疗

(1)多饮水:维持每日尿量在 2 000~3 000ml。尿液稀释有利于小结石的冲刷和排出,并有助于避免复发。

(2)限制钠摄入:肾小管排钠增加,钙的排泄也会增加。限制钠盐摄入,尿钠减少,尿钙也会相应减少。结石患者每天钠的摄入量应控制在 3g 以内。

(3)限制动物蛋白摄入:动物蛋白消化吸收可增加肾结石的发生概率。蛋白消化产生代谢性酸中毒,导致骨释放钙,增加血钙负荷。酸中毒也降低肾小管钙重吸收,导致高钙血症。尿枸橼酸减少,尿 pH 降低,尿酸分泌增加,引起尿酸性结石。建议蛋白摄入量控制在 0.8~1.0g/(kg·d)。

(4)限制草酸摄入:大量摄入富含草酸的食物,尿液中的草酸排泄量会明显增加。草酸钙结石患者尤其是高草酸尿症患者应该避免摄入富含草酸的食物。

(5)钙摄入:最近大量人群研究证实,高钙饮食反而降低结石的发生率。饮食中钙量增加,可以在肠道中与饮食中的草酸结合,降低草酸浓度。草酸是结石形成的一个重要原因,因此草酸的吸收及排泄减少,可有效降低草酸钙结石的形成。鉴于高钙饮食对结石形成的影响,以及低钙饮食对骨质钙丢失的危险,不建议患者低钙饮食。

2. 外科治疗　目前常用的治疗方法包括体外冲击波碎石、经皮肾镜取石术、软性输尿管镜取石术、腹腔镜取石术及开放手术。对于患者来说,根据结石在肾内的具体位置,选择损伤性更小、并发症发生率更低的治疗方式。

六、中西医结合思路

尿路结石不仅患病率高,而且复发率也相当高。根据结石成分的不同,未经标准治疗者,结石的复发率占一半以上,而接受过标准治疗者,复发率为

10%~15%。结石本身是疾病发展的结果,而不是病因;只有弄清结石成分,确定结石形成的危险因素,针对病因治疗,才能有效控制结石复发。尿路结石的主要成分是晶体,约占结石干重的97%。常见晶体成分有十几种,分别是一水草酸钙、二水草酸钙、碳酸磷灰石、六水磷酸铵镁、无水尿酸、二水尿酸、尿酸铵、一水尿酸钠和L-胱氨酸等等。但以往临床上习惯采用的是化学成分分类而不是晶体成分分类。化学成分主要分为5类,分别是草酸钙、磷酸钙、磷酸铵镁、尿酸和胱氨酸。

中医学认为,尿路结石的形成,多由湿热蕴结、气滞血瘀、脾肾两虚所致。患者外感湿热之邪,或过食辛辣厚味酒肉,酿成湿热,湿热下注,煎熬尿液,杂质析出,日久而成砂石;或因气机不畅,或因气虚,血行不畅,日久则气滞血瘀,瘀血客于肾脏,阻塞尿路则成石淋;患者或因过食寒凉、逐瘀之剂,或因手术取石,或因体外震波碎石术后,日久导致脾肾两虚,而成虚实夹杂之证。本病有虚实之分,病位在肾与膀胱,涉及肝、脾。初起多实,久病必虚。邪实以湿热蕴结、气滞血瘀多见;虚则以脾肾两虚为主。治疗大法为通淋排石,或兼清热利湿,或行气化瘀,或健脾补肾。

肾绞痛合并血尿或与活动有关的血尿和腰痛,就应该考虑为肾结石。可询问患者与结石有关的手术史、有无长期卧床史,患者的职业、饮食习惯和有无大量应用某种药物的病史,并了解患者家族中有无结石患者。肾结石急性发作时患者腰部或上腹部持续钝痛或阵发剧烈疼痛、常放射至同侧下腹部或外阴,绞痛发作时可见冷汗出、呕吐,双侧完全梗阻可引起无尿,结石移动时可导致肉眼或镜下血尿,尿液分析可见盐类结晶,腹平片或B超、静脉肾盂造影等可明确结石的大小、数目、位置、肾功能以及是否合并积液等情况。通过病史、临床表现及必要的检查,绝大多数肾结石患者可以确诊。

七、辨已病未病与调养

(一)辨已病未病

1. 辨未病 是否患有尿路结石,以及治疗后定期复查是否复发,必须依靠"查"。中医诊断,只能根据发作性腰痛伴有肉眼血尿,或者尿频、尿急、尿痛症状,或者尿液排出砂石进行判断。因而,最常用也是最低廉的检查是腹部平片、B超检查,但是X线可透过尿酸结石,看不到高密度阴影。CT或者MRI也可以诊断。

2. 辨已病 若已经确诊尿路结石,必须根据影像学诊断、尿液分析、血液生化等,评估结石大小、是否合并感染、是否尿路梗阻并肾积水、是否合并肾衰竭(梗阻性)、是否存在内分泌疾病如甲状旁腺功能亢进症等,为临床处理(如药物治疗、微创介入治疗、手术治疗)提供依据。

3. 辨体质、生活方式与病因　是否有尿路结石的家族史,是否生活在地下水含钙量高的"硬水"地区,是否常吃高嘌呤食物如海鲜、动物内脏,是否运动或体力劳动后出汗多而喝水少,是否有少喝水的不良生活习惯,是否有导致尿路结石的病因如高尿酸血症、慢性肾衰竭等。

4. 辨结石成分　对于尿路结石患者,应该尽可能完善结石成分分析检查。结石成分分析检查可以科学指导患者饮食,进而有效预防结石复发。

（二）调养

关于尿路结石的防治:①水化疗法。水化疗法也就是多饮水,每天要喝2 500~3 000ml 开水。②限制钠盐。即限制食盐和味精,其中食盐为氯化钠,味精也就是谷氨酸钠。③避免久坐,减轻体重。根据调查,肥胖者易患泌尿系结石,都是代谢紊乱的表现。④适度运动。建议患者多做一些跳跃运动、跳绳运动以及爬楼梯运动。运动有助于将小结石尽早排出;但过度运动会导致脱水、尿液浓缩,会诱发结石形成。⑤饮食有节,均衡摄取。若为尿酸结石,需限制蛋白质摄入量,多进食蔬菜、水果,少食或禁食含嘌呤高的食物如动物内脏、海产品、菠菜、豆类、菜花及蘑菇等。对于磷酸盐及磷酸镁胺结石,鼓励患者进食酸性食物,不宜摄入高磷酸钙饮食。对于草酸钙结石,忌食萝卜、菠菜、巧克力、芦笋、土豆、花生、豆类及豆制品。少喝浓茶,与蔬菜水果相比,茶叶中含有较多草酸,如果结石类体质的人喝太多浓茶,则患肾结石的概率将大大增加。少饮用含有果糖的饮料。⑥治其未复。治愈的患者应每半年复查泌尿系彩超、尿常规。

八、临床验案

国医大师邓铁涛医案

罗某,男,25 岁,学生。因左上腹绞痛 2 天,于 1967 年 11 月 1 日入院治疗。患者前天晚上突发左上腹持续疼痛,阵发性绞痛,伴恶心欲呕。入院时自诉 2 天未解大便,小便如常。舌质稍红,苔薄微黄,脉弦数。左肾区压痛、叩击痛明显。小便常规示蛋白(±),红细胞(++),白细胞 0~3 个。

中医诊断:热淋。

中医证型:下焦湿热。

西医诊断:泌尿系结石并肾绞痛。

治则:清热利水通淋。

处方:金钱草 60g,海金沙 15g,鸡内金 15g,冬葵子 15g,琥珀末 4.5g(冲服),沙牛末 1.5g(冲服),广木香 12g(后下),柴胡 12g。每日 1 剂。入院当天及第 5 天晚上因绞痛剧烈,于痛处拔火罐,并针足三里、天枢(双),加电。

经上述治疗,患者于入院第 2 天疼痛开始渐减,后至消失;唯第 5 天晚上又突发剧痛,经拔罐后绞痛明显减轻;第 6 天溺时尿道刺痛,第 8 天溺时排出砂粒样结石 1 粒,之后症状消失。第 11 天,腹部平片示泌尿道部位均未见明显致密结石影。遂于第 13 天痊愈出院。

【按】肾结石患者常常以肾绞痛症状来就诊。肾绞痛的出现乃肾中结石阻滞于内,引起气血运行失调,气机升降失常,所以不通则痛。急则治其标,首先采取拔火罐加针刺的方法疏通经脉,通畅气机,而使绞痛缓解。疼痛缓解后给予清热利水通淋中药,冀以逐出结石而治愈。此乃标本缓急,各有侧重。

（汤水福　何小泉）

参 考 文 献

1. 洪钦国,汤水福 . 中西医结合肾脏病诊断治疗学 [M]. 广州:广东科技出版社,2001.
2. 邱仕君 . 邓铁涛医案与研究 [M]. 北京:人民卫生出版社,2009.

第六节　急性肾损伤

急性肾损伤(acute kidney injury,AKI)是指由各种原因引起的肾功能在短时间内(数天至数周)急剧下降,导致水、电解质紊乱,酸碱平衡失调以及氮质血症的一种综合征。广义的急性肾损伤,包括肾前性、肾性、肾后性三大类。狭义的急性肾损伤是指急性肾小管坏死(acute tubular necrosis,ATN),约占急性肾损伤总数的 75%。本文所讨论的主要是狭义的急性肾损伤,即急性肾小管坏死。

ATN 的病因包括两大类,即肾毒性物质和肾缺血。其发病机制仍未十分清楚。一般认为,由于全身的有效循环血量减少,引起肾血流量减少,特别是肾皮质的血流量减少,导致肾小球滤过率明显下降,出现肾前性氮质血症,又因为肾髓质和皮质交界处对血供的要求很高,随着肾缺血的加重,继而发生 ATN。另一方面,因为肾血流量非常丰富,毒素在尿中浓缩,以及肾小管上皮细胞具有的特殊转化作用,故肾毒性物质易直接损伤肾小管上皮细胞而发生 ATN。

急性肾损伤一般归入中医学"癃闭""关格""水肿""虚劳"等范畴。

一、病因病机

中医对本病病因病机的认识,主要有以下几个方面。

1. 外邪侵袭　湿热、瘟疫、秽浊之邪外侵,或有害物质中毒,化为火热毒邪,充斥三焦,侵害肾脏,以致三焦气化失常,不能正常排泄水液、浊毒,发为本病。

2. 饮食不节　过食肥甘厚味、辛热刺激之品,损伤脾胃,湿热内生,湿热下注与膀胱,使膀胱气化功能受阻,发为本病。也有因食入有毒之物,损伤肾脏,气化不利而产生本病。

3. 阴血亏虚 严重外伤、大面积烧伤、大量失血、重度失水等,使机体阴血亏竭,阴不潜阳,孤阳独盛,热盛化为火毒,灼伤阴精,致肾失开阖;或阴竭而阳无所附,肾之阴阳俱衰,肾失气化而成为本病。

4. 瘀血内阻 外伤或手术伤及肾脏,以致脉络损伤,气化失常;或瘀血内停,血行不畅,水湿停留,湿瘀互结于肾与膀胱,气化不利,导致本病。

5. 尿路阻塞 结石、肿瘤、瘀血、败精等梗阻尿道,尿液排出不畅或完全不能排出而导致尿液内蓄,化为湿热浊毒,影响肾与膀胱气化功能而发为本病。

二、五脏相关与病机转化

肾为先天之本,主蒸腾气化;脾为后天之本,主运化水液;肺为华盖,主通调水道,为水之上源。肺属金,脾属土,肾属水,而金生水,土克金,三脏之间有生有克,故肺、脾、肾在生理上互为关联,在病理上互相影响。本病病位主要在肾,与肺、脾、三焦、膀胱关系密切,但病机关键在于肾失开阖,三焦气化不利,水湿浊瘀不能排出体外。

急性肾损伤的成因,包括正虚和邪实两方面,其中火、热、湿、浊毒、瘀等属邪实,阴阳气血亏虚属正虚。疾病初起多为正盛邪实,临床表现为阳热实证,火、热、湿、浊毒、瘀等实邪羁留,充斥三焦,侵害肾脏,以致肾失开阖、脾失转输、肺失通调,三焦气化不利而水湿浊瘀不能排出体外。后期则邪却正虚,从而出现各种虚象,表现为阴津亏乏,肾阴虚衰,如水不涵木可致肝肾阴虚,若阴伤而阳无以化则见气阴两伤或阴阳两虚。(图 7-6-1)

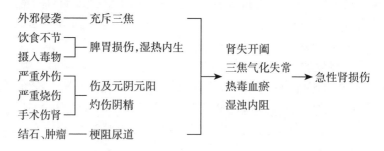

图 7-6-1 急性肾损伤病因病机示意图

三、临床表现

(一)症状

急性肾小管坏死一般经过少尿期(或无尿期)、多尿期和恢复期 3 个阶段。

1. 少尿期（或无尿期）　发病 1~2 日出现少尿或无尿，每日尿量少于 400ml（少尿），甚至少于 50ml（无尿）。本期的主要临床表现有少尿或无尿，全身水肿，食欲不振，恶心呕吐，头晕乏力，腹胀腹痛，嗜睡或烦躁，甚至出现抽搐、昏迷等。

少尿期常见的并发症有高钾血症、急性左心衰竭、消化道出血、感染、代谢性酸中毒等。其中，高钾血症、急性左心衰竭和感染是引起本病死亡的主要原因。

少尿期一般经过 1~2 周，长者可达 1 个月。少尿期越短，肾功能恢复越快越好；反之，少尿期愈长，则肾功能恢复愈差。如少尿期超过 1 个月，则肾功能可能无法完全恢复正常。

2. 多尿期　每日尿量增加到 400~500ml 以上，以后逐渐增多，常达 3 000~4 000ml，甚至每天可达 6 000ml 以上。本期一般约经过 2~3 周，易发生电解质和水的负平衡而出现低钠血症、低钾血症、脱水等。临床表现为腹胀、乏力、体重下降、低血压、手足搐搦，甚则四肢麻木、肌无力、软瘫、胸闷气促、呼吸麻痹、心律失常等而引起死亡。此期也易发生全身感染，或原有感染灶扩散恶化。据统计，死亡病例中有 1/4 死于多尿期，主要死于感染。

3. 恢复期　尿量逐渐恢复正常，但患者肾功能仍有不同程度损害，患者可有身体虚弱、容易疲劳、贫血、营养不良等表现。一般需要 3 个月甚至 1 年时间肾功能才能完全恢复正常，少数患者肾功能受到永久性损害，最后发展为慢性肾衰竭。

近年来，有不少急性肾损伤患者的尿量并不减少，称非少尿型急性肾小管坏死，约占急性肾损伤总数的 40%，以肾毒性物质如氨基糖苷类抗生素和造影剂引起者为多。究其原因，可能与采用大剂量强有力利尿剂、肾血管扩张药以及对症、支持疗法等减轻了肾损害，从而改变急性肾损伤的自然进程有关。与少尿型急性肾损伤相比，其病情一般较轻，病程较短，严重并发症较少，病死率低，多数患者无须透析，预后较好。

（二）体征

因少尿、无尿而出现水钠潴留时，可见眼睑水肿，或双下肢凹陷性水肿，严重者全身水肿。合并胸腔积液时，肺部语颤、呼吸音减弱，叩诊呈浊音；合并腹水时，呈移动性浊音或全腹浊音，腹部可有振水音。

出现贫血时，可出现贫血面容，眼睑结膜及甲床苍白等。

（三）理化检查

1. 血液检查　可有轻、中度贫血；血尿素氮和肌酐水平短期内急剧上升，一般每日上升幅度尿素氮 >3.6mmol/L，或肌酐 >44.2μmol/L；血清钾浓度升高；血 pH 和碳酸氢根离子浓度降低；血清钠浓度正常或偏低；血钙浓度降低，血磷浓度升高。

2. 尿液检查 尿常规可见少量尿蛋白,以小分子蛋白为主。尿沉渣检查可见肾小管上皮细胞、上皮细胞管型和颗粒管型及少许红细胞、白细胞等。尿比重降低且较固定,尿比重 <1.015;尿渗透浓度 <350mOsm/L;尿钠浓度 >40mmol/L;尿 / 血肌酐比值 <20;尿 / 血渗透浓度比值 <1.1;滤过钠排泄分数 [（尿钠 × 血肌酐）/（血钠 × 尿肌酐）]>1%;肾衰指数 [（尿钠 × 血肌酐）/ 尿肌酐]>1。

3. 影像学检查 尿路超声显像对排除尿路梗阻及慢性肾衰竭很有帮助。逆行或下行肾盂造影可进一步明确有无尿路梗阻。CT 血管造影、MRI 或放射性同位素检查对确定有无血管闭塞病变有帮助,仍不能明确者可行肾血管造影。

4. 肾活检 肾活检是急性肾损伤诊断的重要手段。在排除了肾前性和肾后性原因后,不能明确致病原因的急性肾损伤都有肾活检指征。

四、辨病辨证

（一）西医辨病

1. 病史 具有外伤、手术、失血、失液、中毒、蛇咬伤、过敏、感染、休克等病史,个别病例可无明显原发病。

2. 临床表现 尿少或无尿,全身水肿,恶心呕吐,食欲不振,腹胀,头痛疲乏,严重者出现嗜睡、烦躁、抽搐、心悸、呼吸困难、昏迷,甚至死亡。

3. 实验室检查 尿液检查有蛋白、红细胞,尿比重和渗透压降低,肾功能呈进行性下降（如血肌酐较基础值上升超过 50%,或增加 44.2μmol/L）,出现高钾血症、低钠血症、低钙血症以及代谢性酸中毒等变化。

【鉴别诊断】本病需注意与肾前性和肾后性（梗阻性）引起的急性肾损伤相鉴别。

肾前性常有失血、失液、过度利尿、休克等原因,导致有效循环血量突然急剧减少、肾血流量下降而使尿量减少和出现氮质血症。尿比重在 1.020 以上,尿沉渣多正常,尿渗透压常 >400mOsm/（kg·H_2O）,中心静脉压低于正常。

肾后性常因结石、肿瘤、炎症、血块、瘢痕、狭窄、前列腺肥大等原因导致急性尿路梗阻,其中尿路结石是最常见的原因。膀胱出口以下部位的梗阻有尿潴留,膀胱以上的梗阻伴有输尿管扩张和肾积水。B 超、同位素肾图、腹部 X 线片、静脉肾盂造影、逆行肾盂造影、CT 等检查有助于它们之间的鉴别诊断。

（二）中医辨证

1. 辨虚实 急性肾损伤有虚实之不同。《黄帝内经》谓:"邪气盛则实,精气夺则虚。"一般来说,患者体质壮实,起病急,来势猛,变化快,易生变证,临床以热证、实证居多;若患者年老体弱,起病较缓,病程较长,以脾肾亏虚表现为主者,多为虚证。但由于本病病情变化迅速,病机复杂,常可因实致虚,因虚致实,以及虚实相互转化,而出现虚实夹杂证候,临证时应仔细审辨。

2. 辨病期　少尿或无尿期,多属实证、热证;多尿期和恢复期,多属虚证,或虚中夹实。

五、治疗

（一）中医辨证论治

根据本病以邪气亢盛为主的病机特点,祛邪为本病的基本治疗原则。不同病期治则不同,少尿期或无尿期以泻实为主,多尿期或恢复期则以扶正为主。主要的治疗方法包括清热利湿、泻火解毒、凉血止血、活血化瘀、通腑泄浊、滋阴利水、补脾益肾、益气养阴、温阳利水等。临证时常常攻补兼施,数法合用。

1. 湿热内蕴

主要证候:尿少尿闭,全身水肿,胸闷腹胀,恶心呕吐,口干口苦,纳呆厌食,口中尿臭,头痛烦躁,或有发热,苔黄腻,脉滑数。

治法:清热利湿,化浊解毒。

方药:黄连温胆汤(《六因条辨》)合八正散(《太平惠民和剂局方》)加减。

黄连 10g,枳实 10g,竹茹 15g,半夏 12g,茯苓 15g,车前草 15g,通草 10g,芦根 30g,生大黄 10g(后下),滑石 15g,栀子 10g。

加减:热重者,加生石膏 30~60g、金银花 15g;湿重或水肿者,加泽泻 30g、猪苓 30g;痰热蒙蔽心窍,而症见神昏谵语或昏愦不语者,加石菖蒲 15g、郁金 12g、浙贝母 15g,以豁痰开窍;若下焦湿热灼伤血络而见血尿,加鲜白茅根 30g、鲜藕节 20g、小蓟 15g。

2. 热毒炽盛

主要证候:壮热不退,头痛烦躁,口干喜饮,尿少黄赤,大便秘结,舌红,苔黄而干,脉数有力。

治法:清热泻火解毒。

方药:白虎汤(《伤寒论》)合泻心汤(《金匮要略》)加减。

石膏 30~60g(先煎),知母 12g,黄芩 10g,黄连 10g,生大黄 10g(后下),生甘草 6g,栀子 10g,连翘 15g。

加减:高热不退,加羚羊角 30g(先煎),或紫雪丹,每次 1~2g,每日 2 次;热盛伤津,加天花粉 30g、芦根 30g;热盛动风,加羚羊角 30g(先煎)、钩藤 15g;热陷心包而见神昏、谵语、抽搐者,服安宫牛黄丸,每次半丸,每日 2 次。

3. 热盛动血

主要证候:高热烦躁,神昏谵语,吐血衄血,咯血尿血,斑疹紫黑或鲜红,舌紫绛,苔焦黄或起刺,脉细数。

治法:清热解毒,凉血止血。

方药:清瘟败毒饮(《疫疹一得》)加减。

水牛角 30g(先煎),生地黄 15g,牡丹皮 12g,赤芍 15g,麦冬 15g,生石膏 30~60g(先煎),黄芩 12g,黄连 10g,栀子 15g,玄参 15g,连翘 15g,生甘草 10g。

加减:神昏、谵语者,加服安宫牛黄丸,或用醒脑静 30~40ml 加入 5%~10% 葡萄糖注射液 250~500ml 中,静脉滴注,每日 1~2 次;出血明显者,酌加生大黄 10g,茜草根 30g、紫草 20g。

4. 瘀血阻滞

主要证候:外伤后出现血尿,尿少,尿闭,肢体肿痛,皮肤瘀斑,大便秘结,舌紫暗或有瘀斑,脉涩。

治法:活血化瘀,通腑泄浊。

方药:桃核承气汤(《金匮要略》)加减。

桃仁 10g,红花 6g,大黄 10g,桂枝 6g,芒硝 3g(冲服),蒲黄 15g,赤芍 12g,丹参 3g,泽兰 10g,王不留行 10g,水蛭 2g(研冲)。

加减:伴胸闷刺痛者,加柴胡 10g、枳壳 12g、郁金 12g;肢体肿痛甚,加三七 10g,或吞服云南白药,也可于患处外敷双柏散。

5. 尿道阻塞

主要证候:尿少,甚则尿闭,小腹胀满疼痛,或伴有身肿,恶心呕吐,舌紫暗或有瘀点,脉细涩。

治法:行瘀散结,清利水道。

方药:代抵当丸(《证治准绳》)加减。

桃仁 10g,大黄 10g,芒硝 3g(冲),当归尾 10g,穿山甲 12g(先煎),生地黄 15g,桂枝 6g。

加减:瘀血较重者,加赤芍 12g、红花 6g、牛膝 15g、泽兰 10g;因尿路结石而致尿少、尿闭者,加金钱草 30g、冬葵子 15g、滑石 15g、石韦 20g;身体水肿者,加车前子 12g、泽泻 30g、猪苓 30g;伴恶心呕吐者,加半夏 15g、竹茹 15g、土茯苓 30g。

6. 气阴两虚

主要证候:病至后期,或失血失液后,出现神疲乏力,气短懒言,面色苍白,心悸腰酸,小便清长,口干,舌淡,苔少,脉细数。

治法:益气养阴。

方药:参芪地黄汤(《沈氏尊生书》)加减。

人参 10g(另炖)或太子参 30g,黄芪 30g,麦冬 15g,五味子 10g,熟地黄 15g,茯苓 15g,山药 10g,山茱萸 10g,黄精 12g。

加减:肾阳虚衰,阳不化气,而见畏寒肢冷、尿多、舌淡胖苔白润者,用金匮肾气丸;若阴虚明显,用六味地黄丸合二至丸;如出现阴阳两虚,可用右归丸。

【方药应用】

1. 注射制剂　根据辨证分型,可选用以下中药针剂。清热解毒类,痰热清注射液;活血化瘀类,丹参注射液、疏血通注射液;气阴两虚类,生脉注射液。

2. 中成药

（1）升清降浊胶囊（本院制剂）:由大黄、黄芪、半夏、土茯苓、益母草、槐花等组成,具有和胃降逆、通腑泄浊、活血解毒功能,用于急性肾损伤引起的消化道症状、氮质血症等。每次 5~6 粒,每日 3 次。

（2）百令胶囊:由人工虫草菌丝制成,具有减轻肾损害、保护肾功能作用。每次 5 粒,每日 3 次。也可用冬虫夏草 3~5g,炖服,每日或隔日 1 次。

3. 中药保留灌肠　复方大黄灌肠液（本院制剂）由大黄、槐花、积雪草等组成,具有通腑泄浊解毒功能。每次煎煮 200ml,加温水至 300ml,高位保留灌肠,保留时间 30~60 分钟,每日 1~2 次。

4. 中药外敷　对于毒蛇咬伤或外伤引起的急性肾损伤,肢体红肿热痛而皮肤未破损者,可外敷水蜜双柏散,有明显减轻症状的作用。

【针灸方法】

1. 毫针疗法　少尿期,刺中极、膀胱俞、阴陵泉;耳针取肾、交感、内分泌。多尿期,刺气海、肾俞、大椎、三阴交、关元、足三里;耳针取肾、膀胱、三焦、内分泌。

2. 穴位贴敷　连根葱、生姜各 1 份,淡豆豉 12 粒,盐 1 匙,共研烂,捏成饼状;烘热后敷于脐部神阙穴,以布固定,气透于内,即能通利二便。适用于急性肾损伤少尿或无尿者。

（二）西医治疗

1. 一般原则　卧床休息,减少活动。早期少尿或无尿患者,应严格控制水、钠的摄入,按"量出为入"的原则。提供足够的营养和热量,食物以富含糖类为主,限制蛋白的摄入,特别是植物蛋白的摄入。饮食宜富含维生素又易于消化,但尽量减少含丰富钾、钠食品的摄入。

2. 原发病的治疗　对于引起急性肾损伤的原发病,如感染、外伤、失血、失液、休克、蛇咬伤等,应予积极治疗。如感染者,应选用强有力的抗生素;休克者,宜补充血容量,积极抗休克;药物引起者,应立即停用有关药物。否则会使肾功能进一步恶化,甚至导致死亡,必须引起高度重视。

3. 对症治疗

（1）高钾血症:是急性肾损伤常见而严重的并发症,也是死亡的主要原因之一。除了严格控制钾的摄入外,应积极控制感染,避免使用陈旧库存血。对于血钾超过 6.5mmol/L 者,应予迅速而有效的治疗,主要包括以下几个方面。

①10% 葡萄糖酸钙溶液 10~20ml 与等量 50% 葡萄糖注射液混合后缓慢静脉注射,可拮抗高血钾对心肌的毒性作用。但不可用于正在使用洋地黄药物的患者,因钙可使洋地黄的毒性增强。②5% 碳酸氢钠溶液 100~200ml,静脉注射或静脉滴注,可使钾暂时转移到细胞内,一般 15 分钟内起作用,可维持约 2 小时。因可引起低钙性抽搐,故常用 10% 葡萄糖酸钙溶液 10~20ml 缓慢静脉注射以预防抽搐的发生。③普通胰岛素 5~10U 加入 10% 葡萄糖注射液 250~500ml 中静脉滴注,可促进糖原合成,使钾进入细胞内。30 分钟起效,作用可维持 4~6 小时。④口服钠型或钙型离子交换树脂 15~30g,每日 2~4 次,可有效降低血钾水平。但树脂有恶臭味,易引起恶心、呕吐等,对此类患者可用树脂作高位结肠保留灌肠 30~60 分钟。⑤透析疗法是急性肾损伤高钾血症最快、最有效的治疗方法。目前临床常用的透析疗法主要有血液透析、腹膜透析,可根据需要选择使用。

（2）代谢性酸中毒:轻度酸中毒一般不需做处理,当全血总二氧化碳低于 15mmol/L 时,应给予口服或静脉补充碳酸氢钠。口服小苏打每次 1~2g,每日 3 次;或 5% 碳酸氢钠溶液 100~200ml,静脉注射或静脉滴注。如酸中毒严重,全血总二氧化碳低于 10mmol/L,应及时予透析治疗。

（3）急性左心衰竭:多因水、钠潴留,血容量过多,使心脏负荷过重引起,是常见的急性并发症,严重者可出现急性肺水肿,治疗不及时可导致死亡。急性肾损伤合并心衰患者应用利尿剂和洋地黄制剂疗效差,加之肾排泄减少合并电解质紊乱,易发生洋地黄中毒。通过透析清除水分,治疗容量过负荷所致心力衰竭最有效。药物治疗以扩血管为主,可减轻心脏后负荷。

（4）上消化道出血:主要为应激性溃疡所致,也为常见的并发症,不但可加重病情和出现高钾血症,严重者可导致死亡。治疗上除予以流质、半流质饮食外,应酌情使用 H_2 受体拮抗剂如西咪替丁,和质子泵抑制剂如奥美拉唑、兰索拉唑等,还可静脉给予止血药,口服凝血酶或去甲肾上腺素加冰冻生理盐水等。此类患者在进行血液透析时,应采用无肝素或低分子肝素透析,以免加重出血倾向。

（5）感染:感染是急性肾损伤死亡的主要原因之一,因此积极、有效控制感染是减少病死率的重要措施之一。常见的感染是肺部感染和尿路感染,也有肠道和皮肤的感染。使用抗生素时应注意选择无肾毒性或肾毒性小的药物,如青霉素类、第三代头孢菌素类抗生素;避免使用肾毒性较大的药物,如氨基糖苷类、喹诺酮类抗生素。用法上宜根据肾功能情况适当调整,如减少药物用量或减少用药次数等。但一般不主张预防性使用抗菌药物,因为非但无效,反而可能导致肾功能的进一步损害。

4. 透析疗法　透析疗法是治疗急性肾损伤最有效的方法,对于清除体内过多水液和毒素,纠正高钾血症和代谢性酸中毒,减少高血压、肺水肿、脑水肿、消化道出血、感染等并发症的发生,缩短病程,降低病死率,提高生存质量等,均有积极的意义。因此,在保守治疗无效的情况下,应及早进行透析。有些学者认为,只要急性肾损伤诊断成立,应尽早予以预防性透析。下列情况下应进行透析治疗:少尿或无尿超过 48 小时;明显尿毒症症状;血肌酐超过 700μmol/L,尿素氮超过 30mmol/L;血钾超过 6.5mmol/L;出现急性左心衰竭,或脑水肿;严重代谢性酸中毒,血总二氧化碳低于 12mmol/L。

目前,临床上使用的透析疗法有血液透析、腹膜透析、单纯超滤、序贯超滤、血液滤过、血液灌流、血浆置换等,各种疗法有相应的适应证,应根据病情需要选择使用。其中,以血液透析和腹膜透析最常用。血液透析适用于心功能不全、无低血压、高分解代谢者;腹膜透析设备简单,安全、经济,在基层医院容易开展,对循环动力学不稳定、有出血倾向、非高分解代谢者尤为适用。经治疗后,尿量增加,水肿消退,水、电解质、酸碱平衡基本恢复正常,肾功能逐渐好转,则可减少透析次数,直至停止透析。

六、中西医结合思路

急性肾损伤属中医学"癃闭""关格""水肿""虚劳"等范畴。急性肾损伤常见的病因主要有感受外邪、饮食所伤、瘀血阻滞及气津亏损等。其中,外邪侵袭以风热、湿热、疫毒、热毒为多;饮食致病多为过食肥甘、辛热之品,或摄入有毒食物、药物等;瘀血阻滞主要由挤压综合征、弥散性血管内凝血引起;气津亏损则由于失血、失液、休克、循环衰竭等引起。上述各种病因导致肺失宣降,脾失转运和升清降浊失常,肾失开阖,三焦气化不利,从而发生本病。

根据本病邪盛正虚的特点,确立祛邪扶正的总治疗原则,但临床上仍以祛邪为重点,其治法主要有清热利湿、通腑泄浊、泻火解毒、凉血止血、活血化瘀等。后期见气津亏虚,则以益气养阴、健脾滋肾等扶正治法为主,兼予清利余邪。此外,中药保留灌肠疗法对本病疗效肯定,可配合使用。

急性肾损伤通常起病急,病情重,预后差,死亡率较高。在少尿期常因水、电解质平衡紊乱,肾功能急剧恶化,以及并发感染、休克而危及生命;多尿期则因出现脱水及低钾等现象,导致严重后果。急性肾损伤的西医治疗在利尿、抗感染、调节水、电解质、酸碱平衡紊乱等对症处理,救治休克、心衰等严重并发症方面具有较好的疗效。中医治疗通过辨证施治,整体调节,可改善肾血流动力学障碍、保护肾小管上皮细胞、促进肾小管上皮细胞再生,从而改善患者临床症状,促进肾功能恢复。特别是口服中药配合中药保留灌肠、中药静脉制剂的综合应用,大大提高了抢救成功率,促进肾组织恢复,提高疗效,降低死亡率。对于中西医保守治疗效果欠佳的患者,则应结合透析治疗,充分发挥中西医各自优势,提高救治成功率。

七、辨已病未病与调养

急性肾损伤强调未病先防,注重预防与调摄相结合。

(一)辨已病未病

"上工治未病"。急性肾损伤可见于各科疾病,尤其常见于内科、外科和妇产科疾患,发病率及死亡率高,预防极为重要。积极治疗原发病,及时发现导致急性肾损伤的危险因素并加以去除,是急性肾损伤预防的关键。

急性肾损伤发病高危因素包括既往慢性肾脏病病史、高龄、糖尿病、高血压、肾病综合征、冠心病、周围血管疾病、存在绝对或相对有效血容量不足,同时存在多种肾损伤病因等。高危患者根据临床具体情况,及时维持血流动力学稳定,同时避免食用具有肾毒性的中西药物,积极预防造影剂肾病发生,可有效预防急性肾损伤的发生。

(二)调养

1. 积极治疗原发病,如水肿、淋证、癃闭,以及外伤、手术、失血等。

2. 积极抗休克,恢复有效循环血量。

3. 注意保暖,卧床休息,避免劳累,保持心情舒畅和大便通畅。

4. 给予高热量、低蛋白、含丰富维生素又易于消化的饮食;尿少、水肿者,应控制水、盐的摄入。

5. 少尿期应严格记录 24 小时尿液出入量,量出而入,注意防治高钾血症及酸中毒;多尿期防止脱水及低血钾。

八、临床验案

国医大师张琪诊治急性肾损伤验案

曲某,女,9 岁,学生,1994 年 10 月 10 日初诊。患儿 10 余天前感冒发热,在当地使用抗生素治疗,体温下降,但出现肉眼血尿,周身水肿,尿少,精神萎靡,遂转某西医院儿科住院。经检查诊断为"急进性肾小球肾炎,急性肾衰竭",建议透析治疗。经介绍转入我院肾内科住院治疗。来院时患者已少尿 3 天,24 小时尿量 200~300ml,肉眼血尿,周身水肿,恶心呕吐,大便质稀、呈柏油状,体温 37.4℃,精神萎靡,目不欲睁,鼻衄少许,肾功能检查示血肌酐 521.2μmol/L、尿素氮 23.07mmol/L,舌质紫少津,脉滑数。

中医诊断:水肿。

中医证型:瘀血阻滞。

西医诊断:急性肾损伤。

中医治法:清热解毒,活血化瘀。

拟方:大黄10g,桃仁20g,连翘20g,葛根20g,赤芍20g,生地黄20g,红花15g,当归20g,柴胡15g,丹参20g,牡丹皮15g,甘草15g,藕节20g,焦栀子15g,川黄连10g。水煎,日2次服。

服药2剂,患儿体温转为正常,恶心呕吐明显减轻,肉眼血尿消失,尿量增加,24小时尿量达800~1 000ml。继服3剂,患儿恶心呕吐止,24小时尿量达1 500ml,已能进食,大便呈黄色,精神好转。经用上方调治20余天,复查肾功能示血肌酐110.6μmol/L、尿素氮6.8mmol/L,大便日2次,食欲正常,尿量由少转多,尿量曾最高达24小时3 000ml,持续2天后尿量转为正常,唯尿常规示尿蛋白(±)~(+)、红细胞20~30个/Hp。改用清热凉血止血之剂,治疗2个月,镜下血尿转阴,痊愈出院。远期随访2年,疗效巩固。

【按】本病经西医诊断为"急进性肾小球肾炎,急性肾衰竭",势甚危笃,以水肿少尿、肉眼血尿、呕吐为主症,舌紫少津,脉象滑数,辨证为热毒蕴于血分,损伤及肾,进一步发展则为尿毒症,危及生命。急以清热解毒、活血泄浊法,加凉血止血之品,以截断其病势发展,收到了良好疗效,并经清热凉血止血之剂调治而获得完全缓解。远期随访2年,已上学读书,身体恢复如常人。

(汤水福　王　超)

参 考 文 献

1. 王吉耀.内科学[M].北京:人民卫生出版社,2005.
2. 王钢,邹燕勤,周恩超.邹云翔实用中医肾病学[M].北京:中国中医药出版社,2013.
3. 洪钦国,汤水福.中西医结合肾脏病诊断治疗学[M].广州:广东科技出版社,2001.
4. 张佩青.张琪[M].北京:中国中医药出版社,2003.

第七节　慢性肾衰竭

慢性肾衰竭(chronic renal failure,CRF)是指各种原发性或继发性慢性肾脏病引起的进行性肾功能损害,以体内代谢产物潴留,水、电解质和酸碱平衡紊乱以及肾脏内分泌功能失调等为特征的临床综合征。本病常呈现一个慢性、进行性的肾功能损害,直至最后发展为终末期肾病(end-stage renal disease,ESRD),常涉及各个系统,并发症多。

据国际肾脏病协会统计,本病自然人群年发病率约0.1‰~0.2‰,发达国家发病率可接近 1‰,并呈现逐年上升趋势,预后差,死亡率高。

慢性肾衰竭相当于中医"关格""癃闭""溺毒""虚劳"等范畴。

一、病因病机

本病多由感受外邪、饮食不节、劳倦过度、情志所伤、他病转化或禀赋不足等引起,常由多种原因导致。

1. 感受外邪　风热或风寒侵袭,肺失宣降,不能通调水道,三焦不利,水湿内停,伤及脾土;或久居湿地、冒雨涉水,水湿内侵,困阻脾阳,不能健运水湿或化生气血,均可使脾阳虚衰,久则及肾,以致脾肾阳虚,水湿浊邪不得气化而变生诸证。由于感邪性质不同,或寒化伤阳,或热化伤阴,从而出现阳虚或阴虚之证。

2. 饮食不节　长期嗜食肥甘厚味、辛热刺激之品,损伤脾胃,湿邪内生,湿郁化热可致湿热内蕴,损伤脏腑,阻滞气机;或过食生冷,脾阳被伤,不能健运,脾虚化生气血不足,先天肾精无以充养等,均可引起脾肾亏虚,湿浊内生,从而产生本病。

3. 劳倦过度　生育过多,房劳过度,肾气内伤,不能化气行水而致水湿内停;或思虑过度,体劳耗气,损伤脾胃,耗伤气血,可引起脾失健运,水湿内聚,遂成本病。

4. 情志所伤　怒伤肝,思伤脾,恐伤肾。若情志不畅,肝气郁结,横逆犯脾,使脾失健运;或气机阻滞,血行不畅而成瘀血;或气郁化火,伤及肝肾,肝肾阴虚,甚则成肝阳化风之证。

5. 他病转化　水肿、淋证、消渴等病迁延不愈,或妄投苦寒伤胃、辛热伤阴之品,或滥用有毒之物,均可导致脾肾亏虚,不能升清降浊,气化失常,引起湿浊羁留,发为本病。

6. 禀赋不足　先天禀赋不足,肾气亏虚,气化失司,水湿、湿浊潴留,导致本病。

二、五脏相关与病机转化

本病可由多种原因引起,在发病机制中以脾肾虚衰为本、以浊毒潴留为标。脾虚不能升清降浊,肾虚失却蒸腾气化,以致清浊相混,升降失常,故可见尿闭、呕吐、纳呆、腹胀等症。病程日久,由气阳伤及阴血,可出现气血亏虚、气阴两虚、阴阳两虚之证,病变波及心、肝、肺等。在病变过程中,除浊毒贯穿本病始终外,还常兼夹水湿、湿热、热毒、痰饮、瘀血、风邪等标实证,有时甚至几种病邪相兼为病,互相影响,并在一定条件下相互转化而使病情趋于更加复杂化。(图 7-7-1)

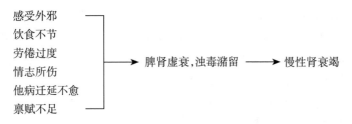

图 7-7-1　慢性肾衰竭病因病机示意图

三、临床表现

（一）症状

慢性肾衰竭早期多无明显临床症状，或仅有夜尿增多、尿渗透压降低表现。发展到晚期，临床表现十分复杂，主要表现为代谢紊乱和各系统症状，两者又可互为因果，加重病情。主要表现如下。

1. 消化系统　常为本病最早出现和最常见的突出症状，随病情进展而加剧。早期出现食欲不振，上腹饱胀，然后出现恶心、呕吐、呃逆及腹泻。晚期患者呼出气中有尿臭味，伴有口腔黏膜糜烂、溃疡。常合并胃、十二指肠炎或溃疡，甚至出现消化道出血。

2. 心血管系统　高血压很常见，程度可轻重不等，重者发生高血压脑病。尿毒症症状严重时发生的心包炎，称尿毒症心包炎，出现心包区疼痛，伴有心包摩擦音，严重者可出现大量心包积液，甚至心脏压塞。尿毒症心肌病常在晚期患者中出现，临床表现多有心脏扩大、各种心律失常和充血性心力衰竭等，且心力衰竭是尿毒症常见死亡原因之一。慢性肾衰竭患者由于脂代谢紊乱、动脉粥样硬化，缺血性心脏病发生率亦增高。

3. 血液系统　贫血，一般为正细胞、正色素性贫血，且随肾功能进一步减退而加重。出血也常见，表现为皮下出血、鼻衄、月经过多及消化道出血等。白细胞计数多正常，部分病例可有粒细胞或淋巴细胞减少。

4. 精神、神经系统　早期多有乏力、头昏、注意力不集中、记忆力减退和睡眠障碍等症状，进而有淡漠、言语减少、意识障碍、无意识四肢运动等；晚期尿毒症脑病，出现嗜睡、谵妄、幻觉、木僵、大小便失禁，直至昏迷。周围神经病变表现为皮肤烧灼感、肢体麻木等。神经肌肉兴奋性增强，表现为肌肉痛性痉挛和抽搐等。

5. 呼吸系统　肺充血和肺水肿较常见，X 线检查典型表现为肺门两侧蝴蝶状阴影，称"尿毒症肺"。易合并呼吸系统感染，可表现为支气管炎、肺炎、胸膜炎合并胸腔积液、间质性肺炎等。

6. **骨骼系统**　慢性肾衰竭引起的骨骼病变称为肾性骨营养不良,又称肾性骨病,包括高转运性骨病和低转运性骨病。前者临床表现为纤维囊性骨炎,可伴有骨质疏松、骨硬化,合并甲状旁腺激素(PTH)升高;后者表现为肾性骨软化症,逐渐发展为无力性骨病,其发生与维生素 D 缺乏、铝中毒等有关。骨病临床症状不多,可表现为骨骼疼痛,行走无力或不便。

7. **内分泌系统**　慢性肾衰竭时内分泌功能可出现紊乱,如肾素、血管紧张素、催乳素及促胃液素分泌过多;促甲状腺激素、睾酮、皮质醇较正常偏低;甲状腺、性腺功能低下,男性出现性欲缺乏及阳痿,女性可出现闭经、不孕。胰岛素、胰高血糖素及甲状旁腺激素等在肾衰竭时的作用可延长。

8. **免疫系统**　外周血淋巴细胞数减少,淋巴细胞亚群分布和功能异常。免疫球蛋白产生不足,机体免疫功能低下,易合并呼吸系统、消化系统、泌尿系统、皮肤等感染,甚至发展成败血症。

9. **皮肤**　患者面色萎黄、晦滞、黧黑、虚浮,表现为尿毒症面容。皮肤干燥、脱屑、无光泽、色素沉着。皮肤瘙痒常见,与尿素霜及钙盐沉着等有关。有时皮肤出现瘀斑、瘀点。

10. **水、电解质及酸碱平衡失调**

(1)水钠失调:由于肾浓缩功能下降而出现夜尿、多尿、低比重尿和低渗透压尿,加上厌食、呕吐、腹泻等,易引起失水。由于肾小球滤过率下降,水钠摄入过多,易发生水钠潴留而出现水肿、高血压、心力衰竭、肺水肿、脑水肿等严重后果。

(2)高钾血症与低钾血症:少尿时尿钾排泄减少、机体分解代谢增加、代谢性酸中毒、输血、摄入过多含钾丰富的食物或药物,或使用保钾利尿剂或血管紧张素转换酶抑制剂等,可导致高钾血症,临床表现为肌肉疼痛,或感觉异常、嗜睡、胸闷心悸、心率减慢,甚至心搏骤停。如果进食少、恶心、呕吐、腹泻以及长期应用排钾利尿剂等,易发生低钾血症,表现为乏力、肌无力、腹胀、肢体瘫痪,重者发生严重心律失常和呼吸肌麻痹等。

(3)低血钙和高血磷:慢性肾衰竭时,肾组织生成活性维生素 D_3 障碍,钙从肠道吸收减少,从而发生低钙血症。肾小管排磷减少而出现高血磷。低血钙使 PTH 分泌增加,易发生肾性骨营养不良。

(4)代谢性酸中毒:慢性肾衰竭时,代谢产物因排泄障碍而潴留;肾小管分泌 H^+ 的功能受损,致氢、钠离子交换减少,因而使 H^+ 潴留;碳酸氢钠重吸收减少;肾小管产氨、泌 NH_4^+ 的能力降低,尿酸化功能障碍等,可导致代谢性酸中毒。患者表现为头晕头痛、疲乏、厌食、恶心呕吐、腹痛、躁动不安,出现深而长的呼吸;严重者可出现昏迷、心力衰竭、血压下降、心律不齐和心跳停止。

（二）体征

可有眼睑、下肢或全身水肿,以及贫血、高血压等体征。

（三）理化检查

1. 血常规　有不同程度的正细胞、正色素性贫血,白细胞一般正常,血小板计数正常或降低。

2. 尿常规　尿比重、尿渗透压低,可见蛋白尿、血尿、白细胞尿、管型尿、糖尿等。

3. 肾功能　在肾功能不全代偿期,肾小球滤过率（GFR）下降,但血尿素氮（BUN）、SCr 可正常。当 GFR 低于正常的 50% 时,BUN、SCr 上升;肌酐清除率（CCr）明显下降,并随着病程的延长而持续下降。

4. 其他　血浆白蛋白、总蛋白常降低,常伴代谢性酸中毒、高血磷、低血钙、高血脂等。B 超检查常显示双肾缩小。

四、辨病辨证

（一）西医辨病

1. 诊断依据

（1）病史:有慢性肾脏病病史。

（2）症状:出现恶心、呕吐、食欲不振或厌食、乏力、胸闷心悸、气促、头晕头痛等症状。

（3）体征:可有眼睑、下肢或全身水肿,以及尿少、贫血、高血压等体征。

（4）实验室及其他检查:尿液检查有蛋白尿、血尿和管型尿,尿比重和渗透压降低;GFR 降低,血肌酐、血尿素氮升高;血红细胞数、血红蛋白、血细胞比容下降;血 pH 和总二氧化碳降低;低血钙、高血钾、高血磷;B 超提示肾萎缩。

2. 慢性肾衰竭临床分期

（1）我国 1992 年《中华内科杂志》编委会肾病专业组制订的慢性肾衰竭分期标准,分为以下 4 期。

第 1 期（肾功能不全代偿期）:GFR（临床常用肌酐清除率 CCr 来代替）降为 50~80ml/min,血肌酐（SCr）在 133~177μmol/L,一般无临床症状。

第 2 期（肾功能不全失代偿期或氮质血症期）:CCr 25~50ml/min,SCr 178~442μmol/L,除轻度贫血、消化道症状、夜尿增多外无明显不适,但在劳累、感染、血压波动或进食蛋白质过多时临床症状加重。

第 3 期（肾衰竭期）:CCr 10~25ml/min,SCr 442~707μmol/L,大多有较明显

的消化道症状及贫血症状,有轻度代谢性酸中毒及钙磷代谢异常,但无明显水盐代谢紊乱,又称尿毒症早期。

第 4 期(尿毒症期或肾衰竭终末期):CCr<10ml/min,SCr>707μmol/L。常出现各种尿毒症症状,如明显贫血、严重恶心/呕吐以及各种神经系统并发症,甚至昏迷;水盐代谢和酸碱平衡明显紊乱。

(2)目前推荐美国 2001 年 K/DOQI 中慢性肾脏病的 5 期分期标准。

1 期:肾损害,GFR 正常或增加,GFR≥90ml/(min·1.73m^2)。

2 期:肾损害,GFR 轻度下降,GFR 60~89ml/(min·1.73m^2)。

3 期:GFR 中度下降,GFR 30~59ml/(min·1.73m^2)。

4 期:GFR 重度下降,GFR 15~29ml/(min·1.73m^2)。

5 期:肾衰竭,GFR<15ml/(min·1.73m^2)或透析。

【鉴别诊断】慢性肾衰竭应注意与急性肾损伤、肾小球肾炎,以及其他系统疾病如血液病、消化系统疾病、心血管疾病等相鉴别。

1. 急性肾损伤　既往肾功能多为正常,由于外伤、手术、失血、失液、中毒、蛇咬伤、过敏、感染、休克等原因,短期内出现尿少或无尿,全身水肿,恶心呕吐,食欲不振,疲乏腹胀,心悸气促等;尿液检查有蛋白尿、血尿,尿比重和渗透压降低,血肌酐、血尿素氮进行性上升,出现高血压、高血钾、代谢性酸中毒等,B 超示双肾增大。

2. 其他肾小球疾病　如急性肾小球肾炎、急进性肾小球肾炎(新月体性肾小球肾炎)、肾病综合征等,也可见水肿尿少、恶心呕吐、食欲不振、乏力、高血压等,血肌酐、血尿素氮一过性升高等;但 B 超检查见双肾正常或增大,一般无贫血或贫血不严重,随着尿量增多、水肿消退,肾功能恢复正常。

(二)中医辨证

1. 辨虚实　正虚以脾肾虚衰为主,可有气虚、阳虚、血虚、阴虚以及气阴两虚、气血两虚、阴阳两虚等不同,涉及的脏腑除脾、肾外,尚有心、肝、肺等。邪实包括水湿、湿热、热毒、痰饮、瘀血、风邪等方面。临证时应注意辨明正虚邪实的不同以及孰轻孰重。

2. 辨寒热　湿浊、水湿、痰饮病邪多属寒,症见尿清长或夜尿多,口淡不渴或呕吐清涎,畏寒肢冷,舌淡或边有齿印,苔白厚腻;湿热、热毒、风热病邪属热,症见发热、咽痛或口腔溃烂、口干、尿短黄、舌苔黄等。但应注意病邪的转化,如水湿、湿浊、痰饮热化则成湿热、痰热、热毒,寒化则为寒湿、痰湿。

3. 辨湿浊、瘀血乃关键　湿浊者症见恶心呕吐、纳呆口黏、口有尿臭味、苔白腻或白浊;湿热者症见口干口苦、小便短黄、苔黄腻、脉滑数;水湿者症见全身明显水肿、小便短少、舌淡边有齿痕、脉沉迟;瘀血者症见面色晦暗、肌肤甲错、身体刺痛而固定、舌紫暗、脉涩。

4. 辨兼证、并证　水气凌心,则见胸闷心悸、脉律紊乱;水湿上凌胸肺,则见咳嗽气喘、倚息不能平卧等,出现心衰;肝肾阴虚,肝风内动,则见头晕、肢麻、抽搐等,甚则中风。

五、治疗

（一）中医辨证论治

本病的临床表现和病机变化错综复杂,治疗上应注意抓住标本缓急的原则,灵活运用。发病早、中期,多表现为正虚邪实,治宜标本兼顾,扶正祛邪;病至后期,正衰邪盛,又当以祛邪为主,兼以扶正。

1. 脾肾气虚

主要证候:体倦乏力,气短懒言,肢体水肿,口淡纳呆,腹胀便溏,腰膝酸软,夜尿清长,舌淡苔白,脉沉迟。

治法:补脾益肾。

方药:参芪地黄汤(验方)加减。

常用六味地黄丸滋阴补肾,使阳得阴助,则生化无穷;加黄芪、党参补脾益气,共奏补肾健脾之效。

加减:水肿明显、尿少者,加附子、桂枝、车前子;兼湿浊者,加半夏、竹茹、石菖蒲;腹胀便秘者,加大黄、枳实。

2. 气阴两虚

主要证候:面色少华,气短乏力,腰膝酸软,皮肤干燥,或手足不温,大便不调,尿少色黄,舌淡有齿印,脉沉细。

治法:益气养阴。

方药:生脉散(《医学启源》)合六味地黄丸(《小儿药证直诀》)加减。

常用党参大补元气,麦冬、五味子养阴补液,六味地黄丸滋阴补肾,共奏益气养阴之功。

加减:若出现面色萎黄,唇甲色淡,头晕心悸,纳呆乏力,舌淡,脉沉无力等,证属气血亏虚者,可加当归补血汤。若脾不统血,而出现呕血、便血、紫斑等,用归脾汤加三七、紫珠草、白及。

3. 肝肾阴虚

主要证候:头晕头痛,五心烦热,腰膝酸软,神疲乏力,大便干结,尿少色黄,舌红,少苔或无苔,脉细数。

治法:滋养肝肾。

方药:杞菊地黄丸(《麻疹全书》)合二至丸(《医方类聚》)加减。

常用杞菊地黄丸滋肝肾、平肝阳,二至丸养阴清热凉血,共奏滋养肝肾、清热凉血作用。

加减:若见头晕、头痛明显,心烦易怒,口干口苦,脉弦数等,证属肝阳上亢者,可加天麻、钩藤、石决明。若见头晕头痛,四肢麻木,甚则抽搐、惊厥,舌红苔薄黄,脉弦细数等肝风内动表现者,予羚角钩藤汤或大定风珠加减。

4. 阴阳两虚

主要证候:倦怠乏力,畏寒肢冷,手足心热,口干欲饮,腰膝酸软,小便短黄,大便稀溏,舌淡胖而润、边有齿印,脉沉细。

治法:阴阳双补。

方药:右归丸(《景岳全书》)加减。

常用附子、肉桂、鹿角胶温补肾阳;熟地黄、山药、山茱萸、枸杞子培补肾精,是为阴中求阳之用;杜仲、菟丝子补肝肾、强腰膝;当归补血活血。诸药合用,达到阴阳双补之效。

加减:兼见气虚者,加黄芪、党参;血虚者,加何首乌、白芍;见汗出如油,面白肢冷,脉微欲绝者,为阳虚欲脱,急用参附汤加龙骨、牡蛎;阴阳气血俱虚者,选用鹿茸丸加减。

5. 湿浊内蕴

主要证候:面色灰滞,神疲乏力,恶心呕吐,纳呆厌食,脘腹胀闷,口黏,口有尿臭味,舌淡苔白厚腻,脉沉细。

治法:和胃降逆,通腑泄浊。

方药:温胆汤(《三因极一病证方论》)加减。

常用半夏、陈皮和胃降逆,化浊止呕;枳实行气降气;竹茹清热,和胃止呕;大黄通腑泄浊;甘草调和诸药。全方共奏和胃降逆、通腑泄浊之效。

加减:若症见嗜睡,神志朦胧,表情淡漠,或喉中痰鸣,舌苔白腻,脉弦滑,用涤痰汤合温脾汤化痰开窍;若症见口干口苦,胸脘痞闷,小便短黄,大便秘结,苔黄腻,脉滑数,加苏叶、黄连、六月雪、虎杖、半边莲等;若症见神昏谵语,烦躁不安,舌体卷缩,宜用安宫牛黄丸、至宝丹等。

由于本病在不同阶段均有不同程度的血瘀征象,因此在辨证基础上酌加活血化瘀药如丹参、益母草、桃仁、红花等,对于缓解病情、提高疗效,有一定意义。

【方药应用】

1. 肾衰水浴方浸泡　由浮萍、桂枝、桑叶、桑白皮、附子、川芎、桃仁、红花、赤芍、益母草、六月雪、土茯苓、苦参、白鲜皮组成。将药浓煎,加水至半浴缸,水量以盖平身体为宜,每次浸泡 15~30 分钟,可达到出汗的目的,以洗浴后不感疲劳为最佳。一日 1 次,2 周为 1 个疗程,一般可持续 2~3 个疗程。

2. 保留灌肠　生大黄 60g,牡蛎 30g,积雪草 30g,水煎取汁 200~300ml,

做高位结肠保留灌肠,每次保留 60 分钟,一日 1~2 次。也可选用结肠透析机治疗。

3. 静脉滴注 在辨证基础上,可用肾康注射液 60~100ml 加入 10% 葡萄糖注射液 250~500ml 中静脉滴注,一日 1 次。

【针刺疗法】针刺治疗慢性肾衰竭,可根据不同病情而选择穴位。如调理全身状态,可选用中脘、气海、足三里、三阴交、肾俞等;增加肾血流量,可选用中脘、肾俞、心俞、三焦俞等;促进排尿,可选用关元或中极、肾俞、三焦俞、阴廉等。

(二)西医治疗

慢性肾衰竭的治疗,包括非透析疗法、透析疗法和肾移植等。

1. 非透析疗法

(1)一般措施:积极治疗慢性肾衰竭的基础疾病,纠正使肾衰竭加重的可逆因素,控制感染,解除尿路梗阻,停止肾毒性药物使用等,可使肾功能获得改善。要保证有充足的热量摄入,维持热量在 120~150kJ/(kg·d)。给予优质低蛋白饮食,一般根据 GFR 调整蛋白质摄入量,摄入蛋白质在 0.4~0.8g/(kg·d),尽可能减少植物蛋白质摄入。注意高热量、维生素的摄入,并按病情补充钙、铁和锌等。蔬菜和水果通常不受严格限制,但对高钾者应避免摄入过多。

(2)控制血压:慢性肾衰竭多伴有高血压,而高血压又是肾功能进展恶化和心脑血管并发症的重要因素,因此控制好血压是慢性肾衰竭治疗的重要内容。尿蛋白 >1.0g,血压控制在 125/75mmHg;尿蛋白 <1.0g,血压控制在 130/80mmHg。常用降压药物有血管紧张素转化酶抑制剂(ACEI)和血管紧张素受体阻滞药(ARB)、钙通道阻滞剂(CCB)、β 受体阻滞剂、α 受体阻滞剂等。

1)ACEI 和 ARB:具有良好的肾脏保护、延缓肾功能恶化的作用,还可减少心血管事件的发生,在临床应用广泛。但需注意,ACEI 和 ARB 适用于肌酐在 350μmol/L 以下者,而肌酐超过 350μmol/L 者则应慎用。如果使用后血肌酐升高 >30%,或 GFR 下降 >30%,则需停用。此外,双侧肾动脉狭窄、重度肾衰竭患者慎用。对于维持性透析高血压患者,可以使用 ACEI 和 ARB。应注意 ACEI 和 ARB 的副作用,如引起血钾升高、皮疹、粒细胞减少、贫血加重等,且 ACEI 还可引起刺激性干咳。常用 ACEI:卡托普利 12.5~50mg,一日 3 次;依那普利 5~20mg,一日 1 次;福辛普利 5~20mg,一日 1 次。常用 ARB:氯沙坦 25~100mg,一日 1 次;缬沙坦 80~240mg,一日 1 次;厄贝沙坦 150~300mg,一日 1 次。

2)CCB:具有良好的降压和肾脏保护作用,可改善心肌组织重塑,且不影响重要内脏供血,不受肾功能水平影响。常用药物:硝苯地平控释片 30~90mg,一日 1 次;氨氯地平 5~20mg,一日 1 次;非洛地平 5~20mg,一日 1 次。

3)其他:可根据病情需要选择联合使用 β 受体阻滞剂、α 受体阻滞剂、利尿剂等,临床上常用 ACEI 和 / 或 ARB 与 CCB 组合使用。

（3）纠正贫血：肾性贫血几乎见于所有的慢性肾衰竭患者,应视病情补充铁剂和叶酸；如血红蛋白低于 50g/L,且有明显贫血症状时,可适量输洗涤红细胞或红细胞悬液。重组人红细胞生成素是治疗肾衰竭贫血最有效的药物。一般初始剂量为每周 80~120U/kg,分 2~3 次皮下注射。1 个月后如果患者血红蛋白（Hb）上升 <10g/L,则在原基础上增加剂量的 25%,直至达到目标值 Hb 110~120g/L 或血细胞比容 33%~36%。重组人红细胞生成素的副作用主要是高血压、头痛、癫痫发作、高血钾、动静脉内瘘管堵塞等。对于疗效不好的患者,应注意有无感染、出血、缺铁、用量不足、纯红细胞再生障碍性贫血等情况,并及时予以纠正。

（4）补钙：慢性肾衰竭可出现钙磷代谢紊乱,而低钙可引起甲状旁腺功能亢进症、肾性骨营养不良。一般普通饮食无法满足钙的平衡,宜补充维生素 D_3。常用的有活性维生素 D_3 0.25~0.5μg,一日 1 次；或阿法骨化醇 0.5~1μg,一日 1 次。治疗期间,应注意避免出现高血钙。

（5）必需氨基酸疗法：慢性肾衰竭患者在优质低蛋白饮食的同时补充必需氨基酸（essential amino acid, EAA）可延缓慢性肾衰竭发展速度,减轻血浆氨基酸代谢紊乱,降低血尿素氮,改善氮平衡和营养状态,减轻症状。EAA 有口服和静脉滴注两种途径,能口服者应尽量口服给药,如复方氨基酸胶囊 2 粒,一日 3 次；不能口服者,改用静脉给药,如肾安注射液 250~500ml,一日 1 次。应该注意,在使用 EAA 疗法时,必须配合低蛋白饮食。

（6）α- 酮酸制剂：α- 酮酸是氨基酸前体,通过转氨基或氨基化作用在体内可转变为相应的氨基酸。应用 α- 酮酸治疗慢性肾衰竭,可获得较好疗效,但需注意长期服用后部分患者可出现高钙血症。

（7）肠道吸附剂：氧化淀粉制剂口服后,能与肠道内尿素结合而从粪便排出,降低血尿素氮。常用的有包醛氧淀粉 5~10g,一日 3 次。但该类药物口感较差,可引起消化道症状,不适用于消化道出血患者。

（8）高钾血症的治疗：高钾血症应寻找发生因素,如组织分解、酸中毒加重、发热、摄入过多、输库存血、药物（保钾利尿剂螺内酯及氨苯蝶啶、血管紧张素转化酶抑制剂、肝素、β 受体阻滞剂、非甾体抗炎药等）等所致。高钾时除限制钾摄入外,可采用利尿、导泻、降钾树脂吸附等加速钾排泄。当血钾 >6.5mmol/L 时,出现心电图高钾表现,必须紧急处理,可采用：①10% 葡萄糖酸钙溶液 10~20ml 缓慢静脉注射；②5% 碳酸氢钠溶液 100~200ml 静脉推注；③静脉注射 25%~50% 葡萄糖溶液 50~100ml,同时皮下注射胰岛素 6~12U,也可用 10% 葡萄糖溶液 500ml 加胰岛素 8~12U 静脉滴注。经上述处理无明显改善者,应立即进行透析治疗。

（9）代谢性酸中毒的治疗：轻度酸中毒无须特殊处理，酌予口服碳酸氢钠，每天 3~6g；如二氧化碳结合力 <13.5mmol/L，尤其伴有明显酸中毒症状时，静脉补碱，迅速纠正酸中毒，可用碳酸氢钠或乳酸钠，纠正至 20mmol/L 即可。治疗过程中要注意防治低钾和低钙，警惕诱发心力衰竭。如因纠正酸中毒而引起低钙，发生手足抽搐时，可给予 10% 葡萄糖酸钙溶液 10~20ml 缓慢静脉注射。

2. 透析疗法　慢性肾衰竭晚期患者，经非透析疗法治疗后，病情无明显好转或加重，则应尽早予以透析治疗。

（1）血液透析（hemodialysis，HD）：血液透析是慢性肾衰竭患者常用和有效的治疗方法，适用于慢性肾脏病第 5 期（肾衰竭期）患者。其治疗机制是利用半透膜原理，将患者血液与透析液分别引进透析器，在透析膜两侧呈反方向流动，借助膜两侧的溶质、渗透和水压梯度，通过扩散、对流、吸附来清除代谢产物。通过超滤和渗透清除体内潴留过多的水分，同时可补充碱基等需要的物质，纠正电解质和酸碱平衡紊乱，从而部分替代肾排泄功能，但不能代替内分泌和代谢功能。一般每周 2~3 次，每次 4 小时。主要并发症有透析失衡综合征、低血压、发热、心血管并发症、透析性骨病、透析性痴呆等。

对于心血管功能不稳定、不能耐受常规血液透析以及多器官功能衰竭患者，可改用血液透析滤过（hemodiafiltration）或连续性肾脏替代治疗（continuous renal replacement therapy，CRRT）。

（2）腹膜透析（peritoneal dialysis，PD）：腹膜透析是利用腹膜作为半透膜，置入腹膜透析管后向腹腔内注入透析液，依靠膜两侧的毛细血管内血浆及腹膜腔内透析液中的溶质浓度梯度和渗透梯度，通过弥散和渗透原理以清除体内代谢废物和潴留过多的水分，同时通过腹膜透析液补充必要的物质，并不断更换新鲜腹膜透析液反复透析，达到清除尿毒症毒素，调节水、电解质、酸碱平衡失调的目的。腹膜透析适应证与血液透析相似，但对中分子物质的清除、保存残余肾功能方面较血液透析为好，尤其适用于儿童、心血管功能不稳定的老年人、糖尿病肾病及不宜做血液透析者。目前常采用持续不卧床腹膜透析（continuous ambulatory peritoneal dialysis，CAPD），因其设备简单，容易操作，可在家中进行。每次入液 2L，停留 4 小时后再交换透析液，每天 3~4 次。也有腹膜透析机可供选择，使用方便，腹膜炎发生率明显减少，但费用昂贵。

腹膜炎是腹膜透析最主要和最严重的并发症，应及时诊断、正确处理。其他并发症还有腹腔脏器损伤、出血、透析管移位、透析管堵塞、营养丢失综合征、腹膜失超滤等。

3. 肾移植　肾移植是器官移植中数量最多、效果最好的一种移植技术，已成为目前治疗晚期肾衰竭的常规有效方法。一旦获得成功，可以大大提高患者的生活质量，恢复正常的生活和工作。由于受到肾源等限制，目前大多数终末期肾病患者尚不能普遍进行肾移植。随着医学技术的不断发展，肾移植的成功率在明显提高。

六、中西医结合思路

早、中期患者可以中医辨证治疗为主，始终要强调"脾肾虚衰为本、浊毒潴留为标"的病理机制。要注意配合使用其他中医疗法如扶正方药、保留灌肠、静脉滴注等以提高临床疗效，同时注意饮食、生活调养，可长期保持肾功能稳定。但对于合并高血压、水电解质紊乱、感染、心衰等，应配合西医的对症处理。维持性血液透析和腹膜透析患者，配合使用中药能改善症状，提高机体免疫力和生存质量。对于肾移植后出现各种并发症如肾功能延迟恢复、感染、肝损害、慢性移植肾病等，中医治疗有一定优势。

积极治疗原发病和纠正可逆因素是治疗慢性肾衰竭的关键，若能找到引起慢性肾衰竭的原因并及时纠正，可以使部分患者肾功能好转，甚至恢复正常。对于慢性肾脏病患者，要有一体化防治策略，包括早期诊断和预防、延缓肾功能进展措施和替代疗法（透析和肾移植）等，以达到最好的治疗效果。

七、辨已病未病与调养

慢性肾衰竭多由水肿、癃闭、淋证、关格、消渴等病发展而来。因此，积极治疗以上各种病证对预防本病的发生有重要意义。慢性肾衰竭加重，与感受外邪、饮食不当、劳倦过度等因素有关。因此，应加强锻炼身体，提高机体抵抗力；注意休息，禁止劳累过度，特别是房劳过度；避寒保暖，预防感冒，注意口腔及皮肤卫生，以免感染外邪。饮食宜清淡，以低蛋白、高热量、富有维生素的饮食为主；避免进食生冷、油腻、辛辣之品。严格限制蛋白质的摄入量并尽量以优质蛋白为主，如鸡、鱼、猪、奶、蛋等。对于伴尿少、高血钾的患者，应限制含钾丰富的食品的摄入，保证供给足够的糖类。保持心情舒畅，注意精神护理，消除紧张情绪，树立战胜疾病的信心。

八、临床验案

汤水福诊治慢性肾衰竭验案

李某，男，41岁，2015年7月3日初诊。患者3年前乏力、双下肢水肿，尿中带泡沫，在当地医院查尿蛋白（++）、尿潜血（+++），诊断为慢性肾炎，用中西医结合治疗。1个月前患者乏力加重，伴有恶心欲吐，双下肢明显水肿，畏寒，尿量减少，气促，咳嗽，咳白痰，大便溏，舌淡红苔白，脉沉。查体：T 36.5℃，P 102次/min，R 20次/min，BP 175/85mmHg。尿常规示尿蛋白（++），尿潜血（+++）。血生化示 BUN 34.2mmol/L,Cr 798μmol/L,二氧化碳总量(TCO$_2$)13.5mmol/L,血清钾(K)5.24mmol/L。

中医诊断:虚劳。

中医证型:脾肾阳虚兼有湿浊。

西医诊断:慢性肾衰竭。

辨证分析:本病多为本虚标实。脾肾亏虚,则见神疲乏力,形寒肢冷,伴水液代谢失常可见双下肢水肿;湿浊内停,则见恶心欲吐,大便溏;湿浊上犯于肺,则见气促、咳嗽等表现。舌淡红苔白,脉沉,为脾肾阳虚兼有湿浊之征象。

治则:健脾补肾,化湿祛浊。

拟方:大黄 10g,积雪草 30g,法半夏 10g,竹茹 15g,黄芪 20g,山茱萸 10g,茯苓 15g,白术 10g,猪苓 15g,泽泻 15g,紫苏叶 10g,葶苈子 15g。水煎服,每日 1 剂。予降压、纠正酸中毒。

7 月 10 日二诊:服用前方 10 剂,恶心呕吐及乏力等症状好转,仍有下肢水肿、纳呆等。拟方:大黄 10g,积雪草 20g,法半夏 10g,竹茹 15g,黄芪 20g,山茱萸 10g,茯苓 15g,白术 10g,猪苓 15g,泽泻 15g,党参 15g,牛膝 15g,神曲 15g,益母草 15g。水煎服,每日 1 剂。7 剂后患者症状好转,复查血生化示 BUN 21.6mmol/L,Cr 697μmol/L,TCO$_2$ 15.8mmol/L,K 5.14mmol/L。

【按】慢性肾衰竭是临床较为疑难的疾病,可由多种原因引起,最终导致尿毒症,严重危害人民的健康。中医认为,本病多以脾肾亏虚为本,热毒、水湿、湿热、瘀血、浊毒为标。本病患者患病日久,出现脾肾亏虚,同时合并水湿、浊毒等;治疗上注意健脾补肾,兼以通腑泄浊。临床上常用大黄、积雪草等通腑泄浊,同时予黄芪、山茱萸、茯苓、党参、白术健脾补肾,猪苓、泽泻利湿消肿,益母草等活血化瘀。治疗中注意攻补兼施,寒温并用。中医对此类病证的治疗优势在于,延缓透析,或减少透析次数和缩短透析时间。

(汤水福　何小泉)

参 考 文 献

1. 柴锡庆,杜永成.内科学[M].2 版.北京:北京大学医学出版社,2004.

2. 刘亦选,陈镜合.中医内科学[M].北京:人民卫生出版社,1998.

3. 邹和群,赖德源,张欣洲.实用临床肾脏病学[M].北京:中国医药科技出版社,2001.

4. 陈孝文,梁东,刘华峰.慢性肾衰竭[M].北京:中国医药科技出版社,2006.

5. 中华中医药学会肾病分会.慢性肾衰竭的诊断、辨证分型及疗效评定(试行方案)[J].上海中医药杂志,2006,40(8):8-9.

6. National Kidney Foundation.K/DOQI clinical practice guidelines for chronic kidney disease:evaluation,classification,and stratification[J].Am J Kidney Dis,2002,39(2 Suppl 1):S1-S266.

7. Levey AS, Eckardt KU, Tsukamoto Y, et al.Definition and classification of chronic kidney disease: A position statement from Kidney Disease: Improving Global Outcomes (KDIGO) [J]. Kidney Int, 2005, 67(6): 2089-2100.

8. Ruggenenti P, Schieppati A, Remuzzi G.Progression, remission, regression of chronic renal diseases [J].Lancet, 2001, 357(9268): 1601-1608.

第八章　血液系统疾病

第一节　原发免疫性血小板减少症

特发性血小板减少性紫癜（idiopathic thrombocytopenic purpura, ITP）是一类原因尚不明确的获得性出血性疾病，以血小板减少、骨髓巨核细胞数正常或增加为主要特征。目前越来越多证据表明，ITP 是因免疫介导的血小板破坏过多所导致，故已被国际 ITP 工作组正式统一命名为原发免疫性血小板减少症（primary immune thrombocytopenia），仍简称 ITP。ITP 临床表现主要有多发性散在瘀斑、黏膜出血、月经过多，严重者可因中枢神经系统内出血危及生命，且出血风险随着年龄增长而增加。

ITP 在各个年龄阶段皆可发病，很少有明确的前驱感染史，在临床出血性疾病中约占 30%，成年人的发病率约为（5~10）/10 万，育龄期女性发病率高于同年龄组男性，60 岁以上老年人是该病的高发群体。在我国，ITP 目前尚无流行病学研究资料。一组丹麦的研究资料表明，成人 ITP 的年发病率为 2.68/10 万，男女比例是 1∶1.7；另一组英国的研究资料表明，成人 ITP 的年发病率为 1.6/10万，除 45~49 岁年龄组中女性多于男性外，其余年龄组两者无差别。

在中医学中，ITP 属于"血证"范畴，根据出血部位的不同，又可分为"鼻衄""齿衄""肌衄""紫斑"等。

一、病因病机

本病的病因包括感受外邪、饮食不节、情志过极、劳倦过度、素体虚损等。本病的病性属本虚标实，虚实兼夹存在。

1. 感受外邪　常人外感风热燥邪，气血相搏，酿成热毒，循行血脉，瘀滞胃腑，而脾胃主四肢肌肉，若胃热炽盛，蒸发于四肢肌肉，血脉受火热熏灼，则迫血妄行，从肌肤腠理溢于脉外，出血可成点成片，发为紫斑。火热毒邪伤阴耗液，或迫血妄行，反复出血，阴血亏耗，虚火内生，火灼迫血，可加重出血之象。实火或虚火既可伤津耗液，致津亏不能载血以行而致瘀，也可灼血凝结而瘀塞，或气虚行血无力致瘀血内停,瘀血既成,则妨碍血液正常运行,溢出脉外而成本病。

2. 饮食不节　饮酒过多以及过食辛辣厚味之品,滋生湿热,热伤脉络,引起衄血、吐血、便血;饮食不节,饥饱无常,导致脾胃损伤,脾胃虚衰,血失统摄,而引起吐血、便血等多种血证。

3. 情志过极　情志不遂、恼怒过度,肝气郁结化火,肝火上逆犯肺则引起衄血、咯血,肝火横逆犯胃则引起吐血。忧思过度,损伤心脾,脾虚不摄,血溢脉外,故引起衄血、咯血、吐血等血证发生。

4. 劳倦过度　神劳伤心,体劳伤脾,房劳伤肾,劳欲过度,或久病体虚,导致心、脾、肾气阴的损伤。若损伤于气,则气虚不能摄血,以致血液外溢而形成衄血、吐血、便血、紫斑;若损伤于阴,则阴虚火旺,迫血妄行而致衄血、尿血、紫斑。

5. 素体虚损　先天禀赋不足,或久病失治,造成素体脾虚;抑或脏腑内伤,脾气亏虚,血失统摄,外溢肌肤而形成本病。

二、五脏相关与病机转化

本病病位在络脉与血液,与五脏均有关联。人体心、肝、脾、肺、肾各司其职,才能保证血液的正常运行并发挥其生理功能。《灵枢·百病始生》记载:"阳络伤则血外溢,血外溢则衄血;阴络伤则血内溢,血内溢则后血。"这说明了血液不行其道,外溢而出为血证的病机要害。《灵枢·决气》指出:"中焦受气取汁,变化而赤,是谓血。"指出中焦脾胃受盛运化水谷精微,去糟存精,化而为血。"肾藏精",为血液的化生提供物质基础。《张氏医通·诸血门》所载"精不泄,归精于肝而化清血"说明了"精血同源",两者互相转化并以肝血的形式充盈血脉。"心主血脉",心气的推动和调控使血运行于脉道之中,流注全身。流经人体脉道的血都需经过肺,故"肺朝百脉,主治节",通过肺的呼吸使清浊之气互相交换,涤浊存清,调畅气机。血的运行中还受到"脾统血"的调摄,因脾气具有统摄、控制血液在脉中正常运行,而不溢出脉外的作用。而"肝主藏血"在储藏血液、调节血量和防止出血上发挥了重要作用。故而人体在五脏功能失衡,机体虚损的情况下,或同时感受外邪,导致血行脉外,离经叛道,即可发而为病,临床上可表现为"鼻衄""齿衄""肌衄""紫斑"等。(图 8-1-1)

三、临床表现

(一)症状特点

1. 一般情况　急性 ITP 以儿童常见,起病突然,多伴有畏寒、发热等症状;多数在起病前 1~3 周有感染病史,常见的有病毒性上呼吸道感染、水痘、风疹、麻疹病毒或 EB 病毒感染等,也可见于接种疫苗之后。慢性 ITP 多起病隐匿、缓

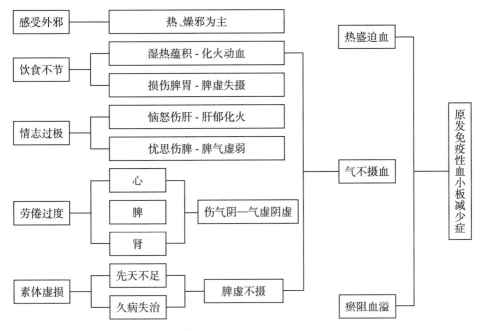

图 8-1-1　原发免疫性血小板减少症病因病机示意图

慢,但病情易反复,以中青年女性多见。

2. 出血症状　ITP 常常以紫癜为主要出血表现,而且通常分布不均,表现为皮肤黏膜瘀点、瘀斑,且出血多位于血液瘀滞部位或负重区域的皮肤,如手臂压脉带以下的皮肤,机体负重部位如踝关节周围皮肤,以及易于受压的部位如腰带及袜子受压部位的皮肤,皮损压之不褪色。或表现为黏膜出血,包括鼻出血、牙龈出血、口腔黏膜出血,而消化道及泌尿道出血相对少见。女性可以仅以月经过多为唯一表现。严重血小板减少时可出现颅内出血,有生命危险,但发生率不高(<1%),当患者有头痛、恶心呕吐、血压偏高表现时,需警惕颅内出血的可能。急性 ITP 病情多有自限性,病程在 4~6 周,95% 的病例可自行缓解,少数患者病情迁延达半年左右,亦有病例演变为慢性者。

3. 其他表现　ITP 患者一般不伴有贫血,除非有大量出血,一般亦无脾大。若脾大则常常提示另一类疾病或是继发免疫性血小板减少症。

(二)体征

最常见的体征是皮肤、黏膜的出血,可见皮肤的瘀斑、出血点,抑或牙龈出血、鼻出血、月经过多,如出血量较多可合并贫血的表现,如面色苍白、精神疲乏、少气懒言、心率增快、心尖区常有收缩期吹风样杂音。一般无肝脾肿大,而长期反复发作者可有轻度肿大。

（三）理化检查

1. 血象　外周血血小板计数明显减少,且未经有效治疗者,血小板计数多在 $50 \times 10^9/L$ 以下。急性发作期血小板计数常低于 $20 \times 10^9/L$,严重者可低于 $5 \times 10^9/L$;慢性者多维持在($30\sim80$) $\times 10^9/L$。伴有血小板形态的异常,如血小板体积增大(直径 $3\sim4\mu m$)、颗粒减少、染色过深,或可见异常小的血小板及碎片。红细胞计数多数正常,如出血较多合并贫血,亦表现为正细胞性。白细胞计数正常或稍高。

2. 出血及血液凝固试验　出血时间延长,血块退缩不良,毛细血管脆性试验阳性,凝血机制及纤溶机制检查正常。

3. 骨髓象　骨髓巨核细胞数目增多或正常,巨核细胞的核质成熟不平衡,细胞质中颗粒较少,嗜碱性较强,产生血小板的巨核细胞明显减少或缺乏,细胞质中可出现空泡。急性 ITP 见幼稚巨核细胞比例增多,慢性 ITP 见颗粒型巨核细胞比例增多,但两型均呈现血小板生成型巨核细胞减少。红系和粒系多正常。

4. 血小板相关抗体检查　在大部分 ITP 患者的血小板或血清中可检测出抗血小板膜糖蛋白复合物(GP)的抗体,包括 GPⅡb/Ⅲa、Ⅰb/Ⅸ、Ⅰa/Ⅱa、Ⅴ、Ⅳ抗体等。该方法有较高的特异性,对于鉴别免疫性与非免疫性血小板减少有帮助。但在鉴别原发免疫性血小板减少症与继发免疫性血小板减少症时,仍有 20% 的典型 ITP 无法检出抗血小板抗体;而在继发于其他疾病如系统性红斑狼疮、肝病、HIV 感染等导致的血小板减少中,抗血小板抗体也可以为阳性。故 ITP 的诊断目前仍应以结合临床排除诊断为主。

四、辨病辨证

（一）西医辨病

根据 1994 年中华医学会血液学会第五届全国血栓与止血学术会议及 2016 年中华医学会血液学分会止血与血栓学组制订的专家共识,ITP 的诊断标准及分期如下。

1. ITP 的诊断标准

（1）至少 2 次血常规提示血小板计数减少,血细胞形态无异常。

（2）脾不大或仅轻度肿大。

（3）骨髓检查:巨核细胞数增多或正常,有成熟障碍。

（4）排除其他继发免疫性血小板减少症:如自身免疫性疾病、甲状腺疾病、淋巴系统增殖性疾病、骨髓增生异常性疾病、恶性血液病、慢性肝病脾功能亢进、常见变异型免疫缺陷病（CVID）、药物以及感染等所致的血小板减少症。

（5）具备下列5项中任意1项：①糖皮质激素治疗有效；②切脾治疗有效；③免疫球蛋白增多；④补体C3增多；⑤血小板寿命测定缩短。

2. ITP的分期

（1）新诊断的ITP：确诊后3个月以内的ITP患者。

（2）持续性ITP：确诊后3~12个月血小板持续减少的ITP患者，包括没有自发缓解和停止治疗后不能维持完全缓解的患者。

（3）慢性ITP：血小板持续减少超过12个月的ITP患者。

（4）重症ITP：血小板计数<10×10⁹/L，且就诊时存在需要治疗的出血症状，或常见治疗中发生新的出血而需要加用其他升血小板药物治疗，或增加现有治疗药物剂量。

（5）难治性ITP：指的是满足以下所有条件的患者。①进行诊断再评估仍确诊为ITP；②脾切除无效或术后复发。

【鉴别诊断】

1. 过敏性紫癜　过敏性紫癜为一种毛细血管变态反应性疾病。临床表现除紫癜之外，同时常有过敏性皮疹及血管神经性水肿、关节痛、腹痛及血尿等。本病血小板计数、出血时间、凝血时间均正常，毛细血管脆性试验阳性，血象及骨髓象示巨核细胞一般正常，可伴有嗜酸性粒细胞增多。

2. 继发免疫性血小板减少症　导致血小板减少的病因甚多，如再生障碍性贫血、急性白血病、血栓性血小板减少性紫癜、伊文思综合征、脾功能亢进，以及其他自身免疫性疾病导致的血小板减少等等，均需结合临床表现、实验室检查和骨髓象变化来加以鉴别。

（二）中医辨证

原发免疫性血小板减少症的中医辨证，重点是要辨清轻重缓急和虚实寒热。

1. 辨轻重缓急　首先要区别急性和慢性之分，这对判断预后、选择治疗方案都有重要意义。急者可表现为全身多发青紫斑，多数合并明显的鼻衄、齿衄、便血、尿血等出血表现，或伴发热、精神萎靡、神志不清等症状，可见舌红苔黄，脉弦数。而缓者多数为病史复杂，病程较长者，症状反复发作，迁延难愈，可见舌淡红苔白，脉细弱。

2. 辨虚实寒热　需分清患者脏腑的虚损受挫情况。血证患者多数合并气虚和阴虚，气虚者多数反复肌衄，久病不愈，神疲乏力，少气懒言，舌淡红苔白，脉细弱；阴虚者多数病程迁延，时发时止，心烦口渴，手足心热，潮热盗汗，舌质红苔少，脉细数。

五、治疗

（一）中医辨证论治

原发免疫性血小板减少症属于"血证"范畴,临床根据具体临床表现,可细分为"紫斑""齿衄""鼻衄"等,以"紫斑"为主。《景岳全书·杂证谟·血证》提到:"凡治血证,须知其要。而血动之由,惟火惟气耳。故察火者,但察其有火无火,察气者,但察其气虚气实,知此四者而得其所以,则治血之法无余义矣。"故血证的治疗原则以治火、治气、治血为主。治火者,实火当清热泻火,虚火当滋阴降火;治气者,实证当清气降气,虚证当补气益气。当出血严重,气随血脱而有亡阳虚脱之证者,当以益气固脱、回阳救逆为急。治血,即止血。火热亢盛,血溢脉外,当凉血止血;出血不止,当收敛止血;血瘀阻络,血不归经,当祛瘀止血。

1. 热甚迫血

主要证候:皮肤出血,青紫色瘀斑或瘀点,伴有发热、口渴、便秘等症状,或伴有鼻衄、尿血、便血,舌红苔黄,脉弦细。

治法:清热解毒,凉血止血。

方药:十灰散(《十药神书》)加减。

常用大蓟、小蓟、茜草根、侧柏叶、白茅根凉血止血;棕榈皮收敛止血;大黄通腑泄热;牡丹皮、栀子、荷叶清热凉血。

加减:若热毒炽盛,伴发热、出血明显者,加生石膏、龙胆、紫草,冲服紫雪丹,亦可选用犀角地黄汤加味。

2. 阴虚火旺

主要证候:皮肤紫斑,色偏暗淡,时发时止,常伴有鼻衄、齿衄,女性月经过多,颧红,心烦,口渴,大便干,手足烦热,或可有潮热、盗汗,舌红苔少,脉细数。

治法:滋阴降火,宁络止血。

方药:茜根散(《医方类聚》)加减。

常用茜草根、黄芩、侧柏叶清热凉血止血;生地黄、阿胶滋阴养血止血;甘草和味调中。

加减:若阴虚甚者,可加玄参、龟甲、女贞子、墨旱莲养阴清热止血;潮热者,可加地骨皮、白薇、秦艽退虚热;肾阴亏虚较甚者,用六味地黄丸加用凉血止血的药物。

3. 气虚不摄

主要证候:紫斑、衄血反复发作,久病不愈,神疲乏力,头晕目眩,面色苍白或萎黄,食欲不振,舌淡红苔薄白,脉细弱。

治法：补脾益气摄血。

方药：归脾汤(《正体类要》)加减。

常用党参、甘草、茯苓、白术健脾益气；当归、黄芪益气生血；酸枣仁、远志、龙眼肉补心益脾；木香理气醒脾；仙鹤草、棕榈炭、地榆、蒲黄、茜草、紫草止血消斑。

加减：若兼肾气不足者，可加山茱萸、菟丝子、续断。

【方药应用】

1. 紫癜灵片　紫癜灵片是广州中医药大学第一附属医院的院内制剂，主要由黄芪、党参、灵芝、牡丹皮、阿胶等 10 余味药物组成，具有健脾益气、滋养肝肾、活血化瘀的功效。临床上常用于治疗原发、继发免疫性血小板减少症，投入临床应用已 20 余年，效果显著。

2. 紫地合剂　紫地合剂是广州中医药大学第一附属医院的院内制剂，于 1986 年研制成功并投入临床应用至今，疗效显著。该药为复方制剂，主要成分为紫珠、地稔，具有清热凉血、收敛止血的功效，临床上常用于治疗各类血证，如呕血、吐血、便血及其他出血。

（二）西医治疗

1. 一般治疗　治疗目的主要是控制出血，减少血小板破坏，提高血小板数量。原则上初发患者，外周血血小板计数大于 20×10^9/L，全身出血表现不严重者，可首选中医辨证论治，可暂不用激素及其他西药。若初发患者，外周血血小板计数小于 20×10^9/L，全身出血症状明显者，主张中西医结合治疗，在中医辨证论治的同时配合静脉滴注大剂量丙种球蛋白和 / 或中等剂量激素。需要特别注意的是，血小板计数小于 10×10^9/L 的患者需绝对卧床休息，谨防颅内出血危及生命。ITP 患者血小板计数小于 30×10^9/L，或本身有出血表现时，一般不宜使用肌内注射、针灸、推拿等治疗手段，以免加重出血。饮食宜选择易消化食物，不宜吃坚硬、油炸、过烫的食物，还需要防止创伤，避免使用可能引起血小板减少的药物。

2. 糖皮质激素　糖皮质激素为首选治疗药物，对急性及慢性发作期均有显著临床疗效；其作用机制主要是降低血管通透性，并能抑制抗原抗体反应，抑制单核巨噬细胞系统，特别是脾巨噬细胞对血小板的吞噬破坏，从而减少血小板破坏，提升外周血小板数，改善和控制出血症状。可用泼尼松 30~60mg/d 或 1~2mg/(kg·d)，分次口服；待症状改善，血小板数接近正常 3~4 周后逐渐减量，且减量期间，每周复查血小板 1 次，原则上每周减少 5mg，直至 5~10mg/d，维持 4~6 个月。严重出血者可适当增加剂量。急性者 4~8 周为 1 个疗程，大剂量疗法不宜超过 2 周；慢性者需小剂量(5~10mg/d)维持 4~6 个月以上。激素治疗 ITP 的反应率为 60%~90%,取决于治疗程度、期限和所界定的反应标准,且该药对复发者仍有效。

3. 脾切除 脾切除是慢性患者治疗的一种重要方法。其机制在于减少血小板抗体的产生,消除血小板破坏的场所。脾切除的有效率可达 75%~90%,完全缓解率达 40%~60%,但其中约有 30%~50% 的患者复发,可能与存在副脾有关,故不作为首选方法。

脾切除的适应证:①经糖皮质激素治疗 6 个月以上无效的成年患者;②对糖皮质激素疗效较差,或减少激素剂量即易复发者;③需要较大剂量激素(泼尼松 30mg/d 以上)才能维持者;④对糖皮质激素治疗有禁忌者;⑤放射性同位素标记血小板输入体内后,脾区的放射指数较高者。

手术者若切除副脾,疗效可能更好。一般认为脾切除后血小板持续正常达到 6 个月以上者为治愈。

4. 输血 出血、脾切除术前或术中血小板计数低于 20×10^9/L 伴出血者,可输注浓缩的血小板悬液,但反复输注者易产生同种抗体,使以后输注血小板时失效,故一般不宜用于慢性患者。

5. 免疫抑制剂 对于糖皮质激素和脾切除无效或疗效很差者,可选择免疫抑制剂治疗。常用药物:①环孢素 A,推荐剂量 5mg/(kg·d),分 2 次口服,疗程为 10~21 天,根据血药浓度调整剂量。②环磷酰胺,50~100mg/d,静脉注射或分次口服。③硫唑嘌呤,100~150mg/d,分 2~3 次口服,根据白细胞计数调整剂量。④长春新碱,推荐每次 1mg(最大剂量 $2mg/m^2$),每周 1 次,共 4 次,缓慢静脉滴注。一般只选用一种免疫抑制剂进行治疗,当血小板数趋于正常时,应逐渐减量。

6. 静脉注射免疫球蛋白 静脉注射免疫球蛋白(IVIG)治疗 ITP 的主要机制是封闭单核巨噬细胞的 Fc 受体以阻断抗体依赖性细胞毒作用而促使血小板的破坏减少,同时还可增加抗血小板抗体 IgG 的清除率。治疗方案:①0.4g/(kg·d),连用 5 天;②1g/kg,给药 1 次(严重者每天 1 次,连用 2 天)。IVIG 起效时间约为 5~10 天,总有效率为 60%~80%,慎用于 IgA 缺乏、糖尿病和肾功能不全患者。

IVIG 的主要适应证:①重症 ITP,血小板计数 <10×10^9/L,可见广泛皮肤黏膜和 / 或内脏出血者;②难治性 ITP,糖皮质激素及脾切除治疗无效者;③不宜使用糖皮质激素的患者,如孕妇、糖尿病、溃疡病、高血压、结核病等;④需迅速提升血小板数的 ITP 患者,如急诊手术、分娩等。

7. 雄激素 常用的雄激素是达那唑,对其他治疗方法效果不佳者,有10%~60% 的病例可以获得满意的疗效。剂量为 400~800mg/d(分 2~3 次口服),一般在用药后 2~6 周起效,需持续服用 3~6 个月,疗效可维持 2~13 个月。

8. 促血小板生成药物　常用的是重组人血小板生成素（rhTPO），推荐剂量为 $1\mu m/(kg\cdot d)$，连用 14 天，当血小板计数大于 $100\times10^9/L$ 时应停药；若连用 14 天血小板数仍不升，视为无效，亦应停药。

9. 抗 CD-20 单克隆抗体　对于脾切除术后复发、脾切除有禁忌证或拒绝脾切除治疗的难治性 ITP 患者，可选用抗 CD-20 单克隆抗体——利妥昔单抗来治疗；该药具有选择性抑制免疫的作用，用药后约 30% 可获得缓解，反应率约 60%。推荐剂量为 $375mg/m^2$，每周 1 次静脉滴注，共 4 次。一般在首次注射的 4~8 周内起效。小剂量利妥昔单抗治疗方案（100mg，每周 1 次，共 4 次）同样有效，但起效时间略长。

六、中西医结合思路

本病采用中医治疗具有一定优势，其病因病机多数围绕"虚""火""瘀"三方面，且临床常见各型交叉重叠，需要分清轻重缓急，主张辨证论治，随证调整。西医治疗上，目前仍以糖皮质激素为一线治疗方案，且其近期疗效好，但易反复发作。使用糖皮质激素时，宜早期足量用药，可先予中到大剂量控制病情，待病情改善，再辨证使用中药进行治疗，能够更好地控制血小板稳定，减少出血症状发生。有些 ITP 患者若血小板数维持在较低水平，且多种药物治疗效果欠佳，可配合中医进行治疗，即使血小板水平偏低，也能够明显减少患者大出血风险。如多数 ITP 患者长期使用糖皮质激素，常出现满月脸、水牛背、痤疮、毛发增多、舌红苔黄厚腻等湿热内阻表现；部分患者使用免疫抑制剂导致免疫功能低下，各种感染概率增加，通过配合中医干预治疗，能够明显减少相关治疗带来的不良影响。当合并内脏尤其中枢神经系统出血者，宜采取西医为主的紧急救治，随即给予中医治疗，减少再次出血风险。故本病需尽早采取中西医联合治疗，既可发挥中医治本、调节免疫失衡之特长，又可减轻西药激素或免疫抑制剂的毒副作用。

七、辨已病未病与调养

本病的未病者当注重日常养生调护，使阴平阳秘，气血充盈，经络畅通，则正气充沛，邪不可干。应该注意生活有规律，饮食有节，劳逸结合，避免情志过极，使机体长期保持一种正常平衡状态，能减少发病的可能。既病者，则需注意安卧休息和精神调养；饮食宜清淡、易消化、富含营养，如食用新鲜蔬菜、瘦肉、鸡蛋、鱼类等，忌食辛辣刺激、油炸、陈旧腐败之物。重症者务必卧床休养，下床、上厕所应特别小心，避免磕碰外伤及跌倒，严密观察病情变化，定期复查血常规（血小板计数）。若突然出现眩晕头痛、视物模糊、神志不清、呼吸急促、脉细数，应及时抢救。

八、临床验案

全国老中医药专家丘和明"肝肾同治"治疗血证（紫斑）验案

刘某，男，63岁，2007年2月6日初诊。患者2006年3月10日体检发现血小板（PLT）计数减少至30×10^9/L，住院诊治37天，确诊为原发免疫性血小板减少症。初用泼尼松治疗有效，但停药后血小板数量又下降。出院后持续服药近1年，血小板计数波动在（15~30）$\times 10^9$/L。无鼻衄及齿衄，但碰撞处皮肤易见青紫。曾有急性肝炎病史，已愈。诊见：口干，口苦，目赤，疲倦，纳呆，双下肢可见散在数处暗红色紫斑，无齿衄及鼻衄，舌边红、苔黄厚，脉弦尺弱。2月5日血常规：WBC 10.7×10^9/L，Hb 142g/L，PLT 15×10^9/L。

中医诊断：血证（紫斑），肝不藏血证。

西医诊断：原发免疫性血小板减少症（难治性血小板减少性紫癜）。

治法：疏肝，清肝，养肝，柔肝藏血。

处方：鸡骨草30g，柴胡12g，白芍、绵茵陈、女贞子、墨旱莲、连翘、巴戟天各15g。予7剂，每天1剂，水煎服。合用六味地黄丸，每次6g，口服，每天3次。

嘱其每周复诊，随症稍作加减，治则不变，连服28剂。3月26日复查血常规：WBC 5.8×10^9/L、Hb 137g/L、PLT 122×10^9/L。其后，以此方随症加减调理，随访2年，其间每次复查血常规均正常，无不适反应，临床治愈。

【按】四诊合参，此属"血证"范畴，辨证属"肝不藏血"。中医学认为，血的正常生理功能与肝、肾二脏关系最为密切。丘和明认为，肝藏血，肾藏精，肝肾乙癸同源，关系十分密切。"肾生骨髓，髓生肝"，肾精生阴血而藏于肝，肝肾共同调节血液的化生，同时肝内寄相火。《金匮钩玄》指出："阴气一亏伤，所变之证，妄行于上则吐衄。"若肾精亏虚，或长期服用糖皮质激素，损伤肾阴，阴虚阳亢，水不涵木，相火妄动，损伤血络而致出血。世人多知"滋肾阴"，却少有"养肝血"，若一味补脾益肾，而不疏肝、养肝、柔肝，则土壅木郁，血无所藏，以致离经之血，瘀而不去，新血不生，加重出血。故丘和明临证多从肝肾论治，巧于调肝，主张疏、清、养、柔并举，相互协调，同时兼顾补肾，疗效显著。

（刘安平　陈俊腾）

参 考 文 献

1. Rodeghiero F, Stasi R, Gernsheimer T, et al.Standardization of terminology, definitions and outcome criteria in immune thrombocytopenic purpura of adults and children: report from an international working group[J].Blood, 2009, 113(11): 2386-2393.
2. 张伯礼，薛博瑜. 中医内科学[M].2版. 北京：人民卫生出版社，2012.

3. 刘友章.中西医结合内科学[M].广州:广东高等教育出版社,2007.
4. 张之南,杨天楹,郝玉书.血液病学[M].北京:人民卫生出版社,2003.
5. 黄利华,古学奎.丘和明教授从肝肾论治血小板减少性紫癜经验介绍[J].新中医,2010,42(11):127-128.
6. 王吉耀.内科学[M].北京:人民卫生出版社,2005.
7. 中华医学会血液学分会止血与血栓学组.成人原发免疫性血小板减少症诊断与治疗中国专家共识(2016年版)[J].中华血液学杂志,2016,37(2):89-93.
8. 唐世锋,杜忠海.中医药治疗原发性血小板减少性紫癜的临床研究进展[J].河北中医,2013,35(3):467-470.

第二节 再生障碍性贫血

再生障碍性贫血(aplastic anemia,AA)简称再障,是由于各种因素导致的骨髓造血功能减退甚至衰竭而引起的全血细胞减少的一组综合征,临床表现为贫血、出血、感染等,属于获得性骨髓衰竭性疾病。再障有重型再障、非重型再障之分。重型再障,贫血呈进行性加重,常伴严重感染、内脏出血;而非重型再障的贫血、感染、出血等症状相对较轻,但少数患者可转变为重型再障。

我国再障发病率为7.44/100万,其中急性再障为1.44/100万,慢性再障为6.0/100万,约占所有血液系统疾病的12.6%。一般认为再障发病率在亚洲大约是欧洲和美洲国家的2~3倍。再障有两个发病年龄高峰,即15~25岁和60岁以上。

在中医学中,慢性再障属于"虚劳""血虚""髓劳"等范畴,急性再障属于"急劳髓枯""热劳""血证"等范畴。慢性再障的中医病名用"慢髓劳",而急性再障用"急髓劳",较符合临床。

一、病因病机

本病的病因包括先天禀赋不足、情志过极、外感邪毒、大病久病等。

1. 先天禀赋不足 本就先天禀赋不足,加之后天调养调摄失常,或烦劳过度,或饮食失调,导致先天、后天之本不足,脾肾亏虚,精血生化乏源,气血生化减少,乃成髓劳之证。

2. 情志过极 或大怒,或忧悲,或惊恐,或纵欲,暗耗精髓和精血,积久而成髓劳之证。

3. 外感邪毒 或疫毒,或药毒,或污染与射线之毒等邪毒直侵骨髓,耗髓伤精,导致气血生化失调而发为髓劳之证。

4. 大病久病 气机不畅,痰、湿、瘀等内邪滋生,痰瘀互相胶结,瘀阻髓络,新血不生,使得旧病未愈,又添髓劳新病。(图8-2-1)

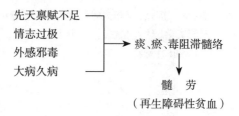

图 8-2-1　再生障碍性贫血病因病机示意图

二、五脏相关与病机转化

髓劳属中医疑难重病，病因复杂，病机多变，与五脏相关。肾为先天之本，主骨藏精生髓；脾为后天之本，气血生化之源；肝主藏血，肝肾、精血同源；心主血脉，肺朝百脉，共司气血运行。髓劳发病，病位在肾，与脾、肝关系密切，亦与心、肺有关。肾、脾、肝三脏在生理上互为关联，在病理上互相影响：肾为人体阴阳之根，水火之宅，五脏之本，若肾脏损伤，生髓无力，则精虚血少，肾虚火衰，温养他脏失职，必涉及肝、脾之阴血、阳气，遂致肝肾阴虚、脾肾阳虚或阴阳俱虚，反之亦然。髓劳血虚，四肢百骸失于濡养则疲惫倦怠、肢体乏力，失荣于上则面色无华、头晕耳鸣，心失所养则心悸气短；髓劳血虚，肺卫不固，易感六淫，正邪相争则发热，邪热伤及血分，热毒内蕴，气血两燔，迫血妄行或瘀血内阻，血不归经，易致出血病症。髓劳病程较长，病久极易入络而致瘀血阻滞，"瘀血不去，新血不生"，致使疾病长期反复，缠绵难愈。

三、临床表现

（一）症状特点

再生障碍性贫血的临床表现主要为贫血、出血和感染，且临床表现的轻重取决于血红蛋白、白细胞和血小板减少的程度，也与骨髓衰竭和外周血细胞减少发生的急缓程度有关。再生障碍性贫血分为重型再生障碍性贫血和非重型再生障碍性贫血两种，前者表现为起病急、进展快、病情重，后者特点是起病缓慢、进展慢、病情轻。本病主要临床表现如下。

1. 贫血　患者会出现面色苍白、全身乏力、头晕眼花、心悸、气短等症状，并呈进行性加重。

2. 感染　大部分患者都会出现感染性发热。重型再生障碍性贫血表现为高热，且难以控制；呼吸道感染最常见，多容易合并败血症。非重型再生障碍性贫血发热较重型要轻，且相对容易控制，一般持续 1 周左右，极少数患者会合并败血症。

3. 出血　重型再生障碍性贫血患者的皮肤、黏膜和内脏会有不同程度的出血；皮肤可有出血点、瘀斑，牙龈、口腔黏膜、鼻部易发生出血，还可能有呕血、便血、尿血、眼底出血等表现，严重者甚至会出现颅内出血。非重型再生障碍性贫血患者主要以皮肤黏膜出血为主，相对容易控制。

（二）体征

以上两型均有贫血面容，睑结膜及甲床苍白，皮肤可见出血点及瘀斑；贫血重者，心率增快，心尖区常有收缩期吹风样杂音，一般无肝脾肿大。

（三）理化检查

1. 血象　呈全血细胞减少，三系细胞减少程度不一定平行，少数患者可呈两系细胞减少。贫血一般为正细胞正色素性。网织红细胞计数降低，且急性再障时网织红细胞计数常低于 1%。

2. 骨髓象和骨髓活检　急性再障骨髓象表现为多部位增生低下，三系造血细胞均明显减少，非造血细胞如淋巴细胞、浆细胞、组织嗜碱性细胞和网状细胞等增多，巨核细胞明显减少或缺如。慢性再障多数骨髓增生不良，三系造血细胞减少，非造血细胞增多。少数穿刺到残存造血增生灶，可见有核细胞增生良好，但巨核细胞减少。骨髓活检的主要特点是骨髓脂肪化，骨髓小粒中非造血细胞和脂肪细胞增多，三系造血细胞减少，造血面积少于正常的 50%，严重者少于 25%。

3. 核素骨髓扫描　可直接或间接判断骨髓的整体造血功能。急性再障正常造血面积明显减少；慢性再障造血面积减少，常可见局灶性代偿增生。

四、辨病辨证

（一）西医辨病

1. 西医诊断　2008 年第八届全国再障学术会议修订的再障诊断标准如下。
（1）全血细胞减少，网织红细胞绝对值减少。
（2）一般无肝脾肿大。
（3）骨髓至少 1 个部位增生降低或重度降低（如增生活跃，有巨核细胞明显减少），骨髓小粒非造血细胞增多（有条件者可做骨髓活检等检查，显示造血组织减少，脂肪组织增加）。
（4）能除外引起全血细胞减少的其他疾病。如阵发性睡眠性血红蛋白尿症，骨髓增生异常综合征中的难治性贫血、急性造血功能停滞、骨髓纤维化、急性白血病、恶性组织细胞病等。
2. 根据上述标准诊断为再障后，再进一步分析是急性再障还是慢性再障。

（1）急性再障（亦称重型再障Ⅰ型）的诊断标准

1）临床表现：发病急，贫血呈进行性加剧，常伴严重感染，内脏出血。

2）血象：除血红蛋白下降较快外，需具备下列诸项中的2项。①网织红细胞 <1%，绝对值 <15×10^9/L；②白细胞明显减少，中性粒细胞绝对值 <0.5×10^9/L；③血小板计数 <20×10^9/L。

3）骨髓象：①多部位增生降低，三系造血细胞明显减少，非造血细胞增多；如增生活跃有淋巴细胞增多。②骨髓小粒中非造血细胞及脂肪细胞增多。

（2）慢性再障的诊断标准

1）临床表现：发病缓慢，贫血、感染、出血均较轻。

2）血象：血红蛋白下降速度较慢，网织红细胞、白细胞、中性粒细胞及血小板检测值较急性再障为高。

3）骨髓象：①三系或两系减少，至少1个部位增生不良；如增生良好，红系中常有晚幼红细胞比例增高，巨核细胞明显减少。②骨髓小粒中非造血细胞及脂肪细胞增多。

4）病程中如病情恶化，临床表现、血象及骨髓象与急性再障相似，则称重型再障Ⅱ型。

【鉴别诊断】

1. 阵发性睡眠性血红蛋白尿症（PNH）　本病是获得性克隆性血细胞膜缺陷疾病，为溶血性疾病。临床上可有反复发作血红蛋白尿及黄疸，实验室检查示网织红细胞绝对值增高，哈姆试验（Ham test）阳性，尿含铁血黄素试验阳性，血细胞免疫表型 CD55 和 CD59 出现异常阴性表达群体。

2. 骨髓增生异常综合征　本病是造血干细胞克隆性恶性血液病。周围血象可呈全血细胞减少，亦可一系或两系减少。多数患者骨髓增生活跃，骨髓小粒主要为造血细胞，可有原始细胞及幼稚细胞增多及分布异常，出现不同程度的病态造血。

3. 低增生性白血病　部分可呈慢性过程，表现为周围血全血细胞减少，骨髓增生低下，易与再障混淆，但骨髓中有多数原始细胞，不难鉴别。

4. 恶性组织细胞病　多数患者表现为高热、黄疸、淋巴结肿大、肝脾肿大、全血细胞减少以及进行性衰竭。骨髓或浸润的组织器官出现恶性组织细胞灶性增生，常伴有吞噬现象。

（二）中医辨证要点

1. 抓住证候特征辨证　慢性再障以面色苍白、周身乏力、头晕、心悸气短等气血两亏之象为证候特征；或出现代偿功能亢进的阴虚表现，因肾不藏精，精不化血，阴虚血少而呈现五心烦热，夜出盗汗，虚烦不眠，口干舌燥，齿龈渗血，舌淡干少津,脉弦细数。随着病情的发展,阴虚之象和阳虚表现可以同时并存,此时可以辨证为阴阳两虚,既有潮热、五心烦热的阴虚表现,又有畏寒喜暖、手足不温的阳虚表现,且此阶段发热以及出血症状不明显或轻微。本病归属于髓劳血虚病证,应抓住其常见肾阴亏虚和气血两亏并存的本虚证候进行辨证。

2. 抓住病位,随证候变化动态辨证　慢性再障起病隐匿,进展较慢,病位在肾,但随病情演变,可以波及他脏。发病初期,或由先天禀赋不足,后天失养,或感受外邪,伤及正气,或烦劳过度,或毒邪内侵,其损总归于肾;肾阴不足,水不涵木,可导致肝肾阴虚,日久阴损及阳,肾阳受损,则肾阳虚,脾失温煦,可以出现脾肾两虚。本病一般先有阴虚表现,而后出现肾阴阳两虚、肾阳虚、脾肾阳虚的表现。病程之中,亦有本虚复感受温热邪毒,邪毒充斥内外,阴液不复,可表现为肾阴虚或肝肾阴虚之虚损表现,辨治之时,宜用卫气营血、三焦辨证,结合脏腑辨证,辨清孰轻孰重,抓住病位所在,随证候变化动态辨证。

3. 抓住本虚实质,结合气血阴阳及脏腑盈亏变化,探求辨证依据　慢性再障的特征性表现为面色苍白,周身乏力,心悸气短,动则尤甚,一派脏腑虚衰之象,病程日久或复感他邪,可出现气血、阴阳、脏腑功能改变,故辨证之时,应抓住本虚实质,结合气血阴阳及脏腑盈亏变化,进行辨证。随病程日久,亏损波及他脏,可以出现虚劳。患者正气亏虚,易于受邪,外邪侵袭,易于传变入里,出现高热、皮肤紫斑、齿鼻衄血、便血尿血等邪毒内盛表现,以标实为主,轻则肺卫受伤,重则深入营血,甚则逆传心包,危及生命。

4. 辨证与辨病相结合　再生障碍性贫血的部分患者可由接触化学性物质、电离辐射以及药物等因素引起,临床上可有接触史可查。从本病表现看,呈现一派虚象,血红蛋白、白细胞、血小板明显减少,且易于并发感染及出血,可以有发热及感染部位的相应表现,与中医本虚标实表现相符。辨证之时,可以病证相参,细辨标本虚实,阴阳盛衰,按病证遣方用药。

五、治疗

(一)中医辨证论治

遵照“急则治标,缓则治本”的原则。治“标”就是要积极控制感染、出血;治“本”指在病情平稳时采取补法,主要用益气健脾、温阳补肾类方药,促进骨髓造血功能恢复。

1. 热毒炽盛

主要证候:起病急骤,病情进展迅速,皮肤瘀斑,色深红,高热口渴,烦躁不安,面红目赤,溲赤便秘,或神昏谵语,常伴有鼻衄、齿衄、尿血或便血,舌质红绛,苔黄,脉弦数。

治法：清热泻火，凉血止血。

方药：清瘟败毒饮（《疫疹一得》）加减。

常用石膏、知母、淡竹叶大清气分之热；黄连、黄芩、栀子、连翘通泻三焦火热毒邪；犀角（现用水牛角代替）、赤芍、牡丹皮、玄参清热解毒，凉血止血；桔梗为使，载药上行。

加减：热盛动风者，加安宫牛黄丸；高热者，加鳖甲、大青叶等；出血广泛而重者，加仙鹤草、紫珠草、侧柏叶等；尿血者，加大小蓟、藕节、白茅根等以清热利尿；大便秘结者，可加大黄通便泄热。如兼有阴虚症状，加入玄参、麦冬等滋阴清热之品，并可酌情加入阿胶、鸡血藤等以增强补血之功。

2. 气血两虚

主要证候：面色淡白或萎黄，唇爪色淡，声低气短，疲倦乏力，失眠健忘，眩晕心悸，痞满纳呆，便溏，或见肌衄、紫斑、月经过多，舌淡胖有齿痕，苔薄白，脉细弱。

治法：补益气血，健脾和胃。

方药：八珍汤（《正体类要》）加减。

常用党参、熟地黄益气补血，当归、白芍养阴养血，川芎活血行气，茯苓健脾渗湿，炙甘草益气补中，大枣、生姜调和脾胃。

加减：痞满纳呆者，加木香、砂仁、神曲、山楂；心悸甚者，加酸枣仁、远志；便溏者，加薏苡仁、泽泻；血虚甚者，加阿胶、何首乌、鸡血藤；血虚日久兼有阴虚者，加生地黄、玄参、麦冬；肌衄、紫斑者，酌加血余炭、蒲黄炭、棕榈炭、茜草根。

3. 阴虚内热

主要证候：起病缓慢，病程长，多见于久病、大病失于调理，肌肤出现斑点或瘀块，色红浅润，时发时止，常伴齿衄、鼻衄、月经过多；手足心热，潮热盗汗，两颧红赤，腰酸，心悸，五心烦热，口干，不欲饮，多梦，头晕耳鸣等，舌质红，苔少或无苔，脉细数。

治法：滋阴降火，宁络止血。

方药：茜根散（《景岳全书》）加减。

常用生地黄、阿胶滋阴养血；茜草根、侧柏叶、黄芩清热凉血止血；甘草调中解毒。

加减：出血广泛者，可加紫草、仙鹤草、牡丹皮；低热潮热者，可加地骨皮、鳖甲；盗汗甚者，可加浮小麦、糯稻根、煅龙骨、煅牡蛎；阴虚甚者，可加女贞子、墨旱莲；肾阴亏虚而火热不甚者，则可以选用六味地黄丸滋补肾阴，酌加茜草根、仙鹤草、侧柏叶、紫草；血热甚者，可加大青叶、玄参、青天葵、栀子。

4. 脾肾两虚

主要证候：精神萎靡不振，面色无华，唇甲淡白，面浮肢肿，眩晕耳鸣，食少，肌衄、紫斑,便溏或久泻久痢,腰酸膝软,畏寒肢冷,男子遗精阳痿,女子月经过多,舌质淡胖、边有齿印,苔白滑,脉沉细无力。

治法:温补脾肾,填精养血。

方药:四君子汤(《太平惠民和剂局方》)合右归丸(《景岳全书》)加减。

常用附子、肉桂温补肾阳;党参、白术、山药健脾益气;鹿角胶益精养血;熟地黄、山茱萸、枸杞子滋阴益肾,养肝敛阴;菟丝子、杜仲补肝肾,强腰膝;当归养血和血;茯苓健脾渗湿;甘草理气补中。

加减:附子、肉桂辛温刚燥,不宜久服,宜用巴戟天、淫羊藿、黄精等温润之品。食少、便溏或久泻久痢者,加薏苡仁、苍术;腰酸膝软者,加牛膝;畏寒肢冷、遗精阳痿者,加金樱子、锁阳、芡实;肌衄、紫斑、月经过多者,加阿胶、艾叶、仙鹤草、侧柏叶、紫珠草。

5. 阴阳两虚

主要证候:患者经久不愈,病程长,症状反复,出血部位广泛,皮肤瘀点瘀斑、鼻衄、齿衄、尿血、便血,女子月经过多等,畏寒,怕冷,头晕目眩,腰膝酸软,小便频数,大便溏,男子遗精或滑精,又见五心烦热,盗汗,表现为上热下寒、阳虚阴虚杂见。舌红少津,或舌质淡胖,脉细数或虚大。

治法:滋阴补阳,培元固本。

方药:右归丸或左归丸(《景岳全书》)加减。

偏阳虚者以右归丸为主方,方中附子、肉桂温补肾阳,鹿角胶填精益肾,熟地黄、山茱萸、枸杞子滋阴补肾,山药、当归补脾养血,菟丝子、杜仲补肝肾。偏阴虚者以左归丸为主方,方中熟地黄、山茱萸、枸杞子滋阴益肾,鹿角胶、龟甲胶填精益髓,山药补脾,菟丝子、川牛膝补益肝肾、强腰壮骨。

加减:出血广泛者,加大蓟、小蓟、侧柏叶、茜根、牡丹皮、棕榈皮,酌加党参、白术、黄芪健脾益气以化生阴血;潮热明显者,加地骨皮、银柴胡、青蒿、鳖甲。附子、肉桂辛温刚燥,不宜久服,宜用巴戟天、淫羊藿、补骨脂等平补之品。

【方药应用】

1. 注射制剂　根据辨证分型,可选用以下中药针剂:黄芪注射液、参附注射液、痰热清注射液、丹参注射液、川芎嗪注射液等,或其他类似药物。

2. 中成药　辨证选用中成药如再障生血片、复方皂矾丸、地榆升白片、血康胶囊等,或其他类似中成药。

【针灸治法】

1. 毫针处方　中脘、足三里、三阴交、阳陵泉;膈俞、脾俞、胃俞。上述2组穴位交替使用,不留针,15日为1个疗程。若血小板计数低于 20×10^9/L,有出血倾向者,禁针,以免针孔出血。

2. 灸疗处方　足三里、上巨虚、丰隆;曲池、手五里、手三里、上廉;水分、下脘、滑肉门、天枢、膏肓俞；肾俞、膈俞、肝俞、脾俞等。4 组穴位直接灸，每壮艾炷如枣核大，上尖底平，直接置穴位皮肤上，每穴每次灸 7 壮，每组穴位连灸 2 天，按 1、2、3、4 组顺序施灸；或使用艾灸盒按穴位施灸，8 天为 1 个疗程，共灸 6 个疗程，前 4 个疗程间隔 14 天，后 2 个疗程间隔 22 天。

3. 穴位贴敷　双侧肾俞、八髎。选定穴位后，局部消毒，按压片刻后，将药丸（自制穴位贴敷剂，所用药物具有味甘咸、性温的特点，具有温肾助阳、益精填髓之功效）置于穴位上用胶布固定，贴敷后加压刺激，使局部轻度疼痛、红润即可。并嘱患者或家属每天加压刺激穴位 5 次，每次 3 分钟，2 天换药 1 次，5 次为 1 个疗程。急性发作期可持续按压。

（二）西医治疗

再障（AA）一旦确诊，应明确疾病严重程度，尽早治疗。

1. 重型 AA 的标准疗法　对年龄 >40 岁，或年龄虽 <40 岁但无人类白细胞抗原（HLA）相合同胞供者的患者，首选抗淋巴 / 胸腺细胞球蛋白（ALG/ATG）和环孢素 A（CsA）的免疫抑制治疗（IST）加促造血治疗；对年龄 <40 岁且有 HLA 相合同胞供者的重型 AA 患者，如无活动性感染和出血，可首选 HLA 相合同胞供者骨髓移植。HLA 相合无关供者骨髓移植，仅用于 ALG/ATG 和 CsA 治疗无效的年轻重型 AA 患者。骨髓移植前必须控制出血和感染。不推荐使用粒细胞集落刺激因子（G-CSF）动员的外周血干细胞移植。

2. 非重型 AA 的标准疗法　依赖于输血的非重型 AA 可采用 CsA 合并促造血（雄激素、造血生长因子）治疗；如治疗 6 个月无效，则按重型 AA 治疗。不依赖输血的非重型 AA，可应用 CsA 和 / 或促造血治疗。

其他免疫抑制剂：①大剂量环磷酰胺；②吗替麦考酚酯（MMF）；③他克莫司；④西罗莫司；⑤抗 CD52 单克隆抗体。

3. 伴有明显 PNH 的 AA 患者的处理　在 AA 患者中可检测到少量 PNH 克隆，患者骨髓细胞减少但并不出现溶血，通常仅单核细胞和中性粒细胞单独受累，并且仅占很小部分；推荐对这些患者的处理同无 PNH 的 AA 患者。伴有明显 PNH 克隆（>50%）的 AA 患者慎用 ALG/ATG 治疗，可暂按 PNH 处理。AA-PNH 或 PNH-AA 综合征患者治疗以针对 PNH 为主，兼顾 AA。

4. 妊娠 AA 患者的处理　AA 可发生于妊娠过程中，有些患者需要支持治疗。AA 患者妊娠后，疾病可能进展。妊娠 AA 患者主要是给予支持治疗，输注血小板维持患者血小板计数在 20×10^9/L 以上。不推荐妊娠期使用 ALG/ATG，可予 CsA 治疗。妊娠期间应该严密监测患者孕情、血常规和重要脏器功能。

5. 支持疗法

（1）成分血输注：输血指征一般为 Hb<60g/L；老年 >60 岁且代偿反应能

力低（如伴有心、肺疾患），需氧量增加（如感染、发热、疼痛等）时，可放宽输血阈值（Hb≤80g/L），尽量输注红细胞悬液。拟行异基因造血干细胞移植者应输注辐照或过滤后的红细胞和血小板悬液。存在血小板消耗危险因素（感染、出血、使用抗生素或 ALG/ATG 等）或重型 AA，预防性血小板计数输注阈值为 $<20\times10^9/L$，而病情稳定者为 $<10\times10^9/L$。发生严重出血者则不受上述标准限制，应积极输注单采血小板悬液，使血小板计数达到相对较高水平。因产生抗血小板抗体而导致无效输注者，应输注 HLA 配型相合的血小板。粒细胞缺乏伴严重感染危及生命者，在联合使用抗生素与 G-CSF 疗效欠佳时，可以考虑输注粒细胞。

（2）其他保护措施：重型 AA 患者应予以保护性隔离，有条件者应入住层流病房；避免出血，防止外伤及剧烈活动；杜绝接触危险因素，包括对骨髓有损伤作用和抑制血小板功能的药物；必要的心理护理；需注意饮食卫生，可预防性应用抗真菌药物。

（3）感染治疗：AA 患者发热应按"中性粒细胞减少伴发热"的治疗原则来处理。

（4）祛铁治疗：患者长期输血导致血清铁蛋白水平超 1 000μg/L 时，应给予祛铁治疗。

六、中西医结合思路

再障属于中医学"虚劳""内伤发热""血证"等范畴。六淫、饮食不节、劳伤、邪毒等伤及气血脏腑，尤其造成脾肾虚损，可出现血虚证，逐渐形成虚劳诸证；阴虚则内热，正虚邪干则外感发热；脾虚不统血，火热灼伤血络，或迫血妄行，皆可引起出血。这是本病出现贫血、发热、出血的机制。本病为本虚标实之证，气血亏虚、脾肾虚损为其根本，出血、邪实发热为标证。治疗上应遵照"急则治标，缓则治本"的原则。治标就是要积极控制感染、出血，一旦热毒致高热、衄血、紫斑，急须凉血止血、清解热毒治疗，此时及时治愈高热出血，成为治疗再障成功的关键。治本指在病情平稳时，采取补法，促进骨髓造血功能恢复，此时须分清气血虚、阴虚、阳虚，以便应用益气健脾、滋阴养血、温阳补肾类方药。由于虚劳和内伤发热的病情均较复杂，病势缠绵，病情易反复，治疗较难，因此治疗的疗程要长，须 3 个月至 1 年以上，患者需耐心治疗。

慢性再障的西医治疗以雄激素治疗为首选，且雄激素联合免疫抑制剂如环孢素可提高疗效。联合免疫抑制是目前国内重型再障治疗的主要选择；年轻（<40 岁）的重型再障患者如有 HLA 相合的供者，应首选异基因造血干细胞移植治疗，且应尽早进行。重型再障发病急骤，病情凶险，应以西医治疗为主，配合中医清热解毒、凉血止血；病情缓和后，配合中医益气健脾、滋阴养血、温阳补肾等

治疗。慢性再障病情进展较慢,西药起效较慢,则可予中医益气健脾、滋阴养血、温阳补肾等治疗,配合雄激素治疗。中西医结合治疗再障,集中西医两法的治疗特长,有助于提高再障的临床治疗效果。

七、辨已病未病与调养

再生障碍性贫血强调未病先防,注重预防与调摄。

(一)辨已病未病

近年来,随着工业的日益发达,环境污染的日趋严重,再障的发病有增加的趋势,严重危害人们的身体健康。应改善环境污染;加强劳动保护,提高个人防护意识,避免直接频繁接触有毒物质。避免某些药物的滥用,尤其是儿童、老年人更应注意;增强体质,预防病毒感染。这些综合措施可在一定程度上起到预防作用。一旦确诊,应尽早中西医结合诊治。

(二)调养

1. 对于继发性再障患者,应避免与有害因素继续接触。
2. 患者气血虚亏、肺卫不固,平时要注意饮食卫生和起居,慎防感染。
3. 对于血小板数处于较低水平、易于出血的患者,饮食宜清淡,少食辛辣助热类食物,注意休息,情绪愉快,保持大便通畅。

八、临床验案

全国老中医药专家丘和明诊治再障验案

郭某,女,24岁。2008年2月11日第一诊。患者2年前出现面色苍白,疲乏倦怠,伴有皮肤瘀点、瘀斑,到省人民医院行骨髓细胞形态学、骨髓活检等检查,诊断为"再生障碍性贫血";给予"环孢素100mg,每日3次;十一酸睾酮80mg,每日2次"等药物治疗,症状有所好转,但血常规一直没有明显改善,且逐渐出现肝功能损害,后停服以上药物,寻求中医治疗。就诊时口干,乏力,刷牙时牙龈出血,时有腰酸,纳差,眠一般,二便调。检查见面色无华,皮下少量瘀点、色暗红,胸骨无压痛,淋巴结未触及肿大,肝脾肋下未及,舌稍红苔薄黄,脉细。血常规:WBC 1.9×10^9/L,RBC 1.87×10^{12}/L,Hb 74g/L,PLT 23×10^9/L。

中医诊断:慢髓劳(脾肾亏虚)。

中医辨证:脾肾亏虚。

中医治则:补益肾阴精髓,加以健脾摄血、清退虚热。

方药:养阴益髓方加减。

处方:怀山药 15g,熟地黄 15g,山茱萸 15g,龟甲 30g(先煎),巴戟天 15g,何首乌 20g,菟丝子 15g,鹿角胶 15g(烊),鸡血藤 30g,绵茵陈 15g,白芍 15g,玄参 15g,阿胶 20g(烊化)。14 剂,水煎服,日 1 剂。

丘和明依据口干,刷牙时牙龈出血,时有腰酸,舌稍红苔薄黄,脉细,辨为脾肾亏虚。脾气虚弱,故见神疲乏力、面色无华;肾阴不足,故见腰酸;阴虚火旺,故见舌稍红苔薄黄、脉细;脾气虚不能摄血,加之肾阴不足,虚火妄动,故见皮下、牙龈出血。治疗当以补益肾阴精髓,加以健脾摄血、清退虚热为法,以养阴益髓方加减治疗。方中以"养阴益髓方"补益脾肾为主,考虑患者有阴虚火旺之嫌,去枸杞子等,加玄参、阿胶养阴清热,同时加用绵茵陈化湿清热,以防滋腻太过。

2 月 27 日二诊:患者服用上方后,症状稍好转。2 月 15 日月经来潮,月经量多、色鲜红,出现头晕,乏力症状加重,于当地医院输注红细胞悬液 2U、血小板 1U。后继续服用以上方药调理。就诊时月经已干净约 1 周,口干好转,间有腰酸,眠差,舌淡红,舌苔微黄,脉细。血常规:WBC 2.1×10^9/L,RBC 2.85×10^{12}/L,Hb 101g/L,PLT 49×10^9/L。患者服用上方后部分症状好转,但其间适逢月经来潮,月经量多、色鲜红、质稀。虑其虚火妄动,导致月经过多,出血后气随血脱,邪气去其大半,但虚证仍在,故处方中去巴戟天,加入枸杞子、黄精养阴柔肝,酸枣仁养阴安神,党参益气补脾肾并避免动血。

处方:原方去巴戟天,加枸杞子 15g,党参 20g,酸枣仁 20g,黄精 20g,甘草 6g。40 剂,水煎服,日 1 剂。

4 月 12 日三诊:患者发热,体温 38.6℃,咳嗽,咳痰,痰中带血,无咽痛,无腹泻,舌淡红,舌苔白厚,脉浮。虑其脾肾亏虚,正气虚弱,且正值温热之邪多见季节,风热邪气袭表,首先犯肺,故而咳嗽发热,但因正气虚弱,无力祛邪,邪正相争尚不剧烈,故以中度发热为主。表证尚浅,正气不足,故舌苔白厚,脉浮。考虑患者本证仍在,但目前以外感之邪作乱为主要标证,遂给予桑菊饮加减以清疏肺卫之邪。

处方:桑叶 15g,桔梗 10g,前胡 15g,北杏仁 10g,连翘 15g,黄芩 15g,茜草根 10g,仙鹤草 15g,何首乌 15g,生地黄 15g,山茱萸 15g,甘草 6g。7 剂,水煎服,日 1 剂。发热 6 日消退,咳嗽好转,继续服用二诊方药。

4 月 24 日四诊:患者无发热恶寒,症状改善,但有咽干稍欲饮,纳差,纳眠可,便溏,舌淡红,舌苔白厚,脉弦。患者出现咽干,结合大便溏薄,纳差,舌淡红苔白厚,脉弦,认为其邪气虽减,但损伤脾胃之气,脾胃虚弱,津液不能上乘,故见口干,当予加强健脾益气之功。

处方:太子参 15g,白术 15g,怀山药 15g,枸杞子 15g,牛蒡子 15g,火炭母 20g,鸡血藤 30g,绵茵陈 15g,麦芽 30g,鸡内金 10g,仙鹤草 15g,玄参 15g。18 剂,水煎服,日 1 剂。

5月16日五诊：患者昨天开始出现双下肢皮肤散在性出血点，舌淡红，苔白，脉细。血常规：WBC 3.6×10^9/L，RBC 2.80×10^{12}/L，Hb 94g/L，PLT 53×10^9/L。患者再次出现出血症状，考虑为脾肾虚弱，故治疗当以健脾补肾、养阴摄血方药为主。上方去太子参、枸杞子、牛蒡子、火炭母、绵茵陈、麦芽、鸡内金，加用熟地黄15g，山茱萸15g，茯苓15g，牡丹皮15g，党参20g，何首乌20g，巴戟天15g，黄精15g。以六味地黄丸为组方补益肝肾之阴，服26剂，水煎服，日1剂。

6月11日六诊：患者咽干症状基本缓解，无明显腰酸，无明显牙龈出血，但仍时有气短，大便偏烂，舌淡红苔白，脉细。考虑患者肝肾阴虚、脾肾虚弱为主要矛盾，给予左归丸加减进行维持治疗。

处方：怀山药15g，熟地黄15g，山茱萸15g，龟甲30g（先煎），巴戟天15g，何首乌20g，菟丝子15g，鹿角胶15g（烊化），茜草根10g，党参20g，茯苓15g，甘草6g。水煎服，日1剂，连服30天。

2010年7月12日：血常规示WBC 3.96×10^9/L，RBC 2.93×10^{12}/L，Hb 101g/L，PLT 76×10^9/L。追踪观察，气短症状消失，大便改善，余无其他不适。患者一直以左归丸加减治疗，取得良好效果。

【按】本医案固本培元，补益脾肾，但不忘适时扶正祛邪，充分体现了"补脾与补肾""补肾阴与补肾阳""扶正与祛邪""补益与活血"4种关系。

（蓝　海　古学奎）

参 考 文 献

1. 王吉耀.内科学［M］.北京：人民卫生出版社，2005.

2. 张之南，李蓉生.红细胞疾病基础与临床［M］.北京：科学出版社，2000.

3. 刘亦选，陈镜合.中医内科学［M］.北京：人民卫生出版社，1998.

4. Appelbaum FR, Barrall J, Storb R, et al.Clonal cytogenetic abnormalities in patients with otherwise typical aplastic anaemia［J］.Experimental Hematology, 1987, 15（11）: 1134-1139.

5. Armenti VT, Ahlswede KM, Ahlswede BA, et al.National Transplantation Pregnancy Registry-outcomes of 154 pregnancies in cyclosporine-treated female kidney transplant recipients［J］. Transplantation, 1994, 57（4）: 502-506.

6. Bacigalupo A, Hows J, Gluckman E, et al.Bone marrow transplantation（BMT）versus immunosuppression for the treatment of severe aplastic anaemia（SAA）: a report of the EBMT SAA Working Party［J］.Br J Haematol, 1988, 70（2）: 177-182.

7. Bacigalupo A, Chaple M, Hows J, et al.Treatment of aplastic anaemia（AA）with antilymphocyte globulin（ALG）and 47 methylprednisolone（Mpred）with or without androgens: a randomised trial from the EBMT SAA Working Party［J］.British Journal Haematology, 1993, 83（1）: 145-151.

8. Bacigalupo A, Brand R, Oneto R, et al.Treatment of acquired severe aplastic anaemia: bone marrow transplantation compared with immunosuppressive therapy-The European Group for Blood and Marrow Transplantation experience［J］.Semin Hematol, 2000, 37（1）: 69-80.

9. Bacigalupo A, Bruno B, Saracco P, et al.Antilymphocyte globulin, cyclosporine, prednisolone and granulocyte colony stimulating factor for severe aplastic anemia: an update of the GITMO/ EBMT study on 100 patients[J].Blood, 2000, 95(6): 1931-1934.

第三节　多发性骨髓瘤

多发性骨髓瘤（multiple myeloma, MM）简称骨髓瘤，是一种骨髓中浆细胞的恶性克隆性增生所致的血液系统肿瘤。MM 在欧美的发病率约为（2~5）/10万，占血液系统肿瘤的 10%，我国发病率稍低。MM 多见于中老年人，中位发病年龄 61~62 岁。

多发性骨髓瘤的主要病理机制为异常增多的肿瘤性浆细胞分泌异常单克隆性免疫球蛋白（M 蛋白），导致贫血、骨质破坏、肾功能损害和高钙血症等临床表现。患者可有面色苍白、乏力、骨痛、腰痛等症状。

多发性骨髓瘤患者如以贫血、肾衰竭为主要表现，可归属于中医学的"虚劳"范畴；如表现为骨痛，可归属于中医学的"腰痛""骨痹"或"骨蚀"范畴。

一、病因病机

中医理论认为，多发性骨髓瘤的病因可归类为六淫外邪、饮食劳损、正气虚损。

1. 六淫外邪　长期反复感受风寒湿邪，三气杂至，合而为痹。尤其是寒邪，寒气凝滞，稽留骨髓，致使骨痛；寒湿阻滞气血，可致气滞血瘀。

2. 饮食劳损　饮食不节，劳损过度，损伤内脏，致使脾肾亏虚，脾虚内生痰湿，或致瘀滞经脉，或痰瘀互结。邪毒内蕴骨髓，或髓不生血，或髓骨损伤，而成骨蚀。

3. 正气虚损　年老体衰，五脏亏虚，尤以脾肾为甚。正气虚衰，易感受外邪；脾肾亏虚，或内生痰湿，或气血不足。

二、五脏相关与病机转化

多发性骨髓瘤的病机转化涉及五脏，脾肾亏虚是其核心机制，且脾肾亏虚常常转化为气血亏虚、痰瘀互结。脾为后天之本，脾虚可致气血生化失源，气血亏虚，血虚不荣，患者多有气短、乏力、面色苍白；脾失运化，水湿内停，湿聚生痰，痰湿黏滞易阻滞气机，造成气滞血瘀，患者身体重滞、骨痛；脾不统血，则皮肤瘀斑，或牙龈出血。痰瘀互结，或内搏于骨，蚀骨侵髓，患者可表现为骨痛、骨折；或停留经脉，阻遏气机，致手足麻痹不遂；或内客五脏，造成五脏损伤。肝失疏泄，加重气机不畅，患者可头晕目眩、耳鸣、眼花；肝不藏血，可致皮肤紫斑、衄血。

痰瘀结肺,致咳嗽、咯血。肾为先天之本,肾虚则气血阴阳俱损,患者气短、头晕、水肿、腰膝酸软、少尿、血尿、畏寒怕冷;肾主骨生髓,肾虚则骨痿髓衰,骨痿易发骨折,髓衰则不生血,必致血虚加剧。在多发性骨髓瘤的病机发展过程中,以脾肾亏虚为核心,以气血亏虚、痰瘀互结为机制,五脏相关,终致骨蚀髓衰。(图8-3-1)

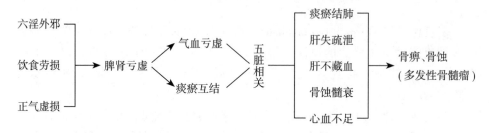

图 8-3-1　多发性骨髓瘤病因病机示意图

三、临床表现

多发性骨髓瘤常隐匿起病,多由于骨痛、骨折,或体检化验时存在贫血、血尿、蛋白尿或肾功能不全而被发现。

(一) 症状与体征

1. 骨质破坏　多发生在脊柱、颅骨、盆骨、肋骨或长骨干骺端。患者多表现为骨痛,且可能为最早的症状,其特点是间歇性或持续性发作,并进行性加重,活动、负重后加剧,休息后可缓解。脊柱肋骨最常被累及,患者多表现为腰背痛,负重或剧烈活动易致骨折。患者常因骨痛或骨折出现局部运动障碍,腰椎压缩性骨折严重时可致不能行走站立。肋骨病变可见局部隆起,骨折时局部按压有摩擦音。

2. 贫血　为轻、中度贫血,与骨髓瘤细胞浸润、细胞因子的抑制作用以及肾功能不全有关。化疗、并发感染或出血可加重贫血。

3. 肾损害　由于游离轻链的沉积继发肾小管变性、高钙血症、高尿酸血症等,患者常在疾病早期出现血尿、蛋白尿、管型尿,被诊为慢性肾炎、肾病综合征。如未及时治疗,可进展为肾功能不全、尿毒症。

4. 感染　大量 M 蛋白抑制正常免疫球蛋白的合成和功能,加之化疗的骨髓移植作用和免疫抑制作用,使患者易并发感染。感染部位多见于呼吸系统、消化系统、泌尿系统,严重者可出现败血症、感染性休克,是多发性骨髓瘤重要的死亡原因。

5. 出血倾向　多见鼻出血、牙龈出血及皮肤紫癜,与 M 蛋白抑制血小板功能、化疗造成血小板减少等因素有关。

6. 高黏滞综合征　IgM、IgA、IgG 等 M 蛋白增多,使血液黏滞度增高,患者可见多种器官循环障碍、缺血表现,如头晕、眼花、视力模糊、手足麻木,严重者可出现心衰、呼吸困难。

7. 淀粉样变性　大量 M 蛋白的轻链沉积在皮肤、舌、心、肾等各种器官组织,形成淀粉样变性,临床见乏力、水肿、紫癜、舌体肿大、肝脾肿大、心脏扩大,甚至发展为心衰、肾病综合征。

8. 多发性周围神经炎　主要原因是 M 蛋白对周围神经的变性作用,表现为手足无力、麻木、疼痛异常。

9. 高钙血症　肾功能不全及广泛的溶骨性破坏可致高钙血症。患者可表现为厌食、多尿、烦渴、心律失常。

10. 器官浸润　髓外器官或组织浸润可致肝脾肿大和髓外肿块。

(二)理化检查

1. 血液学检查　患者多呈不同程度的贫血,为正细胞正色素性贫血,血涂片中红细胞呈缗钱样排列;浆细胞比例一般 <2%;血沉明显增快。后期常见全血细胞减少。

2. 骨髓象　骨髓涂片可见形态异常的浆细胞(骨髓瘤细胞)增多,达 10% 以上,多者可在 80% 以上。骨髓瘤细胞可见双核或多核,细胞质丰富、深蓝染色,胞质内可见 Rusell 小体或空泡。

3. 骨髓活检　可见瘤细胞呈弥漫性、结节样或片状分布。

4. 细胞免疫表型　肿瘤细胞表达 CD56 阳性,CD38、CD138 低水平阳性;CD19、CD20 双阴性;胞质限制性表达 κ 轻链或 λ 轻链。

5. M 蛋白检测　常用血清免疫固定电泳和血清游离轻链检测等方法,可检测到 M 蛋白,并进行类型及定量检查。

6. 生化检查　可见高钙血症,血清白蛋白降低,球蛋白升高;肾损害时,可见肌酐、血尿素氮(BUN)升高;血清碱性磷酸酶(ALP)、β_2 微球蛋白也常升高。

7. 细胞遗传学、分子生物学检查　骨髓瘤细胞可检测到染色体异常,IgH 基因易位如 t(11;14)、t(4;14)、t(14;16)等,或检测出 MAFB、IRF-4/MUM-1 等基因突变。

8. 影像学检查　X 线可检测到弥漫性骨质疏松及骨质破坏。骨质破坏多见虫蚀样溶骨性骨质缺损,甚至造成病理性骨折。多见于脊柱、锁骨、肋骨、颅骨、骨盆等处。

9. 其他　多见蛋白尿,部分患者见血尿,可因尿液异常被早期误诊为肾病。尿液也可检测到 M 蛋白、β_2 微球蛋白等指标阳性或升高。

四、辨病辨证

（一）西医辨病

1. **MM 诊断标准**　我国的 MM 诊断标准：①骨髓涂片浆细胞 >15% 或存在畸形瘤细胞；②血清 M 蛋白 IgG>35g/L，IgA>20g/L，IgD>2.0g/L，或 IgE>2.0g/L；③溶骨性破坏或广泛的骨质疏松。

2. **MM 临床分类**

（1）IgG 型：约占 MM 50% 以上，易发生感染、高黏滞综合征。

（2）IgA 型：约占 MM 25%，多见高钙血症、高黏滞综合征、淀粉样变性，肾损害明显。

（3）IgD 型：少见，并发症多，预后差。

（4）IgE 型：罕见。

（5）轻链型：约占 10%~20%。多为 λ 轻链型。并发症多，预后差。

3. **特殊类型的骨髓瘤**

（1）冒烟性骨髓瘤：M 蛋白、骨髓瘤细胞水平已达到 MM 诊断标准，但缺乏贫血、骨质破坏、肾损害、高钙血症等表现，3~5 年中病情稳定。这类患者可予观察等待。

（2）浆细胞白血病：周围血浆细胞 >20%，计数 >2.0 × 10^9/L，多为原发性，部分系 MM 继发而来，预后差。

（3）非分泌性骨髓瘤：1% 的 MM 患者的血清及尿液均检测不到 M 蛋白，M 蛋白仅存在于细胞质内。此类浆细胞比较幼稚，骨质破坏突出。

（4）骨硬化性骨髓瘤：临床表现为多发性周围神经炎（感觉、运动功能障碍）、器官肿大（肝、脾、淋巴结肿大）、内分泌病变（糖尿病、男子乳腺发育、阳痿）、M 蛋白、皮肤病变（色素沉着、水肿、多毛）等联合出现，血小板计数升高，骨髓浆细胞 <5%，又称 POEMS 综合征。

（5）其他：骨孤立性浆细胞瘤、骨外浆细胞瘤。

4. **临床分期**　临床上普遍采用 Durie-Salmon 分期体系（表 8-3-1）。国际分期系统依据 β$_2$ 微球蛋白的水平进行分期，其中低于 3.5mg/L 为 I 期，高于 5.5mg/L 为 III 期，介于二者之间为 II 期。

表 8-3-1　多发性骨髓瘤的临床分期（Durie-Salmon 分期）

分期	I	II	III
血红蛋白 /（g/L）	>100	介于两者之间	<85
血钙 /（mmol/L）	≤2.65	介于两者之间	>2.65

续表

骨 X 线片	正常或孤立病灶	介于两者之间	进展
IgG/（g/L）	<50	介于两者之间	>70
IgA/（g/L）	<30	介于两者之间	>50
尿轻链 /（g/d）	<4	介于两者之间	>12
体内瘤细胞数 /（×10^{12}/m^2）	<0.6	介于两者之间	>1.2

注：每期又可分两组，A 组：肾功能正常；B 组：血肌酐 >176.8μmol/L。

【鉴别诊断】MM 在临床上常以贫血、肾损害或骨质破坏为首发表现，易被误诊为其他血液病、肾脏疾病或骨科疾病而耽误治疗。骨髓细胞形态学检查、M蛋白检测以及多部位骨 X 线片常可鉴别。

（二）中医辨证

1. 抓住证候特征 多发性骨髓瘤临床表现多样，而其骨痛多具有刺痛、部位固定等特点，当属血瘀证候。如果症状表现为头晕、眼花、口苦、烦躁易怒等，则多考虑为肝阳上亢。多发性骨髓瘤患者因肾不藏精，精不化血，阴虚血少而表现为五心烦热、盗汗、虚烦不眠、口干舌燥、齿龈渗血、舌质淡干少津、脉弦细数。随着病情的发展，肾虚、血瘀证候会愈加突出，综合表现为骨痛、骨损、肾功能不全。同时气血亏虚证候也会相伴加重，患者可能表现为心、肾等脏腑功能衰竭。本病病程可至半年或至数年之久。因脏腑气血亏虚或化疗药物副作用，又易致患者感受外邪侵袭，见呼吸系统感染表现，或并发皮肤黏膜出血。如脾虚痰生，痰瘀化热，形成痰热；痰瘀互结，形成瘰疬、肿块；血虚气滞，气滞痰凝，形成局部肿痛；邪毒不除，常常侵骨噬髓，形成骨蚀。故而本病往往表现为虚实夹杂。

2. 抓住病位，随证候变化动态辨证 多发性骨髓瘤的病位在肾，但随病情演变，可以波及他脏。发病初期，患者多因感受外邪、毒邪损伤肾脏，常致肾脏亏虚；邪毒内侵骨髓，又导致瘀毒内生，故而病势日甚。随着病情发展，肾虚不能主骨生髓，加之瘀毒侵髓，致骨蚀骨痹；髓减不能生血，而致血虚；肾虚初可为肾阴不足，水不涵木，久之可导致肝肾阴虚；肾阳也可受损，脾失温煦，即可出现脾肾两虚。在病程之中，患者常因本虚感受外邪，或因虚致实，形成痰热、气滞、血瘀等病邪，这些病邪侵犯五脏六腑，辨证之时应根据证候特点，辨别病位，结合脏腑辨证，抓住病位所在，随变化动态分析。

3. 抓住肾虚血虚实质，结合血瘀邪毒辨证 多发性骨髓瘤在疾病本质上属于瘀毒侵犯肾脏、骨髓的肾虚血瘀证。一方面表现为血瘀、邪毒的邪实证，另一方面也表现为肾虚、血虚的虚证。初期血瘀、邪毒表现甚剧，肾虚、血虚尚轻，肾虚也以气虚为主;随着疾病发展,瘀毒加深,血瘀证表现加重,肾虚、血虚也加深,肾虚可转化为肾阴虚、肾阳虚,继而阴阳俱虚。血虚、肾虚又可影响肝、脾、心、肺,造成心气虚、肺气虚、肺阴虚、肝血虚、脾气虚、脾胃虚寒、肝肾阴虚或脾肾阳虚等。疾病又可在气血营卫之间传变,血虚损及气分,卫气不固,易致呼吸系统感染;瘀毒传里入营血,又可出现高热、皮肤紫斑、齿鼻衄血、便血尿血、神志昏迷等表现,甚则逆传心包,危及生命。在结合气血阴阳、脏腑盈亏变化的同时,还应该注意到病理物质的变化,病初以瘀毒为主,随着疾病发展可并发痰浊、水湿、血瘀等其他病理物质,这些病理物质可单独或互结出现在不同脏腑,影响机体功能,出现不同的证候。

4. 辨证与辨病相结合　多发性骨髓瘤属于单克隆性浆细胞肿瘤,从病理性质分析属于瘀毒。该病又多侵犯骨髓,造成骨损、骨折、造血抑制,中医理论认为属于肾虚。肾不主骨,不能强骨生髓,故从辨病角度看,多发性骨髓瘤属于肾虚血瘀证。同时该病在不同个体中又因为病机发展的不同,表现为不同的兼证或证型主次有别;所以,临床上必须根据五诊,把辨证与辨病有机结合起来,才能更准确地把握疾病实质。

在多发性骨髓瘤并发症的诊断中,也应该把辨证辨病结合起来。比如,患者合并肺部感染时,应该抓住肺炎病原体的外邪实质,再结合患者个体的本虚特征,治疗时做到掌握标本缓急、祛邪补虚的恰当选择。

五、治疗

(一)中医辨证论治

遵照"急则治标,缓则治本"的原则。多发性骨髓瘤的"标"证多为骨折、感染、出血、贫血,宜采用相应的补肾、清热解毒、凉血止血、养血之法;"本"证可有瘀毒内蕴、肾虚血瘀、气血亏虚、阴阳俱虚等情况,实则泻之,邪者驱之,虚则补之。着重用清热解毒、补肾活血、益气养血、温肾补脾等方法,祛邪补肾,抑制肿瘤细胞,促进骨髓造血功能恢复。

1. 瘀毒蕴结

主要证候:骨痛,神倦,乏力,食欲不振,身体消瘦,皮肤或见瘀点瘀斑,或有齿衄、鼻衄,舌质红或暗,有瘀点,脉涩。

治法:活血祛毒。

方药:血府逐瘀汤(《医林改错》)合青黄散(《赤水玄珠》)加减。

方中桃仁、红花、川芎、赤芍活血化瘀,雄黄、青黛以毒攻毒。

加减:该证型系多发性骨髓瘤的基础证型,其他证型均由此证型发展而来。其他证型的治疗在该型治法的基础上,根据不同证型进行化裁。

2. 肾虚血瘀

主要证候:面色㿠白或黧黑,气短乏力,眩晕耳鸣,畏寒肢冷,腰酸腰痛,骨痛如刺,疼痛固定拒按,甚或骨折;体表可按及肿块;小便频数,或见咳血、牙衄、紫斑、血尿;舌淡或青紫、有瘀斑,脉细涩。

治法:补肾活血祛瘀。

方药:大补元煎(《景岳全书》)合失笑散(《太平惠民和剂局方》)加减。

加减:如患者肢体水肿,尿少,滑精,五更泻,应用右归丸温阳利水;如失眠、耳鸣、梦遗,精少,或月经减少、闭经,舌红少苔,可换用左归丸;如骨痛明显,可加乳香、没药;腰酸腰痛者,加川续断、桑寄生;如咳嗽、气短、喘息,可合用参蛤散;如胸胁疼痛,可加川楝子、郁金、柴胡、桃仁、红花。

3. 痰瘀互结

主要证候:咳嗽痰多,痰黏稠或带暗紫血块,胸腹痞闷,神倦乏力,头晕口黏,四肢麻痹或肢体困重,身痛骨痛,痛处固定肿胀,纳呆食少,舌质暗、有瘀斑,苔白腻,

治法:化痰祛瘀。

方药:双合汤(《杂病源流犀烛》)加减。

方中川芎、桃仁、红花活血祛瘀,当归、白芍、生地黄养血活血,陈皮、半夏、白茯苓、白芥子祛湿化痰。

加减:如痰黏难咳、气促喘息,或有呕恶食少,舌苔厚,说明痰浊阻肺,可加三子养亲汤,痰黄者加杏仁、黄芩;如局部痛甚,刺痛、肿胀,可用身痛逐瘀汤;如四肢麻痹明显,可加全蝎、蜈蚣;痞满纳呆者,加木香、砂仁、神曲、山楂。

4. 气滞血瘀

主要证候:情绪抑郁或急躁易怒,胸胁胀痛,走窜不定,肋骨可见肿胀骨折,刺痛拒按,面色淡白或萎黄,唇爪色淡,声低气短,疲倦乏力,失眠健忘,眩晕心悸,痞满纳呆,便溏,或见肌衄、紫斑、月经过多,舌淡胖有齿痕,苔薄白,脉细弱。

治法:活血化瘀,理气止痛。

方药:血府逐瘀汤(《医林改错》)加减。

方中桃仁破血润燥,红花活血祛瘀止痛,为君药。赤芍、川芎活血祛瘀;牛膝活血通经,祛瘀止痛,引血下行,共为臣药。生地黄、当归养血活血;桔梗、枳壳宽胸行气;柴胡疏肝解郁,共为佐药。

加减:胸闷、心悸者,加酸枣仁、远志;胁痛明显者,加川楝子、香附、没药;便秘者,加沉香、槟榔、枳实、大黄;烦躁易怒、口苦者,加栀子、牡丹皮;肌衄、紫斑者,酌加血余炭、蒲黄炭、棕榈炭、茜草根。

5. 肝肾阴虚

主要证候:烦躁易怒,眼花干涩,耳鸣,肢麻胁痛,腰膝酸痛,骨蒸潮热,盗汗,

口干,或有咯血吐血,颜色鲜红,舌红少苔,脉弦细。

治法:滋阴养血,补益肝肾。

方药:左归丸(《景岳全书》)合当归补血汤(《内外伤辨惑论》)加减。

方中熟地黄、山茱萸、枸杞滋阴补肾,鹿角胶填精生髓,菟丝子、牛膝补益肝肾、强腰壮骨,黄芪、山药健脾生血,当归滋养肝血。

加减:咯血、吐血者,加侧柏叶、茜根、牡丹皮、棕榈皮;血虚者,加党参、白术、阿胶、何首乌、鸡血藤健脾养血;盗汗,潮热明显者,加地骨皮、银柴胡、青蒿、鳖甲;口干咽燥,大便秘结者,加生地黄、玄参、麦冬。

6. 脾肾阳虚

主要证候:倦怠乏力,面色无华,唇甲淡白,面浮肢肿,眩晕耳鸣,腹痛食少,便溏或久泻久痢,腰酸膝软,畏寒肢冷,舌质淡胖、边有齿印,苔白滑,脉沉细无力。

治法:温补脾肾,和血养精。

方药:四君子汤(《太平惠民和剂局方》)合右归丸(《景岳全书》)加减。

方中附子、肉桂温阳补脾肾;熟地黄、山茱萸、枸杞滋阴益肾;菟丝子、杜仲补肝肾;党参、白术、山药健脾益气;茯苓健脾渗湿;鹿角胶、当归益精养血;甘草缓中。

加减:如失眠多梦、口干盗汗,可去附子、肉桂,加巴戟天、淫羊藿、黄精等温润之品;腰酸膝软者,加补骨脂、牛膝;五更泻者,可加四神丸;纳呆,便溏,完谷不化者,合用理中汤;久泻久痢者,合用补中益气汤;畏寒肢冷,遗精阳痿者,加金樱子、锁阳、芡实。

【方药应用】气滞胁痛者,可口服逍遥丸;骨痛、骨折时,可外敷双柏油膏;局部肿痛者,可外敷紫金锭,活血化瘀止痛;瘀毒明显者,可静脉滴注三氧化二砷注射剂、苦参注射液,加强化瘀祛毒治疗;大便干结,排便无力时,可予麻仁软胶囊口服,或大黄灌肠液灌肠;大便溏泻、纳呆食少,可口服保济丸;如气虚乏力,甚或虚脱冷汗,可予参附注射液、参麦注射液静脉滴注。

【针灸方法】

1. 毫针疗法 腰痛者,多为肾虚血瘀所致,可予以毫针补法治疗。选穴:阿是穴、委中、大肠俞、肾俞、腰俞、命门。上述穴位使用重刺,短留针,15 日为 1 个疗程,或配合拔罐治疗。四肢麻痹者,多为痰瘀阻络,也可用毫针治疗,可选风池、曲池、合谷、足三里、三阴交、太溪等穴位;重刺,短留针。

2. 灸疗法 肾虚血瘀是多发性骨髓瘤的根本病机,艾灸可起到温经止痛、活血通络、温阳补气的功效。多选背部腧穴。艾灸时可根据患者情况和治疗目的,在艾条中加入肉桂、干姜、丁香、独活、细辛、白芷或雄黄等成分,可分别加强补肾、止痛或解毒的效果。也可选择姜、盐、大蒜或硫黄为隔物的间接灸。

3. 注意事项 白细胞缺乏、血小板计数低于 $20 \times 10^9/L$、有出血倾向者,应禁针,以免针孔感染、出血不止。多发性骨髓瘤患者应禁忌任何部位的按摩,以防诱发骨折或加重骨质破坏。

(二) 西医治疗

多发性骨髓瘤的治疗多采用化疗及自体造血干细胞移植的方法。传统化疗方案的中位生存期为 3 年;自体造血干细胞移植应用后,中位生存期提高到了 5 年;近年来,靶向药物的应用,使该病中位生存期延长至 10 年。

1. MP 方案　该方案作用缓和,耐受性好,适用于 70 岁以上、一般情况较差者。虽然有效率达 60%,但是完全缓解率仅 3%。

2. 联合化疗　以 MP 方案为基础,联合阿霉素、烷化剂、沙利度胺、糖皮质激素等不同作用机制的药物,组成联合化疗方案,如 VAD 方案、M2 方案、TD 方案等。有效率可达到 80% 以上,完全缓解率仍然偏低。常见副作用有心脏毒性和糖皮质激素不良反应。参见表 8-3-2。

表 8-3-2　常用化疗方案

方案	药物	剂量	用法	疗程
MP	美法仑	8mg/(m²·d)	口服,第 1~4 天	每 4~6 周重复
	泼尼松	60mg/(m²·d)	口服,第 1~4 天	至少 1 年
M2	长春新碱	1.20mg/(m²·d)	静脉注射,第 21 天	每 5 周重复
	环磷酰胺	400mg/(m²·d)	静脉注射,第 1 天	共 1 年
	泼尼松	60mg/(m²·d)	口服,第 1~4 天	
	卡莫司汀	20mg/(m²·d)	静脉滴注,第 1 天	
VAD	长春新碱	0.40mg/(m²·d)	静脉注射,持续 96 小时	每 4 周重复
	多柔比星	9mg/(m²·d)	静脉注射,持续 96 小时	共半年
	地塞米松	20mg/(m²·d)	口服,第 1~4、9~12、17~20 天	
PAD	硼替佐米	1.3mg/(m²·d)	静脉注射,第 1、4、8、11 天	每 3 周重复
	多柔比星	9mg/(m²·d)	静脉注射,持续 96 小时	至少 4 个周期
	地塞米松	20mg/(m²·d)	口服,第 1~4 天	
TD	沙利度胺	200mg/(m²·d)	口服,第 1~28 天	每 4 周重复
	地塞米松	40mg/(m²·d)	口服,第 1~4、9~12、17~20 天	共半年

3. 含靶向药物的新方案　蛋白酶体抑制剂硼替佐米在 2003 年应用于多发性骨髓瘤的治疗,与传统化疗方案结合,形成 PAD 方案。有效率及缓解率均得到明显提高,可达 50%~80%。

4. 自体造血干细胞移植　不能选择靶向治疗的患者,如果年龄 <65 岁,一

般情况好,可采用自体造血干细胞,完全缓解率达 50%。

5. 其他抗肿瘤治疗　如果存在孤立性病灶和髓外肿瘤,可进行局部放射治疗。干扰素 -α、三氧化二砷辅助治疗,能够提高疗效。

6. 免疫治疗　近年来,免疫介导治疗方案正在进入临床,如白介素 -6 单克隆抗体、嵌合抗原受体 T 细胞免疫治疗(CAR-T)、特异性肿瘤疫苗等,随着技术提高,有望获得理想的效果。

7. 对症及支持治疗　对于多发性骨髓瘤的骨质破坏,可应用曲马多镇痛,双膦酸盐类药物促进骨质愈合;化疗中应注意感染的防治,特别是大剂量糖皮质激素、粒细胞缺乏时,应注意二重感染、深部真菌感染的预防和及时治疗。阿霉素等蒽环类药物具有心脏毒性,应用时注意心脏的保护。多发性骨髓瘤本身会造成周围神经损伤,加之长春新碱、硼替佐米等化疗药具有神经毒性,患者可能并发手足麻木、麻痹性肠梗阻等副作用,注意防治。

六、中西医结合思路

1. 抗肿瘤中药的应用　现代研究已经证实,部分中药具有抗肿瘤活性,如石上柏、山慈菇、白花蛇舌草、半枝莲、莪术、冬凌草、青黛、雄黄等。其中,砷剂(三氧化二砷注射液)已经临床试验证实具有治疗多发性骨髓瘤的作用。这些抗肿瘤中药多具有清热解毒或活血化瘀的作用,可根据患者的具体证型酌加应用。如果患者骨痛明显,说明病机重在血瘀,可选择加入活血、止痛类抗癌中药,如莪术、姜黄、川乌;如患者出现髓外浸润,形成肿块者,可加山慈菇、蜣螂、瓜蒌,软坚散结;如骨髓涂片显示肿瘤性浆细胞比例较高,说明瘀毒为甚,可加紫草根、八角莲、大青叶、雄黄等。

2. 并发症的中西医结合治疗　多发性骨髓瘤可由于轻链沉积、肿瘤细胞浸润破坏等病理损害而出现感染、骨折、大量蛋白尿、周围神经炎、肠麻痹,严重者可能出现感染性休克、肠梗阻、肾衰竭等危重情况。对于多发性骨髓瘤并发的骨质破坏、骨质疏松,可以予维生素 D、膦酸盐类药物促进骨质钙化、骨质愈合,而中药治疗可从补肾活血的角度入手。如果患者出现蛋白尿、血尿等肾损害表现,中医认为其主要病机为肾虚血瘀,可用活血化瘀、补益肾阳等方法治疗。当患者出现手足麻木,或大便不通等肠麻痹表现时,西药可用维生素 B_1、维生素 B_2、甲钴胺等营养神经;中医则认为神经末梢的损伤属于脉络不通、气血不畅,应予补益气血、活血通络的方法治疗,多主张应用全蝎、蜈蚣等虫类药物活血通络。

3. 治疗药物毒副作用的中西医结合治疗　多发性骨髓瘤患者多长期大量应用糖皮质激素、烷化剂、沙利度胺或来那度胺、硼替佐米以及广谱抗生素等药物,容易并发白细胞计数降低、口腔胃肠黏膜溃疡、二重感染、肠道菌群失调、周围神经炎等。针对这些副作用,应在化疗前后针对性应用黏膜保护剂、神经营养剂、护胃药物、肠道益生菌制剂等,而中药可予紫地合剂、乌贝散、贞芪扶正颗粒等口服。

七、辨已病未病与调养

多发性骨髓瘤属于浆细胞增生形成的恶性肿瘤,与电离辐射、接触化学毒物、慢性抗原刺激、自身免疫性疾病以及病毒感染有关,因此预防多发性骨髓瘤应注意以下几点。

1. 远离辐射,于辐射环境工作的人员应做好辐射防护措施。

2. 避风寒,减少病毒感染,特别是疱疹病毒感染;彻底治疗感染性疾病,避免转化为慢性感染,减少抗原刺激。对于经常出现感染性疾病的患者,可根据体质进行中医药调理,以增强体质,减少感染发生机会。

3. 避免接触化学毒物,做好职业防护,特别是对甲醛、苯、二甲苯等化学物质的职业防护。家庭装修应尽量使用环保材料,确保甲醛的安全水平,室内注意通风。生活中尽量减少化学毒物接触,如不使用劣质染发剂、化妆品,尽量不饮酒,不食用霉变、变质食物。

4. 40 岁以上人群应每年查血常规、尿液常规,如有肋骨、脊柱疼痛,应尽早进行 X 线检查。如果发现贫血、血尿、蛋白尿或骨质破坏,应考虑多发性骨髓瘤的可能,及时进行骨髓穿刺、免疫固定电泳检查等以减少漏诊误诊。

5. 已经确诊多发性骨髓瘤的患者,应注意饮食,尽量避免生食、冷食,减少感染性并发症的发生;应注意增加优质蛋白,补充多种维生素,均衡营养,保证机体营养充足。化疗患者应注意防寒保暖,尽量不去人多的地方,出门戴口罩,减少感染概率。

6. 由于多发性骨髓瘤患者常有周围神经炎、肠麻痹等并发症,为了预防肠梗阻,患者应注意预防便秘,多食容易消化、有通便作用的食物如香蕉,也可服用通便药物,辅助排便。对于蛋白尿、血尿明显的患者,应注意预防肾功能损害加重,服用药物时应注意其是否具有肾毒性。当肾功能不全时,应注意减少蛋白质摄入量,避免加重肾脏负担。

八、临床验案

全国老中医药专家丘和明治疗多发性骨髓瘤验案

案一:李某,女,54 岁。2008 年 5 月 8 日,因"胸痛 2 周"来我院门诊。患者 2 周来乏力,左胸部固定刺痛,活动、呼吸时明显,夜间尤甚;口干,大便不畅,胃纳可,夜尿增多;舌质暗红、有瘀斑,苔白,脉弦沉。患者自幼体弱,多有咳嗽,近 10 年每于冬季即发作,迁延数月。X 线检查发现左侧第 7 肋骨骨折,其他肋骨、锁骨见多发性溶骨性破坏;骨髓细胞形态学检查示肿瘤性浆细胞达 45%。患者有慢性支气管炎病史 10 年。Hb 76g/L,24 小时尿蛋白定量 1.2g;免疫固定电泳见 λ 型轻链;体液免疫六项见 IgG 明显升高,达 65g/L;尿 β_2 微球蛋白 4.5mg/L。

中医诊断:骨蚀,证属肾虚血瘀。西医诊断:多发性骨髓瘤(IgG 型,临床Ⅱ期)。丘和明认为,该患者的病因可能与慢性支气管感染有关。患者由于长期外感风寒,损伤肺肾,致使气虚血瘀,发为骨蚀。患者多部位骨质破坏、蛋白尿均为肾虚血瘀之象;患者胸部固定刺痛、夜间尤甚,舌暗有瘀斑,均为血瘀之象。治则为补肾活血,自拟补肾活血方。方用龟甲 30g(先煎)、补骨脂 30g、熟地黄 20g、当归 10g、川芎 10g、赤芍 15g、菟丝子 20g、鹿角胶 30g、黄芪 30g、没药 10g、三七 6g;该患者时有白痰,可加用陈皮 6g、法半夏 10g。中药每日 1 剂,水煎服。西医治疗予以 PAD 方案化疗。

2008 年 8 月 1 日,经过三程中西医结合治疗,患者胸痛明显减轻,Hb 88g/L,24 小时尿蛋白定量 1.0g;血清 IgG 54g/L;尿 β_2 微球蛋白 2.5mg/L。X 线复查:肋骨骨折部分愈合,骨质破坏缩小。骨髓幼稚浆细胞比例 7%。免疫固定电泳仍见 λ 型轻链。

2008 年 12 月,患者经过八程化疗,中药仍用补肾活血方加减。患者骨折已经愈合,骨髓浆细胞比例 1%;Hb 121g/L;24 小时尿蛋白定量 0.5g;血清 IgG 39g/L;尿 β_2 微球蛋白 1.1mg/L;免疫固定电泳 λ 型轻链阴性。疗效判定:完全缓解。

案二:王某,女,53 岁,因“反复下肢水肿、蛋白尿 1 年,发现贫血 1 周”于 2013 年 5 月 3 日来诊。患者 1 年前出现下肢水肿,大量蛋白尿,在外院肾内科门诊诊断为肾病综合征,给予泼尼松、中药治疗;患者症状反反复复,近半年进行性加重。1 个月前血常规发现 Hb 85g/L,遂转入我院血液科诊治。患者 1 年来反复下肢水肿,腰酸乏力,小便清长,大便稀薄,舌质淡白、苔白,脉沉细。骨髓检查发现幼稚浆细胞 31%;免疫固定电泳见游离 λ 型轻链,M 蛋白阳性,IgG 56g/L;24 小时尿蛋白定量 2.5g,尿 β_2 微球蛋白 3.1mg/L。

中医诊断:水肿,肾虚水泛。西医诊断:多发性骨髓瘤(IgG 型,临床Ⅰ期)。西医治疗用 PAD 方案,中药用真武汤加减。方用:附子 10g(先煎)、白芍 15g、茯苓 15g、白术 15g、生姜 6g、车前子 10g、淫羊藿 15g、巴戟天 15g、肉桂 3g。每日 1 剂,水煎服。

二诊:2013 年 5 月 27 日。患者下肢水肿减轻,大便性状改善,小便清长。仍腰腿无力,舌质淡、苔白,脉细沉。骨髓幼稚浆细胞 15%,24 小时尿蛋白定量 1.7g,尿 β_2 微球蛋白 2.4mg/L。丘和明认为,患者症状有所改善,可以加强滋补肾阳的力度。在前方基础上,改附子 20g(先煎)、巴戟天 20g、肉桂 6g,去白芍,加鹿茸 2g（碾末冲服）。坚持每日 1 剂。西医治疗仍用 PAD 方案。

三诊，2013 年 7 月 10 日。第 4 次 PAD 方案化疗后，患者自觉手足麻木。下肢水肿明显消退，小便正常，腰腿无力改善。舌质红，苔薄白，脉沉。骨髓幼稚浆细胞 6%，24 小时尿蛋白定量 1.0g，尿 β_2 微球蛋白 2.0mg/L。丘和明认为，患者肾阳亏虚表现明显好转。目前患者出现手足麻木，应注意硼替佐米的神经毒性副作用。末梢神经损伤属于中医肾虚络瘀范畴，中医治疗应予补肾通络。拟补肾通络方：附子 10g（先煎）、杜仲 15g、淫羊藿 20g、巴戟天 20g、车前子 10g、全蝎 10g、蜈蚣 2 条、黄芪 20g。每日 1 剂，水煎服。

四诊：2013 年 8 月 11 日。患者第 5 次化疗。自觉手足麻木好转，下肢无水肿。舌质红，苔薄白，脉沉。骨髓幼稚浆细胞 3%，24 小时尿蛋白定量 0.8g，尿 β_2 微球蛋白 1.7mg/L。患者骨髓象部分缓解。继续前方治疗。经九程治疗，患者病情获得完全缓解。

（陈　鹏　古学奎）

参 考 文 献

1. 董其海，林志敏，陈沁园，等．多发性骨髓瘤的中医药治疗新进展［J］．中医药信息，2018，35（6）：107-110.
2. 杜松，胡镜清，卢红蓉．痰瘀互结证现代理论研究进展述评［J］．中国中医基础医学杂志，2015，21（4）：477-482.
3. 赵含笑，于天启．多发性骨髓瘤靶向信号通路治疗的研究进展［J］．广东医学，2018，39（S2）：281-284.
4. 陈鹏，何玉萍，古学奎，等．补肾活血方对多发性骨髓瘤调节性 T 细胞水平的影响［J］．新中医，2012，44（8）：71-72.
5. 陈鹏．丘和明教授血证学术思想及临床经验研究［D］．广州：广州中医药大学，2012.
6. 陈灏珠，林果为，王吉耀．实用内科学：全 2 册［M］.14 版．北京：人民卫生出版社，2013.

第四节　急性白血病

急性白血病（acute leukemia, AL）是起源于造血干细胞的恶性克隆性疾病，受累细胞出现增殖失控、分化障碍、凋亡受阻，大量蓄积于骨髓和其他造血组织，从而抑制骨髓正常造血功能并浸润淋巴结、肝、脾等组织器官。

急性白血病细胞的分化停滞于早期阶段，多为原始细胞和早期幼稚细胞，病情发展迅速，自然病程仅数月。根据受累细胞系，AL 可分急性髓系白血病（AML）和急性淋巴细胞白血病（ALL）两类。

我国白血病发病率为（3~4）/10 万。恶性肿瘤的死亡率中，白血病居第 6 位（男）和第 8 位（女）；儿童及 35 岁以下成人中，白血病居第 1 位。成人 AL

以 AML 多见,儿童 AL 以 ALL 多见。

中医古籍中无白血病这一病名。根据不同临床表现,急性白血病多属于"温病""急劳""热劳""血证"等范畴。

一、病因病机

中医学认为,急性白血病乃虚实夹杂之证,以人体精气内虚为内因,以邪毒侵袭为外因。由于机体正气不足,邪毒侵袭伤及营阴,致骨髓受损而发病。其病因病机大致可以归纳如下。

1. 内因　劳倦过度、饥饱不节、房劳过度、不良用药、七情内伤,以及先天不足、遗传缺陷等可导致机体正气虚弱。正如《素问》所说"正气存内,邪不可干""邪之所凑,其气必虚"。《医宗必读·积聚》也说:"积之成也,正气不足,而后邪气踞之。"正气虚弱是导致白血病发生的内在原因。《灵枢·寿夭刚柔》说:"忧恐忿怒伤气。气伤脏,乃病脏。"《素问·痹论》谓:"饮食自倍,肠胃乃伤。"《素问·宣明五气》也说:"五劳所伤:久视伤血,久卧伤气,久坐伤肉,久立伤骨,久行伤筋,是谓五劳所伤。"由于内伤,则脏腑功能失健,即免疫功能低下,使邪毒有可乘之机。

2. 外因　主要为邪毒内蕴。尤怡《金匮要略心典》曰:"毒者,邪气蕴蓄不解之谓。"外邪侵袭人体,入里蕴结成毒,多从热化、火化,如热毒、火毒等。一般将导致白血病的外界因素统称"邪毒",包括各种理化因素、生物因素等。这种邪毒进入机体后多能化热伤阴,因而又将其看作"火热之邪",也有称之为"火毒""热毒"者。邪毒在一定内因条件下侵入机体的脏腑经络,由表及里。如邪毒毒力较弱,则起病较缓慢,即有一个"潜伏期",或病情较轻;邪毒蕴积化热,耗气伤阴,为气阴两虚证,多为早期或轻型患者;邪毒入里,伤及气血,出现气血双亏证候,称气血亏虚证;毒邪进一步发展,侵及营血,毒入骨髓,出现壮热口渴,衄血发斑,甚至神昏谵语,称热毒炽盛、内陷心包。而邪毒入里,伤及营阴,累及于肾,骨髓受损,生血不足,可致阴阳两虚,阴竭阳脱。另外一个重要病理因素是血瘀;它是邪毒、内伤共同作用的病理产物。邪毒侵及机体,潜伏经络,阻碍气机运行,日久而出现气滞;血随气行,气滞则血凝,进而出现血瘀,瘀滞日久而成癥积肿块。清代王清任《医林改错》云:"结块者,必有形之血也。"因而白血病的肝脾肿大多与血瘀有关。同时瘀血的存在,阻碍新血的生成,正所谓"瘀血不去,新血不生",因此瘀血又与贫血的发生有密切关系;另外,随着瘀血的产生而出现瘀血阻络的现象,血不循常道而出现衄血,溢于内脏则见咯血、吐血、便血、崩漏,溢于肌肤则见紫斑;如瘀血日久化热,或成败血症而出现高热。病程日久,气血更亏,气滞血瘀,脉络阻塞,结于胁下,形成癥块。

二、五脏相关与病机转化

病损部位在血液及五脏,尤以脾、肾两脏更为重要。肾为先天之本,主骨、藏精、生髓;脾为后天之本,气血生化之源。脾肾亏虚,不能化生气血、主骨生髓,邪毒内侵,毒入骨髓,则气血生化乏源,正气内虚不能抗邪于外,发为本病。本病的发生,除了与脾、肾密切相关外,亦与阳气、阴液、心、肝、肺等有关。所以在本病的病变过程中,一脏受病,累及他脏,气虚不能生血,血虚无以生气;气虚者,日久阳也渐衰;血虚者,日久阴也不足;阴阳互损,以致病情趋于复杂。肾为五脏之本,肾虚火衰,不能温养脾土,可致脾肾阳虚;肾阴不足,无法滋养肝阴,遂致肝肾阴虚;且肾为人体阴阳之根,肾中阴阳不足,则一身阴阳俱虚。阳气亏虚,推动无力,则可致瘀血内生,痰湿内停;阴血不足,无以敛阳,则可致虚阳外越,虚火内生。(图8-4-1)

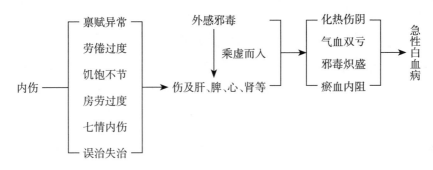

图 8-4-1　急性白血病病因病机示意图

三、临床表现

(一)症状

1. 发热　半数患者以发热为早期表现,主要与粒细胞缺乏所致感染或白血病本身发热有关,但后一种情况多低于 38.5℃。热度由低热至高热不等,热型不定。常见感染部位有上呼吸道、肺部、口腔、肛周及全身(败血症)等。因正常白细胞减少,局部炎症表现可以不典型。最常见的致病菌为革兰氏阴性杆菌,其次为革兰氏阳性球菌。

2. 出血　40% 的患者以出血为早期表现,主要与血小板减少和凝血功能异常有关。表现为皮肤瘀点瘀斑、牙龈出血、鼻出血、月经过多等。颅内出血可出现头痛、呕吐、双侧瞳孔不对称,甚至昏迷、死亡。弥散性血管内凝血常见于急性早幼粒细胞白血病,表现为全身广泛性出血。

3. 贫血　多呈正常细胞性贫血,进行性加重,表现为面色苍白、虚弱、头晕甚至呼吸困难等。

4. 白血病细胞增殖浸润　可表现为淋巴结和肝脾肿大,骨骼和关节疼痛,粒细胞肉瘤,牙龈增生和肿胀,皮肤蓝灰色斑丘疹或皮肤粒细胞肉瘤,胸腺肿物,睾丸肿大;侵及中枢神经系统时,可出现头痛、恶心、呕吐、颈项强直、抽搐及昏迷等症状。

（二）体征

急性白血病可出现贫血面容,睑结膜及甲床苍白,也可因血小板减少而出现皮下出血点、紫斑等。部分患者可出现淋巴结和肝脾肿大,胸骨下端的局部压痛。

（三）理化检查

1. 血象　大多数患者白细胞增多,也有白细胞计数正常或减少者。血涂片分类检查可见数量不等的原始和幼稚细胞,患者常有不同程度的正常细胞性贫血,少数患者血涂片上可找到幼红细胞,晚期血小板往往极度减少。

2. 骨髓象　WHO 分类将骨髓原始细胞≥20% 定为 AL 的诊断标准。M_3 以多颗粒的异常早幼粒细胞为主,且此类患者的原始细胞也可能 <30%,正常的巨核细胞和幼红细胞减少。奥氏(Auer)小体仅见于 AML,有独立诊断意义。

3. 细胞化学　见表 8-4-1。

表 8-4-1　常见 AL 的细胞化学鉴别

	ALL	AML	急性单核细胞白血病（AMOL)
髓过氧化物酶（MPO）	（–）	分化差的原始细胞（–）~（+）	（–）~（+）
糖原染色（PAS 染色）	（+）或成块颗粒状	（–）或（+）,弥漫性淡红色	（–）或（+）,弥漫性淡红色或颗粒状
非特异性酯酶（NSE）	（–）	（–）或（+）,NaF 抑制反应 <50%	（+）,NaF 抑制反应≥50%
中性粒细胞碱性磷酸酶（NAP）	增加	减少或（–）	正常或增加

4. 其他检查　白血病免疫学检查、染色体和基因检查有助于白血病分型及预后的诊断。如 90% 的 M_3 有 t（15;17)（q22;q21),该易位使 15 号染色体上

的 *PML* 与 17 号染色体上的 *RARA* 形成 *PML-RARA* 融合基因。

四、辨病辨证

（一）西医辨病

国际上常用的法美英（FAB）分类法将 AL 分为 ALL 和 AML 两大类。

1. AML 共分为 8 型

M_0（急性髓系白血病极微分化型）：骨髓原始细胞≥30%，无 T、B 淋巴系标记，至少表达一种髓系抗原，免疫细胞化学或电镜 MPO 阳性。

M_1（急性粒细胞白血病未分化型）：骨髓中原粒细胞占非红系有核细胞≥90%，早幼粒细胞很少，中幼粒细胞以下阶段不见或罕见。

M_2（急性粒细胞白血病部分分化型）：骨髓中原粒细胞占非红系有核细胞 30%~89%，早幼粒细胞及以下阶段粒细胞 >10%，单核细胞 <20%。

M_3（急性早幼粒细胞白血病）：骨髓中异常早幼粒细胞占非红系有核细胞≥30%，细胞质内有大量密集甚至融合的粗大颗粒，常有成束的奥氏小体（Auer rod）。

M_4（急性粒 - 单核细胞白血病）：按粒系和单核细胞系形态不同，包括下列 4 种类型。①M_{4a}，原始和早幼粒细胞增生为主，原单核、幼单核和单核细胞占非红系有核细胞≥20%；②M_{4b}，原单核、幼单核细胞增生为主，原始和早幼粒细胞占非红系有核细胞 >20%；③M_{4c}，原始粒细胞既具粒细胞系又具单核细胞系形态特征者占非红系有核细胞 >30%；④M_{4e}，除上述特点外，骨髓非红系细胞中嗜酸性粒细胞 >5%，且这些嗜酸性粒细胞较异常，除有典型的嗜酸颗粒外，还有大的（不成熟）嗜碱颗粒。

M_5（急性单核细胞白血病）：根据细胞分化成熟程度分为 2 种亚型。①M_{5a}（未分化型），骨髓中原单核细胞占非红系有核细胞≥80%；②M_{5b}（部分分化型），骨髓中原单核和幼单核细胞占非红系有核细胞 >30%，原单核细胞 <80%。

M_6（红白血病）：骨髓中红细胞系 >50%，且常有形态学异常，骨髓非红系细胞中原粒细胞（或原单核 + 幼单核细胞）Ⅰ+Ⅱ型 >30%；若血涂片中原粒细胞或原单核细胞 >5%，骨髓非红系细胞中原粒细胞或原单核 + 幼单核细胞 >20%。

M_7（急性巨核细胞白血病）：骨髓中原巨核细胞≥30%，电镜下血小板过氧化酶阳性，外周血中有原巨核（小巨核）细胞，血小板膜蛋白Ⅰb、Ⅱb/Ⅲa 或因子Ⅷ相关抗原（vWF）阳性。

2. ALL 共分 3 型

L_1：原淋巴细胞和幼淋巴细胞以小细胞（直径≤12μm）为主。

L_2：原淋巴细胞和幼淋巴细胞以大细胞（直径 >12μm）为主。

L₃（Burkitt 型）：原淋巴细胞和幼淋巴细胞以大细胞为主，大小较一致，细胞内有明显空泡，细胞质嗜碱性，染色深。

【鉴别诊断】

1. 骨髓增生异常综合征　本病的 RAEB 型除病态造血外，外周血中有原始和幼稚细胞，全血细胞减少和染色体异常，易与白血病相混淆。但骨髓中原始细胞 <20%。

2. 某些感染引起的白细胞异常　如传染性单核细胞增多症，血象中出现异型淋巴细胞，但形态与原始细胞不同，血清中嗜异性抗体效价逐步上升，病程短，可自愈。百日咳、传染性淋巴细胞增多症、风疹等并发病毒感染时，血象中淋巴细胞增多，但淋巴细胞形态正常，病程良性。骨髓原幼细胞不增多。

3. 巨幼红细胞贫血　巨幼红细胞贫血有时与红白血病混淆。但前者骨髓中原始细胞不增多，幼红细胞过碘酸希夫（PAS）反应常为阴性，予以叶酸、维生素 B₁₂ 治疗有效。

4. 急性粒细胞缺乏症恢复期　在药物或某些感染引起的粒细胞缺乏症的恢复期，骨髓中原、幼粒细胞中无 Auer 小体及染色体异常。短期内骨髓成熟细胞恢复正常。

（二）中医辨证

根据证候特点辨证　急性白血病起病凶险，症状较重，常常表现为寒战高热、牙龈肿痛、鼻衄、齿衄、皮下瘀斑且色紫暗，甚则呕血、咯血、便血、高热神昏等邪热内盛之证候特点。随着治疗的开展，邪毒渐清，内热渐退，发热、出血等症状好转，患者表现可以神疲乏力、少气懒言、动则气促、头晕心悸等气血亏虚之象为主；或表现低热、潮热，五心烦热，盗汗，口干多饮，失眠多梦等邪伏阴分之证候特点。疾病发展的不同时期，正虚与邪盛可同时存在。急性白血病患者的临床表现较复杂，常常出现正邪交争、虚实夹杂之象，应根据患者证候特点详辨标本虚实，以遣方用药。

五、治疗

（一）中医辨证论治

1. 热毒炽盛

主要证候：高热汗出，气粗息高，或头痛面赤，鼻衄、齿衄、紫斑，血色深红或紫红，溲赤便秘，口渴欲饮，烦躁不宁，甚则神昏谵语，舌红绛，苔黄燥，脉弦滑数。

治法：清热解毒，凉营止血。

方药：清营汤（《温病条辨》）或清瘟败毒饮（《疫疹一得》）加减。

常用水牛角、黄连清营分之热毒；生地黄、玄参、麦冬、丹参清营热而养营阴；金银花、连翘、淡竹叶、知母以清泄三焦气分之火热邪毒；桔梗、甘草解毒利咽，甘草并能调和诸药。清营汤适用于邪热初入营分，而气分之邪尚未尽解者；若热毒极盛，气血两燔，证情严重，可选用清瘟败毒饮加减。

加减：热迫血行，出血较多者，可加栀子炭、大黄炭、侧柏炭、紫草；气分火热炽盛，高热、咽喉肿痛者，可加大青叶、板蓝根、白花蛇舌草、半枝莲；热扰心营，痰蒙清窍，神昏谵语，喉间痰鸣者，可以汤药送服安宫牛黄丸，每次 1/2~1 丸，每日 2 次。

2. 湿热蕴结

主要证候：身热不扬，汗出不解，头身困重，骨节烦疼，或有紫斑，胸脘痞闷，纳呆尿黄，便溏不爽，口苦口黏，或口咽溃烂，舌质红，苔黄腻，脉滑数。

治法：清热解毒，理气化湿。

方药：甘露消毒丹（《医效秘传》）加减。

常用滑石、茵陈清热利湿；黄芩、连翘清热解毒；贝母、射干利咽散结；石菖蒲、白豆蔻、藿香、薄荷芳香化浊，行气健脾。

加减：湿热困阻，头身困重，骨节烦疼者，可加防风、桑枝、滑石、赤小豆、防己、薏苡仁；湿热阻滞中焦，纳呆，舌苔厚腻者，可加佩兰、鸡蛋花、木棉花；兼瘀血内停，肢体疼痛，舌质暗红者，可加三七、郁金、丹参；邪毒内炽者，可加白花蛇舌草、半枝莲、青蒿；湿热蒙蔽清窍而神识昏蒙者，可加郁金、茯苓、半夏、陈皮、竹茹；肌肤紫斑者，可加槐花、地榆炭、茜根。

3. 阴虚内热

主要证候：发热或高或低，潮热盗汗，头晕目眩，五心烦热，腰膝酸软，口燥咽干，或口咽溃烂，或齿摇齿衄，或肌衄，血色鲜红，诸症入夜尤甚，舌质红，苔少，脉细数。

治法：滋阴清热，凉血止血。

方药：清骨散（《证治准绳》）合二至丸（《证治准绳》）加减。

常用银柴胡、胡黄连、秦艽、鳖甲、地骨皮、知母、女贞子滋阴清热；青蒿养阴透邪外出；墨旱莲养阴凉血止血；甘草解毒和药。

加减：虚火毒邪较甚，高热、口腔溃疡者，可加大青叶、板蓝根、白花蛇舌草、连翘、黄芩；热盛迫血，出血较多者，可加仙鹤草、紫草、白茅根、茜草等。

4. 正虚痰瘀

主要证候：颈腋恶核，瘰疬累累，胁下癥积，面色萎黄，时有发热，疲乏气短，唇甲紫暗，舌质淡红而紫暗，或有瘀斑瘀点，苔白腻或黄，脉弦涩。

治法：益气活血，化痰散结。

方药：补阳还五汤（《医林改错》）合消瘰丸（《医学心悟》）加减。

常用黄芪补气；当归尾、赤芍、地龙、川芎、桃仁、红花活血通络；浙贝母消痰散结；牡蛎软坚散结；玄参滋阴降火。

加减：痰瘀互结较深，胁下癥积者，可加鳖甲、莪术、山慈菇、半枝莲、重楼、失笑散；气血亏虚较甚者，可加补骨脂，合用八珍汤；痰热较甚者，可合温胆汤。

5. 气血亏虚

主要证候：眩晕耳鸣，面色萎黄或苍白，唇甲色淡，心悸气短，动则尤甚，脘闷纳呆，自汗盗汗，常易感冒，或虚烦不眠，或鼻衄、齿衄、紫斑、血色淡红，舌质淡、有齿痕，脉虚大或细弱。

治法：益气养血，健脾补肾。

方药：归脾汤（《正体类要》）合圣愈汤（《兰室秘藏》）加减。

常用黄芪、党参、当归、川芎、白芍、熟地黄、白术、龙眼肉益气养血；茯苓、酸枣仁、远志养心安神；生姜、木香理气和中；炙甘草调和诸药。

加减：可加补骨脂、菟丝子、紫河车、黄精、鸡血藤等补肾益精之品，以增化血之力；气虚卫表不固，则自汗出，常易感冒，可加防风、糯稻根、柴胡；气虚不摄，鼻衄、齿衄、紫斑者，可加三七、棕榈炭、血余炭、半枝莲。

6. 阴阳两虚

主要证候：面色㿠白，形寒肢冷，疲倦乏力，腰膝酸软，纳呆便溏，脘腹胀满，或面浮肢肿，或大肉陷下，目暗神迷，气短难续，时发高热，自汗盗汗，发脱齿摇。舌淡胖嫩，或暗，苔白腻，脉沉弦虚数或大而无力。

治法：益肾健脾，调补阴阳。

方药：右归丸（《景岳全书》）合补中益气汤（《内外伤辨惑论》）加减。

常用熟地黄、山药、山茱萸、枸杞滋阴补肾、阴中求阳；杜仲、肉桂、制附子、菟丝子温补肾阳；鹿角胶、当归填精补血；黄芪、党参、白术、陈皮、甘草补中益气，执中央以运四旁；柴胡、升麻升阳举陷。

加减：吉林参、西洋参、三七以大补元气，养阴活血；余邪未尽者，可加用大剂量补骨脂、半枝莲、白花蛇舌草以扶正祛邪；虚阳欲脱，面红如妆，脉虚大无根者，可去升麻、柴胡，加黄连、牛膝以引火归原。

【方药应用】

1. 注射制剂　白血病为本虚标实之证，可辨证施以下列中药针剂。对于发热较甚，甚至高热神昏的患者，可予醒脑静注射液、喜炎平注射液、痰热清注射液等；对于面色苍白、头晕等以气血亏虚为主要表现的患者，可予黄芪注射液、参附注射液等；对于白细胞瘀滞的患者，可辨证予以丹参注射液、川芎注射液等活血化瘀。此外，中药苦参有抗肿瘤作用，因此对于白血病患者，也可予苦参注射液抗肿瘤，清热祛邪。

2. 中成药　对于白血病患者，可辨证选用清毒片（由山慈菇、重楼、白花蛇舌草、制大黄、胡黄连、大青叶等组成，本院制剂）解毒祛邪，养正片（由黄芪、人参、补骨脂、熟地黄、黄精、赤灵芝、女贞子、墨旱莲等组成，本院制剂）补益气血、扶助正气。

（二）西医治疗

急性白血病的治疗分为两个阶段。第一阶段是诱导缓解治疗，其中化疗是此阶段白血病治疗的主要方法，目标是使患者迅速获得完全缓解。达到完全缓解后，进入抗白血病治疗的第二阶段，即缓解后治疗，主要方法为化疗和造血干细胞移植。此外，部分患者，如费城染色体阳性的ALL患者，还可以使用靶向药物进行治疗。

六、中西医结合思路

白血病属于中医学"急劳""虚劳""血证""内伤发热""温病""癥积"等范畴。白血病多为因虚致病、因病致虚、虚实夹杂，或因正气不足而外感邪毒，或因邪毒外感而伤及正气，导致气滞血瘀，痰瘀互结，正邪交争而发。正邪交争，则出现发热；邪热迫血妄行，加之邪毒损害脏腑气血，导致气不摄血，导致出血；邪毒损伤正气，则出现头晕心悸、面色苍白等表现。本病属于本虚标实、虚实夹杂之证。治疗上应以固护正气、解毒祛邪为原则；但发热、出血较甚时，宜急则治其标，应以控制发热及出血为主。急性白血病发病急骤，病情凶险，预后较差，单以中医治疗恐无法控制病情，此时应以西医治疗为主，配合中医治疗，以延长患者生存期，缓解临床症状，提高生存质量。急性白血病患者往往需要进行多次化疗，而中医认为化疗为祛邪之法。邪气不去，正气不存，因此需要"釜底抽薪"，祛邪外出，以达到邪去正自安的目的。但反复化疗对机体而言势必导致正气更虚，患者可出现骨髓抑制、出血、感染等并发症而死亡。因此，中医治疗急性白血病，在化疗前以解毒祛邪为主，扶正为辅；在化疗中及化疗后，则以扶助正气、减少化疗副作用、减轻患者症状、改善预后为主要目的。中西医结合治疗能更好地达到增效减毒的效果。

七、辨已病未病与调养

（一）辨已病未病

白血病的发病原因尚不完全清楚，但目前认为其发病主要与放射线、有机溶剂、人类T淋巴细胞病毒感染等因素相关。因此对于白血病的预防，应注意环境保护，减少污染；提高个人防护意识，避免过多接触电离辐射，避免频繁接触工业毒物等有毒有害物质；增强体质，减少病毒感染的机会。

（二）调养

1. 白血病为血液系统恶性疾病，患者心理负担较大，而消极心理对于患者疾病的治疗及康复均有不利影响。情志因素与患者气血运行及脏腑功能均密切相关，因此对于白血病患者的情志调理不容忽视。注意患者的心理疏导，调畅其情志，是疾病调护的关键一环。

2. 白血病患者常常因疾病影响心理，导致胃纳欠佳。因此，根据患者体质及证候特点，辨证施以食疗，对于患者疾病的调护也相当重要。对于以虚证为主的患者，可辨证施以补气补血等食疗方，如鸡汤、当归生姜羊肉汤、粳米粥、银耳、黑芝麻等；对于以实证为主的患者，可食用藕汁、赤小豆、山楂等清邪消导食物。

3. 白血病患者因接受化疗等治疗，易导致元气亏虚，体质偏弱。适度锻炼有助于患者气血调和及脏腑功能的恢复。锻炼的方式可选用八段锦、易筋经等保健气功，五禽戏等仿生操，以及太极拳、慢走等运动。

八、临床验案

（一）全国老中医药专家丘和明治疗急性白血病验案一

黄某，女，53 岁，广东省广州市人。因"反复皮下瘀斑瘀点 10 余年，症状加重 10 天"于 2009 年 7 月 28 日就诊。患者于 2009 年 3 月 12 日体检时发现白细胞、红细胞、血小板均减少，伴有牙龈出血，皮肤瘀斑。3 月 20 日到中山大学附属第二医院就诊，入院后查血常规示 WBC 1.43×10^9/L，RBC 3.49×10^{12}/L，PLT 84×10^9/L。骨髓穿刺结论：骨髓增生异常综合征（MDS）转急性非淋巴细胞白血病（M_{5b}）。患者不同意化疗而出院。4 月 14 日患者再次因"牙龈出血，皮肤瘀斑"入住中山大学附属第二医院，骨髓穿刺和流式细胞仪检查示急性非淋巴细胞白血病（M_{5b}），原始细胞占 36%。于 4 月 15 日至 4 月 21 日行 MA（米托蒽醌＋阿糖胞苷）方案化疗。5 月 25 日骨髓细胞形态学检查示急性非淋巴细胞白血病（M_{5b}）部分缓解（PR），原始细胞占 22%。5 月 29 日血常规示 WBC 3.96×10^9/L，RBC 2.40×10^{12}/L，Hb 80g/L，PLT 14×10/L。化疗后骨髓抑制明显，一直需要维持每周输 1 袋机采血小板，每 20 天输 2U 浓缩红细胞治疗。2009 年 7 月 28 日在民航广州医院查血常规示 PLT 5×10^9/L，WBC 2×10^9/L，RBC 1.88×10^{12}/L，Hb 64g/L。为求中医药治疗转到我院。

就诊时患者头晕，倦怠乏力，口干，自汗，盗汗，睡眠欠佳，双下肢皮肤散在出血点，纳可，二便调，舌质淡苔黄，脉细。2009 年 5 月 25 日中山大学附属第二医院骨髓细胞形态学检查示急性非淋巴细胞白血病（M_{5b}），原始细胞占 22%。2009

年 7 月 28 日血常规示 WBC 2×10^9/L, RBC 1.88×10^{12}/L, Hb 64g/L, PLT 5×10^9/L。诊为虚劳,脾肾亏虚证。患者为绝经后女性,脾肾先虚,加之平素调摄不当而致脾肾亏虚,无以化生精血,出现血液三系减少;正气不足,其邪必乘虚深入,造成伏邪深入骨髓,发为虚劳;化疗耗气伤阴,又进一步损伤脾肾。清窍失养,四肢失充,故见头晕、倦怠乏力;阴精不足,伏邪扰动虚火,阴虚火旺,虚火灼伤肌肤络脉,故见皮肤瘀点、瘀斑;舌淡、苔黄、脉细为脾肾亏虚之象。

中医诊断:虚劳。

辨证:脾肾亏虚证。

西医诊断:急性非淋巴细胞白血病(M_{5b})。

治法:滋阴养血,健脾益气。

方药:山药 15g,熟地黄 15g,山茱萸 15g,鸡血藤 30g,何首乌 20g,绵茵陈 15g,党参 20g,黄精 20g,法半夏 15g,陈皮 10g,麦芽 30g。水煎服,连服 28 天。配合西药:十一酸睾酮胶囊 80mg,2 次/d;沙利度胺 50mg,3 次/d。

二诊(2009 年 8 月 27 日):患者倦怠乏力症状较前改善,需输血小板、浓缩红细胞的间隔天数稍延长。肝功能轻度异常,胁部胀闷,腹胀,纳差,偶有口干、耳鸣,活动后胸闷气促,未见新鲜出血,无头晕头痛,无心慌心悸,无牙龈出血,舌淡红苔黄,脉沉细。血常规:WBC 1.60×10^9/L, NEU 0.70×10^9/L, NEU% 43.8%, RBC 2.41×10^{12}/L, Hb 77.0g/L, PLT 5×10^9/L。2009 年 8 月 20 日骨髓细胞形态学检查示急性非淋巴细胞白血病(M_{5b}),原始细胞占 12%。骨髓活检示骨髓增生低下。考虑十一酸睾酮胶囊、沙利度胺致肝功能轻度异常、胁部胀闷、腹胀、纳差,故停用十一酸睾酮胶囊、沙利度胺。患者脾气虚,阳气不足,加之长时间服用补阴滋腻之品,碍气滞脾,造成肝脾之气不舒,血脉不和,故见胁部胀闷、腹胀、纳差。脾胃为后天之本、气血生化之源,肝为藏血之脏,主疏泄,喜条达。肝脾不和可致生血不足,肝不藏血而出血。治以四逆散意调和肝脾;酌以绵茵陈、鸡骨草清热利湿,茜根、仙鹤草、小蓟凉血止血,何首乌、鸡血藤补血养血。拟方如下:柴胡 10g,枳壳 15g,白芍 15g,绵茵陈 15g,鸡骨草 30g,茜根 10g,仙鹤草 15g,地稔 30g,白花蛇舌草 30g,鸡血藤 30g,制首乌 20g,小蓟 20g。连服 14 天。

三诊(2009 年 9 月 11 日):患者服药后症状好转,胁部胀闷、腹胀消失,仍感口咽干燥,双下肢皮肤仍时有出血点,纳可,眠稍差,二便如常。仍需要维持每周输 1 袋机采血小板,每 30 天输 2U 浓缩红细胞治疗。舌淡红、苔薄白,脉细。血常规:WBC 1.29×10^9/L, NEU 0.69×10^9/L, NEU% 53.5%, RBC 2.42×10^{12}/L, Hb 76.0g/L, PLT 13×10^9/L。患者仍口咽干燥,时有皮肤出血,乃血中仍有余热。临床表现以血虚阴虚为主,治疗上虚则补之,以六味地黄丸加减。山药 15g,熟地黄 15g,山茱萸 15g,鸡血藤 30g,何首乌 20g,白芍 15g,绵茵陈 15g,党参 20g,黄精 20g,白花蛇舌草 15g,半枝莲 15g,茯苓 15g。连服 28 天。

四诊(2009 年 10 月 10 日):患者服药后症状好转,现无皮肤黏膜新鲜出血点,纳可,眠稍差,二便如常。需要维持大约每 2 周输 1 袋机采血小板,每 45 天输 2U 浓缩红细胞治疗。舌淡红、苔黄,脉弦细。血常规:WBC 1.19×10^9/L, NEU 0.64×10^9/L, NEU% 53.7%, RBC 2.30×10^{12}/L, Hb 74.0g/L, PLT 29×10^9/L。患者症状明显好转,未见出血倾向,舌淡红,苔薄白,脉弦细。治疗上虚则补之,以滋阴补肾、填精益髓为主,适当温阳以阳中求阴,用血肉有情之品促进造血。以左归丸加减治疗:山药 30g,生地黄 15g,山茱萸 15g,枸杞 15g,菟丝子 15g,酸枣仁 20g,绵茵陈 20g,鹿角胶 15g(烊),白芍 15g,鸡骨草 30g,牛膝 15g,生牡蛎 30g(先煎)。连服 28 天。

【按】急性白血病是一种造血干细胞恶性克隆性疾病,病情危重,治疗效果及预后较差。由 MDS 转化为急性白血病的患者,属于高危急性白血病。本例患者化疗后骨髓抑制明显,通过中医药治疗,使其输血间隔天数明显延长,骨髓原始细胞数明显降低,治疗效果明显,延长了生存期。《黄帝内经》说:"正气存内,邪不可干。""邪之所凑,其气必虚。"本例患者扶正法贯穿治疗始终,扶正以达到祛除邪毒。血本阴精,在治疗前期以滋阴养血、健脾益气为主。《素问·阴阳应象大论》曰:"形不足者,温之以气;精不足者,补之以味。"在滋阴养血基础上,健脾益气,以气生血。在治疗后期以滋阴补肾、填精益髓为主,以阳中求阴,用血肉有情之品促进造血。追踪随访,患者出院后继续以滋阴补肾、填精益髓法治疗,11 月中山大学附属第一医院骨髓细胞形态学检查示 MDS 骨髓象,未见原始细胞。目前仍需要维持每月输 1 袋机采血小板治疗,但不需要输红细胞。2010 年 9 月 18 日血常规:WBC 3.63×10^9/L, Hb 93.0g/L, PLT 17×10^9/L。患者短期内取得明显效果,长期疗效仍有待观察。

(二)全国老中医药专家丘和明治疗急性白血病验案二

陈某,女,20 岁,广东省梅州人。因"急性单核细胞白血病(M_{5b})化疗后"于 2009 年 6 月 17 日就诊。患者今年 5 月无明显诱因出现头晕,伴四肢乏力、面色苍白,全身皮肤未见明显出血点,遂在当地医院治疗。骨髓穿刺检查示急性单核细胞白血病(M_{5b})骨髓象。2009 年 6 月 7 日入我科。6 月 10 日至 6 月 16 日,行 HAE(三尖杉酯碱 + 阿糖胞苷 + 依托泊苷)方案化疗。现症见发热,无恶心呕吐,无腹痛,无腰痛,纳差,眠一般,无头痛,小便可,大便不成形。查体:体温 38.5℃,血压 106/60mmHg,心率 100 次 /min,呼吸 21 次 /min。轻度贫血貌,全身巩膜及皮肤黏膜无黄染及出血点,全身浅表淋巴结未扪及肿大。胸骨无压痛,腹软,肝脾肋下未及。双下肢无水肿,关节无红热肿胀、无畸形。血常规:WBC 0.917×10^9/L, NEU 0.055×10^9/L, Hb 60.3g/L, PLT 38.6×10^9/L。望诊:神清,精神疲倦,轻度贫血貌,咽不红,扁桃体无肿大,毛发及指甲光泽可,双下肢无水肿,关节无红热肿胀、无畸形。舌淡苔白微黄,脉细数。

中医诊断:发热。

辨证:热毒炽盛证。

西医诊断:急性单核细胞白血病(M_{5b})。

治法:疏风清热,解表清里。

方药:连翘15g,板蓝根30g,黄芩15g,葛根15g,火炭母30g,白花蛇舌草30g,益母草15g,金银花15g,蒲公英30g,车前草30g,麦芽30g,甘草6g。7剂。

二诊(2009年7月1日):患者仍发热,无恶寒,余无不适。查体:神清,精神疲倦,轻度贫血貌,咽不红,扁桃体无肿大,毛发及指甲光泽可,双下肢无水肿,关节无红热肿胀、无畸形。舌红苔白,脉细数。血常规:WBC 2.02×10^9/L,NEU 0.20×10^9/L,Hb 60g/L,PLT 16×10^9/L。患者现余热未清,热邪极易损津耗气;治宜养阴清热,以青蒿鳖甲汤加减。方剂组成:青蒿15g,鳖甲30g,知母15g,牡丹皮15g,生地黄15g,地骨皮15g,小蓟20g,荠菜30g,藕节30g,茜根15g,紫珠草30g,西洋参10g(另炖)。水煎服,日1剂。

【按】本案患者为化疗结束后出现发热,为正虚而感受外邪之证。初始治以疏风清热,取得一定疗效。当余热未尽,阴液不足时,用青蒿鳖甲汤治疗,有养阴退热之功,取得良效。清代吴瑭在《温病条辨》中用青蒿鳖甲汤"入阴搜邪""领邪外出",治疗温病邪留阴分。青蒿鳖甲汤最宜用于余热未尽、阴液不足之虚热证。

(三)全国老中医药专家丘和明治疗急性白血病验案三

梁某,男,52岁,广东省广州人。因发现"浅表淋巴结肿大半月余,伴腹部胀痛1周"于2009年6月15日就诊。半月前无明显诱因发现颈部、腋下、腹股沟淋巴结肿大,伴上腹部饱胀疼痛,胃纳差,体重减轻,间有发热,以夜间明显。曾就诊于广州市第一人民医院,超声提示肝大,脾中度肿大,胆囊考虑慢性胆囊炎;胸片显示两肺门明显增大。该院给予"头孢克洛、复方颠茄铋镁片、耐信"等处理后,症状未见明显改善,遂于今日来我院门诊部就诊。入院时患者精神一般,颈部、腋下、腹股沟淋巴结肿大,上腹部饱胀疼痛,纳差,大便量少,小便量少,颜色较深,半月来体重减轻约3kg。查体:体温36.5℃,血压120/74mmHg,心率102次/min,呼吸20次/min。全身皮肤巩膜无黄染。颈部、腋下、腹股沟可触及多个大小不等的淋巴结肿大,最大为2cm×3cm,表面光滑,边界清楚,活动度好,有触痛,与周围组织未见明显粘连;肝肋下两横指,脾Ⅱ度肿大,肝脾区叩击痛阳性。望诊:形体偏瘦,神清,精神疲倦。毛发及指甲光泽可,双下肢无水肿,关节无红热肿胀、无畸形。舌暗红,苔黄腻,脉滑数。骨髓涂片细胞学检查:骨髓增生极度活跃,原始淋巴细胞占 67%,提示急性淋巴细胞白血病。

中医诊断:瘰疬。

辨证:痰瘀互结证。

西医诊断:急性淋巴细胞白血病。

治法:化痰消瘀,软坚散结。

方药:山慈菇 15g,夏枯草 20g,猫爪草 20g,浙贝母 15g,桔梗 12g,前胡 12g,北杏仁 12g,白花蛇舌草 30g,柴胡 15g,黄芩 15g,大黄 6g,枳实 15g。14 剂。

二诊(2009 年 7 月 14 日):患者盗汗缓解,皮疹部瘙痒,纳眠可,二便调。查体:形体偏瘦,颜面、胸部及四肢散在丘疹,色红,高出皮肤,无渗液,双下肢无水肿。颌下、腹股沟淋巴结肿大。毛发及指甲光泽可,双下肢无水肿,关节无红热肿胀、无畸形。舌暗红,苔白,脉沉细。患者年老体虚,饮食不节,脾肾亏虚,脾虚运化无力,痰浊内生,气血推动无力,血滞为瘀,则痰瘀互结,凝为瘰疬;血虚生风,故见皮肤瘙痒、皮疹;舌暗红,苔白,脉沉细,为本虚标实之征。治当祛风凉血,化痰散结。方药:地肤子 15g,白鲜皮 15g,生地黄 15g,玄参 15g,白蒺藜 15g,牡丹皮 10g,山慈菇 15g,夏枯草 20g,猫爪草 20g,浙贝母 15g,白花蛇舌草 30g,莪术 10g。

【按】本病当属中医学"瘰疬"范畴,证属"痰瘀互结"。玄参、山慈菇、夏枯草、猫爪草、浙贝母等散结消肿;莪术为破血祛瘀要药,与化痰散结之品协同,能去痰瘀互结之久证;白花蛇舌草则有清热抗肿瘤作用。患者处于化疗前期和化疗期,此时邪实正虚,中医常以攻邪为主,以增强化疗的疗效。

(古学奎)

参 考 文 献

1. 陆再英,钟南山. 内科学[M].7 版. 北京:人民卫生出版社,2008.

2. 王吉耀. 内科学[M].2 版. 北京:人民卫生出版社,2010.

3. 刘亦选,陈镜合. 中医内科学[M]. 北京:人民卫生出版社,1998.

4. 黄衍强. 白血病中医治验实录[M]. 北京:人民军医出版社,2007.

5. 刘友章. 中西医结合内科学[M]. 广州:广东高等教育出版社,2007.

6. 张之南,沈悌. 血液病诊断及疗效标准[M].3 版. 北京:科学出版社,2007.

第五节　白细胞减少症

白细胞减少症(leucopenia)是指由于多种原因引起的外周血液中白细胞计数持续低于 $4 \times 10^9/L$,以不同程度的感染倾向或感染症状等为主要表现的一组临床综合征。中性粒细胞是白细胞的主要成分,临床上多数情况下白细胞减少症是由中性粒细胞减少导致的,因此白细胞减少常指中性粒细胞减少。成人外周血中性粒细胞绝对计数低于 $2.0 \times 10^9/L$ 时(儿童 ≥10 岁低于 $1.8 \times 10^9/L$,或 <10 岁低于 $1.5 \times 10^9/L$ 时),称中性粒细胞减少症(neutropenia);严重者,低于 $0.5 \times 10^9/L$ 时,称粒细胞缺乏症(agranulocytosis)。

白细胞减少症临床表现多样,轻者可无症状,或有轻度乏力、头晕、低热、易感冒等表现;重者可出现四肢酸软、食欲不振、心悸、恶心、失眠、发热或感染等。粒细胞缺乏症,临床以急性发病、高热、寒战、口腔咽部溃疡等感染症状为主要表现,粒细胞缺乏时间越长,死亡率越高。

根据临床表现,本病可归属于中医学"虚劳""虚损""温病"等范畴。总体而言,大多数医家认为"虚劳"更符合临床。

一、病因病机

本病的病因包括禀赋不足、烦劳过度、饮食不节、大病久病、误治失治。中医学认为,白细胞减少症的发生多由外感邪毒或疫毒,或理化污染之毒,或大病久病虚损,导致人体正虚邪实而成。

1. 禀赋薄弱,体质不强 父母体虚,禀赋不足;或胎中失养,孕育不足;或喂养不当,水谷精气不充。禀赋薄弱之人,易患疾病,病后难愈,损伤脏腑,发为虚劳。

2. 烦劳过度,损伤五脏 七情内伤,劳倦过度,损伤心脾,致气血亏虚,日久成劳。早婚多育,恣情纵欲,不知节制,致肾精亏虚,肾气不足,久则成劳。

3. 饮食不节,损伤脾胃 饥饱无常,暴饮暴食,或过食生冷、辛辣、油腻之品,饮酒过度,或嗜食偏食,营养不良,均可损伤脾胃后天之本,导致水谷精微化生不足,气血乏源,脏腑经络失于濡养,日久发为虚劳。

4. 大病久病,失于调理 久病迁延,或大病之后,脏腑受损,正气难复,而致虚损。感受六淫不正之气,病毒侵袭,或受理化污染之毒,邪毒败肾,伤及骨髓,致阴阳、气血受损而发病。或热病日久,损耗阴津;瘀血留滞,新血不生;寒邪久留,伤气损阳,均可发为虚劳。

5. 误治失治,损耗精气 失治误治,用药不当,误用或过用对白细胞有损害的药物,药毒伐损脾肾,损伤正气,精髓气血的化源损害而致病。

二、五脏相关与病机转化

病损部位主要在五脏,尤以脾、肾两脏更为重要。引起虚损的病因,往往首先导致某一脏气、血、阴、阳的亏损,然五脏相关,气血同源,阴阳互根,若一脏有病,可以累及他脏。本病的发生,除了与脾、肾密切相关外,亦与阳气、阴液、心、肝、肺等有关。所以在本病的病变过程中,一脏受病,累及他脏,气虚不能生血,血虚无以生气;气虚者,日久阳也渐衰;血虚者,日久阴也不足;阳损日久,累及于阴;阴虚日久,累及于阳,以致病势日渐发展,而病情趋于复杂。肾为先天之本,主骨藏精生髓;脾为后天之本,气血生化之源;肝主藏血,肝肾、精血同源;肺主气,朝百脉;心主血,生血活血。本病主要病在脾、肾,若肾脏损伤,生髓无力,则精虚血少,肾虚火衰,温养他脏失职,必涉及肝、脾之阴血、阳气,遂致肝肾阴虚、脾肾阳虚或阴阳俱虚,反之亦然。脾肾俱虚,败肾伤脾,生湿致瘀,标本夹杂,互为因果。(图 8-5-1)

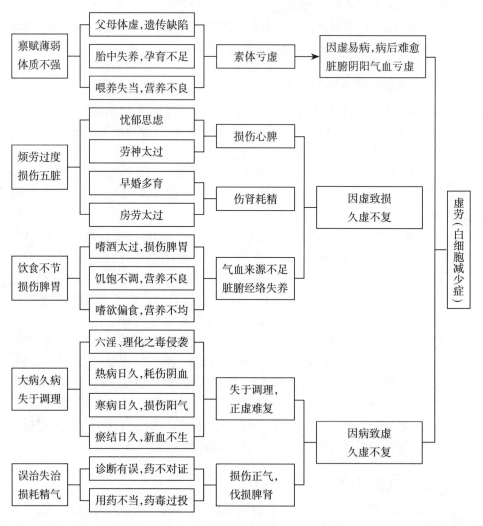

图 8-5-1 白细胞减少症病因病机示意图

三、临床表现

（一）症状

1. 白细胞减少症　多数白细胞减少症无明显临床症状,或有头晕乏力、低热、失眠、咽喉炎、反复感染等非特异性表现。白细胞减少症常继发于多种全身性疾病,因此临床表现以原发病为主。中性粒细胞减少症的临床表现主要是易有反复的感染。患者发生感染的危险性与中性粒细胞减少的程度、减少的时长和减少的速率直接相关。

2. 粒细胞缺乏症　起病急剧,寒战、高热、全身酸痛、咽部红肿疼痛,以及由于继发感染而引起化脓性扁桃体炎、肺炎、尿路感染、口腔黏膜坏死性溃疡,甚至严重的败血症、脓毒血症等。粒细胞缺乏症发病急促,病死率很高,达60%~80%。

（二）体征

白细胞减少症无特异性临床体征,轻者可无明显临床体征,重者如粒细胞缺乏症可出现颌下及颈部淋巴结肿大、压痛,口腔黏膜坏死、溃疡,以及各系统、部位继发感染而出现的各种体征。但由于介导炎症反应的粒细胞缺乏,所以感染时的体征和症状通常不明显,如严重的皮肤感染不形成疖肿,肾盂肾炎不见脓尿等。感染容易迅速播散进展为脓毒血症,死亡率高。

（三）理化检查

1. 血象　白细胞计数降低($<4 \times 10^9$/L),中性粒细胞计数降低($<2.0 \times 10^9$/L),淋巴细胞百分比相对增多。根据中性粒细胞减少程度分为轻度($\geqslant 1.0 \times 10^9$/L)、中度[$(0.5\text{~}1.0) \times 10^9$/L]、重度($<0.5 \times 10^9$/L)。血红蛋白和血小板正常。

2. 骨髓象　一般正常。典型白细胞减少症患者,粒系增生不良或成熟障碍;粒细胞缺乏症者,粒系增生极度低下,或原、幼粒细胞增多而成熟粒细胞缺乏。有的粒细胞有空泡、中毒颗粒及核固缩等退行性变。

3. 粒细胞边缘池检查　方法有:运用同位素 DF^{32}P 标记自身中性粒细胞进行检查,结果相对确切,但受各种条件限制,难以广泛开展。皮下注射肾上腺素0.3mg,中性粒细胞从边缘池进入循环池,持续 20~30 分钟,正常时中性粒细胞计数升高一般不超过($1.2\text{~}2.0) \times 10^9$/L,若超过或增加 1 倍,提示粒细胞减少可能由边缘池粒细胞增多引起。

4. 粒细胞储备的检查　通过使用骨髓释放粒细胞制品,如内毒素、肾上腺皮质激素等,测定用药前后粒细胞计数上升情况,了解骨髓的储备功能。常用的方法有:口服泼尼松 40mg,5 小时后查外周血,若中性粒细胞计数升高值超过 $2×10^9$/L,则提示骨髓储备功能良好,反之考虑骨髓储备功能减退。

5. 白细胞凝集试验和血溶菌酶测定及溶菌酶指数 此为检测是否有粒细胞破坏过多的方法,但有假阳性可能。白细胞凝集素阳性,则有助于免疫性粒细胞减少症的辅助诊断。测定血清和骨髓中的溶菌酶可了解粒细胞生成情况。

6. 特殊检查 ①维生素 B_{12} 结合蛋白测定可对骨髓功能作出评价;②H- 嘧啶标记和 DNA 测定可了解骨髓内增殖池情况和幼粒细胞增殖状态;③分裂指数可测定细胞增殖情况;④$DF^{32}P$ 与 ^{51}Cr 测定粒细胞寿命相结合,评定粒细胞动力学。

四、辨病辨证

(一)西医辨病

1. 根据国内外文献资料,拟定白细胞减少症诊断标准如下。诊断流程参见图 8-5-2。

(1)白细胞减少症:成人外周血白细胞计数低于 $4.0×10^9$/L 时,称白细胞减少症。儿童则于不同年龄段有不同的参考值,10~12 岁低于 $4.5×10^9$/L,10 岁低于 $5.0×10^9$/L 时,考虑为白细胞减少症。

(2)中性粒细胞减少症及粒细胞缺乏症:成人外周血中性粒细胞绝对计数低于 $2.0×10^9$/L 时,称中性粒细胞减少症。当中性粒细胞严重减少,低于 $0.5×10^9$/L 时,称粒细胞缺乏症。儿童 10~12 岁低于 $1.8×10^9$/L,或 <10 岁低于 $1.5×10^9$/L 时,称中性粒细胞减少症;儿童粒细胞缺乏症的诊断标准同成人。

(3)白细胞减少症的诊断参考白细胞正常值的下限,但白细胞正常值常受生理因素、年龄和种族、采血部位、测定方法等因素影响。

2. 病史采集要点

(1)起病情况:依中性粒细胞减少程度而定。中性粒细胞计数 $>1.0×10^9$/L 可不发病;当中性粒细胞计数 $<0.5×10^9$/L 时,会起病急剧。

(2)主要临床表现:发病前 2~3 天常感疲劳、极度乏力、头晕等,易被忽视。发病主要表现为感染和发热,可有畏寒、高热、头痛、困倦、全身关节酸痛,粒细胞缺乏性咽喉炎、咽痛、充血、肿胀、颌下和颈淋巴结肿大,以及多处坏死性溃疡。

(3)既往史:了解有无苯及其衍生物等化学品接触史,有无药物应用史、病毒感染史、各种射线(X 线、γ 射线)接触史。

3. 白细胞减少症的病因及其分类 按粒细胞动力学和病理生理,分类如下。

(1)骨髓损伤

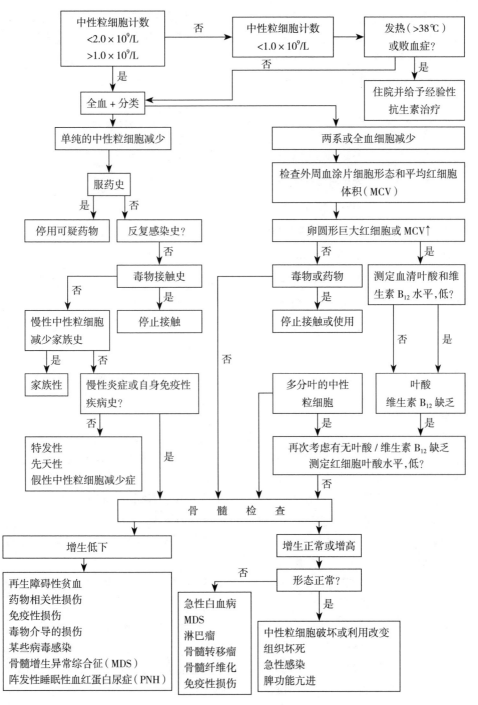

图 8-5-2　白细胞减少症诊断流程图

引自：张之南等主编《血液病学》(第 2 版)，人民卫生出版社 2011 年出版

1）药物引起的损伤：抗肿瘤药物和免疫抑制剂可以直接杀伤增殖细胞群，且这些药物抑制或干扰粒细胞核酸合成，从而影响细胞代谢，阻碍细胞分裂。药物直接的毒性作用造成的粒细胞减少与药物剂量有关。其他多类药物也可有直接的细胞毒性，或因免疫机制使粒细胞生成减少。参见表 8-5-1。

表 8-5-1　可致中性粒细胞减少或缺乏的药物

种类	药物
抗生素	氯霉素、青霉素类、磺胺类、利福平、万古霉素、异烟肼
抗惊厥药	苯妥英钠、美芬妥英、三甲双酮、卡马西平
降糖药	甲苯磺丁脲、氯磺丙脲
抗甲亢药	甲巯咪唑、丙硫氧嘧啶
降压药	甲基多巴、卡托普利
抗心律失常药	妥卡尼、普鲁卡因胺、普萘洛尔、奎尼丁
抗疟药	氨苯砜、奎宁、乙胺嘧啶
抗组胺药	西咪替丁、溴苯那敏、曲吡那敏
抗炎药	氨基比林、保泰松、金制剂（金硫丁二钠、金诺芬）、布洛芬、吲哚美辛
免疫抑制剂	抗代谢药、细胞毒性药、烷化剂、蒽环类、长春碱、顺铂、羟基脲、放线菌素 D
其他药物	重组干扰素、别嘌醇、左旋咪唑、青霉胺、齐多夫定、链激酶

2）化学毒物及放射线：化学物苯及其衍生物、砷、二硝基酚等对造血干细胞有毒性作用，而 X 线和中子能直接损伤造血干细胞和骨髓微环境，造成急性或慢性放射损害，出现粒细胞减少。

3）免疫因素：淋巴细胞或自然杀伤细胞作用于不同分化阶段的粒细胞，导致骨髓损伤，粒细胞生成障碍。常见于自身免疫性疾病。

4）感染：伤寒沙门菌、分枝杆菌和布鲁氏菌等细菌感染，以及某些病毒感染（如肝炎、艾滋病）可导致粒细胞减少。

5）异常细胞浸润：骨髓肿瘤转移、造血系统恶性疾病及骨髓纤维化等造成骨髓造血功能衰竭。

6）细胞成熟障碍导致无效造血：例如叶酸和维生素 B_{12} 缺乏，影响 DNA 合成，虽然骨髓造血活跃，但细胞成熟停滞导致破坏于骨髓内。又如某些先天性粒细胞缺乏症和急性髓系白血病、骨髓增生异常综合征、阵发性睡眠性血红蛋白尿症也可以导致细胞成熟障碍，引起粒细胞减少。

（2）周围循环粒细胞分布异常：进入血管的中性粒细胞约有 50% 进入边缘池，也即紧贴于毛细血管和小静脉的内皮细胞，不随血液流动。临床检测的白细胞计数,只为随血液循环流动(循环池)的白细胞。循环池与边缘池内的粒细胞可相互转换。如边缘池内粒细胞比例明显增加,可造成假性粒细胞减少,此时粒细胞的生成和利用正常,发生感染的机会并不增多。全身感染可引起急性或亚急性获得性假性粒细胞减少反应,随着治疗和感染的控制,粒细胞计数可恢复正常。

(3)血管外组织内的粒细胞需求增加,消耗加速:一般而言,粒细胞在血管内逗留数小时即凋亡或游移至血管外进入组织,行使吞噬清除功能,约1~2天死亡。但在严重感染时,机体对上述体液因子缺乏足够的反应,同时中性粒细胞上的黏附分子和血管内皮细胞上的黏附分子被炎症介质激活,使粒细胞容易黏附血管壁并迁移至组织,最终仍可导致血液中的粒细胞短暂减少。对于脾功能亢进和自身免疫性粒细胞减少者,粒细胞减少主要是粒细胞的破坏和消耗增加,超过了骨髓生成粒细胞的能力导致的。

(4)混合因素:上述3类白细胞减少的发生机制在临床上常混合存在,应注意分析原因。还有些粒细胞减少至今未能阐明其机制,如慢性特发性粒细胞减少症、周期性中性粒细胞减少症等。

【鉴别诊断】

1. 低增生性白血病　该病病程进展较缓慢,白血病细胞浸润不明显,肝、脾、淋巴结一般不肿大。外周血三系细胞减少未见或仅见少量原始细胞。骨髓象呈增生减少,但原始细胞 >20%。

2. 重型再生障碍性贫血　起病急,血象呈血小板严重减少,网织红细胞及中性粒细胞百分数和计数明显降低,淋巴细胞百分数明显增高的全血细胞减少。骨髓增生减低或重度减低,红系和巨核系均减少,淋巴细胞比例增高。

3. 急性造血功能停滞　起病急,多数患者有感染、药物中毒、化学中毒、疫苗接种、接触射线等诱因,重度全血细胞减少,骨髓造血功能衰竭。去除诱因并充分支持治疗后,血象和骨髓象在6周内完全恢复正常且不复发。

4. 合并感染性疾病的中性粒细胞减少症　一些急性或慢性的细菌、病毒、寄生虫感染,通过损伤造血前体细胞而导致中性粒细胞减少和全血细胞减少。

(二)中医辨证

1. 抓住矛盾进行辨证

(1)辨邪正盛衰:白细胞减少症多以正虚为主,如体虚感受外邪,则可虚实夹杂。粒细胞缺乏症多为外邪侵袭,邪正相搏,表现为温热实证,多以邪实为主;后期热毒伤阴,多表现为正虚邪实。临证须当辨明。

(2)辨实热虚热:本病发热,主要有阴虚发热与外感发热两种。阴虚发热者,多为长期低热,伴头晕目眩、五心烦热、肢体倦怠、食欲不振等;若为外感发热,轻者热在卫表,可见外感表证,重者热燔气血,出现寒战、高热、全身疼痛等。

2. 抓住本虚实质,结合气血阴阳及脏腑盈亏变化,探求辨证依据　白细胞减少症表现为"虚劳",此时正气虚弱,邪气尚未聚集,可见乏力、倦怠、头晕目眩等气虚表现,也可见五心烦热、低热、失眠心烦等阴虚表现,或见肢体倦怠、面色无华等血虚表现,抑或出现乏力肢冷等阳虚表现,但不离气血阴阳虚损;日久阴损及阳,或阳虚及阴,气虚不能生血,或血虚不能载气,从而互相影响。本病病位以脾、肾为主,日久可波及他脏,导致五脏虚劳。当正气进一步虚损,进展为粒细胞缺乏症时,往往在正虚基础上合并邪实,邪气直中人体,邪气积聚,表现出实证,即"至虚有盛候"的情况,出现高热不退、寒战、咽喉肿痛甚至溃烂等,以标实为主,轻则肺卫受伤,重则深入营血,甚则逆传心包,危及生命。

3. 辨证与辨病相结合　中医尚无白细胞减少症或粒细胞缺乏症病名,但借助西医辅助检查手段,发现白细胞减少症多表现为乏力倦怠、头晕目眩、心烦失眠等"虚劳"证候;粒细胞缺乏症则有正虚邪实的高热不退、皮肤溃破或发热而体征不明显等表现。临床辨证之时,借此可以病证相参,细辨标本虚实、脏腑气血阴阳盛衰,病证结合,遣方用药。

五、治疗

（一）中医辨证论治

中医辨治当遵循"急则治其标,缓则治其本"的方法,如白细胞减少症,轻者可以补虚扶正为主,着重滋补肝肾、扶脾补肾,扶助正气,以治其本;但当发展为粒细胞缺乏症时,往往合并严重感染,出现邪实表现,此时当先去其邪气,治疗当以清热解毒凉血为法,以挽救仅存正气。

1. 气阴两虚

主要证候:病情缠绵,面色少华,倦怠乏力,眩晕心悸气短,五心烦热,舌淡红少津,脉细弱。

治法:益气养阴。

方药:生脉散(《医学启源》)加减。

太子参药性平和,味甘性凉,善益气阴;麦冬养肺阴;五味子酸收,佐参、麦起酸甘化阴之功。再加入黄芪、炙甘草益气,黄精、鸡血藤、枸杞养血、补肝肾。

加减:兼肾阴虚者,合用六味地黄丸或大补阴丸,或二至丸。

2. 脾肾阳虚

主要证候:神疲乏力,少气懒言,畏寒肢冷,纳差便溏,腰膝酸软,头晕耳鸣,舌淡胖,苔白,脉细迟。

治法:温补脾肾。

方药:黄芪建中汤(《金匮要略》)合右归丸(《景岳全书》)加减。

常用黄芪、炙甘草、生姜、大枣益气健脾,调和营卫。右归丸善补肾阳,益髓填精,其中鹿角胶为血肉有情之品,填精之要药;可佐紫河车、鹿角霜、鹿茸等药,加强益髓补肾之力,促进骨髓造血机制。

加减:在治疗用药上,要注意防止过于填补滋腻,可加用陈皮、砂仁、川朴花、麦芽等行气消滞药,以利脾胃运化。

3. 肝肾不足

主要证候:眩晕,倦怠,烦躁,肢麻,腰膝酸软,少寐,舌红苔薄,脉细等。

治法:滋养肝肾。

方药:六味地黄汤(《小儿药证直诀》)合一贯煎(《柳洲医话》)加减。

由于肝藏血,肾藏精,同处下焦,肝肾同源,故以六味地黄汤滋阴补肾,一贯煎养阴益肝。

加减:若兼郁热者,证见发热、咽喉肿痛、口腔糜烂、口臭、便秘、舌质红、脉细数,可合用玉女煎以清胃泻热、养阴,亦可用双料喉风散、珍珠末喷喉。

4. 气血两燔

主要证候:高热寒战,头痛,汗出,口渴,烦躁,口腔、咽部溃烂,颌下颈淋巴结肿痛,舌绛红干、苔黄燥,脉弦数或洪大。

治法:清热解毒凉血。

方药:清瘟败毒饮(《疫疹一得》)加减。

犀角用水牛角代,后者用量宜大,常用 30~60g;石膏、知母、淡竹叶善清阳明实热;黄连、黄芩、栀子、连翘等清热解毒、泻火。本型为热毒炽盛、邪入气分血分,多为粒细胞缺乏合并感染,病情危重,急则治标,常须中西医结合抢救,使用抗生素及支持疗法。

【方药应用】

1. 注射制剂　根据辨证分型,可选用以下中药针剂。补气类,黄芪注射液、参麦注射液;益气温阳类,参附注射液;清热解毒类,痰热清注射液。

2. 中成药　辨证选用中成药如复方灵芝片、复方皂矾丸、地榆升白片、复方虎杖片、血康胶囊、益血生胶囊等,或其他类似中成药。

3. 针灸　对足三里、三阴交、合谷、大椎等穴行平补平泻手法,调节身体阴阳气血平衡。温针灸,取合谷、气海、关元、阴陵泉、足三里、三阴交、悬钟、太溪等穴。

4. 穴位注射　采用参麦注射液、参附注射液、醒脑静注射液,对化疗相关性白细胞减少进行预防性治疗。

5. 无痛蜂疗法　蜂疗双侧足三里、双侧三阴交,以及双侧脾俞、肾俞。

（二）西医治疗

1. 治疗原则　①病因治疗：停用导致粒细胞减少或缺乏的可疑药物，停止接触可疑毒物，即针对导致中性粒细胞减少的各种原发病的治疗。②特异性治疗：中性粒细胞减少的主要表现是感染，对这些患者应迅速完成血液与体液的取样培养，不待培养结果汇报立即开始经验性抗生素治疗。③合力支持治疗。④防治药物副作用：注意药物选择尽量个体化。⑤做好消毒、隔离等防护措施。⑥做好基础护理：每天定期对皮肤、口腔、会阴、肛周清洁消毒，对病室消毒。

2. 治疗方法　①提升中性粒细胞数：促白细胞生成药物，如重组人粒细胞集落刺激因子（rhG-CSF）或粒细胞-巨噬细胞集落刺激因子（GM-CSF）5μg/kg，皮下注射，每日1~2次；使用到中性粒细胞计数升高 $>1.0 \times 10^9/L$，这对中性粒细胞缺乏症患者极为重要。其他可以促白细胞生成的药物有维生素 B_4、维生素 B_6、利可君、肌苷、雄激素、碳酸锂等。初始患者要选用1~2种，每4~6周更换一组，直到有效。②免疫调节剂治疗：糖皮质激素、大剂量丙种球蛋白 400mg/（kg·d）输注，对于抗中性粒细胞抗体阳性或由T淋巴细胞介导的骨髓衰竭患者有效。单抗治疗如利妥昔单抗（CD20单克隆抗体）对B细胞介导的粒细胞减少有效。③抗生素的应用：由感染引起者，或因血细胞减少、粒细胞缺乏并发感染的患者应及早使用有效的抗生素。合理联合应用2种或2种以上抗生素可提高疗效，如氨基糖苷类与第三代头孢菌素合用，或氨基糖苷类与碳青霉烯类合用；有金黄色葡萄球菌感染，加用万古霉素。抗生素的剂量要足，用药时间要足，以使血药浓度达到最大杀菌值，这对粒细胞缺乏的患者尤为重要。经验性应用抗生素治疗3~4天，如病原菌尚未明确，而患者仍发热，应重复细菌、真菌培养，同时更换抗生素或加用抗真菌药。同时应认真检查患者有无组织器官脓肿形成，有无病毒感染或寄生虫感染。经上述治疗后，仍应继续口服抗生素7~14天。④异基因造血干细胞移植：适用于重型再生障碍性贫血、骨髓增生异常综合征、阵发性睡眠性血红蛋白尿症、淋巴瘤等。对于先天性中性粒细胞减少症，要注意异基因造血干细胞移植相关并发症及死亡率，应权衡利弊，掌握好治疗的适应证。

3. 病程观察及处理　定期检查外周血象。急性粒细胞缺乏症患者每天或隔天检查血象，了解血细胞计数及百分比。要注意红细胞计数、血红蛋白量、血小板计数；尿、血及其他有关部位体液和分泌物培养。注意观察并记录体温变化、主要症状变化情况，注意感染性休克的发生。记录感染灶变化及感染的程度、部位。注意药物副反应，药物是否有效，感染是否控制。中性粒细胞减少症患者如无发热、感染征象，就在门诊进行中性粒细胞减少方面的追查。

六、中西医结合思路

中医古籍中无白细胞减少症病名。临床上根据患者临床表现,将白细胞减少症归属中医学"虚劳""温病"范畴。因此借助临床医学的辅助检查手段可进一步细化诊断,针对患者病情辨证论治。先天禀赋不足、感受六淫之邪、饮食不节、劳伤、药毒等伤及气血、脏腑,尤其造成脾肾虚损,出现气血阴阳亏虚,逐渐形成虚劳诸证。阴虚则内热,正虚邪干则外感发热;脾虚湿阻,气机失调,郁而化热;正气虚弱,邪气阻滞机体,可见局部溃疡、发热,皆可引起本病。这是本病出现乏力、发热、溃疡的机制。本病为本虚标实之证,气血阴阳亏虚、脾肾虚损为本,邪实发热为标。治疗上应遵照"急则治标,缓则治本"的原则。"治标"即要积极控制感染、发热,一旦邪毒致高热、局部溃疡、脓肿,急须清解热毒、散结治疗。及时治愈高热、感染,是治疗粒细胞缺乏症合并感染患者成功的关键。"治本"指在病情平稳及白细胞减少轻时,采取补法,促进骨髓造血功能恢复,调整机体内环境。此时须分清气虚、血虚、阴虚、阳虚,以应用益气健脾、滋阴养血、温阳补肾等方药。

西医治疗白细胞减少症,分为病因治疗、升白细胞治疗及抗感染治疗三部分。对于药毒因素引起的白细胞减少症,遵循中医"虚邪贼风,避之有时"的方法,避免相关因素接触,解除病因。对于免疫因素引起的白细胞减少症,西医使用免疫调节剂,如糖皮质激素及免疫球蛋白等治疗;中医通过调整机体气血阴阳平衡,达到调整机体免疫状态的治疗效果。对于恶性血液病、再生障碍性贫血等引起的白细胞减少症,西医多以异基因骨髓移植为主要方法,可配合中医益气健脾、滋阴养血、温阳补肾等治疗减毒增效,如减少预处理毒性、促进骨髓植入。对于粒细胞缺乏伴感染者,病情危重,当以西医抗生素治疗为主,配合中医中药清热解毒、凉血散结治疗;待感染控制后,配合中医中药益气健脾、滋阴养血、温阳补肾等治疗。中西医结合治疗白细胞减少症,集中西医治疗之长,有助于提高白细胞减少症的临床治疗效果。

七、辨已病未病与调养

对于白细胞减少症,强调未病先防,注重预防与调摄相结合。

(一)辨已病未病

近年来,随着工业的日益发达,环境污染的日趋严重,白细胞减少症的发病有增加的趋势,严重危害着人们的身体健康。应改善环境污染,加强劳动保护,提高个人防护意识,避免直接频繁接触有毒物质。避免某些药物的广泛使用,如氯霉素、甲巯咪唑、西咪替丁以及各种免疫抑制剂和细胞毒性药,或使用期间密切监测白细胞情况,同时增强体质,预防病毒感染。这些综合措施可在一定程度上起到预防作用。

（二）调养

1. 对于有明确药毒因素引起的白细胞减少症,应避免对有害因素的继续接触。

2. 患者若正气虚弱、肺卫不固,平时要注意饮食卫生和起居,少去公共场所;白细胞减少严重且有条件者,行保护性隔离措施,慎防感染。

八、临床验案

陈志雄诊治急性白血病、白细胞减少症患者验案

陈某,男,73 岁,因头晕乏力到外院就诊,确诊为急性髓系白血病(M_{5b}),因年事已高,白细胞计数低,家住广东清远市连山县,未同意化疗,遂来中医门诊求治。

一诊:2019 年 1 月 3 日。症见:乏力,稍动气促,面色苍黄,无发热,少许白痰,纳尚可,大便秘结、羊屎状、2~3 天一行,双下肢轻度水肿,舌质淡苔白,脉细数。血常规:WBC 0.78×10^9/L, Hb 54g/L, PLT 98×10^9/L。

诊断:急髓毒(气血两虚)。

处方:黄芪 30g,党参 30g,白芍 15g,山茱萸 30g,炙甘草 15g,白术 30g,枳实 10g,佛手 15g,枸杞 20g,当归 10g,北杏仁 15g,白花蛇舌草 30g,龙葵 20g,石上柏 30g。7 剂,水煎服。

二诊:2019 年 1 月 10 日。服药后连续腹泻 3 天,现泻止,但神疲乏力,面色苍白,头晕心悸,微汗出,怕冷,无发热,听力差,精神时有混乱,对答欠准确,连续呃逆、较频,舌淡胖苔白腻,脉沉细欲绝。证属心气肝血大亏、气逆神乱,有肝血欲脱、胃气衰败之势。患者及家属不愿住院,带药回老家治疗,病甚重,听其自然。

处方:红参 30g(另炖兑服),酒萸肉 40g,枸杞 30g,白芍 15g,炙甘草 15g,生龙骨 30g(先煎),生牡蛎 30g(先煎),旋覆花 10g(包煎),法半夏 15g,竹茹 10g,干姜 10g,桂枝 10g,当归 10g,厚朴 10g,茯苓 15g,广藿香 10g。7 剂,水煎服。

三诊:服药后第 2 天患者家属来电,服药 1 剂呃逆已止,在当地医院输血,现手机视屏看诊。精神明显好转,头晕、心悸、汗出基本消失,对答合理,无呃逆,纳食尚可,疲乏,双下肢水肿,大便水样、日 2~3 次,舌质暗淡,苔白。服上药后,肝虚欲脱、胃气衰败已控制,病情趋于稳定。水肿者,乃肾阳亏虚水泛。证型未变,仍用来复汤、真武汤加减治疗。

处方：熟附子 10g（先煎），赤芍 20g，白术 15g，茯苓 30g，红参 20g（另炖兑服），生姜 4 片（与附子同煎），黄芪 40g，山茱萸 30g，炙甘草 20g，生龙骨 30g（先煎），生牡蛎 30g（先煎），石上柏 30g，白花蛇舌草 30g，柿蒂 10g，紫菀 15g。14 剂，水煎服，每日 1 剂，复渣再服。

四诊：2019 年 2 月 12 日。视频看诊：服药后下肢水肿消退，腹泻止，大便每日 1~2 次，精神、胃纳好转，无头晕、耳鸣，动时气短，舌质暗苔白，春节期间静躺床上无任何不适感，但起床头晕。病情稳定，继续补益气血、滋养肝肾、解毒抗邪。

处方：红参 30g（另炖兑服），黄芪 30g，黄精 30g，补骨脂 30g，茯苓 30g，白术 30g，当归 10g，山茱萸 20g，白芍 15g，炙甘草 15g，白花蛇舌草 30g，石上柏 30g，枸杞 20g，龙葵 30g，葛根 30g。14 剂，水煎服，每日 1 剂。

五诊：2019 年 3 月 1 日。血常规：WBC 2.0×10^9/L，Hb 53g/L，PLT 124×10^9/L。守上方去龙葵，加重楼 15g。15 剂，水煎服。

六诊：2019 年 3 月 19 日。视频看诊：乏力，面色苍白，纳少，便短，时有小便失禁，舌暗淡，苔白。

处方：红参 30g（另炖兑服），山茱萸 30g，黄芪 30g，黄精 30g，补骨脂 30g，甘草 15g，茯苓 30g，薏苡仁 30g，陈皮 10g，麦芽 30g，干姜 15g，白术 15g，石上柏 30g，白花蛇舌草 30g，益智仁 20g。14 剂，水煎服。

七诊：2019 年 4 月 10 日。视频看诊：精神较前好转，仍乏力，无头晕，纳少，无恶心呕吐，大便正常，无小便失禁，但双下肢水肿，舌质暗，苔白。WBC 1.74×10^9/L，Hb 56g/L，PLT 119×10^9/L。

处方：熟附子 15g（先煎），白术 20g，茯苓 30g，赤芍 15g，生姜 4 片，黄芪 30g，当归 10g，山茱萸 30g，红参 20g（另炖兑服），补骨脂 30g，黄精 30g，枸杞 20g，陈皮 10g，白花蛇舌草 30g，石上柏 30g。14 剂，水煎服，每日 1 剂。

【按】该案连续 3 个月通过远程视频看诊，患者病情危重，未能住院化疗，只能每天纯中医治疗，表现为白细胞计数极低、大病呃逆、胃气衰败、心气亏衰、肝虚欲脱等危候，用来复汤加味救治，竟起沉疴。3 个月以来，每次处方，均以来复汤、真武汤为主，加入益气补血、补肾填精之品，适当佐以解毒抑杀白血病细胞的药物，病情未见加重，血液分析示白细胞计数较前回升，虽仍有贫血但输血次数减少，血小板恢复正常，生活皆能自理，食眠尚可。虽未做骨髓穿刺复查，急性白血病骨髓象未能明确是否缓解，但如此危重病情，中医治疗后能趋于稳定，未见进一步恶化，且未出现感染发热，可见急性白血病用纯中医治疗，只要辨证准确，用药精当，是能够取得疗效的。扶正抑邪，控制病情进展，可从该病案中得到启示。

（黎耀和）

参 考 文 献

1. 张之南,沈悌.血液病诊断及疗效标准[M].3版.北京:科学出版社,2007.

2. 陈泊,丘和明.中西医结合血液病治疗学[M].北京:人民军医出版社,2001.

3. 李娟,罗绍凯.血液病临床诊断与治疗方案[M].北京:科学技术文献出版社,2010.

4. 张之南,郝玉书,赵永强,等.血液病学(上、下册)[M].2版.北京:人民卫生出版社,2011.

5. 秦剑.药物性粒细胞减少及其治疗[J].中国医药导报,2009,6(28):154-155.

6. 权守则.粒细胞减少和粒细胞缺乏(附34例临床分析)[J].山西医学院学报,1989,20(4):228-230.

7. Emmanuel Andrès, Frédéric Maloisel.Idiosyncratic drug-induced agranulocytosis or acute neutropenia[J].Curr Opin Hematol, 2008, 15(1):15-21

8. Mohan SR, Maciejewski JP.Diagnosis and therapy of neutropenia in large granular lymphocyte leukemia[J].Curr Opin Hematol, 2009, 16(1):27-34

9. 杨俊超,盖自宽,王建英,等.急性粒细胞减少与缺乏症的首诊处理[J].中国全科医学,2005,8(2):122-123.

10. 王黎,沈志祥.粒细胞缺乏患者抗感染治疗进展[J].中国处方药,2006(9):24-27.

第九章 代谢内分泌疾病

第一节 糖 尿 病

糖尿病(diabetes mellitus, DM)是由遗传和环境因素共同引起的一组以糖代谢紊乱为主要表现的临床综合征。发病机制为胰岛素缺乏或作用障碍引起糖类、脂肪、蛋白质等的代谢紊乱。临床以长期高血糖为主要特征,可并发各种急、慢性并发症,导致脏器功能衰竭,甚至致残、致死。目前,糖尿病根据病因学证据分为4大类,即1型糖尿病、2型糖尿病、妊娠糖尿病和特殊类型糖尿病。

据国际糖尿病联盟(IDF)统计,2011年全球糖尿病患者人数已达3.7亿,其中80%在发展中国家;估计到2030年,全球将有近5.5亿糖尿病患者。流行病学调查显示,我国20岁以上的人群中,糖尿病患病率为9.7%,糖尿病前期的比例为15.5%,已成为世界上糖尿病患病人数最多的国家。

糖尿病属于中医"消渴"范畴。消渴是以多饮、多食、多尿、乏力、消瘦为主要临床表现的一种疾病。"消"意为消灼气血津液、肌肉筋骨等,"渴"为此病的代表性症状。消渴大致与西医学中的糖尿病发病特点相当,故经常互称。

一、病因病机

本病多由先天禀赋不足、饮食不节、情志失调、劳欲过度所致。

1. 禀赋不足,五脏虚弱 《灵枢·五变》说:"五脏皆柔弱者,善病消瘅。"

2. 饮食不节,损伤脾胃 《素问·奇病论》说:"此肥美之所发也,此人必数食甘美而多肥也,肥者令人内热,甘者令人中满,故其气上溢,转为消渴。"

3. 情志失调,郁火伤津 《临证指南医案·三消》说:"心境愁郁,内火自燃,乃消症大病。"

4. 劳欲过度,肾精亏损 《外台秘要·渴后小便多恐生诸疮方》说:"房室过度,肾气虚耗故也。下焦生热,热则肾燥,肾燥则渴。"

二、五脏相关与病机转化

消渴属于中医常见病、难治病,病因复杂,病机多变。肺为水之上源,敷布津液;脾为土脏,制约水气;肾为先天之本而主水。燥热伤肺,肺不布津,则口渴多饮;津液不能敷布而下行,故小便频数量多。脾不能为胃行其津液,津伤热盛则消谷善饥;脾气不能散精,水谷精微不能濡养四肢百骸则消瘦;水谷精微居于脉中,壅滞脉络,则五脏六腑失养。肾阴亏虚则虚火内生,上燔心肺则烦渴多饮,中灼脾胃则胃热消谷;肾失濡养,开阖固摄失权,则水谷精微直趋下泄,随小便而排出体外,故尿多味甜。(图 9-1-1)

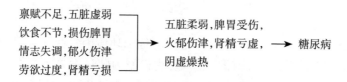

禀赋不足,五脏虚弱
饮食不节,损伤脾胃　　　五脏柔弱,脾胃受伤,
情志失调,郁火伤津　　　火郁伤津,肾精亏虚,　　糖尿病
劳欲过度,肾精亏损　　　阴虚燥热

图 9-1-1　糖尿病病因病机示意图

三、临床表现

(一)症状

消渴最典型的症状为"三多一少",即多饮、多食、多尿和消瘦。部分患者无三多一少症状,表现为疲倦乏力、尿甜等。

(二)体征

消渴早期绝大多数患者无明显体征;当疾病发展到一定阶段,多尿明显而饮水不足情况下,患者可能出现脱水征。消渴日久,壅滞脉络,脉络瘀阻五脏六腑则出现相应体征,如壅滞眼络则目蒙,甚至失明等。

(三)理化检查

1. 血糖　包括空腹血糖及餐后 2 小时血糖测定。新发现或没有系统治疗的糖尿病患者有空腹和 / 或餐后血糖升高。

2. 葡萄糖耐量　对无症状的早期糖尿病患者或亚临床型糖尿病患者,虽空腹正常,仍需进一步做口服葡萄糖耐量试验(OGTT)以明确诊断。但对于已经明确诊断的糖尿病患者,则此项不需作为常规检查项目。

3. 尿糖　尿糖受肾糖阈高低不同的影响。有些糖尿病患者,即使血糖较高,也不一定出现尿糖。

4. 尿酮体 尿酮体测定对酮症酸中毒患者极为重要。正常人尿酮体阴性。

5. 尿微量白蛋白 主要用于糖尿病肾病早期的诊断。

6. 糖化血红蛋白 可以反映出测定前2~3个月平均血糖水平,主要用于评价血糖控制的程度。

7. 糖化血清白蛋白 反映近20天(白蛋白半衰期)的血糖水平。

8. 血浆胰岛素 主要用于糖尿病的诊断及分型。1型糖尿病患者在葡萄糖负荷后血糖上升很高,而胰岛素的分泌很少;2型糖尿病患者在葡萄糖负荷后,胰岛素的分泌曲线呈不同程度的提高,但与血糖的升高不成比例。

9. 血清C肽 可以反映胰岛β细胞生成和分泌胰岛素的能力,特别是糖尿病患者在接受胰岛素治疗时更能精确地判断β细胞分泌胰岛素的能力。胰岛β细胞的胰岛素原可被相应的酶水解成等分子的胰岛素和C肽,而外源性的胰岛素不含C肽。因此,较之血浆胰岛素检查,C肽能更准确地反映胰岛β细胞生成和分泌胰岛素的水平。

10. 血清酮体 糖尿病患者并发酮症或酮症酸中毒时出现血清酮体升高。

11. 血乳酸 糖尿病乳酸性酸中毒(DLA)、糖尿病非酮症高渗综合征(DNHS)、糖尿病酮症酸中毒(DKA)是糖尿病患者有可能发生的3种急性并发症。约10%~15%的DKA和DNHS都同时有DLA;老年及重症糖尿病患者,特别是伴有肝肾功能不全者,若双胍类药物使用过多,可使血中乳酸增加。

四、辨病辨证

(一)西医辨病

1. 糖尿病的诊断,我国目前采用WHO(1999年)糖尿病诊断标准,见表9-1-1。

表9-1-1 糖尿病诊断标准

诊断标准	静脉血浆葡萄糖水平/(mmol/L)
(1)糖尿病症状(高血糖所致的多饮、多食、多尿、体重下降、皮肤瘙痒、视力模糊等急性代谢紊乱表现)加随机血糖	≥11.1
或	
(2)空腹血糖(FBG)	≥7.0
或	
(3)葡萄糖负荷后2小时血糖	≥11.1
无糖尿病症状者,需改日重复检查	

注:空腹状态指至少8小时没有进食热量;随机血糖指不考虑上次用餐的时间,一天中任意时间的血糖,不能用来诊断空腹血糖受损(IFG)或糖耐量减低(IGT)。

在新的分类标准中,糖尿病和糖耐量减低(IGT)及空腹血糖受损(IFG)属高血糖状态,与之相应的为葡萄糖调节正常的正常血糖状态。IGT 的诊断标准为 OGTT 时 2 小时血糖≥7.8mmol/L,但 <11.1mmol/L。IFG 的诊断标准为空腹血糖≥6.1mmol/L,但 <7.0mmol/L。

2. 糖尿病分型

(1)1 型糖尿病:1 型糖尿病因胰岛 β 细胞破坏导致胰岛素绝对缺乏。1 型糖尿病又分为免疫介导性和特发性。

免疫介导性 1 型糖尿病占 1 型糖尿病的绝大多数,又可分为急性型和缓发型 2 种,都具有免疫学的证据,甚至在临床症状出现前几年可检测到胰岛 β 细胞免疫性损伤的 1 种或多种抗体,如谷氨酸脱羧酶抗体(GADA)、胰岛细胞抗体(ICA)、胰岛素抗体(IA)、蛋白酪氨酸磷酸酶抗体 IA-2A 和 IA-2BA。急性型患者(主要是婴儿、儿童和青少年)可有典型的三多一少症状,或者以糖尿病酮症酸中毒就诊。缓发型由于胰岛 β 细胞免疫介导的损伤尚未完全破坏,而保留了部分 β 细胞并能分泌一定量的胰岛素,发病至少 6 个月内无酮症酸中毒的发生;短期通过饮食或药物治疗可控制血糖,半年或者数年后胰岛功能急剧衰竭,需要胰岛素替代治疗。

特发性 1 型糖尿病因胰岛素持久性缺乏,易发生酮症酸中毒,但无自身免疫抗体存在,病因不明,与人类白细胞抗原无关,可遗传,多见于亚非地区。

(2)2 型糖尿病:这一类型糖尿病曾称非胰岛素依赖型糖尿病,多数患者存在胰岛素抵抗并伴有胰岛素相对缺乏。该型患者多数肥胖,且其肥胖主要集中于腹部,伴有高血压或高脂血症。不同种族的发病率不同,并与遗传密切相关。由于早期症状不明显,常常多年被忽视或未被诊断治疗。患者的胰岛素水平可正常或增高,表明这些患者的胰岛素分泌不足以补偿其胰岛素抵抗。

(3)妊娠糖尿病:2013 年美国糖尿病学会(ADA)发表了《妊娠期糖尿病筛查和诊断标准》,将妊娠期间发现的高血糖分为两类——妊娠前糖尿病(pregestational diabetes mellitus, PGDM)和妊娠糖尿病(gestational diabetes mellitus, GDM)。

妊娠前糖尿病的诊断标准与 1999 年 WHO 的非妊娠人群糖尿病诊断标准一致,故该病又称糖尿病合并妊娠,即空腹血糖≥7.0mmol/L,或 OGTT 后 2 小时血糖≥11.1mmol/L,或明显糖尿病症状时随机血糖≥11.1mmol/L。

妊娠糖尿病的诊断标准见表 9-1-2。2014 年中华医学会妇产科学分会等发布的《妊娠合并糖尿病诊治指南(2014)》采用了这一妊娠糖尿病的诊断标准。

(4)特殊类型糖尿病:目前已明确病因,由胰腺内、外因素和其他疾病、药物引起的继发性糖尿病,包括以下 8 种。①胰岛 β 细胞功能遗传缺陷,如葡萄糖激酶缺陷;②胰岛素作用遗传缺陷,如 A 型胰岛素抵抗、脂肪萎缩型糖尿病等;③胰腺外分泌疾病,如胰腺炎、胰腺损伤或胰切除、纤维钙化性胰腺病等;④内

表 9-1-2 妊娠糖尿病（GDM）诊断标准

75g OGTT	血糖 /（ mmol/L ）
空腹	≥5.1
服糖后 1 小时	≥10.0
服糖后 2 小时	≥8.5

注：OGTT：口服葡萄糖耐量试验；1 个以上时间点血糖高于标准即可确定诊断

分泌疾病，如肢端肥大症、胰高血糖素瘤、嗜铬细胞瘤、甲状腺功能亢进症、生长抑素瘤、醛固酮腺瘤等；⑤药物或化学因素诱发，如烟酸、糖皮质激素、甲状腺激素等；⑥感染，如先天性风疹综合征、巨细胞病毒感染等；⑦免疫介导性糖尿病的少见类型，如抗胰岛素受体抗体引起的糖尿病；⑧伴有糖尿病的其他遗传性疾病，如强直性肌营养不良、卟啉病等。

【鉴别诊断】

1. 肾性糖尿 先天遗传或肾盂肾炎等疾病使肾小管重吸收功能减退，其血糖及 OGTT 正常。

2. 急性应激状态 拮抗胰岛素的激素分泌增加，可使糖耐量降低，出现一过性血糖升高、尿糖阳性，应激过后可恢复正常。

3. 食后糖尿 非葡萄糖的糖尿如果糖、乳糖、半乳糖也可以与本尼迪克特试剂中的硫酸铜结合呈阳性反应，但用葡萄糖氧化酶试剂可以鉴别。

4. 胃空肠吻合术后 因糖类在肠道吸收快，可引起进食后 0.5~1 小时血糖升高，出现糖尿，但空腹血糖和餐后 2 小时血糖正常。

5. 弥漫性肝病 葡萄糖转化为肝糖原功能减弱，肝糖原储存减少，进食后 0.5~1 小时血糖可高于正常，出现糖尿。

（二）中医辨证

1. 首辨阴阳 消渴是因先天禀赋不足，五脏柔弱，加之或损伤脾胃，或肝郁化火伤津，或肾精亏损，导致以多饮、多食、多尿、消瘦及尿甜为典型表现的病证。其基本病机以阴虚为本，燥热为标，随着病情进展，阴损及阳，出现阴阳两虚。

随着时光迁移，天时、地理、气候、人们生活习惯的改变，本病表现也发生了巨大变化。部分糖尿病（尤其是 2 型糖尿病）开始起病即表现为精神较差或很差，体形瘦弱或虚胖，肌肉松弛，面色萎黄、㿠白、淡白或晦暗，面色少华或无华，语声低微，舌色暗而不鲜活，脉沉、涩、弱、弦、微而无力等阳虚之象；阳气不能化津，津液不能上乘，故口干欲饮，同时舌象却非舌红少苔之阴虚燥热表现，反见舌质淡胖、齿印明显；下焦阳气虚衰，膀胱气化功能失常，则见多尿，同时小便非但不黄，反而清长，以夜间为主。

由此可见,糖尿病既有以阴虚燥热为主者,也有以阳虚不能化气生津为主者,临证必须首辨阴阳,即《素问》所言"善诊者,察色按脉,先别阴阳",方不犯虚虚实实之戒。

2. 阴虚者分论三消　糖尿病证属阴虚燥热者,多饮、多尿、多食及消瘦("三多一少"症状)往往同时出现,但是有所轻重。以多饮症状较突出者,肺燥为主,称上消;以多食症状较为突出者,胃热为主,称中消;以多尿症状较为突出者,肾虚为主,称下消。临床根据三消的不同,治以清肺、泻火、补肾等法。

3. 阳虚者病在三阴　脾乃后天之本。消渴属中土虚而不制水,水反侮土,致土虚木陷、火金上逆而生诸变;临床上以脾阳虚表现,如四肢倦怠、气短懒言、不耐持久、面色萎黄、舌淡苔白、脉弱等为主。少阴肾为脏腑之本,十二脉之根,呼吸之本,三焦之源,而人资之以为始者也;浊水泛滥,虽消渴而不得清水以润,而可饮之清水变浊者,源于脾肾阳气虚衰,脾阳虚不能运化水湿,釜底无火,不能蒸化津液上呈口舌、布散周身,故以口淡尿甜、四肢厥冷、脉沉微细为主要表现。肝为厥阴之脏,仲景厥阴病首冠"厥阴之为病,消渴,气上撞心,心中疼热……"厥阴风木乃火、土、水气之间的桥梁,土因木以固,火赖木以生,水借木以升。就人身而言,肝木之升发有赖于肾阳之充足,也有赖于肾水的涵养,其生于肾水而长于脾土,化气于火,才能龙升雨降,生木保津。厥阴为病,临床以口渴喜热饮、肢体厥冷、干呕、心烦、恶心、心中嘈杂、饥而不欲食、小腹冷痛、下利清稀、舌尖较红、脉微或沉为主要表现。

4. 标本兼杂,缺一不可　糖尿病的中医辨治应首辨阴阳,标本兼杂,缺一不可。朱进忠指出,消渴辨证时,不可因口渴多饮就认为完全属于胃热津伤或阴虚津亏;痰湿阻滞者,化其痰,津自上潮;寒热交结者,化其结,津自上潮;阳虚不能化水者,温其阳,津自上潮。祝先生结合施今墨先生的经验,自出机杼,认为糖尿病常常伴有血瘀表现,提出采用活血化瘀法治疗本病。仝小林认为,糖尿病是食、郁、痰、湿、热、气交织为患,病机演变基本以郁、热、虚、损4个阶段发展。仝小林根据糖尿病的不同阶段将其分为糖尿病期和并发症期,其中糖尿病期包括痰(湿)热互结证、热盛伤津证、气阴两虚证,并发症期包括肝肾阴虚证、阴阳两虚证;此外还有兼夹证,兼痰浊、兼血瘀证,在治疗上主张分阶段治疗。熊曼琪认为,瘀热互结贯穿于糖尿病的始终。由此可见,阴阳为本,而阴虚燥热,可炼津为痰,痰湿横生;阳虚生外寒,寒湿内蕴,阳虚血瘀;或阴虚血瘀,瘀血内停等。糖尿病初发病时或发病日久,存在各种各样的病理产物,应予兼顾。另外,糖尿病日久,可合并糖尿病视网膜病变、糖尿病肾病、糖尿病神经病变和糖尿病足等,其辨证必然不能只是单纯的阴虚燥热,而痰湿、血瘀等病理产物必然夹在其中。

五、治疗

（一）中医辨证论治

遵照"首辨阴阳,阴虚者分论三消,阳虚者温化三阴,兼顾痰湿血瘀"的原则。

1. 阴虚证

（1）肺热津伤

主要证候:口渴多饮,口舌干燥,尿频量多,烦热多汗,舌边尖红,苔薄黄,脉数。

治法:清热润肺,生津止渴。

方药:消渴方(《丹溪心法》)加减。

常用天花粉、葛根、麦冬、生地黄、藕汁生津清热,养阴增液;黄连、黄芩、知母清热降火;西洋参益气养阴。

加减:肺燥炼津成痰,痰湿内阻,合用小陷胸汤,清热化痰;若兼有肺燥咯血,加用白茅根、牡丹皮等清热凉血;若兼有大便不通,合用清燥救肺汤,润肺清燥通腑;若兼中焦脾气亏虚,可合用四君子汤。

（2）胃热炽盛

主要证候:口渴多饮,食欲亢进、易饥饿、进食量多,身恶热,热汗出,汗后背部恶风寒,或伴发热,舌干红苔黄燥,脉洪大。

治法:清热生津,益气养阴。

方药:白虎加人参汤(《伤寒论》)加减。

常用石膏、知母清泄胃热,西洋参益气养阴,山药补胃之阴液,炙甘草调和诸药。

加减:可酌加天花粉、葛根、生地黄、玄参等加强清热生津。饥饿感甚者,胃火炽盛,加黄连与生地黄、玄参相配;口渴甚者,上焦燥热,灼伤肺阴,加黄芩配石膏、知母清泻肺热;大便秘结不行,可用增液承气汤润燥通腑、"增水行舟",待大便通后,再转上方治疗;饮食损伤脾胃,导致中焦寒热错杂心下痞等,可根据临床脉证选择半夏泻心汤、干姜黄芩黄连人参汤、大柴胡汤等。

（3）肾阴亏虚

主要证候:尿频量多,混浊如脂膏,或尿甜,腰膝酸软,乏力,头晕耳鸣,口干唇燥,皮肤干燥,瘙痒,舌红苔少,脉细数。

治法:滋阴固肾。

方药:知柏地黄丸(《景岳全书》)加减。

常用熟地黄、山茱萸、枸杞、五味子固肾益精;山药、知母滋补脾阴,固摄精微;茯苓健脾渗湿;黄柏、泽泻、牡丹皮清泄火热。

加减:尿频数而混浊明显者,加益智仁、桑螵蛸、覆盆子、金樱子等益肾缩尿;气阴两虚而伴困倦,气短乏力,舌质淡红者,可加党参、黄芪、黄精益气;若烦渴,头痛,唇红舌干,呼吸深快,阴伤阳浮者,合用生脉散,加天冬、鳖甲、龟甲等育阴潜阳;如见神昏、肢厥、脉微细等阴竭阳亡危象,可合用参附龙牡汤益气敛阴,回阳救脱。若阴损及阳,阴阳两虚,见小便频数,混浊如膏,甚至饮一溲一,面容憔悴,耳轮干枯,腰膝酸软,四肢欠温,畏寒肢冷,阳痿或月经不调,舌苔淡白而干,脉沉细无力,改用金匮肾气丸加减;方中以六味地黄丸滋阴补肾,并用附子、桂枝以温补肾阳。

2. 阳虚证

(1)太阴脾虚湿困

主要证候:微渴或不渴,纳呆,食谷欲呕,呕吐物无酸腐气味,或呕吐痰涎清水,手足冷汗出,大便稀烂不成形或初硬后溏,或伴胃腹满或疼痛,喜温喜按,舌淡苔白,脉沉弱。

治法:温中散寒,健脾燥湿。

方药:理中丸合吴茱萸汤(《伤寒论》)加味。

常用党参、白术、干姜、吴茱萸温补中阳,生姜温胃止呕,炙甘草调和诸药。

加减:若辨证为胃气虚弱,痰浊内阻,肝气犯胃,胃虚失和,主以旋覆代赭汤和胃化痰、镇肝降逆。

(2)少阴肾虚寒湿

主要证候:小便频数量多,饮一斗,溲一斗,有泡沫,手足厥冷,畏寒肢冷,神疲倦怠,少气懒言,四肢乏力,腰酸膝软,或伴性欲淡漠,周身疼痛,关节疼痛,腰膝肩背寒痛,舌淡苔白或白滑,边有齿印,脉沉迟弱。

治法:温补元阳,散寒除湿。

方药:四逆汤合附子汤(《伤寒论》)加减。

常用干姜、附子温补脾肾阳气;茯苓、白术健脾除湿,补后天之本以续先天;赤芍活血,并兼制附子、干姜之燥。

加减:若阳不敛阴,虚阳上浮者,加肉桂、山茱萸、砂仁;若口烦渴,饮水不解甚或饮后加重,小便不利或失禁,或伴少腹胀满不适者,可合用五苓散通阳化气;若下肢水肿,甚则全身皆肿,小便不利或清长,或伴四肢沉重、关节疼痛者,为少阴阳虚水泛证,治以真武汤温阳化气利水,加桂枝、防己、威灵仙;若患者外感风寒而发热、鼻塞、流涕等,合用麻黄细辛附子汤温阳解表。

(3)厥阴阳虚肝热

主要证候:口渴,心中疼热,饥而不欲食,呕逆肠鸣,下利,舌色稍淡或舌暗红,苔白腻或微黄,脉弦细数。

治法:清上温下,生津止渴。

方药:乌梅丸(《伤寒论》)加减。

常用乌梅柔肝生津,为君药;花椒、细辛合附子、干姜、桂枝温脏祛寒,人参、当归养气血,共为佐药。

3. 兼夹证

(1)兼有脾虚痰湿,合用参苓白术散、六君子汤。

(2)兼有瘀热互结,合用桃核承气汤。

(3)兼痰热内扰,合用黄连温胆汤。

【方药应用】

1. 兼有血瘀者　可选用香丹注射液 20ml,加入 0.9% 氯化钠注射液 250ml 静脉注射,每日 1 次;或大株红景天注射液 10ml,加入 0.9% 氯化钠注射液 250ml 静脉注射,每日 1 次;或川芎嗪注射液 80~160mg,加入 0.9% 氯化钠注射液 250ml 静脉注射,每日 1 次。或用复方丹参滴丸,每次 10 丸,每日 3 次。

2. 阳证为主者　可选用生脉注射液 20ml 或 50ml,或参麦注射液 50ml,加入 0.9% 氯化钠注射液 250ml 静脉注射,每日 1 次。

3. 阴证为主者　可选用参附注射液 20~40ml,加入 0.9% 氯化钠注射液 250ml 静脉注射,每日 1 次。若以气虚为主,可用黄芪注射液 20ml,加入 0.9% 氯化钠注射液 250ml 静脉注射,每日 1 次;或参芪扶正注射液 250ml,每日 1 次。也可用麝香保心丸,每次 2 粒,每日 3 次。

(二)西医治疗

糖尿病的治疗是综合治疗。糖尿病的教育和饮食、运动是糖尿病治疗的基础,在此基础上进行血糖监测、药物降糖等,可达到纠正代谢紊乱、避免或延迟并发症的发生和发展的目的。糖尿病的药物治疗主要有以下内容。

1. 口服药物治疗

(1)双胍类:本类药物的降糖机制为降低肝内葡萄糖产生和输出,改善胰岛素抵抗,增加胰岛素介导的周围组织对葡萄糖的利用,增加基础葡萄糖利用。

适应证:首选用于单纯饮食控制及体育锻炼治疗无效的 2 型糖尿病,特别是肥胖的 2 型糖尿病。本品与胰岛素合用,可减少胰岛素用量,防止低血糖发生。可与磺脲类降血糖药合用,具有协同作用。

用法:二甲双胍,每次 250~750mg,每日 2~3 次,最佳剂量是 2g/d,极量每日 2 500mg,宜在餐后服用。

(2)磺脲类:通过刺激胰岛 β 细胞分泌胰岛素,增加体内的胰岛素水平而降低血糖。

适应证:通过单纯饮食控制和锻炼未能控制血糖水平的 2 型糖尿病。

用法:①格列美脲,开始剂量 1~2mg,最大剂量每日 8mg,进餐时服用;②格列齐特缓释片,开始剂量为每次 30mg,每日 1 次,早餐前服用,最大剂量每日 120mg;③格列吡嗪控释剂,每次 5~10mg,每日 1 次,服用时不嚼碎药片;④格列喹酮,开始口服每次 15mg,每日 3 次,之后每次 30mg,每日 3 次,最大剂量每日 180~240mg。

(3)格列奈类:本类药物主要通过刺激胰岛素的早期分泌而降低餐后血糖,具有吸收快、起效快和作用时间短等特点。

适应证:饮食控制、降低体重及运动锻炼不能有效控制高血糖的 2 型糖尿病(非胰岛素依赖型)。瑞格列奈可与二甲双胍合用,对控制血糖有协同作用。

用法:①瑞格列奈,初始剂量为 1mg,最大推荐单次剂量为 4mg,进餐时服用,但最大日剂量不应超过 16mg;②那格列奈,常用剂量 120mg,每日 3 次,餐前服用。

(4)α- 葡糖苷酶抑制剂:本类药物的作用机制为通过抑制糖类在小肠上部的吸收而降低餐后血糖,适用于以糖类为主要食物成分和餐后血糖升高明显的患者。

适应证:可用于 1 型或 2 型糖尿病,亦可与其他口服降血糖药或胰岛素联合应用。

用法:①阿卡波糖,每次 50mg,每日 3 次,最大剂量每日 300mg,在进食前即服,或在进第一口食物时将本品嚼碎一起服用;②伏格列波糖,每次 0.2~0.3mg,每日 3 次,服用方法同阿卡波糖,且其特点为抑制二糖苷酶类(蔗糖酶、麦芽糖酶等)作用特别强,而不抑制 α- 淀粉酶。

(5)噻唑烷二酮类:本类药物主要通过增加靶细胞对胰岛素作用的敏感性而降低血糖。

适应证:经饮食控制和锻炼治疗效果仍不满意的 2 型糖尿病。本品可单独应用,也可与磺脲类或双胍类合用治疗单用磺脲类或双胍类血糖控制不佳的 2 型糖尿病。

用法:①罗格列酮,开始服用每日 4mg,经 12 周治疗后,可加量至每日 8mg。②吡格列酮,初始剂量可为 15~30mg,每日 1 次;如对初始剂量反应不佳,可加量,直至 45mg,每日 1 次。

(6)DPP-4 抑制剂:此类药物通过抑制 DPP-4 而减少胰高血糖素样肽 1(GLP-1)的体内失活,增加 GLP-1 在体内的水平。GLP-1 以葡萄糖浓度依赖的方式增加胰岛素分泌,抑制胰高血糖素分泌。

适应证:用于 2 型糖尿病。可作为单药治疗,在饮食和运动基础上改善血糖控制。当单独使用二甲双胍而血糖控制不佳时,可联合使用。

用法:①沙格列汀,5mg,每日 1 次,与食物同服或空腹服用;②西格列汀,

100mg,每日1次,与食物同服或空腹服用;③维格列汀,50mg,每日2次,或者100mg,每日1次,可与食物同服;④利格列汀,5mg,每日1次。

（7）钠-葡萄糖耦联转运体2（SGLT-2）抑制剂:主要药理机制是,通过抑制肾近曲小管重吸收,使过量葡萄糖随尿液排出,降低血糖。

适应证:用于2型糖尿病（兼有心力衰竭的患者优先选用）、心力衰竭。

用法:①达格列净,5~10mg,每日1次;②恩格列净,5~10mg,每日1次;③卡格列净,100mg,每日1次。

2. 胰高血糖素样肽1 胰高血糖素样肽1（GLP-1）受体激动剂通过激动GLP-1受体而发挥降低血糖的作用。GLP-1受体激动剂以葡萄糖浓度依赖的方式增强胰岛素分泌、抑制胰高血糖素分泌,并能延缓胃排空,通过中枢性食欲抑制减少进食量。

适应证:本品用于改善2型糖尿病患者的血糖控制。适用于单用二甲双胍、磺脲类或二甲双胍合用磺脲类但血糖仍控制不佳的患者。

用法:①艾塞那肽,起始剂量为每次5μg,每日2次,在早餐和晚餐前60分钟内（或每天的2顿主餐前;给药间隔大约6小时或更长）皮下注射;不应在餐后注射本品。根据临床应答,在治疗1个月后剂量可增加至每次10μg,每日2次。②利拉鲁肽,每日注射1次,可在任意时间注射,无须根据进餐时间给药。起始剂量为每日0.6mg。至少1周后,剂量可增加至1.2mg,每日剂量不超过1.8mg。

3. 胰岛素治疗

（1）胰岛素的适应证:①1型糖尿病;②2型糖尿病胰岛功能衰竭,口服药物无效的患者;③伴有急性并发症、严重慢性并发症或合并症,以及应急状态的糖尿病患者;④继发性糖尿病及胰岛素治疗有效的特殊类型糖尿病;⑤需要或要求强化治疗的2型糖尿病患者。

（2）起始治疗中基础胰岛素的使用:基础胰岛素包括中效胰岛素和长效胰岛素类似物。当仅使用基础胰岛素治疗时,不必停用促胰岛素分泌剂。使用方法:继续口服降血糖药物,联合中效胰岛素或长效胰岛素类似物睡前注射。起始剂量为0.2U/（kg·d）。根据患者空腹血糖水平调整胰岛素用量,通常3~5天调整1次,根据血糖水平每次调整1~4U,直至空腹血糖达标。如3个月后空腹血糖控制理想但糖化血红蛋白（HbA1c）不达标,应考虑调整胰岛素治疗方案。

（3）起始治疗中预混胰岛素的使用:预混胰岛素包括预混人胰岛素和预混胰岛素类似物。根据患者的血糖水平,可选择每日1~2次的注射方案。当使用每日2次注射方案时,应停用促胰岛素分泌剂。①每日1次预混胰岛素,起始剂量一般为0.2U/（kg·d）,晚餐前注射。根据患者空腹血糖水平调整胰岛素用量,通常每3~5天调整1次,根据血糖水平每次调整1~4U,直至空腹血糖达标。

②每日 2 次预混胰岛素,起始剂量一般为 0.2~0.4U/（kg·d）,按 1∶1 的比例分配到早餐前和晚餐前。根据空腹血糖和晚餐前血糖分别调整早餐前和晚餐前的胰岛素用量,每 3~5 天调整 1 次,根据血糖水平每次调整 1~4U,直到血糖达标。③1 型糖尿病在"蜜月期"阶段,可以短期使用预混胰岛素,每日 2~3 次注射。预混胰岛素不宜用于 1 型糖尿病的长期血糖控制。

（4）胰岛素的强化治疗方案:多次皮下注射胰岛素,餐时 + 基础胰岛素或每日 3 次预混胰岛素类似物进行胰岛素强化治疗。①餐时 + 基础胰岛素:根据睡前和三餐前血糖水平分别调整睡前和三餐前的胰岛素用量,每 3~5 天调整 1 次,根据血糖水平每次调整 1~4U,直到血糖达标。②每日 3 次预混胰岛素类似物:根据睡前和三餐前血糖水平进行胰岛素剂量调整,每 3~5 天调整 1 次,直到血糖达标。③持续皮下胰岛素输注（continuous subcutaneous insulin infusion, CSII）:是胰岛素强化治疗的一种形式,需要使用胰岛素泵来实施。在胰岛素泵中只能使用短效胰岛素或速效胰岛素类似物。CSII 的主要适用人群有:1 型糖尿病患者,计划受孕和已孕的糖尿病妇女或需要胰岛素治疗的妊娠糖尿病患者,需要胰岛素强化治疗的 2 型糖尿病患者。

4. 手术治疗　可明显改善肥胖伴 2 型糖尿病患者的血糖控制,甚至可以使一些糖尿病患者的糖尿病"缓解"。代谢手术是治疗伴有肥胖的 2 型糖尿病的手段之一。手术方式主要有 2 种:①腹腔镜可调节性胃束带术（laparoscopic adjustable gastric banding, LAGB）;②胃旁路术（Roux-en-Y gastric bypass, RYGB）。

5. 糖尿病血糖控制目标　2 型糖尿病患者的血糖控制目标:空腹血糖 3.9~7.2mmol/L,非空腹血糖≤10.0mmol/L,HbA1c<7.0%。儿童、老年人、有频发低血糖倾向、预期寿命较短,以及合并心血管疾病或严重急、慢性疾病的患者,血糖控制目标应遵循个体化原则,宜适当放宽。重症患者血糖控制要求为 7.8~10.0mmol/L。妊娠期间血糖控制目标:空腹、餐前或睡前血糖 3.3~5.3mmol/L,餐后 1 小时血糖≤7.8mmol/L 或餐后 2 小时血糖≤6.7mmol/L;HbA1c 尽可能控制在 6.5% 以下。

六、中西医结合思路

糖尿病是临床常见病、多发病。研究显示,我国可能已成为世界上糖尿病患病人数最多的国家,且存在低诊断率、低治疗率、低达标率的严峻形势,这必然给患者带来痛苦,给社会带来沉重负担。中医学是中华文化的瑰宝,对消渴（糖尿病）的认识历史悠久,如何将中西医结合起来,更好地治疗糖尿病,铸造有中国特色的糖尿病治疗模式,是目前国内所有内分泌学者应该思考的问题。中西医结合治疗糖尿病应该有以下三方面的思路。

首先,中西医结合防治糖尿病必须重视理论创新。糖尿病是西医病名,其疗效评价的指标应是血糖、血脂、血压、尿酸等的水平,并发症出现的情况,心脑血管病终点事件的发生等。糖尿病尽管属于消渴范畴,却与消渴不能完全等同。中医认为,消渴以"阴虚为本,燥热为标";但是糖尿病却未必如此,临床所见阳虚患者不在少数,遵循三消论治并不能取得很好的疗效。所以,应突破消渴的理论局限,拓展更加符合现代糖尿病的中医理论,并用西医学的技术与方法去验证和修正。目前,部分学者在这个方面作出很好的成绩,如林兰的三型模式,吕仁和的三期论治与六对用药,仝小林的"郁、热、虚、损"模式,朱章志的"二纲六目"模式等等。然而,需要在众多理论模型的基础上萃取精华、寻求共识,形成既能符合糖尿病的发生演变规律,又能真正提高临床疗效的理论体系。理论来源于临床,又高于临床,实践是检验真理的唯一标准,理论的创新需要落到实处,应验于临床,才能有真正的生命力,故需建立良好的中西医结合评价体系。

其次,中西医结合治疗糖尿病研究的前提是中医证候的标准化研究。如果中医证候的标准不统一,就会严重阻碍中医理论的发展和中西医结合的进展。只有中医证候标准化、客观化、指标化,才能强化研究的可重复性,提高研究的可信度。

最后,关于中西医结合的模式。第一,中西医治疗的目标都是为了缓解患者的症状、改善疾病的预后,故以治疗预后为评价指标,努力挖掘纯中医治疗糖尿病的疗效经验,天芪降糖胶囊治疗糖尿病前期的成功便是范例之一。第二,西为中用,探索中医与西医的合理组合,各司其职,发挥更好的降糖及预防心脑血管终点事件的作用。消渴丸的循证医学证据证明了该模式是确实可行的,但是如果只是中西医简单相加,不能深挖两者的内在联系,那么也只能是浅尝辄止,不能做到真正的中西医结合。第三,古代中医验之临床,多以症状改善为标志,现代中医还应该进一步借助现代理化指标、统计学工具,以循证医学的方法去评价,抽丝剥茧,凝练中医学防治糖尿病的精髓。

七、辨已病未病与调养

1.《儒门事亲·三消之说当从火断》说:"不减滋味,不戒嗜欲,不节喜怒,病已而复作。能从此三者,消渴亦不足忧矣。"糖尿病的预防需要从生活方式开始,如戒烟酒,恬恢虚无,调节情志等等。

2. 饮食、运动和控制体重是消渴的重要治疗措施。多数患者,特别是肥胖者,一般最初应通过饮食和运动治疗方案,重点放在减轻体重,以使病情得到控制。

3. 向消渴患者提供恰当的饮食建议。保持有规律的三餐饮食,不要漏餐。含有高纤维的淀粉食品应是构成每餐的基础,高糖和高脂肪的食品应尽量少吃,禁食生冷食物。饮食治疗应尽可能做到个体化,热量分配为 25%~30%

脂肪、55%~65% 糖类、<15% 蛋白质。限制饮酒,特别是肥胖、高血压和 / 或高甘油三酯血症的患者。食盐限量在 6g/d 以内,尤其是高血压患者。妊娠的消渴患者应注意叶酸的补充,以防止新生儿缺陷。钙的摄入量应保证 1 000~1 500mg/d,以减少发生骨质疏松的危险性。

4. 运动可加强心血管系统的功能和整体感觉,改善胰岛素的敏感性,改善血压和血脂。要求患者选择一项适合自己年龄、能力、兴趣的活动。运动治疗的原则:适量、经常性和个体化,以保持健康为目的的体力活动。每天至少 30 分钟中等强度的活动,如慢跑、快走、骑自行车、游泳等。也可选择八段锦、太极拳、五禽戏等养身调心的传统锻炼方式。

八、临床验案

中国科学院院士仝小林诊治糖尿病验案

贾某,男,26 岁。主诉发现血糖升高 6 个月。患者 6 个月前体检发现尿糖(++++),后至某医院查空腹血糖 14.5mmol/L,餐后 2 小时血糖 19.7mmol/L。GAD(谷氨酸脱羧酶)(–),给予“二甲双胍 500mg/ 次,3 次 /d;阿卡波糖 50mg/ 次,3 次 /d;吡格列酮 15mg/ 次,1 次 /d”,联合治疗。2007 年 9 月 27 日来诊,当时患者头晕、困倦,偶有胸闷,舌红,苔薄白,脉迟缓。空腹血糖 5.9mmol/L,餐后 2 小时血糖 8.1mmol/L,糖化血红蛋白 6.1%。根据患者情况,中医辨证为肝胃郁热,在原降糖西药用量不变的基础上,用大柴胡汤加减治疗。方药:柴胡 30g,黄芩30g,黄连 30g,干姜 6g,清半夏 15g,枳实 15g,生大黄 3g,知母 30g。

2007 年 11 月 8 日复诊:此时患者已停用吡格列酮 1 个月余,11 月 3 日空腹血糖 6.3mmol/L,餐后 2 小时血糖 5.7mmol/L,糖化血红蛋白 6.2%。患者此时血糖仍然达标,故建议停用阿卡波糖,仅应用二甲双胍 500mg/ 次,3 次 /d。同时中药改为黄芩 3g、黄连 3g、干姜 1g、红参 3g、三七 3g、生大黄 1g、水蛭 2g、郁金 2g,制散剂,每次 9g,2 次 /d。

2008 年 2 月 21 日三诊:复查空腹血糖 5.0mmol/L,餐后 2 小时血糖 4.8mmol/L,糖化血红蛋白 5.8%。此时患者吡格列酮已停用 6 个月,阿卡波糖停用 3 个月;降糖西药仅服用二甲双胍 500mg/ 次,3 次 /d,血糖仍然控制在达标范围。

(刘树林　朱章志)

参 考 文 献

1. 中华医学会糖尿病学分会 . 中国 2 型糖尿病防治指南（2013 年版）［J］. 中国糖尿病杂志,2014, 22（8）:2-42.

2. 刘亦选,陈镜合 . 中医内科学［M］. 北京:人民卫生出版社,1998.

3. 张晓英,王鹏翔,张致英,等.红景天苷改善胰岛素抵抗HepG2细胞糖代谢及分子机制初探[J].中药药理与临床,2014,30(1):28-31.

4. 金玺,卞蓉荣.黄芪多糖治疗糖尿病作用机制的研究进展[J].医学综述,2013,19(11):2026-2028.

5. 李佳川,孟宪丽,范昕建,等.黄连改善胰岛素抵抗药效物质基础研究[J].中国中药杂志,2010,35(14):1855-1858.

6. 葛鹏玲,刘萍,马育轩,等.花旗泽仁对胰岛素抵抗大鼠胰岛素敏感性的影响[J].中医药信息,2012,29(6):99-101.

7. 仝小林,倪青,连凤梅,等.糖敏灵丸治疗2型糖尿病随机双盲平行对照多中心临床试验[J].中国临床药理学杂志,2009,25(2):104-108.

8. Fengmei Lian, Guangwei Li, Xinyan Chen, et al.Chinese herbal medicine Tianqi reduces progression from impaired glucose tolerance to diabetes:a double-blind, randomized, placebo-controlled, multicenter trial[J].J Clin Endocrinol Metab, 2014, 99(2):648-655.

9. 熊曼琪,朱章志.泻热逐瘀法治疗Ⅱ型糖尿病的依据与作用探讨[J].江西中医药,1996,27(2):20-21.

10. 倪青.中西贯通燮因理　圆机活法巧辨治——辨治糖尿病的经验述要[J].辽宁中医杂志,2000,27(1):3-5.

11. 朴春丽,于淼,仝小林.仝小林教授治疗糖尿病的中药量效关系研究[J].世界中西医结合杂志,2012,7(4):283-284.

12. 林明欣,赵英英.立足"首辨阴阳,再辨六经"浅析糖尿病论治[J].中华中医药杂志,2011,26(5):1119-1122.

13. 仝小林,刘文科,王佳,等.糖尿病郁热虚损不同阶段辨治要点及实践应用[J].吉林中医药,2012,32(5):442-444.

14. 林明欣,樊毓运,韩蕊.朱章志运用温阳三法论治糖尿病经验[J].中医杂志,2012,53(9):788-789.

15. 刘敏,林明欣.消渴病论治之"治水三法"探析[J].世界中医药,2013,8(1):26-28.

16. 苏浩,仝小林,王皓洁.仝小林教授治疗糖尿病学术观点和经验[J].中国医药指南,2008,6(24):198-200.

第二节　甲状腺功能亢进症

甲状腺功能亢进症(hyperthyroidism)简称甲亢,又称甲状腺毒症(thyrotoxicosis),是指由于甲状腺内或甲状腺外的多种原因引起的甲状腺素增多,进入循环作用于全身组织与器官而引起的一系列高代谢症候群。临床主要表现为多食、消瘦、畏热、多汗、心悸、激动、眼球突出、甲状腺肿大等;淡漠型甲亢患者(主要为老年患者)则表现为乏力、心悸、厌食、抑郁、嗜睡、体重明显减轻等。甲亢有临床型与亚临床型之分。临床型甲亢的血清甲状腺素(T_4)、三碘甲腺原氨酸(T_3)水平增高,而促甲状腺激素(TSH)水平降低,且大多数患者具有典型甲亢的症状与体征;亚临床型甲亢则 TSH 水平降低,而 T_4 与 T_3 水平正常。甲亢有时发展迅速,有时进展缓慢;可以是暂时性的,也可以是持久性的;程度也有轻重,严重者会出现甲亢危象而危及生命。

引起甲状腺功能亢进症的病因包括毒性弥漫性甲状腺肿(Graves 病)、结节性甲状腺肿伴甲亢(毒性结节性甲状腺肿)、毒性甲状腺腺瘤、碘性甲亢、垂体性甲亢、人绒毛膜促性腺激素(HCG)相关性甲亢。其中,Graves 病占所有甲亢的 85% 左右。甲亢发病率约占总人群的 1%,其中女性患者与男性患者比例为(4~8):1。

在中医学中,甲亢属于"瘿病""瘿气""瘿瘤"范畴。

一、病因病机

本病多由情志内伤、饮食及居处水土失宜引起,但也与禀赋异常、体质因素有密切关系。

1. 情志内伤　忿郁恼怒,或忧愁思虑日久,使肝气失于条达,气机郁滞,气郁化火,则易出现心烦易怒、激动、心悸等症状;而气郁则津液不得正常输布,易于凝聚成痰,气滞痰凝,壅结颈前,则形成瘿病。痰气凝滞日久,血行障碍而成血瘀,致气、血、痰壅结颈前则可致瘿肿较硬或有结节。

2. 饮食及居处水土失宜　饮食失调,居处水土失宜,一则影响脾胃的功能,使脾失健运,不能运化水湿,聚而生痰;二则影响气血的正常运行,致气滞、痰凝、血瘀壅结颈前,发为瘿病。

3. 禀赋异常、体质因素　妇女的经、孕、产、乳等生理特点与肝经气血有密切关系,或素体阴虚,遇有情志、饮食等致病因素,常引起气郁痰结、气滞血瘀及肝郁化火等病理变化,故女性易患瘿病。

4. 感受外邪或失治、误治　体质虚弱,多为阴虚体瘦之人,若感受六淫之邪,邪气入里,则邪毒蕴结于颈前。医源性用药失度,摄入含碘药物过多。

二、五脏相关与病机转化

气滞、痰凝、血瘀壅结颈前是瘿病的基本病机。瘿病的病机主要突出邪正二字,发病与肝、脾、心、肾有关。在疾病早期,多以阳证、实证、热证多见,以心肝火旺为主要病机;而疾病后期,则多以阴证、虚证、寒证为主,以脾肾阳(气)虚、心肝阴(血)虚为主要病机。无论发病早期或后期,常表现为虚实夹杂、寒热错杂,需仔细辨别。而气郁、痰凝、血瘀等内生之邪则贯穿疾病发生、发展过程的始终。

初期多为气机郁滞,津凝痰聚,痰气搏结颈前;日久引起血脉瘀阻,气、痰、瘀三者合而为患。肝郁则气滞,脾伤则气结,气滞则津停,脾虚则酿生痰湿,痰气交阻,血行不畅,则气、血、痰壅结而成瘿病。瘿病日久,在损伤肝阴的同时,也会伤及心阴,出现心悸、烦躁、脉数等;脾阳虚日久则损及肾阳,出现嗜睡、畏寒、骨痛等。

在本病的病变过程中,常发生病机转化,如痰气郁结日久可化火,形成里热亢盛证;气滞或痰气郁结日久,则深入血分,血液运行不畅,形成痰结血瘀之候;火热内盛,耗伤阴津,导致阴虚火旺之候,其中以心肝阴血亏虚最为常见;素体脾虚者,痰湿、瘀血伤阳,日久可见脾肾阳气亏虚;重症患者的阴虚火旺表现常随病程的延长而加重;当出现烦躁不安、高热、脉疾等表现时,多是里热炽盛兼气阴大虚,甚至出现大汗、肢凉、昏迷等亡阴、亡阳危重之证。(图 9-2-1)

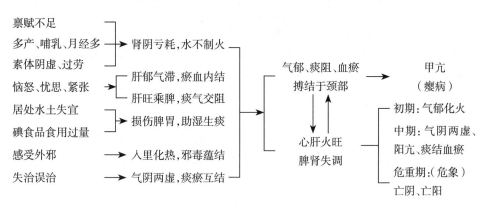

图 9-2-1　甲状腺功能亢进症病因病机示意图

三、临床表现

(一)症状

甲状腺功能亢进症的临床表现主要由循环中甲状腺激素过多引起,其症状和体征的严重程度与病史长短、激素升高的程度和患者年龄等因素相关。症状主要有易激动、烦躁失眠、心悸、乏力、怕热、多汗、消瘦、食欲亢进、大便次数增多或腹泻、女性月经稀少;可伴发周期性瘫痪和近端肌肉进行性无力、萎缩,后者称甲亢性肌病,以肩胛带和骨盆带肌群受累为主。Graves 病有 1% 伴发重症肌无力。少数老年患者高代谢的症状不典型,表现为乏力、心悸、厌食、抑郁、嗜睡、体重明显减轻,称"淡漠型甲亢"。

(二)体征

大多数 Graves 病患者有程度不等的甲状腺肿大。甲状腺肿为弥漫性,质地中等(病史较久或食用含碘食物较多者可坚韧),无压痛。甲状腺上、下极可以触及震颤,闻及血管杂音。也有少数病例的甲状腺不肿大;结节性甲状腺肿伴甲亢可触及结节性肿大的甲状腺;毒性甲状腺腺瘤可扪及孤立结节。心血管系统表现有心率增快、心脏扩大、心律失常、心房颤动、脉压增大等。少数病例的下肢胫骨前皮肤可见黏液性水肿。

甲亢的眼部表现分为两类:一类为非浸润性突眼,病因与甲亢所致交感神经兴奋性增高有关;另一类为浸润性突眼,也称 Graves 眼病(Graves ophthalmopathy, GO),又称甲状腺相关性免疫眼眶病(thyroid related immune orbitopathy, TRIO),病因与眶周组织的自身免疫炎症反应有关。非浸润性突眼包括下述表现:①轻度突眼,突眼度不超过 22mm;②Stellwag 征,瞬目减少,炯炯发亮;③上睑挛缩,睑裂增宽;④von Graefe 征,双眼向下看时,由于上眼睑不能随眼球下落,出现白色巩膜;⑤Joffroy 征,眼球向上看时,前额皮肤不能皱起;⑥Mobius 征,双眼看近物时,眼球辐辏不良。这些体征与甲亢导致的交感神经兴奋性增高有关。

(三)理化检查

1. 血清 TSH 和甲状腺激素 血清 TSH 测定技术经过改进已经进入第四代。目前国内普遍采用的第三代方法(以免疫化学发光法为代表,灵敏度达 0.01~0.02mU/L)和第四代方法(以时间分辨荧光免疫法为代表,灵敏度为 0.001mU/L)称敏感 TSH(sensitive TSH, sTSH)。sTSH 是国际公认的诊断甲亢的首选指标,可作为单一指标进行甲亢筛查。一般甲亢患者的 TSH<0.1mU/L,但垂体性甲亢患者的 TSH 不降低或升高。

血清游离 T_4(FT_4)和游离 T_3(FT_3)水平不受甲状腺激素(TH)结合蛋白的影响,较总 T_4(TT_4)、总 T_3(TT_3)测定能更准确地反映甲状腺的功能状态。但是在不存在甲状腺激素结合蛋白影响因素情况下,仍然推荐测定 TT_3、TT_4。因为 TT_3、TT_4 指标稳定,可重复性好。目前测定 FT_3、FT_4 的方法都不是直接测定游离激素的水平。临床有影响甲状腺激素结合蛋白的因素存在时,应测定 FT_3、FT_4,如妊娠、服用雌激素、肝病、肾病、低蛋白血症、使用糖皮质激素等情况。

2. 甲状腺自身抗体 促甲状腺激素受体刺激性抗体(TSAb)是 Graves 病的致病性抗体;该抗体阳性说明甲亢病因是 Graves 病。但是因为 TSAb 测定条件复杂,未能在临床广泛使用,而 TSH 受体抗体(TRAb)测定已经有商业试剂盒,可以在临床开展。所以在存在甲亢的情况下,一般都把 TRAb 阳性视为 TSAb 阳性。TSAb 也被作为判断 Graves 病预后和抗甲状腺药物停药的指标。TSAb 可以通过胎盘导致新生儿甲亢,所以对新生儿甲亢有预测作用。甲状腺过氧化物酶抗体(TPO-Ab)和甲状腺球蛋白抗体(TgAb)的阳性率在 Graves 病患者中显著升高,是自身免疫病因的佐证。

3. 甲状腺彩超 Graves 病患者甲状腺超声表现为甲状腺对称性肿大,彩色多普勒血流图显示血供丰富,呈"火海征"。

4. 甲状腺摄 ^{131}I 功能试验 由于甲状腺激素测定的普遍开展及 TSH 检测敏感度的提高,甲状腺 ^{131}I 摄取率已不作为甲亢诊断的常规指标。T_3 抑制试验也基本摒弃。但是甲状腺 ^{131}I 摄取率对甲亢的原因仍有鉴别意义。甲状腺功能本身亢进时,^{131}I 摄取率增高,摄取高峰前移(如 Graves 病、毒性结节性甲状腺肿等);破坏性甲亢时(如亚急性甲状腺炎、亚急性淋巴细胞性甲状腺炎等),^{131}I 摄取率降低。采取 ^{131}I 治疗甲亢时,计算 ^{131}I 放射剂量需要做本试验。

5. 甲状腺静态显像 主要用于对可触及的甲状腺结节性质的判定,对毒性结节性甲状腺肿和毒性甲状腺腺瘤的诊断意义较大。

四、辨病辨证

(一)西医辨病

2007 年中华医学会内分泌学分会《中国甲状腺疾病诊治指南——甲状腺功能亢进症》诊断标准如下。

1. 甲状腺功能亢进症诊断标准

(1)临床高代谢的症状和体征。

(2)甲状腺体征:甲状腺肿和/或甲状腺结节。少数病例无甲状腺体征。

(3)血清激素:TT_4、FT_4、TT_3、FT_3 增高;TSH 降低,一般 <0.1mU/L。T_3 型甲亢时仅有 TT_3、FT_3 升高。

2. Graves 病诊断标准

(1)临床甲亢症状和体征。

(2)甲状腺弥漫性肿大(触诊和 B 超证实),少数病例可以无甲状腺肿大。

(3)血清 TSH 浓度降低,甲状腺激素浓度升高。

(4)眼球突出和其他浸润性眼征。

(5)胫前黏液性水肿。

(6)TRAb 或 TSAb 阳性。

以上标准中,(1)(2)(3)项为诊断必备条件,(4)(5)(6)项为诊断辅助条件。

3. 毒性甲状腺腺瘤或毒性结节性甲状腺肿 除临床有甲亢表现外,触诊甲状腺有单结节或多结节。甲状腺静态显像有显著特征,有功能的结节呈"热"结节,周围和对侧甲状腺组织受抑制或者不显像。

【鉴别诊断】

1. 有甲亢表现而 ^{131}I 摄取率降低者,是破坏性甲亢(如亚急性甲状腺炎、亚急性淋巴细胞性甲状腺炎),以及碘性甲亢和伪甲亢(外源性甲状腺激素摄入过多所致甲亢）的特征。

（1）亚急性甲状腺炎：典型亚急性甲状腺炎患者常有发热、颈部疼痛，为自限性；早期血中 TT_3、TT_4 水平升高，^{131}I 摄取率明显降低（即血清甲状腺激素升高与 ^{131}I 摄取率降低的分离现象）。在甲亢期过后可有一过性甲减，然后甲状腺功能恢复正常。

（2）亚急性淋巴细胞性甲状腺炎：是自身免疫性甲状腺炎的一个亚型，大部分患者要经历一个由甲亢至甲减的过程，然后甲状腺功能恢复正常，甲状腺肿不伴疼痛。

（3）伪甲亢：常可找到使用过多甲状腺激素的病史，并可通过测定血中甲状腺球蛋白（Tg）进一步鉴别。外源甲状腺激素引起的甲亢中，Tg 水平很低或测不出，而甲状腺炎时 Tg 水平明显升高。

2. 单纯血清 TT_3、TT_4 水平升高或血清 TSH 水平降低的鉴别诊断 使用雌激素或妊娠可使血中甲状腺激素结合球蛋白升高，从而使 TT_3、TT_4 水平升高，但其 FT_3、FT_4 及 TSH 水平不受影响；甲状腺激素抵抗综合征也有 TT_3、TT_4 水平升高，但是 TSH 水平不降低；使用糖皮质激素、严重全身性疾病及垂体病变均可引起 TSH 水平降低。

3. 少数 Graves 甲亢可以和桥本甲状腺炎并存，可称桥本甲亢，有典型甲亢的临床表现和实验室检查结果，血清 TgAb 和 TPO-Ab 高滴度。甲状腺穿刺活检可见两种病变同时存在。当 TSAb 占优势时表现为 Graves 病；当 TPO-Ab 占优势时表现为桥本甲状腺炎和 / 或甲减。也有少数桥本甲状腺炎患者在早期因炎症破坏滤泡、甲状腺激素漏出而引起一过性甲亢，可称桥本假性甲亢或桥本一过性甲亢。此类患者虽临床有甲亢症状，TT_4、TT_3 水平升高，但 ^{131}I 摄取率降低，甲亢症状通常在短期内消失，甲状腺穿刺活检呈典型桥本甲状腺炎改变。

（二）中医辨证

1. 先辨阴阳 在五诊十纲辨证中，首先需要根据五诊辨证候之阴阳。瘿病早期以阳证为主，后期以阴证为主；年轻壮实者以阳证为主，年老体虚者以阴证为主，更有阴阳虚实错杂者，临证时不可偏颇。

（1）阳证：年龄较轻，精神状态佳，体形壮实，肌肉丰满，面有光泽，或满面全红，语声高亢有力，舌色尚鲜活，脉象大、浮、数、动、滑而尚有力。

（2）阴证：年龄较大，精神较差或很差，体形瘦弱或虚胖，肌肉松弛，面色萎黄、㿠白、晦暗，面色少华或无华，语声低微，舌色暗而不鲜活，脉象沉、涩、弱、弦、微而无力。

2. 再辨脏腑虚实 素体阴血不足者，因情志不畅，而肝郁痰结，且少阳胆经与厥阴肝经均循行颈前，故气郁痰结易凝于颈前而为瘿肿；若气郁化火易现里热证,如怕热、多汗、口渴多饮、多食易饥等表现;阴血耗伤,血不养心,则现心悸胸闷等症状。素体阳气不足者,因饮食水土失宜,脾虚不运,痰湿内生,且足少阴肾经及足太阴脾经均行于颈咽部,故痰凝于颈部则现瘿瘤;痰凝日久亦可郁而化热,或因阳气虚损及肾,虚阳上浮而为热,均可见心悸、汗出等表现,不同之处在于,郁热者或有喜凉,阳浮者必恶之。更多见者,为情志、饮食、水土等多种病因所诱发,病机亦阴阳虚实错综,当需仔细辨识。

3. 后分邪气盛衰　气郁、痰凝、血瘀贯穿于瘿病发生发展过程的始终,临证时当依据五诊特点进行辨别。如有眼胀、胁胀者,为气滞气冲;有咽中异感,吐之不出,咽之不下者,为痰凝气郁;有肢体麻痹,舌质瘀暗者,为瘀血阻络等。而气郁、痰凝、血瘀有时可郁而化热,从而现里热证表现。

五、治疗

(一)中医辨证论治

根据瘿病的临床特点,先辨阴阳,再辨脏腑虚实,后辨气郁、痰凝、血瘀之盛衰。

1. 阳证

(1)肝郁化热兼痰气凝结

主要证候:汗稍多或上半身汗出,心悸,口苦咽干,饮水不多,心烦,或紧张焦虑,心神不安,右胁部胀满或隐痛,胃脘部痞胀或闷痛;目赤、目眩,纳差,时有呕恶,失眠,大便尚调或偏干结,舌红或暗或边尖红,苔白或薄黄,脉弦细数。

治法:疏肝清热,化痰散结。

方药:小柴胡汤(《伤寒论》)合消瘰丸(《医学心悟》)加减。

常用柴胡、黄芩、玄参疏肝清热;法半夏、浙贝母、牡蛎化痰散结;党参、大枣、生姜、炙甘草健运中焦,以助化痰祛湿。

加减:若合并口干饮多、汗出明显、多食易饥等阳明热盛症状者,属少阳阳明合病,可加生石膏,或合用白虎汤;胸满,烦惊谵语,神志症状重者,可合用柴胡加龙牡汤。

(2)里热亢盛兼气阴两伤

主要证候:颜面及颈部皮肤潮红,身热,汗多,汗后背部微恶风寒,心悸,口渴、喜冷饮、饮后可舒,身恶热,食欲亢进,易饥饿,精神亢奋,难入睡,大便干结,小便黄短,舌干红苔黄燥,脉洪大。

治法:清热生津,益气养阴。

方药:白虎加人参汤(《伤寒论》)加味。

常用生石膏(重用至 30~100g)、知母、石斛、山慈菇清热生津;太子参、麦冬、炙甘草、山药益气养阴。

加减:汗出多、口干明显者,可加乌梅;饥饿感甚者,可加黄连;精神亢奋,难入睡者,加珍珠母、生牡蛎、生龙骨。

2. 阴证

(1)脾肾阳虚兼寒湿内盛

主要证候:多汗,心悸,微渴或不渴,纳呆,食谷欲呕,呕吐物无酸腐气味,或呕吐痰涎清水,手足逆冷汗出,大便稀烂不成形或初硬后溏,甚则完谷不化或泻如水样,或伴胃腹满或疼痛,喜温喜按,舌淡苔白,脉沉细弱。

治法:温阳散寒祛湿。

方药:附子理中丸(《太平惠民和剂局方》)合吴茱萸汤(《伤寒论》)加减。

常用熟附子、黄芪(30~60g)、干姜、红参、白术、炙甘草、大枣益气温阳;吴茱萸、细辛辛温散寒;山茱萸(15~30g)养阴,制约方剂燥热太过。

(2)肝心阴虚兼痰热互结

主要证候:多汗,心悸,手抖,五心烦热,口干欲饮,疲倦,颈肿,大便干结,舌红少苔,脉细数。

治法:滋阴生津,养血清热。

方药:邓老甲亢经验方。

常用太子参、麦冬、五味子益气养阴;浙贝母、玄参、生牡蛎、山慈菇化痰软坚散结;白芍、甘草养阴柔肝。

加减:肝气郁结者,合用四逆散;心悸心烦、失眠多梦者,加熟枣仁、首乌藤、柏子仁、远志等;烦躁易怒、惊惕健忘者,合用甘麦大枣汤,可用麦芽;汗多者,加浮小麦、糯稻根;手颤者,重用白芍、甘草,或加鸡血藤、钩藤、何首乌等;突眼者,加白蒺藜、菊花、枸杞等;胃阴虚者,加石斛、怀山药等;气虚甚者,加黄芪、白术、茯苓、五指毛桃等;肾虚者,合用二至丸,或加菟丝子、楮实子、山茱萸、补骨脂等。

3. 阴阳虚实错杂证

(1)脾肾阳虚,肝胃郁热

主要证候:多汗,怕热,心悸,烦渴,或口苦,易饥多食或饥而不欲食,大便次数增多、质成形或稀溏,舌淡红或淡嫩,苔白或微黄,脉弦细数。

治法:敛肝调枢,温下清上。

方药:乌梅丸(《伤寒论》)加减。

常用乌梅(30~50g)敛肝养阴;党参、炙甘草、肉桂、花椒、干姜、熟附子(先煎1小时)、当归温补脾肾;黄连、黄芩清中上焦之热。

(2)肝气郁滞,脾虚痰凝

主要证候:胸胁满,口渴,心烦心悸,头汗出或上半身汗多,口苦咽干,小便不利,大便稀溏或微结,手足不温,舌质暗红,苔白腻或黄,脉弦细数。

治法:和解少阳,温脾化痰。

方药:柴胡桂枝干姜汤(《伤寒论》)加减。

常用柴胡、黄芩、桂枝、干姜、炙甘草和解少阳;牡蛎、天花粉、浙贝母、玄参、山慈菇化痰软坚散结。

4. 兼证 瘿病之颈前肿大、眼突皆为有形之征,与气郁、痰凝、血瘀有关。在治疗过程中,根据痰、气、瘀之程度可合用相应方药。

(1)气郁

主要证候:颈前喉结两旁结块肿大,质软不痛,颈部觉胀,胸闷,喜太息,或兼胸胁窜痛,病情常随情志波动。

治法:行气解郁。

方药:四逆散(《伤寒论》)加减。肝气郁结者,可用柴胡疏肝散(《医学统旨》)加减。

(2)痰凝

主要证候:颈前喉结两旁结块肿大,质软不痛,自觉咽中有痰,舌暗,苔白腻或黄,脉弦滑。

治法:化痰散结。

方药:消瘰丸(《医学心悟》)加减。

(3)血瘀

主要证候:颈前喉结两旁结块肿大,按之较硬或有结节,肿块经久未消,胸闷,纳差,舌质暗或紫,苔薄白或白腻,脉弦或涩。

治法:活血化瘀。

方药:桂枝茯苓丸(《金匮要略》)或桃核承气汤(《伤寒论》)加减。

5. 合并症处理(邓老经验) 合并转氨酶升高者,合四君子汤加珍珠草、黄皮树叶;伴贫血者,加何首乌、黄精、熟地黄、阿胶等;合并肌无力者,重用补中益气汤,加玄参、浙贝母、生牡蛎、山慈菇等;合并糖尿病者,可合用六味地黄丸,并重用怀山药、玉米须、仙鹤草等;合并闭经者,加王不留行、牛膝、晚蚕沙、益母草等;慢性甲亢性肌病见肌肉萎缩者,重用黄芪、党参、白术、五指毛桃、鸡血藤、千斤拔等;甲亢性肢体麻痹者,合用黄芪桂枝五物汤,加威灵仙、豨莶草、木瓜、老桑枝、桑寄生等。

6. 注意事项 病情控制后,仍需要坚持服药半年,方可停药,以防复发。

(二)西医治疗

甲亢的一般治疗包括注意休息,补充足够热量和营养(包括糖类、蛋白质和 B 族维生素)。目前,针对甲亢的治疗主要采用以下 3 种方式:①抗甲状腺药物(ATD);②^{131}I 治疗;③甲状腺次全切除术。3 种疗法各有利弊。抗甲状腺药物治疗可以保留甲状腺产生激素的功能,但是疗程长、治愈率低,复发率高;^{131}I 治疗和甲状腺次全切除术都是通过破坏甲状腺组织来减少甲状腺激素的合成和分泌,疗程短,治愈率高,复发率低,但是甲减的发生率显著增高。

1. 抗甲状腺药物（ATD）

（1）主要药物:甲巯咪唑（MMI）、丙硫氧嘧啶（PTU）。

（2）适应证:适用于病情轻,甲状腺轻、中度肿大的甲亢。年龄在 20 岁以下,妊娠甲亢,年老体弱,或合并严重心、肝、肾疾病不能耐受手术者,均宜采用药物治疗。

（3）用法用量:MMI 30~45mg/d,每日 1 次;或 PTU 300~450mg/d,分 3 次口服。当症状消失,血中甲状腺激素水平接近正常后,逐渐减量。由于 T_4 的血浆半衰期为 7 天,加之甲状腺内储存的甲状腺激素释放约需 2 周时间,所以 ATD 开始发挥作用多在 4 周以后。减量时,大约每 2~4 周减药 1 次,每次 MMI 减量 5~10mg/d（PTU 减量 50~100mg/d）;减至最低有效剂量时维持治疗,MMI 约为 5~10mg/d,PTU 约为 50~100mg/d,总疗程一般为 1~1.5 年。

（4）停药指征:甲状腺功能实验室指标控制,疗程足够的前提下,甲状腺明显缩小及 TSAb 阴性者,停药后复发率低;停药时甲状腺仍肿大或 TSAb 阳性者,停药后复发率高。复发多发生在停药后 3~6 个月内。

（5）注意事项

1）在治疗过程中出现甲状腺功能低下或甲状腺明显增大时,可酌情加用左甲状腺素或甲状腺片。

2）抗甲状腺药物的副作用,包括皮疹、皮肤瘙痒、白细胞减少症、粒细胞缺乏症、中毒性肝病和血管炎等。MMI 的副作用是剂量依赖性的;PTU 的副作用则是非剂量依赖性的。

白细胞减少（<4.0×10^9/L）:通常不需要停药,可减少抗甲状腺药物剂量,加用升白细胞药物,如维生素 B$_4$、鲨肝醇等。需注意,甲亢在病情还未被控制时也可以引起白细胞减少,所以应当在用药前常规检查白细胞数目作为对照。

皮疹和瘙痒:发生率为 10%,用抗组胺药物多可纠正。如皮疹严重应停药,以免发生剥脱性皮炎。出现关节疼痛者应当停药,否则会发展为"ATD 关节炎综合征",即严重的一过性游走性多关节炎。

粒细胞缺乏症（外周血中性粒细胞绝对计数 <0.5×10^9/L）:是 ATD 的严重并发症,死亡率较高。治疗中出现发热、咽痛,均要立即检查白细胞,以及时发现粒细胞缺乏的发生。在治疗中应定期检查白细胞,若中性粒细胞计数小于 1.5×10^9/L,应当立即停药。粒细胞集落刺激因子（G-CSF）可以促进骨髓恢复,但是对骨髓造血功能损伤严重的病例效果不佳。

中毒性肝病:表现为变态反应性肝炎,转氨酶水平显著上升,肝穿刺可见片状肝细胞坏死。死亡率高达 25%~30%。PTU 引起的中毒性肝病与 PTU 引起的转氨酶水平升高很难鉴别。PTU 可以引起 20%~30% 的患者转氨酶水平升高，升高幅度为正常值的 1.1~1.6 倍。另外，甲亢本身也有转氨酶水平升高，在用药前应检查基础的肝功能。

MMI 导致的胆汁淤积性肝病：肝活体检查示肝细胞结构存在，小胆管内可见胆汁淤积，外周有轻度炎症。停药后本症可以完全恢复。

血管炎：罕见，由 PTU 引起的多于 MMI，主要为抗中性粒细胞胞质抗体（ANCA）阳性的血管炎。停药后多数病例可以恢复。少数严重病例需要应用大剂量糖皮质激素、环磷酰胺或血液透析治疗。在使用 PTU 治疗前应检查 ANCA，对长期使用 PTU 治疗者定期监测尿常规和 ANCA。

2. ^{131}I 治疗 ^{131}I 治疗甲亢已有 60 多年的历史，是美国等西方国家治疗成人甲亢的首选疗法。此法安全简便，费用低廉，效益高，总有效率达 95%，临床治愈率 85% 以上，复发率小于 1%。第 1 次 ^{131}I 治疗后 3~6 个月，部分患者如病情需要可做第 2 次 ^{131}I 治疗。

（1）适应证：①成人 Graves 甲亢伴甲状腺肿大Ⅱ度以上；②ATD 治疗失败或过敏；③甲亢手术后复发；④甲亢性心脏病或甲亢伴其他病因的心脏病；⑤甲亢合并白细胞和 / 或血小板减少或全血细胞减少；⑥老年甲亢；⑦甲亢合并糖尿病；⑧毒性结节性甲状腺肿；⑨自主性高功能甲状腺结节合并甲亢。

相对适应证：①青少年和儿童甲亢，用 ATD 治疗失败、拒绝手术或有手术禁忌证；②甲亢合并肝、肾等脏器功能损害；③浸润性突眼。

对轻度和稳定期的中、重度浸润性突眼，可单用 ^{131}I 治疗甲亢；对进展期患者，可在 ^{131}I 治疗前后加用泼尼松。

（2）禁忌证：妊娠和哺乳期妇女。

（3）并发症：甲状腺功能减退。国外报告，甲减的发生率每年增加 5%，5 年达到 30%，10 年达到 40%~70%。国内报告，早期甲减发生率约 10%，晚期达 59.8%。

3. 手术 手术治疗的治愈率为 95% 左右，复发率为 0.6%~9.8%。手术治疗一定要在患者的甲亢病情被控制的情况下进行。

（1）手术术式：一侧行甲状腺全切；另一侧次全切，保留 4~6g 甲状腺组织。也可行双侧甲状腺次全切除术，每侧保留 2~3g 甲状腺组织。

（2）适应证：①中、重度甲亢，长期药物治疗无效或效果不佳；②停药后复发，甲状腺肿大明显；③结节性甲状腺肿伴甲亢；④对周围脏器有压迫，或胸骨后甲状腺肿；⑤疑似与甲状腺癌并存者；⑥儿童甲亢用抗甲状腺药物治疗效果差者；⑦妊娠期甲亢药物控制不佳者，可以在妊娠中期（第 13~24 周）进行手术治疗。

（3）并发症：①永久性甲减；②甲状旁腺功能减退症；③喉返神经损伤。

4. 碘剂 碘剂的主要作用是抑制甲状腺激素从甲状腺释放。

（1）适应证：①甲状腺次全切除术的准备；②甲状腺危象；③严重的甲亢性心脏病；④甲亢患者接受急诊外科手术。

（2）用法用量：碘剂通常与 ATD 同时给予。控制甲亢的碘剂量大约为 6mg/d，相当于饱和碘化钾溶液（SSKI）的 1/8 滴、复方碘溶液（Lugol 碘液）的 0.8 滴的剂量。临床上实际给予上述一种碘溶液 5~10 滴，一日 3 次。这个剂量显著超过了抑制甲亢的需要量，容易引起碘化物黏液水肿。《威廉姆斯内分泌学》（第 10 版）推荐的最大剂量是 SSKI 3 滴，一日 3 次。

5. 锂制剂 碳酸锂可以抑制甲状腺激素分泌。与碘剂不同的是，它不干扰甲状腺对放射碘的摄取。

（1）适应证：主要用于对 ATD 和碘剂都过敏的患者，临时控制他们的甲亢。碳酸锂的这种抑制作用随时间延长而逐渐消失，尤其对于合并白细胞减少症的患者。

（2）用法用量：剂量是 300~500mg，每 8 小时 1 次。

（3）注意事项：因为锂制剂的毒副作用较大，仅适用于短期治疗。

6. 地塞米松 每次 2mg，每 6 小时 1 次，可以抑制甲状腺激素分泌和外周组织 T_4 转换为 T_3。PTU、SSKI 和地塞米松三者同时给予严重的甲亢患者，可以使其血清 T_4 的水平在 24~48 小时内恢复正常。本药主要用于甲状腺危象的抢救。

7. β 受体阻滞剂 目前使用最广泛的 β 受体阻滞剂是普萘洛尔，20~80mg/d，6~8 小时 1 次。一般心率超过 90 次 /min 且没有禁忌证的甲亢患者建议使用。

（1）药理作用：①从受体部位阻断儿茶酚胺的作用，减轻甲亢的症状，在 ATD 作用完全发挥以前控制甲亢的症状；②具有抑制外周组织 T_4 转换为 T_3 的作用；③β 受体阻滞剂还可以通过独立的机制（非肾上腺素受体途径）阻断甲状腺激素对心肌的直接作用；④对严重心动过速导致的心功能不全有效。

（2）禁忌证：①哮喘和慢性阻塞性肺疾病禁用；②甲亢妊娠女性患者慎用；③心脏传导阻滞和充血性心力衰竭禁用。

六、中西医结合思路

甲状腺功能亢进症多在患者体质易感的基础上，因情志过极、饮食不节、水土失宜等因素诱发；诱发后治疗周期较长，且极易复发。恰当而规范的中西医结合治疗对疾病的痊愈及防止复发均有重要意义。一般无明显禁忌证及严重并发症的患者均可使用 ATD 进行治疗，而配合中医治疗可缩短疗程、降低复发率。

在治疗初期可配合含碘中药的使用，对改善甲亢高代谢症状及缩小甲状腺肿大均有一定作用；在治疗中后期则需要根据病情评估，谨慎使用，避免甲亢复发。

一些轻中度甲亢患者,可单独使用中药治疗,在中药汤剂起效后可制成中药丸剂治疗。尤其是服用 ATD 有较明显副作用的患者,辨证使用中药及针灸等综合疗法可很好地控制病情。

对那些有明显心脏并发症的患者,以及经中西药物长期治疗后病情仍得不到控制或反复发作者,可行 ^{131}I 或手术治疗。

七、辨已病未病与调养

对于甲状腺功能亢进症,强调未病先防,注重预防与调摄相结合。

(一)辨已病未病

甲状腺功能亢进症主要因情志失畅、饮食不节、水土失宜而诱发,且有体质因素参与其中,素体心肝阴血亏虚、脾肾阳气不足者易发病,另外有家族史者若长期暴露在诱因下易发病。因加碘盐的使用,以前因缺碘而导致的甲状腺肿已大为减少,反而因为生活水平的提高,一些含碘较高的食物(如海鲜等)大量长期摄入,导致甲亢。故平时需要注意从三方面进行调摄,即情志、饮食及睡眠。调畅情志,对预防、治疗及防止甲亢复发均有重要意义,需避免恼怒、忧郁、悲伤等不良情绪的长期刺激;饮食方面,主要是避免长期摄入含碘较多的食物;熬夜对甲亢也有较明显影响,长期熬夜会加重素体心肝阴血亏虚或脾肾阳气亏虚患者的正虚程度,而且对下丘脑垂体激素的分泌节律有明显影响,从而影响甲状腺功能,尤其是直接受促甲状腺素释放激素及促甲状腺激素的调节,所以按时入睡、不熬夜也是预防甲亢的重点。

患者要积极配合治疗,坚持按时服药,定期监测血常规、甲状腺功能、TRAb 等指标。

(二)调养

1. 调节情绪,减少心理压力,注意患者的心理健康,帮助患者做好自我心理调整,避免严重精神刺激、创伤等因素诱发。

2. 低碘饮食。甲状腺功能亢进症患者在治疗期间,控制碘的摄入尤为重要。另外,对甲亢患者必须供给高热量、高蛋白、高糖类、高维生素及矿物质饮食,以补充其消耗,从而改善营养状况。根据体质特点进行饮食种类选择,适量补充钙,尤其是对症状长期不能得到控制的甲亢患者和老年人,以预防骨质疏松、病理性骨折;有低钾的甲亢患者,多食橘子、榨菜等高钾食物,必要时药物补钾。忌辛辣之品、烟酒。禁止摄入刺激性食物及饮料,如浓茶、咖啡等。避免服用海带、紫菜、海鱼等含碘高的食物,少喝碳酸饮料。

3. 避免剧烈运动及暴饮暴食,注意休息,有计划地适量活动,病情轻者可下床活动,以不感到疲劳为度。可以适当养花草,修身养性,坚持劳逸结合,做好治疗后的调养工作。

4. 因患者基础代谢亢进、怕热,应安排通风良好的环境,保持室温凉爽而恒定,使患者得到充分休息。随时更换浸湿的衣服及床单,防止受凉。

5. 保证睡眠,不熬夜。

6. 预防感染。

八、临床验案

国医大师邓铁涛诊治甲亢合并周期性瘫痪验案

梁某,男,28 岁。2000 年 9 月 2 日初诊。主诉:心慌,气促,多汗,双下肢无力 1 个月余。患者近 2 年时有咽部肿胀感,心慌,失眠,气促,怕热,多汗,口渴,疲倦,头晕,体重下降,伴肌肉酸痛,双下肢无力,活动后诸症加重,休息后减轻,呈周期性发作,因工作繁忙,未予重视。至今年 8 月,因情绪紧张,病情加重,先后到广州两家医院诊治。24 日因不能行走被收入某医科大学附属医院,诊断为"甲状腺功能亢进症合并周期性瘫痪"。当时检查记录:神清,脑神经(−),痛觉对称,双上肢肌力Ⅴ级,双下肢肌力Ⅰ级,双巴氏征(−),腱反射减退,甲状腺Ⅱ度肿大,心率 124 次/min,手颤(+)。血生化:钾(K)2.2mmol/L(参考值 3.5~5.5mmol/L),T_3 8.5nmol/L(参考值 1.2~3.4nmol/L),T_4 309nmol/L。急收入内分泌科。经多项检查及药物治疗 1 周,症状未见明显好转,且出现恶心呕吐、头晕耳鸣等表现,患者难以接受,经朋友介绍来我院求治中医。

诊见:形体消瘦,神疲气短,四肢无力,肌肉酸痛,颈部粗胀,肢体震颤,心慌心悸,潮热汗多,消食善饥。舌淡红、边有齿印,舌苔厚腻、黄白相间,脉弦细数。中医诊断属"瘿病""痿病"范畴,辨证属"肝心阴虚,兼痰热互结"。患者舌苔较厚腻,是痰浊较重,故以邓老甲亢方合温胆汤加减治疗。具体方药如下。

太子参 30g,麦冬 10g,五味子 10g,生牡蛎 30g,甘草 6g,山慈菇 10g,竹茹 10g,枳壳 6g,橘红 6g,胆南星 10g,云苓 15g,北芪 30g,五爪龙 30g。3 剂。水煎服。

加服广州中医药大学第一附属医院中药制剂"甲亢灵"。嘱少食寒凉之品,多吃豆类(绿豆除外)。

二诊(9 月 6 日):服药后症状大减,心慌气短、失眠多汗消失,全身情况改善,肢体震颤减轻。检查双下肢肌力Ⅳ级,腱反射仍低下,舌淡红,苔白厚,脉细数。效不改方,山慈菇加至 15g。7 剂。水煎服。

三诊(9 月 13 日):偶有心悸心慌,口干,但睡眠转佳,肌肉酸痛消失,颈部发胀感减轻,体力增加,面有光泽,四肢肌力均为Ⅴ级。腱反射稍低下,舌淡红,苔薄黄,脉细数。考虑患者四肢肌力已恢复,但舌苔仍黄,故加薏苡仁20g以清热祛湿;脉仍细数,加山药20g、石斛15g,以养阴生津。7剂。水煎服。

四诊(9月20日):患者症状消失,已能够正常上班。继予前方,加山茱萸以补元阴,7剂。水煎服。

五诊(9月27日):复查甲功五项,结果均正常。患者精神佳,体重增加,肢体无震颤,颈部肿大基本恢复正常。为巩固疗效,继续以中药调理。

【按】本案初诊时,患者除典型甲亢高代谢症状外,还伴有周期性瘫痪,以双下肢肌力下降、肢体无力为主要表现。患者形体消瘦、肢体震颤、心慌心悸、潮热多汗、脉细数,均是肝心阴虚生热之表现。肝阴不足,虚风内动,故肢体震颤;心阴不足,心火亢盛,则心慌心悸;阴虚内热,则潮热多汗;阴虚里热,则脉细数、形体消瘦。消谷善饥、颈部粗胀、舌苔黄白厚腻是痰热互结之表现。里热盛则消谷善饥,痰热壅阻则颈部粗胀。但患者尚有神疲气短、四肢无力、肌肉酸痛、舌有齿印等脾气亏虚、痰湿内盛之表现,故应以邓老甲亢方为主加健脾祛痰湿之品,加黄芪、五爪龙、茯苓以补气,合温胆汤以祛痰热;因脾虚明显,故去甲亢方中芍药、浙贝母、玄参等寒凉滋腻之品。后诸诊均以此为基础辨证加减用药,可为辨证施治之示范。

(朱章志　刘树林)

参 考 文 献

1. 中华医学会内分泌学分会《中国甲状腺疾病诊治指南》编写组.中国甲状腺疾病诊治指南——甲状腺功能亢进症[J].中华内科杂志,2007,46(10):876-882.
2. 陈家伦.临床内分泌学[M].上海:上海科学技术出版社,2011.
3. 史轶蘩.协和内分泌和代谢学[M].北京:科学出版社,1999.
4. 廖二元,莫朝晖.内分泌学[M].2版.北京:人民卫生出版社,2007.
5. 周仲瑛.中医内科学[M].北京:中国中医药出版社,2003.
6. 中华中医药学会.中医内科常见病诊疗指南:中医病证部分[M].北京:中国中医药出版社,2008.

第三节　甲状腺功能减退症

甲状腺功能减退症(hypothyroidism)简称甲减,是由于各种原因引起甲状腺激素缺乏或生物效应不足,所致的以机体代谢及多系统功能减退为主要特征的临床综合征。症状以代谢率降低和交感神经兴奋性下降为主,典型患者表现为畏寒、乏力、手足肿胀感、嗜睡、记忆力减退、少汗、关节疼痛、体重增加、便秘,女性月经紊乱或者月经过多、不孕等。甲减主要分为原发性甲减、中枢性甲减及甲状腺激素抵抗综合征。原发性甲减即甲状腺本身疾病引起的甲减,约占甲减的

90%~95%；中枢性甲减缘于垂体及下丘脑病变；甲状腺激素抵抗综合征是由于TSH 或甲状腺激素抵抗而引起。

引起甲减的病因主要包括甲状腺炎、甲状腺手术、放射碘或抗甲亢药物治疗后、甲状腺发育不良、垂体及下丘脑肿瘤或炎性病变等。甲减发病率约占总人群的 1%~3%，其中男女患者比约 1∶5。

在中医学中，甲减属于"瘿病""虚劳"等范畴；近期有人认为，其系由瘿病引起的虚劳，故称"瘿劳"较为合适。

一、病因病机

本病多由外邪侵袭、情志过极、饮食及居处水土失宜等引起，与先天禀赋及体质因素有关。瘿劳多在瘿病基础上发展而成，亦有先天禀赋不足而于出生后即出现，或因外邪伤损而成瘿劳者。

1. 外邪侵袭　患者素体阳虚，尤其是脾肾阳气不足、肝心阴血亏虚者，外邪侵袭后易循经扰及颈咽之处，使经络受损，气血循行失常，各脏器不得气血之养，久则伤阳损阴，而出现畏寒、疲倦、嗜睡、肢肿、胸闷、便秘等表现。

2. 情志内伤　七情暗耗、五志过极，可使气血阴阳损伤，若患者素体脾肾阳气不足、肝心阴血亏虚，则更易出现相应脏腑阴阳不足、气血失和，进而产生气郁、痰凝、血瘀等。而颈部咽喉为足厥阴肝经、足少阴肾经、手少阴心经及足太阴脾经循行之要塞，故气郁、痰凝、血瘀易阻结于此而成瘿病，久之而成瘿劳。

3. 饮食及居处水土失宜　饮食失调，居处水土失宜，一则影响脾胃功能，使脾失健运，不能运化水湿，聚而生痰；二则影响气血的正常运行，致气滞、痰凝、血瘀壅结颈前发为瘿病。尤其是素体脾气虚者，后天生化乏源，极易出现瘿劳。

4. 先天禀赋及体质因素　妇女的经、孕、产、乳等生理特点与肝、脾、肾之阴阳气血有密切关系，遇有情志、饮食等致病因素，常引起气郁痰结、气滞血瘀等病理变化，故女性易患瘿病，而瘿病日久影响相应脏腑的气血功能，故又成瘿劳。

5. 放射碘治疗后、手术、药毒等　损伤元气，导致心肾阳气虚弱，而成瘿劳。

二、五脏相关与病机转化

心、脾、肾三脏阳虚，以及气滞、痰凝、血瘀、水盛是瘿劳的基本病机；初期以气血亏虚、气郁痰凝为主，日久则阴阳两伤、气滞、痰凝、血瘀、水盛合而为患。瘿劳的病机主要突出虚实二字，发病与肝、脾、心、肾有关。早期常有肝郁脾虚者，肝郁则气滞，脾虚则气结，气滞则津停，脾虚则酿生痰湿，痰气交阻，血行不畅，则气、血、痰壅结而成瘿病。瘿病日久，阴损及阳，而出现阴阳两虚；或脾阳气虚日久，而损及少阴心肾，则成脾肾阳虚或心肾阳虚等虚劳证，且阳虚极易水泛，血不利亦可停水，故后期多有水饮内盛表现。

疾病早期因气血阴阳虚损并不明显,常无特殊临床表现,部分患者可因情志因素表现为肝郁脾虚,如四肢末端不温、心情易忧郁、纳后易腹胀等,甚则有时会出现局部气郁,或因脾虚湿盛而有肢胀表现。若病情有所进展,则据患者体质特点,表现各不相同。后天之本不足、气血亏虚者,常出现面色不华、疲倦乏力、便秘等,女性患者尚可见月经紊乱;亦有在肝郁脾虚基础上,出现肝脾两虚、血虚寒盛,患者常有四逆、脉细,甚至食后欲呕、颠顶痛等;更常见者为心脾肾阳虚,患者多畏寒、乏力、嗜睡,因肾精不足而记忆力减退、女性不孕等,因阳虚寒盛而少汗、关节疼痛,因脾阳气亏虚不能运化水湿及肾阳精亏虚不能通利二便而易出现水湿内盛,因心阳虚不能推动血行而易血瘀,且水盛、血瘀者多有体重增加,甚至肢体肿胀等表现。(图 9-3-1)

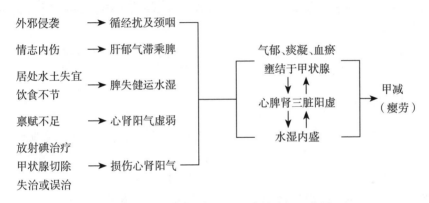

图 9-3-1 甲状腺功能减退症病因病机示意图

三、临床表现

(一)症状

甲减起病隐匿,病程较长,早期常无特异性临床表现,至出现黏液性水肿症状常已 10 余年之久。临床症状主要为低代谢及交感神经兴奋性下降表现,此外主要影响皮肤及其附件、循环系统、神经系统、消化系统、运动系统、内分泌系统、生殖系统等。多表现为疲倦,嗜睡,记忆力减退,怕冷,无汗,行动迟缓,反应迟钝,言语缓慢,缺乏活力,焦虑,抑郁,纳差,腹胀,便秘,肌肉无力酸痛,性欲减退等,女子月经紊乱或月经过多等。

(二)体征

甲减会引起多个系统功能减退而出现相应体征,现分述如下。

1. 皮肤及其附件 其特征性表现为面部、胫前、手、足的非凹陷性水肿;皮肤呈特殊的蜡黄色,且粗糙、少光泽,干而厚、多鳞屑和角化,皮肤温度低;面部呆板,淡漠,面颊及眼睑虚肿,眼睑常下垂,眼裂变小;头发干、粗、易脆、生长缓慢或停止;指(趾)甲生长缓慢、增厚、易脆;鼻、唇增厚,舌大。

2. 神经系统　腱反射变化具有特征性,反射的收缩期敏捷,而松弛期延缓;跟腱反射减退,大于 360 毫秒有利于诊断。膝反射多正常。

3. 循环系统　心动过缓,心搏出量减少,血压低,心音低钝,心脏扩大,有时可伴有心包积液和胸腔积液。重症者发生黏液水肿性心肌病。

4. 消化系统　肠鸣音可减少。

5. 运动系统　可有肌强直或肌萎缩,如咀嚼肌、胸锁乳突肌、股四头肌及手部肌肉均可出现进行性肌萎缩。甲状腺激素对骨的正常生长和成熟有重要作用,若生长早期缺乏甲状腺激素则导致线性生长受阻,表现为侏儒症,且相对于躯干而言四肢不成比例缩短。

6. 血液系统　约 25% 的患者会有贫血,多为正细胞正色素性贫血,表现为面色苍白、末梢循环差等。

（三）理化检查

1. 一般检查　血红蛋白及白细胞计数有不同程度降低。所有心肌酶如天门冬氨酸氨基转移酶(AST)、乳酸脱氢酶(LDH)、肌酸激酶(CK)、肌酸激酶同工酶(CK-MB)等均可升高。血糖正常或偏低,而总胆固醇、甘油三酯、低密度脂蛋白胆固醇及载脂蛋白均可升高,但高密度脂蛋白胆固醇改变不明显。

2. 甲状腺激素测定　血清游离 T_4(FT_4)、游离 T_3(FT_3)、总 T_4(TT_4)、总 T_3(TT_3)及反 T_3(rT_3)水平降低。其中以 FT_4 变化最敏感, TT_4 次之。正常老年人的 T_4、 T_3 及 FT_4 水平均较成年人低,而 TSH 水平较成年人偏高。

3. TSH 测定　原发性甲减以 TSH 水平升高为最早改变,且血清基础 TSH 水平明显增高;甲状腺激素抵抗综合征的 TSH 水平一般高于正常范围,但 T_3、 T_4 水平也显著升高。 FT_4 水平降低,而 TSH 水平正常或偏低,属中枢性甲减。有研究资料表明,TSH 在中枢性甲减患者中 40% 在正常范围、35% 低于正常范围、25% 稍高于正常范围。

4. 甲状腺自身抗体测定　甲状腺球蛋白抗体(TgAb)及甲状腺过氧化物酶抗体(TPO-Ab)测定可以确定是否有慢性淋巴细胞性甲状腺炎引起甲减的可能。自身免疫性甲状腺炎患者血清 TgAb 及 TPO-Ab 阳性率在 50%~90%。

5. 甲状腺彩超　可发现甲状腺血流减少,对甲状腺结节可鉴别囊性和实质性。桥本甲状腺炎及亚急性甲状腺炎者可见低回声。

6. 甲状腺摄碘功能　一般均降低或明显降低。但在缺碘性甲减中一般轻度降低或升高。

7. 甲状腺同位素扫描　对有甲状腺肿大的甲减,观察甲状腺同位素分布有一定临床价值。如桥本甲状腺炎的甲状腺同位素摄取分布不均匀。对甲状腺异位及缺如有确诊价值。

8. 心电图及心脏彩超　甲减患者心电图多表现为窦性心动过缓,PR 间期延长,T 波低平,可有完全性房室传导阻滞等。心脏彩超可见室间隔不对称性肥厚,心脏收缩间期延长,而且可以显示心包积液。

9. 甲状腺穿刺病理学检查　进行粗针或细针穿刺检查,通过组织学或细胞学检查对自身免疫性甲状腺炎等的诊断有价值,如桥本甲状腺炎及亚急性甲状腺炎等。

10. 基因检测　对某些基因突变引起的甲减具有重要诊断价值,如碘转运异常者,可通过检测钠碘同向转运体基因,发现其突变位点;甲状腺激素抵抗者,可以检测到甲状腺激素受体 β 基因异常。

四、辨病辨证

(一)西医辨病

参考 2007 年中华医学会内分泌学分会《甲状腺疾病诊治指南——甲状腺功能减退症》,以及《临床内分泌学》,诊断标准如下。

1. 甲状腺手术、甲亢 ^{131}I 治疗史,Graves 病、桥本甲状腺炎病史或相关疾病家族史等。

2. 有甲减的临床症状及体征。

3. 原发性甲减,血清 FT_4 水平降低、FT_3 水平正常或降低,血清 TSH 水平升高;中枢性甲减,血清 FT_3、FT_4 水平降低,血清 TSH 水平降低,部分患者 TSH 水平正常甚至轻度升高;亚临床甲减,血清 FT_3、FT_4 水平正常,血清 TSH 水平升高。

4. 其他用于鉴别病因及明确并发症的检验和检查如前文理化检查所述。

【鉴别诊断】

1. 低 T_3 综合征　又称甲状腺功能正常性病变综合征。甲状腺本身并无病变,而是由于严重疾病、饥饿状态导致循环 T_3 水平降低,少数伴有甲状腺素水平降低,是机体的一种保护性反应。相关疾病包括营养不良、精神性厌食症、糖尿病、肝脏疾病等全身疾病。某些药物也可以引起本综合征,如胺碘酮、糖皮质激素、丙硫氧嘧啶、普萘洛尔、含碘造影剂等。本病实验室特征是 TT_3 水平降低,rT_3 水平升高,TT_4 水平正常或轻度升高,TSH 水平正常。严重病例可出现 TT_4 与 FT_4 水平降低,TSH 水平仍正常,称低 T_3-T_4 综合征。患者基础疾病治疗恢复后,T_3 水平可逐渐恢复正常。

2. 甲状腺激素抵抗综合征(RTH)　基因突变导致 T_3 与受体结合障碍,甲状腺激素活性降低。分为 3 个亚型:全身性甲状腺激素抵抗综合征(GRTH)、选择性垂体对甲状腺激素抵抗综合征(PRTH)、选择性外周组织对甲状腺激素抵抗综合征(perRTH)。GRTH 的临床表现有甲状腺肿、生长缓慢、发育延迟、注意力不集中、好动及静息时心动过速;因被增高的甲状腺素代偿,本病常无甲减表现。PRTH 常有轻度甲亢症状,因外周组织 T_3 受体正常,仅垂体组织 T_3 受体异常,所以 TSH 水平异常升高,引起甲亢或甲状腺肿。

(二)中医辨证

1. 先辨虚实　瘿劳在五诊十纲辨证中,以阴证为多。首先需要根据五诊辨证候之虚实。瘿劳早期,正虚方面以气血亏虚为主,邪实则以气滞、痰凝多见;疾病后期,正虚方面以阴阳两虚为主,邪实则以血瘀、水盛常见。疾病发生发展过程中常虚实并见,需仔细辨别。

虚证:精神疲倦,困倦乏力,畏寒,面色萎黄或㿠白、少华或无华,语声低微,体形虚胖,舌胖,舌色暗而不鲜活,脉沉、细、弱、微而无力。

实证:肢体肿胀,按之有紧绷感,或按之有凹陷但抬手即起,肢体沉重或麻木,舌色瘀暗,苔厚腻,脉弦、滑、紧、涩等。

2. 再辨脏腑　素体脾气亏虚者,土虚易为木气所郁,遇情志不畅,肝郁痰结,而成肝郁脾虚之证,加之少阳胆经、厥阴肝经、太阴脾经均循颈前,故气郁痰结易凝于颈前而为瘿肿,久之则肝脾两虚而成瘿劳;太阴脾气亏虚,运化失职,则气血生化乏源,易出现气血两虚,而心为血之主,故临床表现为面色无华、气短声低、纳差腹胀、胸闷心悸等心脾两虚证;若脾阳气虚累及肾阳精不足,则出现困倦身重、畏寒、腰膝酸软、性欲减退、女子不月、不孕不育等;亦有肾阳不足者,相火弱且君火不明而成心肾阳虚之证,临床多见胸闷、心悸、气短、肢凉、脉微等。

3. 后分邪气盛衰　在疾病发展过程中,气郁、痰凝、血瘀、水盛常合而为病。气郁为病,常见颈前喉结两旁结块肿大、质软不痛,颈部觉胀,胸闷,喜太息,或兼胸胁窜痛,病情常随情志波动;痰凝为病,则见颈前喉结两旁结块肿大、质软不痛,自觉咽中有痰等;瘀血阻滞,则有颈前喉结两旁结块肿大,按之较硬或有结节、肿块经久未消,胸闷,纳差等表现;水湿内盛,则面目、肢体肿胀,按之可凹陷,身重困倦等;更有甚者,水湿泛滥上冲而现胸闷气短、咳嗽喘促、难以平卧等。

五、治疗

(一)中医辨证论治

根据瘿劳的临床特点,先辨虚实,再辨脏腑,后辨气郁、痰凝、血瘀、水湿之盛衰。

1. 虚证

（1）肝郁脾虚

主要证候：颈前喉结两旁结块肿大，质软不痛，颈部觉胀，胸闷，喜太息，或兼胸胁窜痛，病情常随情志波动，纳差，腹胀，大便尚调或偏干结，舌暗或淡，苔白腻，脉弦细滑或关上弦。

治法：疏肝理气，健脾化痰。

方药：柴胡桂枝干姜汤（《伤寒论》）加味。

常用柴胡、黄芩疏肝清热；天花粉、牡蛎、浙贝母化痰散结；桂枝、干姜、茯苓、白术、炙甘草健脾理中。

加减：肝气郁结明显，加佛手、合欢花、郁金、素馨花；脾虚明显者，加怀山药、党参、炒扁豆、芡实。

（2）心脾两虚

主要证候：面色无华，萎黄，气短声低，纳差，腹胀，胸闷心悸，失眠多梦，大便稀，舌淡苔白，脉沉细。

治法：健脾养心，益气补血。

方药：归脾汤（《正体类要》）加味。

常用党参、黄芪、白术、茯神、炙甘草健脾益气；龙眼肉、酸枣仁、当归补血养心；远志安神；桂枝"少火生气"；木香理气。

加减：大便稀溏者，加藿香；口干、口渴、心烦者，以鸡血藤代当归，加麦冬、天冬、浮小麦、大枣。

（3）脾肾阳虚

主要证候：神疲体倦，多困睡，肢体重胀，腰膝酸软，畏寒肢凉，微渴或不渴，不欲饮食，或食谷欲呕，或呕吐痰涎清水，脘腹胀满重坠，胃腹满或疼痛，喜温喜按，性欲减退，女子月经量少，大便稀烂不成形或初硬后溏，舌淡苔白，脉沉弱。

治法：温补脾肾。

方药：附子理中丸（《太平惠民和剂局方》）合吴茱萸汤（《伤寒论》）加减。

常用熟附子、干姜、细辛、山茱萸温补元阳元阴；党参、大枣、黄芪、炙甘草、白术健脾益气；吴茱萸辛温助阳。

加减：肾阳虚者，加淫羊藿、巴戟天、锁阳。

（4）心肾阳虚

主要证候：神疲体倦，少气懒言，气短声低，胸闷心悸，但欲眠睡，肢体肿胀，手足厥冷，畏寒肢冷，腰酸膝软，或伴性欲淡漠，周身疼痛，关节疼痛，腰膝肩背寒痛，舌淡苔白或白滑，脉沉细弱，或脉结代。

治法：温补心肾。

方药:桂枝甘草汤(《伤寒论》)合右归丸(《景岳全书》)加减。

常用熟地黄、山药、山茱萸、枸杞、菟丝子、杜仲、制附子温肾助阳;桂枝、甘草温通心阳。鹿角胶烊化。

加减:心阳气虚者,加黄芪、党参;四肢厥冷者,加荜茇、细辛、高良姜,红参另炖;阳虚水泛,水饮凌心,加葶苈子、大枣、车前子、泽泻。

2. 实证　瘿劳发生发展过程中,多有邪实存在,既是正虚之产物,又进而影响气血运行,使诸脏腑虚损更甚,主要包括气郁、痰凝、血瘀及水盛。在治疗过程中,根据气、痰、瘀、水之程度可合用相应方药。

（1）气郁

主要证候:颈前喉结两旁结块肿大,质软不痛,颈部觉胀,胸闷,喜太息,或兼胸胁窜痛,病情常随情志波动。

治法:行气解郁。

方药:四逆散(《伤寒论》)加减。

常用柴胡、白芍、枳实、炙甘草疏肝理气;荔枝核、郁金、佛手、合欢皮、川楝子行气解郁。

（2）痰凝

主要证候:颈前喉结两旁结块肿大,质软不痛,自觉咽中有痰,舌暗,苔白腻或黄,脉弦滑。

治法:化痰散结。

方药:消瘰丸(《医学心悟》)加减。

常用浙贝母、玄参、牡蛎化痰软坚散结;太子参、茯苓、炙甘草加强补气化痰之功。

加减:痰浊甚者,加法半夏、胆南星、白芥子。

（3）血瘀

主要证候:颈前喉结两旁结块肿大,按之较硬或有结节,肿块经久未消,胸闷,纳差,舌质暗或紫,苔薄白或白腻,脉弦或涩。

治法:活血化瘀。

方药:桂枝茯苓丸(《金匮要略》)合桃核承气汤(《伤寒论》)加减。

常用桂枝、茯苓、牡丹皮、赤芍、桃仁、制大黄、芒硝、炙甘草。

加减:血瘀甚者,加三棱、莪术、田七、王不留行。

（4）水盛

主要证候:颜面肢体水肿,按压凹陷不明显,或抬手即恢复,自觉肿胀困重感;或水气上凌心肺,而现喘促及咳唾清稀痰涎等。

治法:温化水饮。

方药:苓桂术甘汤(《金匮要略》)合真武汤(《伤寒论》)加减。

常用茯苓、桂术、白术、炙甘草、制附子、生姜、白芍、黄芪、五爪龙。

加减:水饮凌心者,加葶苈子、茯苓皮、大腹皮、冬瓜皮、车前子,重用黄芪。

(二)西医治疗

甲减的首选药物为左甲状腺素(L-T₄)。治疗目标为临床甲减症状及体征消失,TSH、TT₄、FT₄维持在正常范围;中枢性甲减不要求 TSH 控制在正常范围,仅将 TT₄、FT₄ 控制在正常范围即可。左甲状腺素钠的半衰期长达 7 天,吸收相对缓慢,不必分次服,即使漏服 1 天也无多大影响,可以于漏服的次日加服 1 天的剂量。从小剂量开始服用,每日 25~50μg,以后每 1~2 周增加 50μg,一般每日维持量为 50~200μg。伴心脏病尤其是发生过心肌梗死的患者,应从小剂量开始,每天 12.5~25μg。每隔 2~3 周,经过细致的临床和实验室评估后,每次增加 12.5μg。

六、中西医结合思路

甲状腺功能减退症多因先天禀赋不足,或在患者体质易感的基础上,由外邪侵袭、情志过极、饮食不节、水土失宜等因素诱发,起病较隐匿,早期常无明显临床症状,病情进展快慢不一。恰当而规范的中西医结合治疗对疾病的痊愈及控制有重要意义。甲状腺功能减退症首选左甲状腺素替代治疗,若患者在替代治疗后实验室指标正常,但仍有临床症状者,可配合中药治疗。轻、中度甲减可单纯中医治疗,大多可使实验室指标恢复正常;对于重度甲减患者,如左甲状腺素替代剂量超过 100μg/d 者,常需中西医结合治疗。甲状腺已经完全切除或完全被破坏的甲减患者,应主要以左甲状腺素替代治疗,而中医治疗可改善临床症状。

七、辨已病未病与调养

对于甲状腺功能减退症,强调未病先防,早期中医介入可防止病情加重,注重预防与调摄相结合。

(一)辨已病未病

瘿劳主要在先天禀赋不足或体质因素基础上,由外邪侵袭、情志失畅、饮食不节、水土失宜而诱发。瘿病行手术或放射治疗者常成瘿劳,或因外邪侵袭导致甲状腺破坏而成瘿劳,有家族史者长期暴露在诱因下也易发病而成瘿劳。平时需要注意从四个方面进行调摄,即防外邪、畅情志、节饮食、调睡眠。①防外邪,对预防瘿劳的发生特别重要。瘿痛、瘿痈等均因外邪侵袭而成,早期多因外邪化热而有发热、汗多、心悸、手抖等症状,但后期有些患者可发展成为瘿劳;还有患者长期暴露于射线等具热毒性质的外邪之下,对甲状腺影响极大,易成瘿劳。②畅情志,对预防及治疗瘿劳有重要意义。素体肝脾不足者,极易在情志不畅下而成肝郁脾虚之证。本已气虚,再合气郁,则气血生化及运行均失常,极易出现虚劳,故应避免恼怒、忧郁、悲伤等不良情绪的长期刺激。③饮食方面,主要是避免长期摄入含碘较多的食物。④睡眠方面,熬夜对甲减也有较明显的影响,尤其是长期熬夜会加重心脾肾阳气亏虚患者的阳虚程度,所以按时入睡、不熬夜也是预防甲减的重点。

（二）调养

1. 避免多量射线照射,慎防外邪侵袭。

2. 调节情绪,减少心理压力。

3. 根据体质特点进行饮食种类选择。饮食有节,避免寒凉生冷之品,防止碘摄入不足或过量。

4. 保持生活规律,保证睡眠,不熬夜。

5. 戒烟、戒酒。

八、临床验案

朱章志诊治亚急性甲状腺炎合并甲状腺功能减退症验案

黄某,女,35岁。2010年10月13日初诊。主诉:疲倦怕冷、肢体肿胀3年余,加重伴胸闷心悸2个月。病史:患者诉3年前因外感出现咽痛发热,在当地医院诊断为亚急性甲状腺炎,使用西药(具体不详)后疼痛及发热症状好转,未再复查。后逐渐出现疲倦、怕冷、肢体肿胀等症状,在当地医院查甲功五项后(具体数值不详)诊断为甲状腺功能减退症,予左甲状腺素片治疗;逐渐调整用量至100μg/d,虽然甲状腺功能检查指标正常,但患者常出现胸闷心悸症状,若减量服用则疲倦、畏寒、肢肿等症状又较明显;近2个月左甲状腺素片改为75μg/d,自觉上述症状明显加重,为求进一步治疗遂来门诊。

患者面色萎白,眼睑水肿,疲倦,头晕欲仆,身重,双下肢肿胀明显,手足凉,时有胸闷心慌,手心出汗,胃纳差,大便秘结、2~3日一行、质软。查体:甲状腺Ⅱ度肿大,心率82次/min,四肢肌力正常,双下肢明显水肿、非凹陷性,舌淡胖、有齿印,苔白厚,脉沉细涩。甲功五项:TSH 5.9mU/L(参考值0.340~5.60mU/L),T_3 1.35nmol/L(参考值1.34~2.73nmol/L),T_4 82.79nmol/L(参考值78.380~157.40nmol/L),FT_3 4.12pmol/L(参考值3.80~6.00pmol/L),FT_4 8.17pmol/L(参考值7.90~14.40pmol/L)。

中医诊断为"瘿劳",证属"心肾阳虚,兼水湿内盛"。故治以温补心肾、化湿利水为主,以桂枝甘草汤合右归丸合真武汤加减治疗。具体方药如下。

制附子15g(先煎),桂枝20g,肉桂6g(焗服),山药15g,山茱萸30g,菟丝子

15g,茯苓 15g,生白术 30g,白芍 20g,生姜 15g,炙甘草 6g。7 剂。

嘱:左甲状腺素片减至 50μg/d,并少食寒凉生冷之品。

二诊(10 月 20 日):服药后全身症状减轻,已无明显胸闷心慌,颜面及肢体水肿有减轻,仍觉疲倦,头晕减轻,仍觉怕冷,胃纳仍差,时呕清水,大便 2 日一行、质软。舌淡胖,苔白厚,脉沉细涩。考虑患者胸闷、心悸症状有所缓解,而以头晕困倦、纳差畏寒等为主,当属脾肾阳虚,以附子理中汤合吴茱萸汤合苓桂术甘汤加味。具体方药如下。

制附子 15g(先煎),红参 10g,生姜 20g,生白术 60g,山茱萸 30g,茯苓 30g,吴茱萸 10g,桂枝 15g,当归 30g,大枣 15g,炙甘草 6g。7 剂。

三诊(10 月 27 日):颜面及肢体水肿大为减轻,疲倦感减轻,无明显头晕,稍畏寒,手足凉,胃纳好转,大便日一行、质软。舌淡胖,苔白厚,脉沉细涩。

效不更方,然已无呕恶、纳差表现,故去吴茱萸汤,加干姜 15g 温中燥湿。14 剂。

四诊(11 月 12 日):患者自觉无明显不适,予复查甲功五项:TSH 3.3mU/L,T₃ 1.93nmol/L,T₄ 98.84nmol/L,FT₃ 5.04pmol/L,FT₄ 10.57pmol/L。嘱继续予左甲状腺素片 50μg/d 口服治疗。

【按】本案患者 3 年前患亚急性甲状腺炎,失治后甲状腺破坏导致持续甲状腺功能减退,虽然予左甲状腺素片替代治疗,但在药物剂量调整过程中,为保证甲功能指标正常,使用较大剂量的左甲状腺素则出现胸闷心悸症状,而且甲减症状并非完全改善,这种情况中药一般会起到较好作用。首诊时,患者阳虚水湿内盛明显,且有心阳不足的胸闷心悸症状,故辨证以心肾阳虚兼水湿内盛为主,以温补心肾、化湿利水法治疗。后胸闷心悸症状好转,而中焦虚寒之纳差呕恶症状突显,故转为附子理中汤合吴茱萸汤,因水湿仍盛,故合苓桂术甘汤,又因患者存在阳虚湿重之便秘,故生白术增至 60g,服药后患者症状缓解比较明显。患者三诊时已无明显胃虚饮盛呕吐清水等症状,故去吴茱萸汤,加干姜以温脾阳,连服14 剂后诸症消失。患者在首诊时因心悸明显,故将左甲状腺素片减量服用,而症状消失后,则继续嘱其服用相应剂量左甲状腺素片以维持甲状腺功能。也可辨证后施以丸药方,长时间服用,则甲状腺功能可进一步改善。

(朱章志　刘树林)

参 考 文 献

1. 中华医学会内分泌学分会《中国甲状腺疾病诊治指南》编写组.甲状腺疾病诊治指南——甲状腺功能减退症[J].中华内科杂志,2007,46(11):967-971.

2. 陈家伦.临床内分泌学[M].上海:上海科学技术出版社,2011.

3. 史轶蘩.协和内分泌和代谢学[M].北京:科学出版社,1999.

4. 廖二元,莫朝晖. 内分泌学 [M].2 版. 北京:人民卫生出版社,2007.

5. 周仲瑛. 中医内科学 [M]. 北京:中国中医药出版社,2003.

6. 中华中医药学会. 中医内科常见病诊疗指南:中医病证部分 [M]. 北京:中国中医药出版社,2008.

第四节　血脂异常

血脂异常(dyslipidemia)指血浆中脂质的量和质的异常,通常指血浆中胆固醇(CH)和/或甘油三酯(TG)升高,也包括高密度脂蛋白胆固醇降低。由于脂质不溶于水或微溶于水,在血浆中与蛋白质结合以脂蛋白的形式存在,因此血脂异常实际上表现为异常脂蛋白血症(dyslipoproteinemia)。血脂异常以及与其他心血管风险因素相互作用导致动脉粥样硬化,增加心脑血管病的发病率和死亡率。

本病可归属于中医学"血浊"范畴。

一、病因病机

1. 禀赋异常　早在《黄帝内经》时代就已经认识到先天禀赋对于人体疾病的影响,如《灵枢·本神》指出"生之来谓之精",《素问·金匮真言论》亦提出"夫精者,身之本也"。可见,先天禀赋影响后天疾病的发生。先天禀赋异常是导致血脂异常的主要病因。先天禀赋异常,加上后天失养,导致邪气偏盛或正气偏衰,引发血浊。正如《灵枢·卫气失常》所载:"人有肥,有膏,有肉……膏者,多气而皮纵缓,故能纵腹垂腴。肉者,身体容大。脂者,其身收小。"

2. 饮食不节　嗜食煎炸炙煿,吸烟,喝酒,体内膏脂过剩,转输、排泄障碍,生成痰浊、血瘀、热毒之邪,而成脂浊之证,并引起各种变证。正如《顾松园医镜》所云:"凡治消瘅,仆击,偏枯,痿厥,气满,发逆,肥贵人则膏粱之病也。"

3. 情志因素　《中医汇通医经精义·五脏所主》云:"肝属木,能疏泄水谷。脾土得肝木之疏泄,则饮食化。"郁怒伤肝,肝失条达,肝木乘于脾土,脾胃运化失职,膏脂失于运化,停聚于内而成脂浊痰湿,浸淫血脉而成高脂血症。肝气郁结,忧思伤脾,气机不畅。如《血证论》云:"肝主藏血……至其所以能藏之故,则以肝属木,木气冲和条达,不致遏郁,则血脉得畅。"气为血之帅,气不行则血瘀脉中。生活节奏加快、工作压力大、精神紧张等可导致情志失调。现代研究表明,精神紧张可引起脂质代谢紊乱。

4. 年老体虚　随着年龄的增加,血浆胆固醇水平也在升高,因此血脂异常的发生与年龄相关。《素问病机气宜保命集》提出:"五十岁至七十岁者,和气如秋,精耗血衰,血气凝泣,思虑无穷,形体伤惫。"人体在衰老过程中,脏腑之气渐衰,精、气、血、形体皆渐虚,无力推动血液运行,造成血凝结于脉中。

二、五脏相关与病机转化

血脂异常的病变主脏在脾、胃,与肝、肾、小肠相关。主要病机为脾失运化,痰湿浸淫,膏脂积聚。病理性质属本虚标实。脾主运化,饮食入胃,在脾气的推动下,饮食水谷转化为"清""浊"两部分,并将精微物质(清)吸收、转输到全身,而食糜糟粕(浊)则通过胃气下降作用下传,最终形成粪便排出体外。当禀赋不足,脾胃运化功能先天虚弱;暴饮暴食、过食肥甘致脾胃功能后天受损,或直接吸收脂浊过剩;忧思多虑,肝失疏泄,横逆犯脾,运化失常;年老体虚,脾胃功能下降等各种原因,导致脾运化功能失常,清浊不分,或脾胃气机升降失调,饮食代谢所产生的糟粕无法正常排出,都将导致膏脂等秽浊之物停聚体内,最终导致血脂异常。(图 9-4-1)

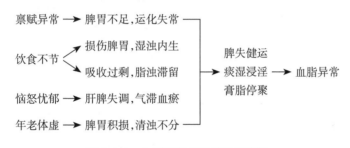

图 9-4-1　血脂异常病因病机示意图

三、临床表现

1. 症状　血脂异常的主要临床表现有两方面,即脂质在皮下沉积引起的黄色瘤,以及脂质在血管内皮沉积引起的心脑血管病、动脉粥样硬化和周围动脉疾病。甘油三酯升高者可反复出现胰腺炎。

2. 体征　部分患者体格检查可见角膜环和高脂血症眼底改变。但多数患者无明显的症状和异常体征,由于其他原因进行就诊时才发现。

3. 理化检查

(1)血脂:常规检查血清总胆固醇(TC)和甘油三酯(TG)的水平。TC 和 TG 可随年龄增长而升高,男性至 60 岁、女性至 70 岁时达到最高峰;女性 TC 略高于男性,尤其在月经期、妊娠期和绝经期较平时为高。目前认为,中国人血清 TC 的合适范围为 <5.20mmol/L(5.20~6.19mmol/L 为边缘升高,≥6.20mmol/L 为升高),TG 的合适范围为 <1.70mmo1/L[≥2.30mmol/L(150mg/dl)为升高]。

（2）脂蛋白：研究表明,测定低密度脂蛋白胆固醇（LDL-C）和高密度脂蛋白胆固醇（HDL-C）比测定总胆固醇更有意义；血浆总胆固醇的 50% 与低密度脂蛋白（LDL）结合,25% 与高密度脂蛋白（HDL）结合。根据 Friedewald 提出的 LDL-C 的计算原理,假设条件为血浆中不存在乳糜微粒（CM）,且 TG 主要存在于极低密度脂蛋白（VLDL）中,则 VLDL/TG 为一恒定的系数（F）,且 F=2.2。可用公式计算：LDL-C=TC-（HDL-C+TG/2.2）（以 mmol/L 计）。HDL-C ≥1.0mmol/L 为合适范围,<1.0mmol/L 为降低。

四、辨病辨证

（一）西医辨病

应详细咨询病史和家族史,包括有无引起继发性高脂血症的相关疾病、个人生活饮食习惯,以及引起高脂血症的药物史。体格检查的重点应放在心血管系统及各种黄色瘤、角膜坏和高脂血症眼底改变。实验室检查以血脂测定为主。此外,还必须进行有关冠心病危险因素的评估。无论有无临床表现,血脂异常主要依据患者血脂水平作出诊断。

（二）中医辨证

1. 辨相关脏腑　禀赋异常,主要与肾脾相关；后天失养,饮食、情志所伤,主要与肝脾相关；分清泌浊失司,与小肠相关。总之,把握脾胃气机升降之枢纽是辨证之关键。

2. 辨气涩、痰浊、瘀毒与血浊的关系　血浊上蒙清窍,污脑扰神,则眩晕,头昏沉重,记忆力衰减,思维迟钝,甚则中风；血浊污心,心血瘀阻,则胸痹心悸；血浊污肝,气滞血瘀,则胁胀积瘕；血浊污脾,则胃胀呕逆、泄泻；血浊污肾,则水肿、癃闭、阳痿、耳鸣,甚则虚劳；血浊停着皮肤,则面色晦滞,易生黄色瘤。血浊日久,气涩、痰瘀互结、蕴毒,致多脏损害,病情缠绵难愈。

五、治疗

（一）中医辨证论治

1. 痰浊内阻
主要证候：形体肥胖,头重如裹,胸闷,呕恶痰涎,肢重,口淡,食少,舌胖,苔滑腻,脉弦滑。
治法：化痰降浊,通经活络。
方药：二陈汤（《太平惠民和剂局方》）加减。

常用半夏、陈皮化痰泄浊;茯苓、白术、泽泻健脾利湿;丹参、郁金活血通经;决明子、山楂清肝消食导滞。

加减:痰浊重者,加石菖蒲、胆南星;痰浊化热者,加荷叶、黄连、竹茹;便溏者,加藿香、佩兰。

2. 气滞血瘀

主要证候:胸胁胀闷,走窜疼痛,舌质暗、有瘀点或瘀斑,脉弦或涩。

治法:行气活血,化瘀降浊。

方药:血府逐瘀汤(《医林改错》)加减。

常用当归、生地黄、桃仁、红花等活血;牛膝引瘀血下行;柴胡疏肝解郁,升清达阳;桔梗开宣肺气,又合枳壳则一升一降,开胸行气,调整气机。

加减:若出现舌苔黄腻,为痰瘀热互结,宜合用温胆汤或小陷胸汤。

3. 脾虚湿困

主要证候:乏力,头晕,胸闷,纳呆,恶心,身困,脘胀,舌淡、体胖大、有齿痕,苔白腻,脉细弱或濡缓。

治法:益气健脾,化湿和胃。

方药:参苓白术散(《太平惠民和剂局方》)加减。

常用四君子汤平补脾胃之气为主;加入和胃理气渗湿之品如白扁豆、薏苡仁、山药、莲子,既可健脾,又能渗湿,标本兼顾;佐以砂仁芳香醒脾,助四君子汤促进中焦运化,畅通气机。

加减:常加五爪龙、黄芪。若中气内虚,可用补中益气汤,益气升清,健脾化浊。

4. 肝肾阴虚

主要证候:眩晕,耳鸣,腰酸,膝软,健忘,失眠,口干,舌质红,少苔,脉细数。

治法:滋补肝肾,养血益阴。

方药:一贯煎(《续名医类案》)加减。

常用生地黄养血滋阴,补益肝肾;沙参、麦冬、当归、枸杞益阴养血柔肝;川楝子疏肝理气,以顺肝木条达之性。诸药合用,能使肝体得养,肝气调畅,浊瘀得解。

加减:若心中烦热、失眠者,酌加炒栀子、酸枣仁、首乌藤、天冬以清热安神;口干舌燥较甚者,可加石斛、玉竹、女贞子、墨旱莲以养阴生津。

【方药应用】

1. 血脂康胶囊　成分:红曲。功效:除湿祛痰,活血化瘀,健脾消食。主治:脾虚、痰瘀阻滞所致气短、乏力、头晕、头痛、胸闷、腹胀、食少纳呆等;高脂血症;也可用于由高脂血症及动脉粥样硬化引起的心脑血管病的辅助治疗。用法:口服,一次2粒,一日2次,早、晚饭后服用;轻、中度患者一日2粒,晚饭后服用。

2. 脂必妥片 成分:红曲。功效:健脾消食,除湿祛痰,活血化瘀。主治:脾虚、痰瘀阻滞所致气短、乏力、头晕、头痛、胸闷、腹胀、食少纳呆等;高脂血症;也可用于由高脂血症及动脉粥样硬化引起的心脑血管病的辅助治疗。用法:口服,一次 3 片,一日 2 次,早、晚饭后服用,或遵医嘱。

3. 脂必泰胶囊 成分:山楂、泽泻、白术、红曲。功效:消痰化瘀,健脾和胃。主治:痰瘀互结、气血不利所致高脂血症,症见头昏、胸闷、腹胀、食欲减退、神疲乏力等。用法:口服,一次 1 粒,一日 2 次。

4. 荷丹片 成分:荷叶、丹参、山楂、番泻叶、补骨脂(盐炒)。功效:化痰降浊,活血化瘀。主治:高脂血症,证属痰浊夹瘀者。用法:饭前口服。糖衣片一次 5 片,薄膜衣片一次 2 片,一日 3 次。8 周为 1 个疗程。

5. 丹蒌片 成分:瓜蒌皮、薤白、葛根、川芎、丹参、赤芍、泽泻、黄芪等。功效:宽胸通阳,化痰散结,活血化瘀。主治:痰瘀互结所致胸痹心痛,见胸闷胸痛、憋气、舌质紫暗、苔白腻;冠心病心绞痛见上述证候者。用法:口服,一次 5 片,一日 3 次,饭后服用。

6. 蒲参胶囊 成分:何首乌、蒲黄、丹参、川芎、赤芍、山楂、泽泻、党参。功效:活血祛瘀,滋阴化浊。主治:高脂血症,证属血瘀者,见头晕目眩、头部刺痛、胸部刺痛、胸闷憋气、心悸怔忡、肢体麻木、舌质紫暗或有瘀点、脉象细涩。用法:口服,一次 4 粒,一日 3 次。

7. 丹田降脂丸 成分:丹参、三七、何首乌、人参、黄精、泽泻、当归、川芎、肉桂、淫羊藿、五加皮。功效:活血化瘀,健脾补肾;能降低血清脂质,改善微循环。主治:高脂血症。用法:口服,一次 1~2g,一日 2 次。

8. 绞股蓝总苷胶囊 成分:绞股蓝总苷。功效:养心健脾,益气和血,除痰化瘀,降血脂。主治:高脂血症,见心悸气短、胸闷肢麻、眩晕头痛、健忘耳鸣、自汗乏力或脘腹胀满等证属心脾气虚、痰阻血瘀者。用法:口服,一次 1 粒,一日 3 次。

9. 山楂精降脂片 成分:山楂提取物。功效:降血脂。主治:高脂血症,亦可用于冠心病和高血压的辅助治疗。用法:口服,一次 1~2 片,一日 3 次。

临床上,患者的血脂实验室指标异常,但无症状,或存在一定心血管风险,可予调脂中成药治疗。

【针灸疗法】

1. 治疗原则 按照经络理论,可根据不同分期、不同证候选择合理的穴位配伍和适宜的手法进行。治疗主要以耳针、体针、腹针为主。

2. 针灸方法

(1)耳针:取脾、胃、内分泌等穴,或取敏感点。用王不留行压穴。每次取 4~6 穴,两耳交替,3 天换药 1 次,5 次为 1 个疗程,共 1~4 个疗程。

(2)体针:取风池、曲池、内关、血海、丰隆、三阴交、太冲。

（3）腹针：采用平补平泻手法,用引气归原取穴法。

（二）其他疗法

1. 山楂玫瑰花茶 干山楂 10~15g、玫瑰花 5~6g,泡茶饮用。
2. 绞股蓝茶 绞股蓝叶 5~10g,开水冲泡后饮用。
3. 普洱菊花茶 普洱茶、菊花各 2~3g,开水冲泡后饮用。
4. 槐花莲子心茶 干槐花 5~10g、莲子心 2~3g,泡茶饮用。
5. 葛花茶 葛花 5~10g,泡茶饮用。

（三）西医治疗

1. 血脂异常的治疗原则 在进行调脂治疗时,应将降低 LDL-C 作为首要目标。临床上,在决定开始药物调脂治疗以及拟定达到的目标值时,需要考虑患者是否同时并存冠心病及其他主要危险因素（即除 LDL-C 以外的危险因素）。分析这些冠心病的主要危险因素将有助于判断罹患冠心病的危险程度,由此决定降低 LDL-C 的目标值。不同的危险人群,开始药物治疗的 LDL-C 水平以及需达到的 LDL-C 目标值有很大不同。参见表 9-4-1。

表 9-4-1 血脂异常患者开始调脂治疗的 TC 和 LDL-C 值及其目标值

危险等级	TLC 开始	药物治疗开始	治疗目标
低危:10 年危险性 <5%	TC≥6.22mmol/L（240mg/dl） LDL-C≥4.14mmol/L（160mg/dl）	TC≥6.99mmol/L（270mg/dl） LDL-C≥4.92mmol/L（190mg/dl）	TC<6.22mmol/L（240mg/dl） LDL-C<4.14mmol/L（160mg/dl）
中危:10 年危险性 5%~10%	TC≥5.18mmol/L（200mg/dl） LDL-C≥3.37mmol/L（130mg/dl）	TC≥6.22mmol/L（240mg/dl） LDL-C≥4.14mmol/L（160mg/dl）	TC<5.18mmol/L（200mg/dl） LDL-C<3.37mmol/L（130mg/dl）
高危:CHD 或 CHD 等危症,或 10 年危险性 10%~15%	TC≥4.14mmol/L（160mg/dl） LDL-C≥2.59mmol/L（100mg/dl）	TC≥4.14mmol/L（160mg/dl） LDL-C≥2.59mmol/L（100mg/dl）	TC<4.14mmol/L（160mg/dl） LDL-C<2.59mmol/L（100mg/dl）
极高危:ACS 或缺血性心血管病合并 DM	TC≥3.11mmol/L（120mg/dl） LDL-C≥2.07mmol/L（80mg/dl）	TC≥4.14mmol/L（160mg/dl） LDL-C≥2.07mmol/L（80mg/dl）	TC<3.11mmol/L（120mg/dl） LDL-C<2.07mmol/L（80mg/dl）

注:ACS.急性冠脉综合征 DM.糖尿病 CHD.冠心病 TLC.治疗性生活方式改变

血清 TG 的理想水平是 1.70mmol/L（150mg/dl），HDL-C≥1.04mmol/L（40mg/dl）。对于特殊的血脂异常类型，如轻、中度 TG 升高［2.26~5.63mmol/L（200~500mg/dl）］，LDL-C 达标仍为主要目标，非 HDL-C 达标为次要目标，即非 HDL-C=TC-HDL-C，其目标值为 LDL-C 目标值 +0.78mmol/L（30mg/dl）；而对于重度高甘油三酯血症［≥5.65mmol/L（500mg/dl）］，为防止急性胰腺炎的发生，首先应积极降低 TG。

2. 治疗性生活方式改变（therapeutic life-style change，TLC）

（1）基本原则：TLC 是个体策略的一部分，是控制血脂异常的基本和首要措施。近年的临床干预试验表明，恰当的生活方式改变对多数血脂异常者能起到与降脂药相近似的治疗效果，在有效控制血脂的同时可以有效减少心血管事件的发生。TLC 是针对已明确的可改变的危险因素如饮食、缺乏体力活动和肥胖，采取积极的生活方式改善措施；其对象和内容与一般保健不同。

（2）主要内容（表 9-4-2）：①减少饱和脂肪酸和胆固醇的摄入；②选择能够降低 LDL-C 的食物（如植物固醇、可溶性膳食纤维）；③减轻体重；④增加有规律的体力活动；⑤采取针对其他心血管病危险因素的措施，如戒烟、限盐、降低血压等。

上述①~④项措施均能够起到降低 LDL-C 的作用。减少饱和脂肪酸、胆固醇的摄入对降低 LDL-C 的作用最直接，效果最明显，也最容易做到；有条件的人群选用能够降 LDL-C 的膳食成分（如植物固醇、可溶性膳食纤维）也有明显效果。达到降低 LDL-C 的效果后，TLC 的目标应逐步转向控制与血脂异常相关的并发临床情况，如代谢综合征、糖尿病等。

表 9-4-2　TLC 的基本要素

要素		建议
减少使 LDL-C 增加的营养素	饱和脂肪酸 *	＜总热量的 7%
	膳食胆固醇	<200mg/d
增加能降低 LDL-C 的膳食成分	植物固醇	2g/d
	可溶性膳食纤维	10~25g/d
总热量		调节到能够保持理想的体重或能够预防体重增加
体力活动		包括足够的中等强度锻炼，每天至少消耗 200kcal 热量

注：* 反式脂肪酸也能够升高 LDL-C，不宜多摄入。（1kcal≈4.186kJ）

应用减轻体重治疗和增加体力活动的措施可以加强降 LDL-C 的效果，还可以获得降低 LDL-C 之外进一步降低缺血性心血管病危险的效益。针对其他心血管病危险因素的 TLC（包括戒烟、限盐、降低血压等）虽然不直接影响 LDL-C 水平，但临床上遇到吸烟的患者和合并高血压的患者时，必须积极进行，以便进一步控制患者的心血管病综合危险。

（3）健康生活方式的评价:饮食治疗的前3个月优先考虑降低LDL-C。因此,在首诊时医师应通过询问和检查了解患者以下几方面问题:①是否进食过多的升高LDL-C的食物;②是否肥胖;③是否缺少体力活动;④如肥胖或缺少体力活动,是否有代谢综合征。

（4）TLC实施方案:首诊发现血脂异常时,除了进行上述健康生活方式评价外,应立即开始必要的TLC。如前所述,首诊开始的TLC主要是减少摄入饱和脂肪、胆固醇,也鼓励开始轻、中度体力活动。

在TLC进行约6~8周后,应监测患者血脂水平,如已达标或有明显改善,应继续进行TLC。否则,可通过如下手段来强化降脂。首先,对膳食治疗再强化;其次,选用能降低LDL-C的植物固醇。也可以通过选择食物来增加膳食纤维的摄入。含膳食纤维高的食物主要包括全谷类食物、水果、蔬菜、菌藻类、坚果。

TLC再进行约6~8周后,应再次监测患者血脂水平,如已达标,继续保持强化TLC;如血脂继续向目标方向改善,仍应继续TLC,不应启动药物治疗;如检测结果表明不可能仅靠TLC达标,应考虑加用药物治疗。

经过上述2个TLC疗程后,如果患者有代谢综合征,应开始针对代谢综合征的TLC。代谢综合征的一线治疗主要是减肥和增加体力活动。

在达到满意疗效后,定期监测患者依从性。在TLC的第1年,大约每4~6个月应随诊1次,以后每6~12个月随诊1次。对于加用药物治疗的患者,更应经常随访。

（5）降脂效果:医师对于启动和维持TLC均起着至关重要的作用。医师的知识、态度和说服技巧决定了TLC能否成功。医师需具备评价缺血性心血管病危险、评价膳食是否合理、制订和解释治疗计划的能力。应向患者说明TLC的多重效益,并强调说明即使使用药物仍需要TLC。

尽管目前有了多种有效改善血脂的药物,但医师不应忽视TLC降低心血管病危险的能力。表9-4-3中列出的TLC降低LDL-C的效果表明,多种手段结合的TLC,综合降低LDL-C的效果,可以达到标准剂量他汀类药物的治疗效果。

表 9-4-3　改变膳食的 TLC 措施可获得降低 LDL-C 的效果

膳食成分		膳食改变	LDL-C 下降的大致情况
主要措施	饱和脂肪	<7% 的总能量	8%~10%
	膳食胆固醇	<200mg/d	3%~5%
	减肥	减轻 4.5kg	5%~8%
选用措施	可溶性膳食纤维	5~10g/d	3%~5%
	植物固醇	2g/d	6%~15%
综合累积效果			20%~30%

（6）TLC 与缺血性心血管病的一、二级预防：由于 TLC 具有明显降脂效果，在依从性良好的情况下，可与他汀类药物相媲美，并具有更好的成本效果，因此无论对于缺血性心血管病的一级预防还是二级预防，TLC 均应作为所有血脂异常患者的首选治疗措施。

3. 血脂异常的药物治疗　临床上供选用的调脂药可分为 6 类：①他汀类药物；②贝特类药物；③烟酸类药物；④胆酸螯合剂；⑤胆固醇吸收抑制剂；⑥其他调脂药。

（1）他汀类（statins）药物：也称羟甲基戊二酰辅酶 A（β-hydroxy-β-methyl-glutaryl-CoA，HMG-CoA）还原酶抑制剂，能竞争性抑制细胞内胆固醇合成早期过程中限速酶的活性，上调细胞表面 LDL 受体，加速血浆 LDL 分解代谢，此外还可抑制 VLDL 的合成。因此，他汀类药物能显著降低 TC、LDL-C 和载脂蛋白 B（ApoB），也降低 TG 水平和轻度升高 HDL-C。此外，他汀类药物还可能具有抗炎、保护血管内皮等作用，这些作用与冠心病事件减少有关。近年来临床研究显示，他汀类药物是当前防治高胆固醇血症和动脉粥样硬化性疾病非常重要的药物。

1）循证医学证据：20 世纪后期，4S、CARE、LIPID、WOSCOPS 和 AFCAPS/TexCAPS 等 5 项大规模临床试验相继发表，为他汀类药物防治冠心病提供了坚实的证据。这 5 项大规模临床试验被认为在冠心病防治史上具有里程碑式的意义，其共同特点是都证实了他汀类药物降低 TC、LDL-C 和 TG 水平，升高 HDL-C 水平，其中特别显著的是 LDL-C 水平大幅度降低，冠心病死亡率和致残率明显降低，尤其是总死亡率显著降低，而非心血管病死亡率（如癌症、自杀等）并未增加。研究结果一致肯定了用他汀类药物进行降脂治疗在冠心病的一级和二级预防中取得益处，并表示该类降脂药物长期应用的良好安全性。随后，AVERT、MIRACL、LIPS、HPS、PROSPER、ASCOT、PROVE-IT、TNT 和 IDEAL 等 一 系 列临床试验更广泛、更深入地探讨了他汀类药物在不同阶段不同范围冠心病中的临床应用。试验结果使他汀类药物的用途从稳定型冠心病的二级预防扩展到冠心病急性发病时，以及不同危险的人群。试验还探讨对高危冠心病患者积极进行降脂治疗的可能性和价值。21 世纪初，使血清 LDL-C 降至 2.59mmol/L 已完全可能并证明即使高危患者也确实受益，因而此水平被定为防治的目标值。新的他汀类药物问世使 LDL-C 降到更低水平成为可能。冠状动脉搭桥术后试验（Post-CABG）、AVERT、MIRACL、PROVE-IT、TNT 和 IDEAL 研究结果均显示，积极降脂治疗使 LDL-C 降至 2.0mmol/L 左右可获得更大临床益处。因此 2004 年后认为，对极高危人群，将 LDL-C 降至更低的水平也是一种合理的临床选择。

2）降脂疗效：国内已上市的他汀类药物有洛伐他汀（lovastatin）、辛伐他汀（simvastatin）、普伐他汀（pravastatin）、氟伐他汀（fluvastatin）、阿托伐他汀

（atorvastatin）、瑞舒伐他汀（rosuvastatin）、匹伐他汀（pitavastatin）。他汀类药物使 LDL-C 降低 18%~55%，HDL-C 升高 5%~15%，TG 降低 7%~30%。5 种常用他汀类药物降低 TC、LDL-C、TG 以及升高 HDL-C 的不同剂量疗效比较见表 9-4-4。他汀类药物降低 TC 和 LDL-C 的作用虽与药物剂量有相关性，但不呈线性关系。当他汀类药物的剂量增大 1 倍时，其降低 TC 的幅度仅增加 5%，降低 LDL-C 的幅度增加 7%。

表 9-4-4　他汀类药物对高胆固醇血症患者脂质和脂蛋白影响的比较

他汀类药物 /mg					脂质和脂蛋白的改变水平 /%			
阿托伐他汀	辛伐他汀	洛伐他汀	普伐他汀	氟伐他汀	TC	LDL-C	HDL-C	TG
—	10	20	20	40	−22	−27	4~8	−10~−15
10	20	40	40	80	−27	−34	4~8	−10~−20
20	40	80	—	—	−32	−41	4~8	−15~−25
40	80	—	—	—	−37	−48	4~8	−20~−30
80	—	—	—	—	−2	−55	4~8	−25~−35

当前认为，使用他汀类药物应使 LDL-C 至少降低 30%~40%，而要达到这种降低幅度，所需各他汀类药物剂量见表 9-4-5。

表 9-4-5　现有他汀类药物降低 LDL-C 水平 30%~40% 所需剂量（标准剂量）*

药物	剂量 /（mg/d）	LDL-C 降低 /%
阿托伐他汀	10 #	39
洛伐他汀	40	31
普伐他汀	40	34
辛伐他汀	20~40	35~41
氟伐他汀	40~80	25~35
瑞舒伐他汀	5~10	39~45

注：* 估计 LDL-C 降低数据来自各药说明书；# 从标准剂量起，剂量每增加 1 倍，LDL-C 水平约降低 6%。

另外，国产中药血脂康胶囊含有多种天然他汀类成分，其中主要是洛伐他汀。常用剂量为 0.6g，2 次 /d。可使 TC 降低 23%，LDL-C 降低 28.5%，TG 降低 36.5%，HDL-C 升高 19.6%。

3）临床应用注意事项及安全性评价：大多数人对他汀类药物的耐受性良好，副作用通常较轻且短暂，包括头痛、失眠、抑郁，以及消化不良、腹泻、腹痛、恶心等消化道症状。有 0.5%~2.0% 的病例发生肝转氨酶如谷丙转氨酶（GPT）和谷草转氨酶（GOT）升高，且呈剂量依赖性。由他汀类药物引起并进展成肝衰竭的情况罕见。减少他汀类药物剂量，常可使升高的转氨酶回落；当再次增加剂量或选用另一种他汀类药物后，转氨酶常不一定再次升高。胆汁郁积和活动性肝病被列为他汀类药物的禁忌证。

他汀类药物可引起肌病，包括肌痛、肌炎和横纹肌溶解。肌痛，表现为肌肉疼痛或无力，不伴肌酸激酶（CK）升高。肌炎，有肌肉症状，并伴 CK 升高。横纹肌溶解，是指有肌肉症状，伴 CK 显著升高并可超过正常上限的 10 倍[即 $10 \times ULN$（upper limit of normal, ULN, 表示酶学指标的正常上限升高倍数）]、肌酐升高，常有褐色尿和肌红蛋白尿；这是他汀类药物最危险的不良反应，严重者可以引起死亡。在安慰剂对照试验中，不同他汀类药物的肌肉不适发生率不同，一般在 5% 左右；有些患者无肌肉不适而有轻至中度的 CK 升高，且由于 CK 升高不具特异性，与药物的关系须仔细分析后判定。曾上市的西立伐他汀因严重肌炎和横纹肌溶解发生较多而不再被应用。肌炎最常发生于合并多种疾病和/或使用多种药物治疗的患者。单用标准剂量的他汀类药物治疗，很少发生肌炎，但当大剂量使用或与其他药物合用时，包括环孢素、贝特类药物、大环内酯类抗生素、某些抗真菌药和烟酸类药物，肌炎的发生率增加。多数他汀类药物由肝细胞色素 P450（cytochrome P450, CYP450）进行代谢（表 9-4-6），因此同其他与 CYP 药物代谢系统有关的药物同用时会发生不利的药物相互作用。如吉非罗齐通过抑制 CYP450 酶升高他汀浓度，还可能抑制他汀的葡糖醛酸化，从而导致副作用发生的危险增加。他汀类药物与非诺贝特联合应用发生相互作用的危险，较其与吉非罗齐联合应用要小。他汀类药物忌用于孕妇。

表 9-4-6　与他汀类药物代谢有关的肝细胞色素 P450 系统及其诱导剂和抑制剂

他汀类药物		诱导剂	抑制剂
CYP3A4	阿托伐他汀、洛伐他汀、辛伐他汀	苯妥英、苯巴比妥、巴比妥类、利福平、地塞米松、环磷酰胺、卡马西平、曲格列酮、金丝桃	酮康唑、伊曲康唑、氟康唑、红霉素、克拉霉素、阿奇霉素、三环类抗抑郁药、奈法唑酮、文拉法辛、氟西汀、舍曲林、环孢素、他克莫司、硫氮草酮、维拉帕米、胺碘酮、咪达唑仑、糖皮质激素、他莫昔芬、蛋白酶抑制剂、西柚汁
CYP2C9	氟伐他汀、瑞舒伐他汀	利福平、苯巴比妥、苯妥英、曲格列酮	酮康唑、氟康唑、磺胺苯吡唑

为了预防他汀类药物相关性肌病的发生，应十分注意可增加其发生危险的情况：①高龄（尤其大于 80 岁）患者，女性多见；②体型瘦小、虚弱；③多系统疾

病(如慢性肾功能不全,尤其由糖尿病引起的慢性肾功能不全);④合用多种药物;⑤围手术期;⑥合用下列特殊的药物或饮食,如贝特类药物(尤其是吉非罗齐)、烟酸(罕见)、环孢素、唑类抗真菌药、红霉素、克拉霉素、HIV 蛋白酶抑制剂、奈法唑酮(抗抑郁药)、维拉帕米、胺碘酮,大量西柚汁及酗酒(肌病的非独立易患因素);⑦剂量过大。

在使用他汀类药物时,要检测肝转氨酶(GPT、GOT)和 CK,治疗期间定期监测复查。轻度转氨酶升高(少于 3×ULN)并不看作是治疗的禁忌证。无症状的轻度 CK 升高常见。

建议患者在服用他汀类药物期间出现肌肉不适或无力症状以及排褐色尿时,应及时报告,并进一步检测 CK。如果发生或高度怀疑肌炎,应立即停止他汀类药物治疗。其他情况的处理如下:①如果患者报告可能的肌肉症状,应检测 CK 并与治疗前水平进行对比。由于甲状腺功能低下患者易发生肌病,因此对于有肌肉症状的患者,还应检测促甲状腺激素水平。②若患者有肌肉触痛、压痛或疼痛,伴或不伴 CK 升高,应排除常见的原因如运动和体力劳动。对于有上述症状而又联合用药的患者,建议其适度活动。③一旦患者有肌肉触痛、压痛或疼痛,CK 高于 10×ULN,应停止他汀类药物治疗。④当患者有肌肉触痛、压痛或疼痛,CK 不升高或中度升高[(3~10)×ULN]时,应进行随访、每周检测 CK 水平直至排除了药物作用或症状恶化至上述严重程度(应及时停药)。如果患者有肌肉不适和/或无力,且连续检测 CK 示进行性升高,应慎重考虑减少他汀类药物剂量或暂时停药。然后决定是否或何时再开始他汀类药物治疗。

4)他汀类药物疗效与安全性总评价:他汀类药物治疗在降低高危患者的主要冠状动脉事件、冠状动脉手术和卒中的发生率方面所起的作用十分肯定。目前,这些作用尚未得到充分发挥,许多高危险的患者未接受这些药物的治疗。因此,应该积极在临床上推广使用他汀类药物。他汀类药物随剂量增大,降脂作用增大,但另一方面不良反应也会增多。因此,不宜为片面追求提高疗效而过度增大剂量。我国已有个别因他汀类药物不良反应而造成死亡的事件。这说明在积极推广应用他汀类药物的同时,需要按规定进行严格监测,谨慎使用以保证安全。作为亚洲人,可能治疗用合适剂量甚至药动学与西方人会有所不同,今后要继续探索不同他汀类药物在我国人群中最合适的治疗剂量,包括疗效和安全性。

5)他汀类药物临床应用的具体建议:根据患者的心血管疾病等危症、心血管危险因素、血脂水平等决定是否需要降脂治疗,如需用药,先判定治疗的目标值。根据患者血中 LDL-C 或 TC 水平与目标值间的差距,考虑是否单用一种他汀类药物的标准剂量便可达到治疗要求,如可能,按不同他汀类药物的特点(作用强度、安全性和药物相互作用)及患者的具体条件选择合适的他汀类药物;如血中 LDL-C 或 TC 水平甚高,估计单用一种他汀类药物的标准剂量不足以达到治疗要求,可以选择他汀类药物与其他降脂药合用治疗。如用他汀类药物后发生明显不良反应,例如肌痛,CK 或 GPT、GOT 超越安全限度,则停用他汀类药物,改用其他降脂药。

（2）贝特类药物:亦称苯氧酸类药物。此类药物通过激活过氧化物酶体增殖物激活受体 α（PPARα）,刺激脂蛋白脂肪酶（LPL）、ApoA I 和 ApoA II 基因的表达,以及抑制 ApoC III 基因的表达,增强 LPL 的活性,有利于去除血液循环中富含 TG 的脂蛋白,降低血浆 TG 水平,提高 HDL-C 水平,促进胆固醇的逆向转运,并使 LDL 亚型由小而密颗粒向大而疏松颗粒转变。

临床上可供选择的贝特类药物:非诺贝特,片剂 0.1g,每天 3 次,或微粒化胶囊 0.2g,每天 1 次;苯扎贝特 0.2g,每天 3 次;吉非罗齐 0.6g,每天 2 次。贝特类药物平均可使 TC 降低 6%~15%,LDL-C 降低 5%~20%,TG 降低 20%~50%,HDL-C 升高 10%~20%。其适应证为高甘油三酯血症,或以 TG 升高为主的混合型高脂血症和低高密度脂蛋白血症。

此类药物的常见不良反应为消化不良、胆石症等,也可引起肝血清酶升高和肌病。绝对禁忌证为严重肾病和严重肝病。吉非罗齐虽有明显调脂疗效,但安全性不如其他贝特类药物,现已少用。由于贝特类药物单用或与他汀类药物合用时也可发生肌病,因此应用贝特类药物时也须监测肝酶与肌酶,以策安全。

（3）烟酸类药物:烟酸属 B 族维生素,当用量超过作为维生素作用的剂量时,可有明显降脂作用。烟酸的降脂作用机制尚不十分明确,可能与抑制脂肪组织中的脂解和减少肝中 VLDL 合成与分泌有关。已知烟酸可增加 ApoA I 和 ApoA II 的合成。

烟酸有速释剂和缓释剂两种剂型。速释剂不良反应明显,一般难以耐受,现多已不用。缓释型烟酸片不良反应明显轻,较易耐受;轻、中度糖尿病患者坚持服用,也未见明显不良作用。烟酸缓释片常用量为 1~2g,每天 1 次。一般临床建议开始用量为 0.375~0.5g,睡前服用;4 周后增量至 1g/d,逐渐增至最大剂量 2g/d。烟酸可使 TC 降低 5%~20%,LDL-C 降低 5%~25%,TG 降低 20%~50%,HDL-C 升高 15%~35%。适用于高甘油三酯血症、低高密度脂蛋白血症,或以 TG 升高为主的混合型高脂血症。

临床试验包括冠心病药物治疗方案（CDP）、降低胆固醇和动脉硬化研究（CLAS-I）、家族性粥样硬化治疗研究（FATS）、高密度脂蛋白粥样硬化治疗研究（HATS）、降胆固醇治疗时观察动脉生物学（ARBITER2）等,并证实烟酸能降低主要冠状动脉事件,且可能减少总死亡率。CDP 的入选患者经过 6 年治疗,结果显示,单用烟酸治疗与安慰剂组相比,可降低非致死性心肌梗死的危险（达 27%）;随访 15 年,烟酸组与安慰剂组相比,总死亡率降低 11%。冠状动脉血管造影显示,烟酸能延缓冠状动脉粥样斑块的进展。在 CLAS-I 中,2 年的烟酸/考来替泊联合治疗可明显减缓病变进程,并促使冠状动脉斑块消退,其中治疗组斑块消退16.2%,而对照组为2.4%。CLAS-Ⅱ试验也证实这些益处,其中治疗组只有14%发生新的冠状动脉斑块,而对照组有40%;已存在冠状动脉斑块的患者中,治疗组斑块消退者有18%,而对照组只有6%。在FATS中,对照组中46%受试者的冠状动脉病变有进展,11%有斑块消退;而烟酸/考来替泊联合治疗组中25%有进展,39%有斑块消退。在HATS中,治疗3年后,安慰剂组平均冠状动脉狭窄进展3.9%,而烟酸加辛伐他汀治疗组消退0.4%,临床事件相对减少60%。一项使用高分辨率核磁共振的研究显示,与对照组相比,烟酸治疗组的颈动脉斑块脂质核心区域变小,脂质成分减少。在ARBITER2研究中,对伴有低HDL-C水平的冠心病患者,在已常规使用他汀类药物的基础上,加用缓释烟酸治疗,以颈动脉内中膜厚度(CIMT)变化来评估粥样硬化进程;加用中量烟酸(1g/d)治疗12个月后,HDL-C水平提高了21%(39~47mg/dl);对照组的平均CIMT增长明显(0.044mm±0.100mm),而联合治疗组CIMT无改变(0.014mm±0.104mm)。结果表明,联合烟酸治疗减缓了动脉粥样硬化发展进程。

烟酸的常见不良反应有颜面潮红、高血糖、高尿酸(或痛风)、上消化道不适等。绝对禁忌证为慢性肝病和严重痛风;相对禁忌证为溃疡病、肝病和高尿酸血症。缓释型制剂的不良反应轻,易耐受。

(4)胆酸螯合剂:主要为碱性阴离子交换树脂,在肠道内能与胆酸呈不可逆结合,因而阻碍胆酸的肠肝循环,促进胆酸随粪便排出体外,阻断胆酸中胆固醇的重吸收。通过反馈机制刺激肝细胞膜表面的LDL受体,加速血液中LDL清除,结果使血清LDL-C水平降低。

常用的胆酸螯合剂有考来烯胺(每日4~16g,分3次服用)、考来替泊(每日5~20g,分3次服用)。胆酸螯合剂可使TC降低15%~20%,LDL-C降低15%~30%;HDL-C升高3%~5%;对TG无降低作用甚或稍有升高。临床试验证实,这类药物能降低主要冠状动脉事件和冠心病死亡发生率。常见不良反应有胃肠不适、便秘,影响某些药物的吸收。此类药物的绝对禁忌证为异常β脂蛋白血症和TG>4.52mmol/L(400mg/dl);相对禁忌证为TG>2.26mmol/L(200mg/dl)。

(5)胆固醇吸收抑制剂:依折麦布(ezetimibe)口服后被迅速吸收,且广泛地结合成依折麦布葡糖醛酸,作用于小肠细胞的刷状缘,有效地抑制胆固醇和植物固醇的吸收。由于减少胆固醇向肝内的释放,可促进肝内LDL受体的合成,又加速LDL的代谢。

常用剂量为10mg/d,使LDL-C约降低18%,与他汀类药物合用对LDL-C、HDL-C和TG的作用进一步增强,未见有临床意义的药物间药动学的相互作用,安全性和耐受性良好。最常见的不良反应为头痛和恶心,而GPT、GOT和CK升高超过3×ULN以上的情况仅见于极少数患者。考来烯胺可使此药的曲线下面积（AUC）增大 55%，故二者不宜同时服用，必须合用时须在服考来烯胺前 2 小时或后 4 小时服此药。环孢素可增高此药的血药浓度。

（6）其他调脂药

1）普罗布考：此药通过渗入到脂蛋白颗粒中影响脂蛋白代谢，而产生调脂作用。可使血浆 TC 降低 20%~25%，LDL-C 降低 5%~15%，而 HDL-C 也明显降低（可达 25%）。主要适用于高胆固醇血症，尤其是纯合子家族性高胆固醇血症。此药虽使 HDL-C 降低，但可使黄色瘤减轻或消退，动脉粥样硬化病变减轻，且其确切作用机制未明。有些研究认为，普罗布考虽然降低了 HDL-C 水平，但也改变了 HDL 的结构和代谢功能，提高了 HDL 把胆固醇运载到肝进行代谢的能力，因此更有利于 HDL 发挥抗动脉粥样硬化的作用。普罗布考尚有抗氧化作用。常见的副作用包括恶心、腹泻、消化不良等；亦可引起嗜酸性粒细胞增多，血浆尿酸浓度增高；最严重的不良反应是引起 QT 间期延长，但极为少见，因此有室性心律失常或 QT 间期延长者禁用。常用剂量为 0.5g，每日 2 次。

2）n-3 脂肪酸制剂：主要为 n-3（ω-3）长链多不饱和脂肪酸，包括二十碳五烯酸（EPA）和二十二碳六烯酸（DHA），二者为深海鱼油的主要成分，制剂为其乙酯，且高纯度的制剂用于临床。可降低 TG 和轻度升高 HDL-C，对 TC 和 LDL-C 无影响。当用量为 2~4g/d 时，可使 TG 下降 25%~30%。主要用于高甘油三酯血症；可以与贝特类药物合用治疗严重高甘油三酯血症，也可与他汀类药物合用治疗混合型高脂血症。n-3 脂肪酸制剂还有降低血压、抑制血小板聚集和抗炎作用，可改善血管反应性。GISSI 预防研究（GISSI-prebenzione trial）对心肌梗死患者用 n-3 脂肪酸（800mg/d）治疗 3.5 年，与安慰剂组比较，全因死亡危险降低 20%，冠心病死亡危险降低 30%，猝死危险减少 45%。该类制剂的不良反应不常见，约有 2%~3% 服药后出现消化道症状，如恶心、消化不良、腹胀、便秘；少数病例出现转氨酶或 CK 轻度升高，偶见出血倾向。有研究表明，每日剂量高至 3g 时，临床上无明显不良反应。与他汀类药物或其他降脂药合用时，无不良的药物相互作用。n-3 脂肪酸制剂中的 EPA+DHA 含量应大于 85%，否则达不到临床调脂效果。n-3 脂肪酸制剂的常用剂量为 0.5~1g，每天 3 次。近年来还发现 n-3 脂肪酸预防心律失常和猝死的作用。

3）前蛋白转化酶枯草溶菌素 9（PCSK9）抑制剂：国内常用的依洛尤单抗能与 PCSK9 高度结合，抑制 PCSK9 的活性，阻止 PCSK9 蛋白与肝细胞表面的低密度脂蛋白受体（LDLR）结合，使肝细胞表面 LDLR 数量增加，更多地转运血液中的 LDL-C，从而降低 LDL-C 水平。能够在他汀类药物基础上进一步降低 LDL-C 水平达 50%~70%，显著缩小动脉粥样硬化斑块体积，并减少 20% 的主要心血管不良事件风险，同时也可以降低总胆固醇、甘油三酯、脂蛋白 a、载脂蛋白 B、非 HDL-C 水平，提升 HDL-C 水平。在合并使用高强度他汀类药物治疗的患者中,观察到依洛尤单抗的最大血药浓度和 AUC 降低约 20%。这一差异不具有临床意义,不影响给药推荐。FOURIER 研究发现,依洛尤单抗可在他汀类药物治疗的基础上进一步降低 LDL-C 水平达 59%,主要终点事件(心血管死亡、心肌梗死、卒中、因不稳定型心绞痛住院或冠状动脉血运重建)的相对风险下降 15%,次要关键终点(心血管死亡、心肌梗死和卒中)的相对风险降低 20%。GLAGOV 研究发现,依洛尤单抗可以逆转冠状动脉粥样硬化斑块。

（7）调脂药的联合应用:为了提高血脂达标率,同时降低不良反应的发生率,不同类别调脂药的联合应用是一条合理途径。由于他汀类药物作用肯定,不良反应少,可降低总死亡率,以及具有降脂作用外的多效性作用,故联合降脂方案多由他汀类药物与另一种降脂药组成。

1）他汀类药物与依折麦布联合应用:已有较多临床试验观察了依折麦布与他汀类药物联合应用的降脂效果和安全性。10mg/d 依折麦布与 10mg/d 阿托伐他汀或辛伐他汀联合应用,降低 LDL-C 的作用与 80mg/d 阿托伐他汀或辛伐他汀相当,使降脂达标率由单用他汀类药物的 19% 提高到合用的 72%。依折麦布与其他他汀类药物合用也有同样效果。因此,依折麦布与低剂量他汀类药物联合治疗可使降脂疗效大大提高,达到高剂量他汀类药物的效果,但无大剂量他汀类药物发生不良反应的风险。因此,在大剂量使用他汀类药物仍不能达标时,加用依折麦布为当前最佳选择。

2）他汀类药物与贝特类药物联合应用:此种联合治疗适用于混合型高脂血症患者,目的为使 TC、LDL-C 和 TG 的水平明显降低,HDL-C 的水平明显升高。此种联合用药可明显改善血脂谱,适用于动脉粥样硬化合并血脂异常的治疗,尤其是糖尿病和代谢综合征伴有的血脂异常。由于他汀类药物和贝特类药物均有潜在损伤肝功能的可能,并有发生肌炎和肌病的危险,合用时发生不良反应的机会增多,因此他汀类药物和贝特类药物联合应用的安全性应高度重视。开始合用时宜都用小剂量,采取早晨服用贝特类药物,晚上服用他汀类药物,避免血药浓度的显著升高,密切监测 GPT、GOT 和 CK,如无不良反应,可逐步增加剂量。对于老年人、女性、肝肾疾病、甲状腺功能减退者,慎用他汀类药物和贝特类药物联合治疗,并尽量避免与大环内酯类抗生素、抗真菌药物、环孢素、HIV 蛋白酶抑制剂、地尔硫䓬、胺碘酮等药物合用。贝特类药物中,吉非罗齐与他汀类药物合用发生肌病的危险性相对较多,但其他贝特类药物如非诺贝特与他汀类药物合用时,发生肌病的危险性较少。

3）他汀类药物与烟酸类药物联合应用:在常规他汀类药物治疗的基础上,加用小剂量烟酸是一种合理的联合治疗方法;其结果表明联合治疗可显著升高 HDL-C,而不发生严重的不良反应。高密度脂蛋白动脉粥样硬化治疗研究（HATS）发现,烟酸与他汀类药物联合治疗可进一步降低心血管死亡、非致死性心肌梗死和血管重建术的比例。缓释型烟酸与洛伐他汀复方制剂的临床观察证实,其疗效确切、安全,更有利于血脂全面达标。

联合使用他汀类药物和烟酸缓释剂的患者中,仍有 6% 因潮红难以耐受而停药。目前的研究并未发现他汀类药物和烟酸缓释剂联用增加肌病和肝毒性的发生。但由于烟酸增加他汀类药物的生物利用度,可能有增加肌病的危险,同样需要监测 GPT、GOT 和 CK,指导患者注意肌病症状,一旦发现征兆,及时就诊。联合治疗较单用他汀类药物治疗有升高血糖的危险,但缓释制剂使这一危险大为减轻,致使糖尿病也并非这种合用的禁忌证,然而在联合使用他汀类药物和烟酸时,应加强血糖监测。

4)他汀类药物与胆酸螯合剂联合应用:两药合用有协同降低血清 LDL-C 水平的作用。研究表明,他汀类药物与胆酸螯合剂联用可增加各自的降脂作用,并且两者联用可延缓动脉粥样硬化的发生和发展进程,可减少冠心病事件的发生。他汀类药物与胆酸螯合剂合用并不增加各自的不良反应,且可因减少用药剂量而降低发生不良反应的风险。由于胆酸螯合剂具体服用的一些不便,此种联合方案仅用于其他治疗无效或不能耐受者。

5)他汀类药物与 n-3 脂肪酸制剂联合应用:他汀类药物与 n-3 脂肪酸制剂合用可用于治疗混合型高脂血症。临床观察辛伐他汀(20mg/d)联合应用 n-3 脂肪酸可进一步降低 TG、TC 和 ApoE。他汀类药物与 n-3 脂肪酸制剂联合应用并不会增加各自的不良反应。服用较大剂量的 n-3 多不饱和脂肪酸有增加出血的危险,并且对糖尿病和肥胖患者,因增加热卡的摄入而不利于长期应用。

4. 血脂异常治疗的其他措施 包括外科手术治疗、透析疗法和基因治疗等。外科手术治疗包括部分小肠切除和肝移植等,现已基本不用。基因治疗对单基因缺陷所致家族性高胆固醇血症是一种有希望的治疗方法,但目前技术尚不成熟。

透析疗法是一种通过血液体外转流而除去血中部分 LDL 的方法,能降低 TC、LDL-C,但不能降低 TG,也不能升高 HDL-C。这种措施降低 LDL-C 的作用也只能维持 1 周左右,故需每周重复 1 次。由于费用昂贵,且是有创性治疗,甚至可能同时移出血液中的某些有益成分,因此不适用于一般血脂异常的治疗,仅用于极个别对他汀类药物过敏或不能耐受者,或罕见的纯合子家族性高胆固醇血症患者。

5. 治疗过程的监测 饮食与非调脂药物治疗 3~6 个月后,应复查血脂水平,如能达到要求即继续治疗,但仍须每 6 个月至 1 年复查 1 次,如持续达到要求,每年复查 1 次。药物治疗开始后 4~8 周复查血脂、GPT、GOT 和 CK,如能达到目标值,逐步改为每 6~12 个月复查 1 次;如开始治疗 3~6 个月复查血脂仍未达到目标值,则调整剂量或药物种类,或联合药物治疗,再经 4~8 周后复查。

达到目标值后延长为每 6~12 个月复查 1 次,且 TLC 和降脂药物治疗必须长期坚持,才能获得临床益处。对心血管病的高危患者,应采取更积极的降脂治疗策略。

降脂药物治疗需要个体化,治疗期间必须监测安全性。依据患者的心血管病状况和血脂水平选择药物和起始剂量。在药物治疗时,必须监测不良反应,主要是定期检测肝功能和血 CK。如 GPT 或 GOT 超过 3×ULN,应暂停给药,停药后仍需每周复查肝功能,直至恢复正常。在用药过程中,应询问患者有无肌痛、肌压痛、肌无力、乏力和发热等症状,血 CK 升高超过 5×ULN 时应停药。用药期间如有其他可能引起肌溶解的急性或严重情况,如败血症、创伤、大手术、低血压和抽搐等,应暂停给药。

6. 特殊人群的血脂异常治疗

(1) 糖尿病

1) 糖尿病合并血脂异常的机制:心血管疾病是 2 型糖尿病患者死亡的主要原因。在血清 TC 水平相当的情况下,糖尿病患者患心血管疾病的危险性是非糖尿病患者的 2~4 倍。这种危险性增加的内在机制不仅与高血糖有关,也涉及其他重要危险因素,如脂类代谢紊乱和高血压。糖尿病合并血脂异常与胰岛素抵抗有着密切关系。糖尿病血脂异常的特征是 TG 升高,HDL-C 降低,LDL-C 升高或正常,sLDL 升高,即致粥样硬化血脂异常。临床病例中,单纯性血脂紊乱(特别是单纯低高密度脂蛋白血症)很少,高 TG 合并低 HDL-C 较为多见,最常见的是 TC 和 TG 水平都显著升高。

糖尿病血脂异常合并其他动脉粥样硬化危险因素时,危险因素的叠加会使发生冠心病的危险大大增加。这类动脉粥样硬化危险因素为年龄大、高血压、吸烟和糖尿病、女性绝经期后、冠心病家族史等。

2) 糖尿病合并血脂异常的治疗:血脂异常是糖尿病患者的常见并发症以及心血管病的主要危险因素,必须进行治疗。临床试验已经证明,调脂治疗可以显著降低糖尿病患者发生心血管事件的风险。

糖尿病血脂紊乱的治疗原则:①高脂血症治疗用于冠心病预防时,若对象为临床上未发现冠心病或其他部位动脉粥样硬化性疾病者属于一级预防,对象为已发生冠心病或其他部位动脉粥样硬化性疾病者属于二级预防。②一级预防要根据对象有无其他危险因素及血脂水平分层防治;以饮食治疗为基础,根据病情、危险因素、血脂水平决定是否或何时开始药物治疗。

非药物治疗措施:包括饮食和其他治疗性生活方式的调节,用于预防血脂代谢紊乱,也是血脂异常治疗的基础。①饮食调节。目的是保持合适的体重,降低过高的血脂水平,兼顾其他不健康的饮食结构,如限制食盐量。可采用的方式有控制摄入总热量,特别强调减少脂肪,尤其胆固醇和饱和脂肪酸的摄入量;适当增加蛋白质和糖类的比例;减少饮酒或戒烈性酒。②其他非药物治疗措施。包括运动锻炼和戒烟。

药物治疗措施:适用于治疗性生活方式干预后疗效不满意者,冠心病发病危险较高或已有冠心病者。

3)LDL-C作为首要治疗目标:现有证据表明,要达到防治缺血性心脑血管病的目的,首先要考虑降低LDL-C水平。LDL-C目标水平依心血管疾病危险程度而定。①糖尿病伴心血管病患者为极高危状态。对此类患者不论基线LDL-C水平如何,均提倡采用他汀类药物治疗,将LDL-C降至2.07mmol/L(80mg/d)以下或较基线状态降低30%~40%。②大多数糖尿病患者即使无明确的冠心病,也应视为高危状态。流行病学研究和临床试验显示,这些患者心血管事件的危险大致相当于有确切心血管病而无糖尿病者。这两类患者均需要降LDL-C治疗,治疗目标为LDL-C<2.59mmol/L(100mg/dl)。治疗首选他汀类药物。③对于无心血管病的糖尿病患者,基线LDL-C<2.59mmol/L(100mg/dl)时,是否起用降LDL-C药必须结合临床判断。

他汀类药物治疗在糖尿病患者的心血管病二级预防中的作用十分明确。LDL-C明显升高者,首选他汀类药物治疗;LDL-C轻、中度升高的糖尿病患者的临床研究也显示,他汀类药物可以显著降低包括非致死性心肌梗死或冠心病死亡的主要冠心病事件的发生率;在高危或中高危患者使用降LDL-C药物时,建议治疗强度应达到LDL-C降低30%~40%。他汀类药物使用有禁忌者,可用胆酸螯合剂或胆固醇吸收抑制剂。

4)高甘油三酯血症作为治疗目标:①血清TG水平临界升高在1.70~2.25mmol/L(150~199mg/dl)时,采取非药物治疗,包括治疗性饮食、减轻体重、减少饮酒、戒烈性酒等。②如血清TG水平在2.26~5.65mmol/L(200~499mg/dl)时,可应用贝特类药物。贝特类药物的临床试验HHS、VA-HIT、DAIS、FIELD均证明其能改善糖尿病患者的血脂状况,防止粥样硬化的发生与发展。

降低TG还有另外的作用:①降低TG纠正脂毒性可减轻机体的胰岛素抵抗和保护胰岛素β细胞功能,这两点都有益于阻止糖耐量恶化。②TG≥5.65mmol/L(500mg/dl)者,易反复发生胰腺炎,不仅会使糖尿病恶化,还可能因胰腺炎的并发症危及生命,此时应首先考虑使用贝特类药物以迅速降低TG水平。

5)低高密度脂蛋白血症作为治疗目标:HDL-C低于1.04mmol/L(40mg/dl)是冠心病的独立预测因素。HDL-C低的患者如果LDL-C水平较高,则治疗的首要目标应针对LDL-C;LDL-C达标后,当有高甘油三酯血症时,下一个目标是纠正低HDL-C。使HDL-C≥1.04mmol/L(40mg/dl),应作为已有心血管疾病或尚无心血管疾病但已是高危患者的治疗目标。低HDL-C与胰岛素抵抗密切相关,因此能改善机体胰岛素敏感性的TLC(如减肥和增加体力活动)和药物(如胰岛素增敏剂）都有助于提高血 HDL-C 水平。TLC 包括戒烟、减轻体重、减少饱和脂肪和胆固醇摄入，和增加不饱和脂肪摄入、规律运动。TLC 未能达标时加用药物治疗，选用贝特类或烟酸类。VA-HIT 研究证明，对于 HDL-C 低、LDL-C 不甚高的患者，给予贝特类药物治疗有益，因此对此类患者推荐用贝特类药物。烟酸缓释制剂能较好地升高 HDL-C，可视情况选用。

（2）代谢综合征

1）代谢综合征的脂质代谢紊乱：代谢综合征的血脂异常表现为 TG 水平高、HDL-C 水平低、sLDL 增多。代谢综合征患者的肥胖呈内脏型，内脏脂肪细胞的代谢比皮下脂肪活跃，脂肪细胞释放游离脂肪酸（FFA）增多。FFA 为 TG 的合成原料，肝内对 VLDL、ApoB$_{100}$ 等富含 TG 的脂蛋白合成增加而清除减弱，血液循环中 TG 增高。许多非脂肪组织器官，如肝、骨骼肌、胰腺等出现 TG 沉积，从而引起肝及外周组织的胰岛素抵抗。

2）代谢综合征的治疗：防治代谢综合征的主要目标是预防临床心血管病以及 2 型糖尿病的发病，对已有心血管病者则要预防心血管事件再发。积极持久的生活方式治疗是达到上述目标的重要措施。原则上应先启动生活方式治疗，如不够，再用针对个别危险因素异常的药物治疗。代谢综合征患者调脂的目标是较为一致的，即 LDL-C<2.6mmol/L（100mg/dl）、TG<1.70mmol/L（150mg/dl）、HDL-C≥1.04mmol/L（40mg/dl）。

基本危险因素的治疗：长期预防心血管病与防治糖尿病。①腹部肥胖：通过生活方式改变使体力活动增加，以及限制摄入饮食的热量，使体重在 1 年内减轻 7%~10%，争取达到体重指数（BMI）和腰围正常化。②体力活动：推荐规律的中等强度体力活动。每周 5~7 天，每天 30~60 分钟步行等轻、中等强度运动。对有心血管病者，在危险评估和运动试验后指导其运动量。③控制饮食：推荐饮食中饱和脂肪占总热量的比例 <7%，胆固醇 <200mg/d，总脂肪占总热量的 25%~35%。饮食调整中除热量摄入限制外，要多食全谷类及富含纤维素食品。根据标准体重及平时体力活动情况将热量限制在一定范围内。保持饮食中的糖类（55%~65%）、脂肪（20%~30%）、蛋白质（15% 左右）的合理比例。对于 TG 水平特别高者应将糖类的比例进一步减少，增加蛋白质的比例。

血脂异常的治疗：按危险程度和血脂异常的类型决定治疗目标和措施。可参照《中国成人血脂异常防治指南（2016 年修订版）》

高血压的治疗：血压≥140/90mmHg 的非糖尿病患者，用降压药使血压达到 140/90mmHg 以下；血压≥130/80mmHg 的糖尿病患者用降压药使血压达到 130/80mmHg 以下。在降压治疗的同时要强调 TLC 的重要性。

高血糖的治疗：对血糖调节异常者，可通过饮食控制、增加体力活动、减轻体重，使血糖恢复正常；已有糖尿病者，在生活方式的干预下，加用降糖药物，使糖

化血红蛋白 <6.5%。此外,可以考虑合理应用改善胰岛素敏感性以利于调脂的药物,如:①噻唑烷二酮类(thiazolidinedione),可激活细胞内过氧化物酶体增殖物激活受体 γ(PPARγ),从而促进细胞内胰岛素受体底物活性而增加胰岛素敏感性,减少肝糖异生和输出;其次,能够通过增加葡萄糖转运体 4 和 1 的作用而改善骨骼肌和脂肪组织对胰岛素介导的葡萄糖摄取和利用。研究证实,该类药物能降低游离脂肪酸、LDL-C、TC,增大 LDL 体积,升高 HDL-C。②二甲双胍,能抑制葡萄糖吸收,减少肝糖异生和输出,还有降低游离脂肪酸、LDL-C、TG,升高 HDL-C 的作用;还可显著降低体重。

促栓状态:高危患者启用低剂量阿司匹林,已有粥样硬化心血管病而对阿司匹林禁忌者用氯吡格雷。中度高危者考虑低剂量阿司匹林预防。

促炎状态:生活方式治疗。

(四)其他

1. 急性冠脉综合征时的降脂治疗　因急性冠脉综合征或行 PCI 收住院治疗的患者,应在住院后立即或 24 小时内进行血脂测定,并以此作为治疗的参考值。急性冠脉综合征属于极高危情况,无论患者的基线 TC 和 LDL-C 值是多少,均应尽早给予他汀类药物治疗。已服用降脂药物者,发生急性冠脉综合征时不必中止降脂治疗,除非出现禁忌证。急性冠脉综合征时,他汀类药物的剂量可以较大,如无安全性方面的不利因素,可使 LDL-C 降至 <2.07mmol/L(80mg/dl)或在原有基线上降低 40% 以上。在住院期间,开始的药物治疗有明显益处,可调动患者坚持降脂治疗的积极性,使医师和患者自己更重视出院后的长期降脂治疗。

2. 重度的高胆固醇血症　如空腹血清 TC≥7.76mmol/L(300mg/dl)或 LDL-C≥5.18mmol/L(200mg/dl),常见于明显基因异常者,如单基因性家族性高胆固醇血症、家族性载脂蛋白 B 缺乏症和多基因性高胆固醇血症等。对于这些情况,无论患者是否有冠心病或危险因素,都应积极进行治疗。对于家族性高胆固醇血症(FH)患者,能有效降低胆固醇的药物首推普罗布考。对严重的高胆固醇血症患者,也可考虑联合用药措施,如他汀类药物加普罗布考、胆酸螯合剂、依折麦布、烟酸类药物、贝特类药物等,以达到治疗的目标值。

3. 中度以上的高甘油三酯血症　大规模流行病学调查资料的综合分析结果提示,TG 升高是冠心病的独立危险因素。在临床实践中,TG 升高最常见于代谢综合征患者。部分富含 TG 的脂蛋白具有致动脉粥样硬化作用,这部分主要是残粒脂蛋白(即部分降解的 VLDL)。

对于 TG 升高治疗的策略取决 TG 升高原因和严重程度。为了防治冠心病,对于临界或轻、中度高甘油三酯血症者,首要目标仍是降低 LDL-C,并使其达到目标值。TG 水平在 1.70~2.26mmol/L（150~199mg/dl）者，主要采取非药物治疗措施，减轻体重，增加体力活动。如 TG 水平在 2.26~5.65mmol/L（200~499mg/dl）者，非 HDL-C 成为治疗的次级目标。为了达到非 HDL-C 的目标值（LDL-C 的目标值 2.6mmol/L），需要他汀类联合贝特类药物治疗。TG≥5.65mmol/L（500mg/dl）时，首要目的是通过降低 TG 来预防急性胰腺炎的发生，治疗选用贝特类或烟酸类药物。

4. 低高密度脂蛋白血症　对于冠心病患者或心血管病高危人群，在常规进行血脂检测时应包括 HDL-C 的测定。这不仅有助于分析个体发生冠状动脉事件的危险性，而且有益于制订心血管病防治的具体措施。推荐将"HDL-C<1.04mmol/L（40mg/dl）"作为已有心血管病的患者，以及虽无心血管病临床表现而有多重危险因素聚集的高危患者的治疗起始值。具有致粥样硬化血脂异常的2 型糖尿病患者，或代谢综合征的患者，以及腹型肥胖伴空腹高胰岛素血症的患者，是主要防治对象。提高 HDL-C 水平是继 LDL-C 后未来治疗的另一个方向。治疗推荐：①对于单纯低 HDL-C 的个体，应首先采用改善生活方式的措施，鼓励进行生活方式的改变，包括戒烟、减轻体重、增加不饱和脂肪酸摄入、规律运动以及适量饮酒，以达到升高 HDL-C 的目标。②对低 HDL-C、低危 LDL-C 患者，或用他汀类药物后 HDL-C 仍低者，给予烟酸类或贝特类药物治疗。低危 LDL-C 定义为 LDL-C 低于现有临床指南所推荐的药物治疗界限。烟酸类或贝特类药物可中度升高 HDL-C，且同时能降低非 HDL-C 和 TG。这一推荐适用于不需要他汀类药物降低 LDL-C 的患者，以及按照指南已应用他汀类药物治疗的患者。③对低 HDL-C 且属高危者，宜用他汀类药物合烟酸类或贝特类药物。

下列措施对升高 HDL-C 具有非常重要的作用：①减轻体重。肥胖常伴有血清 HDL-C 水平降低。弗雷明汉心脏研究资料表明，8 年期间体重每增加 2.25kg，血清 HDL-C 水平即下降 5%。临床试验已显示，减轻体重明显升高 HDL-C。②适量运动。弗雷明汉的研究表明，即使是轻微运动亦有升高血清 HDL-C 水平的效应。每周运动 1 小时以上者比运动少于 1 小时者的血清 HDL-C 浓度高0.15~0.21mmol/L（6~8mg/dl）。③戒烟。多数研究资料显示，吸烟者比不吸烟者的血浆 HDL-C 浓度低 0.08~0.13mmol/L（3~5mg/dl）。有人认为可能还低估了吸烟的影响，因为吸烟者常有饮酒习惯，而适度饮酒者与其血清 HDL-C 水平呈正相关。④适度饮酒。适度饮酒可升高 HDL-C，但这取决于肝能否正常合成HDL。长期大量饮酒可损害肝功能，反而会造成血清 HDL-C 水平下降。少量长期饮酒者，血清 HDL-C 水平相对较高，患冠心病的危险性低于不饮酒者。

5. 混合型血脂异常的治疗　混合型血脂异常［高低密度脂蛋白血症伴高甘油三酯血症和 / 或低高密度脂蛋白血症］和严重的高低密度脂蛋白血症是常见的血脂异常类型，治疗上使用一种降脂药难以使血脂水平达标，常需要联合使用作用机制不同的降脂药。联合降脂药物治疗具有如下优点:①相当一部分患者使用单一降脂药不能达标时,联合用药可提高血脂水平的达标率。②联合用药充分发挥药物互补协同作用,有利于全面调整血脂异常。③避免增大一种药物剂量而产生不良反应。因此,在以他汀类药物作为大多数血脂异常患者的首选治疗药物的基础上,联合使用另一种降脂药以全面改善血脂异常,或增强安全性,旨在进一步降低心血管病的危险。

对于高低密度脂蛋白血症伴高甘油三酯血症患者,LDL-C 水平达标是首要的治疗目标,再根据 TG 水平选择治疗措施,即逐渐增加他汀类药物剂量以进一步降低 LDL-C 和使非 HDL-C 达标,然后加用另一种降脂药以降低 TG。如 LDL-C 已降至目标水平,但 TG>5.65mmol/L(500mg/dl),通常需要小心加用一种烟酸类或贝特类药物以尽快降低 TG;如患者血清 TG>2.26mmol/L(200mg/dl),但 <3.39mmol/L(300mg/dl),可鼓励患者积极控制饮食,增加体力活动以及减轻体重等,或增加他汀类药物剂量以进一步降低 LDL-C,可使非 HDL-C 达标。一般来说,混合型血脂异常患者,如果 TG>2.26mmol/L(200mg/dl)但 <4.57mmol/L(400mg/dl)时,首先使用他汀类药物,可使 TG 约降低 30%,在 LDL-C 达标后再根据血脂指标的变化选择单药治疗或联合药物治疗。

高 LDL-C 伴显著低 HDL-C 患者,LDL-C 仍为达标的首要目标,在此基础上根据 HDL-C 水平首先以生活方式改变为主,必要时合用可升高 HDL-C 的贝特类或烟酸类药物,特别是存在代谢综合征时。

他汀类与贝特类或烟酸类药物合用有增加肌病的危险,应特别注意安全性。他汀类与贝特类药物合用以非诺贝特为首选,以小剂量开始,在安全性监测下逐步调整剂量。

6. 老年人血脂异常的治疗　PROSPER 研究与其他大规模的临床试验证实,调脂治疗防治冠心病的临床益处不受年龄的影响,对于老年心血管危险人群同样应进行积极的调脂治疗。由于老年人罹患心血管病的绝对危险度高于一般成年人,故其调脂治疗的收益可能较好。老年人常患有多种慢性疾病,需服用多种药物治疗,加之有不同程度的肝、肾功能减退及药物代谢动力学改变,易于发生药物相互作用和不良反应。因此,降脂药物剂量的选择需要个体化,起始剂量不宜太大,在监测肝、肾功能和 CK 的条件下合理调整药物用量。在出现肌无力、肌痛等症状时,需与老年性骨关节和肌肉疾病鉴别,及时复查血清 CK。

六、中西医结合思路

血脂异常包括高 TC 血症、高 TG 血症、低 HDL-C 血症与混合型高脂血症 4 种类型,其中高 TC 血症以 LDL-C 升高为主要表现。LDL-C 升高是动脉粥样硬化性心血管疾病（ASCVD），包括冠心病、缺血性卒中及外周动脉疾病等最重要的危险因素。大量研究证实，降低 LDL-C 对于 ASCVD 事件的预防起到关键的作用。国内外指南比较一致地认为，长期强化降低 LDL-C 对 ASCVD 事件具有预防作用，更是进一步将"胆固醇假说"上升为"胆固醇原则"，即在现有可选择的治疗手段下，一定范围内只要降低胆固醇，就能得到心血管获益。2021 年 4 月，欧洲动脉粥样硬化学会（EAS）发表了《高危及极高危患者联合调脂实践指南 2021》，其亮点是强化调脂，联合调脂。首先给予最大耐受量的他汀类药物；如果未达标，联合用药首选依折麦布；如果 LDL-C 水平持续较高，可联用 PCSK9 抑制剂。

血脂异常患者，多具有易患体质。家族性高胆固醇血症、家族性高甘油三酯血症等都被证实与遗传因素有关，并已经从基因水平研究血脂异常与遗传的关系。研究发现，ApoE 基因多态性是导致个体之间血脂和脂蛋白水平差异的常见遗传因素之一，血浆胆固醇 60% 的变异是由遗传因素决定的，而其中约 14% 来自于 ApoE 基因的多态性。

中医辨证论治研究已取得较大进展。具有我国自主知识产权的研发药有血脂康、脂必妥、脂必泰，其中以血脂康为代表。中国冠心病二级预防研究（CCSPS）血脂康调整血脂对冠心病二级预防的研究课题结论表明，与安慰剂比较，中成药血脂康治疗能显著降低冠心病患者非致死性心肌梗死及冠心病死亡的发生率，能显著减少对 PCI、CABG 的需求，能显著减少各种原因的死亡。中国冠心病患者服用血脂康调整血脂可明显获得益处。

郭姣等研究证实，"肝失疏泄"为"糖脂代谢病"发病的关键环节，可累及他脏，尤其是脾、肾功能。吴伟认为，情志因素累及全身脏腑，导致气血失调，已经成为现代人高脂血症的重要致病因素，且高脂血症的低龄化趋势亦说明了这一点。临床上，很多血脂异常患者并无任何症状，中医无症可辨。吴伟提出"辨病为先，辨证为次"的现代中医临床思维模式，推崇国医大师邓铁涛提出的"五诊十纲"诊疗模式，对于血脂异常的患者，运用西医学手段诊断，收集中医四诊资料辨证用药。中医认为血脂异常属本虚标实之证，与肝、脾、肾三脏密切相关，以肝、脾、肾三脏亏虚为本，以痰浊、血瘀为标。中医药治疗血脂异常亦多从祛痰泄浊、活血化瘀着手。近年来，随着人们生活方式和饮食结构的改变，吴伟认为热毒血瘀痰阻同样是血脂异常的重要病机。元代朱震亨认为"炎火上熏，脏腑生热"乃"淫欲恣情，酒面无节，酷嗜炙煿糟藏"所致。吴伟认为现代生活方式的改变是热毒病机的罪魁祸首：恣食肥甘，内生痰浊，痰浊化火；现代社会生活、工作压力大，情志化火；生产力提高，人们过逸少动，身体趋于肥胖，内生痰湿、痰火内盛；吸烟可导致血脂代谢紊乱，烟草为火热之品；酗酒者，体内多蕴结湿热。热毒证的提出丰富了血脂异常的中医辨证，为中医药治疗血脂异常开辟了新思路。

中西医结合研究表明,可以实现强化调脂,稳斑,保护心脑血管的目标,具有广阔的研究前景。

七、辨已病未病与调养

（一）辨已病未病

1. 辨未病　针对自身并没有高血脂,但是身体功能的一些表现具有高血脂发病高危性的人,依然需要服用降脂药,进行高血脂的一级预防和生活方式的干预。高危人群包括:①中老年男性,绝经后的妇女,具体来说就是女性年龄≥65岁,男性年龄≥55岁;②有血脂异常、冠心病、脑血管病家族史的健康人;③各种黄色瘤患者以及超重或肥胖者;④长期大量吸烟人群;⑤具有 HDL-C 水平降低的患者;⑥糖代谢异常患者;⑦肾功能不全患者。符合以上 3 种情况或 3 种以上人群的,就是高危人群。除了血管内皮损伤和动脉粥样硬化等发病原因外,这些都是诱发血脂异常的高危因素,即便暂时没有血脂异常的发生,但是如果符合上述条件,就要服用降脂药进行一级预防。

2. 辨已病　对于已经确诊血脂异常的患者,需按照血脂异常指南的危险分层进行治疗。

（二）调养

1. 禀赋不足者,应加强锻炼,增强体质,使四季脾气旺盛,不易受邪。

2. 饮食避免膏粱厚味、辛辣炙煿之品;切莫以酒为浆,饮酒无度,损伤脾胃运化功能。

3. 情志抑郁,所愿不遂,在血脂代谢异常发生发展及治疗效果中产生一定影响,故应情志平和,切勿暴怒。平素肝气不舒、肝阳偏亢而失于调理者,尤应注意戒郁怒,节忧思。

八、临床验案

（一）吴伟诊治血脂异常验案

孙某,女,54 岁。体检发现血脂升高,失眠半年。2016 年 7 月 21 日首诊。患者于半年前失眠,难入睡,时彻夜不眠,体检发现血脂升高。实验室检查:TC 8.2mmol/L、TG 1.41mmol/L、LDL-C 6.00mmol/L、GPT 34U/L、CK 50U/L,未服用任何药物,经常依赖艾司唑仑改善夜间睡眠。门诊测得血压 98/60mmHg,心率 80 次/min。否认高血压、糖尿病病史。症见:失眠,多梦,口干,胸胁胀满,心烦,舌暗红,苔薄少,脉弦数。中医诊断:血浊(心肝阴虚);不寐(心肝阴虚)。西医诊断:血脂异常;失眠。处方:荷叶20g,蒲黄10g,决明子15g,丹参20g,川芎10g,制首乌15g,酸枣仁20g,知母10g,茯苓15g,麦冬10g,天冬10g;30剂,每日1剂。血脂康2粒,每日2次,早、晚餐后服。

1个月后复诊:诸症消失,戒除安眠药,舌淡、有齿印,苔薄白,脉弦细。实验室检查:TC 5.59mmol/L、TG 1.75mmol/L、LDL-C 3.47mmol/L、GPT 25U/L、CK 38U/L。予邓老理脾化痰方:党参20g,黄芪15g,五爪龙30g,法半夏12g,陈皮6g,茯苓15g,甘草6g,枳实10g,竹茹10g,鸡血藤20g,田七10g,丹参20g。水煎服,隔日1剂。血脂康照旧服用。坚持2个月。

3个月后复诊:自诉无不适。复查血脂及生化:TC 5.01mmol/L、TG 0.85mmol/L、LDL-C 2.65mmol/L、GPT 28U/L、CK 40U/L。嘱患者每周服2剂上方善后,长期服用血脂康。

【按】本病例诊治,坚持五脏相关及五诊十纲的理念,初诊把握血浊证属心肝阴虚的辨证治疗,结合应用现代中成药血脂康。之后调理突出健脾化痰法,也是遵邓老之学术思想。本法长期应用有效而安全。

(二)吴伟诊治血脂异常验案

李某,男,49岁,因"间断发作头晕1年"于2013年12月18日首诊。患者既往高血压病史3年,自述血压最高150/90mmHg,未服用降压药,血压控制情况不详。平素嗜食肥甘,嗜好烟酒,体型偏胖,少运动。近1年间断发作头晕,尤其是休息不佳、劳累时加重,无天旋地转感,无恶心呕吐,平素性情急躁,面色红,怕热,口干口苦,小便黄,大便干结、2~3日一解,舌红苔黄,脉弦滑数。门诊测得血压155/90mmHg。实验室检查:TC 5.9mmol/L、TG 2.05mmol/L、LDL-C 4.44mmol/L、GPT 20U/L、CK 34U/L;心电图、心脏彩超未见异常。否认高血压、糖尿病家族史。中医诊断:眩晕(湿热内蕴证)。西医诊断:①高血压1级,高危;②血脂异常。处方:黄连10g,黄柏10g,黄芩15g,栀子10g;共7剂,水煎服,每日1剂。嘱患者多运动,节制饮食,暂不予降压药,配合我院自制中成药补肾益心片口服。

12月26日复诊:测得血压140/90mmHg,头晕发作减少,大便通畅,自觉精神状态较前好转。证型不变,继服前方15剂。

2014年1月12日复诊,测得血压135/86mmHg,复查血脂、肝功能等:TC 4.08mmol/L、TG 0.86mmol/L、LDL-C 2.66mmol/L、GPT 17U/L、CK 34U/L。未再发作头晕,二便正常,舌淡红,苔白,脉弦滑。继续守上方随症加减;定期复查血脂、血压,均稳定在正常范围内。

【按】患者平素嗜食肥甘、少运动,必将损伤脾胃运化功能,进而导致膏脂聚集,出现血脂异常;患者见性情急躁,面色红,怕热,口干口苦,小便黄,大便干结,舌红苔黄,脉弦滑,属典型的里实热证表现;同时,患者头晕于休息不佳及劳累时加重,可见有肾精不足之象。患者火热上扰清窍,加之脾胃受损、肾精不足,清窍失于濡养,导致头晕、血压升高、血脂异常等表现,属本虚标实。故治疗上予黄连解毒汤行清热解毒、燥湿化浊之功,又予补肾益心片补脏腑之不足,使火热之邪得以清除、脏腑功能恢复正常,则诸症去除。

(褚庆民 方俊锋 吴 伟)

参 考 文 献

1. 中国成人血脂异常防治指南修订联合委员会.中国成人血脂异常防治指南(2016年修订版)[J].中华心血管病杂志,2016,44(10):833-853.
2. 黄帝内经素问[M].北京:人民卫生出版社,1956.
3. 灵枢经[M].北京:人民卫生出版社,1956.
4. 张伯礼,薛博瑜.中医内科学[M].2版.北京:人民卫生出版社,2012.
5. 葛均波,徐永健,王辰.内科学[M].9版.北京:人民卫生出版社,2018.
6. 刘珊珊,吴伟,卿立金,等.吴伟论治血脂异常经验[J].江西中医药,2016,47(9):34-36.
7. 陆宗良.中国冠心病二级预防研究(CCSPS)血脂康调整血脂对冠心病二级预防的研究课题协作组[J].中华心血管病杂志,2004,32(z1):81.
8. 郭姣,朴胜华,贝伟剑.再论肝在高脂血症发病中的地位和作用[J].新中医,2011,43(2):1-3.
9. 欧阳学认,吴伟,朱雯,等.黄连解毒汤及其拆方对高脂高糖模型小鼠血脂和血糖的影响[J].中药新药与临床药理,2013,24(6):570-573.
10. 欧阳学认,邝枣园,吴伟.黄连解毒汤干预血脂异常的临床研究[J].广州中医药大学学报,2015,32(6):993-995,999.

第五节 高尿酸血症与痛风

高尿酸血症(hyperuricemia,HUA)是指在正常嘌呤饮食状态下,非同日2次空腹血尿酸水平男性高于420μmol/L,女性高于360μmol/L。

痛风(gout)是嘌呤代谢紊乱和/或尿酸排泄减少所引起的一种晶体性关节炎,临床表现为高尿酸血症和尿酸盐结晶沉积所致的特征性急性关节炎、痛风石、痛风石性慢性关节炎,并可发生尿酸性肾病、尿酸性尿路结石等,严重者可出现关节畸形、肾功能不全。临床上,痛风常与向心性肥胖、高脂血症、糖尿病、高血压以及心脑血管病伴发。

痛风分为原发性和继发性两大类。原发性痛风有一定的家族遗传性,除1%左右的原发性痛风由先天性酶缺陷引起外,绝大多数发病原因不明。继发性痛风由其他疾病所致,如肾脏病、血液病,或由于服用某些药物、肿瘤放化疗等多种原因引起。

痛风见于世界各地区、各民族,且在欧美地区高尿酸血症患病率为 2%~18%;2012 年美国成年人痛风患病率为 3.9%,全美约有 830 万痛风患者。近年来我国高尿酸血症及痛风的患病率直线上升,2000—2014 年我国 HUA 患病率男性约为 19.4%,女性约为 7.9%;痛风患病率男性约为 1.5%,女性约为 0.9%。

痛风是以蹋趾、跖趾关节,足背、足跟、踝、指、腕等处小关节红肿剧痛反复发作,关节畸形,形成"痛风石"为主要表现的肢体痹病,属于中医"痹病""白虎历节""痛风"等范畴。痛风后期阶段主要表现为肾损害和尿路结石,多可归属于中医的"虚劳""石淋""水肿"等。

一、病因病机

高尿酸血症与痛风多由先天禀赋不足、外邪入侵、饮食劳倦、湿热内蕴、停痰留瘀及久痹入脏等所致。

1. 先天禀赋不足 素体正气虚弱、脏腑功能失调是痛风的病理基础。由于患者素体虚弱,气血不足,腠理空虚,外邪易于由表侵及血脉,正邪相搏,以致经脉痹阻,气血瘀滞而发为痹病。既病之后,正气与邪气相搏日久势必引起机体功能减退,若脾的运化功能失常,则分清别浊与传输功能失职,痰湿生成过多(血中尿酸生成过多),可发为痛风;若肾的气化作用失常,开合不利,则水湿内停,痰湿积聚过多(血中尿酸排泄障碍),也可发为痛风。

2. 外邪入侵 风寒湿热之邪通常是引起本病的外在因素。多由于久居寒湿之地,或汗出当风,或汗出入冷水,加之正气不足,风寒湿邪乘虚侵入,阻滞经络,痹阻日久,郁而化热而表现关节红肿热痛。正所谓"风寒湿三气杂至,合而为痹也"。

3. 饮食劳倦 由于饮食不节,过食肥甘厚味或高嘌呤饮食(如动物内脏、海鲜、贝壳类、浓肉汤、猪骨头汤、牛羊肉、豆制品等),或嗜酒,或劳倦过度,情志过极,致脾失健运,肝失疏泄,聚湿生痰,血滞为瘀,久蕴不解,酿生浊毒,湿热瘀毒流注经络关节,出现关节疼痛、肿胀、痛风结节。饮水不足,体内湿浊之邪排泄减慢,湿浊在体内下注,郁结化热,而成足趾关节红肿热痛。

4. 久病致虚 病后体虚,或产后体虚,加之病久气血亏虚,周流不畅,而致"血停为瘀、湿凝为痰",停痰留瘀,痰瘀互结,痹阻经脉,流注关节,甚则痰瘀浊毒附骨,深入骨髓,出现关节肿胀、畸形等。

5. 久痹入脏 痹病日久,耗伤气血而出现肝肾亏损;或由经络流注脏腑,加重脾运失司,升降失常,久则及肾,脾肾阳虚,浊毒内蕴而发为石淋、关格、虚劳等脏腑痹的证候。

二、五脏相关与病机转化

高尿酸血症的基本病机是脾失健运,痰湿内生;痛风的基本病机是风寒湿或风湿热之邪浸淫筋骨血脉,属本虚标实。痛风多以外因引动内因而发,与肺、脾、肝、肾、三焦关系密切。《灵枢·百病始生》曰:"风雨寒热,不得虚,邪不能独伤人。卒然逢疾风暴雨而不病者,盖无虚,故邪不能独伤人,此必因虚邪之风,与其身形,两虚相得,乃客其形。"说明正气虚弱是疾病发生的前提。正气不足,肺气不固,风寒湿邪则乘虚而入,浸淫筋骨关节而成"历节"。

《金匮要略·中风历节病脉证并治》曰:"寸口脉沉而弱,沉即主骨,弱即主筋,沉即为肾,弱即为肝……少阴脉浮而弱,弱则血不足,浮则为风,风血相搏,即疼痛如掣。"又指出有形于外而不足于内之"盛人脉涩小,短气,自汗出,历节痛,不可屈伸",同时认为"营气不通,卫不独行,营卫俱微,三焦无所御……便为历节也",揭示了肝肾气血不足、营卫失调为历节发病根本。还指出:"味酸则伤筋,筋伤则缓,名曰泄。咸则伤骨,骨伤则痿,名曰枯。枯泄相搏,名曰断泄。……假令发热,便为历节也。"嗜食酸、咸伤肝损肾,肝主筋,肾主骨,肝肾亏虚,元气不能运行于三焦,四肢得不到气血濡养,如再感受风寒湿邪,可发生历节病。

综上所述,痛风多由于素体不足,肺、脾、肝、肾功能失调,复感受风寒湿热之邪,或饮食不节,嗜酒肥甘,或劳倦过度,情志过极,致脾失健运,肝失疏泄,聚湿生痰,血滞为瘀,久蕴不解,酿生浊毒而发。湿热瘀毒外则流注经络关节,甚则痰瘀浊毒附骨,出现关节疼痛、痛风结节;内则流注脏腑,加重脾运失司,升降失常,久则及肾,脾肾阳虚,浊毒内蕴发为石淋、关格。(图 9-5-1)

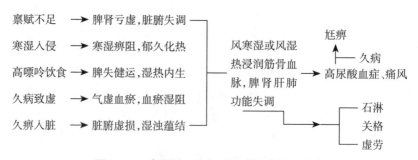

图 9-5-1 高尿酸血症与痛风病因病机示意图

三、临床表现

高尿酸血症一般临床上无症状,多数患者在体检验血时发现。痛风的临床表现如下:

（一）症状

1. 突发关节红肿、疼痛剧烈，累及肢体远端单关节，特别是第 1 跖趾关节多见，常于 24 小时左右达到高峰，数天至数周内自行缓解。

2. 早期试用秋水仙碱可迅速缓解症状。

3. 饱餐、饮酒、过劳、局部创伤等为常见诱因。

4. 上述症状可反复发作，间歇期无明显症状。

5. 皮下可出现痛风石结节。

6. 随病程迁延，受累关节可持续肿痛，活动受限。

7. 可有肾绞痛、血尿、尿排结石史，或腰痛、夜尿增多等症状。

（二）体征

1. 急性单关节炎表现，受累关节局部皮肤紧、红肿、灼热，触痛明显。

2. 部分患者体温升高。

3. 间歇期无体征或仅有局部皮肤色素沉着、脱屑等。

4. 耳郭、关节周围偏心性结节，破溃时有白色粉末状或糊状物溢出，经久不愈。

5. 慢性期受累关节持续肿胀、压痛、畸形，甚至骨折。

6. 晚期可伴水肿、高血压、肾区叩痛等。

（三）理化检查

1. 血尿酸（SUA）的测定　以尿酸酶法应用最广。男性正常值为 210~416μmol/L；女性为 150~357μmol/L，绝经期后接近男性。国际上将 HUA 的诊断定义为：正常嘌呤饮食状态下，非同日 2 次空腹 SUA 水平，男性 >420μmol/L，女性 >360μmol/L。

2. 尿尿酸的测定　低嘌呤饮食 5 天后，留取 24 小时尿，采用尿酸酶法检测。根据 SUA 水平和尿尿酸排泄情况分为以下 3 型。

尿酸排泄不良型：尿酸排泄 <0.48mg/（kg·h），尿酸清除率 <6.2ml/min。

尿酸生成过多型：尿酸排泄 >0.51mg/（kg·h），尿酸清除率 ≥6.2ml/min。

混合型：尿酸排泄 >0.51mg/（kg·h），尿酸清除率 <6.2ml/min。

注：尿酸清除率（C_{UA}）= 尿尿酸 × 每分钟尿量 / 血清尿酸

通过尿尿酸测定，可初步判定高尿酸血症的分型，有助于降尿酸药物的选择及鉴别尿路结石的性质。

3. 滑液及痛风石检查　急性关节炎期，行关节穿刺抽取滑液，在偏振光显微镜下，滑液中或白细胞内有负性双折光针状尿酸盐结晶，阳性率约为 90%。

此项检查具有确诊意义,应视为痛风诊断的"金标准"。

4. X线检查　急性关节炎期可见关节周围软组织肿胀;慢性关节炎期可见关节间隙狭窄、关节面不规则、痛风石沉积,典型者骨质呈虫噬样或穿凿样缺损、边缘呈尖锐的增生硬化,常可见骨皮质翘样突出,严重者出现脱位、骨折。

5. 超声检查　由于大多尿酸性尿路结石 X 线检查不显影,可行肾超声检查。

6. 急性发作期血白细胞增多,血沉增快。晚期尿中常有蛋白,血中非蛋白氮升高。

四、辨病辨证

(一)西医辨病

1. 急性痛风性关节炎　急性痛风性关节炎是痛风的主要临床表现,常为首发症状。诊断主要依靠临床表现、血尿酸水平、查找尿酸盐结晶和影像学检查等。目前多采用美国风湿病学会(ACR)的分类标准(表 9-5-1)或 1985 年 Holmes 标准(表 9-5-2)。

表 9-5-1　1977 年 ACR 急性痛风性关节炎分类标准

1. 关节液中有特异性尿酸盐结晶,或
2. 用化学方法或偏振光显微镜证实痛风石中含尿酸盐结晶,或
3. 具备以下 12 项(临床、实验室、X 线表现)中的 6 项 (1)急性关节炎发作 >1 次 (2)炎症反应在 1 天内达高峰 (3)单关节炎发作 (4)可见关节发红 (5)第 1 跖趾关节疼痛或肿胀 (6)单侧第 1 跖趾关节受累 (7)单侧跗骨关节受累 (8)可疑痛风石 (9)高尿酸血症 (10)不对称关节内肿胀(X 线证实) (11)无骨侵蚀的骨皮质下囊肿(X 线证实) (12)关节炎发作时关节液微生物培养阴性

表 9-5-2　1985 年 Holmes 标准

具备下列 1 条者 1. 滑液中的白细胞有吞噬尿酸盐结晶的现象 2. 关节腔积液穿刺或结节活检有大量尿酸盐结晶 3. 有反复发作的急性单关节炎和无症状间歇期、高尿酸血症及对秋水仙碱治疗有特效者

2. 间歇期痛风　急性关节炎发作缓解后,一般无明显后遗症状,有时仅有发作部位皮肤色素加深,呈暗红色或紫红色、脱屑、发痒,称无症状间歇期。此期为反复急性发作之间的缓解状态,通常无任何不适或仅有轻微关节症状,因此此期诊断必须依赖过去的急性痛风性关节炎发作的病史及高尿酸血症。

3. 慢性期痛风　慢性期痛风为病程迁延多年,持续高浓度的血尿酸未获满意控制的后果;痛风石形成或关节症状持续不能缓解是此期的临床特点。痛风石多在起病 10 年后出现,是病程进入慢性期的标志,可见于关节内、关节周围、皮下组织及内脏器官等。典型部位在耳郭,也常见于足趾、手指、腕、踝、肘等处关节周围,隆起于皮下,外观为芝麻大到鸡蛋大的黄白色赘生物,表面菲薄,破溃后排出白色粉末状或糊状物,经久不愈,但较少继发感染。当痛风石发生于关节内时,可造成关节软骨及骨质侵蚀破坏、增生,关节周围组织纤维化,出现持续关节肿痛、强直、畸形,甚至骨折,称痛风石性慢性关节炎。临床上应结合 X 线检查或结节活检,查找尿酸盐结晶,进行诊断。

4. 肾脏病变　尿酸性肾病患者最初表现为夜尿增加,继之尿比重降低,出现血尿,轻、中度蛋白尿,甚至肾功能不全。此时应与肾脏疾病引起的继发性痛风相鉴别。尿酸性尿路结石则以肾绞痛和血尿为主要临床表现,X 线平片大多不显影,而 B 超检查则可发现。对于肿瘤广泛播散或接受放化疗的患者突发急性肾衰竭,应考虑急性尿酸性肾病,其特点是血尿酸急骤升高。

【鉴别诊断】

1. 风湿性关节炎　多侵犯四肢大关节,有多发性、对称性、游走性的特点,且一般不遗留关节变形,血尿酸不高,抗"O"阳性。

2. 类风湿关节炎　多见于青、中年女性,好发于四肢近端小关节,腕、膝、踝、骶髂和脊柱等处多关节可受累,表现为游走性对称性多关节炎,伴明显晨僵,血尿酸不高,类风湿因子阳性;X 线片示关节面粗糙,关节间隙狭窄甚至融合,与痛风性骨质缺损有明显不同。

3. 化脓性和创伤性关节炎　血尿酸不高,滑囊液检查无尿酸盐结晶;创伤性关节炎有较重受伤史;化脓性关节炎滑囊液含大量白细胞,培养可得致病菌。

4. 蜂窝织炎　痛风急性发作时,关节周围软组织明显红肿,易误诊为蜂窝织炎。但后者血尿酸不高,畏寒、发热及白细胞计数增高等全身表现更突出,而关节疼痛往往不明显。

5. 假性痛风　由于关节软骨钙化所致,多见于老年人,以膝关节受累为主,血尿酸不高,X 线检查示软骨钙化。

6. 银屑病关节炎　常不对称性地累及远端指间关节,伴关节破损残废,并伴有血尿酸增高,应注意根据病史及其他临床表现仔细鉴别。

（二）中医辨证

1. 按照病程动态辨证 本病因病期不同而证候表现有异。在急性发作期，关节疼痛等症状明显，或兼恶寒发热等表证，表现为邪气实，以风湿热痹及风寒湿痹为主；在间歇期，多表现为正虚邪恋，以肝肾阴虚、脾肾不足为主；在本病晚期，则多表现为痰浊瘀毒，蕴结成核，流注骨节。临床上应抓住各期的特征进行辨证论治。

2. 抓住局部症状辨证 本病主要损及关节，因邪气（或病理因素）之不同，局部症状各异，临床辨证当抓住特异性局部表现。如风湿热痹者，关节红肿热痛，热重者痛如刀割虎啮、手不可近；风寒湿痹者，关节剧烈疼痛、屈伸不利，遇风冷疼痛加剧，得热则缓；痰湿痹阻者，关节肿胀畸形，甚至周围漫肿，局部酸麻疼痛，痛处固定不移，或见"块瘰"，硬结不红；瘀毒内阻者，关节红肿刺痛，局部肿胀变形，屈伸不利，肤色紫暗，按之稍硬，病灶周围或有"块瘰"硬结，推之不移。

3. 结合全身症状整体辨证 痛风属于内分泌代谢性疾病，属于正虚邪实、虚实夹杂之证，内因饮食肥甘、七情劳倦，外因感受风、寒、湿、热之邪，既有骨节经络的瘀滞，又有脏腑虚损诸症。因此，发作期应辨风、寒、湿、热之偏胜，间歇期应辨肝、脾、肾及气血之偏虚，并辨明湿、痰、瘀、毒之所在，方能全面把握病机。

五、治疗

（一）中医辨证论治

痛风初起多因感受风寒湿邪，郁闭阴分，或日久化热，治疗当以祛风、散寒、清热、利湿为主；反复发作者，当以理气通络、化浊除痰为要；后期痰浊瘀毒，留结骨节，治当软坚消痰、祛瘀通络；久病伤正，肝肾受损，治当补肝益肾、扶正祛邪。

1. 风寒湿痹

主要证候：多表现为第 1 跖趾关节肿痛，亦可发生在足背、踝、足跟、膝、腕、掌指等处骨节，局部疼痛剧烈，难以忍受，或重着麻木，活动受限。多因感受寒湿、劳作过度、局部损伤等引发，于阴雨天气加重。舌苔薄白，脉弦紧或濡缓。

治法：祛风散寒，除湿通络。

方药：防风汤（《黄帝素问宣明论方》）合薏苡仁汤（《奇效良方》）加味。

防风汤由防风、甘草、当归、茯苓、杏仁、官桂、黄芩、秦艽、葛根、麻黄组成，功能疏风活络，宣痹止痛，主治行痹。薏苡仁汤由薏苡仁、当归、芍药、麻黄、官桂、炙甘草、苍术组成，主治中风，手足流注疼痛，麻痹不仁，难以屈伸，寒痹疼痛为主者。

加减：本证临床常用药如薏苡仁、芍药、秦艽、羌活、独活、防风、川乌、麻黄、桂枝、苍术、当归、川芎、生姜、甘草等，应根据风、寒、湿邪偏重情况选用。

2. 风湿热痹

主要证候：关节疼痛，局部灼热红肿，得寒稍减，痛不可触，发病较急，伴有发热，汗出不解，口渴喜饮，心烦不安，小便黄，舌质红，苔黄，脉滑数。

治法：清热通络，祛风除湿。

方药：白虎加桂枝汤（《金匮要略》）加味。

方中知母清热除烦，滋阴润燥，通利关节；桂枝解肌和营，走关节利机关，通利血脉；石膏清透肌肤骨节郁热；佐以粳米补中益气，顾护正气以祛邪；以甘草为使，益气补中，助力祛邪，兼防寒凉伤胃。

加减：临床上常与四妙散合方而用；若关节痛甚者，加桃仁、赤芍，以活血凉血；若红肿明显者，加牡丹皮、浙贝母，以凉血散瘀，化痰消肿等；若合并外感，寒热往来者，加柴胡、青蒿，以清退郁热。

3. 痰湿痹阻

主要证候：关节肿胀畸形，甚至周围漫肿，局部酸麻疼痛，痛处固定不移，或见"块瘰"，硬结不红，伴有头晕目眩，面浮足肿，胸脘痞闷，口渴不欲饮，舌胖质暗，苔白腻，脉缓或弦滑。

治法：化痰除湿，舒筋通络。

方药：二陈汤（《太平惠民和剂局方》）加味。

本证多由脾失健运，湿无以化，湿聚成痰，郁积而成。朱震亨认为，痛风"因于痰者，二陈汤加酒炒黄芩、羌活、苍术"。半夏辛温性燥，善能燥湿化痰，且又和胃降逆，为君药。陈皮为臣，理气行滞，燥湿化痰。佐以茯苓健脾渗湿，渗湿以助化痰之力，健脾以杜生痰之源。以甘草为佐使，健脾和中，调和诸药。更加酒炒黄芩清热燥湿，泻火解毒；苍术燥湿健脾，祛风散寒；羌活散寒除湿，通利关节。

加减：临床上见脾气虚弱、头晕目眩者，常加党参、白术；关节漫肿，见"块瘰"者，常加皂角刺、僵蚕等化痰散结。

4. 瘀热内蕴

主要证候：关节红肿刺痛，局部肿胀变形，屈伸不利，肤色紫暗，按之稍硬，病灶周围或有"块瘰"硬结，舌质紫暗或有斑点，苔薄黄，脉细涩或沉弦。

治法：清热化瘀，通络止痛。

方药：桃红四物汤（《医宗金鉴》）加味。

方中以强劲的破血之品桃仁、红花为主，力主活血化瘀、散结止痛；以甘温之熟地黄、当归滋阴补肝，养血柔经；芍药养血和营，以增补血之力；川芎活血行气、调畅气血,以助活血之功。

加减:疼痛剧烈,加延胡索;红肿灼热,可加忍冬藤、海风藤;大便秘结,酌加大黄。

5. 久痹正虚

主要证候:久病不愈,关节疼痛反复发作,关节疼痛、肿胀、重着,活动不利,或畏寒肢冷,神疲乏力,腰脊酸痛,头晕心悸,气短自汗,面色㿠白,舌质淡,苔白,脉细或细弱。

治法:补肝益肾,扶正祛邪。

方药:独活寄生汤(《备急千金要方》)加味。

方中独活祛风除湿、散寒止痛,桑寄生补肝肾、强筋骨,共为君药;牛膝、杜仲、熟地黄补益肝肾,强壮筋骨,为臣药;川芎、当归、芍药补血活血,人参、茯苓、甘草益气扶脾,均为佐药,使气血旺盛,有助于祛除风湿;又佐以细辛搜风治风痹,肉桂散寒止痛;使以秦艽、防风,祛风除湿。

加减:疼痛较剧者,可酌加制川乌、制草乌、白花蛇舌草等散寒止痛;寒邪偏盛者,可加附子、桂枝、狗脊温阳散寒;湿邪偏盛者,可去地黄,加汉防己、薏苡仁、苍术祛湿消肿。

【方药应用】

1. 注射制剂　①野木瓜注射液,每次 2~4ml 肌内注射,每日 2 次,用于风邪阻络者;②穿琥宁注射液,400mg 加入 0.9% 氯化钠注射液中静脉滴注,每日 1 次,用于急性发作,关节红肿热痛明显者;③复方丹参注射液,20ml 加入 5% 葡萄糖盐水 500ml 中静脉滴注,每日 1 次,用于瘀血阻络者。

2. 口服中成药　①痛风定胶囊,每次 4 片,每日 3 次,用于湿热瘀阻所致痛风发作期;②壮骨关节丸或壮腰健肾丸,每次 6g,每日 3 次,用于肝肾不足、血瘀气滞、脉络痹阻者。

3. 外用药　急性发作期可用双柏散,加水调煮 5 分钟,放凉后外敷局部。

【针灸疗法】针灸治疗急性痛风性关节炎,是在辨证的基础上,以针刺和刺络放血为主,多局部围刺和循经取穴。

风寒湿痹:可针刺膈俞、足三里、关元、合谷、照海、昆仑等穴,深刺留针;寒邪甚者用温针或隔姜灸。

风湿热痹:可针刺大椎、曲池、照海、昆仑、阳陵泉等穴,用泻法。

痰湿痹阻:选用商丘、足三里、阳陵泉、解溪、阳关等穴,深刺留针。

(二)西医治疗

1. 痛风治疗的原则

(1)迅速控制痛风性关节炎的急性发作。

（2）预防急性关节炎复发。

（3）纠正高尿酸血症,以预防尿酸盐沉积造成的关节破坏及肾损害。

（4）必要时手术剔除痛风石,对毁损关节进行矫形手术,以提高生活质量。

2. 急性痛风的处理　急性痛风发病后 24 小时内应给予药物治疗;急性发作期已使用的降尿酸药可继续使用;非甾体抗炎药（NSAID）、糖皮质激素、秋水仙碱是急性关节炎发作的一线治疗药物。轻或中度疼痛,累及 1 个或少数几个小关节、1 个或 2 个大关节,建议单用非甾体抗炎药、全身糖皮质激素、秋水仙碱;严重疼痛,≥4 个关节累及,1~2 个大关节受累,建议联合治疗。

（1）秋水仙碱:应该在痛风发作 36 小时内开始使用。负荷量为 1.2mg（每片 0.6mg）或 1.0mg（每片 0.5mg）,1 小时后服用 0.6mg（或 0.5mg）。12 小时后按照 0.6mg,每天 1~2 次服用,或 0.5mg,每天 3 次服用,维持至痛风完全缓解。

（2）糖皮质激素:推荐剂量为泼尼松 0.5mg/kg,连续用药 5~10 天停药。或者 0.5mg/kg 开始,用药 2~5 天,7~10 天内逐渐减量、停药。

（3）依托考昔:推荐剂量为 120mg,每日 1 次。只适用于痛风急性发作期,最长使用 8 天。因为选择性环氧合酶 -2 抑制剂的心血管危险性会随剂量升高和用药时间延长而增加,所以应尽可能减短用药时间和使用每日有效剂量。

3. 预防急性关节炎复发　对于部分患者,小剂量抗炎药连续使用 6 个月具有必要性,同时配合持续降尿酸治疗 6 个月以上,有利于促进体内尿酸盐结晶的溶解和清除,使扩大的体内尿酸池逐渐恢复正常,控制痛风的慢性发展和多次复发。必须坚持长期治疗和定期复查血尿酸。

4. 纠正高尿酸血症　高尿酸血症的治疗应根据其危险因素进行分层管理。①当有痛风发作且发作频繁时,即使尿酸在正常范围（男性 SUA<420μmol/L,女性 SUA<360μmol/L）,也需进行降尿酸治疗,且控制靶目标值为 SUA<300μmol/L;②当合并糖尿病、心血管危险因素或慢性肾病时,尿酸超过正常范围,应启动降尿酸治疗,且控制目标值应为 SUA<360μmol/L;③没有上述相关危险因素,也没有痛风发作,但 SUA>520μmol/L,也应启动降尿酸治疗。

5. 抑制尿酸合成的药物

（1）别嘌醇:小剂量起始,逐渐加量。初始剂量每次 50mg,每日 2~3 次。2~3 周后增至每日 200~400mg,分 2~3 次服用;肾功能下降时,如 CCr<60ml/min,别嘌醇应减量,推荐剂量为 50~100mg/d,而 CCr<15ml/min 时禁用。同样需要多饮水,碱化尿液。别嘌醇的严重不良反应与所用剂量相关,当使用最小有效剂量能够使血尿酸达标时,尽量不增加剂量。不良反应包括胃肠道症状、皮疹、肝功能损害、骨髓抑制等,应予监测。大约 5% 的患者不能耐受。偶有发生严重的"别嘌醇超敏反应综合征"。对别嘌醇过敏者、严重肝肾功能不全和明显血细胞

计数低下者、孕妇、有可能怀孕妇女以及哺乳期妇女,均禁用。

（2）非布司他（febuxostat）：为非嘌呤类黄嘌呤氧化酶选择性抑制剂。该药的服用剂量为 40mg 或 80mg,每日 1 次。

6. 增加尿酸排泄

（1）苯溴马隆：是一种增加尿酸排泄的药物,常规剂量下具有良好的降尿酸达标率,长期应用还可以部分溶解痛风石。该药也适用于伴 CCr>20ml/min、肾功能不全的痛风和高尿酸血症患者使用。成人开始剂量为每次口服 50mg,每日 1 次,早餐后服用。用药 1~3 周检查血尿酸浓度,在后续治疗中,成人及 14 岁以上患者每日 50~100mg。治疗期间每日饮水量不得少于 1 500~2 000ml,以促进尿酸排泄;在开始用药的前 2 周可酌情给予碳酸氢钠或枸橼酸合剂。不良反应主要是胃肠不适、腹泻、皮疹等,较为少见,罕见肝功能损害。对本品过敏者、严重肾功能受损者、严重肾结石者,均禁用。

（2）丙磺舒：0.25g,每日 2 次,1 周后可增至每次 0.5g,每日 2 次,以后可给予最小有效剂量维持。不宜与水杨酸类药物、依他尼酸、氢氯噻嗪、保泰松、吲哚美辛及口服降糖药同服。肝肾功能不全、伴有肿瘤、放化疗患者,均不宜使用本品;不推荐儿童、老年人、消化性溃疡者使用。

六、中西医结合思路

中医认为,痛风是由正气不足,外感风寒湿热之邪所致,虚实夹杂存在于整个病变过程当中,所以其治疗有标本缓急之分。

急则治标：痛风发作期,以标实为急,关节疼痛、甚者难忍,应重点针对标实施治,以祛风、散寒、除湿、清热及通络止痛为要。

缓则治本：痛风间歇期或慢性期,应以补益正气、增强机体抗病能力为首要任务。肝肾不足有阴阳之别,气血亏虚有偏重之分。须根据具体病证选用滋肾补阳、强筋壮骨、补气养血等具体治本之法。

标本兼治：虚实夹杂存在于痛风的发生发展过程中。致病因素除风、寒、湿、热之邪外,因病情迁延,反复发作,血停成瘀,湿聚为痰,痰浊瘀血也为其病情迁延难愈的重要因素。因而临床上当以化痰散结、活血消肿为主。

西医学认为,控制高尿酸血症是治疗痛风的核心。高尿酸血症不仅是痛风的直接诱因,还与代谢综合征、2 型糖尿病、高血压、心血管病、慢性肾病密切相关。目前用于抗高尿酸的药物主要有别嘌醇、非布司他、苯溴马隆、丙磺舒等。虽然越来越多的证据表明了降尿酸药物所带来的益处,但临床应用亦发现了一些严重的不良反应,故临床上应密切监测,严格把握适应证与禁忌证。近代药理研究发现,萆薢、秦皮、威灵仙、秦艽、豨莶草、土茯苓、车前子等可增加尿酸盐的排泄,可在辨证施治的基础上加以使用,获得更佳疗效。

七、辨已病未病与调养

（一）辨已病未病

痛风是因嘌呤代谢紊乱所致。高尿酸血症是痛风发生的最直接致病因素，因此预防高尿酸血症是治疗痛风的重要措施，包括健康饮食、限制烟酒、坚持运动和控制体重等。

（二）调养

本病的临床发病大多有诱发因素，常见诱因有进食高嘌呤食物（如动物内脏、海鲜）、饮酒、精神紧张、过劳、受寒、关节损伤、手术、感染等，而某些可抑制尿酸排泄的药物如氢氯噻嗪、呋塞米等可促使急性发作。

1. 饮食控制在预防痛风急性发作及并发症的发生中尤其重要。应避免进食高嘌呤饮食，如动物内脏、骨髓、鱼虾、肉类、豌豆、菠菜等，可以进食牛奶、水果、鸡蛋、蔬菜等食物。

2. 同时保证充足的水分摄入、适当碱化尿液，以利尿酸排出；避免服用利尿剂等可能抑制尿酸排泄的药物。

3. 避免过度劳累、紧张、饮酒、受凉及关节受伤等诱发因素。

4. 急性期宜休息，避免受累关节负重。

八、临床验案

广东省名中医陈镜合诊治急性痛风验案

赵某，男，53 岁，2005 年 4 月 21 日初诊。主诉：周身关节疼痛反复发作 3 年，加重 3 天。病史：患者自 3 年前左第 1 跖趾关节突发肿痛，夜痛甚，需服"芬必得、百服宁"止痛，此后足踝、肘、膝关节游走性疼痛反复发作，每年 3~5 次，每遇受凉、劳累、饮食不慎时发作。平素时感周身乏力，形体肥胖。3 天前患者运动后不慎淋雨，顿感周身疼痛不适，头痛，恶风，左踝关节肿痛、色红、皮温高，不能行走，食欲尚佳，但时有腹胀、大便溏薄，因关节肿痛而夜眠不安。舌质淡，苔薄白，脉浮紧。查血生化：尿酸 627μmol/L。

中医诊断：痛风。

中医辨证：气血亏虚，风寒痹阻。

西医诊断：急性痛风性关节炎。

治则：养血祛风，散寒除湿。

处方：秦艽 9g，羌活 9g，独活 9g，防风 9g，白芷 9g，川芎 6g，当归 6g，白芍 6g，甘草 6g,细辛 3g,牛膝 15g,威灵仙 15g,生姜 3 片。水煎服,日 1 剂,分 2 次温服。连服 7 天。

二诊:2005 年 4 月 28 日。服上药后,头痛恶风消失,局部疼痛明显减轻,红肿亦稍减,可行走,但肿胀变形仍存,舌质暗,苔薄白,脉细弦。

治则:益气温经,和血通痹。

处方:黄芪 9g,党参 15g,芍药 9g,桂枝 9g,大枣 15g,桃仁 10g,红花 6g,牛膝 15g,当归 9g,赤芍 12g,鸡血藤 15g,炙甘草 6g。水煎服,日 1 剂,分 2 次温服。连服 14 天。

三诊:2005 年 5 月 12 日。局部疼痛肿胀消失,行走自如,复查血尿酸423μmol/L。

此后患者间服二诊处方加减,注意调节饮食,限制富含嘌呤的食物,禁烟戒酒。随访 2 年未见复发。

【按】本患者素本"骨弱肌肤盛",患病 3 年,虽然肥胖但气血已虚,因而感邪即发,风寒湿邪痹阻经脉骨节而肿痛。大秦艽汤来源于刘完素的《素问病机气宜保命集》,功能养血荣筋,原方用于"中风,外无六经之形证,内无便溺之阻格,知血弱不能养筋。故手足不能运动,舌强不能言语,宜养血而筋自荣"。本病案取其养血祛风、散寒除湿之功,亦能切中病机,体现"治风先治血"的原则,因而获效。关节肿痛消减后改用黄芪桂枝五物汤加减。黄芪桂枝五物汤源自《金匮要略》,主治血痹,亦可治疗风痹,在痛风性关节炎间歇期使用可达到益气温经、和血通痹之功。

(李思宁)

参 考 文 献

1. 中华医学会风湿病学分会. 原发性痛风诊断和治疗指南 [J]. 中华风湿病学杂志, 2011, 15 (6):410-413.

2. Khanna D, Fitzgerald JD, Khanna PP, et al.2012 American College of Rheumatology guidelines for management of gout.Part 1:systematic nonpharmacologic and pharmacologic therapeutic approaches to hyperuricemia [J].Arthritis Care Res (Hoboken), 2012, 64 (10):1431-1446.

3. Grassi D, Ferri L, Desideri G, et al.Chronic Hyperuricemia, uric acid deposit and cardiovascular risk [J].Curr Pharm Des, 2013, 19 (13):2432-2438.

4. Khanna D, Khanna PP, Fitzgerald JD, et al.2012 American College of Rheumatology guidelines for management of gout.Part 2:therapy and anti-inflammatory prophylaxis of acute gouty arthritis [J].Arthritis Care Res (Hoboken), 2012, 64 (10):1447-1461.

第六节 肥 胖

肥胖(obesity)是由特定生化因子引起一系列进食调控和能量代谢紊乱,能量摄入多于消耗而以脂肪形式储存于体内,体重超常所致的一种慢性内分泌代谢疾病。世界卫生组织于1999年宣布肥胖是一种疾病。2014年世界卫生组织公布的数据显示,全球逾19亿18岁(含)以上成年人超重,其中有6亿多人肥胖。近年来,我国肥胖发病率也呈持续上升趋势。《中国居民营养与慢性病状况报告(2015年)》显示,全国18岁及以上成年人超重率为30.1%,肥胖率为11.9%,分别比2002年上升了7.3和4.8个百分点。

肥胖常用体重指数(body mass index, BMI)来确定。BMI= 体质(kg)/[身高(m)]^2。肥胖按发病机制和病因可以分为单纯性和继发性两类,其中单纯性肥胖包括体质性和获得性两类。

肥胖一病,在古代医学文献中记载甚少。结合肥胖的病因、病机、病位、病性等病证特点,可将其归属于一种特殊类型的"积聚"范畴。

一、病因病机

本病多因年老体弱、过食肥甘、缺乏运动、禀赋不足等导致。

1. 年老体弱 中年以后,人体的生理功能由盛转衰,脾的运化功能减退,又过食肥甘,运化不及,聚湿生痰,痰湿壅结;或肺气虚弱,不能通调水道,水湿内停,聚湿为痰;或肾阳虚衰,不能化气行水,酿生水湿痰浊,故而肥胖。

2. 过食肥甘 《素问·通评虚实论》言:"甘肥贵人,则高粱之疾也。"长期饮食不节,一方面可致水谷精微在人体内堆积成为膏脂,形成肥胖;另一方面也可损伤脾胃,脾胃不能布散水谷精微及运化水湿,致使湿浊内生,蕴酿成痰,痰湿聚集体内,使人体臃肿肥胖。

3. 缺乏运动 《素问·宣明五气》曰:"久卧伤气。"缺乏运动,长期喜卧好坐,必使运化无力,输布失调,膏脂内聚,而致肥胖。

4. 禀赋不足 《黄帝内经》即认识到肥胖与人的脾肾虚体质有关,现代也明确认识到肥胖的发生具有家族性。

二、五脏相关与病机转化

肥胖的病机总属脾肾虚弱、痰湿偏盛,病位主要在脾与肌肉,且与肾、肝、心、肺关系密切。

脾的运化功能对于整个人体的生命活动至关重要。脾为"后天之本",运化功能正常,则体内水谷精微、津液得以正常化生输布。若脾胃功能失调,则运化失司,水谷精微失于输布,积聚而化为膏脂痰浊,聚于肌肤、脏腑、经络而致肥胖。肾为"先天之本",藏元阴、元阳,而肥胖的病因与先天禀赋有关;肾又主水,对体内津液的输布和排泄、维持体内津液代谢的平衡起着重要的作用。此外,随着年龄的增长或其他原因,肾阳渐衰,无以温煦机体,而致机体津液代谢功能下降,聚湿成痰,而发肥胖。若脾病及肾,脾肾阳虚,水湿运化无权,加重体内湿浊,泛溢肌肤,而致肥胖。

肥胖亦与心肺功能失调、肝失疏泄有关。心主血脉。全身血液在脉中运行,依赖于心脏的搏动而输送全身,发挥其濡养作用;若心气不足,则推动无力,致血液瘀滞,津液运行障碍,代谢失常,酿湿成痰,痰湿内蕴,且血瘀又可化热炼液成痰,而致肥胖。肺主气,可通调水道。肺宣发肃降的功能对体内水液的输布、运行和排泄起着疏通和调节的作用;肺气虚弱,可致肺的宣发肃降功能及通调水道功能下降,发生水液停聚而生痰成饮,痰湿聚于体内,而使人臃肿肥胖。肝主疏泄,是调畅全身气机、推动血液和津液运行的一个重要环节。气机郁结可致津液输布代谢障碍,产生痰湿等病理产物;肝气郁结,失于疏泄,则影响脾胃的消化吸收功能,影响水液代谢,继而引发肥胖。(图9-6-1)

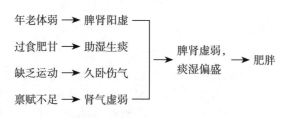

图 9-6-1　肥胖病因病机示意图

三、临床表现

(一)症状

初期轻度肥胖仅体重增加 20%~30%,常无自觉症状。中重度肥胖常见伴随症状,如神疲乏力、少气懒言、气短气喘、腹大胀满等。

(二)体征

肥胖者,身材外形显得矮胖、浑圆;脸部上窄下宽,双下颏,颈粗短,向后仰头枕部皮褶明显增厚;胸圆,肋间隙不显,双乳因皮下脂肪厚而增大;站立时腹部向前凸出而高于胸部平面,脐孔深凹。短时间明显肥胖者,在下腹部两侧、双大腿、上臂内侧上部和臀部外侧可见细碎紫纹或白纹。儿童肥胖者,外生殖器埋于会阴皮下脂肪中而使阴茎显得细小而短。手指、足趾粗短,手背因脂肪增厚而使掌指关节突出处皮肤凹陷,骨突不明显。

(三)理化检查

1. 血液生化　可见糖耐量试验异常,甘油三酯、胆固醇、低密度脂蛋白胆固醇升高。血清尿酸可升高。肝功能可正常,但严重脂肪肝者有肝功能异常。

2. 其他检查　为排除继发性肥胖,可考虑头颅 X 线摄片,观察蝶鞍部是否扩大,骨质是否疏松;或头颅、双肾上腺 CT 扫描,测定 T_3、T_4、TSH,以排除内分泌功能异常引起肥胖的可能性。

四、辨病辨证

(一)西医辨病

1. 根据体重指数(BMI)诊断　BMI 是全世界目前通用的衡量肥胖的指标。中国目前已达成共识,具体见表 9-6-1。

表 9-6-1　体重指数(BMI)诊断表

分类	体重指数	共患病危险度
正常范围	18.5~23.9	平均水平
超重	24.0~27.9	增高
肥胖	≥ 28.0	严重增高

2. 根据标准体重诊断　标准体重(kg)= 身高(cm)-105,或 =[身高(cm)-100]×0.9(男性)或 ×0.85(女性)。肥胖度 =[(实际体重 - 标准体重)÷ 标准体重]× 100%。肥胖度在 -10%~10% 之间为正常,在 10%~20% 之间为超重,≥20% 为肥胖。

3. 根据腰围及腰臀比(WHR)诊断　WHO 规定亚太地区,男性腰围≥90cm(二尺七寸),女性腰围≥80cm(二尺四寸),即为肥胖;男性 WHR>0.9,女性 WHR>0.85,即定为向心性肥胖,又名中心性肥胖。计算机断层法(CT 或 MRI)是诊断向心性肥胖最精确的方法,一般采用脐孔或第 4、5 腰椎间水平扫描计算腹内脂肪的面积,通常以 ≥ 120cm^2 作为向心性肥胖的诊断指标。

【鉴别诊断】

1. 与内分泌疾病引起的肥胖鉴别　垂体瘤、库欣综合征、甲状腺功能减退症等内分泌疾病都会导致患者出现肥胖的表现,一般通过 B 超、血液检查等鉴别。

2. 与遗传性疾病引起的肥胖鉴别　如普拉德 - 威利(Prader-Willi)综合征,

这类遗传性疾病多发生于青少年,会出现肥胖的表现。该类疾病有两个特点,一是患儿会有智力方面的影响;二是患儿第二性征发育会出现异常,如发育延迟或向反方向发展。

3. 与药物引起的肥胖鉴别　糖皮质激素、一些肿瘤科用药、抗焦虑抑郁药等都会导致患者出现肥胖,一般可通过询问病史进行鉴别。

(二)中医辨证

1. 抓住本虚实质　辨标本虚实,则本病多为标实本虚之候。本虚要辨明气虚,还是阳虚。标实要辨明痰湿、水湿及瘀血之不同。

2. 辨明脏腑病位　肥胖有在脾、在肾、在心肺的不同,临证时需加详辨。肥胖病变与脾关系最为密切,临床症见身体重着,神疲乏力,腹大胀满,头沉胸闷,或有恶心。病久累及于肾,症见腰膝酸软疼痛,动则气喘,嗜睡,形寒肢冷,下肢水肿,夜尿频多。病在心肺者,则见心悸气短,少气懒言,神疲自汗等。

五、治疗

(一)中医辨证论治

针对肥胖本虚标实的特点,治疗当以补虚泻实为原则。补虚常用健脾益气,若脾病及肾,则结合益气补肾。泻实常用祛湿化痰,结合行气、利水、消导、通腑、化瘀等法,以祛除体内病理性痰浊、水湿、瘀血、膏脂等。其中,祛湿化痰是本病的基本治法,贯穿于本病治疗过程的始终。

1. 胃热滞脾

主要证候:多食,消谷善饥,形体肥胖,脘腹胀满,面色红润,心烦头昏,口干口苦,胃脘灼痛嘈杂,得食则缓。舌红苔黄腻,脉弦滑。

治法:清胃泻火,佐以消导。

方药:小承气汤(《伤寒论》)合保和丸(《丹溪心法》)加减。

常用大黄泻热通便;连翘、黄连清胃泻火;枳实、厚朴行气散结;山楂、神曲、莱菔子消食导滞;陈皮、半夏理气化痰和胃;茯苓健脾利湿。

加减:肝胃郁热,症见胸胁苦满,烦躁易怒,口苦舌燥,腹胀纳呆,月经不调,脉弦,可加柴胡、黄芩、栀子;肝火致便秘者,加更衣丸;食积化热,形成湿热,内阻肠胃,而致脘腹胀满,大便秘结,或泄泻,小便短赤,苔黄腻,脉沉有力,可用枳实导滞丸或木香槟榔丸;湿热郁于肝胆,可用龙胆泻肝汤;风火积滞壅积肠胃,表里俱实者,可用防风通圣散。

2. 痰湿内盛

主要证候:形盛体胖,身体重着,肢体困倦,胸膈痞满,神疲嗜卧。苔白腻或白滑,脉滑。

治法:燥湿化痰,理气消痞。

方药:导痰汤(《校注妇人良方》)加减。

常用半夏、制南星、生姜燥湿化痰和胃;橘红、枳实理气化痰;冬瓜皮、泽泻淡渗利湿;决明子通便;莱菔子消食化痰;白术、茯苓健脾化湿;甘草调和诸药。

加减:湿邪偏盛者,可加苍术、薏苡仁、赤小豆、防己、车前子;痰湿化热,症见心烦少寐,纳少便秘,舌红苔黄,脉滑数,可酌加竹茹、浙贝母、黄芩、黄连、瓜蒌仁等,并以胆南星易制南星;痰湿郁久,壅阻气机,以致痰瘀交阻,伴见舌暗或有瘀斑者,可酌加当归、赤芍、川芎、桃仁、红花、丹参、泽兰等。

3. 脾虚不运

主要证候:肥胖臃肿,神疲乏力,身体困重,胸闷脘胀,四肢轻度水肿,晨轻暮重,劳累后明显,饮食如常或偏少,既往多有暴饮暴食史,小便不利,便溏或便秘。舌淡胖、边有齿印,苔薄,脉沉细。

方药:参苓白术散(《太平惠民和剂局方》合防己黄芪汤(《金匮要略》)加减。

常用党参、黄芪、茯苓、白术、大枣健脾益气;桔梗性上浮,兼益肺气;山药、白扁豆、薏苡仁、莲子肉渗湿健脾;陈皮、砂仁理气化滞,醒脾和胃;防己、猪苓、泽泻、车前子利水渗湿。

加减:脾虚水停,肢体肿胀明显者,加大腹皮、桑白皮、木瓜,或合用五皮饮;腹胀便溏者,加厚朴、广木香以理气消胀;腹中畏寒者,加肉桂、干姜等以温中散寒。

4. 脾肾阳虚

主要证候:形体肥胖,颜面虚浮,神疲嗜卧,下肢水肿,尿昼少夜频,气短乏力,腹胀便溏,自汗气喘,动则更甚,畏寒肢冷。舌淡胖苔薄白,脉沉细。

治法:温补脾肾,利水化饮。

方药:真武汤(《伤寒论》)合苓桂术甘汤(《金匮要略》)加减。

常用附子、桂枝补脾肾之阳,温阳化气;茯苓、白术健脾利水化饮;白芍敛阴;甘草和中;生姜温阳散寒。

加减:气虚明显,伴见气短,自汗者,加人参、黄芪;水湿内停明显,症见尿少水肿,合用五苓散,或加泽泻、猪苓、大腹皮;若见畏寒肢冷者,加补骨脂、仙茅、淫羊藿、益智仁,并重用肉桂、附子以温肾祛寒。

【针灸方法】选取中脘、关元、中极、足三里、水分、天枢、阴陵泉。并配合一定的耳穴,如三焦、内分泌、交感、膀胱、小肠、脾、胃、下腹等,随证加减,颇显疗效。埋线疗法,对减肥也有一定疗效。

（二）西医治疗

肥胖的治疗主要包括减轻并维持体重的措施,和对伴发疾病及并发症的治疗。改善体重的具体措施包括医学营养治疗、体力活动、认知行为干预、药物治疗以及手术治疗。医学营养治疗、体力活动和认知行为干预是肥胖管理的基础,也是贯穿始终的治疗措施,相当一部分患者通过这些措施可以达到治疗目标。但是在必要的时候以及特定患者,也应该积极采取药物或手术治疗手段,以达到控制体重增加或减轻体重,以及减少和控制并发症的目的。

1. 药物治疗

（1）非中枢性减重药:主要是肠道胰脂肪酶抑制剂。奥利司他是目前公认的唯一的胰脂肪酶抑制剂,可抑制小肠脂肪吸收约 30%,在饮食和运动治疗的基础上可进一步减少热量的摄入。奥利司他的胃肠道吸收率极微（<3%）,因此几乎不吸收入血。最常见的不良反应为胃肠道反应,如油性便、腹胀等。常用量为 120mg,每日 3 次,进餐时服用。如果不进餐或进餐比较清淡,可以不服用。

（2）中枢性减重药:属去甲肾上腺素再摄取抑制剂,能刺激交感神经系统释放去甲肾上腺素（涉及调控食欲的神经递质之一）和多巴胺,并抑制这两种神经递质的再摄取而抑制食欲和诱导饱腹感。

（3）兼有减重作用的降糖药物:肥胖与 2 型糖尿病之间关系密切,部分降糖药物如二甲双胍、阿卡波糖等,有一定的减重作用,因此伴有肥胖的 2 型糖尿病患者可选用。二甲双胍对于非糖尿病肥胖患者,也具有一定减肥作用。

2. 手术治疗　通过胃成形术或胃搭桥术,可使患者体重很快减轻,一般只适用于严重肥胖者。

六、中西医结合思路

肥胖的病位以脾为主,次及肾和肝胆,亦可及心肺,但总以脾肾气虚为多见,肝胆疏泄失调也可见。临床表现多为本虚标实,本虚以气虚为主,标实以痰浊、膏脂为主,常兼水湿,亦兼有气滞、血瘀。中医辨证论治肥胖,具有针对性强、兼顾合并症、毒副作用小等优点。结合西医学、营养学、运动医学等理论指导,对部分患者进行认知行为干预,可取得较为显著的效果。

七、辨已病未病与调养

（一）辨已病未病

饮食和体力活动是引起肥胖的两大因素。坐位生活方式、体育运动少、体力活动不足可使能量消耗减少。饮食习惯不良,如进食多、喜甜食或油腻食物,使摄入能量增多。此外,胎儿期母体营养不良、蛋白质缺乏,或出生时低体重婴儿,在成年期饮食结构发生变化时也容易发生肥胖。所以控制饮食、建立良好的饮食习惯以及加强体育锻炼,是预防肥胖的主要手段。

(二)调养

本病患者宜多食蔬菜、水果等富含纤维、维生素的食物,适当补充蛋白质,宜低糖、低脂、低盐饮食,养成良好的饮食习惯;忌肥甘醇酒厚味,忌多食、暴饮暴食,忌零食;必要时有针对性地配合药膳疗法。适当参加体育锻炼或体力劳动,如根据情况可选择散步、快走、慢跑、骑车、爬楼、打拳击等,也可做适当的家务等体力劳动。运动不可太过,以防难以耐受,贵在持之以恒,一般勿中断。减肥须循序渐进,使体重逐渐减轻以接近正常体重,不宜骤减,以免损伤正气,降低体力。

八、临床验案

国医大师王琦诊治肥胖验案

王某,男,2010年11月17日初诊。诉10年前开始出现肥胖,2年前发现血脂高,甘油三酯3.49mmol/L;服用"水飞蓟素胶囊"后血脂下降,停药复作;后换用"脂必妥"早3片,晚3片,服用至今,但停药后血脂仍复。2010年11月8日,查甘油三酯3.17mmol/L,血糖可,腹部B超示轻度脂肪肝、腹壁脐上脂肪厚度约1.93cm。刻诊:面部皮肤油脂多,头晕,头部易出汗,周身困倦,大便黏滞不爽,腹胀,尿黄,口干不苦,口黏腻,纳眠可,舌淡红、边有齿痕,苔薄黄,脉沉。身高170cm,体重80kg。痰湿体质得分37分。判定为痰湿型肥胖。药用:黄芪60g,冬瓜皮30g,生蒲黄10g(布包),姜黄10g,熟大黄6g,昆布20g,海藻20g,茯苓30g,泽泻30g,荷叶30g,苍术20g,肉桂10g,制首乌30g。患者服上方30剂。

2011年4月27日二诊:甘油三酯由3.17mmol/L下降至1.76mmol/L。停药4个月,食用油炸花生米,甘油三酯又升高至4.38mmol/L,继予前法调体巩固治疗。上方改苍术为制苍术20g,茯苓、泽泻减至20g,去姜黄,加生山楂20g,生蒲黄增至15g,再进30剂。

2011年9月15日回访,患者诉继服上方3个月,7月22日查甘油三酯为2.3mmol/L,至今未化验,但体重减轻6~6.5kg,头晕、头痛、乏力、无汗、多发肾结石、小便混浊等均消失,脂肪肝、打鼾、皮肤油脂分泌均有减轻。现服用王琦食疗方,以荷叶、冬瓜、山楂等进行食疗巩固,痰湿体质得分18分。

【按】本医案合用益气健脾、祛瘀降脂、温阳化饮、补肾益精的药物共调痰湿体质,达到治疗肥胖的目的。

（朱章志　方剑锋）

参 考 文 献

1. 侯瑞芳,陶枫,陆灏,等.肥胖的中医治疗进展[J].中华中医药学刊,2015,33(8):1959-1962.
2. 李洪梅.肥胖的诊断和治疗[J].中国临床医生,2003,31(3):2-3.
3. 周仲瑛.中医内科学[M].北京:中国中医药出版社,2003.
4. 杨玲玲,王琦,倪诚,等.第一讲　关于治疗肥胖病案的探讨[J].中医药通报,2012,11(1):7-13.

第十章　神经肌肉疾病

第一节　急性脑血管病

急性脑血管病（acute cerebral vascular disease，ACVD）是一组各种原因导致的急性局灶脑血液循环障碍疾病的总称，临床表现为局限性或弥漫性脑功能缺失征象，主要包括卒中（stroke）和短暂性脑缺血发作（transient ischemic attack，TIA）。卒中是指急性起病，由于脑局部血液循环障碍所导致的神经功能缺损综合征，症状持续 24 小时以上。如症状持续不超过 24 小时，且影像学（CT、MRI）检查无对应的病灶，则称 TIA。按临床病理分类，卒中分为缺血性卒中和出血性卒中。脑梗死（cerebral infarction）又称缺血性卒中，是指各种原因所致脑部血液供应障碍，导致局部脑组织缺血、缺氧性坏死，而出现相应神经功能缺损的一类临床综合征，包括脑血栓形成和脑栓塞。脑血栓形成和脑栓塞均由脑供血动脉急性闭塞所致，前者是闭塞血管本身存在病变而继发血栓形成，而后者的闭塞动脉可有或无明显病变，是由栓子阻塞动脉所致。出血性卒中包括脑出血（intracerebral hemorrhage，ICH）和蛛网膜下腔出血（subarachnoid hemorrhage，SAH），前者指非外伤性脑实质内出血，后者指脑底部或脑及脊髓表面血管破裂后血液流入蛛网膜下腔。

脑血管病的发病率和致残率均很高。我国脑血管病在城市的年发病率、患病率、死亡率分别为 219/10 万、719/10 万、116/10 万，农村地区分别为 185/10 万、394/10 万、142/10 万。在死因分析中，心脑血管病合计居我国居民死因的第一位；其中，卒中的发病率更是心肌梗死的 2~4 倍。

本病由颈内动脉系统病变而以偏瘫为主症者，属中医"中风"范畴；由椎基底动脉系统病变而以眩晕、行走不稳为主症者，属中医"眩晕"范畴；SAH 多表现为头痛、呕吐，而无偏瘫表现，属中医"真头痛"范畴。

一、病因病机

内伤积损，肝肾阴虚，气血不足之体，复加劳欲过度、忧思恼怒、饮食不节、气候骤变之因,引起脏腑阴阳失调,气血逆乱,肝阳暴亢,内风旋动,风火痰瘀,上冲脑窍,痹阻脑脉或血溢脑脉之外而发为本病。

1. 风　年老体弱,肝肾阴虚,阴不制阳,肝阳偏亢,风阳动越;或暴怒伤肝,肝阳暴亢,阳亢化风,肝风挟痰、火或瘀上冲于脑而发为本病。

2. 火　恼怒伤肝,肝阳暴亢,心火暴盛,风火相扇;或忧郁不畅,肝失条达,气郁化火,耗伤肝阴,阴虚内热,煎熬津血,酿生痰饮、瘀血,风、火、痰、瘀逆而上冲,闭阻脑脉,或灼伤脑脉,脉破血溢,发为本病。

3. 痰　痰之生成,多因饮食不节,劳倦内伤,或肝旺克脾,脾胃受伤,水液失运,聚湿成痰;或因阴虚燥热,灼津为痰。内风挟痰,上犯脑窍,发为本病。

4. 瘀　忧郁不乐,肝失条达,或痰阻气机,则气滞而血瘀;劳倦气耗,脾胃亏虚,则气虚而血瘀;气温骤降,感受寒邪,则寒凝而血瘀;燥热内盛,热灼津液,则津亏而血瘀。瘀血留滞脑脉,或溢于脉外,发为本病。瘀阻脑脉,气血津液不行而外渗,酿生水饮、痰浊,进而形成颅脑水瘀之证。

5. 虚　气虚血瘀,瘀阻脑脉;或肝肾阴虚,阴虚阳亢,肝风内动,血瘀、痰浊等病理产物随肝风上扰清窍,闭阻脑脉,而发为本病。

6. 闭　风、火、痰、瘀等实邪相互作用,相互助长,逆而上冲,滞于脑脉,闭阻清窍,神机失用,发为本病闭证。

二、五脏相关与病机转化

本病病位在脑脉,与肝、肾、脾、心关系密切。病性为本虚标实,在本为肝肾阴虚、气血衰少,在标为风、火、痰、瘀相互交织,阻于脑脉,而致肢体瘫痪,窍闭神昏。肝、肾、脾、心在生理、病理上密切相关。叶桂云:"肝为风木之脏,因有相火内寄,体阴用阳,其性刚,主动主升,全赖肾水以涵之。"年老体虚,内伤积损,或劳欲过度,致肾阴亏虚,水不涵木,肝失所养,肝肾阴虚,肝阳偏亢,而致内风旋动。肝阴不足,或忧思不畅,则肝失条达,横逆犯脾,脾失运化,酿生水湿痰饮。恼怒伤肝,肝阳暴张,心火暴盛,而致火热内生。肝气不疏,则气滞而瘀;火热内盛,则煎熬津血成瘀;或气虚血行无力亦可致瘀。进而,风、火、痰、瘀等病理产物相互交织,相互助长,形成风挟痰、瘀或火,上攻于脑,阻塞脑脉,或血溢脑脉之外、闭阻清窍而发为本病。故本病病机概而论之,可归纳为风(肝风)、火(肝火、心火)、痰、瘀、虚(阴虚、气虚)、闭(窍闭)六端。急性期以标实为主,轻者,仅脑脉闭阻,或血溢脉外而清窍未闭,经治疗后康复较快;重者,窍闭神昏,病情危重。若正气未衰,正能盛邪,经治疗后,窍闭得开,肝风得平,火热得清,痰浊得化,瘀血得除,则病情向愈;若正气虚衰,正不胜邪,则可发展为阴阳离决之证。恢复期表现为本虚,或虚实夹杂之候,以肝肾阴虚、气虚血瘀多见。(图10-1-1)

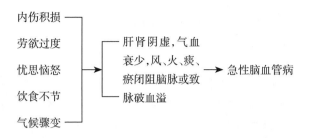

图 10-1-1　急性脑血管病病因病机示意图

三、临床表现

（一）症状

ACVD 均以颈内动脉系统或椎基底动脉系统供血区局灶神经功能缺损症状为主要表现。前者表现为病灶对侧肢体单瘫、偏瘫、面舌瘫或感觉障碍，或病灶对侧同向偏盲等；后者表现为眩晕、恶心、呕吐、复视、交叉性瘫痪或交叉性感觉障碍、吞咽困难、构音障碍、共济失调、平衡障碍等。当 ACVD 的病变范围广泛，导致弥漫性脑功能障碍或累及脑干网状结构时，可出现意识障碍表现。

不同类型 ACVD 亦有其各自的发病特点。SAH 以突然出现持续性剧烈全头痛伴恶心呕吐为主要症状。TIA 好发于中老年人，男性多于女性，患者多有高血压、动脉粥样硬化、糖尿病或血脂异常等脑血管病危险因素，神经功能缺损症状呈发作性，多持续数分钟至数小时，最长不超过 24 小时，症状消失后不遗留后遗症，神经影像学检查未发现责任病灶。

（二）体征

局灶神经功能缺损定位体征。ICH、SAH 或大面积脑梗死均可出现脑膜刺激征。

（三）理化检查

1. CT 检查　发病后应尽快进行此项检查，对鉴别缺血性卒中和出血性卒中至关重要，因其显示早期出血性病灶敏感性高，故是早期诊断 ICH 和 SAH 的首选检查，但对少量出血病灶、早期缺血性病灶、脑干和小脑病灶及较小梗死灶显示不清。多数脑梗死病灶在发病 24 小时内均不能显示"水肿带"，但其后可逐渐显示。

2. MRI 检查　可清晰显示包括脑干和小脑部位在内的早期缺血性梗死灶，尤其是 MRI 弥散加权成像（DWI）和灌注加权成像（PWI），在发病后数分钟即可显示缺血灶。对于诊断急性 ICH 的特异性不及 CT,但在显示脑干和小脑出血灶、亚急性期出血灶、出血灶位于大脑表面及监测脑出血演进过程等方面较CT 更敏感。

3. 血管造影　CT 血管成像(CTA)、磁共振血管成像(MRA)和数字减影血管造影(DSA)等检查对明确颅内外大动脉狭窄程度、闭塞、动脉粥样硬化性斑块、脑血管畸形、脑动脉瘤等病变情况有重要作用。其中,MRA 由于无创、无放射损伤,故临床应用广泛,但其空间分辨率低,对小血管显影不清,故尚不能替代CTA 和 DSA。

4. 腰椎穿刺　当 CT 检查阴性但疑诊 SAH 时,应进行腰穿检查。均匀血性脑脊液为 SHA 的特征性表现。否则,腰穿不作为常规检查。

5. 其他检查　经颅多普勒超声(TCD)可评估颅内外血管狭窄、闭塞、痉挛及血管侧支循环建立状况。超声心动图可协助了解是否存在心源性栓子。颈动脉超声可评价颈动脉狭窄程度及动脉硬化斑块形成情况,了解是否存在颈动脉源性栓子。心电图检查可确定是否存在心肌梗死、心律失常。上述各项检查,以及血常规、凝血、血生化(血脂、血糖、同型半胱氨酸等)等检查对鉴别脑梗死不同类型,和筛查脑血管病危险因素有一定意义。

四、辨病辨证

(一)西医辨病

急性起病,出现神经缺损症状和体征,结合病史、诱因、年龄、起病时状态等,以考虑本病。

1. TIA　因多数患者就诊时临床症状已消失,故 TIA 的诊断主要靠病史。中老年人突发神经功能缺损症状,符合颈内动脉系统与椎基底动脉系统及其分支缺血后表现,持续数分钟至数小时,最长不超过 24 小时,不遗留后遗症状。头颅 CT、MRI 未发现责任病灶,并在排除其他疾病后可诊断。

2. 脑血栓形成　中老年患者,有动脉粥样硬化、糖尿病、血脂异常等脑血管病危险因素,多在安静状态下发病,病前可有反复 TIA 发作史,症状常在数小时至数天内达高峰,局灶神经功能缺损及梗死范围与某一脑动脉供血区一致。头颅 CT 或 MRI 可见责任病灶。

3. 脑栓塞　任何年龄均可发病,多有风湿性心脏病、心房颤动、颈动脉粥样硬化、感染性心内膜炎等病史,起病急骤,症状常在数秒或数分钟内达高峰。头颅 CT、MRI 有助于明确诊断。

4. ICH　中老年患者,多有高血压史,活动中或情绪激动时突然起病,除出现神经功能缺损症状外,常伴血压升高及头痛、恶心、呕吐、脑膜刺激征等颅内高压表现。CT 有助于确诊。

5. SAH　多见于青中年,突发持续性剧烈头痛、呕吐、脑膜刺激征及头颅 CT 相应影像学改变。如 CT 未见异常,可行腰穿检查;脑脊液(CSF)呈均匀血性、压力增高等特点时,亦考虑 SAH。当确诊 SAH 后,应进一步行 DSA、MRI、血液生化等检查,以明确病因。

【鉴别诊断】

1. TIA 与癫痫部分性发作、梅尼埃病相鉴别　①TIA 与癫痫部分性发作均具有发作性的特点,均可出现意识丧失、偏侧肢体麻木等症状;但后者常表现为持续数秒至数分钟的肢体抽搐、麻木或针刺感,伴脑电图异常,CT、MRI 可能发现脑内致痫灶。②椎基底动脉系统 TIA 需注意与梅尼埃病相鉴别。二者均可表现为发作性眩晕、恶心、呕吐;但后者发病年龄多在 50 岁以下,每次发作持续时间常超过 24 小时,伴耳鸣、耳阻塞感、反复发作后听力减退等症状,除眼球震颤外,无其他神经系统定位体征。

2. 各型卒中的鉴别　参见表 10-1-1。

表 10-1-1　各型卒中鉴别表

	缺血性卒中		出血性卒中	
	脑血栓形成	脑栓塞	ICH	SAH
好发年龄	60 岁以上老年人	青壮年	50~65 岁中老年	各年龄,以青壮年多见
常见病因	动脉硬化	各种心脏病	高血压、动脉硬化	动脉瘤、血管畸形
TIA 史	多见	少见	少见	无
起病状态	多在静态时	不定,多由静态到动态时	多在动态时	多在动态时
起病缓急	较缓(以时、日计)	最急(以秒、分计)	急(以分、时计)	急骤(以分计)
意识障碍	无或轻度	少见、短暂	多见、持续	少见、短暂
头痛和呕吐	少见	少见	多见	最多见
脑膜刺激征	无	无	可有	明显
血压	正常或增高	多正常	明显增高	正常或增高
偏瘫	多见	多见	多见	无
脑脊液	多正常	多正常	压力增高,含血	压力增高,血性
CT 检查	脑内低密度灶	脑内低密度灶	脑内高密度灶	蛛网膜下腔高密度影

3. 卒中与颅内占位性病变相鉴别　颅内肿瘤或脑脓肿也可突发局灶神经

功能缺损症状,类似卒中。脑脓肿可有身体其他部位感染或全身性感染病史。头颅 CT、MRI 有助于鉴别。

4. SAH 与脑膜炎相鉴别　结核性、真菌性、细菌性或病毒性脑膜炎均可出现头痛、呕吐和脑膜刺激征。尤其是 SAH 发病后 1~2 周,脑脊液黄变,其内白细胞增多,因吸收热体温可达 37~38℃,与脑膜炎,特别是结核性脑膜炎表现类似;但脑膜炎发病一般不如 SAH 急骤,有发热等前驱症状,脑脊液有相应感染性表现,头颅 CT 无 SAH 表现。

（二）中医辨证

1. 辨病情之轻重　临床上可以"神"作为判断本病病情轻重的标准。神清者,病情轻,为邪中经络,清窍未闭;神昏者,病情重,为邪中脏腑,清窍闭阻。起病神清,渐转神昏者,为正不胜邪,病情加重;起病神昏,经治疗后渐转神清者,为正可胜邪,病情好转。

2. 辨神昏之闭脱　本病神昏者,需辨闭证与脱证。闭证神昏属实,为邪盛而正未虚,表现为神昏,伴牙关紧闭、肢体痉强、大小便闭等症。脱证神昏属虚,为邪盛正虚,表现为神昏,伴目合口开、手撒身软、二便自遗等症。

3. 辨闭证之阴阳　闭证神昏者需辨阴闭、阳闭。有热象者为阳闭,症见面赤身热,气粗口臭,烦躁,舌苔黄腻,脉弦滑数,为痰热闭窍之证。无热象者为阴闭,症见面白唇暗,静卧不烦,四肢不温,痰涎壅盛,舌苔白腻,脉沉滑缓,为痰湿蒙窍之证。

五、治疗

（一）中医辨证论治

本病为本虚标实之证。急性期多以标实为急,应以祛邪为先,开窍、息风、化痰、活血、通络、清热为常用之法。恢复期多为虚实夹杂,应扶正祛邪,常用益气活血、育阴息风、化痰通络等法,以标本兼顾。

1. 中经络

（1）风痰阻络

主要证候:半身不遂,偏身麻木,语謇或失语,口舌歪斜,头晕目眩,苔薄白或白腻,脉弦滑。

治法:息风化痰,活血通络。

方药:半夏白术天麻汤(《医学·心悟》)加减。

常用半夏、天麻燥湿化痰息风,白术燥湿健脾,茯苓渗湿健脾,橘红理气化痰,姜、枣调和脾胃,甘草调中而和药性。

加减:热盛者,加栀子、黄芩清热;头痛眩晕甚者,加石决明、菊花平肝;痰多者,加浙贝母、全瓜蒌、天竺黄化痰。

（2）风火上攻

主要证候:半身不遂,偏身麻木,语謇或失语,口舌歪斜,面红目赤,头痛眩晕,心烦易怒,口苦咽干,尿赤便干,舌红或红绛,苔薄黄,脉弦滑数。

治法:清热平肝,潜阳息风。

方药:天麻钩藤饮(《中医内科杂病证治新义》)加减。

常用天麻、钩藤、石决明平肝息风,栀子、黄芩清热泻火,益母草活血利水,牛膝引血下行,杜仲、桑寄生补益肝肾,首乌藤、茯神安神定志。

加减:便秘者,加生大黄通便;肝火盛者,加龙胆、夏枯草清肝;痰多者,加胆南星涤痰。

（3）气虚血瘀

主要证候:半身不遂,偏身麻木,语謇或失语,口舌歪斜,面色㿠白,自汗气短,心慌心悸,乏力,便溏,口角流涎,舌暗淡,苔薄白或白腻,脉沉细、细缓或弦细。

治法:益气活血通络。

方药:补阳还五汤(《医林改错》)加减。

常用黄芪补气以行血,当归尾、川芎、赤芍、桃仁、红花、地龙活血通络。

加减:便秘者,加火麻仁、郁李仁、肉苁蓉润肠通便;小便失禁者,加桑螵蛸、益智仁、五味子温肾缩尿;肢麻者,加陈皮、法半夏、茯苓理气燥湿;言语不利者,加远志、石菖蒲豁痰开窍;口眼歪斜者,加白附子、全蝎、僵蚕、白芷祛风化痰通络;偏瘫日久者,加水蛭、虻虫破血逐瘀。

（4）阴虚风动

主要证候:半身不遂,偏身麻木,语謇或不语,口舌歪斜,烦躁失眠,眩晕耳鸣,手足心热,舌红绛或暗红,少苔或无苔,脉弦细或弦细数。

治法:育阴息风,活血通络。

方药:加减复脉汤(《温病条辨》)加减。

常用炙甘草补中益气,使脾胃气复而阴血自能化生;生地黄、白芍、麦冬、阿胶补肝肾之阴;麻仁润燥益阴。

加减:夹痰热者,加天竺黄、浙贝母清热化痰;舌红绛无苔,阴虚明显者,加龟甲滋阴;心烦失眠者,加莲子心、酸枣仁、首乌藤清心安神。

（5）痰瘀互结

主要证候:半身不遂,偏身麻木,语謇或不语,口舌歪斜,舌暗紫或有瘀点瘀斑,苔滑腻,脉弦滑。

治法:活血祛瘀,化痰通络。

591

方药:二陈汤(《太平惠民和剂局方》)合桃红四物汤(《医宗金鉴》)加减。

常用二陈汤化痰,四物汤养血活血,加桃仁、红花并入血分而逐瘀通络。

加减:口干咽燥者,加天冬、天花粉养阴润燥;痰热盛者,加浙贝母、全瓜蒌、竹茹清化痰热。

2. 中脏腑

(1)痰热内闭

主要证候:神昏,半身不遂,项强身热,肢体强痉拘急,躁扰不宁,鼻鼾痰鸣,甚则频繁抽搐,手足厥冷,偶见呕血,舌质红绛,苔褐黄干腻,脉弦滑数。

治法:清热化痰,醒神开窍。

方药:菖蒲郁金汤(《温病全书》)加减。

常用石菖蒲、郁金芳香化浊开窍,竹沥涤痰开窍,淡竹叶、连翘、栀子、牡丹皮清热,通草、灯心草导湿浊下行。

加减:热盛者,加服安宫牛黄丸或至宝丹清热开窍;心肝火旺者,加黄芩、泻火;痰多者,加胆南星、猴枣散祛痰;躁扰不宁者,加莲子心、麦冬清心除烦。

(2)痰湿蒙窍

主要证候:神识昏蒙,半身不遂,肢体瘫软不温,甚则四肢厥冷,痰涎壅盛,面白唇暗,舌质暗淡,苔白腻,脉沉滑或沉缓。

治法:燥湿化痰,醒神开窍。

方药:涤痰汤(《济生方》)加减。

常用制半夏、胆南星、石菖蒲、竹茹涤痰开窍,陈皮、枳实行气化痰,党参补气扶正,茯苓导湿浊下行,甘草、生姜和中。

加减:兼有动风者,加天麻、钩藤息风;见戴阳证者,属病情恶化,急进参附汤。

(3)元气败脱

主要证候:突然神昏,手撒身软,肢冷汗多,重则周身湿冷,二便自遗,舌萎,舌质紫暗,脉沉缓或沉微。

治法:扶助正气,回阳固脱。

方药:参附汤(《妇人良方》)加减。

常用红参、熟附子回阳固脱,生姜、大枣和中。炖用。

加减:汗多者,上方加山茱萸、浮小麦、糯稻根、龙骨、牡蛎同煎,养阴敛汗;若气阴两伤者,上方红参改用西洋参,益气养阴。

以上中脏腑诸证,神志不清,无论煎煮、炖用中药,都应鼻饲给药,避免误吸。

【方药应用】

1. 注射制剂　在排除出血性卒中前提下,各证型均可选用血塞通注射液、银杏叶提取物注射液、疏血通注射液、丹参注射液、川芎嗪注射液等活血化瘀通络。有热象者,用醒脑静注射液。气虚者,用黄芪注射液。气阴两虚者,用生脉注射液、参麦注射液。脱证、阳虚者,用参附注射液。

2. 中成药 辨证选用中风回春丸、华佗再造丸、血塞通片、通心络胶囊等中成药。

【针灸疗法】

毫针疗法

(1)主穴:内关、水沟、三阴交。

(2)副穴:极泉、委中、尺泽。

(3)配穴:吞咽障碍,加风池、翳风、完骨;语言謇涩,加金津、玉液点刺放血;两手握固,加合谷。

(4)操作:内关用捻转提插泻法,水沟用雀啄法,三阴交用提插补法,极泉、委中、尺泽、合谷用提插泻法,风池、翳风、完骨用高频捻转补法。2 次 /d, 10 天为 1 个疗程,持续治疗 3~5 个疗程。脑出血者 2 周内禁针。

(二)西医治疗

1. 缺血性卒中 缺血性卒中急性期的治疗,应根据具体病因、发病机制、临床类型、发病时间等,制订个体化治疗方案,以挽救缺血半暗带。在一般内科支持治疗基础上,酌情选用改善脑循环、神经保护、减轻脑水肿等药物。在时间窗内无溶栓禁忌证者,主张溶栓治疗。

(1)对症治疗

1)血压:在发病早期,应维持较高的血压,目的是为改善缺血脑组织灌注。在缺血性卒中发病后 7 天内,若存在高血压,一般将血压控制在收缩压 ≤185mmHg 或舒张压≤110mmHg;病情轻者,可将血压降低至 160/90mmHg 以下。但在此时期内降压,24 小时内降幅不应超过原血压水平的 15%。如出现持续低血压,应先补足血容量和增加心排血量,上述措施无效时才用升压药。

2)吸氧:轻症、无低氧血症者,无须吸氧。脑干梗死或大面积脑梗死等病情危重者,应予吸氧。

3)血糖:卒中急性期高血糖较常见,为应激反应或原有糖尿病所致。当血糖≥10mmol/L 时,应予胰岛素治疗,将血糖控制在 7.8~10mmol/L。

4)脑水肿:多见于大面积脑梗死,常于发病后 3~5 天达高峰,可予甘露醇 125~250ml 静脉滴注,6~8 小时 1 次;对心肾功能不全者,改用呋塞米 20~40mg 静脉注射,6~8 小时 1 次,同时可酌情使用甘油果糖、七叶皂苷钠、白蛋白等静脉滴注。

5)感染:由于卒中患者长期卧床及吞咽功能障碍等原因,容易发生呼吸道感染,故应经常翻身叩背及防止误吸,以预防肺炎发生。泌尿道感染主要继发于尿失禁和留置尿管,故应尽量避免留置尿管。若继发感染,应根据细菌培养和药敏试验结果,应用敏感抗生素。

6)上消化道出血:高龄和重症卒中患者在急性期易出现应激性溃疡,建议常规使用抑酸护胃药。对已发生消化道出血者,予冰盐水洗胃,以及局部应用止血药。

7)发热:由下丘脑体温调节中枢受损,并发感染、梗死部位吸收热或脱水等原因所致。中枢性发热者,以物理降温为主;感染性发热者,予抗感染。

8)深静脉血栓形成:待病情平稳后,应鼓励患者尽早活动,抬高下肢,避免下肢输液。对高龄、严重瘫痪、心房颤动等发病高危者,可行预防性抗凝治疗。

9)水电解质平衡紊乱:卒中患者由于神经内分泌功能紊乱、进食减少、呕吐或脱水治疗等,易并发水电解质平衡紊乱,故应常规对此进行监测并及时纠正。

10)心脏损伤:卒中常合并急性心肌缺血、心肌梗死、心律失常、心衰等,故卒中急性期应密切监测心脏情况。

11)癫痫:除在 SAH 发病早期外,ACVD 一般不行预防性抗癫痫治疗。卒中 2 周后,如发生癫痫,应进行长期抗癫痫治疗。

(2)特殊治疗

1)静脉溶栓

适应证:①年龄 18~80 岁;②临床诊断急性缺血性卒中;③发病至静脉溶栓治疗开始,时间 <4.5 小时;④脑 CT 等影像学检查已排除颅内出血。

绝对禁忌:①美国国立卫生研究院卒中量表(NIHSS)评分 <3;②血压 >185/110mmHg;③血糖浓度 <2.7mmol/L;④CT 示多脑叶梗死(低密度 >1/3 大脑半球);⑤活动性内出血;⑥急性出血素质,48 小时内肝素治疗,口服抗凝剂,INR>1.5 或 PT>15 秒,血小板、凝血功能异常;⑦7 天内有不可压迫部位的动脉穿刺;⑧3 个月内有明显头部创伤或卒中;⑨近期颅内或脊髓内手术;⑩颅内出血史;⑪颅内肿瘤、动静脉畸形、动脉瘤。

相对禁忌:①年龄 >80 岁;②NIHSS 评分 >25;③3<NIHSS 评分 <6,或快速自发缓解;④影像显示缺血损伤累及超过 1/3 的大脑中动脉供血区;⑤口服抗凝剂,无论 INR 数值为何;⑥妊娠;⑦痫性发作遗留神经功能缺损;⑧14 天内大手术或严重创伤;⑨21 天内胃肠道或尿道出血;⑩3 个月内有心肌梗死;⑪同时具有糖尿病病史和缺血性卒中病史;⑫主要脏器功能不全;⑬谵妄、躁狂等兴奋性精神症状。

常用溶栓药物:①尿激酶 100 万 ~150 万 U,加入生理盐水 100~200ml,持续静脉滴注 30 分钟;②重组组织型纤溶酶原激活物(rt-PA)0.9mg/kg(极量 90mg),配 50ml 生理盐水,先以 10% 剂量在 1 分钟内静脉推注完,余 60 分钟输完。

溶栓并发症:主要风险为并发症状性脑出血。其他并发症包括梗死灶继发性出血或身体其他部位出血、再灌注损伤和脑水肿、溶栓后血管再闭塞。

2)动脉溶栓:对大脑中动脉等大动脉闭塞引起的严重卒中患者,发病时间在 6 小时者,可在 DSA 监测下进行动脉溶栓。其优点为溶栓药物用量较静脉溶栓少。适应证、禁忌证和并发症与静脉溶栓基本相同。

3)抗血小板治疗:在溶栓 24 小时后,可行抗血小板治疗。未行溶栓的急性脑梗死患者应尽早服用阿司匹林 150~300mg/d,之后每天 100mg。对阿司匹林不耐受者,用氯吡格雷 75mg 替代。

4)神经保护治疗:目前尚没有一种神经保护药物被多中心随机对照试验(RCT)证实有确切疗效。该类药物主要有:钙通道阻滞剂、兴奋性氨基酸拮抗剂、神经节苷脂、吡拉西坦、依达拉奉、胞二磷胆碱、脑蛋白水解物等。

5)外科治疗:大面积脑梗死伴有严重脑水肿、占位效应和脑疝形成征象者,可行去骨瓣减压术;小脑梗死使脑干受压导致病情恶化时,可行抽吸梗死小脑组织和后颅窝减压术,以挽救患者生命。

6)二级预防:①控制卒中危险因素,如吸烟、酗酒、肥胖、高血压、糖尿病、血脂异常、心脏病、高同型半胱氨酸血症等。②抗血小板治疗。非心源性卒中推荐抗血小板治疗,推荐阿司匹林 75~100mg/d,或氯吡格雷 75mg/d,或阿司匹林 25mg 合缓释双嘧达莫 200mg,2 次/d。

2. 出血性卒中　治疗原则为降低颅内压、调控血压、防止继续出血、防治并发症。

(1)一般处理:静卧 4 周,避免情绪激动,保持大便通畅。注意预防呼吸道和泌尿道感染、消化道出血、水电解质平衡紊乱等并发症。出现上述并发症及头痛、烦躁、中枢性发热等情况时,予对症处理。

(2)降低颅内压:甘露醇、甘油果糖、七叶皂苷钠、呋塞米、白蛋白等。

(3)调控血压:当收缩压 >180mmHg 或平均动脉压 >130mmHg 时,可予静脉降压药降压。如没有颅内压增高的证据,降压目标为 160/90mmHg,或平均动脉压 110mmHg。在恢复期则尽可能将血压控制在正常水平。尽量避免使用硝普钠,因其可升高颅内压。

(4)止血:除非伴有凝血功能障碍,否则脑出血不需使用止血药。对于SAH、脑室出血,可早期短程(<72 小时)应用止血药,如 6- 氨基己酸、氨甲苯酸、酚磺乙胺等。

(5)外科治疗:对于脑出血,下列情况需考虑手术治疗。①基底核区中等量以上出血(壳核出血≥30ml,丘脑出血≥15ml);②小脑出血≥10ml 或直径≥3cm,或合并明显脑积水;③重症脑室出血(脑室铸型);④合并脑血管畸形、动脉瘤等血管病变。对于动脉瘤和脑动静脉畸形引起的 SAH,应早期进行动脉瘤夹闭或血管内治疗。

（6）SAH 的其他治疗：①防治脑血管痉挛。SAH 患者蛛网膜下腔中被血凝块环绕的血管可发生痉挛，临床常表现为波动性轻偏瘫或失语。早期口服尼莫地平能有效防治此并发症。②脑积水治疗。SAH 可因血凝块阻碍脑脊液循环通路而出现脑积水，对此可行脑脊液分流术治疗。③放脑脊液疗法。每周 2次，每次放脑脊液 10~20ml，可促进血液吸收，缓解头痛，以及减少脑血管痉挛和脑积水发生。

（7）康复治疗：病情平稳后，宜尽早进行康复治疗。

六、中西医结合思路

ACVD 为神经科的急危重症，早期诊断，并迅速采取干预措施，对降低致残、致死率非常重要。凡急性期出现神经功能缺损的症状和体征，结合病史、诱因、年龄、起病时状态等，可考虑本病，应进行急诊头颅 CT 及血液分析、凝血功能、血糖、电解质、肾功能、心肌缺血标志物（心肌酶五项、心肌梗死定量两项）、心电图等检查，以协助诊断及了解患者病理、生理情况和排除心肌梗死。与此同时，应建立静脉通道，为后续治疗的开展打下基础。若头颅 CT 提示 ICH 或 SAH，则根据出血量及出血部位确定是内科保守治疗、介入治疗还是外科治疗。若头颅 CT 未显示出血灶，亦需注意排除 SAH 可能。若患者持续出现剧烈头痛、呕吐、脑膜刺激征阳性，应高度怀疑 SAH 可能，应行腰穿协助诊断；若患者无上述症状，则考虑为缺血性卒中。此时，若仍在溶栓时间窗内，排除禁忌证后，可行溶栓治疗；若已超过时间窗，则予缺血性卒中一般治疗。当患者病情平稳后，应予筛查和积极控制相关危险因素及进行二级预防。

在中医辨治上，应紧抓"风、火、痰、瘀、虚、闭"之病机，辨证用药。急性期多以邪实为主，故治疗上应主以祛邪。此期出现神昏者，为急症、重症，治疗上分秒必争，故辨证上可简化为"闭、脱、阴、阳"四字，即先辨虚实以定闭、脱，然后阴阳分治；用药上基于本法，佐以寒热，从而迅速立证处方用药。即在 ACVD 神昏的治疗上，但见闭、脱之证，便分别立以开窍与固脱之法，然后根据证候寒热之不同，分别在开窍与固脱基础上，配伍温热或寒凉之品，以阴阳分治。例如，在闭证治疗上，开窍药用麝香、冰片，或以醒脑静注射液代之，在此基础上，阳闭者加服安宫牛黄丸，阴闭者加服苏合香丸。在脱证治疗上，固脱药用人参，阳脱者加服四逆汤或静脉滴注参附注射液，阴脱者加服生脉散或静脉滴注生脉注射液。上述用药仅为举隅，临证之时，可根据具体情况，在上述原则下灵活变化用药。

恢复期以虚实夹杂多见，故治疗上应扶正祛邪。化瘀、通络、涤痰、清热，与益气、养阴、助阳、补肾、养肝、运脾，分别为常用的祛邪与扶正之法，临证之时，应根据辨证，灵活配合运用。其中，在缺血性卒中全程及出血性卒中恢复期的治疗上,化瘀通络法应贯穿始终,因二者均存在"瘀"之病机,前者为脑脉瘀阻,后者为脑脉血溢成瘀。一般认为,气虚血瘀为最常见的病机与证型,常用补气活血之中成药复方血栓通胶囊、脑心通胶囊。依照吴以岭院士络病学理论,运用化瘀通络法治疗 ACVD 时,可在常用活血化瘀组方之中加入虫类药,因其药性走窜,可去络中之邪;中成药可用通心络胶囊。在药物治疗的同时,应鼓励存在神经功能缺损的患者多进行功能锻炼,以促进康复。同时,根据辨证及具体情况,配合针灸、推拿、药物贴敷等中医外治法,往往能取得较好疗效。

七、辨已病未病与调养

(一)辨已病未病

由于 ACVD 在我国的发病率、致残率、死亡率均居高位,所以其一级预防尤为重要,预防的成本、效益比也最高。辨未病,早期干预脑血管病的危险因素,包括吸烟、过量饮酒、缺乏身体活动、口服避孕药等不良生活习惯,以及高血压、糖尿病、心房颤动、心脏病、血脂异常、无症状颈动脉狭窄、肥胖、代谢综合征、高同型半胱氨酸血症、偏头痛、炎症、感染、高凝状态等疾病,是一级预防中的重中之重。对于高风险卒中个体(10 年心脑血管事件风险 >6%),可使用阿司匹林进行脑血管病预防。二级预防,需按照辨已病理念,管控好各种危险因素,改变治疗性生活方式,预防再次卒中发生。

(二)调养

对于 ACVD 患者,应积极寻找其病因及相关危险因素,并对其进行干预,以降低再次发病的概率。在急性期,应密切观察患者症状和体征的变化,以判断病情转归,及时采取相应处理措施。对于瘫痪患者,应勤翻身拍背和按摩患肢,以防压疮发生。病情平稳后,应尽早鼓励患者进行康复训练。在饮食上,采用以蔬菜、水果及低盐、低脂食物为主的食谱,同时适当增加钾的摄入和进食坚果以降低卒中风险。可以用田七末 3g、丹参粉 3g,每天开水冲服,每日 2 次。生活上,规律起居作息,保持乐观情绪,并根据不同体质特点"辨证施食",以防患于未然。

八、临床验案

广东省名中医林培政诊治急性脑梗死验案

患者,男,73 岁,于 2016 年 2 月 11 日初诊。既往有高血压、脑梗死病史。患者于爬山时突发呕吐胃内容物,随后出现左侧肢体乏力,并逐渐加重至完全瘫痪,伴言语不清。家属发现后马上呼叫救护车送至我院急诊。到达我院时,患者已意识不清,呈嗜睡状,口角向右侧歪斜,左侧鼻唇沟变浅,伸舌左偏。急查头颅CT未见出血病灶。遂以"急性脑梗死"收入我科。查体:神志欠清,呈嗜睡状,构音障碍,左侧中枢性面舌瘫,四肢肌张力正常,左上肢肌力0级,左下肢肌力2⁻级,左侧巴宾斯基征阳性,余神经系统检查未见异常。舌淡红,苔白腻,脉弦滑。实验室检查:血液分析示 WBC $12.0×10^9$/L, NEU 90.1%;生化八项、心肌酶五项、凝血四项、超敏肌钙蛋白未见明显异常。

中医诊断:中风,中经络,证属风痰阻络。西医诊断:急性脑梗死;高血压3级(极高危)。

由于患者入科时仍处于溶栓窗口期,故治疗上予阿替普酶静脉溶栓,但溶栓后上述神经功能缺损症状及体征改善不明显。入院第2天,患者又出现发热,体温最高达38.5℃。查血液分析示 WBC $9.11×10^9$/L, NEU 69.8%。降钙素原0.33ng/ml。复查头颅CT示右侧基底节 - 放射冠 - 半卵圆中心及右侧额、顶叶皮质及皮质下呈多发大片急性脑梗死。治疗上予醒脑静注射液醒脑开窍,疏血通注射液改善脑循环及营养神经,抑酸护胃,抗感染,卒中二级预防等。其后,患者逐渐出现白天嗜睡,夜间烦躁,眠差,腹胀,便秘,排尿困难,尿频数,左下肢时有抽筋等症状。复查降钙素原<0.05ng/ml。头颅MRI、MRA示右侧颞、额、顶、枕叶,右侧基底节区及胼胝体膝部大范围急性期脑梗死;右侧颈内动脉及双侧大脑前动脉闭塞,左侧大脑中动脉M1段狭窄;脑动脉硬化。腹部CT示腹部肠管普遍扩张,未排除麻痹性肠梗阻的可能。考虑患者出现白天嗜睡、夜间烦躁等精神症状可能与脑水肿有关,腹胀和便秘可能是脑 - 消化道综合征。故治疗上再予甘油果糖脱水;并先后予氯硝西泮、富马酸喹硫平片镇静催眠;多潘立酮、莫沙必利、双柏散热敷脐周、针灸等促进胃肠蠕动,培菲康(双歧杆菌三联活菌散)改善肠道菌群等。但上述症状仍改善不明显,遂于2016年2月18日请林培政诊治。

当时症见:患者神志欠清,白天嗜睡,夜间烦躁,左侧肢体乏力,左上肢不能活动,左腿时有抽筋,腹部胀痛,无发热,胃纳一般,排尿困难,尿频,夜尿多,大便难解、量少。神经系统查体结果同前。舌暗红,苔焦黄,脉弦滑。辨证:风痰阻络,气滞血瘀,故半身不遂;瘀热互结,灼伤阴液,大肠、肢体筋脉失于濡润,故腹胀痛、大便难解、左下肢抽筋;舌暗红,苔焦黄,脉弦滑,为瘀热伤阴、气滞血瘀之象。叶桂指出"大腹或满或胀或痛",舌苔"黄甚"或"如灰黄色",为邪热已成"里结",治疗上"皆当下之"。故治以泻热逐瘀,兼以养阴柔筋;以桃核承气汤(《伤寒论》)合桃红四物汤(《医宗金鉴》)加减。焯桃仁10g,红花10g,生地黄30g,川芎15g,归尾15g,地龙15g,赤芍15g,白芍15g,桂枝10g,姜厚朴10g,大黄10g,枳实10g,炙甘草6g。2剂。西药治疗基本同前。

2月20日二诊:服药后多次排便,色黑量多味臭、呈糊状,神志转清,白天嗜睡、夜间烦躁等症状明显减轻,腹胀痛、排尿困难等症状消失,但神倦,左腿仍有抽筋,纳偏少,睡眠一般。查体:左上肢肌张力增高,余查体结果同前。舌暗红,苔白腻,脉弦。辨证:痰热腑实之标已解,而气阴两虚之本渐露,加之使用抗生素,使脾胃运化功能更趋低下,水湿滞于中焦。当先辛开苦降、疏利中焦,然后方可驱逐脉络之痰瘀;以二陈平胃散(《症因脉治》)加减。陈皮10g,法半夏10g,茯苓15g,枳壳10g,槟榔10g,砂仁10g,豆蔻10g,木香10g,姜厚朴10g,芦根30g,麦冬15g,麦芽15g,黄芩5g。3剂。西药治疗基本同前。

2月23日三诊:精神佳,已无白天嗜睡、夜间烦躁等症状,左侧肢体乏力、疼痛、间断抽筋,左上肢仍不能活动,纳眠可,二便调。查体:左上肢肌张力增高、近端肌力1级、远端肌力0级,左下肢肌力2级,腱反射亢进,余查体结果基本同前。舌暗红,苔白腻,脉弦。辨证:气阴两伤,筋脉失养,余湿犹滞。治以益气养阴、舒筋和胃;以生脉散(《医学启源》)合芍药甘草汤(《伤寒论》)加减。太子参15g,麦冬10g,玄参15g,麦芽15g,木瓜10g,枳壳10g,芦根15g,醋香附10g,火麻仁30g,白芍30g,甘草6g,紫苏梗10g。4剂。同时,配合中医推拿及中频脉冲治疗,疏通左侧肢体筋脉,以缓解局部肌紧张、疼痛等症状。西药停用抗生素及甘油果糖,余治疗基本同前。

2月27日四诊:仍诉左侧肢体抽筋、疼痛。余症状、体征及舌脉同前。辨证、治法同"三诊",以前方加减,加强舒筋通络之力。太子参15g,麦冬10g,玄参15g,麦芽15g,木瓜15g,枳壳10g,芦根15g,醋香附15g,火麻仁30g,白芍30g,甘草6g,桑枝10g,威灵仙15g。3剂。西药治疗基本同前诊。

服药后,左侧肢体未再抽筋,疼痛亦有所缓解,脑梗死病情稳定,遂予出院门诊随诊及康复治疗。

【按】中风偏瘫为缠绵痼疾,非一朝一夕可以恢复,所以用药除需针对偏瘫之症外,还应整体调理,顾护脾胃,以调动机体自我恢复能力。本案患者为急性脑梗死并发夜间烦躁病例,先后应用"氯硝西泮、富马酸喹硫平片"等西药镇静催眠效果不佳。林培政把握瘀热互结、热灼阴伤之病机,以桃核承气汤合桃红四物汤加减,泻热结,破瘀血,护阴液,使热结得下,瘀血得除,阴液得固,则心神自安。其后,患者出现神倦、偏瘫肢体挛急疼痛、苔白腻等气阴两伤、余湿犹滞之象,故继以二陈平胃散、生脉散合芍药甘草汤等方剂加减,通补脾胃,顾护中焦,养阴柔筋,以提高患者身体功能。同时,在治疗的全过程,配合使用中药醒脑开窍、活血化瘀类针剂,中医推拿及西医卒中二级预防等,以治疗中风之本证。整个诊治过程辨治精准,机圆法活,井然有度。

(吴智兵 于征淼)

参 考 文 献

1. Meschia JF, Bushnell C, Boden-Albala B.Guidelines for the primary prevention of stroke:a

statement for healthcare professionals from the American Heart Association/American Stroke Association[J].Stroke, 2014, 45 (12):3754-3832.

2. Yang G, Wang Y, Zeng Y, et al.Rapid Health Transition in China, 1990-2010:findings from the Global Burden of Disease Study 2010[J].Lancet, 2013, 381 (9882):1987-2015.

3. 高一鹭, 王文志.脑血管病流行病学研究进展[J].中华神经科杂志, 2015, 48 (4):337-340.

4. 饶明俐.《中国脑血管病防治指南》摘要 (一) [J].中风与神经疾病杂志, 2005, 22 (5):388-393.

5. 中华医学会神经病学分会,中华医学会神经病学分会脑血管病学组.中国脑血管病一级预防指南 2015[J].中华神经科杂志, 2015, 48 (8):629-643.

6. 王永炎.临床中医内科学[M].北京:北京出版社, 1994.

7. 周仲瑛.中医内科学[M].北京:中国中医药出版社, 2003.

8. 贾建平,陈生弟.神经病学[M].7 版.北京:人民卫生出版社, 2013.

9. 吴江.神经病学[M].2 版.北京:人民卫生出版社, 2010.

第二节　病毒性脑炎

病毒性脑炎 (viral encephalitis) 是由多种病毒引起的脑实质受损的中枢神经系统感染性疾病。按照病原学分类,相关病毒可分为疱疹病毒、肠道病毒、副黏病毒及其他病毒,其中以属于疱疹病毒的单纯疱疹病毒 (HSV) 最为常见,其余如属于肠道病毒的柯萨奇病毒、埃可病毒等。按地理位置划分,亚洲常见的病种为流行性乙型脑炎、西尼罗病毒性脑炎等。急性或亚急性起病,发热,头痛剧烈是突出的临床表现,可伴有恶心、呕吐、精神症状等。本病可以通过脑脊液中病毒抗原和特异性抗体的检测来确诊。如治疗不及时,损害脑实质,可致死或致残。

患病人群包括婴幼儿、儿童、成人,但高龄和低龄人群发病率较高。世界范围内,年发病率为 0.5‰~1‰,节肢动物传媒病毒分布区发病率较高。其中最常见的单纯疱疹病毒性脑炎 (HSE) 年发病率为 25 万到 50 万分之一,90% 为 HSV-1 感染。国内目前尚缺乏全国性统计数据,但各地均有散在病例报道。

在中医学中,没有与之对照的病名,但根据其发热、痉、厥的症状,认为病毒性脑炎属于"痉病""厥证"范畴。根据其病理性质划分,可归为"温病"范畴。结合现代研究,根据其发病季节及临床特点,多将其归属"风温""冬温""湿温""暑温"等范畴。

一、病因病机

本病主要由感受外邪或疫毒引起;大病久病虚损亦可致本虚,外邪乘机入里而发病。

1. 感受外邪　湿温、风温、温毒等病邪侵袭,外邪不解,逆传心包,继而壅塞清窍,则神昏惊厥、角弓反张、头痛等;侵入经络脉中,耗劫营阴,引火生风,厥阴风动可致痉厥。

2. 久病虚损　久病正气虚损,气血耗伤,运行受阻,脏器功能失调,导致邪毒乘虚而入,正气无力抗邪。病邪上扰清窍,则头痛,甚则惊厥;正气虚损,清阳不升则神昏;血虚不能濡养筋脉,则发为痉病。

二、五脏相关与病机转化

病毒性脑炎属于中医疑难重病,病因复杂,病机多变。病邪以热、湿邪为主。初起多见肺卫表热证,传变迅速,易逆传心包;感受湿热病邪的病毒性脑炎多发于长夏和初秋气候炎热雨湿较多之季,病邪常犯胃肠,可见蒙上(脑腑)流下(下焦)的变化。病位在脑、心,多与肺、肝、脾相关。

病毒性脑炎多可归为"温病"范畴。病因多为感受外邪或疫毒,且大病久病虚损亦可致本虚,外邪乘机入里而发病,可按卫气营血顺传,也可逆传。"心主神明""脑为元神之腑"。外邪不解,逆传心包,冲而壅塞清窍,则神昏惊厥、角弓反张、头痛等;侵入经络脉中,耗劫营阴,引火生风,厥阴肝经风动可致痉;久病正气虚损,气血耗伤,运行受阻,脏器功能失调,导致邪毒乘虚而入,正气无力抗邪,病邪上扰清窍,则头痛,甚则惊厥;正气虚损,清阳不升则神昏;血虚不能濡养筋脉,则发为痉病。(图 10-2-1)

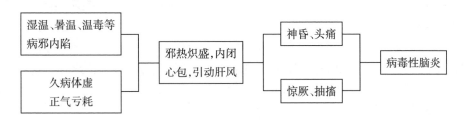

图 10-2-1　病毒性脑炎病因病机示意图

三、临床表现

(一)症状

1. 前驱期　可有发热、全身不适、头痛、肌痛、嗜睡、腹痛和腹泻等急性类感染综合征。

2. 进展症状　高热、头痛、恶心、呕吐、意识状态改变和人格改变、记忆丧失、轻偏瘫、偏盲、失语、共济失调、多动(震颤、舞蹈样动作、肌阵挛)、脑膜刺激征等。部分患者可因精神行为异常为首发或唯一症状而就诊于精神科,表现为注意力涣散、反应迟钝、言语减少、情感淡漠、表情呆滞、呆坐或卧床、行动懒散,甚至不能生活自理;或表现木僵、缄默;或有动作增多、行为奇特及冲动行为等。

3. 伴随症状 可出现癫痫发作及其他局灶性神经系统症状,如大脑半球体征、迟缓性麻痹及震颤等。随病情加重可出现嗜睡、昏睡、昏迷或去皮质状态,部分患者在疾病早期迅即出现昏迷。重症患者可因广泛脑实质坏死和脑水肿引起颅内压增高,甚至脑疝形成而死亡。

(二)体征

常表现为意识障碍,脑膜刺激征阳性,肌阵挛,腱反射亢进及双侧巴宾斯基征阳性等。

(三)理化检查

1. 血常规 可见白细胞计数增多或减少,EB病毒感染时可见非典型淋巴细胞。

2. 脑电图 常出现弥漫性高波幅慢波,以单侧或双侧颞、额区异常更明显,甚至可出现颞区的尖波与棘波。

3. 头颅CT 大约有50%的患者出现局灶性异常(一侧或两侧颞叶和额叶低密度灶),若在低密度灶中有点状高密度灶,提示有出血。在疾病初起时,CT检查可能正常。

4. 头颅MRI 对早期诊断和显示病变区域帮助较大,典型表现为在颞叶内侧、额叶眶面、岛叶皮质和扣带回出现局灶性水肿,T_2加权像上为高信号,在液体抑制反转恢复序列上更为明显。早期MRI可能表现正常,此时DWI检查有助于发现早期病变。

5. 脑脊液检查 常规检查压力正常或轻度增高,重症者可明显增高;有核细胞数增多为$(50\sim100)\times10^6$/L,以淋巴细胞为主,可有红细胞数增多,除外腰椎穿刺损伤则提示出血性坏死性脑炎;蛋白质呈轻、中度增高,糖与氯化物正常。

6. 脑脊液病原学检查、脑活检等。

四、辨病辨证

(一)西医辨病

本病的诊断主要根据病史、临床表现、脑脊液检查和病原学鉴定。可参照

2018 年《新英格兰医学杂志》刊发的《急性病毒性脑炎》。

【鉴别诊断】本病需与急性播散性脑脊髓炎相鉴别。急性播散性脑脊髓炎多在感染或疫苗接种后急性发病,表现为脑实质、脑膜、脑干、小脑和脊髓等部位受损的症状和体征,故症状和体征表现多样,重症患者也可有意识障碍和精神症状。因病变主要在脑白质,癫痫发作少见。影像学显示皮质下脑白质多发病灶,以脑室周围多见,分布不均,大小不一,新旧并存,免疫抑制剂治疗有效,病毒学和相关抗体检查阴性。而病毒性脑炎为脑实质病变,精神症状突出,智能障碍较明显,一般不会出现脊髓损害征。

(二)中医辨证

首先应根据湿热偏盛程度并结合时令,来判断是温热类温病还是湿热类温病。其次,应根据感邪的性质不同、发病节气不同,结合个人体质来区别感受哪一类病邪而发病。如风温多发于春、冬两季,发病急,初起即见肺卫表热证,传变迅速,易逆传心包;湿温多发于长夏和初秋气候炎热雨湿较多之季,以脾胃病变为中心,可见蒙上流下的变化等。

五、治疗

(一)中医辨证论治

发病初期,治以解表散邪;邪已入气分,治以清热解毒;温毒湿热入里耗伤阴津,阴虚动风,可治以滋阴息风;邪热入里,或湿热内结于里,大便不通者,治以通腑泄热;湿热酿痰,或热毒内陷,闭阻心包,神昏谵语者,治以醒神开窍。根据本病不同阶段的表现,分为三期辨治。

1. 一期:即初期,暑湿蕴蒸,阻滞少阳三焦

主要证候:寒热,头痛如裂,周身不适,呕吐呈喷射状,神倦纳呆,口干口苦,小便黄,舌红苔腻,脉濡数或滑数。

治法:和解少阳,清利胆湿。

方药:蒿芩清胆汤(《重订通俗伤寒论》)加减。

加减:毒邪盛者,可加五味消毒饮,加强清热解毒之力。

2. 二期:急性期

(1)湿热酿痰,清窍被蒙

主要证候:神志昏愦,身热烦躁,时有谵语,面赤,肢体困重,胸闷,头晕目眩,痰多黏稠,纳呆,舌苔黄厚腻,脉滑或濡数。

治法:化湿解毒通窍。

方药:菖蒲郁金汤(《温病全书》)加减。

更木通为通草,湿浊较盛者,加远志、虎杖、白豆蔻、佩兰;热扰神明者,加天竹黄、龙胆、莲子心;热毒炽盛者,加黄芩、黄连、黄柏、柴胡。

（2）暑湿酿痰,蒙蔽心包

主要证候:发热不退,神昏谵语或失语,或精神行为失常,二便失禁,或见痉厥、瘫痪,舌红,苔厚浊,脉弦滑数。

治法:涤痰泄热,醒脑开窍。

方药:温病"三宝"。安宫牛黄丸或至宝丹早用重用,根据病情,选其中一种,半丸或1丸,一天用2~3次。高热不退,紫雪丹1.5~3g。以上药物均鼻饲用。

加减:配合豁痰开窍、清热解毒之品,如川贝母、竺黄精、石菖蒲、郁金、连翘、胆南星、天花粉、瓜蒌皮,随证加减。

3. 三期:即恢复期,邪气减退,耗伤津气

主要证候:神倦、汗多,甚或失聪、失语、瘫痪,舌淡暗,苔少、光剥,脉细弱。

治法:益气养阴清热。

方药:沙参麦冬汤(《温病条辨》)加减。

加减:常辅以太子参、石斛、生地黄、五味子等,尤其用西洋参补气生津,因热病后期,不宜太温燥。

【方药应用】临床应用较为广泛的醒脑静注射液,是新型水溶性静脉注射液,主要成分有麝香、冰片、栀子、郁金等,具有清热解毒、凉血活血、开窍醒神之功效。研究表明,其能够提高病毒性脑炎患者的治愈率,改善患者的临床症状和体征,安全性较好。痰热清注射液、热毒宁注射液等亦有一定疗效。

【针灸方法】初期可分3组取穴,第一组取头颈部的大椎、风池、百会;第二组取上肢的曲池、内关、合谷;第三组取下肢的足三里、三阴交。均为双侧取穴。每次留针20分钟,中间行针2~3次。

高热期或危重期,分3组取穴,第一组取大椎、风池、百会、太阳、水沟;第二组取上肢的曲池、内关、合谷、十宣;第三组取下肢的足三里、阴陵泉、三阴交、太冲。双侧取穴。每次留针20分钟,行针2~3次,均用较强刺激手法。

恢复期或后遗症期,根据症状局部取穴。如失语取哑门、廉泉等。

（二）西医治疗

1. 治疗原则　适当予抗病毒及免疫抑制剂治疗以控制病情;控制早期并发症;预防迟发并发症。

2. 具体措施

（1）抗病毒药物治疗:当依据患者临床表现高度怀疑病毒性脑炎,并排除其他原因可能导致的中枢神经系统感染性疾病时,可予抗病毒治疗。常使用阿昔洛韦抗病毒治疗,10mg/kg,每日3次,常规疗程14~21天,但对于HSV感染患者注意病

情反复性。其他常用抗病毒药物还有更昔洛韦、利巴韦林等,根据病程及感染病毒不同进行选择。

（2）辅助治疗:脑水肿患者,可用皮质激素和甘露醇降低颅内压。

（3）并发症治疗:癫痫患者可通过小剂量苯妥英钠和苯二氮草类药物控制,必要时予气管内插管和呼吸机辅助通气,在严密监测下适当使用大剂量抗癫痫药物治疗,以控制疾病进一步恶化。

（4）可联合抗菌治疗和其他对症支持治疗。

六、中西医结合思路

本病西医治疗主要以退热、抗痉、防治脑水肿以及对症治疗为主。目前尚无有效的抗病毒药物（除单纯疱疹病毒性脑炎外）。国内对病毒性脑炎中医、中西医结合治疗的临床报道不少,的确也积累了不少经验。中医对本病从病因、病机、病位、病理及理法方药等方面有了较为系统的认识,在治疗方面有较大优势:其一,许多中药和方剂经实验研究,证实对病毒有不同程度的抑制作用,如大青叶、板蓝根、金银花、连翘、黄芩、黄连等;其二,对本病的伴随症状,根据病情发展的不同阶段辨证施治选用方药,的确有较好的临床疗效;其三,对该病的各种后遗症,中医综合康复治疗均有确切疗效。由于西药治疗作用有限,国内许多临床工作者使用中医、中西医结合手段治疗本病,取得了较好的疗效,尤其是对一些高热、昏迷、抽搐等危重患者,加用中医药治疗后,病死率明显低于西药组。

针对当前状况,要充分发挥中医在治疗急性病毒性脑炎中的积极作用,就应该从个别能作出早期病原学诊断的病毒性脑炎入手,在能明确诊断的前提下,中西医联合治疗,各取所长,双管齐下,达到早治疗、疗效好、少复发的效果,为患者减少痛苦,缩短平均住院日,减少花费。

七、辨已病未病与调养

（一）辨已病未病

预防措施包括:①远离小动物,防止被小动物咬伤;②积极体育锻炼,增强体质;③按时接种计划免疫;④流感期间做好隔离措施,戴口罩,勤洗手,防蚊虫叮咬,体虚老人居家少外出。

对于已病患者,应积极中西医结合救治,其病情取决于疾病的严重程度和治疗是否及时。未经抗病毒治疗者、治疗不及时或不充分者、高龄患者及入院昏迷患者,预后不良,死亡率可达 60%~80%。约 67% 的患者可遗留不同程度精神神经后遗症。

（二）调养

急性期因为消化功能较差，所以饮食需要清淡易于消化，如牛奶、面汤等，不可油腻；恢复期可适当增加营养，如精肉、蔬菜等。

八、临床验案

（一）全国老中医药专家刘仕昌诊治病毒性脑炎验案

丘某，男，24 岁，大学三年级学生。因"头痛月余，精神异常近 20 天，伴失语、遗尿 2 天"，于 1979 年 6 月 27 日入某医院传染科病房。

患者于 5 月底有头痛、失眠、记忆力减退，曾到校医室诊治。6 月 20 日起出现精神失常，穿内裤到课室。24 日起少言，见人不打招呼，傻笑。26 日起遗尿，由同学扶持入院。病前曾在 5 月中旬注射过霍乱疫苗，当时未见发热，无外伤史，病起后无抽搐。

查体：入院时体温 37.2℃，脉搏 90 次 /min，血压 110/70mmHg，神志尚清，表情呆滞，巩膜无黄染，能张口伸舌及伸手，右侧鼻唇沟稍浅，颈软，心肺（－），腹软平，肝（－），右侧腹壁反射及提睾反射消失，左侧存在，四肢肌张力增强。血象：白细胞总数 18 000/mm^3，脑脊液检查正常。

入院后按散发性病毒性脑炎治疗，病情迅速加重，昏迷，高热，上肢屈曲性肌紧张，胃肠道出血，经用"抗生素、激素、阿糖胞苷、聚肌胞、转移因子、中药及止血药"等治疗，患者仍处于昏迷中。

7 月 25 日会诊：患者发热（体温持续波动在 38℃），神志不清，昏睡失语，眼球会动但不解人意，不能张口，舌仅抵齿，上肢屈曲性肌紧张，下肢强直，大便秘结、约一周 1 次、腐臭异常，舌边尖红，苔黄白腻，脉滑数。

中医诊断：暑温夹湿。

西医诊断：病毒性脑炎。

治法：开窍通神，除痰清热，通泄大便。

处方：大黄 9g，黄芩 12g，川贝母 9g，天竺黄 9g，连翘 15g，天花粉 15g，火麻仁 15g，滑石 15g，甘草 3g，石菖蒲 6g，郁金 9g。每日 1 剂，连服 3 天。另，安宫牛黄丸每日早、晚各鼻饲 1 次，每次 1 丸。

三诊：服用上药 3 天，热退，大便已通，消化道无出血征象，眼睛会注视往来人员，对人意稍能理解，但尚不能答话，只会微笑，四肢不能自主运动。处方：冬瓜仁 20g，大黄 3g，枳实 3g，瓜蒌仁 15g，石菖蒲 6g，郁金 9g，金银花 15g，天花粉 15g，茯苓 9g，女贞子 9g，沙参 9g。每日 1 剂；继续如法服用安宫牛黄丸。

四诊（8 月 10 日）：8 月 8 日深夜神志逐渐较清，能对答说话，舌仍仅能抵齿、不能伸出口,肘关节肿痛,下肢仍不能活动,胃管抽液有少量出血,大便干结,舌尖红,苔黄腻,脉滑数。痰热未清,仍宜除痰清热,止血通便。白茅根20g,茜根15g,贝母9g,天竺黄9g,老桑枝30g,丝瓜络9g,木瓜9g,薏苡仁15g,甘草5g,麦冬15g,沙参20g。每日1剂。安宫牛黄丸仍酌情继用。

五诊(8月15日):神清,对答自如,饮食增进,二便通调,但大便潜血阳性。处方:侧柏叶9g,白茅根20g,木瓜9g,老桑枝30g,连翘12g,薏苡仁15g,甘草3g,天花粉15g,太子参15g,麦冬12g。停服安宫牛黄丸。

六诊(8月20日):神清,对答流利,胃肠出血已止,右侧上下肢活动较佳,苔薄黄带灰,脉滑数。处方:太子参20g,麦冬12g,五味子6g,火麻仁15g,天花粉12g,木瓜9g,老桑枝20g,甘草3g,连翘12g。每日1剂,配合针灸治疗。

后经益气养阴,佐强壮筋骨之法调治,于11月12日痊愈出院。

【按】本例属暑温夹湿,内闭心包。病发于六七月间,时值暑热之季。暑为火邪,易犯心包,故初起即见神志症状,又夏令雨湿较多,湿邪易与暑邪相合为患,故本例暑湿相兼,黏腻垢滞,不易速解。暑湿交蒸,易炼成痰,痰热内闭心窍则神昏舌謇;上蒙清窍则目瞑不言;暑热伤津,筋脉失养,肝风内动,则肢强;与阳明胃中浊垢纠合则便结难解,腐臭异常;舌红、苔黄腻、脉滑数等均为暑湿为患之征。王纶《明医杂著》说:“治暑之法,清心利小便最好。”清心者,清暑热亢盛之邪,勿使其内闭心窍;利小便者,因暑多兼湿,故分利湿邪使有出路,不致胶结难解。故本例重用安宫牛黄丸芳香化浊,清心而利诸窍;配以豁痰通络、解毒攻下及利湿之剂,增强安宫牛黄丸之效,辅其不逮。虽有暑温禁下之说,但本例暑湿与胃肠垢浊相结,下之则邪易去,便通邪去热退,神志也逐渐恢复。又因暑邪耗伤气津,湿邪易伤阳气,故后期易致气阴两伤,出现疲乏、腰腿无力、肢体萎软等,应及时把握时机,调补气阴,并用强壮筋骨之法以善其后。药证对的,故使患者转危为安,得以痊愈出院。半年后探访,身体恢复基本如常人。

(二)全国老中医药专家彭胜权诊治病毒性脑炎验案

龙某,女,24岁,因“头痛伴发热5天”于2010年12月10日入院。

患者12月5日出现头痛,呈刺痛感,以太阳穴处为主,伴有发热(最高体温40.7℃),恶寒,至急诊予抗生素静脉滴注后未见好转。入院时:神志清,头痛剧烈,发热恶寒,疲倦乏力,少气懒言,纳眠差,大便溏,舌红,苔黄腻,脉滑。神经系统检查未见异常。2010年12月8日胸片示双下肺轻微感染待排;入院后腰穿示脑脊液压力220mmH$_2$O,白细胞数296×10^6/L,蛋白1 012mg/L,葡萄糖、氯化物未见异常;脑电图示异常脑电图,前头部间歇性阵发性极高波幅δ活动,考虑额叶皮质异常放电,性质待排。

中医诊断:伏暑。证型:湿热内蕴。

西医诊断：①病毒性脑炎；②肺部感染。

治法：清热化湿。

处方：用王氏连朴饮加减。黄芩10g，生地黄10g，黄连3g，牡丹皮15g，石膏30g（先煎），山栀子10g，炙甘草6g，淡竹叶10g，玄参60g，连翘15g，知母10g，槟榔30g。共2剂。西医治疗以激素、预防感染、脱水等为主。

2010年12月12日查房：患者头痛较前减轻，仍发热，体温波动在37.8~38.8℃，恶寒，疲倦乏力，少气懒言，纳差，大便稀，舌红，苔黄腻，脉弦细滑。继守前方。

12月13日查房：头痛减轻，无发热，体温36.2~37℃，无恶寒，稍有乏力，纳差，大便正常，偶有头晕，舌红，苔黄厚腻，脉沉细滑。中药加强利湿清热之功。处方：黄芩15g，郁金15g，生地黄15g，栀子10g，白蔻仁10g，绵茵陈15g，滑石20g（先煎），甘草6g，通草15g，藿香15g，连翘15g，茯苓15g，淡竹叶15g。1剂。西医治疗同前。

12月14日查房：精神好转，乏力减轻，仍头晕，纳差，余同前，舌红，苔黄腻，脉沉细滑。处方：加化痰开窍之品。上方加石菖蒲10g、桃仁10g、法半夏10g、白术10g、竹茹10g。

12月17日查房：患者精神可，稍乏力，偶有头晕，胃纳可，舌红，苔黄微腻，脉沉细滑，神经系统检查同前。处方：显效，守前方。

12月23日查房：无头痛发热，稍头晕、乏力，觉口干，纳眠可，二便调，舌红，苔白微腻，脉沉细滑，神经系统检查同前。腰穿示脑脊液压力120mmH$_2$O，白细胞数50×10^6/L，蛋白547mg/L。处方守前法。

12月27日病情好转稳定，西药已减停，拟次日出院。中药在清热化湿基础上，兼以益气养阴善后。处方：黄芩15g，郁金15g，栀子10g，绵茵陈15g，滑石20g（先煎），甘草6g，茯苓15g，法半夏10g，白术10g，葛根30g，麦冬30g，五味子10g，太子参30g，芦根20g，丹参10g。

【按】该患者为感受湿热之邪，由表入里，蒙蔽清窍，困阻脾胃，故发热、倦怠神疲、纳差便溏、舌红苔黄腻。治疗以清热利湿、化湿畅中、开闭通窍为法，以王氏连朴饮、菖蒲郁金汤为基础加减运用，配合西药基础治疗，在2周左右使病情明显好转稳定出院；后期配合益气养阴，扶助正气以固疗效，实乃得当之法。

（林兴栋）

参 考 文 献

1. 贾建平，陈生弟．神经病学［M］.7版．北京：人民卫生出版社，2013．

2. Solomon T, Hart IJ, Beeching NJ. Viral encephalitis：a clinician's guide［J］.Pract Neurol, 2007, 7（5）：288-305.

3. 林培政,谷晓红.温病学[M].3版.北京:中国中医药出版社,2012.

4. 林兴栋,吴宣富,张敏,等.化湿解毒通窍法治疗岭南病毒性脑炎82例[J].中华中医药学刊,2010,28(12):2659-2662.

5. 侯惠斌,刘艳英.病毒性脑炎的针灸治疗[J].中国伤残医学,2013,21(5):422.

6. 何忠芳,武新安,王燕萍,等.醒脑静注射液辅助治疗病毒性脑炎疗效及安全性的Meta分析[J].中国药房,2013,24(16):1473-1477.

7. Tyler KL. Acute viral encephalitis[J]. N Engl J Med, 2018, 379(6):557-566

第三节　帕金森病

帕金森病(Parkinson's disease, PD)又称震颤麻痹(paralysis agitans),由英国医师 James Parkinson 于 1817 年首先描述,是一种常见的神经系统退行性疾病。该病的主要病理改变为黑质多巴胺能神经元丢失和路易小体形成,主要生化改变为纹状体区多巴胺递质降低。临床症状包括静止性震颤、肌强直、运动迟缓和姿势平衡障碍的运动症状,以及快速眼期睡眠行为异常、便秘和抑郁等非运动症状。

帕金森病在我国 65 岁以上人群的患病率为 1 700/10 万,且患病率随年龄增长而升高,给家庭和社会带来沉重的负担。

本病与中医学"颤证"类似,归属于"震掉""颤振""肝风"等范畴。

一、病因病机

本病病位在脑髓、筋脉。本病病因以内因为主,多由年老体衰,髓海不足;或情志不遂,引动内风;或劳欲过度,损及脾肾;或饮食不节,助湿生痰而致。

1. 肝肾阴亏　年迈体弱及久病之人,肾精亏虚,肝血渐耗,髓海不足,以致神机失养,水不涵木,虚风内动,脑髓筋脉失养,则头项、肢体颤动震掉。

2. 气虚血少　劳倦过度,思虑内伤,则心脾两虚,心血虚则神机失养,脾气虚则生化乏源,以致气血不足,不能荣于四末,则筋脉肌肉眴动,渐成颤振之疾。

3. 肝阳化风　肝性刚强,喜柔恶燥,肝阴不足,肝阳化风;或五志过极,木火太盛;或肝气郁结,气逆于上,以致经脉不利,则肢体筋脉震颤。

4. 痰瘀交阻　素体肥胖,或过食肥甘,或嗜酒无度,致使痰浊内生,随气升降,内而脏腑,外而筋骨,且与风、火、瘀相兼,可致风痰阻络、痰火扰神、痰瘀互结,阻遏气血通达,则脑络、筋脉失荣,而见头摇、身动、肢颤。而瘀血阻络,又为贯穿疾病全过程的重要因素。

二、五脏相关与病机转化

颤证属中医疑难病,病因复杂,病机多变。肾为先天之本,主骨藏精生髓。

肝为将军之官,主藏血,而血养魂;肝主疏泄,调畅人体整体气机;肝为罢极之本,在体合筋。脾主运化,为后天之本,气血生化之源。

患者年迈体弱,或久病之人,以虚为本,肾精亏虚,肝血渐耗,肝肾不足,脾失健运,以致脑髓筋脉失养,出现运动迟缓和姿势平衡障碍;肝性喜条达而恶抑郁,疏泄正常才可使气机调畅,若失疏泄,则肝气郁结、气机不畅,可见情志不舒、心情抑郁;肝阴不足,肝阳化风,或五志过极,木火太盛,气逆于上,以致经脉不利,则肢体出现静止性震颤、肌强直等表现。脾主运化,若失健运,则痰浊内生,随气升降,内而脏腑,外而筋骨;病程日长,痰浊极易入络而致瘀血阻滞,且与风火相兼,可致风痰阻络,痰火扰神,痰瘀互结,致使疾病长期反复、缠绵难愈。

总之,本病的基本病机为肝肾不足,脾运失健,致使脑髓筋脉失养,虚风内动。瘀、痰、风、火为本病的主要病理因素。病性以虚为本,以实为标,临床又以虚实夹杂多见。(图 10-3-1)

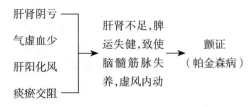

图 10-3-1　帕金森病病因病机示意图

三、临床表现

(一) 症状

PD 通常发病于 40~70 岁,60 岁以后发病率高,30 岁以前发病少见,起病隐袭,缓慢发展,逐渐加剧。初发症状以静止性震颤最多,其次为肌强直、运动迟缓,而步态障碍多于后期出现。

1. 运动迟缓　主要表现为动作起始缓慢,做重复动作时的速度和幅度进行性降低。出现上述特征是诊断帕金森病的必备条件。临床上可以通过叩指、手腕轮替等试验进行检查。书写时,会出现字越写越小现象,呈现"小字征"。自发动作减少,面部表情肌活动和瞬目动作减少,常常双眼凝视,呈现"面具脸";手势也显著减少。

2. 静止性震颤　是 PD 的典型表现,通常双侧不对称,频率为 4~6Hz。安静或休息时出现或明显,随意运动时减轻或停止,紧张时加剧,入睡后消失。拇指与屈曲的示指间呈"搓丸样"动作,多由一侧上肢远端(手指)开始,逐渐扩展到同侧下肢及对侧肢体,而下颌、口唇、舌及头部通常最后受累。

3. 肌强直　表现为屈肌和伸肌同时受累,被动运动时关节始终保持增高的阻力,类似弯曲软铅管的感觉,故称"铅管样强直";部分患者因伴有震颤,检查时可感到在均匀的阻力中出现断续停顿,如同转动齿轮感,称"齿轮样强直",是由于肌僵直与静止性震颤叠加所致。四肢、躯干、颈部肌僵直可使患者出现特殊的屈曲体姿，表现为头部前倾，躯干俯屈，上肢肘关节屈曲，腕关节伸直，前臂内收，髋及膝关节均略弯曲。

4. 姿势步态障碍　姿势不稳和步态障碍是晚期 PD 的普遍症状，如果在早期出现需要考虑其他疾病。PD 的步态障碍表现为步基较窄，步幅较短，呈小步态，且越走越小，上肢的前后摆动减少或完全消失。有时迈步后即以极小的步伐向前冲去，越走越快，不能及时停步或转弯，称慌张步态。随病情进展，会出现转身以及自坐、卧位起立困难，迈步时犹豫不决，甚至行走中全身僵住，不能动弹，称"冻结"现象。

5. 非运动症状　也是常见和重要的临床征象，而且有的可先于运动症状而发生。

（1）感觉障碍：最常见的感觉障碍包括嗅觉减退、疼痛或异常麻木等。80%~90% 的帕金森病患者存在嗅觉障碍，可发生在运动症状出现之前，有助于区别帕金森综合征。约 70% 的患者出现颈部、脊柱旁、腰及下肢肌肉乃至全身疼痛。

（2）睡眠障碍：主要包括入睡困难、睡眠维持困难（又称睡眠破碎）、快速眼动期睡眠行为异常、白天过度嗜睡、不安腿综合征等。

（3）精神障碍：最常见的精神障碍包括抑郁和 / 或焦虑、情感淡漠、幻觉、妄想、认知功能障碍或痴呆等。

（4）自主神经功能障碍：最常见的自主神经功能障碍有便秘、排尿异常、体位性低血压、性功能障碍等。

（5）其他症状

1）反复轻敲患者眉弓上缘可诱发眨眼不止（Myerson 征），正常人反应不持续；可有眼睑阵挛（闭合眼睑轻度颤动）或眼睑痉挛（眼睑不自主闭合）。

2）口、咽、腭肌运动障碍，使讲话缓慢，语音低沉单调，流涎，严重时吞咽困难。由少动引起的构音不全、重复语言、口吃等，称"慌张言语"。

（二）体征

1. 运动迟缓　即运动缓慢和在持续运动中运动幅度或速度的下降，或逐渐出现迟疑、犹豫或暂停。可通过帕金森病评估量表来评定。在可以出现运动迟缓症状的各个部位（包括发声、面部、步态、中轴、四肢）中，肢体运动迟缓是确立帕金森综合征诊断所必须的。

2. 肌强直　即当患者处于放松体位时，四肢及颈部主要关节的被动运动缓慢。强直特指"铅管样"抵抗，不伴有"铅管样"抵抗而单独出现的"齿轮样"强直是不满足强直的最低判定标准的。

3. 静止性震颤 即肢体处于完全静止状态时出现频率 4~6Hz 的震颤（运动起始后被抑制）。可在问诊和体检中以帕金森病评估量表为标准判断。

（三）理化检查

1. 血、脑脊液检查 常规化验均无异常。
2. 颅脑 CT、MRI 检查 无特征性所见。
3. 基因检测 DNA 印迹法、PCR、DNA 序列分析等在少数家族性 PD 患者中可能会发现基因突变。
4. 功能显像检测 采用正电子发射体层摄影（PET）或单光子发射计算机体层摄影（SPECT）了解脑血流和脑代谢，可发现 PD 患者脑内多巴胺转运蛋白（DAT）功能显著降低，且疾病早期即可发现。对 PD 的早期诊断、鉴别诊断及病情进展监测均有一定的价值。

四、辨病辨证

（一）西医辨病

根据《中国帕金森病的诊断标准（2016 版）》，一旦患者被明确诊断存在帕金森综合征表现，可按照以下标准进行临床诊断。

（1）临床确诊的帕金森病需要具备：①不存在绝对排除标准；②至少存在 2 条支持标准；③没有警示征象。

（2）临床很可能的帕金森病需要具备：①不符合绝对排除标准。②如果出现警示征象则需要通过支持标准来抵消，如果出现 1 条警示征象，必须需要至少 1 条支持标准抵消；如果出现 2 条警示征象，必须需要至少 2 条支持标准抵消；如果出现 2 条以上警示征象，则诊断不能成立。

（3）支持标准：①患者对多巴胺能药物的治疗明确且显著有效；②出现左旋多巴诱导的异动症；③临床体检观察到单个肢体的静止性震颤（既往或本次检查）；④以下辅助检测阳性有助于鉴别帕金森病与非典型性帕金森综合征：存在嗅觉减退或丧失，或头颅超声显示黑质异常高回声（>20mm²），或心脏间碘苄胍闪烁显像法显示心脏去交感神经支配。

（4）绝对排除标准：出现下列任何 1 项即可排除帕金森病的诊断。①存在明确的小脑性共济失调，或者小脑性眼动异常；②出现向下的垂直性核上性凝视麻痹，或者向下的垂直性扫视选择性减慢；③在发病后 5 年内，患者被诊断为高度怀疑的行为变异型额颞叶痴呆或原发性进行性失语；④发病 3 年后仍局限于下肢的帕金森样症状；⑤多巴胺受体阻滞剂或多巴胺耗竭剂治疗诱导的帕金森综合征，其剂量和时程与药物性帕金森综合征相一致；⑥尽管病情为中等严重程度,但患者对高剂量(不少于600mg/d)左旋多巴治疗缺乏显著的治疗应答;⑦存在明确的皮质复合感觉丧失,以及存在明确的肢体观念运动性失用或进行性失语;⑧分子神经影像学检查突触前多巴胺能系统功能正常;⑨存在明确可导致帕金森综合征或疑似与患者症状相关的其他疾病,或者基于全面诊断评估,由专业医师判断其可能为其他综合征,而非帕金森病。

（5）警示征象:①发病后5年内出现快速进展的步态障碍,以至于需要经常使用轮椅;②运动症状或体征在发病后5年内或5年以上完全不进展,除非这种病情的稳定与治疗相关;③发病后5年内出现球部功能障碍,表现为严重的发音困难、构音障碍或吞咽困难;④发病后5年内出现吸气性呼吸功能障碍,即在白天或夜间出现吸气性喘鸣或者频繁的吸气性叹息;⑤发病后5年内出现严重的自主神经功能障碍,包括体位性低血压、严重的尿潴留或尿失禁;⑥发病后3年内由于平衡障碍导致反复(>1次/年)跌倒;⑦发病后10年内出现不成比例的颈部前倾或手足挛缩;⑧发病后5年内不出现任何一种常见的非运动症状,包括嗅觉减退、睡眠障碍、自主神经功能障碍、精神障碍;⑨出现其他原因不能解释的锥体束征;⑩起病或病程中表现为双侧对称性的帕金森综合征症状,没有任何侧别优势,且客观体检亦未观察到明显的侧别性。

【鉴别诊断】

1. 继发性帕金森综合征　有明确病因可寻,如感染、药物、中毒、动脉硬化和外伤等。如脑炎后帕金森综合征,药物或中毒性帕金森综合征,血管性帕金森综合征等。

2. 帕金森叠加综合征　是一组具有PD样的表现,又具有PD不存在的其他系统受累临床表现的少见神经系统变性疾病,较多见的有多系统萎缩和进行性核上性麻痹。与PD相比,帕金森叠加综合征常对称性发病,没有静止性震颤,对多巴胺能药物没反应,出现核上性眼肌麻痹、锥体系症状、小脑症状,早期出现姿势不稳和自主神经系统障碍等。

3. 原发性震颤　以姿势性或运动性为特征,发病年龄早,饮酒或用普萘洛尔后震颤可显著减轻,无肌强直和运动迟缓,1/3患者有家族史。

4. 肝豆状核变性　发病年龄小,有肝损害和角膜色素环,血清铜、铜蓝蛋白、铜氧化酶活性降低,尿铜增加。

（二）中医辨证

1. 辨病要点　帕金森病在传统医学中属"颤证"范畴,应与中风、瘛疭相鉴别。

2. 辨证要点

（1）辨轻重:颤震幅度较小,可以自制,脉小弱缓慢者为轻症;颤震幅度较大,生活不能自理,脉虚大急疾者为重症。

（2）审标本:以病象而言,头摇肢颤为标,脑髓及肝、脾、督虚损为本;以病因病机而言,气血亏虚、髓海不足为病之本,瘀、痰、风、火为病之标。

（3）察虚实:颤证为本虚标实,虚实夹杂的病证。机体脏器虚损的见证属虚,瘀、痰、风、火的见证属实。

五、治疗

（一）中医辨证论治

本病病位在脑髓、筋脉,基本病机为肝肾不足、脾运失健,而瘀、痰、风、火为本病的主要病理因素。病性以虚为本、以实为标,临床又以虚实夹杂为多见。临证需细辨其主次偏重,根据患者主症进行辨证施治。

1. 肝风内动

主要证候:头摇肢颤,不能自主,活动迟缓,项背僵直,眩晕头胀,面红,口苦口干,易怒,腰膝酸软,舌红,苔薄黄,脉弦细。

治法:育阴潜阳,舒筋止颤。

方药:六味地黄丸(《小儿药证直诀》)合天麻钩藤饮(《中医内科杂病证治新义》)加减。

常用熟地黄滋阴补肾,填精益髓;山茱萸、杜仲、桑寄生补养肝肾;牛膝补肝肾,引血下行;天麻、钩藤平肝息风清热;石决明平肝潜阳;山药补益脾阴,亦能固精;茯苓淡渗脾湿,健脾补中;泽泻利湿泄浊,并防熟地黄之滋腻恋邪;牡丹皮、栀子、黄芩清泻相火;益母草活血;首乌藤养心安神,通络。

加减:肝火偏盛,焦虑心烦,加龙胆、夏枯草;痰多,加竹沥、天竺黄清热化痰;肾阴不足,虚火上扰,眩晕耳鸣,加知母、黄柏;颤动不止,加僵蚕、全蝎增强息风活络止颤之力。

2. 肝肾阴虚

主要证候:活动迟缓,四肢拘急僵直或出现震颤,行动笨拙,头晕目眩,耳鸣,腰膝酸软,五心烦热,大便秘结,舌红苔少,脉弦细。

治法:滋补肝肾。

方药:杞菊地黄丸(《医级》卷八)加减。

常重用熟地黄,滋阴补肾,填精益髓,为君药。山茱萸补养肝肾,并能涩精;山药补益脾阴,亦能固精,共为臣药。三药相配,滋养肝脾肾,称"三补"。但熟地黄的用量是山茱萸与山药两味之和,故以补肾阴为主,补其不足以治本。配伍泽泻利湿泄浊,并防熟地黄之滋腻恋邪;牡丹皮清泄相火,并制山茱萸之温涩;茯苓淡渗脾湿,并助山药之健运。三药为"三泻",渗湿浊,清虚热,平其偏胜以治标,均为佐药。六味合用,三补三泻,其中补药用量重于"泻药",是以补为主;肝、脾、肾三阴并补,以补肾阴为主,这是本方的配伍特点。加用枸杞补肾益精,养肝明目;菊花善清利头目,可宣散肝经之热。

加减:肢体颤抖、眩晕较著,加天麻、全蝎、石决明;阴虚火旺,五心烦热,躁动失眠,加黄柏、知母、玄参;肢体麻木,拘急强直,加木瓜、僵蚕、地龙、白芍、甘草舒筋缓急。

3. 气血两虚

主要证候:头摇肢颤,四肢无力,少气懒言,少动显著,眩晕,心悸,纳呆,乏力,畏寒肢冷,汗出,溲便失常,舌体胖大,苔薄白滑,脉沉濡无力或沉细。

治法:益气养血,平肝柔筋。

方药:秘方定振丸(《证治准绳》)加减。

常用天麻、熟地黄为君药,其中天麻平肝息风,熟地黄与当归、白芍、川芎相佐,补益精血,濡养筋脉,乃为治本。"气为血帅,血为气母",气血同源,常用臣药黄芪,佐白术以健脾益气,推动气血化生。佐药秦艽、川芎、防风、荆芥、细辛、威灵仙均为辛温发散之品,其中川芎散厥阴之风,细辛散少阴之风,防风为风药卒徒,随所引而无所不至。颤证多年,所谓久病入络,故用全蝎佐天麻,不但可以平肝以息内风,与秦艽、威灵仙相配伍更具有搜风活血通络之功。

加减:气虚运化无力,湿聚成痰,加半夏、白芥子、胆南星;血虚心神失养,心悸、失眠、健忘,加炒枣仁、柏子仁;气虚血滞,肢体颤抖,疼痛麻木,加鸡血藤、丹参、桃仁、红花。

4. 痰瘀阻络

主要证候:肢摇头颤,活动迟缓,筋脉拘紧,反应迟钝,动作笨拙,言语謇涩,心悸胸闷,嗳气腹满,皮脂外溢,口中黏腻流涎,口渴不欲饮,舌质淡或暗,苔白或腻,脉沉细或弦。

治法:化痰祛瘀,息风通络。

方药:温胆汤(《三因极一病证方论》)合补阳还五汤(《医林改错》)加减。

常用黄芪大补脾胃之元气,使气旺血行,瘀去络通;当归长于活血,兼能养血,有化瘀而不伤血之妙;赤芍、川芎、桃仁、红花可助当归活血祛瘀;地龙通经活络;半夏燥湿化痰;竹茹清热化痰,除烦止呕;陈皮理气行滞,燥湿化痰;枳实降气导滞,消痰除痞;佐以茯苓,健脾渗湿,以杜生痰之源;煎加生姜、大枣调和脾胃,且生姜兼制半夏毒性;以甘草为使,调和诸药。

加减:若肝阳偏亢,则加龙骨、牡蛎、磁石以潜阳息风;阴虚阳亢,则予鳖甲、龟甲等滋阴潜阳之品;瘀血日久,可加用水蛭、全蝎、蜈蚣、土鳖虫等。

【方药应用】辨证选用中成药如六味地黄丸、杞菊地黄丸、补中益气丸、天麻钩藤颗粒等,或其他类似中成药。

1. 六味地黄丸　功效：滋阴补肾。用于头晕耳鸣，腰膝酸软，骨蒸潮热，盗汗。用法：浓缩丸每次 8 粒，每日 3 次，口服。

2. 杞菊地黄丸　功效：用于肝肾阴亏的眩晕、耳鸣、目涩畏光、视物昏花。用法：浓缩丸每次 8 粒，每日 3 次，口服。

3. 补中益气丸　功效：补中益气。用于气血不足所致体倦乏力、少气懒言、少动等。用法：浓缩丸每次 8 粒，每日 3 次，口服。

4. 天麻钩藤颗粒　功效：平肝息风，清热安神。用于肝火偏盛、肝阳上亢引起的头痛、眩晕、耳鸣、眼花、震颤、失眠。用法：一次 1 袋（5g），一日 3 次，口服。

【针灸方法】

1. 毫针疗法　主穴：舞蹈震颤控制区、四神聪、百会、风池、本神、曲池、太冲、合谷等。根据体质，辨证选穴。肝肾不足，选用肝俞、肾俞、阳陵泉；气血亏虚，选用气海、足三里；痰浊交阻，选用中脘、丰隆；精气亏乏，阴血不足，选用背俞穴或夹脊穴。针对兼症，临床变通。震颤较甚者，加用大椎、少海、后溪；僵直较甚者，加用大包、期门；汗多者，选用肺俞、脾俞；皮脂溢出，选用内庭；胃脘腹部胀满，选用梁门、中脘、气海；便秘，用天枢、气海；口干舌麻，用承浆、廉泉、复溜。

2. 其他疗法　可选用多功能艾灸仪、数码经络导平治疗仪、针刺手法针疗仪、智能通络治疗仪等。

3. 穴位贴敷　贴敷部位：曲池、合谷、肝俞、肾俞、阳陵泉、足三里、丰隆。选定穴位后，局部消毒，按压片刻后，将药丸置于穴位上用胶布固定，贴敷后加压刺激使局部轻度疼痛、红润即可。并嘱患者或家属每天加压刺激穴位 5 次，每次 3 分钟，2 天换药 1 次，5 次为 1 个疗程。

4. 推拿治疗　对于缓解早期出现的震颤、僵直效果较好。推拿的重点是加强患者的伸展肌肉范围，牵引缩短、僵直的肌肉。操作时动作要轻柔和缓，对颈、腰、四肢各关节及肌肉全面进行推拿按摩，至少 2 天 1 次，尽量保持关节活动幅度。

（二）西医治疗

药物治疗应遵循的原则：治疗方案个体化，从小剂量开始，缓慢递增，尽量以较小剂量取得较满意疗效。

1. 抗胆碱能药　对震颤和强直有一定效果，但对运动迟缓疗效较差，适用于震颤突出且年龄较轻的患者。主要副作用有口干、视物模糊、便秘和排尿困难，严重者有幻觉、妄想。前列腺肥大及青光眼患者禁用；老年人慎用。常用药物有：①苯海索；②丙环定。

2. 金刚烷胺　对少动、强直、震颤均有轻度改善作用，对异动症有一定治疗作用。早期患者可单独或与苯海索合用。药效一般可维持数月至 1 年。主要副作用有不宁、神志模糊、下肢网状青斑、踝部水肿等,均较少见。肾功能不全、癫痫、严重胃溃疡、肝病患者慎用,哺乳期妇女禁用。

3. 左旋多巴及复方左旋多巴 这是治疗 PD 的最基本、最有效药物,对震颤、强直、运动迟缓等均有较好疗效。常见副作用有恶心、呕吐、低血压、心律失常(偶见)、症状波动、运动障碍(异动症)和精神症状等。闭角型青光眼、精神病患者禁用,活动性消化道溃疡者慎用。临床上使用的复方左旋多巴有标准片、控释片、水溶片等不同剂型。常用标准片有美多芭和卡左双多巴;控释剂有两种,即卡左双多巴控释片和美多芭液体动力平衡系统;水溶片有弥散型美多芭。

4. 多巴胺受体激动剂 PD 后期患者用复方左旋多巴治疗产生症状波动或运动障碍,加用多巴胺受体激动剂可减轻或消除症状,并减少复方左旋多巴用量。单用疗效不如复方左旋多巴,一般主张与之合用。副作用与复方左旋多巴相似,不同之处是症状波动和运动障碍发生率低,而体位性低血压和精神症状发生率较高。常用的多巴胺受体激动剂有:①溴隐亭;②吡贝地尔缓释片;③普拉克索。

5. 单胺氧化酶 B 抑制剂(MAO-B 抑制剂) 主要副作用有口干、胃纳减退、体位性低血压。有胃溃疡者慎用,禁与哌替啶以及 5- 羟色胺再摄取抑制剂合用。常用的药物有:①司来吉兰;②雷沙吉兰。

6. 儿茶酚 -O- 甲基转移酶(COMT)抑制剂 在疾病早期首选复方左旋多巴联合 COMT 抑制剂治疗,可以改善患者症状,并且能预防或延迟并发症的发生。疾病中晚期,当复方左旋多巴疗效减退时,可以进一步改善症状。主要副作用有转氨酶升高、腹痛、腹泻、头痛、多汗、口干、尿色变浅等。常用药物有:①托卡朋;②恩托卡朋。

7. 外科治疗 立体定向手术治疗 PD 始于 20 世纪 40 年代。近年来,利用微电极记录和分析细胞放电的特征,可以精确定位引致震颤和肌强直的神经元,达到细胞功能定位的水平,使手术治疗的疗效和安全性大为提高。目前常用的手术方法有苍白球、丘脑底核毁损术和深部脑刺激术。其原理都是纠正基底节过高的抑制性输出。适用于药物治疗失效、不能耐受或出现运动障碍(异动症)的患者。对年龄较轻,症状以震颤、强直为主且偏于一侧者效果较好,但术后仍需应用药物治疗。

8. 细胞移植及基因治疗 是有较好前景的治疗方法,但存在一些问题,技术还不成熟,不能应用于临床。

六、中西医结合思路

帕金森病是西医学称谓。中医学家早有对震颤的理论和治疗经验的记载,并应用中医学独特理论阐述该疾病;这些理论和经验不断地被总结、继承与发展,至今仍有很高的临床指导意义。

目前西医治疗帕金森病的目的在于控制症状,治疗目标是尽可能维持患者独立生活的能力。常用复方左旋多巴、抗胆碱药物和多巴胺受体激动剂。西药起效快,对初始应用的患者可很快改善症状,疗效肯定。但西药治疗也存在一些问题,一是西药本身的副作用,二是初期疗效较好,一段时间后疗效不明显,需要不断增加剂量。

近年来,现代中医对帕金森病发病机制的了解逐渐深入,临床治疗方法和手段日益增多,无论辨证论治和用药方面都积累了丰富经验,其疗效也逐渐得到肯定。①有一定改善症状作用,特别对早期患者,可以达到未病先防、有病早治的目的;②减少西药用量:对正在服用西药的患者,加用中药治疗后,可逐渐减少西药用量,从而达到和使用中药治疗前相同的疗效;③减轻西药副作用:中药可兼顾西药副作用进行治疗,减轻患者痛苦;④增强西药疗效:在西药效果不明显时,加用中药后,往往效果显著;⑤延缓病程:帕金森病是随衰老而加重的慢性退行性疾病,目前没有可靠的阻止其发展的方法,而中药作为治本之法,对延缓疾病发展有一定作用;⑥增强体质,增强抗病力,改善患者生存质量。尽管有时单从帕金森病症状评分看,中药有时效果不显著,但患者在体质方面,以及饮食、睡眠、智力、精神状态等方面有整体改善,生活质量大大提高。

所以,在西药治疗的同时能配合中医中药,集中西医两法的治疗特长,有助于提高帕金森病的临床治疗效果。

七、辨已病未病与调养

对于帕金森病,强调未病先防,注重预防与调摄相结合。

（一）辨已病未病

1. 该病病因尚不明确,尚无有效的预防措施阻止疾病的发生和进展。

2. 建议适当加强体育运动及脑力活动,既有益身心还能延缓脑神经组织衰老,如跳舞、下棋、打太极拳等;积极防治脑动脉硬化,治疗高血压、糖尿病、高脂血症;避免或减少接触对人体神经系统有害的物质,如一氧化碳、二氧化碳、锰、汞等会导致帕金森病发生;此外,流行病学证据提示绿茶可降低患病的风险。这些综合措施可在一定程度上起到预防作用。

3. 如发现老年人有上肢震颤、手抖、动作迟缓等先期征兆时,应及时到医院就诊,争取早诊断、早治疗,也是帕金森病的治未病方法。

（二）调养

1. 帕金森病是一种慢性进展性疾病,目前尚无根治方法,且由于严重肌僵直、全身僵硬,终致卧床不起。本病死亡的直接原因是肺炎、骨折等各种并发症。

2. 患者饮食宜清淡而富有营养,多吃新鲜蔬菜、水果,多饮水、多食含酪氨酸的食物如瓜子、杏仁、芝麻等,适当控制脂肪的摄入。服用左旋多巴制剂、蛋白质饮食不可过量。食物按软食供给,以便咀嚼和吞咽。进餐时缓慢进食,防止吸入性肺炎。

3. 患者注意保持情绪稳定,心情舒畅。家属及医护人员宜给予患者适当的鼓励、劝告和指导。积极面对疾病,主动配合治疗。

4. 生活要规律,应加强肢体、语言等功能康复训练,防止跌仆,提高生活质量。

5. 晚期卧床者要加强安全护理,必要时需翻身叩背,以预防坠积性肺炎、压疮的发生。

八、临床验案

国医大师颜德馨诊治帕金森病验案

王某,男,62岁,于2002年10月24日初诊。患者有高血压近30年。2000年9月起出现右侧肢体震颤,1年后病情逐渐加重,行走乏力,言语含糊不清,血压170/120mmHg,诊断为"帕金森病"。近因肢体震颤加剧,伴有紧掣,步行无力,甚则痿而不举,语音不清楚,视物不清,形体较胖,舌红苔薄,脉细数。

中医诊断:颤证。西医诊断:帕金森病。此为肥人多痰与肝家瘀热互结,筋失所养;治当清化瘀热、柔肝养筋。药用:当归9g,白芍9g,木瓜9g,磁石(先煎)30g,煅龙牡各30g,蚕沙9g,千年健9g,伸筋草9g,牛膝9g,丹参15g,络石藤9g,豨莶草15g,红花9g,白术9g,制地龙5g。水煎服。

二诊:2周后,震颤小止,语言不清已轻,头昏,举步无力,神委多痰,舌红苔白,脉细弦。此乃肝风与痰瘀交搏,治拟益气化痰、补血滋阴。上方去磁石、龙骨、牡蛎、蚕沙、牛膝、豨莶草、地龙,改丹参30g,伸筋草15g,再加入虎杖30g,钩藤9g,黄芪30g,熟地黄15g,龟甲(先煎)15g,山药20g,健步虎潜丸(吞)9g。

三诊:又服2周,震颤减轻,认为病情稳定,随诊加减。

【按】颤证多由瘀血作祟,多属筋脉病变。心主血液以养脉,肝主气机疏泄以濡筋,若气滞血瘀,血气不能滋润筋脉,则震颤频发。其或因情志不遂,肝郁气滞,导致气滞血瘀,引动内风而成;或因风痰内阻,瘀滞脉络,以致瘀血内生,筋脉失养而成;或因饮食不节,损伤脾胃,致使助湿生痰,日久致瘀,筋脉失养而成;或因年老久病,肝肾精血不足,造成血涩致瘀,风阳内动,筋脉失养而成;或由于外伤引起瘀血内阻,络脉不通,虚风内动,上扰清窍,筋脉失养而成。本病例考虑为肝肾阴亏,气虚血瘀。用龟甲、熟地黄、当归、白芍育阴填精为主;肺主一身大气,故加黄芪大补元气,并冀气旺生血;丹参、红花、虎杖等活血化瘀,疏通经脉。诸药合用,使气血得充,髓海得养,筋得濡润。

（杨晓军）

参 考 文 献

1. Postuma RB, Berg D, Stern M, et al.MDS clinical diagnostic criteria for Parkinson's disease[J]. Mov Disord, 2015, 30（12）:1591-1601.

2. Chaudhuri KR, Healy DG, Schapira AH, et al.Non-motor symptoms of Parkinson's disease: diagnosis and management[J].Lancet Neurol, 2006, 5（3）:235-245.

3. Zhang ZX, Roman GC, Hang Z, et al.Parkinson's disease in China:prevalence in Beijing, Xian, and Shanghai[J].Lancet, 2005, 365（9459）:595-597.

4. 陈志强,杨关林.中西医结合内科学[M].3版.北京:中国中医药出版社,2016.

5. 王永炎,严世芸.实用中医内科学[M].2版.上海:上海科学技术出版社,2009.

6. 张小燕,颜乾麟.颜德馨治疗颤证经验[J].中医杂志,2006,47（7）:494.

7. 中华医学会神经病学分会帕金森病及运动障碍学组,中国医师协会神经内科医师分会帕金森病及运动障碍专业委员会.中国帕金森病的诊断标准（2016版）[J].中华神经科杂志,2016,49（4）:268-271.

第四节　癫　痫

癫痫（epilepsy, epilepsia）是一种由多病因引起的慢性脑部疾病,以脑神经元异常放电导致反复性、发作性和短暂性的中枢神经系统功能失常为特征。癫痫发作应具有三方面要素:①癫痫发作必须有临床表现,且发作的临床表现可多种多样,如感觉、运动、自主神经、意识、情感、记忆、认知及行为等障碍。②癫痫发作一般具有突发突止、短暂一过性、自限性的共同特点;持续状态是一种表现或反复发作的特殊情况。③通过脑电图检查证实脑部异常过度同步化放电。

癫痫在任何年龄、地区和种族的人群中都有发病,但以儿童、青少年发病率较高。据世界卫生组织（WHO）估计,全球大约有5 000万癫痫患者。国内流行病学资料显示,我国的癫痫患病率为4‰~7‰。近年来,国内外学者更重视活动性癫痫的患病率,即在最近某段时间（1年或2年）内仍有发作的癫痫病例数与同期平均人口之比。我国活动性癫痫的患病率为4.6‰,年发病率在30/10万左右。据此估算,我国约有600万的活动性癫痫患者,同时每年有40万左右新发癫痫患者。癫痫是神经内科最常见的疾病之一。癫痫患者死亡危险性为一般人群的2~3倍。

在中医学中,癫痫属于"痫病"范畴,又称"痫证""癫痫""羊痫风"。元代朱震亨《丹溪心法·痫》认为本病"非无痰涎壅塞,迷闷孔窍"而成,提出治疗以祛痰为主;王清任则认识到痫病与元气虚、脑髓瘀血有关,李用粹在《证治汇补·痫病》中提出阳痫、阴痫的分证方法及相应治则。

一、病因病机

癫痫的发生是先天因素和后天因素在个体内相互作用的结果。每个癫痫患者的病因学均包括这两种因素,只不过各自所占比例不同。

1. 先天因素 先天因素有两方面,一是胎气受损,当在母腹时,母亲或受惊而精却,或过分劳累而体虚导致小儿禀赋不足;二是父母禀赋虚弱,或父母本患癫痫导致精气不足。这为以后的发病埋下了伏笔,甚至出生不久就患病。

2. 后天因素 后天因素包括外感六淫邪毒、情志刺激、饮食失调、外伤、脑内虫证等。也有因患中风脑部疾病诱发者。

本病病位在心、脑,与肝、脾、肾相关;以心脑神机受损为本,风火痰瘀上蒙为标。主要为先天或后天因素造成肝、脾、肾等脏腑阴阳失调,脏气不平,风火痰瘀蒙蔽清窍而发病。病理因素涉及风、火、痰、瘀,其中尤以痰邪作祟最为重要。若病情迁延,必致肝风愈加难息,痰浊瘀血愈结愈深,脑神更不得养,终成痼疾。

二、五脏相关与病机转化

本病基本病机为脏腑阴阳失调,风火痰瘀蒙蔽清窍。

患者先天禀赋不足,或饮食失节,或劳倦过度,或七情所伤等,均可导致本病。肾为先天之本,先天元阴不足,肝邪克土伤心。脾为后天之本,气血生化之源,气机升降之枢;脾虚则生化乏源,气血不足;脾虚不运,痰浊内生。七情所伤,气郁化火,肝气不舒,火扰心神;气郁化火,痰浊蕴结,火动痰升,阻扰脑神则痫发。疾病日久,瘀血互结阻窍,脑络闭塞,脑神失养而痫动。

癫痫初期,多因风痰闭阻,或痰火炽盛,正气尚足,以实证为主;病久不愈,损伤正气,导致脾虚痰盛,或肝肾阴虚,表现虚实夹杂。癫痫发作当分阴阳。肝风痰热,横窜经络,气血逆乱于心脑为阳痫;寒痰湿浊上壅,蒙蔽神明为阴痫。(图10-4-1)

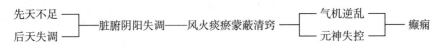

图 10-4-1　癫痫病因病机示意图

三、临床表现

(一)症状

癫痫发作的临床表现有多种类型,但均具有以下共性。①发作性:即突然发作,持续一段时间后迅速恢复,间歇期正常;②短暂性:即发作持续时间短,数秒或数分钟,除癫痫持续状态外,很少超过半小时;③重复性:即反复发作,如只发作1次,不能诊断为癫痫;④刻板性:即每次发作的临床表现几乎一致。常见的发作类型如下。

1. 部分性发作　是指起源于大脑半球局部神经元的异常放电。

(1)单纯部分性发作:发作时无意识障碍。根据放电起源和累及的部位不同,单纯部分性发作可表现为运动性、感觉性、自主神经性和精神性发作4类,后两者较少单独出现,常发展为复杂部分性发作。

(2)复杂部分性发作:发作时有不同程度的意识障碍,可伴有1种或多种简单部分性发作的内容。

(3)部分性发作继发全面性发作:单纯或复杂部分性发作均可继发全面性发作,可继发为全面强直 - 阵挛发作。本质上仍为部分性发作。

2. 全面性发作　发作最初的症状和脑电图提示发作起源于双侧脑部,多在发作初期即有意识丧失。

(1)全面强直 - 阵挛发作:是一种表现最明显的发作形式,故既往也称大发作。以意识丧失、双侧对称强直后紧跟有阵挛动作,并通常伴有自主神经受累表现为主要临床特征。可分为3期:①强直期;②阵挛期;③发作后期。

(2)强直性发作:表现为躯体中轴、双侧肢体近端或全身肌肉持续性收缩,肌肉僵直,没有阵挛成分。通常持续10秒,偶尔可达数分钟。发作时脑电图(EEG)显示暴发性多棘波。

(3)阵挛性发作:表现为双侧肢体节律性抽动,伴有或不伴有意识障碍,多持续数分钟。发作时 EEG 为全面性(多)棘波或(多)棘 - 慢波综合。

(4)肌阵挛发作:表现为不自主、快速短暂、电击样肌肉抽动,每次抽动历时10~50毫秒,很少超过100毫秒。可累及全身,也可限于某局部肌肉或肌群,可非节律性反复出现。发作期典型的 EEG 表现为暴发性出现的全面性多棘 - 慢波综合。

(5)失张力发作:表现为头部、躯干或肢体肌肉张力突然丧失或减低,发作之前没有明显的肌阵挛或强直成分。发作持续约1~2秒或更长。临床表现轻重不一,轻者可仅有点头动作,重者则可导致站立时突然跌倒。发作时 EEG 表现为短暂全面性 2~3Hz(多)棘 - 慢波综合发放或突然电压减低。

(6)失神发作:典型失神发作又称小发作。发作突发突止,表现为动作突然中止或明显变慢,意识障碍,不伴有或伴有轻微运动症状(如阵挛、肌阵挛、强直、自动症等)。发作通常持续5~20秒(<30秒)。发作时 EEG 呈双侧对称同步、3Hz(2.5~4Hz)的棘 - 慢综合波暴发。约90%的典型失神患者可被过度换气诱发。主要见于儿童和青少年,如儿童失神癫痫和青少年失神癫痫,罕见于成人。

（二）常见癫痫和癫痫综合征分类及部分类型的临床表现

癫痫或癫痫综合征是一组疾病或综合征的总称。有特殊病因，由特定症状和体征组成的特定癫痫现象，称癫痫综合征。

1. 1989 年国际抗癫痫联盟（ILAE）分类和名词委员会推荐将癫痫及癫痫综合征分成四大类：与部位有关的（局灶性、局限性、部分性）癫痫及综合征、全面性癫痫和癫痫综合征、不能确定为部分性或全面性的癫痫及癫痫综合征、特殊综合征。具体内容参见表 10-4-1。

表 10-4-1　1989 年癫痫和癫痫综合征分类

1. 与部位有关的（局灶性、局限性、部分性）癫痫及综合征
（1）特发性癫痫（与年龄有关）：①伴中央 - 颞区棘波的良性儿童癫痫；②伴枕叶阵发性放电的良性儿童癫痫；③原发性阅读性癫痫
（2）症状性癫痫：①颞叶癫痫；②额叶癫痫；③顶叶癫痫；④枕叶癫痫；⑤儿童慢性进行性部分性持续性癫痫状态
（3）隐源性癫痫
2. 全面性癫痫和癫痫综合征
（1）特发性癫痫（与年龄有关）：①良性家族性新生儿惊厥；②良性新生儿惊厥；③慢波睡眠中持续棘 - 慢复合波癫痫；④良性婴儿肌阵挛癫痫；⑤儿童失神癫痫；⑥青少年失神癫痫；⑦青少年肌阵挛癫痫；⑧觉醒时全面强直 - 阵挛发作性癫痫；⑨其他全面性特发性癫痫；⑩特殊活动诱发的癫痫
（2）隐源性和 / 或症状性癫痫：①韦斯特综合征（婴儿痉挛症）；②伦诺克斯- 加斯托（Lennox-Gastaut）综合征；③肌阵挛 - 站立不能性癫痫；④肌阵挛失神发作性癫痫
（3）症状性或继发性癫痫及癫痫综合征：①无特殊原因；②早发性肌阵挛脑病；③伴暴发抑制的早发性婴儿癫痫性脑病；④其他症状性全面性癫痫特殊综合征；⑤特殊促发方式的癫痫综合征；⑥其他疾病状态下的特异性癫痫综合征
3. 不能确定为部分性或全面性的癫痫和癫痫综合征
（1）兼有全面性或部分性发作：①新生儿发作；②婴儿期严重肌阵挛癫痫；③发生于慢波睡眠期有持续性棘 - 慢波的癫痫；④获得性癫痫性失语；⑤其他不能确定的癫痫
（2）未能确定为全面性或部分性癫痫
4. 特殊综合征
（1）热性惊厥，其他全面性特发性癫痫
（2）孤立发作或孤立性癫痫状态，特殊活动诱发的癫痫
（3）仅出现于急性代谢或中毒情况的发作

2. 部分类型的临床表现

（1）颞叶癫痫：是指发作起源于包括海马、杏仁核、海马旁回和外侧颞叶新皮质在内的颞叶，是临床最常见的癫痫类型。临床主要表现为单纯部分性发作、复杂部分性发作伴自动症和继发全面性发作。

（2）额叶癫痫：是指发作起源于额叶内任何部位的癫痫。临床表现复杂多样，不同个体差异很大。常见发作类型有单纯部分性发作、复杂部分性发作和继发全面性发作。通常发作频繁，运动性症状明显，持续时间短暂，多见于睡眠中发作。部分病例临床表现怪异。常规脑电图检查的阳性率较低，部分患者脑电图显示额区痫样放电。

（3）儿童失神癫痫：儿童期常见的特发全面性癫痫综合征，发病与遗传有关，临床表现为频繁典型失神发作。脑电图发作期为双侧广泛、同步、对称性3Hz 棘 - 慢综合波。患儿体格智能发育正常，常在 12 岁前缓解，预后良好。

（4）婴儿痉挛症：又称韦斯特（West）综合征。通常起病于出生后 3~12 个月，特征性表现为癫痫性痉挛发作、脑电图高度失律和精神运动发育障碍三联征。本病预后多不良。

（5）Lennox-Gastaut 综合征：是一种临床常见的年龄相关性癫痫性脑病。多发生于 1~8 岁儿童。主要特征为多种癫痫发作类型并存，最常见的发作类型有强直、不典型失神及失张力发作，也可有肌阵挛、全面强直 - 阵挛和局灶性发作。精神发育迟滞、脑电图棘 - 慢综合波和睡眠中 10Hz 的快节律是本病的三大特征。本病预后多不良。

（三）癫痫持续状态

传统的癫痫持续状态的定义：1 次癫痫发作持续 30 分钟以上，或反复多次发作持续 >30 分钟，且发作间期意识不恢复至发作前的基线状态。但对于 30 分钟的时间界定一直存在争议。

基于癫痫持续状态的早期临床控制和对脑的保护，ILAE 在 2001 年提出临床上更为实用的定义：一次癫痫发作（包括各种类型癫痫发作）持续时间大大超过了该型癫痫发作大多数患者发作的时间，或反复发作，在发作间期患者的意识状态不能恢复到基线状态。从临床实际操作角度，全面性惊厥性发作持续超过 5 分钟，或者非惊厥性发作或部分性发作持续超过 15 分钟，或者 5~30 分钟内 2 次发作间歇期意识未完全恢复者，即可以考虑。

需要注意的是，"癫痫持续状态"一词的含义实际为"癫痫发作的持续状态"，既可见于癫痫患者的癫痫发作，也可见于其他病因（如脑炎、脑外伤等）导致的癫痫发作。

（四）体征

全身检查的重点应放在神经系统，包括意识状态、精神状态、局灶体征（偏瘫、偏盲等）、各种反射及病理征等。注意观察头颅形状和大小、外貌、身体畸形，以及排查某些神经皮肤综合征。体格检查对癫痫的病因诊断有初步提示作用。有些体征可能提示抗癫痫药物的不良反应。

（五）理化检查

1. 脑电图（EEG） 癫痫发作最本质的特征是脑神经元异常过度放电。脑电图是能够反映脑电活动最直观、便捷的检查方法，是诊断癫痫发作、确定发作和癫痫类型最重要的辅助手段，为癫痫患者的常规检查。特殊的脑电图改变对于确定癫痫的发作类型具有特异性诊断价值，如大发作主要表现为散在或连续的棘波节律；小发作主要表现为 3 次/s 棘-慢波综合，且双侧对称同步；婴儿痉挛症脑电图主要表现为高幅失律等。

2. 神经影像学 磁共振成像（MRI）对于发现脑部结构性异常有很高的价值。如果有条件，建议常规进行头颅 MRI 检查。头部 CT 在显示钙化性或出血性病变时较 MRI 有优势。其他影像学检查如磁共振波谱（MRS）是一种反映活体脑组织生化代谢的无创性检查方法；单光子发射计算机体层摄影（SPECT）可反映脑代谢改变和血流灌注改变；正电子发射体层摄影（PET）被认为是癫痫外科术前评估的最佳无创性功能性影像检查方法。但 MRS、PET、SPECT 均不是癫痫患者的常规检查。应注意，影像学的阳性结果不代表该病灶与癫痫发作之间存在必然因果关系。

3. 其他 应根据患者具体情况选择。

（1）血液检查：包括血常规、血糖、电解质、肝肾功能、血气丙酮酸、乳酸等方面的检查，能够帮助找病因。

（2）尿液检查：包括尿常规及遗传代谢病的筛查。

（3）脑脊液检查：主要为排除颅内感染性疾病，对某些遗传代谢病的诊断也有帮助。

（4）心电图：对于疑诊癫痫或新诊断的癫痫患者，多主张常规进行心电图检查。这有助于发现容易误诊为癫痫发作的某些心源性疾病（心律失常所致晕厥发作），还能早期发现某些心律失常（如长 QT 间期综合征和传导阻滞等），从而避免因使用某些抗癫痫药物可能导致的严重后果。

（5）基因检测：已经成为重要的辅助诊断手段之一。目前，基因检测不作为常规病因筛查手段，通常是在临床已高度怀疑某种疾病时进行。

四、辨病辨证

（一）西医辨病

癫痫的诊断

（1）癫痫的临床诊断：主要根据癫痫患者的发作病史，特别是可靠目击者所提供的详细的发作过程和表现,辅以脑电图痫样放电,即可诊断。

（2）脑电图是诊断癫痫最常用的一种辅助检查方法。40%~50% 的癫痫患者在发作间歇期的首次脑电图检查可见棘波、尖波或棘 - 慢波、尖 - 慢波等痫样放电波形。癫痫发作患者出现局限性痫样放电提示局限性癫痫,出现普遍性痫样放电提示全身性癫痫。但是少数患者可多次脑电图检查始终正常。

（3）神经影像学检查可确定脑结构性异常或损坏,如 MRI、SPECT 和 PET 等可帮助确定癫痫灶的定位。

病史资料是诊断癫痫最重要的依据。癫痫在很大程度上是一种临床诊断。按照定义,临床出现 2 次非诱发性癫痫发作时就可以诊断癫痫,通常也就可以考虑药物治疗。多数情况下,详细询问病史尤其是发作史就可确定发作性症状是否为癫痫性发作,甚至可以初步进行发作类型和癫痫（综合征）类型的诊断,而后期的脑电图及影像学检查往往作为进一步验证或明确前期诊断的手段。脑电图异常不一定要诊断癫痫,脑电图正常也不能排除癫痫。应避免患者短期内已有数次典型的大发作,但因脑电图正常而未能诊断癫痫并延误治疗的情况。

【鉴别诊断】从癫痫的鉴别诊断上讲,临床上的发作性事件可分为癫痫发作和非癫痫发作。按照定义,癫痫发作的本质是脑神经元突然异常放电导致的临床表现,有一过性、反复性及刻板性的特点,伴有脑电图的痫样放电。癫痫发作需要与各种各样的非癫痫发作相鉴别。非癫痫发作是指临床表现类似于癫痫发作的所有其他发作性事件。

1. 晕厥　表现为突然短暂的可逆性意识丧失伴姿势性肌张力降低或消失,由全脑血灌注量突然减少引起,并随着脑血流的恢复而正常。鉴别要点见表 10-4-2。

表 10-4-2　晕厥与癫痫发作的鉴别要点

鉴别要点	晕厥	癫痫发作
诱因	精神紧张、疼痛刺激等	多无
前驱症状	有,可较长	无或短
发作与体位的关系	站立或坐位多见	无关
皮肤颜色	苍白	正常或发绀
惊厥伴尿失禁及舌咬伤	少见	常见
发作后意识模糊和自动症	无或少见	常见
发作间期脑电图异常	罕见	常见

2. 假性癫痫发作　即游离性抽搐,又称癔症样发作,是精神障碍而非脑电紊乱引起的脑部功能异常。发作前多有明显的情绪因素,通常有人在场时发作;抽搐形式多样,富有表演色彩,意识不完全丧失;发作时瞳孔对光反射存在,无摔伤、舌咬伤、尿失禁。病理征阴性,发作时脑电图无相应痫样放电,抗癫痫治疗无效。

3. 发作性睡病　可出现意识丧失和猝倒,根据突然发作的不可抑制的睡眠、睡眠瘫痪、入睡前幻觉及猝倒症四联征可鉴别。

4. 短暂性脑缺血发作(TIA)　临床多表现为神经功能的缺失性症状,如偏瘫、偏盲、偏身感觉减退等,而癫痫发作多为刺激性症状,如抽搐等。TIA多见于有脑血管病危险因素的中老年人。

5. 低血糖症　血糖低于2mmol/L时可产生局部癫痫样抽动或四肢强直发作,伴意识丧失,常见于服降糖药的2型糖尿病或胰岛β细胞瘤患者。

6. 偏头痛　鉴别要点见表10-4-3。

表 10-4-3　癫痫发作和偏头痛的鉴别

项目	偏头痛	癫痫发作
先兆症状	持续时间较长	相对较短
视幻觉	多为闪光、暗点、偏盲、视物模糊	除闪光、暗点外,有的为复杂视幻觉
主要症状	剧烈头痛,常伴恶心、呕吐	强直阵挛发作
意识障碍	少见	多见
发作持续时间	较长,几小时或几天	较短,几分钟
精神记忆障碍	无或少见	多见
脑电图	非特异性慢波	痫样放电

(二)中医辨证

1. 辨病要点　癫痫在中医学中属于"癫痫""痫证""羊痫风"范畴,应与中风、厥证、痉病相鉴别。

2. 辨证要点

(1)辨病位:本病病位在心、脑,与肝、肾、脾相关。本病基本病机为脏腑阴阳失调,风火痰瘀蒙蔽清窍。肝风痰热,横窜经络,气血逆乱于心脑,心神失守,故突然昏仆、不省人事;内风窜扰脉络,故两目上视、牙关紧闭、四肢抽搐;风痰聚散无常,故反复发作而醒后如常人。肾精不足,髓海失养,故神思恍惚、面色晦暗、健忘失眠;肝肾亏虚,则腰膝酸软、两目干涩。脾虚生化乏源,气血不足,故倦急乏力;脾虚不运,痰浊内生,则胸闷纳差、痰多;升降失调,故眩晕、恶心泛呕。气郁化火,肝气不舒,火扰心神,故情绪急躁、心烦、失眠。

（2）辨虚实:癫痫初期,多因风痰闭阻,或痰火炽盛,正气尚足,以实证为主;发作期多实,或实中夹虚;休止期多虚,或虚中夹实。发作期先辨阴阳,阳痫为痰热,阴痫属寒痰。病久不愈,损伤正气,导致脾虚痰盛,或肝肾阴虚,表现虚实夹杂。

（3）辨病情轻重:判断本病轻重取决于两方面,一是病发持续时间之长短,持续时间长则病重,短则病轻;二是发作间隔时间之久暂,间隔时间久则病轻,短暂则病重。病情轻重与痰浊之浅深和正气之盛衰密切相关。

五、治疗

（一）中医辨证论治

癫痫的治疗,当依其标本缓急而有所区别。发作期,急予开窍醒神定痫以治其标,着重清肝泻火、豁痰息风、开窍定痫。休止期,病缓则补虚扶正以治其本,宜健脾化痰、滋补肝肾、宁心安神。

1. 发作期

（1）阳痫

主要证候:癫痫发作表现,并见面色紫红,继之转为青紫或苍白,牙关紧闭,项背强直,抽搐有力,气粗痰鸣,或发怪叫。舌质红,苔白腻或黄腻,脉弦数或弦滑。

治法:急以开窍醒神,继以清热涤痰息风。

方药:黄连解毒汤(《外台秘要》)合定痫丸(《医学心悟》)加减。

常用黄连清泻心火,兼泻中焦之火;黄芩泻上焦之火;黄柏泻下焦之火;栀子泻三焦之火,导热下行;天麻、全蝎平肝息风而止痉;胆南星息风解痉;法半夏燥湿化痰;党参、云苓健脾益气;当归、乌豆衣养血柔肝息风;礞石除痰通窍,息风定痫。

加减:风邪偏盛,冲服羚羊角粉（或以水牛角粉代）、白芍粉;痰邪偏盛,加瓜蒌。

（2）阴痫

主要证候:痫发时面色晦暗萎黄,手足冰冷,双眼半开半合而神志昏愦,僵卧拘急,或颤动,抽搐时发,口吐涎沫,一般口不啼叫,或声音微小,醒后全身疲惫瘫软。舌质淡,苔白而厚腻。脉沉细或沉迟。

治法:温阳除痰,顺气定痫。

方药:五生饮(《世医得效方》)合二陈汤(《太平惠民和剂局方》)加减。

常用生半夏降逆散结;生南星祛痰解痉;生白附子祛风痰,逐寒湿;川乌大辛大热,散沉寒积滞;黑豆补肾利湿;橘红理气行滞,燥湿化痰;茯苓健脾渗湿,以助化痰之力,杜生痰之源;甘草健脾和中,调和诸药。

加减:五生饮大辛大热,化痰开窍,力峻而猛,有毒;临床使用要谨慎,一般少用,或制成成药使用。若恶心欲呕,加生姜、竹茹;胸闷痰多,加瓜蒌、枳实。

2. 休止期

（1）脾虚痰盛

主要证候:倦怠乏力,胸闷,眩晕,纳差,便溏,面色无华,四肢清冷。发作时多属阴痫。舌质淡,苔白腻,脉濡滑或弦细滑。

治法:健脾化痰。

方药:六君子汤(《校注妇人良方》)加减。

常用人参补气健脾,白术健脾燥湿,茯苓健脾利湿,半夏燥湿化痰,陈皮理气健脾,甘草健脾和中、调和诸药。

加减:恶心呕吐,加竹茹、旋覆花;便溏,加薏苡仁、炒白扁豆、藿香;痰多,加瓜蒌、制胆南星。

（2）肝火痰热

主要证候:情绪急躁,心烦失眠,咳痰不爽,口苦口干,便秘尿黄。发作时多为阳痫。舌质红,苔黄或黄腻,脉弦滑数。

治法:清肝泻火,化痰宁心。

方药:龙胆泻肝汤(《兰室秘藏》)合涤痰汤(《济生方》)加减。

常用龙胆泻肝胆之火,清下焦湿热;车前子、木通、泽泻渗湿泻热,使肝胆经实火湿热去除;生地黄、当归滋阴养血以柔肝,祛邪而不伤正;柴胡疏畅肝胆之气,并能引诸药归于肝经;橘红、半夏、胆南星利气燥湿化痰;石菖蒲开窍通心;竹茹清化热痰;人参、茯苓补益心脾;甘草以缓肝急、和药调中。

加减:痰火壅盛,大便秘结,加大黄、芒硝;不寐,加柏子仁、酸枣仁。

（3）肝肾阴虚

主要证候:见于久病、年老者,神思恍惚,面色晦暗,头晕目眩,两目干涩,耳轮焦枯不泽,健忘失眠,腰酸膝软,形体消瘦,大便干燥。舌质红,苔少,脉细数。

治法:滋养肝肾。

方药:大补元煎(《景岳全书》)加减。

常用人参大补元气,熟地黄、当归滋阴补血,枸杞、山茱萸补肝肾,杜仲温肾阳,甘草助补益而和诸药。

加减:如元阳不足多寒者,加附子、肉桂、炮姜之类;如血滞者,加川芎;如气分偏虚者,加黄芪、白术。

【方药应用】

1. 注射制剂　根据辨证分型,可选用以下中药针剂。阳痫可选用清开灵注射液、醒脑静注射液,脱证可酌情选用参麦注射液、参附注射液等。

2. 中成药 发作期用药,根据不同病机,可以辨证选用安宫牛黄丸、至宝丹、礞石滚痰丸、牛黄清心丸等。休止期用药,可以辨证选用柏子养心丸、归脾丸、六味地黄丸等。

痫宁片(广州中医药大学第一附属医院院内制剂)主要组成:黄芪、桂枝、胆南星、僵蚕、白芍、柴胡等。功效:益气活血,调和阴阳,息风化痰;主治各种类型癫痫及头痛等。用法:6~8 片 / 次,一天 3 次,口服。孕妇禁用。

【针灸方法】

1. 发作期 取穴:百会、风府、大椎、后溪。若正在发作或昏迷者,加水沟、十宣、涌泉;牙关紧闭,加下关、颊车。根据病情酌情选 3~4 穴,正在发作时用强刺激法,发作过后每日或隔日 1 次,亦可配合使用电针治疗。

2. 休止期 取穴:虚证,神门、内关、足三里、阴陵泉、三阴交、巨阙;实证,风府、鸠尾、丰隆、太冲。每次治疗,酌情选 3~4 穴,巨阙、鸠尾用平刺浅刺。

注意:若血小板计数低于 $20×10^9/L$,有出血倾向者禁针,以免针孔出血。

(二)西医治疗

癫痫是一种多因素导致的、临床表现复杂的慢性脑功能障碍疾病,所以临床处理中既要强调遵循治疗原则,又要充分考虑个体差异,即有原则的个体化治疗。

1. 癫痫处理的基本原则

(1)明确诊断:诊断是前提,并且尽可能将诊断细化,比如,是否为癫痫、癫痫发作的分类、癫痫综合征的分类、癫痫的病因和诱发因素等。而且在治疗过程中还应不断完善诊断,尤其当治疗效果不佳时,应特别强调重新审视初始诊断是否正确,包括癫痫诊断是否成立、癫痫发作、癫痫综合征、病因学诊断分类是否正确。如果不能及时修正诊断,常导致长期的误诊误治。

(2)合理选择处理方案:由于癫痫的病因学异质性很高,因此目前治疗方法多样,包括抗癫痫药治疗、外科切除性治疗、外科姑息性治疗、生酮饮食治疗、免疫治疗等。因此,选择治疗方案时,应充分考虑癫痫(病因及发作、综合征分类等)的特点、共患病情况以及患者的个人、社会因素,进行有原则的个体化综合治疗。需要强调的是,癫痫治疗并不一定都是顺利的,因此初始治疗方案常常需要根据治疗反应,在治疗过程中不断修正,或者进行多种治疗手段的序贯、联合治疗。

(3)恰当的长期治疗:癫痫的治疗应当坚持长期足疗程的原则,根据不同的癫痫病因、综合征类型及发作类型以及患者的实际情况选择合适的疗程。

(4)保持规律健康的生活方式:与其他慢性疾病的治疗一样,癫痫患者应保持健康、规律性生活,尤应注意避免睡眠不足、暴饮暴食以及过度劳累,如有发作诱因,应尽量祛除或者避免。

（5）明确治疗的目标:目前癫痫治疗主要以控制癫痫发作为首要目标,但是应该明确的是,癫痫治疗的最终目标不仅仅是控制发作,更重要的是提高患者生活质量。对于伴有精神运动障碍的患者,还应进行长期针对躯体、精神心理方面的康复治疗,降低致残程度,提高心理调节能力,掌握必要的工作、生活技能,尽可能促进其获得正常的社会及家庭生活。对于儿童期患者应强调通过全面的智力精神运动康复,在控制癫痫的同时促进其正常发育。

2. 癫痫的治疗手段　目前癫痫的治疗方法较多,近年来在药物治疗、神经调控等方面都有许多进展。现在常用的治疗方法如下。

（1）癫痫的药物治疗:是癫痫治疗最重要和最基本的治疗,也往往是癫痫的首选治疗。20世纪80年代之前共有7种主要的抗癫痫药物（AED）应用于临床,习惯上称传统AED。20世纪80年代以后国外开发并陆续上市了多种新型AED。具体见表10-4-4。

表10-4-4　目前临床使用的AED

传统 AED	新型 AED
卡马西平（Carbamazepine, CBZ）	氯巴占（Clobazam）
氯硝西泮（Clonazepam, CNZ）	非尔氨酯（Felbamate, FBM）
乙琥胺（Ethosuximide, ESX）	加巴喷丁（Gabapentin, GBP）
苯巴比妥（Phenobarbital, PB）	拉莫三嗪（Lamotrigine, LTG）
苯妥英钠（Phenytoin, PHT）	拉科酰胺（Lacosamide）
扑米酮（Primidone, PMD）	左乙拉西坦（Levetiracetam, LEV）
丙戊酸钠（Valproate, VPA）	奥卡西平（Oxcarbazepine, OXC）
	普瑞巴林（Pregabalin）
	卢非酰胺（Rufinamide）
	噻加宾（Tiagabine, TGB）
	托吡酯（Topiramate, TPM）
	氨己烯酸（Vigabatrin, VGB）
	唑尼沙胺（Zonisamide, ZNS）

目前,对于AED的作用机制尚未完全了解,有些AED是单一作用机制,而有些AED可能是多重作用机制。了解AED的作用机制是恰当选择药物、了解药物之间相互作用的基础。目前已知的AED的可能作用机制有电压依赖性钠通道阻滞、增加脑内或突触γ-氨基丁酸（GABA）水平、选择性增强

GABA 介导作用、直接促进氯离子内流、钙通道阻滞及其他。具体选药参见表 10-4-5。

表 10-4-5　根据癫痫发作类型的选药原则

发作类型	一线药物	添加药物
全面强直 - 阵挛发作	丙戊酸钠、拉莫三嗪、卡马西平、奥卡西平、左乙拉西坦、苯巴比妥	左乙拉西坦、托吡酯、丙戊酸钠、拉莫三嗪、氯巴占
强直性或失张力发作	丙戊酸钠	拉莫三嗪
失神发作	丙戊酸钠、乙琥胺、拉莫三嗪	丙戊酸钠、乙琥胺、拉莫三嗪
肌阵挛发作	丙戊酸钠、左乙拉西坦、托吡酯	左乙拉西坦、丙戊酸钠、托吡酯
局灶性发作	卡马西平、拉莫三嗪、奥卡西平、左乙拉西坦、丙戊酸钠	卡马西平、左乙拉西坦、拉莫三嗪、奥卡西平、加巴喷丁、丙戊酸钠、托吡酯、唑尼沙胺、氯巴占

所有的 AED 都可能产生不良反应，其严重程度在不同个体间有很大差异。大部分不良反应是轻微的，但也有少数会危及生命。最常见的不良反应包括对中枢神经系统的影响（镇静、思睡、头晕、共济障碍、认知、记忆等）、对全身多系统的影响（血液系统、消化系统、体重改变、生育问题、骨骼健康等）和特异体质反应。

癫痫患者在经过抗癫痫药物治疗后，大约有 60%~70% 可以实现无发作。通常情况下，癫痫患者如果持续无发作 2 年以上，即存在减停药的可能性，但是否减停、如何减停，还需要综合考虑患者的癫痫类型（病因、发作类型、综合征分类）、既往治疗反应以及患者个人情况，仔细评估停药复发风险；确定减停药复发风险较低时，并且与患者或者其监护人充分沟通减药与继续服药的风险、效益比之后，可考虑开始逐渐减停抗癫痫药物。

（2）癫痫的外科治疗：外科治疗是一种有创性治疗手段。目前癫痫手术的适应证尚不统一，切除性癫痫手术的适应证主要是药物治疗失败且可以确定致痫部位的难治性癫痫、有明确病灶的癫痫，同时还需要判定切除性手术后是否可能产生永久性功能损害以及这种功能损害对患者生活质量的影响。姑息性手术主要可以用于一些特殊的癫痫性脑病和其他一些不能行切除性手术的患者。不论是切除性手术还是姑息性手术，术前均应该运用可能的各种技术手段，仔细充分评估手术可能给患者带来的获益及风险，并且与患者及其监护人充分沟通手术利弊，共同决定是否手术及手术方案。

六、中西医结合思路

癫痫属于中医学中的"痫病""癫痫""羊痫风"范畴。癫痫的发生,是先天因素和后天因素在个体内相互作用的结果。癫痫的病位在心、脑,涉及肝、脾、肾三脏。

认真仔细地检查,全面了解病情是必要的,据此尽早明确诊断与分型,确立治疗方案,对病因明确者进行病因治疗。癫痫治疗分发作期与休止期。发作期,非癫痫持续状态者,重在护理,防止意外伤害,也可施以针灸,促进苏醒,终止发作;癫痫持续状态者,必须积极治疗,中西医结合,控制发作,防治并发症。中医治疗当息风豁痰、开窍醒神,并辨明阴阳,分别施治。属阳痫者,清热泻火;属阴痫者,温阳顺气。同时可以酌情选用醒脑静注射液、参附注射液、安宫牛黄丸、至宝丹等。休止期,要注意坚持规范治疗,尽力消除病因,不能过早停药。中医遵守缓则治本、祛邪补虚的原则,属痰热者,清热化痰;属风痰者,涤痰息风;属血瘀者,活血化瘀;属心脾两虚者,补益心脾;属肝肾阴虚者,滋养肝肾。治疗方法丰富多样,如药物、针灸、心理调适、饮食调理等措施,内治与外治结合,灵活多变,往往根据病情选用几种方法配合应用,促进康复。

七、辨已病未病与调养

增强体质是提高正气抗邪能力的关键,也是癫痫预防和调护的关键。

(一)辨已病未病

1. 保持良好的精神状态　在紧张、忙碌的生活中,精神时刻都处于紧绷状态,因此要学会自我调节、减压,保持心情舒畅。一个好的精神面貌可以抵制许多消极情绪,因此应积极面对各种不如意的事,保证气血通畅,使身心能够健康发展。

2. 合理的作息时间　过度疲劳也是诱发癫痫的一个重要因素。应合理安排作息时间,避免过度疲劳、熬夜等,注意劳逸结合。

3. 增强体质　对于体质弱的人群来说,坚持锻炼可以增强体质,提高机体免疫力;要注意避风防寒,防止疾病趁虚而入。

4. 合理的饮食习惯　健康科学的饮食习惯也是预防疾病的一个关键因素。要注意营养搭配,对喜欢的食物不暴饮暴食,对不喜欢的食物也不要挑食,并且尽量少摄入刺激性大的食物。

5. 进行产前检查　尽可能排除神经遗传疾病;妇女在怀孕期间,注意劳逸结合,调养身心。

（二）调养

癫痫发作期，衣领、腰带要解开，以保持呼吸道通畅，并将头部转向一侧，让分泌物流出，避免误入气道而窒息；将手帕或毛巾塞入上、下臼齿之间，以免咬伤舌部；不要强按患者抽动的肢体，以防造成骨折。癫痫休止期，要避免驾驶及高空、水上、火炉旁作业，以免发生意外。

癫痫有反复发作的特点，病程一般较长，部分患者终生难愈。体质强、正气尚足的患者，如治疗恰当，调理得法，可控制发作，部分有望治愈。体质较弱，正气不足，痰浊沉痼，或痰瘀互结者，往往迁延日久，缠绵难愈，预后较差。

癫痫是一个慢性疾患，社会对其关注、理解及支持仍有待提高。随着对疾病本质的认识，结合新的诊疗方案，加强规范、综合性诊疗，控制癫痫发作，同时关注患者社会功能、心理状态，给予长期综合管理，树立患者战胜疾病的信心，是目前临床工作中的重点所在。

八、临床验案

张横柳诊治癫痫验案

卢某，女，19岁，于2002年11月22日初诊。患者于1995年11月无明显诱因出现四肢抽搐，伴意识不清，前后持续20分钟，后反复发作。1996年11月、12月连发2次，经广州市某医院EEG提示为异常脑电图。拟诊为癫痫。服妥泰（托吡酯）12.5mg，每日2次。此后3年发作次数日益增多，经改用德巴金（丙戊酸钠缓释片）500mg，每日2次，发作次数仍未减少（2001年8月、9月、10月各发1次），形体消瘦，乏力，月经推迟2周、量少，经前头痛，自述月经期更易引发癫痫发作。纳食较差，面色灰暗，舌质淡红，脉弦细弱。

初诊：张横柳依据患者反复发作的四肢抽搐，伴意识不清病史，以及现形体消瘦、乏力、月经推迟、纳食较差、面色灰暗等表现，诊断为痫病，辨证为脾虚肝郁。西医诊断为癫痫。脾虚则生化乏源，气血不足，故形体消瘦、倦怠乏力；脾虚不运，则胸闷纳差；肝气郁结，气郁化火，火扰心神，脑神失养，则肢体抽搐、意识不清；舌质淡红，脉弦细弱，是脾虚肝郁的表现。治疗以疏肝健脾止痫为法。处方：柴胡15g，黄芩5g，法半夏15g，桂枝15g，白芍15g，益母草15g，黄芪60g，当归10g，香附15g。每日1剂，嘱服7剂。西药继续服用德巴金。

11月30日二诊：服上药7剂后，乏力明显减轻，饮食睡眠略有改善，口略干，仍面色灰暗，舌质淡红、尖略红，脉弦细弱。处方：柴胡10g，黄芩5g，法半夏15g，桂枝15g，白芍15g，益母草15g，黄芪60g，当归10g，香附15g，牡丹皮15g。每日1剂，嘱服14剂。口服痫宁片（广州中医药大学第一附属医院院内制剂）8

片/次,每日 3 次。继续服用德巴金。

12 月 15 日三诊:病情稳定,癫痫无发作,饮食、睡眠继续改善,面色灰暗略有好转,舌质淡红,脉弦缓。自述经前头痛好转,仍月经延迟。处方:柴胡 10g,枳壳 15g,白芍 15g,炙甘草 10g,太子参 30g,白术 15g,茯苓 30g,黄芪 60g,当归 10g,香附 15g,15 剂;继续口服痫宁片 8 片/次,每日 3 次。停用德巴金。

3 个月后,患者病情稳定,癫痫无发作,饮食睡眠可,改为痫宁片 8 片/次,每日 3 次。间断服用汤药。复查 EEG:轻度异常脑电图(与一诊时相比,慢活动指数减少)。

2004 年 12 月 6 日十九诊:患者病情稳定,癫痫无发作,饮食睡眠可,面色转润,月经偶延迟,无经期头痛现象。仍继续服用痫宁片 6 片/次,每日 3 次。近来偶有眼皮跳,舌微颤,舌质淡红,脉弦略数。处方:柴胡 15g,黄芩 10g,法半夏 15g,桂枝 15g,白芍 15g,炙甘草 10g,黄芪 30g,太子参 30g,茯苓 30g,白术 15g,甘松 15g,僵蚕 25g。每日 1 剂,嘱服 14 剂。继续服用痫宁片 8 片/次,每日 3 次。服上药半月后症状改善。复查 EEG:界限性脑电图(与 2003 年 3 月 20 日相比,慢活动指数减少)。

2006 年 1 月 16 日三十诊:患者病情稳定,癫痫无发作,饮食睡眠可,面色红润,无经期头痛现象,经期基本正常,偶有感冒,舌质淡红,脉缓略弦。暂停口服汤药,继续服用痫宁片 8 片/次,每日 3 次。复查 EEG:正常脑电图(与 2004 年 12 月 6 日相比,有改善)。

【按】《伤寒论》曰:"伤寒六七日,发热,微恶寒,支节烦疼,微呕,心下支结,外证未去者,柴胡桂枝汤主之。"此太阳阳明并病也。柯琴认为:"桂枝汤重解表,而微兼清里;柴胡汤重调里,而微兼散表。桂枝本为太阳表邪设,又可用以调诸经之表;小柴胡为少阳半表立法,亦可用以调三阳之半表。……取桂枝之半以散太阳未尽之邪,取柴胡之半以解少阳微结之证。……为双解两阳之轻剂。"此处作为基本方用于治疗癫痫,实属外调营卫气血,内重肝胆三焦之内伤杂病治法之外延,落脚处恰在于"营卫者,精气也"和癫痫患者常见之肝郁脾虚体质。重用黄芪(30~100g)升阳益气,助脾气上升,为扶正之主药;或合用四君子汤、四逆散等始终把握中焦,调理脾胃,非常符合本病治疗时间久,服用相关两药副作用多,患者易精神抑郁、气血不足、脾胃损伤的特点,结合"缓图"之纯中药痫宁片益气、息风、化痰、开窍、活血治疗,临床不仅每每能使患者减少或停用西药抗癫痫治疗,而且能使部分患者得到"正气存内,邪不可干"的效果。

(杨晓军)

参 考 文 献

1. 沈创鹏 . 张横柳教授生平及临证特色简介［J］. 新中医,2016,48(3):184-185.

2. 贾晓林,张横柳.经方治疗癫痫的临床观察[J].现代中西医结合杂志,2005,14(12):1580-1581.
3. 丁晶,汪昕.癫痫诊疗指南解读[J].临床内科杂志,2016,33(2):142-144.
4. 薛博瑜,吴伟.中医内科学[M].3版.北京:人民卫生出版社,2016.
5. 陈志强,杨关林.中西医结合内科学[M].3版.北京:中国中医药出版社,2016.
6. 倪伟.内科学[M].4版.北京:中国中医药出版社,2016.
7. 中国抗癫痫协会.临床诊疗指南:癫痫病分册(2015修订版)[M].2版.北京:人民卫生出版社,2015.

第五节　偏　头　痛

　　偏头痛(migraine)是一种原发性颅内血管运动和神经功能调节失常引起的疾病。表现为反复发作的一侧或两侧搏动性头痛,伴恶心、呕吐及畏光,经一段间隙期后可再次发病,在安静、黑暗环境中休息或睡觉后头痛会得到缓解。头痛发生前或发作时可伴有神经、精神功能障碍。

　　偏头痛具有病程长、间歇性反复发作、缠绵难愈等特点。约60%的偏头痛患者有家族史,女性较男性易患偏头痛,多在青春期起病,月经期发作增多,妊娠期或绝经后发作减少或停止。偏头痛发作可由某些食物诱发,如含酪胺的奶酪,含亚硝酸盐防腐剂的肉类,含谷氨酸钠的食物;此外,5-羟色胺(5-HT)、去甲肾上腺素、P物质等代谢异常也可影响偏头痛的发生。国内流行病学调查结果表明,我国偏头痛的患病率为985.12/10万,年发病率为79.17/10万。

　　在中医学中,偏头痛属于"头风""脑风""首风""雷头风""真头痛""颠顶痛""厥头痛"等范畴。中医将头痛分为外感头痛和内伤头痛,而偏头痛大多属内伤头痛。

一、病因病机

　　1. 外受风邪　偏头痛的病位在头。外感风邪,侵袭于经络,上犯颠顶,邪气稽留,风邪入脑,清阳被扰,气血不畅,阻遏络道,成为"头风"。正如《素问·太阴阳明论》谓"伤于风者,上先受之",又李杲谓"高巅之上,惟风可到"。又,风为百病之长,六淫之首,易夹寒、夹热、夹湿、夹瘀,引起风寒凝滞脑脉,或风热上炎清窍,或湿邪阻遏清阳而致头痛。

　　2. 情志失调　偏头痛,其痛暴发,痛势甚剧,或左或右,多系肝经风火上扰所致。《素问·至真要大论》云:"诸风掉眩,皆属于肝。"肝为刚脏,主疏泄和调畅气机。若忧郁恼怒,情志不畅,肝失条达,肝气郁滞,气滞则血瘀,瘀血阻滞脑窍而头痛;或疏泄失常,肝失条达,肝气怫郁日久,易于动风化火,肝阳上亢,肝火上扰清窍,则发头痛;若肝火久耗,伤及阴血,肝失濡养,或肾水亏损,水不涵木,精血不承,亦可引发头痛。《素问·至真要大论》曰:"厥阴司天,其化以风。"肝病易于动风化火,可见肝气、肝风、肝火、肝阳病变,以此变生痰饮瘀血,这些都与气机失调相关。

3. 饮食不节 脾胃为后天之本,气血生化之源。若素体肥胖,或嗜酒肥甘,恣欲无度,饮食不节,则可伤及脾胃,致脾失健运,湿蕴中焦,聚湿生痰,而痰为浊阴之邪、黏稠滑腻之物,痰浊上壅,极易蒙蔽清窍而致头痛;或饮食失调,脾胃虚弱,气血生化之源不足,气血亏虚,清阳不升,头窍失养而致头痛。

4. 体虚劳倦 《灵枢·海论》提出"脑为髓之海",指的就是脑部主要依赖肝肾精血和脾胃精微物质的濡养。同篇又指出:"髓海不足,则脑转耳鸣,胫酸眩冒,目无所见,懈怠安卧。"《素问·五脏生成》更强调了"诸髓者皆属于脑"。若禀赋不足、素体虚弱,劳累过度,则耗气伤神,营血亏虚,不能上荣脑髓脉络而致头痛;或体虚劳倦,气血不足,运行无力,血行涩滞,则可导致瘀血内阻,清窍不利而使头痛发作加重。

5. 久病致瘀 "大凡经主气,络主血,久病血瘀。"(《临证指南医案》)"瘀塞其经络,与气相搏,脉满而痛。"(《证治汇补》)血液运行全身的动力是气。《杂病源流犀烛·跌扑闪挫源流》说:"气运乎血,血本随气以周流,气凝则血亦凝矣。"故气行则血行,气滞则血瘀;或气虚不能推动血液运行,也必然会产生瘀滞;跌仆闪挫,头部外伤,或久病入络,气血滞涩,瘀血阻于脑络,不通则痛。

二、五脏相关与病机转化

头为"诸阳之会""清阳之府",又为髓海之所在,居于人体最高位;五脏精华之血、六腑清阳之气皆上注于头,手足三阳经亦上会于头。故经络脏腑病变皆可发为头痛。结合传统中医学理论,该病主要是在风邪外感、情志失调、饮食不节、体虚劳倦、久病致瘀的基础上,肝、脾、肾等脏腑功能失调,风袭脑络、风阳内动、痰浊阻滞、瘀血阻络所致。偏头痛病因不外乎风、火、痰、虚、瘀,病机为"不通则痛"或"不荣则痛"。这些病理因素在偏头痛的发作过程中既可单独出现,又可彼此影响,互相转化,兼夹致病。(图 10-5-1)

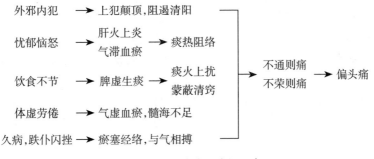

图 10-5-1 偏头痛病因病机示意图

三、临床表现

（一）症状特点

1. 有先兆的偏头痛　发作前有短暂的神经症状，最常见为视野缺损，暗点、闪光，逐渐向周围扩散及视物变形；有的患者也表现为躯体感觉先兆，如头晕、单侧肢体或面部麻木。与先兆症状同时或者随后出现一侧颞部或眶后搏动性头痛，常伴恶心、呕吐、易激惹及疲倦感，日常体力活动使头痛加重，睡眠后减轻。

2. 无先兆的偏头痛　常为反复发作的双侧颞部及眶周疼痛，可为搏动性，发作时常有头皮触痛，发作期间或发作后无神经系统体征。压迫同侧颈动脉或颞浅动脉可使头痛程度减轻。

（二）体征

发作时常在双颞侧及目眶周围有明显压痛，发作期或发作后神经系统检查正常。某些特殊类型偏头痛患者可以出现一过性神经系统症状及体征，如构音障碍、耳鸣、复视，同时发生双眼颞侧或鼻侧的视野缺损、共济失调，但这些先兆症状和体征通常持续大于 5 分钟且小于 60 分钟。

（三）理化检查

目前无特异性实验室理化检查，可通过头颅 CT、MRI、MRA、DSA 等检查排除颅内动脉瘤、脑血管畸形、颅内占位及痛性眼肌麻痹综合征等器质性疾病。

四、辨病辨证

（一）西医辨病

诊断标准（根据 2013 年国际头痛新分类和诊断标准）

1. 无先兆的偏头痛诊断标准

（1）具有符合（2）~（5）特征，至少 5 次发作。

（2）头痛持续 4~72 小时（未经治疗或治疗无效），儿童是 2~72 小时。

（3）头痛至少具有下列 2 个特征：①单侧性，可能为双侧性额颞部（非枕部）；②搏动性；③程度为中度或重度；④日常体力活动使之加重（如步行或上楼）。

（4）头痛时至少有下列 1 项：①恶心和 / 或呕吐；②畏光及畏声。

（5）其他 ICHD-Ⅲ 诊断不能更好解释。

2. 典型先兆偏头痛诊断标准

（1）有符合（2）~（3）项的至少2次发作。

（2）先兆由视觉、感觉和/或言语症状组成，每种先兆完全可逆，没有运动、脑干及视网膜症状。

（3）至少符合下列4项中的2项：①至少1种先兆症状逐渐发展的过程≥5分钟，和/或2种或多种先兆症状接连发生；②每种先兆症状持续5~60分钟；③至少有1种先兆症状是单侧的；④先兆时伴有头痛或在先兆发生后60分钟内出现头痛。

（4）其他ICHD-Ⅲ诊断不能更好解释，且已排除短暂性脑缺血发作。

【鉴别诊断】

1. 丛集性头痛　为一侧眼眶周围发作性剧烈疼痛，每次持续15分钟到3小时，有反复密集发作的特点，多为在数周或数月期间一次接一次密集发作，始终为单侧。

2. 痛性眼肌麻痹综合征　海绵窦非特异性炎症导致的头痛及眼肌麻痹，可见于任何年龄，常表现为眼球后及眶周顽固性胀痛、刺痛及撕裂样疼痛，伴恶心、呕吐，数日后出现疼痛侧动眼、滑车或展神经麻痹，表现为上眼睑下垂、眼球运动障碍及瞳孔对光反射消失等。

3. 血管性头痛　如高血压、低血压、颅内动脉瘤或动静脉畸形、慢性硬膜下血肿等均可出现偏头痛样头痛，但无典型偏头痛发作过程，脑CT、MRI及DSA等检查可显示病变。

（二）中医辨证

1. 头为诸阳之会，清阳之府；五脏精华气血、六腑清阳之气皆上注于头。若外无非时之感，内而气血充盈，阴阳升降如常，则无头痛之疾发作。故头痛发作首当辨外邪、内伤。若六淫时邪外袭，上犯清空；或气虚清阳不升，血虚经脉失养；或肾阴不足，肝阳偏亢；或情志忧郁，郁而化火，均可致头痛。

2. 在诸多病因中，外以风邪侵袭，内以厥阴肝经失调，最为常见。岭南地区以其独特的地理气候特点，炎热潮湿多雨，而多见风湿、暑湿病邪为患。此外，厥阴肝脉会于颠顶，故厥阴风木上冒，或兼内风扰动清空，均为导致头痛的主要原因。

3. 在辨治中，风药的运用尤具特色。因风药轻清辛散，祛风散邪，故岭南医家常选苍耳子、菊花、白蒺藜三药搭配应用。三药皆入肝、肺二经，其中苍耳子具有散风通窍、祛风湿止痛的作用；白蒺藜能平肝疏肝祛风，宣散肝经风邪；菊花具有清热疏风作用。三药合用，能疏散内外风邪。对于外感风寒者，可合用防风、白芷、秦艽疏散风寒；风热者，配防风、连翘、黄芩、青蒿；肾阴虚者，配生地黄、枸杞；气血亏虚者,配太子参、党参、黄芪、当归;夹痰者,加竹茹、法半夏、胆南星以涤痰开窍。

五、治疗

(一)中医辨证论治

1. 风邪上扰

主要证候:(多有气温下降,触冒风雨)起病急,头痛连及项背,常有拘急收紧感,或伴恶风畏寒,遇风尤剧,口不渴,苔薄白,脉浮紧。

治法:以疏风散邪止痛为主,兼以散寒、祛湿、清热。

方药:川芎茶调散(《太平惠民和剂局方》)加减。

常用川芎,性味辛温,善于祛风活血而止头痛,为诸经头痛之要药。薄荷、荆芥轻而上行,善能疏风止痛,并能清利头目;羌活、白芷均能疏风止痛;细辛散寒止痛,并长于治少阴经头痛;防风辛散上部风邪。上述诸药协助增强疏风止痛之效。炙甘草益气和中,调和诸药。服时以清茶调下,取其苦凉之性,既可上清头目,又能制约风药过于温燥与升散。

加减:如头痛而胀,甚则头胀如裂,发热或恶风,面红目赤,口渴喜饮,大便不畅或便秘,舌尖红,苔薄黄,脉浮数,辨证为风热头痛,治以疏风清热和络,方用芎芷石膏汤(《医宗金鉴》)加减;如头痛如裹,肢体困重,胸闷纳呆,大便或溏,苔白腻,脉濡,此为风湿之邪上蒙头窍,困遏清阳之风湿头痛,治以祛风胜湿通窍,方用羌活胜湿汤(《脾胃论》)加减。

2. 肝阳化风

主要证候:多由情志不畅诱发,头两侧胀痛,或左或右,游走不定,心烦易怒,舌质红,苔薄,脉弦有力。

治法:疏肝解郁,活血止痛。

方药:柴胡疏肝散(《医学统旨》)加减。

常用柴胡,功善疏肝解郁,用为君药。香附理气疏肝而止痛,川芎活血行气以止痛,二药相合,助柴胡以解肝经之郁滞,并增行气活血止痛之效,共为臣药。陈皮、枳壳理气行滞,芍药、甘草养血柔肝,缓急止痛,均为佐药。甘草调和诸药,为使药。

加减:肝郁化火者,兼见头痛剧烈,面赤口苦,溲赤便秘,苔黄,脉弦数,可用镇肝熄风汤(《医学衷中参西录》);火盛伤阴、水不涵木者,见头痛而眩,朝轻暮重,五心烦热,舌红、少苔,脉弦细数,可用一贯煎(《续名医类案》)、天麻钩藤饮(《中医内科杂病证治新义》)。

3. 痰浊阻窍

主要证候:头痛昏蒙,隐隐作痛,或伴视物旋转感,或多有鼻塞鼻窦炎史,胸脘满闷,纳呆呕恶,舌苔白腻,脉滑或弦滑。

治法:健脾化痰,祛风通络止痛。

方药:半夏白术天麻汤(《医学心悟》)加减。

李杲在《脾胃论》中说:"足太阴痰厥头痛,非半夏不能疗;眼黑头旋,风虚内作,非天麻不能除。"故以半夏、天麻两味为君药;以白术、茯苓为臣,健脾祛湿,能治生痰之源;佐以橘红理气化痰,脾气顺则痰消;使以甘草和中调药;煎加姜、枣调和脾胃,且生姜兼制半夏之毒。

加减:如舌底络脉迂曲,舌色淡暗,瘀血阻络,可加入川芎、桃仁;如脉沉取乏力,面色偏白,考虑气虚为本,可加入黄芪、党参;也可加入藿香、款冬花、杏仁等以开肺气化痰。

4. 清窍失养

主要证候:多形体消瘦,或面色萎黄,头痛隐隐,时轻时重,时时昏晕,心悸失眠,面色少华,神疲乏力,遇劳加重,舌质淡,苔薄白,脉细弱。

治法:补益气血,和络止痛。

方药:八珍汤(《瑞竹堂经验方》)或十全大补汤(《太平惠民和剂局方》)加减。

常用人参与熟地黄相配,益气养血,共为君药。白术、茯苓健脾渗湿,助人参益气补脾;当归、白芍养血和营,助熟地黄滋养心肝,均为臣药。川芎为佐,活血行气,使地、归、芍补而不滞。炙甘草为使,益气和中,调和诸药。

加减:如头痛且空,眩晕耳鸣,腰膝酸软,神疲乏力,滑精带下,舌红少苔,脉细无力,此为肾精亏虚,髓海不足,脑窍失养之头痛,治宜养阴补肾、填精生髓,方选大补元煎加减。若头痛而晕,头面烘热,面颊红赤,时有汗出,证属肾阴亏虚、虚火上炎者,去人参,加知母、黄柏以滋阴泻火,或用知柏地黄丸。若头痛畏寒,面色白,四肢不温,腰膝无力,证属肾阳不足者,当温补肾阳,选用右归丸(《景岳全书》)或金匮肾气丸(《金匮要略》)加减。

5. 瘀血阻窍

主要证候:头痛经久不愈,痛处固定不移,痛如锥刺,或有头部外伤史,舌紫暗,或有瘀斑、瘀点,苔薄白,脉细或细涩。

治法:活血化瘀,通窍止痛。

方药:通窍活血汤(《医林改错》)加减。

常用赤芍、川芎行血活血,桃仁、红花活血通络,葱、姜通阳,麝香开窍,黄酒通络,佐以大枣缓和芳香辛窜药物之性。其中,麝香味辛性温,功专开窍通闭,解毒活血。

加减:寒凝、气滞、气虚、痰瘀或跌仆损伤、久病等各种因素均可导致血液运行不畅,加之津血同源,相互化生,血瘀日久必会影响津液的运行,阻滞气机,影响脏腑气机的升降;并阻碍气血运行,阻塞脉络,使气血运行不畅,脉络瘀阻不通,而致头痛。根据兼加之邪,辅以温经散寒、行气通络等方药,如桂枝、吴茱萸等。此外,行气、补气、化痰、通络等法也皆多辅用。

【方药应用】

1. 注射制剂　补气类,可选用生脉注射液益气养阴、参附注射液益气温阳;活血化瘀类,可选用川芎嗪注射液、丹参注射液。

2. 中成药　祛风类,如川芎茶调丸;益气活血通络类,如颈复康颗粒。

【针灸疗法】

1. 毫针疗法　取患侧太阳、风池为主穴。肝阳上亢,加率谷、合谷、太冲、中渚;痰浊上扰,加内关、足三里、三阴交、阴陵泉、丰隆;气血亏虚,加足三里、三阴交、膈俞、脾俞;肝肾阴虚,加太冲、太溪、肾俞。

2. 耳穴疗法　主穴取神门、皮质下、内分泌、心、肾、耳尖。前额痛,加胃、额;偏头痛,加胆、颞;后头痛,加膀胱、枕;头顶痛,加肝、顶;血瘀,加耳中;热证,加耳尖放血;神经衰弱,加垂前。

（二）西医治疗

治疗目标是减轻头痛发作,缓解伴发症状,预防头痛复发。

1. 发作期非特异性药物　非甾体抗炎药(NSAID)如对乙酰氨基酚、布洛芬等;解热镇痛药及其咖啡因复合制剂。应在偏头痛发作时尽早使用。需注意,合用咖啡因会增加药物依赖、成瘾及产生过量性头痛的风险。甲氧氯普胺、多潘立酮等可治疗伴随症状。苯二氮䓬类镇静剂可促进入睡、改善头痛。

2. 发作期特异性药物　如曲普坦类,为高选择性 5-HT1B/1D 受体激动剂,主要有舒马曲普坦、佐米曲普坦;如麦角类,与 5-HT1 受体有较强结合力,可产生血管收缩作用,代表药如双氢麦角胺。

3. 预防性用药　针对频繁发作,尤其是每周发作 2 次以上者,如用普萘洛尔 10~20mg/ 次,每日 2~3 次,可阻断脑血管 β 肾上腺素受体,防止脑血管扩张;抗抑郁药如阿米替林,尤其适用于紧张性头痛伴慢性疼痛患者;抗癫痫药如丙戊酸钠;钙通道阻滞剂如氟桂利嗪。

六、中西医结合思路

由于生活节奏和社会因素的影响,偏头痛的发病率逐年增高。世界卫生组织(WHO)认为,重度偏头痛居最常见的使人丧失工作能力的内科疾病的前 20 位。近年来,偏头痛的病因病机、流行病学以及临床研究都取得很大进展。特别是中医治疗偏头痛的近期疗效较为肯定,且中药毒副作用小,可以较长时间服用以控制复发,患者容易接受。中医药及中西医结合治疗偏头痛已展现出广阔的前景。

　　偏头痛分为外感头痛和内伤头痛,以内伤头痛为主。患者早期对西药治疗敏感,后期出现药物不敏感、药物依赖等情况。如西药治疗期间结合中医辨治,可以明显减轻头痛发作程度、减少头痛发作次数。一般来讲,初期头痛,多属外感头痛,多属实证,治疗主以疏风,兼以散寒、祛湿和清热;内伤头痛多属虚证或虚实夹杂证,虚证多以补益气血、益肾填精为主,实证当平肝、化痰、行瘀,虚实夹杂者攻补兼顾。同时配合选用不同的引经药,对发挥药效具有重要意义。太阳经头痛选羌活、防风;阳明经头痛选白芷、葛根;少阳经头痛选川芎、柴胡;太阴经头痛选苍术;少阴经头痛选细辛;厥阴经头痛选吴茱萸、藁本等。

七、辨已病未病与调养

（一）辨已病未病

　　1. 养成良好的作息习惯,睡前不喝浓茶、咖啡等,晚餐忌过饱;避免熬夜或睡眠生物节律紊乱;避免过度用脑或劳累。

　　2. 女性月经期前,后头部、腰腹及足底注意保暖。

　　3. 注意加强锻炼,如打太极拳等,以增强抵抗力。

（二）调养

　　1. 风热头痛者,可多食水果,兼便秘者可多吃含粗纤维的新鲜蔬菜。

　　2. 风寒头痛者,可服用生姜红糖水。

　　3. 血虚头痛者,可服用黄芪炖肉、党参粥、莲子红枣粥等。

　　4. 血瘀头痛者,可服用田七炖瘦肉、川芎炖鱼头汤等。

八、临床验案

（一）刘世昌治疗内外风动兼阴虚火旺致头痛验案

　　潘某,男,42岁,于1991年10月10日初诊。主诉:头痛2年余,加重3天。患者近2年来反复颠顶头痛,刺痛并有颞部跳痛,鼻耳喉时有痛感,近3天来头痛加重,恶风怕吵,睡眠差,胃纳尚可,二便尚调。曾于当地医院用中西药(具体药物不详)治疗,未见明显好转,遂求诊于刘世昌。查患者神疲,咽红,扁桃体不大,舌红、苔薄黄,脉细而弦。理化检查及脑电图未见异常。

　　中医诊断:头痛。

　　辨证:内外风动,兼阴虚火旺。

　　西医诊断:偏头痛。

治法:祛风止痛,滋阴降火。

处方:苍耳子、白蒺藜、菊花各12g,太子参20g,天麻、防风各10g,白芷6g,天花粉、怀牛膝、生地黄、板蓝根各15g,甘草3g。5剂,日1剂。每剂加水1 500ml,煎30分钟,取汁350ml,分2次服。

10月16日二诊:服前方后,患者头痛明显减轻,睡眠好转,仍有颈痛,舌红、苔薄白,脉细。效不更方,仍按上方,甘草加至6g,5剂。

10月22日三诊:患者无头痛,睡眠佳,仅肩背部间有酸楚不适感,舌脉未见异常。此乃风邪尚未尽除,故在上方基础上去天花粉、牛膝,加葛根15g、桑叶12g。每日1剂,调理善后1周痊愈。

【按】在导致头痛的诸多因素中,外以风邪侵袭,内以厥阴肝经失调最为常见。所谓"伤于风者,上先受之""高巅之上,惟风可到",又因风为百病之长,多夹寒邪、热邪上扰清空,或挟湿邪,蒙蔽清阳而为头痛。岭南地区以其独特的地理气候特点,炎热潮湿多雨,因而多见风热、暑湿病邪为患。另外,头为诸阳之会,厥阴肝脉会于颠顶,故厥阴风木上冒,或兼内风扰动清空,是导致头痛发生的另一主要原因。此患者病初乃感受风邪所致,风邪上扰清窍,故头痛,兼见耳鼻喉均痛;但因治疗失当,不仅风邪未除,久病又伤及气阴,阴虚阳亢,心火上炎,肝阳上亢引动内风,故头痛经久不愈,睡眠差且兼见平素易怒、情绪不宁。中医诊断为头痛,证属内外风动兼阴虚火旺,治以祛风止痛、滋阴降火,三诊取得满意疗效。

(二)吴智兵治疗风寒夹瘀之头痛验案

刘某,女,37岁,于2009年6月20日初诊。5年前因冬天感受风寒后头部隐痛,后出车祸致后头部受伤,当时未及时治疗,其后头痛时发,程度加重,频率增多,每于劳累、受凉吹风或情绪郁闷时引发头痛。左侧为主,颞部搏动性疼痛,枕部刺痛,重时伴恶心呕吐,喜静卧不欲见人,自服止痛药可暂时缓解,有时痛1~2日可自行缓解,但易反复发作,时轻时重,久治不愈。平常睡眠差,记忆力下降,后头部昏沉感。头颅CT未见明显异常。曾就诊于多家医院,口服中西药,效果不显。舌质暗红、边有瘀点,脉沉涩。

中医诊断:头痛。

辨证:风寒阻滞,瘀血内停。

西医诊断:偏头痛。

治法:祛风通络,化瘀止痛。

处方:川芎15g,荆芥10g,防风10g,薄荷10g,白芷15g,细辛6g,羌活10g,桃仁20g,红花10g,全蝎10g,蜈蚣1条,地龙10g,制草乌6g,制川乌6g,桂枝20g,甘草6g,生姜10g。水煎内服,每日1剂。

　　1 周后头痛明显减轻,头痛持续时间减少、间隔时间延长,其余症状均有不同程度好转。效不更方,随症加减共服月余,头痛及伴随症状消失而愈。随访 1 年半,未再发作。

　　【按】此患者因感受风寒,导致气血运行不畅,气滞血瘀,后加上头部外伤未能及时就医,导致气血痹阻、瘀血内停,久病入络,清阳受阻而致头痛;脉沉涩示"久痛入络""久病必瘀",头痛时发时止,缠绵难愈。故在选用川芎茶调散的基础上配合红花、全蝎、蜈蚣、地龙,以益气、搜风活血、化瘀止痛。常用川芎活血行气、祛风止痛,为"血中之气药",性善走散,能上行头目,可改善脑循环,有明显抗血小板聚集、抗血栓形成的作用;加全蝎、地龙等虫类药以搜逐血络,宣通阳气;桃仁主瘀血、血闭癥瘕,为血瘀血闭之专药;红花活血通经,散肿止痛;根据头痛部位选用引经药羌活。诸药合用,头痛症状得以消除而痊愈。

(刘　叶)

参 考 文 献

1. 阎海.偏头痛诊治大成[M].北京:学苑出版社,1996.

2. 郭述苏,薛广波,王桂清,等.中国偏头痛流行病学调查[J].临床神经病学杂志,1991,4(2):65-69.

3. 王维治.神经病学:全2册[M].2 版.北京:人民卫生出版社.2013.

4. 路玉良,丁元庆.偏头痛的中医证候、病机与治疗现状分析[J].河南中医,2010,30(1):101-103.

5. 周仲瑛.中医内科学[M].2 版.北京:中国中医药出版社,2007.

6. 广州中医药大学温病学教研室.刘仕昌学术经验集[M].广州:广东高等教育出版社,1996.

7. 占戈,满伟.川芎茶调散加减治疗偏头痛 60 例疗效观察[J].河北中医药学报,2007,22(1):21-22.

8. 斯亚琴.祛风汤治疗偏头痛 36 例疗效观察[J].中国中医急症,2009,18(5):701,716.

9. 王迪.祛风通络汤治疗偏头痛 50 例[J].陕西中医学院学报,2010,33(1):33.

10. 黎治荣.柴胡疏肝散加减治疗血管性头痛 63 例临床观察[J].临床和实验医学杂志,2006,5(6):741.

11. 胡茜,张铭正.川芎止痛散治疗偏头痛 67 例[J].四川中医,2001,19(10):23.

12. 宋培瑚.四逆散加味治疗偏头痛疗效观察[J].内蒙古中医药,2002,21(3):4-5.

13. 杨立波.天麻钩藤饮加减治疗偏头痛 68 例[J].江西中医药,2006,37(4):39.

14. 汤雪英.中医临床常见病证护理健康教育指南[M].广州:花城出版社,2005.

15. 刘远琴,李海涛.偏头痛的中医治疗研究[J].中国当代医药,2009,16(8):194-195.

16. 张学平,常秀丽.活血通络镇痛汤治疗顽固性偏头痛 184 例疗效观察[J].河北中医,2009,31(8):1152-1153.

17. 杜兴民,蒋建云.三甲散治疗血瘀头痛[J].四川中医,1995,13(10):24.

18. 李合琴 . 血府逐瘀汤治疗偏头痛 56 例［J］. 河南中医学院学报，2006，21（4）:32.

19. 冯振娥，薛郑合，王军齐 . 柔肝祛风活血通络法治疗血管神经性头痛 48 例疗效观察［J］. 四川中医，2006，24（5）:46-47.

20. 苏喜 . 祛风养血活血汤治疗偏头痛临床观察［J］. 现代医院，2005，5（8）:73-74.

21. 邹春盛，周锦友 . 柔肝活血镇痛汤治疗偏头痛临床观察［J］. 中国中医急症，2004，13（3）: 140-141.

22. 王峥 . 辨证取穴针刺治疗偏头痛 120 例临床观察［J］. 医学理论与实践，2009，22（5）: 544.

23. 刘鹏，李道丕 . 磁珠耳穴贴压治疗偏头痛临床观察［J］. 上海针灸杂志，2009，28（6）:330- 331.

第六节　特发性面神经麻痹

特发性面神经麻痹（idiopathic facial palsy）是指茎乳孔内面神经非特异性炎症导致的周围性面神经麻痹，又称贝尔麻痹（Bell palsy）。临床特征为急性起病，多在 3 天左右达到高峰，表现为单侧周围性面瘫，伴或不伴耳后疼痛、舌前味觉减退、听觉过敏、泪液或唾液分泌异常，无其他可识别的继发原因。

特发性面神经麻痹是常见的脑神经单神经病变，国外报道发病率在（11.5~53.3）/10 万。任何年龄、季节均可发病。该病确切病因未明，可能与病毒感染或炎症反应等有关。该病具有自限性，但早期合理的治疗可以加快恢复，减少并发症。

在中医学中，特发性面神经麻痹属于"口僻""面瘫""中风""吊线风"等范畴，用"口僻"较符合临床。

一、病因病机

不同年龄人群均可患本病。正气不足，络脉空虚，卫外不固，若起居不慎，致风邪乘虚入中经络，气血痹阻，经络不畅，而发本病。因感受风邪兼夹不同及个体因素差别，口僻有风寒、风热、风痰的不同；瘀血阻滞脉络亦可导致口僻。病位在面部，以正气亏虚为本，以风邪为标，常表现为本虚标实。

二、五脏相关与病机转化

《诸病源候论·妇人杂病诸候·偏风口㖞候》说："偏风口㖞，是体虚受风，风入于夹口之筋也。足阳明之筋，上夹于口，其筋偏虚，而风因乘之，使其经筋偏急不调，故令口㖞僻也。"可见口僻的发生，与体虚正气不足、感受风邪有关。或因劳累、或因久病、或因素体本虚，导致正气不足，营血虚弱，络脉空虚，卫外不固，若起居不慎，感受风邪，风邪夹寒、夹热、夹痰乘虚入中夹口经络，气血痹

阻,经络不畅,而致口僻。(图 10-6-1)

风邪乘虚入中经络

正气不足,络脉空虚,卫外不固 ——→ 气血瘀阻,经络不畅 ——→ 口僻
(面神经麻痹)

图 10-6-1　面神经麻痹病因病机示意图

三、临床表现

(一)症状

1. 任何年龄、季节均可发病,春秋为多,常有吹风受寒史或病毒感染史,或有一侧面颊、耳内、耳后疼痛或发热。

2. 急性起病,病情多在 3 天左右达到高峰。

3. 临床主要表现为单侧周围性面瘫,如受累侧有麻木感,闭目、皱眉、鼓腮、示齿和闭唇无力,以及口角向对侧歪斜;可伴有同侧耳后疼痛或乳突压痛。根据面神经受累部位的不同,可伴有同侧舌前 2/3 味觉消失、听觉过敏、泪液和唾液分泌障碍。个别患者可出现口唇和颊部的不适感。当出现瞬目减少、迟缓、闭目不拢时,可继发同侧角膜或结膜损伤。

4. 分期　急性期为发病 15 天以内;恢复期为发病 16 天至 6 个月(发病半月面肌连带运动出现);联动期和痉挛期为发病 6 个月以上(面肌连带运动出现以后)。

(二)体征

患侧面部表情肌瘫痪,额纹消失,不能皱额蹙眉,眼裂不能闭合或闭合不全。部分患者起病前 1~2 天有患侧耳后持续性疼痛和乳突部压痛。体格检查可见患侧闭眼时眼球向外上方转动,露出白色巩膜,称贝尔征(Bell sign);鼻唇沟变浅,口角下垂,露齿时口角歪向健侧;口轮匝肌瘫痪,故鼓气、吹口哨时漏气;颊肌瘫痪,故食物易滞留患侧齿龈。还可因面神经受损部位的不同而出现不同表现:鼓索以上面神经病变可出现同侧舌前 2/3 味觉消失;镫骨肌神经以上部位受损同时有舌前 2/3 味觉消失及听觉过敏;膝状神经节受损时,除有周围性面瘫、舌前 2/3 味觉消失及听觉过敏外,还有乳突部位疼痛,耳郭、外耳道感觉减退和外耳道、鼓膜疱疹,称 Hunt 综合征。

(三)理化检查

1. 脑 CT、MRI 检查正常。对于特发性面神经麻痹患者,不建议常规进行影像学和神经电生理检查。

2. 当临床需要判断预后时,在某些情况下,神经电生理检查可提供一定帮助。运动神经传导检查可以发现患侧面神经复合肌肉动作电位波幅降低,发病1~2周后针极肌电图可见异常自发电位。面肌瘫痪较轻的患者,由于通常恢复较好,一般不必进行电生理检查。对于面肌完全瘫痪者,可以根据需要选择是否行神经电生理测定,且在发病后1~2周进行测定时,可能会对预后的判断有一定指导意义。当面神经传导测定复合肌肉动作电位波幅不足对侧10%,针极肌电图检测不到自主收缩的电信号时,近半数患者恢复不佳。

3. 对于发病3个月后面肌无力无明显好转甚至加重的患者,也有必要进行神经科或耳科专科的进一步评估,必要时行磁共振成像或高分辨率CT检查。

四、辨病辨证

(一)西医辨病

参照中华医学会神经病学分会《中国特发性面神经麻痹诊治指南》(2016年)。

1. 急性起病,通常3天左右达到高峰。常有受凉吹风史,或有病毒感染史。

2. 单侧周围性面瘫,表现为一侧面部表情肌突然瘫痪,病侧额纹消失,眼裂不能闭合,鼻唇沟变浅,口角下垂,鼓腮、吹口哨时漏气,食物易滞留于病侧齿颊间,伴或不伴耳后疼痛、舌前2/3味觉减退、听觉过敏、泪液或唾液分泌异常。

3. 排除继发原因。

【鉴别诊断】

1. 吉兰-巴雷(Guillain-Barre)综合征 可出现周围性面瘫,多为双侧。对称性肢体下运动神经元瘫痪和脑脊液蛋白-细胞分离现象是特征性表现。

2. 中耳炎、迷路炎和乳突炎等可并发耳源性面神经麻痹,腮腺炎、肿瘤和化脓性下颌淋巴结炎所致者有原发病史和特殊症状。后颅窝肿瘤或脑膜炎引起的周围性面瘫起病缓慢,有原发病表现及其他脑神经受损表现。

3. 糖尿病性神经病变 常伴有其他脑神经麻痹,以动眼、外展和面神经麻痹居多,可单独发生。

4. 莱姆病(Lyme disease) 伯氏疏螺旋体感染导致的面神经麻痹,多经蜱虫叮咬传播,伴有慢性游走性红斑或关节炎史,可应用病毒分离及血清学试验证实。

(二)中医辨证

1. 抓住证候特征辨证 或因劳累、或因久病、或因素体本虚,导致正气不足,络脉空虚,卫外不固,若起居不慎,感受风邪,乘虚入中经络,气血痹阻,经络不畅,而致本病。证候特征中既有虚证,又有实证;以正气亏虚为本,以风邪为标,常表现为本虚标实。

2. 抓住病位,随证候变化动态辨证　口僻病位在面部,急性起病,通常3天左右达到高峰。因感受风邪兼夹不同及个体因素差别,口僻有风寒、风热、风痰的不同。若日久不愈,则正气亏虚,气血无力推动血行,血行不畅,停而成瘀,瘀血阻滞脉络,筋脉失养,进而加重口僻。

3. 抓住岭南地域特点辨证　岭南地区气候多雨潮湿,四季气温偏高,极少出现严寒天气,故岭南人经常受湿热邪气侵袭;又岭南人嗜好"老火汤",岭南水果食多易损伤脾胃,致使脾气不足,痰湿渐生,阻滞筋脉,气血运行受阻,则筋脉、肌肉滋养不足而失用。临证所见,岭南地区口僻患者多有脾胃不足、痰湿内阻之象;口僻日久不愈,多见痰瘀互结。

五、治疗

(一)中医辨证论治

遵照"急则治标、缓则治本"的原则,中医以祛风通络、养血和营为治疗大法。在辨证论治基础上加强健脾祛痰、活血化瘀,能促进口僻早日恢复。

1. 风寒袭络

主要证候:突然口眼歪斜,眼睑闭合不全,兼见面部有受寒史,舌淡苔薄白,脉浮紧。

治法:祛风散寒,温经通络。

方药:麻黄附子细辛汤(《伤寒论》)加减。

常用麻黄发汗解表;附子、桂枝温经助阳;细辛通彻表里,助麻黄发汗解表,协附子内散阴寒;荆芥、防风祛风解表;白芷、藁本祛风散寒解表;甘草调和诸药。

加减:风邪明显,可加羌活,加强散风祛邪之力;加当归、赤芍养血活血,乃"治风先治血、血行风自灭"之意。

2. 风热袭络

主要证候:突然口眼歪斜,眼睑闭合不全,继发于感冒发热,或有咽部感染史,舌红苔黄腻,脉浮数。

治法:疏风清热,活血通络。

方药:大秦艽汤(《素问病机气宜保命集》)加减。

常重用秦艽祛风通络,为君药;当归、白芍养血活血,使血足而筋自荣,络通则风易散,寓有"治风先治血、血行风自灭"之意,并能制诸风药之温燥;蝉蜕祛风散热;金银花、连翘宣散风热;防风祛风解表;地龙清热息风通络;板蓝根、生地黄、石膏清热凉血。

加减:热甚,可加夏枯草、黄芩、菊花,加强清热力度。

3. 风痰阻络

主要证候:突然口眼㖞斜,眼睑闭合不全,或面部抽搐,颜面麻木作胀,伴头重如蒙、胸闷或呕吐痰涎,舌胖大,苔白腻,脉弦滑。

治法:祛风化痰,通络止痉。

方药:牵正散(《杨氏家藏方》)加减。

常用白附子祛风化痰,擅治头面之风,为君药;白芥子化痰利气;全蝎、僵蚕祛风止痉,其中全蝎长于通络,僵蚕有化痰作用;防风、白芷祛风解表;天麻祛风通络;胆南星化痰祛风;陈皮健脾化痰。

加减:脾虚,可加茯苓、白术健脾祛痰湿。

4. 气虚血瘀

主要证候:口眼㖞斜,眼睑闭合不全日久不愈,面肌时有抽搐,舌淡紫,苔薄白,脉细涩或细弱。

治法:益气活血,通络止痉。

方药:补阳还五汤(《医林改错》)加减。

常用黄芪、党参大补元气,使气旺血行,瘀去络通;当归尾活血养血,化瘀而不伤血;赤芍、川芎、桃仁、红花助当归尾活血祛瘀;地龙、全蝎、僵蚕祛风活血,通经活络。

加减:口僻日久不愈,痰浊瘀血阻滞经络,可加水蛭、穿山甲逐瘀血,加白芥子、制南星涤除顽痰;面肌时有抽搐,加天麻、钩藤、石决明、白芍、木瓜平肝息风、和血舒筋。

【方药应用】根据病情辨证选用有如下功效的中药注射液。

1. 清热化痰　清开灵注射液、痰热清注射液。

2. 活血化瘀通络　血栓通注射液、灯盏细辛注射液、疏血通注射液、丹参针、川芎嗪注射液、脉络宁注射液、注射用灯盏花素、丹红注射液、复方丹参注射液。

3. 补益扶正　参麦注射液、生脉注射液、参芪扶正注射液、黄芪注射液。

【针灸疗法】采用循经与面部局部三线法取穴。

1. 体针

(1)急性期

治法:驱风祛邪,通经活络。

第一周:循经取穴,取四肢和头部外周的百会、风府、风池、太冲、合谷等。针刺0.8~1寸;百会平补平泻;风府、风池、合谷行泻法;太冲行补法。留针30分钟。

第二周:循经取穴,取头部及面部外周的百会、风府、风池、太冲、合谷(健侧或双侧）等，刺法同前。取神庭、太阳、下关、翳风、巨髎等，针刺 0.8~1 寸，平补平泻，留针 30 分钟。

随症配穴：舌前 2/3 味觉丧失，加廉泉；听觉过敏，加听宫。

亦可采用阳明经筋排刺，即按照阳明经筋循行路线，每隔 0.5 寸 1 针，排列成 2 排（约针 8~10 针），留针 30 分钟。

（2）恢复期

治法：活血化瘀，培补脾胃，荣肌养筋。

循经取穴、头部穴位、面部局部三线法取穴。

采用循经取穴配用局部面部外周穴位：百会、风府、风池、太冲、合谷，刺法同前。神庭、太阳、下关、翳风、足三里、内庭，针刺 0.8~1 寸。神庭、太阳、下关、翳风采用平补平泻手法，足三里、内庭采用补法，留针 30 分钟。

面部局部三线法取穴：神庭、印堂、水沟至承浆，在人体面部正中线上，称中线；阳白、鱼腰、承泣、四白、巨髎、地仓，在面前旁正中一条线上，称旁线；太阳、下关、颊车，在面部侧面的一条线上，称侧线。始终以 3 条基本线上的穴位为主穴。随症配穴，眼睑闭合不全，取攒竹、鱼尾；鼻翼运动障碍，取迎香；颏肌运动障碍，取夹承浆。针刺 0.5~1.5 寸，采用平补平泻、间断快速小幅度捻转手法，200 转 /min，捻针 2 分钟，间隔留针 8 分钟，重复 3 次，留针 30 分钟。

亦可采用阳明经筋排刺，即按照阳明经筋循行路线，每隔 0.5 寸 1 针，排列成 2 排（约针 8~10 针），留针 30 分钟。

（3）联动期和痉挛期

治法：培补肝肾，活血化瘀，舒筋养肌，息风止痉。

采用循经取穴配用面部局部三线法取穴进行针灸治疗：百会、风府、风池、太冲、合谷，刺法同前。神庭、太阳、下关、翳风、足三里、内庭，针刺 0.8~1 寸。神庭、太阳、下关、翳风采用平补平泻手法，足三里、内庭采用补法。若面肌跳动，选行间、阳陵泉，采用泻法；若面肌萎缩，则选用脾俞、三阴交行针灸治疗，采用补法，留针 30 分钟；若出现倒错或联动，可以采用缪刺法，即在针刺患侧的同时配合刺健侧，根据倒错或联动部位选用太阳、下关、阳白、鱼腰、承泣、四白、巨髎、地仓、颊车等，还可配合艾灸或温针灸或热敏灸治疗。

随证配穴：风寒袭络证，加列缺；风热袭络证，加大椎、曲池；风痰阻络证，加丰隆；气虚血瘀证，加膈俞。

2. 电针　适用于面肌萎软瘫痪者。一般选取阳白—太阳、下关—巨髎、颊车—地仓这 3 对穴位。阴极在外周，阳极在中心部。波形为连续波，频率 1~2Hz，输出强度以面部肌肉轻微收缩为度。电针时间约 30 分钟。

3. 灸法　适用于风寒袭络证，选取太阳、下关、翳风、承浆、阳白、鱼腰、承泣、四白、地仓、颊车、印堂、巨髎、夹承浆等面部穴位，采用温和灸、回旋灸、雀啄灸、温针灸或热敏灸等方法。每次施灸约 20 分钟。

4. 拔罐 适用于风寒袭络证各期患者。选取患侧的阳白、下关、巨髎、地仓、颊车等穴位。采用闪火法,于每穴位区域将火罐交替吸附及拔下约 1 秒,不断反复,持续 5 分钟左右,以患侧面部穴位处皮肤潮红为度。每日闪罐 1 次,每周治疗 3~5 次,疗程依病情而定。根据病情,亦可辨证选取面部以外的穴位,配合刺络拔罐治疗。

（二）西医治疗

西医治疗原则为改善局部血液循环,减轻面神经水肿,缓解神经受压,促进神经功能恢复。

1. 糖皮质激素 对于所有无禁忌证的 16 岁以上患者,急性期尽早口服糖皮质激素,可以促进神经损伤尽快恢复,改善预后。通常选择泼尼松或泼尼松龙,口服,30~60mg/d,连用 5 天,之后于 5 天内逐步减量至停用。或地塞米松 10~20mg/d,连用 7~10 日,逐渐减量。儿童特发性面神经麻痹恢复通常较好,使用糖皮质激素是否能够获益尚不明确;对于面肌瘫痪严重者,可以根据情况选择。

2. 抗病毒治疗 对于急性期患者,可以根据情况尽早联合使用抗病毒药物和糖皮质激素,可能会有获益,特别是对于面肌无力严重或完全瘫痪者;但不建议单用抗病毒药物治疗。抗病毒药物可以选择阿昔洛韦或伐西洛韦。阿昔洛韦口服每次 0.2~0.4g,每日 3~5 次;或伐昔洛韦口服每次 0.5~1.0g,每日 2~3 次;疗程 7~10 天。

3. 神经营养剂 给予 B 族维生素促进神经髓鞘恢复,如甲钴胺口服 0.5mg,每日 3 次;维生素 B_1 100mg、维生素 B_{12} 500μg,肌内注射,每日 1 次等。

4. 眼部保护 当患者存在眼睑闭合不全时,应重视对患者眼部的保护。由于眼睑闭合不拢、瞬目无力或动作缓慢,角膜暴露、干燥,导致异物容易进入眼部,泪液分泌减少,使得角膜损伤或感染的风险增加,必要时应请眼科协助处理。建议根据情况选择滴眼液或膏剂防止眼部干燥,如左氧氟沙星滴眼液预防感染,合理使用眼罩保护,特别是在睡眠中眼睑闭合不拢时尤为重要。

5. 其他疗法 根据病情和临床实际,急性期可在茎乳孔附近行超短波透热、红外线照射或局部热敷等疗法,有利于改善局部血液循环,减轻神经水肿;恢复期可行碘离子透入疗法等。

六、中西医结合思路

特发性面神经麻痹属于"口僻""面瘫""中风""吊线风"等范畴,用"口僻"较符合临床。或因劳累、或因久病、或因素体本虚,导致正气不足,营血虚弱,络脉空虚,卫外不固,若起居不慎,感受风邪,风邪夹寒、夹热、夹痰乘虚入中夹口经络,气血痹阻,经络不畅,而致口僻,故见单侧周围性面瘫,如受累侧麻木感,闭目、皱眉、鼓腮、示齿和闭唇无力,以及口角向对侧歪斜。病位在面部,病机为风邪乘虚入中经络,气血痹阻,以正气亏虚为本,以风邪为标,常表现为本虚标实。治疗上遵照"急则治标、缓则治本"的原则,治标以祛风通络为主,治本以扶正补虚、养血和营为主。西医治疗原则为改善局部血液循环,减轻面神经水肿,缓解神经受压,促进神经功能恢复。

七、辨已病未病与调养

要注意休息、劳逸结合,饮食宜清淡、低盐低脂,戒烟酒,避免吹风。患病后要重视对眼部的保护,避免角膜感染。

八、临床验案

广东省名中医刘亦选诊治面神经麻痹验案

陈某,男,55岁,于2005年7月15日初诊。主诉:左侧面部口眼歪斜2天。2天前饮酒后于空调口下入睡,醒后发现左侧面部麻木,口眼歪斜,眼睑闭合不全,并逐渐加重。现见左侧面部麻木,闭目、皱眉、鼓腮、示齿和闭唇无力,以及口角向对侧歪斜,头昏沉,舌胖大、有齿印,苔白腻,脉弦滑。中医诊断为口僻,证属风痰阻络;西医诊断为面神经麻痹。治宜祛风化痰,通络止痉。拟方牵正散加减:白附子6g,白芥子10g,僵蚕10g,全蝎3g,防风10g,白芷10g,天麻10g,胆南星10g,陈皮6g,茯苓15g。水煎服,日1剂,连服7剂。嘱患者避免吹风受凉,戒烟酒;每日清洁面部后按压面部穴位,早、午、晚各1次,每次15分钟。

7月22日复诊:诉左侧面部歪斜好转,面部麻木减轻,眼睑可闭合,无头昏沉,舌胖大、有齿印,苔白稍腻,脉弦。拟方:白附子6g,白芥子10g,僵蚕10g,地龙10g,防风10g,白芷10g,陈皮6g,五爪龙30g,白术15g,茯苓15g。水煎服,日1剂,连服7剂。

7月29日三诊:诉左侧面部麻木消失,闭目、皱眉、鼓腮、示齿和闭唇动作正常,舌胖、有齿印,苔白,脉弦。拟方:五爪龙30g,黄芪15g,党参15g,白术15g,茯苓15g,防风10g,陈皮6g,薏苡仁20g,炙甘草6g。水煎服,日1剂,连服7剂。

【按】患者嗜酒,脾胃受损,易生痰湿,又酒后吹空调受凉,感受风邪,挟痰湿乘虚入中夹口经络,气血痹阻,经络不畅,而致口僻。起病之初,治宜祛风化痰、通络止痉,予牵正散加减。二诊时,症状改善,风邪已去大半,但脾虚痰湿仍有,故酌加健脾祛湿之品。三诊时,症状消失,风邪已去,考虑脾虚,治宜益气健脾祛湿,顾护正气。

（刘健红）

参 考 文 献

1. 贾建平,陈生弟.神经病学［M］.7版.北京:人民卫生出版社,2013.
2. 吴江,贾建平.神经病学［M］.3版.北京:人民卫生出版社,2015.
3. 国家中医药管理局医政司.24个专业104个病种中医诊疗方案（试行）［M］.北京:国家中医药管理局医政司,2012.
4. 中华医学会神经病学分会,中华医学会神经病学分会神经肌肉病学组,中华医学会神经病学分会肌电图与临床神经电生理学组.中国特发性面神经麻痹诊治指南［J］.中华神经科杂志,2016,49（2）:84-86.

第七节　重症肌无力

重症肌无力（myasthenia gravis,MG）是一种由乙酰胆碱受体（AChR）抗体介导,细胞免疫依赖,补体参与,累及神经肌肉接头突触后膜,引起神经肌肉接头传递障碍,出现骨骼肌收缩无力的获得性自身免疫性疾病。极少部分MG患者由抗MuSK（muscle specific kinase）抗体、抗LRP-4（low-density lipoprotein receptor-related protein 4）抗体介导。其主要临床表现为骨骼肌无力,易疲劳,活动后加重,休息和应用胆碱酯酶抑制剂后症状可明显缓解、减轻。

MG年平均发病率为（8.0~20.0）/10万。MG在各个年龄阶段均可发病。在40岁之前,女性发病率高于男性;40~50岁男女发病率相当;50岁之后,男性发病率略高于女性。

中国古代医著中无重症肌无力的具体记载,现代医家根据其主要临床表现将其归属到不同的中医病证中,如眼睑下垂则属于"睑废"或"睑垂"范畴,复视则属于"视歧"范畴,四肢无力则属于"痿病"范畴。《黄帝内经》即有关于"痿病"的记载,并在《素问·痿论》中设立专篇讨论其病因、病机、证候及治疗,且强调该病主要病理为"肺热叶焦",据五脏所主,提出"痿躄""骨痿""筋痿""肉痿"和"脉痿"。根据重症肌无力的临床表现及生化检查,西医学将其归到狭义"痿病"范畴内。

一、病因病机

重症肌无力的发生,是各方面各种因素综合作用的结果,主要由先天不足、后天失养导致。

1. 先天不足 人自受精开始,来自父母的先天精气不足,在孕育过程中又由于各种原因而吸收的精元物质不足,如母体营养不良、患病、久病、接受外科手术,或有不良嗜好等,导致精气不足的体质。这为以后发病埋下了伏笔,甚至出生不久就患病。

2. 后天失养 出生后,在后天成长过程中,由于营养不良,脏腑、经络、骨骼、肌肉得不到应有的濡养,出现发育不良;作息不规律,过度劳累,机体得不到有效休息;饮食不慎,致吐泻过多,耗伤津液;七情不调,生活学习工作过程中不能很好地畅调情绪,致使五志过极化火,损伤人体正气。长久以往,导致脏腑、经络、形体出现严重的供养不足。

总的来说,重症肌无力的发生,不外乎先天不足,后天失养,脾胃气虚,积虚成损,肌肉失养,出现种种虚损症状。外感六淫邪气,内而七情失调,以及饮食起居摄生不慎等各种因素,使脏腑经络形体供应不足或受损,诱发或加重本病。

二、五脏相关与病机转化

邓铁涛认为,重症肌无力(痿病)的病位在脾胃,由脾胃损及肝、肾,涉及肺、心。本病是"虚损"之病。"脾胃虚损,五脏相关"阐述了重症肌无力的主要病机。

脾胃居中焦,为后天之本、气血生化之源,气机升降之枢。脾胃健运,则饮食水谷能化生精微,洒陈于六腑而气至,和调于五脏而血生,内而五脏六腑,外而四肢百骸,皮毛肌肉筋脉皆得其养,身体始健,神气乃昌。

然或先天禀赋不足,或饮食失节,或劳倦过度,皆可使脾胃虚弱,甚则由虚变损。脾胃虚损可致气血生化之源不足,水谷饮食不能化生精微。脾主肌肉,脾虚则水谷精微不达四末,肌肉失其濡养,故而肢体乏力;脾胃虚损可累及心、肺、肝、肾四脏。心主血,伤及心血则致心悸失眠;肝藏血,伤肝则肝血不足、肝窍失养而致复视、斜视;肾藏精,居下焦,为先天之本,为气之根,虚则出纳失常,伤肾则可导致呼吸困难;肺主气,肾纳气,损及肺肾,可致构音不清,甚者气息断续,危在顷刻。

重症肌无力(痿病)的病位在脾胃。脾胃为人体气机升降的枢纽,精气的输布依赖于脾气之升,湿浊的排出依赖于胃气之降。因而人的健康、生机的活跃、生命的健壮等,有赖于正气充足。保护正气,必须重视脾胃之气的升发作用。只要元气充足,则疾病可愈;元气虚损,则预后欠佳。(图10-7-1)

三、临床表现

(一)症状

患者全身骨骼肌均可受累。但在发病早期可单独出现眼外肌、咽喉肌或肢

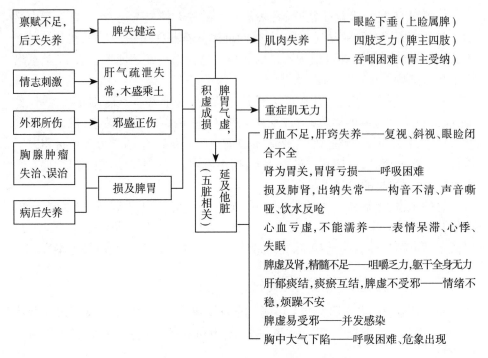

图 10-7-1　重症肌无力病因病机示意图（邓铁涛指导制图）

体肌肉无力；脑神经支配的肌肉较脊神经支配的肌肉更易受累。经常从一组肌群无力开始，逐渐累及其他肌群，直到全身肌无力。部分患者短期内出现全身肌肉收缩无力，甚至发生肌无力危象。

骨骼肌无力表现为波动性和易疲劳性，晨轻暮重，活动后加重，休息后可减轻。眼外肌无力所致对称或非对称性上睑下垂和 / 或双眼复视是 MG 最常见的首发症状；还可出现构音障碍、吞咽困难、鼻音、饮水呛咳及声音嘶哑等；颈肌受累，以屈肌为著，出现头颈活动障碍，抬头困难或不能；肢体各组肌群均可出现肌无力症状，以近端为著；呼吸肌无力可致呼吸困难、无力。部分患者可出现肌无力危象。

改良的 Osserman 分型如下：

Ⅰ型（眼肌型）：病变仅局限于眼外肌，2 年之内其他肌群不受累。

Ⅱ型（全身型）：有 1 组以上肌群受累。ⅡA 型（轻度全身型）：四肢肌群轻度受累，伴或不伴眼外肌受累，通常无咀嚼、吞咽和构音障碍，生活能自理。ⅡB 型（中度全身型）：四肢肌群中度受累，伴或不伴眼外肌受累，通常有咀嚼、吞咽和构音障碍，生活自理困难。

Ⅲ型（急性重症型）：起病急、进展快，发病数周或数月内累及咽喉肌；半年内累及呼吸肌,伴或不伴眼外肌受累,生活不能自理。

Ⅳ型(迟发重症型):隐袭起病,缓慢进展,2 年内逐渐进展,由Ⅰ型、ⅡA 型、ⅡB 型进展而来,累及呼吸肌。

Ⅴ型(肌萎缩型):起病半年内可出现骨骼肌萎缩、无力。

(二)体征

肌疲劳试验:使可疑病变的肌肉反复地收缩,如连续做举臂、眨眼、闭目动作,则肌无力症状不断加重,而休息后肌力又恢复者为阳性。

(三)理化检查

1. 新斯的明试验　成人肌内注射新斯的明 1.0~1.5mg;儿童可按 0.02~0.03mg/kg,最大用药剂量不超过 1.0mg。如有过量反应,可肌内注射阿托品。结果可参照 MG 临床绝对评分标准。

2. 肌电图检查　提示低频重复神经刺激(RNS)检查发现波幅递减 10% 以上(服用胆碱酯酶抑制剂的 MG 患者需停药 12~18 小时后做此项检查,但需要充分考虑病情);单纤维肌电图(SFEMG)测定的"颤抖"增宽,伴或不伴有阻滞。

3. 骨骼肌乙酰胆碱受体(AChR)抗体　AChR 抗体为诊断 MG 的特异性抗体。50%~60% 的单纯眼肌型 MG 患者血中可检测到 AChR 抗体;85%~90% 的全身型 MG 患者血中可检测到 AChR 抗体。结合肌无力病史,如抗体检测结果阳性则可以确立 MG 诊断;如检测结果为阴性,不能排除 MG 诊断。

4. 抗骨骼肌特异性受体酪氨酸激酶(抗 MuSK)抗体　在部分 AChR 抗体阴性的全身型 MG 患者血中可检测到抗 MuSK 抗体,其余患者可能存在抗 LRP-4 抗体以及某些神经肌肉接头未知抗原的其他抗体,或因抗体水平和 / 或亲和力过低而无法被现有技术手段检测到。

5. 抗横纹肌抗体　包括抗 Titin 抗体、抗 RyR 抗体等。此类抗体在伴有胸腺瘤、病情较重的晚发型 MG 或对常规治疗不敏感的 MG 患者中阳性率较高,但对 MG 诊断无直接帮助,可以作为提示和筛查胸腺瘤的标志物。抗横纹肌抗体阳性则可能提示 MG 患者伴有胸腺瘤。

6. 胸腺影像学检查　约 20%~25% 的 MG 患者伴有胸腺瘤,约 80% 的 MG 患者伴有胸腺异常。通过纵隔 CT,胸腺瘤检出率可达 94%。

四、辨病辨证

(一)西医辨病

根据《中国重症肌无力诊断和治疗指南(2020 版)》意见,重症肌无力诊断依据如下。

（1）临床表现：某些特定的横纹肌群肌无力呈斑片状分布，表现出波动性和易疲劳性；肌无力症状晨轻暮重，持续活动后加重，休息后缓解。通常以眼外肌受累最常见。

（2）药理学表现：新斯的明试验阳性。

（3）RNS 检查低频刺激波幅递减 10% 以上；SFEMG 测定的"颤抖"增宽，伴或不伴有阻滞。

（4）抗体：多数全身型 MG 患者血中可检测到 AChR 抗体，或在极少部分 MG 患者中可检测到抗 MuSK 抗体、抗 LRP-4 抗体。

在具有 MG 典型临床特征的基础上，具备药理学特征和 / 或神经电生理学特征，临床上则可诊断为 MG。有条件的单位可检测患者血清 AChR 抗体等，有助于进一步明确诊断。需除外其他疾病。

【鉴别诊断】

1. 眼肌型 MG 的鉴别诊断　①米勒-费希尔（Miller-Fisher）综合征（MFS）：属于吉兰 - 巴雷综合征变异型，表现为急性眼外肌麻痹、共济失调和腱反射消失；肌电图示神经传导速度减慢；脑脊液有蛋白 - 细胞分离现象，在部分患者中可检测到抗人神经节苷脂 Q1b 抗体。②慢性进行性眼外肌麻痹（CPEO）：属于线粒体肌病，表现为双侧进展性无波动性眼睑下垂、眼外肌麻痹，可伴近端肢体无力。肌电图示肌源性损害，少数患者可伴有周围神经传导速度减慢。血乳酸轻度增高，肌肉活体组织检查和基因检测有助于诊断。③眼咽型肌营养不良：属于进行性肌营养不良，表现为无波动性眼睑下垂，斜视明显，但无复视。肌电图示肌源性损害。血清肌酶轻度增高，肌肉活检和基因检测有助于诊断。④眶内占位病变：如眶内肿瘤、脓肿或炎性假瘤等，表现为眼外肌麻痹并伴结膜充血、眼球突出、眼睑水肿。眼眶 MRI、CT 或超声检查有助于诊断。⑤格雷夫斯（Graves）眼病：属于自身免疫性甲状腺病，表现为自限性眼外肌无力、眼睑退缩，不伴眼睑下垂。眼眶 CT 显示眼外肌肿胀，甲状腺功能亢进或减退，抗促甲状腺激素受体抗体阳性或滴度高于界值。⑥梅热（Meige）综合征：属于锥体外系疾病，表现为单侧或双侧眼睑痉挛、眼裂变小，伴有面、下颌和舌肌非节律性强直性痉挛。服用多巴胺受体拮抗剂或局部注射 A 型肉毒毒素有效。

2. 全身型 MG 的鉴别诊断　①吉兰 - 巴雷综合征：免疫介导的急性炎性周围神经病，表现为弛缓性肢体肌无力，腱反射减弱或消失。肌电图示运动神经传导潜伏期延长、传导速度减慢、传导阻滞、异常波形离散等。脑脊液有蛋白 - 细胞分离现象。②慢性炎性脱髓鞘性多发性神经病：免疫介导的慢性感觉运动周围神经病，表现为弛缓性肢体无力，可有感觉障碍，腱反射减弱或消失。肌电图示运动或感觉神经传导速度减慢、波幅降低和传导阻滞。脑脊液有蛋白 - 细胞分离现象,周围神经活检有助于诊断。③兰伯特-伊顿(Lambert-Eaton)肌无力综合征:免疫介导的累及神经肌肉接头突触前膜电压依赖性钙通道疾病,表现为肢体近端无力、易疲劳,短暂用力后肌力增强,持续收缩后病态疲劳,伴有自主神经症状如口干、体位性低血压、胃肠道运动迟缓、瞳孔扩大等。肌电图示低频 RNS 可见波幅递减,高频 RNS 可见波幅明显递增。多继发于小细胞肺癌,也可并发于其他恶性肿瘤。④进行性肌萎缩:属于运动神经元病的亚型,表现为弛缓性肢体无力和萎缩、肌束震颤、腱反射减弱或消失。肌电图呈典型神经源性改变。静息状态下可见纤颤电位、正锐波,有时可见束颤电位;轻收缩时运动单位电位时限增宽、波幅增高、多相波增加;最大用力收缩时运动单位电位减少,呈单纯相或混合相。神经传导速度正常或接近正常范围,感觉神经传导速度正常。⑤多发性肌炎:多种原因导致的骨骼肌间质性炎性病变,表现为进行性加重的弛缓性肢体无力和疼痛。肌电图示肌源性损害。心肌酶显著升高、肌肉活检有助于诊断。糖皮质激素治疗有效。⑥肉毒梭菌中毒:为肉毒毒素累及神经肌肉接头突触前膜所致,表现为眼外肌麻痹、瞳孔扩大和对光反射迟钝,吞咽、构音、咀嚼无力,肢体对称性弛缓性瘫痪,可累及呼吸肌,可伴有 Lambert-Eaton 综合征样的自主神经症状。肌电图示低频重复神经刺激无明显递减,高频重复神经刺激可使波幅增高或无反应,取决于中毒程度。对食物可进行肉毒梭菌分离及毒素鉴定。⑦代谢性肌病:肌肉代谢酶、脂质代谢或线粒体受损所致肌肉疾病,表现为弛缓性肢体无力,不能耐受疲劳,腱反射减弱或消失,伴有其他器官受损。肌电图示肌源性损害。心肌酶正常或轻微升高。肌肉活检和基因检测有助于诊断。

(二)中医辨证

"五诊十纲"辨证方法是邓铁涛在多年中医临床的基础上,通过不断深化认识,不断总结中西医各自优势而提出的新的中医辨证方法。它是在中医传统四诊的基础上,吸纳西医学先进的诊查技术,从而为现代中医诊断服务的一种有别于传统四诊的新的辨证方法。

1. 辨病要点 重症肌无力在中医学中属"痿病"范畴,应与痹病、偏瘫相鉴别。

2. 辨证要点

(1)辨病位:本病与肝、脾、肾三脏关系最为密切,尤其以脾肾亏虚为主,后期可累及他脏,临床上应辨明病变以何脏为主。病在脾者,以食少、脘胀、便溏、倦怠、乏力、神疲等气虚见症为主;或兼见肢冷畏寒等脾阳虚之象。病在肝者,以眩晕头痛、两目昏花、胁痛易怒、肢体麻木等肝阴虚见症为主。病在肾者,以头晕耳鸣、耳聋、腰膝酸软、神色委顿、遗精等肾阴虚见症为主;或以畏寒、腰膝酸冷、阳痿滑精等肾阳虚见症为主。

（2）辨虚实：本病为正虚、内伤不足之证，临床上易感外邪，或伴有其他杂病。正虚者，肝、脾、肾亏损；邪实者，有风邪、湿邪、热毒、痰瘀之别。

（3）邓铁涛针对重症肌无力提出了"脾胃虚损、五脏相关"理论。由于五脏相关，脾胃虚损可进一步累及他脏；反之，心、肺、肝、肾的病变，也可以反过来影响脾胃，形成五脏相关的多维联系。然而其病机转化始终以脾胃虚损为中心环节，这就是辨证论治的着眼点。

五、治疗

（一）中医辨证论治

脾胃虚损、气虚下陷是重症肌无力（痿病）的主要病机。治疗主要根据患者表现辨证论治，治疗大法以"峻补脾胃"为主，着重益气升阳以举陷，强肌健力治五脏。

1. 脾胃亏虚

主要证候：眼睑下垂，四肢倦怠乏力，吞咽困难，纳差便溏，少气懒言，舌胖嫩、有齿印，苔薄白或浊厚，脉虚大或弱。

治法：峻补脾胃。

方药：补中益气汤（《脾胃论》）加减。

常用黄芪补中益气，升阳固表；人参、白术、炙甘草甘温益气，健脾益胃；陈皮理气行滞；升麻、柴胡协同黄芪、人参升举下陷之阳气；当归补血和营。

加减：肾阳虚者，加菟丝子、枸杞、巴戟天、淫羊藿或熟附子；兼痰浊者，加茯苓、浙贝母，陈皮改橘络；兼外邪者，党参、黄芪、白术均改为 1/3 量，加桑叶、豨莶草。

2. 脾肾阳虚

主要证候：肢体无力，吞咽发呛，胸闷气短，抬头困难，形寒肢冷，面色苍白，小便清长，大便稀溏或完谷不化，舌淡胖，脉沉弱。

治法：温补脾肾。

方药：右归丸（《景岳全书》）加减。

常用附子、肉桂温肾阳，暖下元；鹿角胶、杜仲、菟丝子补肾阳，益精血；熟地黄、山药、山茱萸、当归、枸杞滋肾阴，养肝血。

加减：阳衰气虚者，加人参、黄芪；阳虚大便溏泻者，加补骨脂、覆盆子；饮食减少或不易消化，或反胃、吞酸，加干姜。

3. 肝肾不足

主要证候：眼睑下垂，复视或斜视，眼球活动受限，视物模糊，头晕目眩，耳鸣健忘，失眠多梦，四肢肌肉极易疲劳，甚则软弱无力，或五心烦热，颧红盗汗，舌红少苔,脉沉或细数。

治法:补益肝肾。

方药:六味地黄丸(《小儿药证直诀》)加减。

常用熟地黄、生地黄补益肝肾之精血;茯苓、党参补益脾胃之气,以助气血生化之源;山茱萸、麦冬滋养肝肾之阴;菟丝子补益肾阳,使一身之阳得以恢复,达到阳中求阴之功;白芍、牡丹皮养阴活血通络,清虚热;当归补血养血通络。

加减:五心烦热者,加胡黄连、丹参、地骨皮。

4. 大气下陷

主要证候:全身肌肉无力,吞咽困难、呼吸困难,胸闷如窒,气短难息,或气息将停,痰涎壅盛,全身大汗淋漓,舌淡胖苔白,脉沉迟微弱。

治法:升阳举陷。

方药:升陷汤(《医学衷中参西录》)加减。

常用黄芪配伍升麻、柴胡以升阳举陷;并以知母之凉润,以制黄芪之温;桔梗载药上行,用为向导,主治胸中大气下陷之证。

加减:对脾肺虚极者,可酌加人参以加强益气之力,或更加山茱萸以收敛气分之耗散。

【方药应用】

1. 注射制剂　根据辨证分型,可选用以下中药针剂。补气类,黄芪注射液;益气温阳类,参附注射液;气血双补类,参芪扶正注射液、胎盘多肽注射液等。

2. 中成药　辨证选用中成药如贞芪扶正胶囊(颗粒)、补中益气丸等,或其他类似中成药。

强肌健力胶囊(广州中医药大学第一附属医院院内制剂,邓铁涛验方)主要组成:黄芪、人参、白术、茯苓、甘草、升麻、当归、陈皮等。功效:补脾益气,强肌健力。主治重症肌无力等神经肌肉疾病。症见眼睑下垂、复视斜视、四肢无力、气短体倦、咀嚼乏力、吞咽困难、饮水反呛或肌肉萎缩等。用法:5 片/次,一天 3次,口服。使用禁忌:暂未明确。

【针灸方法】

穴位贴敷　贴敷部位:双侧脾俞、肾俞、关元。贴敷方法:选定穴位后,局部消毒,按压片刻后,将健脾补肾药丸(自制穴位贴敷剂,所用药物具有味甘咸、性温的特点,具有温肾助阳、健脾益气之功效)置于穴位上用胶布固定,贴敷后加压刺激,使局部轻度疼痛、红润即可。并嘱患者或家属每天加压刺激穴位 5 次,每次 3 分钟,2 天换药 1 次,5 次为 1 个疗程。

(二)西医治疗

1. 胆碱酯酶抑制剂　此类药物是治疗所有类型 MG 的一线药物,用于改善临床症状,特别是新近诊断患者的初始治疗,并可作为单药长期治疗轻型 MG 患者。胆碱酯酶抑制剂中,溴吡斯的明是最常用的药物。不良反应包括恶心、腹泻、胃肠痉挛、心动过缓、口腔及呼吸道分泌物增多等。一般用量为 60mg,每日 3~4 次;最大剂量为 480mg/d,分 3~4 次口服。

2. 免疫抑制药物治疗　可选择糖皮质激素、硫唑嘌呤、环孢素、他克莫司、环磷酰胺、吗替麦考酚酯、抗 CD20 单克隆抗体等。

(1)糖皮质激素:是治疗 MG 的一线药物,可使 70%~80% 的 MG 患者症状得到显著改善。目前常用于治疗重症肌无力的糖皮质激素包括泼尼松、甲泼尼龙、地塞米松。使用量需要根据患者病情改善情况个体化。使用时注意大剂量冲击疗法可能会诱发重症肌无力危象;长期服用糖皮质激素可引起食量增加、体重增加、向心性肥胖、血压升高、血糖升高、白内障、青光眼、内分泌功能紊乱、精神障碍、骨质疏松、股骨头坏死、消化道症状等,应引起高度重视。成年全身型 MG 和部分眼肌型 MG 患者,为减少糖皮质激素的用量或停止使用、获得稳定而满意的疗效、减少激素不良反应,可早期联合使用其他一种免疫抑制剂,如硫唑嘌呤、环孢素 A 或他克莫司等。

(2)硫唑嘌呤:是治疗 MG 的一线药物。眼肌型 MG 和全身型 MG 皆可使用,可与糖皮质激素联合使用,短期内可有效减少糖皮质激素用量。本药可致部分患者肝酶升高和骨髓抑制。服用硫唑嘌呤应从小剂量开始,逐渐加量,多于使用后 3~6 个月起效,1~2 年后可达全效;初始阶段通常与糖皮质激素联合使用,且其疗效较单用糖皮质激素好,同时可以减少糖皮质激素的用量。使用方法:成人每日 2~3mg/kg,分 2~3 次口服。不良反应包括特殊的流感样反应、白细胞减少、血小板减少、消化道症状、肝功能损害和脱发等。

(3)环孢素 A:用于治疗全身型和眼肌型 MG 的免疫抑制药物。通常使用后 3~6 个月起效,疗效和硫唑嘌呤相当,但不良反应较硫唑嘌呤少。使用方法:每日口服 2~4mg/kg,使用过程中注意监测血浆环孢素 A 药物浓度,并根据浓度调整环孢素 A 的剂量。主要不良反应包括肾功能损害、血压升高、震颤、牙龈增生、肌痛和流感样症状等。服药期间至少每月查血常规、肝肾功能各 1 次以及监测血压。

(4)他克莫司:为一种强效免疫抑制剂。适用于不能耐受糖皮质激素和其他免疫抑制剂不良反应或对其疗效差的 MG 患者,特别是抗 RyR 抗体阳性的 MG 患者;也可与糖皮质激素早期联合使用,以尽快减少糖皮质激素的用量,减少其不良反应。他克莫司起效较快,一般 2 周左右起效。使用方法:口服 3.0mg/d;有条件时检测他克莫司血药浓度并根据血药浓度调整药物剂量。不良反应包括消化道症状、麻木、震颤、头痛、血压和血糖升高、血钾升高、血镁降低、肾功能损害等。服药期间至少每月查血常规、血糖、肝肾功能 1 次。

（5）环磷酰胺：用于其他免疫抑制药物治疗无效的难治性 MG 患者及胸腺瘤伴 MG 的患者。与糖皮质激素联合使用可以显著改善肌无力症状，并可在 6~12 个月时减少糖皮质激素用量。使用方法：成人静脉滴注 400~800mg/w，或分 2 次口服，100mg/d，直至总量 10~20g，个别患者需要服用到 30g；儿童每日 3~5mg/kg（不大于 100mg），分 2 次口服，好转后减量为每日 2mg/kg。不良反应包括白细胞减少、脱发、恶心、呕吐、腹泻、出血性膀胱炎、骨髓抑制、远期肿瘤风险等。每次注射前均需要复查血常规和肝功能。

3. 针对胸腺治疗

（1）胸腺摘除手术治疗：疑为胸腺瘤的 MG 患者应尽早行胸腺摘除手术，因早期手术治疗可以降低胸腺瘤浸润和扩散的风险。胸腺摘除手术可使部分 MG 患者临床症状得到改善，而部分 MG 患者可能在手术治疗后症状加重。对于伴有胸腺增生的 MG 患者，轻型者（Osserman 分型 I 型）不能从手术中获益，而症状相对重的 MG 患者（Osserman 分型 II~IV 型），特别是全身型合并 AChR 抗体阳性的 MG 患者则可能在手术治疗后临床症状得到显著改善。一般选择手术的年龄为 18 周岁以上。

（2）胸腺放射治疗：随着放射治疗设备的改进，治疗技术日益成熟，MG 胸腺放射治疗重新受到重视。此疗法适用于胸腺增生、全身无力、药物疗效不佳、浸润性胸腺瘤不能手术、未完全切除胸腺瘤或术后复发的患者。

4. 丙种球蛋白、血浆置换方法

（1）静脉注射用丙种球蛋白：主要用于病情急性进展、手术前准备的 MG 患者，可与起效较慢的免疫抑制药物或可能诱发肌无力危象的大剂量糖皮质激素联合使用，多于使用后 5~10 天左右起效，作用可持续 2 个月左右。与血浆置换疗效相同，不良反应更轻，但两者不能并用。在稳定的中、重度 MG 患者中重复使用并不能增加疗效或减少糖皮质激素的用量。使用方法：每日 400mg/kg，静脉注射 5 天。不良反应：头痛、无菌性脑膜炎、流感样症状和肾功能损害等。

（2）血浆置换：主要用于病情急性进展期、出现肌无力危象患者、胸腺切除术前和围手术期处理以及免疫抑制治疗初始阶段，长期重复使用并不能增加远期疗效。在使用丙种球蛋白冲击后 4 周内禁止进行血浆置换。不良反应：血钙降低、低血压、继发性感染和出血等。伴有感染的 MG 患者禁用。宜在感染控制后使用，如血浆置换期间发生感染则要积极控制感染，并根据病情决定是否继续进行血浆置换。

5. 积极抢救危象 重症肌无力患者在某些因素作用下，突然发生严重呼吸困难，甚至危及生命，称重症肌无力危象，是致死的主要原因。主要分 3 种类型。

（1）肌无力危象：为最常见的危象，是病情加重的表现。多因抗胆碱酯酶药量不足引起；或感染、分娩、月经、情绪抑郁，或使用了呼吸抑制剂如吗啡、巴比妥类,或神经-肌肉阻断剂如庆大霉素、链霉素而诱发。如注射新斯的明后症状有减轻,则可诊断。肌无力危象应酌情增加抗胆碱酯酶药物剂量,直到安全剂量范围内肌无力症状改善满意为止;如有比较严重的胆碱能过量反应,应酌情使用阿托品拮抗;如不能获得满意疗效时,考虑用甲泼尼龙冲击;部分患者还可考虑同时应用血浆置换或大剂量丙种球蛋白冲击。

（2）胆碱能危象:由于抗胆碱酯酶药物过量引起,患者肌无力症状加重,尚有胆碱能中毒症状,表现为肌束颤动、瞳孔缩小、出汗、唾液增多、腹痛、肠鸣音亢进等。新斯的明注射后出现症状加重。胆碱能危象应尽快减少或停用抗胆碱酯酶药物,一般5~7天后再次使用,从小剂量开始逐渐加量,并可酌情使用阿托品;同时给予甲泼尼龙冲击、血浆置换或静脉注射免疫球蛋白。

（3）反拗危象:主要见于严重全身型MG患者,多由胸腺手术后、感染、电解质紊乱或其他不明原因所引起,药物剂量未变,但突然失去效应。检查无胆碱能副作用征象,新斯的明或腾喜龙试验无变化。

对于机械呼吸治疗,若血气分析已发现呼吸衰竭（Ⅰ型或Ⅱ型均可见）,即应及时气管内插管,并考虑正压通气。人工辅助呼吸的MG患者需加强护理,定时雾化、拍背、吸痰,防止肺部感染,通过辅助呼吸模式的逐步调整等尽早脱离呼吸机。

六、中西医结合思路

重症肌无力属于中医学"睑废""睑垂""视歧""痿病"等范畴。重症肌无力的发生,主要由先天不足、后天失养导致;脾胃虚弱,甚则由虚变损。脾胃虚损可致气血生化之源不足,水谷饮食不能化生精微;脾主肌肉,脾虚则水谷精微不达四末,肌肉失其濡养,故而肢体乏力。外感六淫邪气,内而七情失调,饮食起居摄生不慎等各种因素,使脏腑经络形体供应不足或受损,诱发或加重重症肌无力。

本病的病位在脾胃,以脾胃虚弱为本,日久由虚致损,并渐而延及他脏。损及肝肾,则肝血不足,肝窍失养,肾精亏损,而致复视、斜视;肝郁痰结,则情绪不稳,烦躁不安,颈前结块肿大;损及肺肾,可加重构音不清,声音嘶哑,饮水反呛,呼吸气短;伤及心血,则致表情呆滞,心悸,失眠;胸中大气下陷,则呼吸困难,危象出现。脾病可以影响他脏,而他脏有病也可以影响脾脏,从而形成多脏同病的局面,即"五脏相关"。但主要病机仍为脾胃虚损,故立"补脾益损,兼治五脏"治疗大法。

重症肌无力是一种疑难疾病,西医治疗方法均有不同程度的副作用,仅用单一的中医或西医疗法难以取得满意疗效。临床上,根据疾病的轻重缓急、分型、中医辨证进行客观判断,运用中西医结合诊治方法,可显著提高临床疗效,缩短患者住院时间,减少西药用量与副作用,改善患者肌无力症状,提高患者生活质量。

七、辨已病未病与调养

增强体质是提高正气抗邪能力的关键,是重症肌无力预防和调护的重要环节。

(一)辨已病未病

1. 保持良好的精神状态 在紧张、忙碌的生活中,精神时刻都处于紧绷状态,因此要学会自我调节、减压,保持心情舒畅。一个好的精神面貌可以抵制许多消极情绪,故应积极面对各种不如意的事,保证气血通畅,使身心能够健康发展。

2. 合理的作息时间 过度疲劳也是诱发重症肌无力的一个重要因素。应合理安排作息时间,避免用眼疲劳、熬夜、过度操劳等,注意劳逸结合。

3. 增强体质 对于体质弱的人群来说,坚持锻炼可以增强体质,提高机体免疫力。呼吸道感染同样可以诱发重症肌无力,所以要注意避风防寒,防止疾病趁虚而入。

4. 合理的饮食习惯 健康科学的饮食习惯也是预防疾病的一个关键因素,要注意营养搭配,对喜欢的食物不暴饮暴食,对不喜欢的食物也不要挑食,并且尽量少摄入刺激性大的食物。

(二)调养

1. 重症肌无力患者脾胃虚损,宜多食甘温补益之品,能起到补益、和中、缓急的作用。少食寒凉之品,以免损伤脾胃。

2. 要注意调节心理压力,因为好的心理状态会给患者增添无比强大的抗病能力,坚定的生活信念能促进疾病早日康复以达到祛邪的治疗目的。

3. 要注意禁用或慎用下列药物。氨基糖苷类或多黏菌素类抗生素,如链霉素、庆大霉素、卡那霉素、新霉素及多黏菌素 E 等;神经-肌肉阻滞剂,如琥珀酰胆碱、筒箭毒碱等;抗心律失常药,如奎尼丁、普鲁卡因胺、利多卡因、普萘洛尔等;中枢神经系统抑制剂,如吗啡、哌替啶、地西泮、巴比妥类等。禁用肥皂水灌肠。

4. 眼肌型重症肌无力患者中 10%~20% 可以自愈,20%~30% 始终局限于眼外肌;其余绝大多数可能在起病 3 年内逐渐累及延髓和肢体肌肉,发展成全身型MG 患者。约 2/3 患者在发病 1 年内疾病严重程度达到高峰。需要注意或避免某些加重重症肌无力的条件,如上呼吸道感染、腹泻、甲状腺疾病、怀孕、体温升高、精神创伤等。

八、临床验案

国医大师邓铁涛诊治重症肌无力验案

伍某,男,30岁,于2002年6月11日由某医院ICU转入本院。患者于1996年起无明显诱因出现双眼睑下垂,复视,四肢无力,吞咽困难,语言构音不清;诊断为重症肌无力,长期服泼尼松、溴吡斯的明及中药治疗。2002年6月2日因感冒发热,咳嗽痰涎,诱发呼吸困难,吞咽不利,四肢无力加重。于6月8日急诊入广州某医院重症监护室,经使用广谱抗生素、激素、新斯的明、丙种球蛋白等药物治疗,病情仍无好转,再使用环磷酰胺,病情未能控制。患者全身瘫软,呼吸衰竭,遂于6月11日转入我院二内科。入院检查:急性重病容,精神倦乏,体位被动,满月脸,双眼睑下垂、闭合不全,口腔痰涎分泌物多,上腭及咽部有散在白色薄膜,颈软无力;舌淡胖、苔白腻,脉微细弱,心率89次/min,律整,心音低钝,各瓣膜区未闻及病理性杂音,双肺呼吸音减弱,右下肺可闻及湿啰音。双上肢肌力IV级,双肱二头肌、肱三头肌腱反射减弱,双下肢肌力II~III级,双膝腱反射存在。血常规检查:WBC $11.3×10^9$/L。

中医诊断:痿病。

证型:脾胃虚损。

西医诊断:①重症肌无力危象;②肺部感染。

治法:峻补脾胃。

处方:黄芪60g,薏苡仁、五爪龙、太子参各30g,白术、山茱萸、浙贝母各15g,当归、升麻、柴胡各10g,甘草、陈皮各3g。每天1剂,水煎服。并予强肌健力饮,每次2支,每天3次。

西药:地塞米松,每天10mg;溴吡斯的明,每次60mg,每天4次;抗生素改用红霉素与氯霉素,每天各1g,静脉滴注。

6月17日二诊:病情未见好转,需持续吸氧,吞咽困难,无法进食,频泻水样大便,四肢无力,卧床不起。患者口唇有多处溃疡,上腭及咽部黏膜出现大片白色薄膜、可剥落,留下潮红基底,舌苔白腻,咳嗽痰多色白。双下肺仍可闻及干湿啰音。痰培养为白念珠菌生长,大便涂片见真菌,血常规示WBC $6.9×10^9$/L,连续2次检查均为上述结果。考虑诱发重症肌无力危象并真菌(白念珠菌)感染。停抗生素,改用抗真菌药物治疗:氟康唑每次0.2g,每天2次,静脉滴注,连用3天。患者仍觉四肢困倦,病情未见起色,邀邓铁涛会诊。邓铁涛分析病情认为,念珠菌感染属中医学鹅口疮范畴。患者长期使用激素、抗生素等治疗,使脾胃之气(元气)大伤,正气伤则易并发各种疑难病症。此证乃标实本虚,故治以扶正祛邪。处方:黄芪90g,冬瓜子、太子参各30g,川草薢、藿香、白术各12g,

柴胡、升麻、浙贝母各 10g,陈皮、甘草各 3g,珍珠草 20g。水煎服,每天 1 剂,
3 剂。

6 月 20 日三诊:邓铁涛会诊,患者口唇多处溃烂已结痂,上腭及咽部黏膜白
色薄膜消失,咳嗽减轻,痰减少,大便每天 2 次、质成形;仍有吞咽困难,四肢乏
力,语言欠清利,双肺可闻及少许湿啰音。效不更方,继续以上方加薏苡仁 30g,
4 剂;并停用抗真菌药氟康唑,激素由地塞米松改为泼尼松每天 60mg。

6 月 25 日四诊:邓铁涛会诊,患者病情继续好转,已停止吸氧,精神佳,可下
床行走,进食软饭,体力大增,语言尚流利,痰少,无咳嗽,眼睑无下垂,无复视,双
肺呼吸音清。复查胸片示双下肺感染吸收。续以 20 日方加当归 10g,3 剂。于
6 月 28 日步行出院。随访半年,生活自理,并可从事轻工作,泼尼松减量为每天
20mg。

【按】邓铁涛认为脾胃是元气之本,元气是健康之本,脾胃伤则元气衰,元气
衰则疾病生。治疗予以强肌健力饮口服,中药方用黄芪、五爪龙、太子参、白术、
当归、升麻、柴胡、甘草、陈皮补中益气,主治重症肌无力危象。重用黄芪扶正以
祛邪。珍珠草与草薢,原是邓铁涛治疗病毒性肝炎常用药,前者又名叶下珠,广
东常用草药,近年有学者研究认为其微苦甘寒,有清热利湿解毒功效,对细菌、病
毒均有抑制作用,而本案用其治疗真菌感染,临床观察疗效满意;后者也是广东
常用祛湿药,味苦微寒,分清浊,利湿热,邓铁涛常用于治疗岭南湿热病证,而本
例用其治疗真菌感染,祛邪不伤正。在上述药物基础上,再配合藿香芳香化湿,薏
苡仁淡渗利湿,浙贝母除痰。诸药合用,共奏补脾益损、强肌健力、化湿祛邪之
功效。

(杨晓军)

参 考 文 献

1. Conti-Fine BM, Milani M, Kaminski HJ.Myasthenia gravis:past, present, and future[J].J Clin
   Invest, 2006, 116(11):2843-2854.

2. 邓中光,邱仕君.邓铁涛对重症肌无力的认识与辨证论治[J].中国医药学报,1993,8(2):
   41-43.

3. 中国免疫学会神经免疫分会.中国重症肌无力诊断和治疗指南(2020 版)[J].中国神经
   免疫学和神经病学杂志,2021,28(1):1-12.

4. 刘友章.中西医结合内科学[M].广州:广东高等教育出版社,2007.

5. 陈志强,杨关林.中西医结合内科学[M].3 版.北京:中国中医药出版社,2016.

6. 杨晓军,刘凤斌.国医大师邓铁涛教授医案及验方:脾胃肌肉病篇[M].广州:中山大学出
   版社,2013.

7. 刘小斌,邱仕君,郑洪,等.邓铁涛"五脏相关"理论研究[J].中国中医基础医学杂志,
   2008,14(1):20-22.

第八节　血管性痴呆

血管性痴呆（vascular dementia，VaD）是指脑血管病变引起的脑损害所致的痴呆。临床表现包括认知功能障碍和相关脑血管病神经功能障碍两方面，其中认知功能障碍以遗忘、理解力差、方向感差、计算力弱、情绪易失控等认知、记忆、言语、行为、情感的精神减退或消失为主。临床特点是，痴呆可突然发生，阶梯式进展，波动性或慢性病程，有卒中病史等。多在 60 岁后发病，男女发病率接近。

VaD 是在阿尔茨海默病（Alzheimer's disease，AD）之后第二常见的痴呆。65 岁以上人群中痴呆的患病率大约为 5%，其中 AD 占全部痴呆的 50%，VaD占 20%，AD 合并 VaD 占 10%~20%。随着世界范围内社会老龄化程度的加剧，VaD 的发病率也呈逐年上升的趋势，不仅严重影响了老年人的生活质量，也给社会和家庭带来了沉重的负担。然而，现有的研究也表明，VaD 是目前唯一可防治的痴呆性疾病，早期干预可望能够使病情具有可逆性。

在中医学中，VaD 属于"痴呆""呆病""中风神呆""文痴""癫疾""郁病"等范畴，用"痴呆"较符合临床。

一、病因病机

本病多因年老体虚，或久病耗损，或七情内伤等，导致脾虚气血生化乏源，肾精亏耗，脑髓失养，或气滞、痰浊、血瘀痹阻于脑络而成。

1. 年老体虚　年老肾亏，肾精不足，髓海空虚，元神失养，神机失用，记忆力减退，渐成痴呆；或肾阴不足，虚火上炎，心肾不交，灼伤心阴，神明失主，渐成痴呆；或阴不制阳，上扰清窍，化风动血而致瘀阻脑络，发为痴呆；或气化不利、痰浊内生，营血运行不畅而为血瘀，痰瘀互结，郁久化热，上蒙清窍，而成痴呆。

2. 久病耗损　久病伤肾，肾亏髓空，元神失养，渐成痴呆；或伤及脾胃，气血化生乏源，脑髓不充，元神失养，渐成痴呆；或久病脾虚，运化无力，聚湿成痰，痰浊致瘀，痰瘀阻窍，致脑失所养，渐为痴呆。

3. 七情内伤　忧愁思虑，肝失疏泄，气滞而血瘀，蒙蔽清窍；或木郁土壅，化湿生痰，痰蒙清窍；或因暴怒，肝阳上亢，血随气逆，溢于脉外，瘀阻脑络，均可导致痴呆。

二、五脏相关与病机转化

痴呆属中医疑难病，病因复杂，病机多变，多发于老年人，多为虚实夹杂。痴呆病位在脑，与脾、肾、肝相关，尤其与脾虚关系密切。基本病机为脾肾肝亏虚为本,痰瘀痹阻脑络为标,导致髓减脑消,神机失用。肾为先天之本,主骨、藏精、生髓,髓通于脑,肾亏则脑空。肝藏血,肝肾、精血同源。脾为后天之本,气血生化之源,主升运,能升腾清阳;脾胃运化失司,则津液不得输布,聚湿成痰,形成痰浊。"气为血之帅",气行则血行,气虚无力推动血行,血行迟缓而留滞为瘀。痰浊瘀血痹阻脑脉,损伤脑络;或痰浊郁久化热,上扰清窍,清窍失养;或气不摄血,血流脉外,以致精血不达,脑髓失荣,神机失用,均可发为痴呆。总而言之,痴呆病性不外乎虚、痰、瘀。虚指肝脾肾亏虚,生化无源,髓减脑消;痰指痰浊中阻,蒙蔽清窍;瘀指瘀血痹阻,脑脉不通。三者互为影响,因虚致实,或邪实进一步耗伤正气,形成虚实兼夹之证。(图 10-8-1)

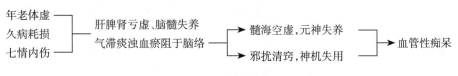

图 10-8-1 血管性痴呆病因病机示意图

三、临床表现

(一)症状

VaD 是脑血管病变所致的痴呆,因此其临床表现包括认知功能障碍及相关脑血管病的神经功能障碍两方面。

VaD 患者的认知功能障碍表现为执行功能受损显著,如制订目标、计划性、主动性、组织性和抽象思维以及解决冲突的能力下降;常用近记忆力和计算力的降低;可伴有表情淡漠、少语、焦虑或欣快等精神症状。依据病灶特点和病理机制的不同,VaD 可分为多发梗死性痴呆(MID)、关键部位梗死性痴呆、皮质下血管性痴呆、分水岭梗死性痴呆、出血性痴呆、遗传性痴呆、混合性痴呆等多种类型。

1. 多发梗死性痴呆 主要由脑皮质或皮质下血管区多发梗死导致,常有高血压、动脉硬化,反复多次缺血性脑血管事件发作的病史。典型病程为突然发作(数天至数周)、阶梯式加重和波动性认知功能障碍,以及病变血管累及皮质和皮质下区域的相应局灶性神经功能缺损症状体征。每次发作后遗留或多或少的神经与精神症状,最终发展为全面和严重的智力衰退。典型临床表现为一侧感觉和运动功能障碍,突发的认知功能损害、失语、失认、失用、视空间或结构障碍。早期可出现记忆障碍但较轻,多伴有一定程度的执行能力受损如缺乏目的性、主动性、计划性,组织能力减退和抽象思维能力差等。

2. 关键部位梗死性痴呆 由与高级皮质功能有关的特殊关键部位缺血性

病变引起。其损害通常为局灶性小病变,可位于皮质或皮质下。皮质部位包括海马、角回和扣带回等,皮质下部位可包括丘脑、穹隆、内囊、基底核等。患者可出现记忆障碍、淡漠、缺乏主动性和忍耐力、发音困难、意识障碍等。

3. 皮质下血管性痴呆　与小血管病变有关,以腔隙性梗死、局灶和弥散的缺血性白质病变和不完全性缺血性损伤为特征。皮质下综合征是其主要临床表现,表现为纯运动性偏瘫、构音障碍、步态障碍、抑郁和情绪不稳、执行功能缺失明显等。影像学常表现为多灶腔隙和广泛的白质损害,而临床仅表现为持续时间较长的短暂性脑缺血发作(TIA)或反复发作的 TIA,不遗留神经症状,或仅有轻微的局灶表现如漂浮感、反射不对称、步态障碍等。皮质下血管性痴呆早期认知综合征的特点是:①执行障碍综合征,包括制订目标、主动性、计划性、组织性、排序和执行、抽象思维等能力下降,同时有信息加工减慢;②记忆障碍较 AD 轻,特点是回忆损害明显而再认和提示再认功能相对保持完好,遗忘不太严重;③行为异常及精神症状,包括抑郁、人格改变、情绪不稳、情感淡漠、迟钝、尿便失禁及精神运动迟缓。起病常隐匿,病程进展缓慢、逐渐加重。

(二)体征

主要是相关脑血管病神经功能缺损的体征,如偏瘫、偏盲、偏身感觉障碍、肌张力增高、锥体束征等。

(三)理化检查

1. 神经影像学检查　可显示脑血管病变的征象,如不同部位的梗死灶及白质疏松。CT 表现为相应部位的低密度灶;脑部 MRI 则显示为相应部位的长 T_1、长 T_2 信号,病灶周围可见局限性脑萎缩。白质损害常由小血管病变所致,但也可见于其他痴呆如 AD。磁敏感加权成像(SWI)、弥散张量成像(DTI)对小血管疾病及缺血性白质疾病的发现,以及 MRI 质谱分析等检查,对于早期发现神经递质及其通路的异常都有重要意义。

2. 神经心理学检查　用于了解认知功能损害的情况。常用的有简易精神状态检查(MMSE)、蒙特利尔认知评估量表(MoCA)、长谷川痴呆量表(HDS)、布莱斯德痴呆评定量表(BDRS)、日常生活能力评定量表(ADLS)、临床痴呆评定量表(CDR)、Hachinski 缺血指数量表等。Hachinski 缺血指数量表评分≥7分支持 VaD 的诊断,可与 AD 等神经变性疾病鉴别。

3. 实验室检查　可行三大常规、血生化(血糖、血脂、叶酸、维生素 B_{12}、血浆同型半胱氨酸)、甲状腺功能、心电图、胸片、颈部血管彩超、心脏彩超、脑电图、TCD 等检查以协助诊断。脑梗死后血管性痴呆患者血浆同型半胱氨酸水平升高,且随病情加重而升高,故血浆同型半胱氨酸检测有助于病情判断。

四、辨病辨证

(一)西医辨病

参照中华医学会神经病学分会《血管性痴呆诊断标准草案》(2002年)。

1. 临床很可能(probable)血管性痴呆

(1)痴呆符合 DSM-Ⅳ-R 的诊断标准:主要表现为认知功能明显下降,尤其是自身前后对比,记忆力下降以及2个以上认知功能障碍,如定向、注意、言语、视空间功能、执行功能、运动控制等,其严重程度已干扰日常生活,并经神经心理学测试证实。

(2)脑血管病的诊断:临床检查有局灶性神经系统症状和体征,如偏瘫、中枢性面瘫、感觉障碍、偏盲、言语障碍等,符合 CT、MRI 上相应病灶[多个腔隙性脑梗死或者大梗死灶,或重要功能部位的梗死如丘脑、基底前脑,或广泛的脑室周围白质损害]。可有(无)卒中史。

(3)痴呆与脑血管病密切相关:痴呆发生于卒中后3个月内,并持续6个月以上;或认知功能障碍突然加重、或波动、或呈阶梯样逐渐进展。

(4)支持血管性痴呆诊断:①认知功能损害不均匀性(斑块状损害);②人格相对完整;③病程波动,多次卒中史;④可呈现步态障碍、假性延髓麻痹等体征;⑤存在脑血管病的危险因素。

2. 可能为(possible)血管性痴呆

(1)符合上述痴呆的诊断。

(2)有脑血管病和局灶性神经系统体征。

(3)痴呆和脑血管病可能有关,但在时间或影像学方面证据不足。

3. 确诊血管性痴呆 临床诊断为很可能或可能的血管性痴呆,并由尸检或活检证实不含超过年龄相关的神经原纤维缠结(NFT)和老年斑(SP)数,以及其他变性疾患组织学特征。

4. 排除性诊断(排除其他原因所致的痴呆)

(1)意识障碍。

(2)其他神经系统疾病所致的痴呆(如阿尔茨海默病等)。

(3)全身性疾病引起的痴呆。

(4)精神疾病(抑郁症等)。

注:当血管性痴呆合并其他原因所致的痴呆时,建议用并列诊断,而不用"混合性痴呆"的诊断。

痴呆程度评定:采用临床痴呆评定量表(CDR)进行程度评定。CDR 评分=

1 分为轻度，CDR 评分 =2 分为中度，CDR 评分 =3 分为重度。

【鉴别诊断】

1. 阿尔茨海默病（Alzheimer's Disease，AD）　AD 起病隐匿，进展缓慢，记忆等认知功能障碍突出，多数无偏瘫等局灶性神经系统定位体征，神经影像学表现为显著的脑皮质萎缩。VaD 认知功能的恶化有明显的阶段性，并且和脑血管事件在时间上有明确的相关性。

2. 帕金森病痴呆（Parkinson disease dementia，PDD）　PDD 早期出现锥体外系受累症状，如静止性震颤、肌强直、运动迟缓等表现；认知功能的损害一般出现在晚期，而且以注意力、计算力、视空间、记忆力受损为主。PDD 一般无卒中病史，无局灶性神经系统定位体征，影像学上无梗死、出血及脑白质病变等。

3. 路易体痴呆（dementia with Lewy body，DLB）　DLB 三大核心症状即波动性认知功能障碍、反复发生的视幻觉、锥体外系症状。DLB 伴有短暂的意识丧失、反复跌倒以及晕厥，可被误诊为 VaD，但影像学上无梗死灶，神经系统检查无定位体征。

（二）中医辨证

1. 抓住证候特征辨证　VaD 多因年老体虚，或久病耗损，或七情内伤等，导致脾虚气血生化乏源，肾精亏耗，脑髓失养；或气滞、痰浊、血瘀痹阻于脑络而成。证候特征中既有虚证，又有实证；虚证为髓海空虚、肝肾两虚、脾肾两虚，实证为痰瘀阻络、痰瘀化热。病情发展中往往虚实夹杂，早期以智能缺损为主，一般无情志异常，多以虚证为主；中、晚期智能缺损较严重，常见情志异常，多虚实夹杂。

2. 抓住病位，随证候变化动态辨证　VaD 大多起病缓慢隐袭，渐进性加重，病期较长，多与年老肝脾肾亏虚、气血生化乏源、髓海渐空有关；也可突然起病、阶梯样加重，病程较短。多与卒中、情志变动，气滞、痰浊、血瘀痹阻于脑络有关。

3. 抓住岭南地域特点辨证　广东地处岭南，土卑地薄，气候炎热，暑湿为甚。暑伤气，湿伤脾，人处此气之中，脾胃秉赋不足。"脾为生痰之源"，脾气不足，痰湿渐生。临证所见，岭南地区 VaD 患者多有脾胃不足、痰湿内阻之象。

4. 抓住痰瘀先后特点辨证　疾病的发展存在由浅入深的规律，相较而言，气病为浅，血病为深。叶桂有"初病在气，久必入血"之说。痰瘀相比，痰在气分，瘀为血分，痰浊往往出现较早，随后入血分，方成痰瘀互结之局；从二者的因果关系来看，常痰浊在前，瘀血在后，痰为先导，以痰为主。

五、治疗

（一）中医辨证论治

遵照"急则治标、缓则治本"的原则，中医以补虚益损、解郁散结为治疗大法。对脾肾不足、髓海空虚之证，宜培补先天、后天，使脑髓得充、化源得滋；对气郁血瘀痰滞者，应开气郁、散血瘀、清痰滞，使气血充活，开窍醒神。在辨证论治基础上加强活血化瘀、化痰益智治疗，能延缓 VaD 病程，提高生活质量。

1. 肝肾阴虚，痰瘀阻络

主要证候：多忘善误，神思不聚，持筹握算差，如昏似慧，多疑寡断，言辞颠倒、言语重复、言辞贫乏，神情呆滞、表情淡漠，忧愁思虑，庶事皆废，思维、反应迟钝，忽哭忽笑，举动不经，头晕昏沉或头目眩晕，耳鸣耳聋，颧红盗汗，腰膝酸软，肢体麻木，大便秘结，舌体偏瘦，舌质暗红或有瘀点瘀斑，苔腻或薄，脉细弦或细数。

治法：补益肝肾，化痰通络。

方药：知柏地黄丸（《症因脉治》）合转呆丹（《辨证录》）加减。

常用熟地黄、山茱萸、肉苁蓉、何首乌温阳滋阴，补肾生髓；茯苓、山药健脾益气补后天；当归、地龙活血通络；石菖蒲、法半夏祛痰开窍；泽泻淡泻痰浊；牡丹皮、知母、黄柏、荷叶清凉泻痰火。

加减：若言行不经，心烦溲赤，舌红少苔，脉细而弦数，是肾精不足、水不制火而心火妄动，可用六味地黄丸加丹参、莲子心、石菖蒲等清心宣窍。伴阴血不足，加枸杞；兼气虚，加黄芪、白术。

2. 脾肾阳虚，痰瘀阻络

主要证候：神情呆滞，善忘迟钝，嗜卧懒动，头昏沉或头重如裹，神疲，倦怠流涎，面色㿠白，气短乏力，肢体瘫软，手足不温，纳呆，夜尿频或尿失禁，尿后余沥不尽，大便黏滞不爽或便溏，舌体胖大、有齿痕，舌质暗红或有瘀点，苔腻或水滑，脉沉。

治法：健脾益肾，化痰通络。

方药：还少丹（《洪氏集验方》）合归脾汤（《正体类要》）加减。

常用熟地黄、山茱萸、杜仲温肾滋阴，补肾生髓；枸杞、怀牛膝补肝益肾；肉苁蓉、巴戟天、小茴香助命门之气；茯苓、山药、大枣健脾益气补后天；石菖蒲、远志、五味子交通心肾而安神。

加减：若见肌肉萎缩、气短乏力较甚者，可配伍紫河车、阿胶、川续断、鸡血藤、何首乌以益气养血；脾虚明显，加党参；痰浊内盛，加胆南星、瓜蒌，重用法半夏、陈皮；痰瘀郁而化热，加黄芩、竹茹。

3. 痰瘀化热,上扰清窍

主要证候:表情呆滞,心绪不宁,躁扰不宁,在病情波动或外感、劳累等诱因下,原有智能障碍核心症状加重,伴见口干口臭,口苦口渴,面红尿赤,便干便难,舌质红或红绛,舌苔黄厚腻,脉弦或弦滑数。

治法:清热化痰,通络开窍。

方药:涤痰汤(《奇效良方》)合黄连解毒汤(《肘后备急方》)加减。

常用黄连、黄芩、栀子清热解毒;制半夏、竹茹、石菖蒲、胆南星涤痰开窍;川芎、三七粉活血通络;枳实化痰。

加减:瘀血重,舌质紫暗或有瘀斑者,加桃仁、红花、赤芍以活血化瘀;头晕、头痛,加菊花、夏枯草以平肝息风;便秘,加大黄、火麻仁、瓜蒌通腑泄热;眩晕头痛,加天麻、钩藤平肝息风。

4. 肾精亏虚,髓海不足

主要证候:记忆丧失,失认失算,神情呆滞,双目无神,语声低怯或终日不语,齿枯发焦,倦怠嗜卧,不知饥饱,面容憔悴,咳声无力,气急喘促、动则尤甚,骨痿无力,步履蹒跚,举动不灵,生活不能自理,甚或卧床,舌红,少苔或无苔,多裂纹,脉沉细弱或脉虚无力。

治法:补肾填精,益髓增智。

方药:补髓丹(《是斋百一选方》)加减。

常用熟地黄、山茱萸滋阴补肾;鹿茸、紫河车、龟甲胶填补脑髓;杜仲、胡桃肉、续断、骨碎补、补骨脂补肾填精;远志交通心肾;石菖蒲化痰开窍。

加减:可酌情加鹿角胶、阿胶填髓益智。

【方药应用】

1. 注射制剂　根据病情辨证选用有如下功效的中药注射液。

(1)清热化痰开窍:醒脑静注射液、痰热清注射液。

(2)活血化瘀通络:血栓通注射液、灯盏细辛注射液、疏血通注射液、丹参川芎嗪注射液、脉络宁注射液、灯盏花素、丹红注射液、复方丹参注射液。

(3)补益扶正:参麦注射液、生脉注射液、参附注射液、参芪扶正注射液、黄芪注射液。

2. 中成药　根据病情辨证选用有如下功效的中成药。

(1)活血化瘀:脑心清片、脑栓通胶囊、血栓通胶囊、华佗再造丸等。

(2)益气养阴、活血健脑:灯盏生脉胶囊。

(3)滋补肝肾通络:天麻醒脑胶囊。

【针灸疗法】

1. 治法　采用辨经刺井法、颞三针治疗。

2. 主穴　百会、四神聪、神庭、本神、"颞三针"、膻中、中脘、气海、血海、足三里、外关。

3. 配穴 少冲、隐白、厉兑、至阴、丰隆、大敦、悬钟等。

4. 取穴及操作

（1）取穴："颞三针"位于头颞部。其中第一针通过率谷及角孙，前者为足太阳、少阳之会，后者为手足少阳之会；第二针通过手、足少阳、阳明之会的悬厘及足太阳、少阳之会的曲鬓；第三针位于天冲附近，而天冲为足太阳、少阳之交会穴。

（2）针刺操作：头穴，平刺，针刺得气后以 180~200 次 /min 的频率捻转 2 分钟，分别在进针后第 10 分钟、第 20 分钟行针 2 次，共留针 30 分钟。

（3）疗程：每日 1 次，每周针 5 次。

（二）西医治疗

治疗原则包括防治卒中、改善认知功能、控制行为和精神症状。目前，对于VaD，除针对卒中病因和血管危险因素进行处理外，对症治疗主要参考 AD 的治疗原则，包括对认知功能的改善、对精神行为或情绪障碍的控制等。

1. 防治卒中 消除卒中和认知功能障碍的危险因素，如高血压、高血脂、糖尿病及心脏病的控制，戒烟等；早期诊断和治疗卒中；预防卒中再发，如抗血小板聚集、抗凝治疗及颈动脉内膜剥离术等。

2. 改善认知功能症状 目前尚无针对认知功能症状的标准疗法。有研究证据显示，胆碱酯酶抑制剂如多奈哌齐、加兰他敏、卡巴拉汀、他克林等对 VaD有改善作用。尼莫地平、胞磷胆碱、美金刚、银杏叶制剂、脑活素等也可选用。虽然 VaD 尚没有特异性治疗药物，但已被美国 FDA 批准治疗痴呆的胆碱酯酶抑制剂多奈哌齐和加兰他敏可改善 VaD 患者的认知功能和日常生活能力，是目前治疗 VaD 的良好药物。卡巴拉汀和美金刚改善卒中后认知功能障碍的作用尚需进一步证实。

3. 控制行为和精神症状 根据症状使用相应的抗精神病药物。

4. 康复疗法 一旦患者被确诊为痴呆，在积极治疗的同时，应尽早全面进行康复训练——认知功能训练与肢体功能训练。认知功能训练包括记忆训练、注意力和集中力训练、视觉障碍训练、语言功能训练、作业训练、睡眠训练等。

六、中西医结合思路

血管性痴呆属于"痴呆""呆病""中风神呆""文痴""癫疾""郁病"等范畴，用"痴呆"较符合临床。年老体虚，或久病耗损，或七情内伤等，导致脾、肾、肝亏虚，气血生化乏源，肾精亏耗，脑髓失养，痰浊、血瘀痹阻于脑络，致使髓减脑消，神机失用，发为痴呆，故见记忆力减退、善忘迟钝、失算、失认等认知功能障碍。本病为本虚标实之证,以髓海空虚、肝肾两虚、脾肾两虚为本,以痰瘀阻络、痰瘀化热为标。治疗上遵循"急则治标、缓则治本"原则。治标就是控制精神行为症状或情绪障碍、改善认知功能,一旦出现智能障碍核心症状波动加重,或强哭强笑、人格改变、情绪不稳,应及时用西药控制精神行为症状,配合中医化痰通络、清热开窍治疗。治本指在病情平稳、变化缓慢阶段,采取补益祛邪治疗,改善认知功能、控制卒中和认知功能障碍的危险因素,根据辨证的不同,予以补益肝肾、健脾益肾、填精益髓为主,化痰通络为辅的方药。由于痴呆病因复杂,病机多变,多发于老年人,多为虚实夹杂,故治疗需终生服药。血管性痴呆的西医治疗包括防治卒中、改善认知功能、控制行为和精神症状,且防治卒中和改善认知功能需终生进行。

七、辨已病未病与调养

对于 VaD,强调未病先防,注重预防与调摄相结合。

(一)辨已病未病

首先针对痴呆的危险人群,即在无症状期采取必要措施干预 VaD 的危险因素,以减缓发病和延缓发展。清淡饮食、常喝绿茶、快步行走等,具有延缓或预防痴呆的作用。其次针对 VaD 的前驱期人群,即血管性认知功能障碍阶段,其表现以轻微健忘为特征,应积极治疗及跟踪随访,对延缓其发展成为 VaD 具有重要意义。

(二)调养

VaD 的护养包括精神调理、智能训练、饮食调节等,也是治疗必不可少的辅助方法。帮助患者维持或恢复有规律的生活习惯,饮食宜清淡、低盐低脂,戒烟酒,预防便秘。同时,要帮助患者正确认识和对待疾病,解除情志因素刺激。加强功能训练,尽早对患者进行语言、认知功能的训练,有神经功能缺损症状者尽早开展肢体功能训练。对轻症患者,应进行耐心细致的智能训练,使之逐渐恢复或掌握一定的生活和工作技能;对重症患者,应进行生活照料,防止因跌倒而发生骨折,或外出走失。

八、临床验案

国医大师邓铁涛治疗血管性痴呆验案

患者,男,65岁,于 2013 年 2 月 15 日初诊。主诉:中风后记忆力下降明显4 个月。刻下:神疲乏力,记忆力下降明显,头痛时作、呈刺痛、夜间为甚,双手震颤,睡眠尚可,纳差,大小便如常,舌胖大紫暗、苔白厚,脉弦滑数。西医诊断为VaD;中医诊断为痴呆,证属"气虚痰瘀"。拟方:竹茹10g,枳壳6g,橘红6g,法半夏10g,白术15g,茯苓15g,泽泻10g,厚朴花10g,白芍15g,五指毛桃30g,甘草5g,丹参18g,太子参18g。水煎服,日1剂,连服7剂。邓老认为,该患者存在脾气亏虚,故以益气除痰兼活血为法,选用四君子汤合温胆汤化裁;加用五指毛桃益气补虚、健脾化湿,泽泻利水渗湿,厚朴理气化湿,丹参活血化瘀,共奏益气健脾、除痰活血之功。

3月1日二诊:记忆力较前改善,双手震颤较前减轻,睡眠好,胃纳尚可,头痛减轻,饥饿时感眩晕,舌胖大紫暗、苔白厚,脉滑数。患者症状好转,前方去泽泻,以防利水太多。余药同前,予15剂。

3月23日三诊:记忆力好转,近事偶有遗忘,远事清晰可忆,双手震颤减少,时或头痛,舌胖大紫暗、苔白浊腻,舌边左侧有瘀斑,脉弦数。拟方:竹茹10g,枳壳6g,橘红6g,法半夏12g,茯苓15g,白术20g,胆南星10g,赤芍15g,三棱10g,莪术10g,甘草6g,太子参30g,五指毛桃30g,远志5g,薏苡仁15g。水煎服,日1剂。连服15剂后,记忆力明显好转,头痛消失。

【按】三诊所见,久必入血,瘀血明显,邓老故改白芍为赤芍以活血化瘀,加用三棱、莪术破血通络;胆南星化痰开窍,远志安神祛痰开窍;加大太子参用量,并用薏苡仁益气健脾,以防大量活血药物耗伤正气,损伤脾胃。由此看出,邓老辨治此案,立法严详,配伍缜密,用药巧妙入微,故方简效宏。随访半年,患者病情稳定。

(刘健红)

参 考 文 献

1. 贾建平,陈生弟.神经病学[M].7版.北京:人民卫生出版社,2013.

2. 吴江,贾建平.神经病学[M].3版.北京:人民卫生出版社,2015.

3. 国家中医药管理局医政司.24个专业104个病种中医诊疗方案(试行)[M].北京:国家中医药管理局医政司,2012.

4. 陈志强,杨关林.中西医结合内科学[M].3版.北京:中国中医药出版社,2016.

5. 董漪.《中国卒中后认知障碍管理专家共识》解读[J].上海医药,2016,37(15):3-4,15.

6. 陈婷,梁红梅,吴伟,等.国医大师邓铁涛教授益气除痰活血法治疗血管性痴呆经验[J].中华中医药杂志,2016,31(7):2598-2600.

7. 方兴.血管性痴呆早期诊断与生物标记物相关性研究进展[J].中西医结合心脑血管病杂志,2016,14(16):1867-1870.

第十一章 风湿免疫疾病

第一节 类风湿关节炎

类风湿关节炎(rheumatoid arthritis,RA)是一种以侵蚀性关节炎为主要表现的自身免疫性疾病。本病以女性多发,男女患病比约1:3。RA可发生于任何年龄,以30~50岁为发病高峰。我国大陆地区的RA患病率约为0.2%~0.4%。

本病属中医"痹病""尪痹"范畴。

一、病因病机

中医认为,尪痹是由于人体肝肾气血亏虚、外感风寒湿热之邪所致。经脉痹阻,筋骨失养,故见关节肿胀、疼痛、僵硬;日久津凝为痰,血凝为瘀,痰瘀互阻,留于关节、肌肤,筋伤骨损,可见关节顽固性肿痛、畸形、皮下结节等。痹病初期以邪实为主,病位在肢体皮肉经络;久病则多属正虚邪恋,或虚实夹杂,病位深在关节筋骨。

1. 外邪侵袭 感受风寒湿邪,如久居潮湿之地、严寒冻伤、贪凉露宿、水中作业或汗出入水,使外邪注入肌肉经络,滞留关节筋骨,导致气血痹阻而发为风寒湿痹。感受风湿热邪,如久居炎热潮湿之地,使外邪袭于肌腠,壅于经络,痹阻气血经络,滞留关节筋骨而发为风湿热痹。

2. 劳逸不当 劳欲过度,精气亏损,卫外不固;或激烈活动,损耗正气,汗出肌疏,外邪乘袭,均可致病。

3. 年老久病 老年体虚,肝肾不足,肢体筋脉失养;病后气血不足,腠理空疏,外邪乘虚而入,均可致病。

4. 禀赋不足 素体亏虚,气血不足;或脾虚运化失常,气血生化乏源,易感外邪,均可致病。

二、五脏相关与病机转化

尪痹属中医疑难杂病,病因复杂、病机多变,主要表现为关节肿胀、关节疼痛、关节畸形等。关节的主要构成为筋和骨,肝主筋,肾主骨,因而肝肾不足是发生尪痹的关键内因。病变脏腑在肝、肾,日久影响脾,一方面因为外感湿邪容易伤及脾;另一方面长期服用风湿药,亦致脾气受损,故见脾虚之证。病程较长,病邪极易入络而致瘀血阻滞,"瘀血不去,新血不生",致使疾病长期反复发作,缠绵难愈。脏痹可由体痹传入。《素问·痹论》认为,脏痹的形成是由体痹不已,复感外邪,内舍于脏腑而成,可内传入相应的肺、脾、心、肝、肾五脏。(图 11-1-1)

外感风寒湿热之邪,肝肾、气血亏虚 → 筋脉痹阻 筋骨失养 痰瘀互结 → 类风湿关节炎

图 11-1-1　类风湿关节炎病因病机示意图

三、临床表现

(一)症状

RA 的主要临床表现为对称性、持续性关节肿胀和疼痛,常伴有晨僵。受累关节以近端指间关节、掌指关节,以及腕、肘和足趾关节最为多见;同时,颈椎、颞下颌关节、胸锁和肩锁关节也可受累。除关节症状外,心、肺和神经系统等也可受累。

(二)体征

早期类风湿关节炎主要表现为关节肿胀、压痛,肤温升高,浮髌试验阳性。中、晚期患者可出现手指的"天鹅颈"及"纽扣花样"畸形,关节强直和掌指关节半脱位,掌指关节向尺侧偏斜。皮下结节,称类风湿结节。

(三)理化检查

1. 实验室检查　RA 患者可有轻、中度贫血,红细胞沉降率(ESR)增快,C反应蛋白(CRP)和血清 IgG、IgM、IgA 升高,多数患者血清中可出现类风湿因子(RF)、抗环瓜氨酸肽抗体(抗 CCP 抗体)、抗角蛋白抗体(AKA)或抗核周因子抗体(APF)等多种自身抗体。这些实验室检查对 RA 的诊断和预后评估有重

要意义。

2. 影像学检查

（1）X线检查：双手、腕关节以及其他受累关节的X线片对本病的诊断有重要意义。早期X线表现为关节周围软组织肿胀及关节附近骨质疏松；随病情进展可出现关节面破坏、关节间隙狭窄、关节融合或脱位。

（2）磁共振成像（MRI）：MRI在显示关节病变方面优于X线，近年已越来越多地应用到RA的诊断中。MRI可以显示关节炎症反应初期出现的滑膜增厚、骨髓水肿和轻度关节面侵蚀，有益于RA的早期诊断。

（3）超声检查：高频超声能清晰显示关节腔、关节滑膜、滑囊、关节腔积液、关节软骨厚度及形态等。彩色多普勒血流成像（CDFI）和彩色多普勒能量图（CDE）能直观地检测关节组织内血流的分布，反映滑膜增生的情况，并具有很高的敏感性。超声检查还可以动态判断关节积液量的多少和距体表的距离，用以指导关节穿刺及治疗。

四、辨病辨证

（一）西医辨病

目前，西医诊断采用2009年版美国风湿病学会/欧洲风湿病联盟制订的分类标准。

1. 受累关节

1个中到大的关节（0分）。

2~10个中大关节（1分）。

1~3个小关节（2分）。

4~10个小关节（3分）。

超过10个小关节（5分）。

2. 血清学

类风湿因子和抗环瓜氨酸肽抗体阴性（0分）。

至少有一个试验高滴度阳性，如滴度超过3倍正常上限（3分）。

或：滑膜炎持续时间

少于6周（0分）。

6周或更长的时间（1分）。

3. 急性期反应物

C反应蛋白和红细胞沉降率均正常（0分）。

C反应蛋白或红细胞沉降率异常（1分）。

患者如果按上述标准评分6分或以上，可明确诊断为类风湿关节炎。

【鉴别诊断】

1. 骨关节炎　该病在中老年人中多发,主要累及膝、髋等负重关节。活动时关节疼痛加重,可有关节肿胀和积液。部分患者的远端指间关节出现特征性赫伯登(Heberden)结节,而在近端指间关节可出现布夏尔(Bouchard)结节。骨关节炎患者很少出现对称性近端指间关节、腕关节受累,无类风湿结节,晨僵时间短或无晨僵。此外,骨关节炎患者的红细胞沉降率多为轻度增快,而类风湿因子(RF)阴性。X线片显示关节边缘增生或骨赘形成,晚期可由于软骨破坏出现关节间隙狭窄。

2. 痛风性关节炎　该病多见于中年男性,常表现为关节炎反复急性发作。好发部位为第1跖趾关节或足跗关节,也可侵犯膝、踝、肘、腕及手部关节。本病患者血清自身抗体阴性,而血尿酸水平大多增高。慢性重症者可在关节周围和耳郭等部位出现痛风石。

3. 银屑病关节炎　该病以手指或足趾远端关节受累常见,发病前或病程中出现银屑病的皮肤或指甲病变,可有关节畸形,但对称性指间关节炎较少,RF阴性。

4. 强直性脊柱炎　本病以青年男性多发,主要侵犯骶髂关节及脊柱,部分患者可出现以膝、踝、髋关节为主的非对称性下肢大关节肿痛。该病常伴有肌腱端炎,HLA-B27阳性,而RF阴性。骶髂关节炎及脊柱的X线片改变对诊断有重要意义。

(二)中医辨证

尪痹发病以小关节疼痛、肿胀,晨僵,活动受限等为主要特点。辨证首先需要分辨标本虚实,其中本虚应区别肝肾阴阳气血亏虚的不同,标实又有风湿、寒湿、湿热、痰瘀等不同。另外,还需要注意关节形态,有无关节畸形及功能障碍,以及有无发热、水肿等其他伴随症状。

五、治疗

(一)中医辨证论治

应补益肝肾气血,以治其本;祛风散寒,除湿清热,活血化痰通络等,以治其标。在疾病早期以祛邪为主,中期则正邪兼顾,后期以扶正为主、祛邪为辅。

1. 风湿痹阻

主要证候:肢体关节疼痛、重着,或有肿胀,痛处游走不定,关节屈伸不利,舌质淡红,苔白腻,脉濡或滑。

治法:祛风除湿,通络止痛。

方药：①羌活胜湿汤（《内外伤辨惑论》）加减。常用羌活、独活、防风、蔓荆子、川芎、秦艽、桂枝、青风藤等。②桂枝芍药知母汤（《金匮要略》）加减。常用桂枝、白芍、知母、白术、熟附子（先煎）、生姜、麻黄、防风、甘草等。

2. 寒湿痹阻

主要证候：肢体关节冷痛，得寒痛剧，得热痛减，局部肿胀，屈伸不利，关节拘急，局部畏寒，皮色不红，舌胖，舌质淡暗，苔白腻或白滑，脉弦缓或沉紧。

治法：温经散寒，祛湿通络。

方药：①乌头汤合防己黄芪汤（《金匮要略》）加减。常用制川乌（或制附片）、桂枝、赤芍、生黄芪、白术、当归、生薏苡仁、羌活、防己、生甘草等。②桂枝芍药知母汤（《金匮要略》）加减。可选用桂枝、白芍、知母、白术、熟附子（先煎）、生姜、麻黄、防风、甘草等。

加减：本证多见于 RA 病程早期，多以邪（风、寒、湿）实为主，且病位较浅，多在肌表经络之间，以关节肿胀疼痛为主要表现。关节肿甚，苔厚者，可合用生薏苡仁、萆薢、防己以利湿消肿；下肢关节肿，或水肿者，加泽兰、泽泻、茯苓皮；关节痛剧者，附子易制乌头（先煎），加细辛以通阳散寒；痛以肩、肘等上肢关节为主者，可选加片姜黄；痛以膝、踝等下肢关节为主者，选加川牛膝、独活。

3. 湿热痹阻

主要证候：关节肿痛，触之灼热或有热感，口渴不欲饮，烦闷不安，或有发热，舌质红，苔黄腻，脉濡数或滑数。

治法：清热除湿，活血通络。

方药：①宣痹汤（《温病条辨》）合三妙散（《丹溪心法》）加减。常用生薏苡仁、防己、滑石、连翘、苍术、黄柏、金银花、萆薢、羌活、赤芍、青风藤等。②四妙散（《丹溪心法》）加味。常用苍术、黄柏、牛膝、薏苡仁等。

加减：伴发热者，加生石膏（先煎）、青蒿、忍冬藤；关节肿甚者，加茵陈、土茯苓以化湿消肿；关节痛甚者，加片姜黄、徐长卿、延胡索。

4. 痰瘀痹阻

主要证候：关节肿痛日久不消，晨僵，屈伸不利，关节周围或皮下结节，舌暗紫，苔白厚或厚腻，脉沉细涩或沉滑。

治法：活血行瘀，化痰通络。

方药：①小活络丹（《太平惠民和剂局方》）加减。常用炙乳香、炙没药、地龙、制南星、白芥子、当归、赤芍、川芎等。②桂枝茯苓丸（《金匮要略》）加减。常用桂枝、茯苓、牡丹皮、赤芍、桃仁等。

加减：关节肿胀，局部发热者，可加虎杖、山慈菇；关节不温者，可加干姜、细辛；关节囊肿积液不消，皮下结节者，加土贝母、竹茹；关节肿痛日久，加用破血散瘀搜风之品一二味，如炮穿山甲、露蜂房、蜈蚣、乌梢蛇等。

5. 气血两虚

主要证候:关节肌肉酸痛无力,活动后加剧,或肢体麻木,筋惕肉𥆧,肌肉萎缩,关节变形,少气乏力,自汗,心悸,头晕目眩,面黄少华,舌淡苔薄白,脉细弱。

治法:益气养血,活络祛邪。

方药:①八珍汤(《瑞竹堂经验方》)加减。常用当归、川芎、白芍、熟地黄、生黄芪、白术、茯苓、炙甘草、羌活、独活、桂枝、秦艽、海风藤、桑枝、木香、乳香等。②黄芪桂枝五物汤(《金匮要略》)加减。常用黄芪、桂枝、大枣、生姜、当归、白芍、川芎、茯苓、白术等。

加减:气虚甚者,症见短气乏力、神疲肢软,可加五爪龙;血虚甚者,症见面色萎黄、爪甲色淡、月经量少色淡,心悸,加鸡血藤。

6. 肝肾不足

主要证候:关节肌肉疼痛、肿大或僵硬变形,屈伸不利,腰膝酸软无力,关节发凉,畏寒喜暖,舌红,苔薄白,脉沉弱。

治法:补益肝肾,蠲痹通络。

方药:独活寄生汤(《备急千金要方》)加减。常用独活、桑寄生、炒杜仲、怀牛膝、细辛、茯苓、当归、川芎、白芍、生地黄、熟地黄、补骨脂、鸡血藤、乌梢蛇、蜈蚣、地龙、生甘草等。

此外,气血运行不畅,脉络瘀阻是本病的重要病理环节,贯穿疾病始终。除上述 6 种常见证型外,瘀血阻络证常与 RA 的其他证型兼见,故 RA 之不同证型、不同病理阶段均应配合活血化瘀之品,可随证选用身痛逐瘀汤加减或瘀血痹片(胶囊)。

【方药应用】

1. 注射制剂 各证候均可选用具有补肾壮骨、改善骨代谢作用的中药注射液静脉滴注,如注射用鹿瓜多肽等。根据病情,可选用具有活血化瘀作用的中药注射液静脉滴注,如丹参注射液、血塞通注射液、川芎嗪注射液等。

2. 中成药 辨证选用中成药,可选用通痹灵片、雷公藤多苷片、痹祺胶囊、昆仙胶囊、七味通痹口服液、尪痹片、双蚁祛湿通络胶囊等。

【针灸疗法】根据病情,可辨证选取肩髃、肩髎、曲池、尺泽、手三里、外关、合谷、环跳、阳陵泉、昆仑、太溪、解溪等穴位;或根据疼痛肿胀部位,采取局部取穴或循经取穴。针刺时根据寒热虚实不同配合针刺泻法、补法,或点刺放血、穴位注射。

【外治法】根据病情及临床实际,选择中药外敷、中药离子导入、中药泡洗、中药熏治、中药全身浸浴、中药穴位贴敷、电脑中频治疗、中药封包、穴位超声脉冲电导治疗、红外线经络理疗、刮痧等。辨证选用外用药物,如偏寒湿痹阻者,酌情选用祛风散寒除湿、温经通络药物;偏湿热痹阻者,酌情选用清热除湿、宣痹通络之品;偏痰瘀痹阻者,酌情选用活血行瘀、化痰通络之品等。

【针刀镜治疗术】此乃针对顽固性关节肿痛的治疗手段。根据患者的病情可选择此种治疗手段进行治疗。

(二)西医治疗

RA 治疗的目的在于控制病情,改善关节功能和预后。应强调早期治疗、联合用药和个体化治疗的原则。治疗方法包括一般治疗、药物治疗、外科治疗和其他治疗等。

1. 一般治疗　强调患者教育及整体和规范治疗的理念。适当的休息、理疗、体疗、外用药、正确的关节活动和肌肉锻炼等,对于缓解症状、改善关节功能具有重要作用。

2. 药物治疗

(1)非甾体抗炎药(NSAID):NSAID 对缓解患者的关节肿痛,改善全身症状有重要作用。

(2)改善病情抗风湿药(DMARD):该类药物较 NSAID 发挥作用慢,大约需1~6 个月,故又称慢作用抗风湿药。这些药物不具备明显的止痛和抗炎作用,但可延缓或控制病情的进展。常用药物有甲氨蝶呤、柳氮磺吡啶、来氟米特、羟氯喹、硫唑嘌呤、环孢素 A、环磷酰胺等。

(3)生物制剂:主要包括肿瘤坏死因子(TNF)拮抗剂、白介素(IL)-1 拮抗剂、IL-6 拮抗剂、CD20 单克隆抗体等。

TNF-α 拮抗剂:该类制剂主要包括依那西普、英夫利昔单抗和阿达木单抗。与传统 DMARD 相比,TNF-α 拮抗剂的主要特点是起效快、抑制骨破坏的作用明显、患者总体耐受性好。

IL-6 拮抗剂:托珠单抗注射液,主要用于中、重度 RA,且对 TNF-α 拮抗剂反应欠佳的患者。

IL-1 拮抗剂:阿那白滞素是目前唯一被批准用于治疗 RA 的 IL-1 拮抗剂。

CD20 单克隆抗体:利妥昔单抗,用于难治性类风湿关节炎。

(4)糖皮质激素:能迅速改善关节肿痛和全身症状。在重症 RA 伴有心、肺或神经系统等受累的患者,可给予短效激素,其剂量依病情严重程度而定。针对关节病变,如需使用,通常为小剂量激素(泼尼松≤7.5mg),仅适用于少数 RA 患者。也可局部关节腔内注射激素。

(5)植物药制剂:包括雷公藤多苷、白芍总苷、正清风痛宁缓释片等。

3. 外科治疗　RA 患者经过积极内科正规治疗,病情仍不能控制,为纠正畸形、改善生活质量可考虑手术治疗。但手术并不能根治 RA,故术后仍需药物治疗。常用的手术主要有滑膜切除术、人工关节置换术、关节融合术以及软组织修复术。

4. 其他治疗　除前述治疗方法外,对于少数经规范用药疗效欠佳,血清中有高滴度自身抗体、免疫球蛋白明显增高者,可考虑免疫净化,如血浆置换或免疫吸附等治疗。此外,自体干细胞移植、T细胞疫苗以及间充质干细胞治疗对RA 的缓解可能有效,但仅适用于少数患者,仍需进一步的临床研究。

六、中西医结合思路

1. 辨病辨证相结合　病证结合是中西医结合治疗 RA 的基本思路。RA 和其他风湿性疾病均可出现以关节肿胀疼痛为主的临床表现,同属中医痹病范畴,但 RA 和其他风湿性疾病的病理过程不同,其预后转归也有本质区别,所以仅以辨证治疗不能体现疾病的特殊性,难以达到最好的疗效。现代药理研究表明,有些中药如昆明山海棠、雷公藤、青风藤等具有免疫抑制作用;多数补肾中药,如山茱萸、枸杞、巴戟天、肉苁蓉、菟丝子等具有类激素样作用的免疫调节作用;许多清热凉血和清热解毒药可以有效降低 RA 炎性指标。辨病治疗必须以辨证治疗为基础,选择那些既符合中医辨证规律又对 RA 的某些病理环节有针对性的药物,一般临床疗效较好,若片面扩大某些中药的药理学作用而不顾中医自身的辨证规律,则难以达到理想效果。

2. 中西药结合,减毒增效　西医治疗本病常用消炎止痛药、免疫抑制剂、糖皮质激素等。前述药物长期服用副作用较大,患者难以长期坚持。中医治疗本病多以扶正祛邪、补肾祛瘀为法。中西医联合可取长补短,如中药海螵蛸、瓦楞子、砂仁、苏梗、浙贝母等可以保护胃黏膜,减轻非甾体抗炎药的胃肠道副作用;熟地黄、女贞子、墨旱莲、黄精等可以减轻糖皮质激素对下丘脑 - 垂体 - 肾上腺轴的损伤;穿山甲、甘草、附子、巴戟天等中药有类糖皮质激素样作用,对于长期服用激素的,可用上述中药替代,帮助激素撤退;雷公藤、昆明山海棠、青风藤等中药具有良好的抑制免疫的效果,可与免疫抑制剂联合,提高疗效。RA 属慢性病,病程较长,"久病多瘀",桃仁、红花、丹参、当归等中药具有活血化瘀的作用,不仅可以减轻患者的关节肿痛,控制病情,而且可以明显减少 RA 相关的心脑血管事件发生。因此,中西医联合治疗 RA,疗效更佳,副作用更少。

七、辨已病未病与调养

(一)辨已病未病

许多患者因为关节疼痛而长期让关节处于制动状态,日久导致关节僵直畸形,生活质量明显下降。对于 RA 患者,关节动则通、静则僵,一定要重视对患者关节功能锻炼的指导。例如,患者晨起的肢体体操有助于改善患者的晨僵现象,经常科学地活动关节可以防止肌肉萎缩,维持关节功能良好。有规律的锻炼能增强体质,有利于疾病的康复。

(二)调养

帮助患者保持心情愉快,增强战胜疾病的信心。忌食肥甘厚味及辛辣之品,禁饮酒,避风寒。病情活动期应注意休息,减少活动量,尽量将病变关节固定于功能位,如膝关节、肘关节应尽量伸直。病情稳定时应及时注意关节功能锻炼,如慢步、游泳可锻炼全身关节功能,捏核桃或握力器可锻炼手指关节功能,双手握转环旋转可锻炼腕关节功能,脚踏自行车可锻炼膝关节功能,滚圆木、踏空缝纫机可锻炼踝关节功能等。

八、临床验案

全国老中医药专家陈纪藩治疗类风湿关节炎验案

冼某,女,76岁。因"反复四肢多关节肿痛5年余,加重1个月"于2009年12月25日来诊。患者5年前无明显诱因出现双肩、双膝关节肿痛,无晨僵,活动时加重,当时未予系统治疗。之后双肩、双膝肿痛逐渐加重,外院予口服"西乐葆、甲氨蝶呤"等治疗,症状有所改善,但时有反复。1个月前因天气转凉,四肢多关节肿痛加剧,活动受限,遂至广州市第一人民医院住院治疗,予口服"西乐葆"等治疗,肿痛稍缓解。现患者为求进一步治疗来我院就诊,由门诊以"类风湿关节炎"收入我科。入院症见:双肩、双腕、双膝关节活动受限,上肢上举困难,活动后气促,无晨僵,无发热恶寒,无面部红斑,无腹痛腹泻,纳差,睡眠一般,二便正常。舌色淡红,苔薄白,脉沉细。查体示双腕、双膝、双肩关节肿胀、压痛。抗CCP抗体39.2U/ml;RF 555U/ml,CRP 30.1mg/L,ESR 89mm/h;Hb 98.0g/L。

中医诊断:痹病。

证型:肝肾亏虚,气血不足证。

西医:类风湿关节炎。

治法:补肝肾,益气血,兼祛风除湿。

处方:以独活寄生汤加减。桑寄生15g,黄芪30g,白术12g,牛膝15g,茯苓30g,防己15g,薏苡仁30g,川草薢20g,桑枝20g,白芍15g,首乌藤30g,丹参20g,麦芽30g。7剂,水煎服,日1剂。

西药:甲氨蝶呤片,10mg,每周1次。

二诊(2010年1月1日):服上方7剂后,诉关节胀痛缓解,精神倍增,胃纳好转,稍觉畏寒,睡眠一般,二便调。舌淡、边有齿印,苔薄白,脉沉细。辨证仍属肝肾气血不足,偏阳虚;治宜原方加巴戟天15g、续断15g,增强益肾温阳之功。继服7剂。西药继续服用甲氨蝶呤片,10mg,每周1次。

三诊(2010年1月8日):患者关节肿痛明显缓解,活动较前便利,无畏寒,胃纳可,睡眠安,二便正常。舌淡苔薄白,脉沉缓。患者症状改善,继续维持原方治疗。二诊方15剂,带药出院。

四诊(2010年1月23日):患者关节疼痛不明显,活动有进一步改善,精神可,胃纳、睡眠、二便均正常。舌质淡,苔薄白,脉沉。查体:双腕、双膝、双肩关节肿胀、压痛不明显。复查风湿四项示 RF 320U/ml, CRP 12mg/L, ESR 30mm/h。患者症状、体征及实验室检查均有好转,目前类风湿关节炎处于低活动状态。继以前方30剂巩固,西药甲氨蝶呤继服。

【按】本例患者为老年女性,肝肾渐衰,加之患类风湿关节炎多年,肝肾益损,精血不足,筋骨失养,又外感寒湿,痹阻经络,故出现全身多处关节肿痛,活动不利。因此,病之本为肝肾气血不足,标为寒湿痹阻,以本虚为主。故陈纪藩以独活寄生汤加减以补肝肾益气血,兼祛寒湿;去独活以防辛散耗气。方中桑寄生、牛膝补肝肾、强筋骨,黄芪、白术、麦芽、茯苓、薏苡仁益气健脾利湿,白芍、丹参、首乌藤补血养血活血,草薢、桑枝祛风除湿。二诊时患者寒湿渐去,虚寒之象显现,又于前方加巴戟天、续断温阳补肾,紧扣病机,使得疗效巩固、持久。甲氨蝶呤是抗风湿的经典药物,便宜、有效。陈纪藩主张中西医结合治疗类风湿关节炎,两者各有所长,西药免疫抑制剂疗效确切,而中药在全身调理、平衡阴阳方面有优势,是多靶点治疗,且可减少西药的使用及毒副作用。因此,二者结合疗效更好,相得益彰。

(林昌松　刘敏莹)

参 考 文 献

1. 中华医学会风湿病学分会.类风湿关节炎诊断及治疗指南[J].中华风湿病学杂志,2010,14(4):265-270.
2. 申洪波,白云静,胡荫奇.类风湿性关节炎中西医结合治疗的思路与方法[J].中国骨伤,2004,17(8):503-504.

第二节　强直性脊柱炎

强直性脊柱炎(ankylosing spondylitis, AS)是一种慢性炎症性疾病,主要侵犯骶髂关节、脊柱骨突、脊柱旁软组织及外周关节,并可伴发关节外表现,严重者可发生脊柱畸形和强直。AS 在我国患病率初步调查为 0.3% 左右。本病男女之比约为(2~3):1,女性发病较缓慢且病情较轻。发病年龄通常在 13~31 岁,高峰为 20~30 岁。40 岁以后及 8 岁以前发病者少见。

AS 的病因未明。流行病学调查发现,遗传和环境因素在本病的发病中发挥作用。已证实 AS 的发病和人类白细胞抗原（HLA）如 HLA-B27 密切相关，并有明显家族聚集倾向。健康人群的 HLA-B27 阳性率因种族和地区不同而差别很大，如欧洲的白种人为 4%~13%，我国为 2%~7%，可是 AS 患者的 HLA-B27 阳性率在我国患者高达 90% 左右。AS 的病理性标志和早期表现之一为骶髂关节炎，脊柱受累晚期的典型表现为"竹节样改变"。

在中医学中，强直性脊柱炎属于"驼背""背偻""伛偻""大偻""僵人""骨痹""肾痹""龟背""历节风""竹节风""顽痹""腰腿痛""痰痹""痿痹""痹病"等范畴。

一、病因病机

本病多由先天禀赋不足，后天调摄失常，饮食不节，涉水冒雨，起居失于调节，或房劳过度，内伤肾气，或过逸之人，缺少锻炼，引起气血不足，肝肾亏虚，卫外不固，外邪入侵，阻塞气血经络，留注于经络、关节、肌肉、脊柱而发。

1. 肾精亏虚　先天禀赋不足，加之劳累太过，或房事不节，以致肾精亏虚，筋骨失养而发本病。

2. 风寒湿邪外袭　久居湿冷之地，或冒雨涉水，汗出当风，衣着冷湿，或气候剧变，冷热交错而致风寒湿邪侵袭人体，注于经络，留于关节，气血痹阻而致本病。

3. 湿热浸淫　岁气湿热行令，或长夏之际，湿热交蒸；或寒湿蕴积日久，郁而化热，湿热之邪浸淫经络，痹阻气血，筋脉失养而致本病。

4. 瘀血阻络　跌仆挫伤，损及腰背，瘀血内停，阻滞经脉，气血运行不畅，筋骨失养而致本病。

二、五脏相关与病机转化

大偻属中医疑难重病，病因复杂，病机多变。肾为先天之本，主骨藏精生髓；肝主筋藏血。故本病病位在筋骨，病变脏腑在肝、肾，日久影响脾，一方面因为外感湿邪容易伤及脾，另一方面长期服用风湿药，亦致脾气受损，故见脾虚之证。病程较长，病邪极易入络而致瘀血阻滞，"瘀血不去，新血不生"，致使疾病长期反复，缠绵难愈。（图 11-2-1）

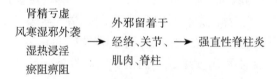

图 11-2-1　强直性脊柱炎病因病机示意图

三、临床表现

（一）症状

本病发病隐袭。患者逐渐出现腰背部或骶髂部疼痛和／或晨僵,半夜痛醒,翻身困难,晨起或久坐后起立时腰部僵硬明显,但活动后减轻。部分患者有臀部钝痛或骶髂部剧痛,偶尔向周边放射。咳嗽、打喷嚏、突然扭动腰部时疼痛可加重。疾病早期臀部多为一侧间断性或交替性疼痛,数月后多为双侧持续性疼痛。多数患者病情由腰椎向胸、颈部脊椎发展,出现相应部位疼痛、活动受限或脊柱畸形。24%~75% 的 AS 患者在病初或病程中出现髋关节和外周关节病变,其中膝、踝和肩关节居多,肘及手、足小关节偶有受累。外周关节病变多为非对称性,常只累及少数关节或单关节;下肢大关节的关节炎为本病外周关节炎的特征之一。髋关节和膝关节以及其他关节的关节炎或关节痛多出现在发病早期,较少或几乎不引起关节破坏和残疾。髋关节受累占38%~66%,表现为局部疼痛、活动受限、屈曲挛缩及关节强直,其中大多数为双侧,而且94% 的髋部症状起于发病后前 5 年内。发病年龄较小及以外周关节起病者易发生髋关节病变。1/4 患者在病程中发生葡萄膜炎,单侧或双侧交替,可反复发作,甚至可致视力障碍。

本病的全身表现轻微,少数重症者可见发热、疲倦、消瘦、贫血或其他器官受累。跖底筋膜炎、跟腱炎和其他部位的肌腱末端病在本病中常见。神经系统症状来自压迫性脊神经炎或坐骨神经痛、椎骨骨折或不全脱位,以及马尾综合征(可引起阳痿、夜间尿失禁、膀胱和直肠感觉迟钝、踝反射消失)。极少数患者出现肺上叶纤维化,有时伴有空洞形成而被误认为结核,也可因并发真菌感染而使病情加剧。3.5%~10% 的患者可见主动脉瓣关闭不全及传导障碍。AS 可并发 IgA 肾病和淀粉样变性。

（二）体征

骶髂关节和椎旁肌肉压痛为本病早期的阳性体征。随病情进展可见腰椎前凸变平,脊柱各个方向活动受限,胸廓扩展范围缩小,颈椎后突。以下几种方法可用于检查骶髂关节压痛或脊柱病变进展情况。①枕壁试验:健康人在立正姿势双足跟紧贴墙根时,后枕部可贴近墙壁而无间隙。而颈僵直和／或胸椎段畸形后凸者,该间隙增大至几厘米以上,致使枕部不能贴壁。②胸廓扩展:在第 4 肋间隙水平测量深吸气和深呼气时胸廓扩展范围,两者之差的正常值不小于 2.5cm;而有肋骨和脊椎广泛受累者则胸廓扩展减少。③Schober 试验:于双髂后上棘连线中点及上方垂直距离 10cm 处做标记,然后嘱患者弯腰(保持双膝直立位),测量两标记之间的距离。正常移动增加距离在 5cm 以上,脊柱受累者则增

加距离 <4cm。④骨盆按压：患者侧卧，从另一侧按压骨盆可引起骶髂关节疼痛。
⑤骶髂关节分离试验：又称4字试验。患者仰卧，一侧膝屈曲并将足跟放置到
对侧伸直的膝上。检查者用一只手下压屈曲的膝（此时髋关节在屈曲、外展和
外旋位），并用另一只手扶住对侧骨盆，可引出对侧骶髂关节疼痛，则视为阳性。
有膝或髋关节病变者不能完成4字试验。

（三）理化检查

影像学检查：X线片上的变化具有确定诊断意义。AS最早的变化发生在骶
髂关节。X线片显示骶髂关节软骨下骨缘模糊，骨质糜烂，关节间隙模糊，骨密
度增高及关节融合。

四、辨病辨证

（一）西医辨病

近年来较多用1984年修订的AS纽约标准。对一些暂时不符合上述标准
者，可参考有关脊柱关节炎（SpA）的诊断标准，主要包括Amor、欧洲脊柱关节
病研究组（ESSG）和2009年国际脊柱关节炎专家评估协会（ASAS）推荐的中
轴型SpA的分类标准。

1984年修订的AS纽约标准：①下腰背痛持续至少3个月，疼痛随活动改
善，但休息不减轻；②腰椎在前后和侧屈方向活动受限；③胸廓活动度小于同年
龄和性别的正常值；④双侧骶髂破坏Ⅱ~Ⅳ级，或单侧骶髂破坏Ⅲ~Ⅳ级。

【鉴别诊断】

1. 椎间盘突出 引起腰背痛的常见原因之一。该病限于脊柱，无疲劳感、
消瘦、发热等全身表现，多为急性发病，多只限于腰部疼痛。活动后加重，休息缓
解，站立时常有侧屈。触诊在脊柱骨突有1~2个触痛扳机点。腰部X线片示椎
间隙狭窄或前窄后宽或前后等宽；椎体缘后上或下角屑样增生或有游离小骨块。
它和AS的主要区别可通过CT、MRI或椎管造影检查得到确诊。

2. 弥漫性特发性骨肥厚（DISH） 多为50岁以上男性发病，也有脊椎痛、
僵硬感以及逐渐加重的脊柱运动受限。其临床表现和X线片所见常与AS相
似。但是，该病X线片可见韧带钙化，常累及颈椎和低位胸椎，经常可见连接至
少4节椎体前外侧的流注形钙化与骨化；而骶髂关节和脊椎骨突关节无侵蚀，晨
起僵硬感不加重，ESR正常及HLA-B27阴性。

3. 髂骨致密性骨炎 多见于中、青年女性，尤其是有多次怀孕、分娩史或从
事长期站立职业的女性。主要表现为慢性腰骶部疼痛，劳累后加重，有自限性。
临床检查除腰部肌肉紧张外，无其他异常。诊断主要依靠前后位X线片，典型

表现为在髂骨沿骶髂关节之中下 2/3 部位有明显的骨硬化区,呈三角形者尖端向上,密度均匀,不侵犯骶髂关节面,无关节狭窄或糜烂,界限清楚,骶骨侧骨质及关节间隙正常。

4. 其他 AS 是 SpA 中的典型疾病,在诊断时必须与 HLA-B27 相关的其他 SpA 如银屑病关节炎、炎症性肠病关节炎等鉴别。

(二)中医辨证

1. 抓住证候特征,辨证与辨病相结合 AS 有不同的病因病机,多为先天肝肾不足,后天风寒湿热等外邪侵袭所致,临床常见证型有湿热证、寒湿证、肝肾阴虚证、脾肾阳虚证、肝肾精亏证。辨证时要根据患者的症状、舌脉来总结其病因病机,即透过现象抓本质。

2. 抓住病性,虚实异治 AS 就其病性而言为本虚标实。本虚主要是肝肾亏虚;标实主要是感受外邪,而岭南最多的邪气为湿热,其余邪气尚可见风、寒、瘀。疾病的不同阶段,虚实偏重不同。疾病初期,邪实较盛,反复发作,虚实夹杂;疾病日久,重伤正气,本虚渐显。

3. 抓住病期,分期论治 AS 初期或活动期,湿热甚者,以四妙散为基础方。日久肝肾阴虚明显时,用六味地黄丸;日久肝肾阴虚之象不明显,而表现为腰痛、强直、肢软乏力,纳眠可,舌淡暗苔薄白,脉沉细,多用独活寄生汤。

4. 根据不同的兼证,审因论治 AS 伴肌肉萎缩者,加黄芪、白术、淫羊藿;腰背强直、僵硬、屈伸不利,可加虫类药搜风剔络,如全蝎、蜈蚣、乌梢蛇、地龙、露蜂房等;如肢体麻木,关节肿久不消,可加胆南星、白芥子、法半夏、川贝母;如久病或痛甚,可加活血化瘀药,如川芎、丹参、红花、赤芍等;如关节肿甚,可加泽兰、牛膝、萆薢等。根据不同的症状,选用不同的药物,充分体现了审因论治的杂病治则。

五、治疗

(一)中医辨证论治

遵照"急则治标,缓则治本"的原则。治"标"就是要积极去除邪气,多用清热解毒、凉血止血之法;治"本",指在病情平稳时采取"虚则补之"疗法,着重用益气健脾、温阳补肾类方药,补脾以益气摄血,补肾则促进骨髓造血功能恢复。

1. 湿热痹阻

主要证候:腰骶疼痛,脊背疼痛,腰脊活动受限,晨僵,发热,四肢关节红肿热痛,目赤肿痛,口渴或口干不欲饮,肢体困重,大便干,溲黄。舌红,苔黄或黄厚腻,脉滑数。

治则:清热祛湿,消肿止痛。

方药:四妙散(《成方便读》)加减。

常用黄柏、苍术清热燥湿,牛膝利湿活血、引药下行,薏苡仁蠲痹除湿。

加减:伴发热者,加生石膏、青蒿;关节肿甚者,加土茯苓、猪苓以化湿消肿;关节痛甚者,加片姜黄、海桐皮、延胡索。

2. 寒湿痹阻

主要证候:腰骶疼痛,脊背疼痛,腰脊活动受限,晨僵遇寒加重,遇热减轻,四肢关节冷痛,肢体困重,舌淡,苔白或水滑,脉弦滑。

治则:散寒除湿,通络止痛。

方药:麻黄附子细辛汤合泽泻汤(《金匮要略》)加减。

常用麻黄、附子、细辛温阳散寒,泽泻、白术除湿健脾。

加减:痛剧者,易制附片为制川乌以通阳散寒;关节肿者,加生薏苡仁、防己、萆薢以利湿消肿;痛以胸背部为主者,可选加薤白、郁金;痛在下肢关节者,选加川牛膝。

3. 瘀血痹阻

主要证候:腰骶疼痛,脊背疼痛,腰脊活动受限,晨僵,疼痛夜重,或刺痛,肌肤干燥少泽,舌暗或有瘀斑,脉沉细或涩。

治则:祛瘀通络。

方药:桂枝茯苓丸(《金匮要略》)加减。

常用桂枝温经通脉,促进血行;茯苓上益心脾,下利湿浊;芍药滋阴柔肝,合牡丹皮凉血清瘀热;桃仁活血化瘀通络。诸药相伍,则血脉通,瘀血化。

加减:兼气虚不足者,加黄芪、党参;血虚甚者,加当归、川芎、熟地黄;痛在肩颈者,加葛根、姜黄、钩藤;腰背强直者,加宽筋藤;腰痛者,加杜仲、续断。

4. 肾阳亏虚

主要证候:腰疼痛,脊背疼痛,腰脊活动受限,晨僵,局部冷痛,畏寒喜暖,手足不温,足跟痛,精神不振,面色不华,腰膝酸软,阳痿,遗精,舌淡苔白,脉沉细。

治则:补肾祛寒,通督止痛。

方药:金匮肾气丸(《金匮要略》)加减。

常用熟地黄滋阴补肾,山药、山茱萸补肝肾、充精血,少量附子、桂枝温补肾阳,泽泻、茯苓淡渗利湿,牡丹皮养阴清热。

加减:见下肢肿胀者,加泽兰、牛膝;见夜尿频数者,加益智仁、桑螵蛸、五味子;耳鸣如潮者,加磁石、枸杞。

5. 肝肾阴虚

主要证候:骶髂疼痛,脊背疼痛,腰脊活动受限,晨僵,局部酸痛,眩晕耳鸣,腰膝酸软,足跟痛,肌肉瘦削,盗汗,手足心热,舌红苔少或有剥脱,脉沉细或细数。

治则:滋补肝肾,强督止痛。

方药:六味地黄汤(《小儿药证直诀》)加减。

常用熟地黄、山药、山茱萸、泽泻、茯苓、牡丹皮。

加减:阴虚火旺者,加知母、黄柏;腰背拘急者,加宽筋藤、玉竹、石斛;大便秘结者,加枳实、肉苁蓉。

6. 肝肾不足

主要证候:腰部酸软隐痛、屈伸不利,驼背畸形,肢冷不温,面色㿠白,精神疲惫,双膝酸软,舌质淡苔白,脉沉细弱。

治则:补益肝肾,蠲痹通络。

方药:独活寄生汤(《备急千金要方》)加减。

常用独活、细辛、防风、秦艽、肉桂心、桑寄生、杜仲、牛膝、当归、川芎、地黄、白芍、人参、茯苓、甘草等。

加减:偏于肾阴不足,症见潮热盗汗,五心烦热,选加知母、黄柏、炙龟甲;偏于肝阴不足,症见肌肤麻木不仁,筋脉拘急,屈伸不利,重用白芍,选加伸筋草、木瓜;四末不温者,加制附片、鹿角胶。

【方药应用】

1. 注射制剂　根据辨证分型,可选用以下中药针剂。补气类,黄芪注射液;益气温阳类,参附注射液;活血化瘀类,丹参注射液、川芎嗪注射液。

2. 中成药　辨证选用中成药如通痹灵片、昆藤通痹合剂、昆仙胶囊、雷公藤片、仙灵骨葆胶囊、尪痹胶囊、草乌甲素片等。

【针灸方法】

1. 毫针疗法　选用华佗夹脊穴、肾俞、骶髂关节痛点、风池等。风池捻转泻法,肾俞平补平泻,华佗夹脊穴直刺。

2. 灸疗法　可选用铺灸、长蛇灸。方法:督脉取穴处常规消毒,涂上蒜汁,在脊柱正中线撒上丁麝粉,自大椎至腰俞,铺2寸宽、5分厚的蒜泥1条,后在蒜泥上铺成长蛇形艾炷1条。点燃头、身、尾,让其自然烧灼,燃尽后继续铺艾炷施灸,一般2~3壮为宜。灸毕移去蒜泥,用湿毛巾轻轻揩干。灸后可起水疱,至第3天用消毒针引流水疱,涂上甲紫溶液,直至结痂脱落。

3. 穴位埋线　可选择肾俞、白环俞、秩边等。

4. 火针　可选择膈俞、肝俞、胆俞、脾俞、胃俞、三焦俞、肾俞、气海俞、大肠俞、关元俞、小肠俞、秩边、承扶等。临证时以病变侵及部位为依据,选取4~5穴。

(二)西医治疗

AS尚无根治方法。但是患者如能及时诊断、合理治疗,可以达到控制症状并改善预后的目的。通过非药物、药物和手术等综合治疗,可缓解疼痛和僵硬,控制或减轻炎症,保持良好的姿势,防止脊柱或关节变形,必要时矫正畸形关节,以达到改善和提高患者生活质量的目的。

1. 非药物治疗 ①对患者及其家属进行疾病知识的教育,是整个治疗计划中不可缺少的一部分,有助于患者主动参与治疗并与医师合作。长期计划还应包括患者的社会心理和康复的需要。②劝导患者要合理坚持体育锻炼,以取得和维持脊柱关节的最好位置,增强椎旁肌肉力量和增加肺活量。游泳是很好的有效辅助治疗方法之一。③站立时应尽量保持挺胸、收腹和双眼平视前方的姿势。坐位也应保持胸部直立。应睡硬板床,多取仰卧位,避免加重屈曲畸形的体位;枕头要低,一旦出现上胸或颈椎受累应停用枕头。④对疼痛、炎性关节或软组织给予必要的物理治疗。⑤建议吸烟者戒烟,因患者吸烟是功能预后不良危险因素之一。

2. 药物治疗 ①NSAID:可迅速改善患者腰背部疼痛和晨僵,减轻关节肿胀、疼痛及增加活动范围,对早期或晚期 AS 患者的症状治疗都是首选的。其种类繁多,对 AS 的疗效大致相当。NSAID 不良反应中较多见的是胃肠不适,少数可引起溃疡;其他较少见的有心血管疾病如高血压等,可伴头痛、头晕、肝、肾损伤,血细胞减少,水肿及过敏反应等。医师应针对每例患者的具体情况选用一种 NSAID。同时使用≥2 种的 NSAID 不仅不会增加疗效,反而会增加药物不良反应,甚至带来严重后果。不管使用何种 NSAID,为了达到改善症状、延缓或控制病情进展的目的,通常建议长期、足量使用。要评估某个特定 NSAID 是否有效,应持续使用同样剂量至少 2 周。如 1 种药物治疗 2~4 周,疗效不明显,应改用其他不同类别的 NSAID。在用药过程中应监测药物不良反应并及时调整。②生物制剂:如 TNF-α 拮抗剂,包括依那西普、英夫利昔单抗和阿达木单抗等;以及 IL-17 拮抗剂等。③柳氮磺吡啶:可改善 AS 的关节疼痛、肿胀和发僵,并可降低血清 IgA 水平及其他实验室活动性指标,特别适用于改善 AS 患者的外周关节受累。

六、中西医结合思路

强直性脊柱炎多为本虚标实之证,本虚主要是肝肾亏虚;标实主要是感受外邪,而岭南最多的邪气为湿热,其余邪气尚可见风、寒、瘀。疾病的不同阶段,虚实偏重不同。疾病初期,邪实较盛,反复发作,虚实夹杂;疾病日久,重伤正气,本虚渐显。治疗上应遵照"急则治标,缓则治本"的原则。治标就是要祛除湿、热、风、寒、瘀等邪气,根据审因论治的原则,"各随其所得而攻之"。治本指在病情平稳时,采取补法,证型多为肝肾精亏,须分清气血虚、阴虚、阳虚,以应用益气健脾、滋阴养血、温阳补肾类方药。由于痹病病情复杂,病势缠绵,病情易反复,治疗较难,因此疗程要长。

西医治疗强直性脊柱炎,可选择的药物不多,以中轴损害为主的主要有消炎止痛药,伴有外周关节炎的可加用柳氮磺吡啶。对于重症 AS,关节破坏进展快,炎症指标明显升高者,应以中西医结合治疗,西药可选择生物制剂,配合中医清热利湿或温化寒湿;病情和缓后,配合中医益气健脾、滋阴养血、温阳补肾等治疗。中西医结合治疗 AS,集中西医两法的治疗特长,有助于提高 AS 的临床治疗效果。

七、辨已病未病与调养

对于强直性脊柱炎,强调未病先防,注重预防与调摄相结合。

(一)辨已病未病

对于强直性脊柱炎,非常强调锻炼身体。现代人由于生活节奏快、压力大,且饮食多肥甘厚味,多缺乏锻炼,尤其是有 AS 家族史的年轻男性,应更加强调多锻炼。对于锻炼方式的选择,推荐柔和的运动,首选游泳,其次为慢跑、打太极拳、做广播体操、练瑜伽等;不推荐剧烈的运动,如进行各种球类比赛、赛跑等。

(二)调养

1. 对于已确诊强直性脊柱炎的患者,首先心理上要乐观豁达,需重视本病,但不能过分忧虑。

2. 平素要注重强身健体,锻炼方式的选择同上。饮食避免肥甘厚味,少食辛辣助热类食物,戒烟戒酒。居住环境不能太过潮湿。

3. 对于应用生物制剂的患者要慎防感染,避免去人流密集的地方。

4. 拒绝滥用药物,如自行购买的无批号药物、私人诊所的自制药物,因为此类药物多含糖皮质激素。

八、临床验案

全国老中医药专家陈纪藩诊治强直性脊柱炎验案

林某,女,30 岁,2013 年 10 月 9 日入院。主诉:腰背痛 7 个月余。现病史:患者于 2013 年年初分娩,产后 1 个月出现腰背痛,活动受限,夜间痛甚,翻身困难,影响睡眠,腰背部晨僵 >30 分钟,无放射痛,纳食可,大便 1~2 次 /d,小便调。月经量少,前后不定期。体格检查:直腿抬高及加强试验、双 4 字试验、骨盆挤压试验、骨盆分离试验均(-)。舌淡红,苔白,脉细。实验室检查:

HLA-B27（+）；ESR 39mm/h，CRP 1.69mg/L，RF<20U/ml。骶髂关节 MRI：骶髂关节炎，右侧Ⅲ级，左侧Ⅰ级。

中医诊断：大偻（肝肾不足证）。

西医诊断：强直性脊柱炎。

辨证分析：患者产后大虚，肝肾不足，精血亏虚，腰为肾之府，督脉连两肾，故腰背疼痛，舌淡红苔白，脉细；治则应补肝血、益肾精、强筋骨、通络止痛，以独活寄生汤加减。

处方：桑寄生 30g，杜仲 15g，牛膝 15g，当归 10g，七叶莲 30g，郁金 10g，鹿衔草 15g，宽筋藤 30g，威灵仙 10g，炙甘草 10g。

复诊：2013 年 10 月 16 日。诉腰背痛好转，痛势绵绵，怕冷，伴晨僵，夜间翻身困难，影响睡眠，月经规律，舌淡红苔白，脉细。患者久病多瘀，且日久损伤肾阳，故舌质淡红、脉细、怕冷。治疗在原方基础上加淫羊藿温补肾阳、丹参活血化瘀；因患者月经已调，原方减去当归、郁金。

三诊：2013 年 10 月 30 日。诉腰背痛好转，疼痛大大减轻，睡眠也日渐好转，其间月经来潮 1 次，经量不多。舌淡暗苔黄，脉弱。患者服药后，腰背痛症状进一步好转，但体虚症状突显。先前腰背痛是因肝肾亏虚，治疗重在通络止痛、补益肝肾；由于乙癸同源，月经量少同样是由于肝肾精血亏虚，只不过治疗重点从通络止痛、补益肝肾，调整为补肝肾、调经血。前方中加入女贞子、墨旱莲滋补肝肾之阴；与丹参同用，"一味丹参，功同四物"，有调经之效。

四诊：2013 年 11 月 18 日。患者腰背部已无明显疼痛，便秘、月经量少，肝肾阴虚显露无遗，改用四物汤加减。

【按】此患者新产后不足月即感腰背部疼痛不适，月经量少。陈纪藩首先以独活寄生汤为主方，补虚兼顾祛风除湿止痛，同时调经。复诊腰背痛好转，考虑到患者产后肝肾不足为本，腰部气血不通为标，虚多于实，再者患者眠差、舌淡红苔白、脉细皆是虚象，故在原方基础上加用淫羊藿，杜仲加至20g，加强补虚之力。三诊时患者腰背痛好转，但月经量少，舌暗淡，脉弱，产后不足进一步显现，在二诊方基础上加用二至丸。四诊时患者已无明显腰背痛，以月经量少、便秘等为主要表现，继续补肝肾、调经血。

（林昌松）

参 考 文 献

1. 中华医学会风湿病学分会.强直性脊柱炎诊断及治疗指南［J］.中华风湿病学杂志，2010，14（8）：557-559.

2. 罗任.针灸治疗强直性脊柱炎的临床研究［J］.中国临床康复，2006，10（47）：142-144.

3. 林昌松.薪火相传：陈纪藩名老中医学术思想精粹［M］.广州：广东科技出版社，2014.

第三节　系统性红斑狼疮

系统性红斑狼疮（systemic lupus erythematosus, SLE）是自身免疫介导的，以免疫性炎症为表现的弥漫性结缔组织病。SLE 主要临床特征为血清中出现以抗核抗体为代表的多种自身抗体和多系统损害，通常可影响神经系统、呼吸系统、心血管系统、消化系统、肾和皮肤肌肉等，引起相应临床表现。

本病好发于女性，男女之比为 1∶（7~9），多见于 15~45 岁。我国流行病学调查显示，SLE 患病率为 70.41/10 万，女性为 113.33/10 万。

在中医学中，SLE 属于"阴阳毒""红蝴蝶疮""鬼脸疮"等范畴。

一、病因病机

SLE 为先天肾精不足，加上后天环境、外邪等多种因素所致；病机属本虚标实，多以肾阴亏虚为本，热毒痰瘀为标。

1. 禀赋不足　素体肾气不足，肾阴亏虚，虚火上炎，若日光曝晒，热毒入里与虚火相搏，瘀阻脉络，热毒炽盛，燔灼营血，而成本病。

2. 后天失调　或为劳倦过度，或为七情所伤，或为药毒所伤，正气受损，血脉瘀阻，瘀而生热化火，热毒灼盛，故耗血动血，损伤阴液，而成本病。

3. 外邪侵袭　风寒湿热之邪侵袭机体，搏于气血，不得宣通，瘀血内结，化火燔灼，而成本病。（图 11-3-1）

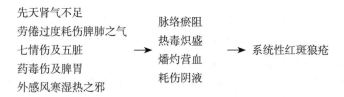

图 11-3-1　系统性红斑狼疮病因病机示意图

二、五脏相关与病机转化

系统性红斑狼疮是一种多系统、多脏器损害的疾病。素体肾阴亏虚，复感外邪，致使经脉气血运行不畅，累及皮肤、肌肉、经脉和关节，而致皮肤红斑，肢体、关节、肌肉酸麻肿胀疼痛；又因肝合筋、心合脉、脾合肌、肺合皮、肾合骨，故迁延日久不已，内舍于五脏，形成五脏痹。系统性红斑狼疮的病因病机特点是，人体在正气不足的基础上感邪，引起气血凝滞，营卫失调，瘀滞的气血与邪气相合，形成热毒痰瘀，正邪交争，外伤皮肌筋骨，内伤五脏六腑。初期以邪实为主，后期以正虚为主。

三、临床表现

（一）症状

1. 全身表现　发热,脱发,光过敏,盘状红斑,雷诺现象,关节疼痛、肿胀、疲乏等。

2. 系统性损害

（1）肾损害:肾为 SLE 常受累的器官之一,可出现蛋白尿、血尿、管型尿,乃至肾衰竭。肾活检显示几乎所有 SLE 均可致肾病理改变。世界卫生组织（WHO）将狼疮性肾炎（LN）的病理分为 6 型:Ⅰ型为系膜轻微病变;Ⅱ型为系膜增生性;Ⅲ型为局灶性;Ⅳ型为弥漫性;Ⅴ型为膜性;Ⅵ型为终末期硬化性。病理分型对于估计预后和指导治疗具有重要临床价值,其中Ⅰ型和Ⅱ型预后较好,而Ⅳ型和Ⅵ型预后较差,需要积极治疗。

（2）神经系统损害:SLE 患者中枢神经系统受累可分为原发和继发两类。前者即狼疮脑病,是直接由免疫机制介导的中枢神经系统损伤;后者则主要继发于其他器官系统损害或药物不良反应。患者可表现为偏头痛、性格改变、记忆力减退或轻度认知功能障碍;重症狼疮脑病可出现脑梗死、脑出血、昏迷和癫痫等。狼疮脑病一般发生在病程前 5 年,可以不伴全身活动,需排除继发因素,结合脑脊液、影像学、脑电图等检查进行鉴别。

（3）肺部表现:胸膜炎为最常见的肺部受累表现,可伴有胸腔积液。SLE 常伴有肺间质性病变,CT 表现为肺间质磨玻璃样改变和慢性肺间质纤维化,临床表现为干咳、气喘,严重者可出现低氧血症,肺弥散功能下降。重度肺动脉高压和弥漫性肺泡出血可见于重症 SLE。

（4）消化系统:可出现恶心、呕吐、腹痛、腹泻或便秘等症状,常伴有肝功能损害。肠系膜血管炎、急性胰腺炎患者病情较重。

（5）血液系统:可出现贫血、白细胞减少和血小板减少等表现。部分患者短期内可出现重度贫血,常由自身免疫性溶血所致,伴网织红细胞升高,抗球蛋白（Coombs）试验阳性。抗血小板抗体、抗磷脂抗体以及骨髓巨核细胞成熟障碍可导致血小板减少。重度溶血和血小板减少为重症 SLE 表现,需要引起重视。

（二）体征

面部蝶形红斑最常见,以鼻梁为中心在两颧部出现红斑,两侧分布如蝶形,边界一般比较清楚,扁平或因局部浸润而轻度隆起;甲周红斑,多发于指趾尖端及指趾腹部、甲周等处,长期持续不退;播散性斑丘疹样皮肤损害,盘状红斑,血栓性静脉炎与雷诺现象,口腔黏膜损害等。累及肾,可出现双下肢水肿,尿少或腹水,高血压等。累及关节,出现外周关节的肿痛、僵硬,活动度稍差,一般不出现骨质破坏、关节畸形及关节运动障碍。肝损害时可出现肝大。累及血液系统,出现贫血貌、紫癜。其他如视网膜静脉怒张、动脉痉挛、视网膜棉花样白斑等。累及神经系统,可出现相关阳性体征等。

(三)理化检查

1. 血常规 呈溶血性贫血伴网织红细胞增多;白细胞、淋巴细胞、血小板减少。

2. 尿常规 持续性蛋白尿,大于 0.5g/24h,或尿蛋白(+++);细胞管型。

3. 体液免疫 IgG 升高,补体 C3、C4、CH50 降低,尤其是 C3 低下常提示有 SLE 活动。

4. 抗双链 DNA 抗体 滴度增高,且滴度与肾损害程度密切相关。

5. 抗核抗体及抗 ENA 抗体谱 抗核抗体(ANA)滴度增高,一般认为 1∶80 以上有意义,其效价与病情活动度多不相关;抗 Sm 抗体阳性,特异性 99%,敏感性仅 25%,有助于早期诊断;抗 RNP 抗体,阳性率 40%,对 SLE 诊断的特异性不高,往往与 SLE 雷诺现象和肌炎有关;抗 SSA 抗体,与 SLE 中出现光过敏、血管炎、皮损、白细胞减少、平滑肌受累、新生儿狼疮等相关;抗 SSB 抗体,与继发干燥综合征相关;抗 rRNP 抗体,往往提示有重要脏器的损害。

6. 抗磷脂抗体 狼疮抗凝物阳性、梅毒血清学实验假阳性、抗心磷脂抗体是正常水平的 2 倍以上或 β_2GPI 中效价以上升高。

7. 无溶血性贫血者,Coombs 试验阳性。

8. 必要时行皮肤狼疮带试验或肾穿刺活检。血沉及 C 反应蛋白可增高;类风湿因子一般不升高。关节 X 线片未见骨质破坏

9. 其他检查 神经系统 MRI、CT 可对患者脑部的梗死性或出血性病灶的发现和治疗提供帮助;胸部高分辨率 CT 有助于早期肺间质性病变的发现;超声心动图对心包积液、心悸、心瓣膜病变、肺动脉高压等有较高敏感性,有利于早期诊断。

四、辨病辨证

(一)西医辨病

2012 年系统性红斑狼疮国际临床协作组(Systemic Lupus International Collaborating Clinics,SLICC)发布了 SLE 分类标准(SLICC 2012),包括 10 项临床标准以及 6 项免疫学标准。

（1）临床标准：①急性或亚急性皮肤狼疮表现；②慢性皮肤狼疮表现；③口腔或鼻咽部溃疡；④非瘢痕性秃发；⑤滑膜炎，并可观察到2个或更多的外周关节有肿胀或压痛，伴晨僵；⑥浆膜炎；⑦肾脏病变，用尿蛋白/肌酐比值（或24小时尿蛋白）算，蛋白至少500mg/24h，或有红细胞管型；⑧神经病变，可见癫痫发作、精神病、多发性单神经炎、脊髓炎、外周或脑神经病变、脑炎（急性精神混乱状态）；⑨溶血性贫血；⑩白细胞减少（至少1次白细胞计数 <4.0×10^9/L）或淋巴细胞减少（至少1次淋巴细胞计数 <1.0×10^9/L），血小板减少症（至少1次血小板计数 <100×10^9/L）。

（2）免疫学标准：①ANA滴度高于实验室参考标准（LRR）；②抗双链DNA抗体滴度高于LRR（ELISA法测需2次高于LRR）；③抗Sm抗体阳性；④抗磷脂抗体、狼疮抗凝物阳性，梅毒血清学试验假阳性，抗心磷脂抗体是正常水平2倍以上或抗β$_2$GPI抗体滴度升高；⑤补体减低，包括C3、C4、CH50；⑥无溶血性贫血，但直接Coombs试验阳性。

（3）确诊条件：①肾脏病理证实为狼疮性肾炎并伴ANA或抗双链DNA阳性；②以上临床及免疫指标中有4条以上符合（至少包含1项临床指标和1项免疫学指标）。

【鉴别诊断】

1. 感染　80%的患者活动期有发热，大多为高热，需要与感染相鉴别。抗生素治疗无效，有关免疫学检查有助于诊断。

2. 类风湿关节炎　以关节病变起病，尤其是RF阳性的SLE患者，常常误诊，除免疫学检查外，还应密切随诊。

3. 肾病综合征　9%的患者以慢性肾炎或肾病综合征起病，有时在起病1~2年后才出现SLE的其他症状。免疫学检查及肾穿刺有助于诊断。

4. 原发性血小板减少症　3%的患者以血小板减少症起病，不伴或很少伴有SLE其他症状，易误诊。检测抗核抗体谱有助于鉴别。

（二）中医辨证

1. 采用脏腑辨证的方法，可根据SLE累及脏器进行辨病辨证　SLE为自身免疫性疾病，常累及神经系统、心、肺、消化系统、肾、皮肤、关节和肌肉等，因此其辨证表现复杂，多种多样。据70篇文献统计，SLE共有48种证型。因此，以SLE累及脏器为辨证基础，有利于迅速准确抓住疾病的主要矛盾。如SLE肺炎或SLE合并肺部感染时可按肺痿、肺痈、咳嗽等肺系疾病进行辨病辨证；狼疮脑病可以中风为基础开展辨证论治；SLE肾病、低蛋白血症水肿可按中医水气病进行辨证；SLE出现多器官功能衰竭时，可按虚劳进行辨证。

2. 病证特点为虚实夹杂，寒热错杂　系统性红斑狼疮的病因是先天肾精不足，外感风寒湿邪，营卫失调，导致痰浊、瘀血内阻，久之郁而化热，正邪交争，外伤皮肤肌肉,内伤五脏六腑,最后导致脾肾两虚、阴阳两虚。活动期以邪实为主,后期以正虚为主。所以在病证上应抓住虚实夹杂、寒热错杂的特点,分阶段进行辨证。值得注意的是,SLE 患者由于存在正气不足的内因,容易导致外邪的侵袭,所以常常外感和内伤同时存在,需分清孰轻孰重,以影响重要脏器或生命者为先。

五、治疗

(一)中医辨证论治

遵照"急则治标,缓则治本"的原则。治"标"就是要积极祛除邪气,多用清热解毒、凉血消瘀之法;治"本",指在病情平稳时采取"虚则补之"疗法,着重采用益气健脾、温阳补肾类方药,补脾以益气摄血,补肾则促进骨髓造血功能恢复。

1. 热毒炽盛

主要证候:相当于系统性红斑狼疮急性活动期。面部蝶形红斑鲜艳,皮肤紫斑,伴有高热,烦躁口渴,神昏谵语,抽搐,关节肌肉疼痛,大便干结,小便短赤,舌质红绛苔黄腻,脉红数或细数。

治法:清热解毒,清营凉血。

方药:犀角地黄汤(《外台秘要》)合黄连解毒汤(《肘后备急方》)加减。

常用水牛角凉血清心而解热毒,黄连清泻心火兼泻中焦之火,黄芩泻上焦之火,黄柏泻下焦之火,栀子泻三焦之火,生地黄清热凉血养阴,芍药、牡丹皮清热凉血、活血散瘀。

加减:高热不退者,加用生石膏、知母;高热神昏者,加安宫牛黄丸或紫雪丹等清心开窍;关节疼痛者,加虎杖、蛇莓、威灵仙祛湿通络;大便干结者,加生大黄、玄明粉泄热通腑。

2. 气阴两伤

主要证候:斑疹暗红,伴有不规则发热或持续性低热,手足心热,心烦无力,自汗盗汗,面浮红,关节痛,足跟痛,月经量少或闭经,舌红苔薄,脉细数。

治法:益气养阴,凉血清热。

方药:生脉散(《医学启源》)加味。

常用麦冬、五味子收涩敛阴;人参益气养阴;生地黄、玄参清热凉血;党参、白术、山药、黄芪健脾益气。

加减:心慌、心悸、气短,加首乌藤、珍珠母、龙骨、牡蛎潜镇安神;不寐,加酸枣仁、首乌藤养心安神;血白细胞减少,加西洋参、高丽参、鹿角胶、山茱萸补元气,益精血。

3. 脾肾阳虚

主要证候:面色无华,眼睑、下肢水肿,胸胁胀满,腰膝酸软,面热肢冷,口不渴,尿少或尿闭,舌质淡胖苔少,脉沉细。

治法:温补脾肾。

方药:金匮肾气丸(《金匮要略》)合理中丸(《伤寒论》)加减。

常用附子、干姜、桂枝温壮肾阳,温阳利水;人参、白术、山药健脾益气;熟地黄、山茱萸滋补肝肾;茯苓、牡丹皮、泽泻、车前子利水通淋。

加减:下肢水肿不消,加猪苓、白茅根、赤小豆利水消肿;头晕目眩,加枸杞、茺蔚子、沙苑子、菊花养肝清热。

4. 脾虚肝旺

主要证候:皮肤紫斑,胸胁胀满,腹胀纳呆,头昏头痛,耳鸣失眠,月经不调或闭经,舌紫暗或有瘀斑,脉弦细。

治法:疏肝健脾,凉血活血。

方药:四君子汤(《太平惠民和剂局方》)合四逆散(《伤寒论》)加减。

常用人参、白术、茯苓、炙甘草益气健脾;牡丹皮、栀子、当归、芍药凉血活血;柴胡、薄荷疏肝泻热。

加减:黄疸者,加茵陈蒿以清热利湿退黄;胁痛,加川楝子、延胡索、金钱草以清肝利湿,理气止痛;烦躁,加地龙、夏枯草、黄连、莲子心清热除烦。

5. 气滞血瘀

主要证候:多见于盘状局限型及亚急性皮肤型红斑狼疮。红斑暗滞,有角栓形成及皮肤萎缩,伴有倦怠乏力,舌暗红苔白或光面舌,脉沉细。

治法:行气活血。

方药:枳实芍药散(《金匮要略》)合桃红四物汤(《医垒元戎》)加减。

常用桃仁、红花、当归、川芎、赤白芍、生熟地黄、丹参、枳实(烧黑)、陈皮、山楂、神曲等。

加减:疹色深暗,加莪术,重用丹参活血化瘀;毛细血管扩张明显者,加三七末、水蛭化瘀止血;经少、闭经者,加三棱、莪术、虻虫祛瘀生新。

【方药应用】

1. 注射制剂　根据辨证分型,可选用以下中药针剂。清热解毒类,痰热清注射液、穿琥宁注射液等;益气养阴类,参脉注射液、黄芪注射液等;助阳益气类,参附注射液;活血化瘀类,川芎嗪注射液、丹参注射液。

2. 中成药　雷公藤多苷常用量为 20mg,一天 3 次;常见副作用为骨髓抑制、胃肠道反应、肝功能损伤、性腺抑制。昆明山海棠片,每片 50mg,每次 2~4 片,口服,每天 3 次,可出现骨髓抑制和性腺抑制等副作用。

3. 中药外治　若关节肿痛,局部给予中药外治,如中药外洗、中药药膏局部外敷、中药熏洗、中药离子导入、宽谱仪加中药照射、中药汽疗等。

（二）西医治疗

本病一旦确诊,应评估疾病严重程度,尽早治疗。

1. 糖皮质激素　在诱导缓解期,根据病情予泼尼松每日 0.5~1mg/kg,病情稳定后 2 周或 6 周内,缓慢减量。如果病情允许,以小于每日 10mg 的小剂量泼尼松长期维持。在存在重要脏器急进性损伤时,可应用激素冲击治疗,即用甲泼尼龙 500~1 000mg,静脉滴注,每天 1 次,连用 3~5 天为 1 个疗程。如病情需要,1~2 周后可重复使用,这样能较快控制病情活动,达到诱导缓解目的。用药剂量可分为冲击剂量(甲泼尼龙 1.0g/d,3~5 天)、大剂量(泼尼松 40~60mg/d)、中剂量(泼尼松 30~40mg/d)、小剂量(泼尼松 <30mg/d)及维持量(泼尼松 <15mg/d)。激素减量方法为大剂量每周减 5mg,中剂量每月减 5mg,小剂量每月减 2.5mg,并找出最小维持量。

2. 免疫抑制剂

（1）环磷酰胺:0.5~1.0g/m^2 体表面积,每 3~4 周 1 次;或 0.5g/ 次,每月 2 次;或 1g/ 次,每月 1 次;口服剂量为每日 1~2mg/kg。需注意骨髓抑制、性腺抑制(女性卵巢早衰竭)、胃肠道反应、肝功能损伤、出血性膀胱炎等毒副作用,需定期检测。

（2）羟氯喹:为 SLE 基础用药,常用量为 6mg/kg,每日分 2 次服用。

（3）吗替麦考酚酯:常用量为每日 1.5~2g。

（4）环孢素 A,常用量为每日 3.5~5mg/kg。

（5）甲氨蝶呤,常用量为 10~15mg,每周 1 次。

（6）来氟米特,常用量为 10~20mg,每日 1 次;难治性狼疮性肾炎可加至 40mg,每日 1 次。

（7）硫唑嘌呤,常在缓解期应用,常用量为 50~100mg,每日 1~2 次。少数患者可出现严重超敏反应,表现为严重脱发和重度粒细胞缺乏,与 HLA-B*5 801 有关,初期应用应密切监测。

此外,丙种球蛋白冲击、生物制剂如利妥昔单抗(CD20 单克隆抗体)以及血浆置换常用于狼疮重症。

六、中西医结合思路

目前治疗 SLE,西医主要用激素、免疫抑制剂治疗,可暂时控制病情。但长期使用激素、免疫抑制剂会产生明显毒副作用,如激素对垂体 - 肾上腺皮质轴的反馈抑制作用引起器质性变化;免疫抑制剂所致的肝病、骨髓抑制、致畸胎等毒副作用,且其所致免疫抑制状态下的感染是 SLE 的重要死亡因素。但在急性活动期,单纯用中医难以控制病情发展,因此主张用激素、免疫抑制剂控制病情,辅以中医治疗；在慢性活动期及缓解期，根据辨证论治选取中医治疗，以中医治疗为主，小剂量激素为辅，并逐渐撤减激素用量；如脑损害时，予中西医并重治疗；如至阴阳离决，伴严重脑损害时，以西医为主进行抢救。应使中西医发挥各自优势，达到中西医优势互补的有机结合。

七、辨已病未病与调养

1. 保持心情舒畅及乐观情绪，对疾病的治疗树立信心，积极配合，避免情绪波动及各种精神刺激。

2. 避免阳光直接照射皮肤，禁止日光浴。夏日外出就穿长袖长裤，戴遮阳镜及遮阳帽等，以免引起光过敏，使皮疹加重。

3. 禁用碱性强的肥皂清洁皮肤，宜用偏酸或中性的肥皂，最好用温水洗脸。女同志勿用各类化妆品。

4. 长期服用激素及免疫抑制剂，可能导致抵抗力下降，应预防各种感染。尽量少到公共场所，预防感冒，避免各种感染。

5. 饮食方面注意高蛋白、高热量、高维生素。如肾脏受损，要注意低盐饮食，同时注意补钙。活动时注意勿碰撞，以防发生骨折。

八、临床验案

全国老中医药专家陈纪藩治疗系统性红斑狼疮验案

杜某，女，20岁。患者2年前无明显诱因出现双眼睑水肿，双下肢水肿，诊断不明确，未予系统治疗，且水肿反复发作。近1个月感受风寒，全身水肿加重。现：全身面目水肿，神疲乏力，低热恶风寒，口渴不多饮，小便短少，大便干，舌红苔薄黄，脉沉。

体格检查：神志清，贫血貌，血压波动在151~166/95~107mmHg，双眼睑水肿，双肺呼吸音清，未闻及干、湿啰音，心率100次/min，未闻及病理性杂音。腹部膨隆，四肢水肿，尤以双下肢肿甚，可见张力性水疱。血分析：白细胞计数16.9×10⁹/L，红细胞计数2.5×10¹²/L，血红蛋白7.5g/L；免疫检查：抗核抗体（ANA）阳性，抗rRNP抗体（+），补体C3 0.640g/L；肝功能八项：A/G 0.8，ALB 15.8g/L，GLO 19.8g/L，TP 35.6g/L；尿液检查：白细胞15个/HP，红细胞5.58个/HP，24小时尿蛋白总量16.18g；肾穿刺活检示V型狼疮性肾炎。2013年3月确诊系统性红斑狼疮、狼疮性肾炎。电镜下：肾小球基底膜不规则增厚，厚度约450~1 000nm；脏层上皮细胞肿胀，空泡变性；足突弥漫融合；系膜区系膜细胞和基质增生；上皮下、基底膜内下、系膜区电子致密物沉积。

诊断：水气病。风气入营，脾肺俱病，水气内郁化热。

血分析：白细胞计数 16.9×10^9/L，红细胞计数 2.5×10^{12}/L

处方:麻黄 8g,石膏 30g(先煎),白术 15g,生姜皮 15g,甘草 6g,大枣 10g,大腹皮 15g,桑白皮 15g,茯苓皮 15g,泽兰 15g。水煎服,每日 1 剂,中药汤剂疗程 4周。西医以甲泼尼龙、吗替麦考酚酯、羟氯喹治疗,其中激素治疗 1 个月后,常规减量。

经治疗后复查:水肿消退,血液分析无异常,24 小时尿蛋白总量降至 3.77g。血清 ALB 30.3g/L。症状好转出院,后以四君子汤合金匮肾气丸调理,病情稳定。

【按】该患者在西医激素加免疫抑制剂的常规治疗方案上配合中医治疗。辨证方面考虑此次发作诱因为感受风寒,致使全身水肿加重,风邪犯肺,郁而化热;脾虚不能运化水液,水湿内停,出现全身面目水肿,神疲乏力,小便不利和脉沉;低热,大便干,舌红苔薄黄,为水湿之邪内郁化热所致。

(陈光星)

参 考 文 献

1. 中华医学会风湿病学分会.系统性红斑狼疮诊断及治疗指南[J].中华风湿病学杂志,2010,14(5):342-346.
2. 顾伯华.中医外科临床手册[M].2 版.上海:上海科学技术出版社,1980.
3. 罗仁夏.祛风温阳法治疗 SLE 经验刍议[J].辽宁中医杂志,1997,24(5):202-203.
4. Gary S. Firestein, Ralph C. Budd, Edward D. Harris,等.凯利风湿病学[M].栗占国,唐福林,主译.8 版.北京:北京大学医学出版社,2011.
5. 葛均波,徐永健.内科学[M].8 版.北京:人民卫生出版社,2013.
6. 陈达灿,禤国维.皮肤性病科专病中医临床诊治[M].北京:人民卫生出版社,2000.
7. 刘喜德,金实.从临床诊治系统性红斑狼疮谈中西医结合的思路[J].医学与哲学,2000,21(8):51-52.

第四节 多发性肌炎与皮肌炎

特发性炎症性肌病(idiopathic inflammatory myositis, IIM)是一组以四肢近端肌肉受累为突出表现的异质性疾病,其中以多发性肌炎(polymyositis, PM)和皮肌炎(dermatomyositis, DM)最为常见。PM 和 DM 是横纹肌非化脓性炎症性肌病,其临床特点是,肢带肌、颈肌及咽肌等肌组织出现炎症、变性改变,导致对称性肌无力和一定程度的肌萎缩,并可累及多个系统和器官,亦可伴发肿瘤。PM 指无皮肤损害的肌炎,而伴皮疹的肌炎称 DM。该病属自身免疫性疾病,发病与病毒感染、免疫异常、遗传及肿瘤等因素有关。

我国 PM、DM 的发病率尚不十分清楚,国外报告的发病率约为(0.6~1)/万,女性多于男性,且 DM 比 PM 更多见。

在中医学中,多发性肌炎、皮肌炎相当于"肌痹"。《素问·长刺节论》云:"病在肌肤,肌肤尽痛,名曰肌痹。"

一、病因病机

肌痹的病位在肌肉,可涉及脾、胃、肺、肾等脏腑。其外因为外感六淫和毒热之邪,内因为脾胃虚弱。基本病机是邪痹肌腠,不通则痛;气血不足,肌腠失养,不荣则痛。病性多为本虚标实,标实为风寒湿或热毒之邪;本虚多为脾肾虚,营卫不调;病久不愈多见虚实夹杂之证。

1. 外邪侵袭　脾气不足,卫外不固,风寒湿等邪杂至,侵犯肌肤,阻闭气血,脉络不通;或外感毒热之邪,或他邪入里化热生毒,毒热相搏充斥肌肤,则肌肉肿痛,进则伤阴耗血,肌腠失荣,发为肌痹。

2. 脾胃虚弱　饮食不节,生冷不忌,饥饱无度,损伤脾胃,或过食膏粱厚味,脾胃呆滞;或忧思过度,或劳倦伤脾,而致脾胃虚弱,脾胃虚则气血亏,气血亏则不能充养四肢肌肉,且腠理疏松,外邪易侵入而发肌痹。

3. 痰阻血瘀　久病脾虚,运化失常,水湿停留,蕴成痰浊;或气虚血行涩滞,而致瘀血,痰瘀阻络,肌肉失养,发为肌痹。

二、五脏相关与病机转化

肌痹属中医疑难重病,病因复杂,病机多变。肌痹的病位在肌肉,可涉及脾、胃、肺、肾等脏腑。其外因为外感六淫和毒热之邪,内因为脾胃虚弱。脾为后天之本,气血生化之源。饮食不节,生冷不忌,饥饱无度,损伤脾胃;或过食膏粱厚味,脾胃呆滞;或忧思过度,或劳倦伤脾,而致脾胃虚弱,脾胃虚则气血亏,气血亏则不能充养四肢肌肉,且腠理疏松,外邪易侵入而发肌痹。肌痹日久,可出现食欲不振、胸脘痞闷、二便不调等症状,是由于肌痹不已,复感外邪,内舍于脾,而发为脾痹,并累及胃、肺、肾等脏腑所致。(图 11-4-1)

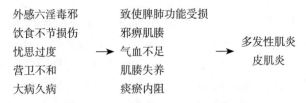

图 11-4-1　多发性肌炎、皮肌炎病因病机示意图

三、临床表现

PM 主要见于成人,儿童罕见。DM 可见于成人和儿童。PM、DM 常呈亚急性起病,在数周至数月内出现对称性四肢近端肌无力,仅少数患者(特别是 DM)可急性

起病。PM、DM 常伴有全身性表现,如乏力、厌食、体重下降和发热等。

（一）症状和体征

1. 骨骼肌受累的表现　对称性四肢近端肌无力是 PM、DM 的特征性表现。约 50% 的患者可同时伴有肌痛或肌压痛。上肢近端肌肉受累时,可出现抬臂困难,不能梳头和穿衣;下肢近端肌肉受累时,常表现为上楼梯和上台阶困难,蹲下或从座椅上站起来困难。PM、DM 患者远端肌无力不常见。但在整个病程中患者可有不同程度的远端肌无力表现。随着病程的延长,可出现肌萎缩。约一半患者有颈屈肌无力,表现为平卧时抬头困难,头常呈后仰。眼轮匝肌和面肌受累罕见,这有助于与重症肌无力鉴别。

2. 皮肤受累的表现　DM 除了肌肉受累外,还有特征性皮肤受累表现。皮肤病变可出现在肌肉受累之前,也可与肌炎同时或在肌炎之后出现。DM 常见的皮肤病变包括:①向阳性皮疹（Heliotrope rash）。这是 DM 的特征性皮肤损害,发生率约为 60%~80%。表现为上眼睑或眶周的水肿性紫红色皮疹,可为一侧或双侧,光照时加重。这种皮疹还可出现在两颊部、鼻梁、颈部、前胸 V 形区和肩背部（披肩征）。②Gottron 征。出现在关节伸面,特别是掌指关节、指间关节或肘关节伸侧的红色或紫红色斑丘疹,边缘不整或融合成片,常伴有皮肤萎缩、毛细血管扩张和色素沉着或减退,偶有皮肤破溃,发生率约 80%。此类皮损亦可出现在膝关节伸面及内踝等处,表面常覆有鳞屑或有局部水肿。这是 DM 的另一特征性皮肤损害。③甲周病变。甲根皱襞处可见毛细血管扩张性红斑或瘀点,甲皱及甲床有不规则增厚,局部出现色素沉着或色素脱失。④"技工手"。手指的掌面和桡侧面皮肤过多角化、裂纹及粗糙,类似于长期从事手工作业的技术工人的手。还可出现足跟部的皮肤表皮增厚、粗糙和过度角化。此类患者常常血清抗 Mi-2 抗体阳性。⑤其他皮肤黏膜改变。皮肤血管炎和脂膜炎也是 DM 较常见的皮肤损害;另外还可有手指的雷诺现象、手指溃疡及口腔黏膜红斑。部分患者还可出现肌肉硬结、皮下小结或皮下钙化等改变。

3. 其他系统受累的表现

（1）呼吸系统受累:间质性肺炎、肺纤维化、胸膜炎是 PM、DM 最常见的肺部表现,可在病程中的任何时候出现。表现为胸闷、气短、咳嗽、咳痰、呼吸困难和发绀等。少数患者有少量胸腔积液,大量胸腔积液少见。喉部肌肉无力可造成发音困难和声哑等。膈肌受累时可表现为呼吸表浅、呼吸困难或引起急性呼吸功能不全。肺部受累是影响 PM、DM 预后的重要因素之一。

（2）消化系统受累:PM、DM 累及咽、食管上端横纹肌较常见,表现为吞咽困难,饮水发生呛咳、液体从鼻孔流出等。食管下段和小肠蠕动减弱与扩张可引起反酸、食管炎、咽下困难、上腹胀痛和吸收障碍等,这些症状同硬皮病的消化道受累相似。

（3）心脏受累：PM、DM 患者心脏受累的发生率为 6%~75%,但有明显临床症状者较少见,最常见的表现是心律不齐和传导阻滞;较少见的严重表现是充血性心力衰竭和心脏压塞,这也是患者死亡的重要原因之一。

（4）肾脏受累：少数 PM、DM 患者可有肾脏受累表现,如蛋白尿、血尿、管型尿,罕见的暴发型 PM 可表现为横纹肌溶解、肌红蛋白尿及肾衰竭。

（5）关节表现：部分 PM、DM 患者可出现关节痛或关节炎表现,通常见于疾病的早期,可表现为 RA 样关节症状,但一般较轻;重叠综合征者关节症状较多见;儿童 DM 的关节症状也相对较多见。

（二）理化检查

1. 一般检查　患者可有轻度贫血、白细胞增多。约 50% 的 PM 患者红细胞沉降率（ESR）和 C 反应蛋白可正常,只有 20% 的 PM 患者活动期 ESR>50mm/h,因此 ESR 和 C 反应蛋白的水平与 PM 的活动程度并不平行。血清免疫球蛋白、免疫复合物以及 α_2 和 γ 球蛋白可增高;补体 C3、C4 可减少。急性肌炎患者血中肌红蛋白含量增加;血清肌红蛋白含量的高低可估测疾病的急性活动程度,加重时增高,缓解时下降。当有急性广泛的肌肉损害时,患者可出现肌红蛋白尿;出现血尿、蛋白尿、管型尿,提示有肾损害。

2. 肌酶谱检查　PM、DM 患者急性期血清肌酶明显增高,如肌酸激酶（CK）、醛缩酶、谷草转氨酶（GOT）、谷丙转氨酶（GPT）及乳酸脱氢酶（LDH）等,其中临床最常用的是 CK。CK 的改变对肌炎最为敏感,其升高的程度与肌肉损伤的程度平行。PM、DM 血清 CK 值可高达正常上限的 50 倍,但很少超过正常上限的 100 倍。肌酶改变先于肌力和肌电图的改变,肌力改变常滞后于肌酶改变 3~10 周,而复发时肌酶改变先于肌力改变。少数患者在肌力完全恢复正常时 CK 仍然升高,这可能与病变引起的肌细胞膜"漏"有关。相反,少数患者活动期 CK 水平可以正常,这种情况 DM 比 PM 更常见。CK 正常的 PM、DM 患者应做仔细的鉴别诊断,一般而言肌炎活动期,特别是 PM 患者的 CK 水平总是升高的,否则诊断的准确性值得怀疑。

3. 自身抗体

（1）肌炎特异性抗体：PM、DM 的抗体可分为肌炎特异性自身抗体（myositis-specific autoantibody, MSA）和肌炎相关性抗体两大类。MSA 主要包括抗氨酰tRNA 合成酶（aminoacyl tRNA synthetase, ARS）抗体、抗信号识别颗粒（signal recognition particle, SRP）抗体和抗 Mi-2 抗体三大类。目前发现的抗 ARS 抗体有针对组氨酸（Jo-1）、苏氨酸、丙氨酸、氨基乙酰等氨酰基合成酶的抗体 10 余种,其中抗 Jo-1 抗体最常见也最具临床意义。抗 Jo-1 抗体在 PM、DM 中的阳性率为 10%~30%,患者常有发热、肺间质病变、关节炎、雷诺现象和"技工手"等临床表现,又称"抗合成酶抗体综合征(antisynthetase syndrome, ASS)"。但部分 ASS 并不会出现上述所有症状,也有的 ASS 可以无肌炎的表现。抗 SRP 抗体主要见于 PM,阳性率约为 4%~5%。以往认为,抗 SRP 抗体阳性者常在秋冬季发病,表现为急性发作的严重肌炎,且常伴有心脏受累;无肺间质病变和关节炎,对激素及免疫抑制剂治疗反应差,预后较差。但最近不少研究证明,抗 SRP 抗体阳性的患者发病并无明显季节性,心脏受累也不明显,临床表现呈异质性;可有肺间质病变,也可见于 DM 患者,预后及生存率与抗 SRP 抗体阴性患者相比也无明显差别(甚至好于阴性患者)。因此,抗 SRP 抗体阳性患者确切的临床特点及预后尚需要更大样本的观察分析。但抗 SRP 抗体阳性患者的病理特点常较一致,表现为明显的肌纤维坏死,但常无炎症细胞的浸润,肌细胞表达主要组织相容性复合体(MHC)-1 分子也不明显,这种表现非常类似免疫介导的坏死性肌炎。抗 SRP 抗体还可偶见于非 IIM 的萎缩性肌病患者。抗 Mi-2 抗体在 PM、DM 患者中的阳性率约为 4%~20%,多见于 DM,而 PM 中较少见,故有人认为这是 DM 的特异性抗体,与 DM 患者的皮疹有关。

(2)肌炎相关性抗体:PM、DM 还存在一些非特异性的肌炎相关性抗体。约 60%~80% 的患者可出现抗核抗体(ANA);约 20% 的患者类风湿因子(RF)可阳性,但滴度较低;另外部分患者血清中还可检测出针对肌红蛋白、肌球蛋白、肌钙蛋白或原肌球蛋白等抗原的非特异性抗体。抗 Scl-70 抗体常出现在伴发系统性硬化的 DM 患者中;抗 SSA 抗体和抗 SSB 抗体见于伴发干燥综合征或系统性红斑狼疮的患者;抗 PM-Scl 抗体见于 10% 的肌炎患者,其中一半合并硬皮病;约 1/3 患者出现抗 Ku 抗体。

(3)肌电图:肌电图对 PM、DM 而言是一项敏感但非特异性的检查。90% 的活动性患者可出现肌电图异常。约 50% 的患者可表现为典型三联征改变:①时限短的小型多相运动电位;②纤颤电位,正弦波,多见于急性进展期或活动期,经过激素治疗后这种自发电位常消失;③插入性激惹和异常的高频放电,这可能为肌纤维膜的弥漫性损害所致。另有 10%~15% 的患者肌电图可无明显异常;少数患者即使有广泛的肌无力,而肌电图也只提示有脊柱旁肌肉的异常;晚期患者可出现神经源性损害表现,呈神经源性和肌源性损害混合相。

(4)肌肉病理:肌活检病理是 PM、DM 诊断和鉴别诊断的重要依据。

1)PM 的病理学特征:PM 患者肌活检标本的普通苏木素 - 伊红染色常表现为肌纤维大小不一、变性、坏死和再生,以及炎症细胞浸润。这种表现并不具有特异性,可见于各种原因引起的肌肉病变,不能用其将 PM 与其他肌病相鉴别。免疫组织化学检测可见肌细胞表达 MHC-1 分子,浸润的炎症细胞主要为 CD8$^+$T 细胞,呈多灶状分布在肌纤维周围及肌纤维内,这是 PM 较具特征性的表现,也是诊断 PM 最重要的病理标准,可以用它区分药物性、代谢性等非 IIM。非 IIM 主要表现为巨噬细胞而非 CD8$^+$T 细胞的浸润,且肌细胞不表达 MHC-1 分子。

2)DM 的病理学特征:DM 的肌肉病理特点是炎症分布于血管周围或在束间隔及其周围,而不在肌束内。浸润的炎症细胞以 B 细胞和 CD4$^+$T 细胞为主,与 PM 有明显不同。但肌纤维表达 MHC-1 分子也明显上调。肌内毛细血管密度降低,但剩余的毛细血管管腔明显扩张。肌纤维损伤和坏死通常涉及部分肌束或束周,而导致束周萎缩。束周萎缩是 DM 的特征性表现。有学者认为,如果肌活检有束周萎缩的表现,即使未见明显的炎症表现也可诊断 DM。

四、辨病辨证

(一)西医辨病

西医诊断标准　参照 2010 年中华医学会风湿病学分会发布的《多发性肌炎和皮肌炎诊断及治疗指南》。

(1)对称性近端肌无力,伴或不伴吞咽困难、呼吸肌无力。

(2)血清肌酶升高,特别是肌酸激酶(CK)升高。

(3)肌电图示肌源性异常。

(4)肌活检异常:肌纤维变性、坏死,细胞吞噬、再生、嗜碱变性,核膜变大,核仁明显,筋膜周围结构萎缩,纤维大小不一,伴炎性渗出。

(5)特征性的皮肤损害:①向阳性皮疹,眼睑呈淡紫色,眶周水肿;②Gottron 征,掌指及近端指间关节背面的红斑性鳞屑疹;③膝、肘、踝关节,以及面部、颈部和上半身出现的红斑性皮疹。

符合上述 1~4 条中任何 3 条或以上可确诊为多发性肌炎,同时有第 5 条者可诊断为皮肌炎。

【鉴别诊断】多种疾病可引起皮肤及肌肉病变。如果有典型的皮疹和肌无力表现,DM 一般不难诊断。临床上最容易误诊的是 PM,它需要与多种肌病作鉴别。应与 PM 鉴别的肌病类型主要包括感染相关性肌病、IBM、甲状腺相关性肌病、代谢性肌病、药物性肌病、激素性肌病、肌营养不良、嗜酸性粒细胞增多性肌炎以及肿瘤相关性肌病等。

(二)中医辨证

1. 抓住证候特征辨证　肌痹,病在肌肉,是以肌肉疼痛不仁、疲软无力,甚至肌肉萎缩为主要表现的疾病。多由正气虚弱,外邪浸淫,闭阻脉络,肌肉失养所致。肌痹分期以急性期和缓解期(恢复期)为主。急性期多急性起病,以发热恶寒、面红、眼睑紫红皮疹、胸闷、咳嗽、咽干咽痛、低热、潮汗、口干不欲饮、全身肌痛困重无力等临床特征为主,实乃正邪相争,虚实夹杂之象;证型以热毒入络、湿热阻络、寒湿痹阻、痰瘀互结多见。缓解期以肌力逐渐恢复、全身皮疹消退或仅余淡淡红斑、四肢肌肉近端乏力、肌肉酸痛不显、久病不愈、肌肉萎缩,以及实验室检查心肌酶各项指标明显下降等为主要临床特征,此乃正气渐复,邪气未尽,虚实夹杂,以正虚为主;证型以肺脾气虚、肾气不足兼痰瘀阻络为主。

2. 抓住病位,随证候变化动态辨证 肌痹的病位在肌肉,可涉及脾、胃、肺、肾等脏腑。病性多为本虚标实,标实为风寒湿或热毒之邪;本虚多为肺脾肾虚;病久不愈多见虚实夹杂之证。肌痹早期多实证,六淫之邪或热毒邪盛,以湿邪为主,多表现为肌肉疼痛、重着;后期多虚证,多表现为肌肉无力、萎缩等。病久气血亏虚,加之脾虚失运,水湿停滞,痰瘀始生,虚、痰、瘀互见,形成虚实夹杂之证。肌痹日久,可出现食欲不振、胸脘痞闷、二便不调等症状,是由于肌痹不已,复感外邪,内舍于脾,而发为脾痹,并累及胃、肺、肾等脏腑所致。

五、治疗

(一)中医辨证论治

肌痹的治疗要标本兼顾,补虚祛邪。病初应以祛邪为主,扶正为次;病急以治标为先,治本为后;对正邪互扰、虚实夹杂者,应祛邪扶正并举。肌痹中、晚期的治疗中,应重视疏通气血。一般情况下,实证可用散寒祛湿、清热利湿、清热解毒等法,虚证可用补益肺脾、健脾补肾、强肌健力等法,虚实夹杂者宜扶正祛邪兼顾。同时,在整个治疗过程中,注意健脾益气。

1. 热毒入络

主要证候:肌肉疼痛,手不可触,或肌肉肿痛,或肌肉无力,并见皮肤散在红斑,皮疹以眼睑周围和胸背部为多,色多红紫,或伴有发热恶寒、关节酸痛,或高热口渴、心烦躁动,或口苦咽干、大便燥结、小便黄赤,舌质红苔黄,脉洪大或滑数。

治法:清热解毒,凉血通络。

方药:犀角地黄汤(《外台秘要》)加味。

常用水牛角、生地黄、赤白芍、牡丹皮、葛根、板蓝根、土茯苓、丝瓜络等。

2. 湿热阻络

主要证候:肌肉酸痛肿胀,四肢沉重,抬举无力,身热不扬,汗出黏滞,食欲不振,胸脘痞闷,面色虚浮,二便不调,舌红,苔白腻或黄腻,脉濡数或滑数。

治法:清热祛湿,解肌通络。

方药:四妙散(《成方便读》)合柴葛解肌汤(《伤寒六书》)加减。

常用苍术、黄柏、牛膝、薏苡仁、柴胡、葛根、甘草、黄芩、白芍、羌活、白芷、生姜、大枣、石膏等。

3. 寒湿痹阻

主要证候:肌肉酸胀、疼痛、麻木不仁,四肢萎弱无力,每遇寒则肢端发凉、变色、疼痛,伴有晨寒身重,关节肿痛,舌淡苔白腻,或舌有齿痕,脉沉细或濡缓。

治法:散寒祛湿,解肌通络。

方药:乌头桂枝汤合防己黄芪汤(《金匮要略》)加减。

常用制川乌、桂枝、薏苡仁、羌活、防己、当归、黄芪、白术、甘草等。主要用于治疗肌痹初期,寒湿偏盛者。

4. 肺脾气虚

主要证候:肌肉酸痛,肌肉松弛无力,甚者肌肉萎缩,四肢倦怠,手足不遂,身体消瘦,畏寒肢冷,短气乏力,脘腹胀闷,吞咽不利,声低懒言,面色萎黄,或面色㿠白,舌淡苔白,脉沉或弱。

治法:补气健脾,益气通络。

方药:补中益气汤(《内外伤辨惑论》)加减。

常用黄芪、党参、白术、甘草、陈皮、当归、升麻、柴胡等。

5. 肾气不足

主要证候:肌肉疼痛、萎软无力、麻木不仁,四肢沉重,动作迟缓,腰膝酸软,五心烦热,形体消瘦或形寒肢冷,头晕眼花,耳鸣耳聋,表情呆板,面色苍白,头发干枯、稀疏色黄,性欲减退、经事不调,声音低弱,大便秘结,小便清长,尿频、尿急,夜尿较多。舌淡苔薄或少苔,脉迟细弱。

治法:补肾祛寒,通督止痛。

方药:金匮肾气丸(《金匮要略》)加减。

常用生地黄、山茱萸、山药、茯苓、泽泻、牡丹皮、桂枝、附子等。

【方药应用】

1. 注射制剂　可选择红花注射液、复方丹参注射液等注射剂以活血化瘀,并可根据患者具体病情选择中药注射液静脉滴注。如偏热者,可选择痰热清注射液、喜炎平注射液等;偏寒者,可选择参附注射液、灯盏细辛注射液等;气虚者,可选参芪扶正注射液、黄芪注射液等;合并骨质疏松者,可给予鹿瓜多肽注射液等。

2. 中成药　通痹灵片、昆藤通痹合剂、昆仙胶囊、白芍总苷胶囊、正清风痛宁缓释片、复方夏天无片、雷公藤多苷片、七味通痹口服液等。

【针灸方法】

1. 体针　根据病情辨证循经取穴或局部取穴。如肩背痛,可选择肩髃、肩髎、肩前或阿是穴等。

2. 灸法　根据病情辨证采用温针灸、直接灸或间接灸等法,也可采用多功能艾灸仪治疗。

3. 根据患者病情,可行穴位注射、火针疗法等,还可选用针刺手法、针疗仪、电磁治疗仪配合治疗。

血小板减少者、有出血倾向者,慎用此方法。

(二)西医治疗

PM、DM 是一组异质性疾病。临床表现多种多样且因人而异,治疗方案也应遵循个体化原则。

1. 糖皮质激素 到目前为止,糖皮质激素仍然是治疗 PM 和 DM 的首选药物。但激素的用法尚无统一标准,一般开始剂量为泼尼松 1~2mg/(kg·d)(60~100mg/d)或等效剂量的其他糖皮质激素。常在用药 1~2 个月后症状开始改善,然后开始逐渐减量。激素的减量应遵循个体化原则。减药过快可出现病情复发,须重新加大剂量控制病情。对于严重的肌病患者或伴严重吞咽困难、心肌受累或进展性肺间质病变的患者,可加用甲泼尼龙冲击治疗(甲泼尼龙每日 500~1 000mg,静脉滴注,连用 3 天)。诊断明确者应加用免疫抑制剂治疗。

2. 免疫抑制剂

甲氨蝶呤(MTX):MTX 是治疗 PM、DM 最常用的二线药。MTX 不仅对控制肌肉的炎症有帮助,而且对改善皮肤症状也有益处。MTX 起效比硫唑嘌呤(AZA)快。常用 7.5~20mg 口服,每周 1 次。

硫唑嘌呤(AZA):AZA 治疗 PM、DM 的剂量为口服 1~2mg/(kg·d)。AZA 起效时间较慢,通常应在用药 6 个月后才能判断是否对 PM、DM 有明显治疗效果。

环孢素 A(CsA):目前 CsA 用于 PM、DM 的治疗逐渐增多,主要用于 MTX 或 AZA 治疗无效的难治性病例。CsA 起效比 AZA 快,常用剂量为 3~5mg/(kg·d)。用药期间主要应监测血压及肾功能,当血清肌酐增加 >30% 时应停药。

环磷酰胺(CTX):CTX 在治疗肌炎中不如 MTX 和 AZA 常用,且单独使用对控制肌肉炎症无效,主要用于伴有肺间质病变的病例。用法为口服 2~2.5mg/(kg·d),或每月静脉滴注 0.5~1.0g/m²,后者更为常用。

抗疟药:对 DM 的皮肤病变有效,但对肌肉病变无明显作用。治疗剂量为羟氯喹 300~400mg/d。应注意的是,抗疟药可诱导肌病的发生,患者出现进行性肌无力,易与肌炎进展混淆。此时肌肉活检有助于肌病的鉴别。

3. 静脉注射免疫球蛋白(IVIG) 对于复发性和难治性病例,可考虑加用 IVIG。常规治疗剂量为 0.4g/(kg·d),每月用 5 天,连续用 3~6 个月以维持疗效。对于 DM 的难治性皮疹加用小剂量 IVIG[0.1g/(kg·d)],每月连用 5 天,共 3 个月,可取得明显效果。总的来说,IVIG 不良反应较少,但可有头痛、寒战、胸部不适等表现。对于有免疫球蛋白缺陷的患者应禁用 IVIG。

4. 生物制剂 近年来有不少研究用抗肿瘤坏死因子单抗、抗 B 细胞抗体或抗补体 C5 治疗难治性 PM 或 DM，结果显示可能有效。但大部分研究都是小样本或个案报告。确切疗效有待于进一步的大样本研究。

5. 血浆置换 有研究表明，血浆置换治疗对 PM、DM 无明显效果，可能只有生化方面的改善，即短暂的肌酶下降而对整体病程无明显作用。

6. 免疫抑制剂的联合应用 2 种或 2 种以上免疫抑制剂联合疗法主要用于复发性或难治性 PM、DM，但目前只见于个案报道，无系统性临床研究结果。有报道，MTX+CsA 联合治疗激素抵抗型肌病有效；CYC+CsA 治疗 DM 的肺间质病变有效；激素 +CsA+IVIG 联合比激素 +CsA 治疗更易维持肌病的缓解状态。

六、中西医结合思路

1. 重视中西医结合 本病病情复杂，治疗难度较大，部分患者可影响内脏，如心、肺、呼吸肌等重要脏器组织，应重视中西医结合治疗。西医通过应用糖皮质激素、免疫抑制剂、免疫球蛋白、生物制剂以及免疫吸附等治疗，有利于快速控制病情进展，挽救重要脏器组织损伤。西医诊疗可参照多发性肌炎 / 皮肌炎的相关指南。中医药起效较慢，但疗效可靠，副作用较小，与西医治疗方法联合，可增强疗效，减少西药不良反应。它同时能帮助患者减少激素及免疫抑制剂的用量。长期使用，对稳定病情、恢复身体功能有很大帮助。

2. 辨病辨证相结合，益气健脾法贯穿始终 中医诊疗强调辨病、辨证相结合，具体辨证方法参照前文中医治疗部分。因本病主要以肌肉病变为主，根据"脾主肌肉""脾主四肢"理论，脾气虚衰是本病的重要内因。因此，益气健脾是本病的重要治疗大法，尤其在疾病后期，脾气虚衰的本象尤为明显。可用补中益气汤、黄芪桂枝五物汤、黄芪建中汤等加减。

3. 分期论治 根据疾病活动度，本病可分为活动期、缓解期。①活动期：患者表现以肌肉、皮肤的炎性损伤为主，病情进展较快，提倡积极采用西药控制病情，诱导病情缓解；中医辨证以邪实为主，治疗当以清热祛湿解毒、活血化瘀通络为主。②缓解期：患者表现以肌肉萎缩无力为主，此时炎症往往不明显，应减少西药的剂量和种类，尤其是糖皮质激素，应减少到最小维持剂量。中医辨证以正虚为主，治疗当益气健脾补肾，有利于恢复正常功能。

七、辨已病未病与调养

（一）辨已病未病

1. 未病先防 本病可能与病毒感染和自身免疫有关，因此，应预防病毒感染，注意营养，加强身体锻炼，提高自身免疫力。伴发皮肤损害者，双手可有雷诺现象,故应防寒保暖。多发性肌炎/皮肌炎患者容易伴发恶性肿瘤,应进行相关检查,早诊早治。

2. 有病早治　早期诊断、早期治疗对改善本病预后至关重要。多发性肌炎以四肢无力、近端为著为临床特征。皮肌炎除肌肉病变外,还可见面部、眼睑、四肢关节伸侧皮损,需警惕本病。若能尽快去风湿专科诊治,化验发现肌酸激酶、乳酸脱氢酶水平增高,同时查相关的肌炎抗体谱、肌电图、皮肤或肌肉病理而发现异常,仍有助于诊断。与此同时,应注意恶性肿瘤的筛查。确诊后,积极中西医治疗,控制病情进展。有肿瘤者,争取手术治疗。

3. 既病防变　确诊本病后,务必在风湿专科进行正规、按疗程治疗。同时避免过劳,注意保暖,预防感冒,减少感染发生。长期服用激素,应预防感染、胃肠出血、骨质疏松等。

(二)调养

1. 精神调护　本病病情复杂,患者多有恐惧、失望、焦虑等情绪障碍,因此医护人员及家人应给予心理疏导,使患者保持良好情绪,鼓励患者积极治疗。

2. 功能锻炼　急性期宜卧床休息,避免肌肉损伤,将肢体置于功能位,在床上给予被动活动。缓解期适当增加功能锻炼,以肌力恢复锻炼为主。

3. 生活调护　照顾患者的生活起居。做好口腔护理,不去人多的地方,预防、减少感染。居住环境通风,温湿度适宜,避免潮湿,避免日光直接照射等。

4. 饮食调护　宜给予营养丰富且易消化的高蛋白、高维生素饮食。对于有吞咽困难者,宜给予半流质或流质饮食。有呛咳者,进食不宜过快,必要时插胃管,鼻饲饮食。

八、临床验案

全国老中医药专家陈纪藩治疗多发性肌炎验案

苏某,女,42岁,因"四肢乏力2年"于2012年11月27日入院。患者于2年前无明显诱因出现双下肢酸痛乏力,上楼梯和上台阶困难,下蹲困难;之后出现双上肢乏力,抬举艰难。于我院门诊就诊,化验示肌酸激酶(CK)、谷丙转氨酶(ALT)、谷草转氨酶(AST)、乳酸脱氢酶(LDH)水平升高,抗核抗体(ANA)及抗Jo-1抗体阳性,诊断为"多发性肌炎",予口服醋酸泼尼松片(每次15mg,每日1次)、中药等治疗后,病情缓解不明显而入院。入院症见:四肢肌肉乏力、酸痛,以四肢近端肌肉为主,上楼梯、下蹲、抬臂困难,需人帮扶,平路行走可,活动后气促,疲劳,易汗出,无发热、恶寒、头痛等不适,纳眠一般,大便稀烂。

查体:心肺腹无明显异常,双上臂、大腿肌肉轻度萎缩,压痛,双下肢肌力4

级,双上肢肌力正常。舌淡红,苔薄白,脉细弱。

辅助检查:2012 年 11 月 20 日查 CK 3 860U/L,LDH 30U/L。入院后复查:CK 1 486U/L,LDH 303U/L;肌电图示右侧三角肌、右侧股四头肌、右侧臀大肌、右侧腓肠肌肌源性损害。肌活检病理结果示肌纤维萎缩。

中医诊断:肌痹(气血两虚证)。

西医诊断:多发性肌炎。

中医治疗:以补气养血为法,以补中益气汤为主方加减。太子参 15g,陈皮 5g,法半夏 10g,炙甘草 6g,柴胡 10g,广升麻 10g,当归 10g,黄芪 20g,薏苡仁 30g,川萆薢 15g,盐牛膝 15g。水煎服,日 1 剂,饭后温服。

西医治疗:醋酸泼尼松片 15mg,口服,每日 1 次。

用上方及西药治疗约半月后,患者四肢酸痛基本缓解,乏力减轻,可缓慢下蹲,余无特殊不适,纳眠可,二便调。继续以上方加减,肌酶逐渐下降至正常。醋酸泼尼松逐渐减量至 10mg/d 维持。病情稳定,随访 1 年未见复发、加重。

【按】本病早期多以邪实为主,应以除湿清热、散寒行气为法;中晚期则需健脾益气、祛湿活血。对于中晚期患者,陈纪藩喜用补中益气汤加减,并根据具体辨证适当加减,如湿盛者,可加泽泻、萆薢;气虚明显者,重用黄芪、党参,必要时也用人参;血虚者,加熟地黄、鸡血藤;气虚血瘀者,合用补阳还五汤。本病治疗困难,单纯中医治疗难度较大,可结合西医治疗,且中西药联合,可起到减毒增效作用。

(林昌松 刘明岭)

参 考 文 献

1. 中华医学会风湿病学分会.多发性肌炎和皮肌炎诊断及治疗指南[J].中华风湿病学杂志,2010,14(12):828-831.
2. 中华医学会.临床诊疗指南:风湿病分册[M].北京:人民卫生出版社,2005.
3. 李满意,娄玉钤.肌痹的源流及相关历史文献复习[J].风湿病与关节炎,2014,3(9):57-65.
4. 杨会军,李兆福,彭江云.中医药治疗肌痹的研究进展[J].风湿病与关节炎,2013,2(3):67-70.
5. 娄玉钤.中国风湿病学[M].北京:人民卫生出版社,2001.
6. 林昌松.薪火相传——陈纪藩名老中医学术思想精粹[M].广州:广东科技出版社,2014.

第五节 硬 皮 病

硬皮病(scleroderma)是以局限性或弥漫性皮肤及内脏结缔组织纤维化或硬化,最后发生萎缩为特征的疾病,又称系统性硬化。该病病因未明,可能与遗传、环境因素,或感染导致的免疫系统激活、微血管功能障碍、胶原增生有关。临床上根据受累范围、程度、病程分为局限性和系统性硬皮病。临床上分为肿胀期、硬化期、萎缩期,常见临床表现有四肢末端疼痛,皮肤肿胀、紧张,继而硬化、蜡样变、无皱纹、无汗出,失去正常皮肤功能而麻木痹痛,甚至活动障碍,并可波及全身皮肤和内脏(血管、肺、消化道、肾、心等)。本病女性多见,大约是男性的4倍,儿童相对少见。

根据临床表现,本病属于中医"皮痹""痹病""肌痹"等范畴;如累及内脏,则属于"肺痹""心痹""肾痹"等脏腑痹的范畴。

一、病因病机

脾肾阳虚、气血不足,是本病发病的根本;风寒湿热之邪乘虚侵入于皮肤、肌肉之间,或气滞血瘀,或引起营卫不和,是本病之标。日久不愈,内及脏腑,可引起脏腑功能紊乱。

1. 正气内虚,外邪侵袭　正气不足,卫外不固,风寒湿邪,凝于肌腠,阻于脉络,营卫不和,气血痹阻,肌肤失养而发病;或风湿热邪入侵,风寒湿邪郁久化热,湿热蕴而成毒,毒伤脉络,久而成瘀,湿热瘀痹阻肌肤脉络,亦可形成本病。

2. 外邪内舍,脏腑失调　病程迁延日久,痹阻脉络之邪可内舍于脏腑,脏腑功能失调,气血阴阳俱损,则虚损诸症尽显。

二、五脏相关与病机转化

外邪侵袭是皮痹的主要病因,其中以风寒湿邪为主,即所谓"感于三气则为皮痹"。脏腑失调是皮痹的内在因素,如肺卫不足,不能祛邪,致使外邪留着于肌肤;或气虚阳虚,使气血津液运行障碍,进而形成痰浊瘀血,阻滞于皮肤;饮食劳倦,损伤脾胃,气血化源不足,皮肤失荣;先天禀赋不足或房劳伤肾,肾阳虚则皮肤无以温煦,肾阴虚则皮肤无以濡润,均能诱发皮痹,或使皮痹加重。(图 11-5-1)

正气内虚,外邪侵袭
外邪内舍,脏腑失调 → 经络痹阻 痰瘀互结 气血阴阳俱损 → 硬皮病

图 11-5-1　硬皮病病因病机示意图

三、临床表现

(一)症状

双手、面部、颈部、前胸、背、腹和腿部皮肤肿胀、硬化、萎缩,上胸部和肩部有

紧绷的感觉,伴雷诺现象,多关节痛和肌肉疼痛,胃肠道功能紊乱(胃烧灼感和吞咽困难)或呼吸系统症状(运动时气短、活动耐受量降低、干咳),四肢麻木。可有不规则发热、胃纳减退、体重下降等。

(二)体征

手指、手背发亮、紧绷,手指褶皱消失,汗毛稀疏,继而面部、颈部受累,或向心性扩展,累及上臂、肩、前胸、背、腹和腿。颈前可出现横向厚条纹。面部皮肤受累可表现为面具样面容,口周出现放射性沟纹,口唇变薄,鼻端变尖。受累皮肤可有色素沉着或色素脱失。临床上皮肤病变可分为肿胀期、硬化期和萎缩期。肿胀期皮肤呈非凹性肿胀,触之有坚韧的感觉;硬化期皮肤呈蜡样光泽,紧贴于皮下组织,不易捏起;萎缩期浅表真皮变薄变脆,表皮松弛,关节挛缩和功能受限,腕、踝、膝处可觉察到皮革样摩擦感,张口受限,舌系带变短,牙周间隙增宽,齿龈退缩,牙齿脱落,牙槽骨萎缩。

(三)理化检查

1. 一般检查　血沉可正常或轻度增快,可有轻度贫血,血清白蛋白降低、球蛋白增高;肾损害时 BUN 和 Cr 升高,尿常规可见蛋白尿。

2. 免疫学检查　血清 ANA 阳性率达 90% 以上,多为斑点型和核仁型;约 20%~40% 的患者血清抗 Scl-70 抗体阳性;约 30% 的患者 RF 阳性;约 50% 的患者有低滴度的冷球蛋白血症。

3. 病理检查　硬变皮肤活检见网状真皮致密胶原纤维增多、表皮变薄、表皮突消失、皮肤附属器萎缩;真皮和皮下组织内(也可在广泛纤维化部位)可见 T 淋巴细胞大量聚集。

4. 影像学检查　X 线片可见皮下钙化、骨质疏松、关节间隙狭窄和关节面骨硬化,少数患者末端指骨溶解变细、甚至消失;食管钡餐可发现食管运动异常;X 线、CT 检查可示肺间质纤维化样影像学变化,肺动脉段膨出。

四、辨病辨证

(一)西医辨病

目前临床上常用的标准是 1980 年美国风湿病学会提出的系统性硬皮病的分类标准。该标准包括以下条件。

(1)主要条件:近端皮肤硬化,手指及掌指(跖趾)关节近端皮肤增厚、紧绷、肿胀。这种改变可累及整个肢体、面部、颈部和躯干(胸、腹部)。

(2)次要条件:①指硬化。上述皮肤改变仅限于手指。②指尖凹陷性瘢痕或指垫消失。由于缺血导致指尖凹陷性瘢痕或指垫消失。③双肺底部纤维化。在立位胸部 X 线片上,可见条状或结节状致密影,以双肺底为著,也可呈弥漫斑点或蜂窝状肺,但应除外原发性肺病所引起的这种改变。

具备主要条件或 2 条及 2 条以上次要条件者,可诊为系统性硬皮病。雷诺现象、多发性关节炎或关节痛、食管蠕动异常、皮肤活检示胶原纤维肿胀和纤维化,以及血清抗核抗体、抗 Scl-70 抗体和抗着丝点抗体阳性均有助于诊断。

【鉴别诊断】本病应与硬肿病和硬化性黏液水肿、嗜酸细胞性筋膜炎,以及肾源性系统性纤维化、肾源性纤维性皮病相鉴别。

1. 硬肿病和硬化性黏液水肿 约一半硬肿病患者有糖尿病,典型表现为病程长及胰岛素依赖,而组织病理学标志为受累皮肤富含黏蛋白的细胞外基质(ECM)增多。硬化性黏液水肿可见表皮发红更明显,常伴丘疹形成。这两种疾病初期均有炎症细胞浸润,但随时间的延长而减少,可合并副蛋白血症及浆细胞病。

2. 嗜酸细胞性筋膜炎 是一种以皮下结缔组织硬化为特征的少见病。病变最常发生于下肢和前臂。受累区触之有特征性的棍棒感,受累部位上举可因皮下结缔组织硬化区内静脉变扁而有"沟槽征"。本病可合并外周血嗜酸性粒细胞增多。疾病早期,受累部位的组织学表现为皮下筋膜增厚和炎症,筋膜内有嗜酸性粒细胞浸润。随着病情的发展,筋膜增厚和纤维化可替代筋膜炎症,并向深部延伸到肌肉周围组织。它与硬皮病的不同之处在于,主要病变在小腿、前臂和臀部,偶尔累及躯干,一般不侵犯手、足和脸部;无雷诺现象;内脏受累少见。

3. 肾源性系统性纤维化、肾源性纤维性皮病 肾源性纤维化皮肤病是慢性肾衰竭患者所发生的一种疾病,与透析无明显相关性。疾病早期的病变皮肤有酸性黏蛋白聚集。其临床特征包括皮下脂肪消失、肢体皮肤发紧变硬及大关节挛缩。无雷诺现象和系统性硬化标志性抗体。

(二)中医辨证

抓住证候特征辨证 皮痹,病在肌肤,是以皮肤增厚、紧绷、肿胀、萎缩为主要表现的疾病。多由正气虚弱,外邪浸淫,闭阻脉络,肌腠失养所致。皮痹分期以肿胀期、硬化期和萎缩期为主。肿胀期以外邪为主;硬化期表现为正邪相争、虚实夹杂之象;萎缩期为正气不足为主,兼有痰瘀阻络等证候。

皮痹病位在肌肤,以肺气不足为主,可涉及脾、肾等脏腑。病性多为本虚标实,标实为风寒湿或热毒之邪;本虚多为肺脾肾虚;病久不愈多见虚实夹杂之证。

五、治疗

（一）中医辨证论治

皮痹的治疗要标本兼顾,补虚祛邪。疾病肿胀期,以外邪为主,治疗当以祛邪为主,扶正为次;病急以治标为先,治本为后。硬化期以正邪互扰、虚实夹杂为主,应祛邪扶正并举。皮痹后期表现为皮肤萎缩,治疗上应重视补益肺脾肾,疏通气血。

1. 寒邪阻络,肺卫不宣

主要证候:四肢逆冷,手足遇寒变白变紫,颜面或皮肤肿胀但无热感,后渐渐变硬,或有咳嗽身痛,或发热恶寒,或胸闷气短,舌苔薄白,脉浮无力或涩。

治法:补气宣肺,通脉散寒。

方药:黄芪桂枝五物汤(《金匮要略》)合麻黄细辛附子汤(《伤寒论》)加减。常用黄芪、白芍、桂枝、炙麻黄、炮附子、细辛、王不留行、穿山甲、生姜、大枣等。

2. 湿热阻络

主要证候:皮肤肥厚紧张,呈实质性水肿,皮纹消失,呈淡黄色或黄褐色,或伴有发热,关节疼痛红肿,甚或指端发生湿性或干性坏死,舌质红、苔黄腻,脉滑数。

治法:清热解毒,化瘀通络。

方药:四妙勇安汤(《验方新编》)加减。

常用金银花、玄参、蒲公英、当归、薏苡仁、牛膝、赤芍、皂角刺、海桐皮、防己、全蝎等。

3. 痰瘀阻络

主要证候:身痛皮硬,肌肤顽厚,麻木不仁,头晕、头重,肢酸而沉,面部表情固定,吞咽不利,或胸闷咳嗽,或肌肤甲错,指甲凹陷,指端溃疡,舌暗苔腻,脉沉涩或沉滑。

治法:祛痰活血通络。

方药:桂枝茯苓丸(《金匮要略》)或导痰汤(《重订严氏济生方》)加减。

常用制半夏、陈皮、茯苓、甘草、胆南星、枳实、防风、白术、姜汁、竹沥、鸡血藤、穿山甲、王不留行、皂角刺等。

4. 寒凝腠理,脾肾阳虚

主要证候:四肢逆冷,手足遇寒变白变紫,颜面或肢端皮肤变硬、变薄,伴有身倦乏力、头晕腰酸等症,舌淡苔白,脉沉细或沉迟。

治法:温肾散寒,健脾化浊,活血通络。

方药:阳和汤(《外科证治全生集》)加减。

熟地黄、白芥子、鹿角胶、肉桂、炮姜炭、炙麻黄、甘草、穿山甲、王不留行、皂角刺、云苓、白术等。

5. 气血两虚，脉络失荣

主要证候：身痛肌瘦，皮硬变薄，面部表情丧失，肌肤甲错，毛发脱落，唇薄鼻尖，气短心悸，咳嗽乏力，食少腹胀，神疲肢酸，舌瘦苔少，脉沉细或沉涩。

治法：补气养血通络。

方药：十全大补汤（《太平惠民和剂局方》）加减。

常用人参、茯苓、白术、炙甘草、熟地黄、川芎、当归、白芍、黄芪、肉桂、穿山甲、王不留行、土鳖虫等。

【方药应用】

1. 注射制剂　根据辨证分型，可选用以下中药针剂。补气类，黄芪注射液；益气温阳类，参附注射液；清热解毒类，痰热清注射液、喜炎平注射液；活血化瘀类，丹参注射液、红花注射液、疏血通注射液。

2. 中成药　辨证选用中成药如通痹灵片、昆藤通痹合剂、桂枝茯苓丸、大黄蟅虫丸、大活络丹等。

3. 中医特色治疗　中药熏洗以祛寒通络、活血化瘀为法拟方，有良好效果。

（二）西医治疗

目前，西医治疗措施主要包括抗炎及免疫调节治疗、针对血管病变的治疗及抗纤维化治疗 3 个方面。

1. 抗炎及免疫调节治疗

（1）糖皮质激素：通常对皮肤病变早期（肿胀期）的关节痛、肌肉病变、浆膜炎及间质性肺疾病的炎症期有一定疗效。泼尼松 30~40mg/d，连用数周，渐减至维持量 5~10mg/d。

（2）免疫抑制剂：常用的有环磷酰胺、环孢素 A、硫唑嘌呤、甲氨蝶呤等。

2. 针对血管病变的治疗

（1）指端血管病变（雷诺现象和指端溃疡）：应戒烟，手足避冷保暖。常用药物为二氢吡啶类钙通道阻滞剂，如硝苯地平。

（2）肺动脉高压：采用下述主要措施。①氧疗：对低氧血症患者应给予吸氧；②利尿剂和强心剂：地高辛用于治疗收缩功能不全的充血性心力衰竭；③肺动脉血管扩张剂：目前临床上应用的血管扩张剂有钙通道阻滞剂、前列环素及其类似物、内皮素受体拮抗剂及 5- 磷酸二酯酶抑制剂等。

（3）肾危象：应使用血管紧张素转换酶抑制剂（ACEI）控制高血压。

3. 抗纤维化治疗

（1）皮肤硬化：有研究显示，甲氨蝶呤可改善早期弥漫性系统性硬化的皮肤硬化。

（2）间质性肺疾病和肺纤维化：环磷酰胺被推荐用于治疗系统性硬化所致间质性肺疾病和肺纤维化。

六、中西医结合思路

硬皮病属西医难治性疾病，缺乏特效药物。中医通过辨证论治有良好效果。中西医结合可明显提高疗效，改善患者生活质量。中西医结合治疗的思路如下。

1. 根据分期予分阶段、分型论治，辨证用药 ①肿胀期：皮肤呈非凹性水肿，皱纹消失，紧张变厚，若外邪为寒湿，肤色苍白或淡黄，皮温偏低；若外邪为湿热，则见皮肤红肿，皮温较高。此期以邪实为主，因外邪犯络，络脉瘀阻，津液不能渗于脉中而渗于脉外，故见皮肤肿胀。中医治疗应以祛邪为主，或祛寒除湿，或清利湿热。此期为皮肤变性阶段，是硬皮病治疗的最关键时期，往往决定疾病的发展和预后。②硬化期：皮肤变硬，不能用手捏起，关节僵硬、活动受限，面部表情固定，张口及闭眼困难，胸部有紧束感等。辨证以血瘀痰浊为主，治以益气活血、软坚化痰。③萎缩期：皮肤变薄如羊皮纸样，皮下组织、肌肉萎缩硬化紧贴于骨骼，坚硬如木板状。辨证为肝肾气血不足、痰瘀阻络，治以益气养血、补益肝肾兼活血软坚。

分阶段论治的关键是辨清疾病发展过程中正邪的关系，确定扶正与祛邪孰重孰轻的问题，使祛邪不伤正，扶正不助邪，强调辨证用药。西药治疗：肿胀期以激素、依地酸钙钠等药为主；硬化期、萎缩期以扩血管药、青霉胺等为主，应灵活应用，不可拘泥于分期。

2. 参照发病机制及病理特征，辨病用药 西医学关于硬皮病的发病病因仍未明确。目前研究显示，硬皮病的发病机制主要涉及胶原代谢异常、细胞因子失常、自身免疫异常、血管病变及血液流变学异常、遗传和环境因素影响等方面；其中在内源因子作用下，T 细胞的活化起关键作用。本病的病理特征主要为组织内胶原沉积及血管损伤。因此，中西医结合治疗硬皮病主要遵循以下几个原则：调节免疫，抗纤维化，改善血管病变，抗氧化，纠正内脏功能损伤。临床治疗中，中医首在扶助正气，主要以益气养血、温补脾肾为法，重用黄芪、灵芝，配以党参、淫羊藿、肉苁蓉、生地黄、茯苓皮等；其次，大量应用活血化瘀药物，如当归、桃仁，因活血化瘀药物对免疫功能的影响具有双重作用，既有免疫抑制作用，又有免疫增强作用。西药则根据患者耐受的异同选用不同药物。

3. 内脏受累，则采用脏腑辨证 系统性硬皮病可以累及肺、食管、胃、肠道、心、肾等多个脏腑，且随着病情的发展，往往成为疾病的主要矛盾，成为治疗的重点。外邪不解，随经内传，病及肺络，可见咳嗽和进行性呼吸困难；病及食管，表现为吞咽困难，或伴有呕吐，胸骨后或上腹部饱胀或灼痛感；胃肠道受累，可有食欲不振、腹痛、腹胀、腹泻及便秘交替等;病及心络,可见心慌、气短、胸闷、脉结代等;病及肾络,可见水肿、尿浊、眩晕等。根据累及脏腑不同而五脏分治,总以理气和血通络、维护脏腑功能为治疗思路。此时西医治疗效果欠佳,应权衡利弊,减少药物副作用。

七、辨已病未病与调养

1. 注意日常调护,避免感冒,避免使用对皮肤有刺激的用品,防止外伤。
2. 注意四肢保暖。
3. 避免过度劳累、情绪波动。
4. 戒烟,适当活动等。

八、临床验案

全国老中医药专家陈纪藩治疗硬皮病验案

患者,女,27 岁,因"四肢中小关节酸痛、皮肤紧绷 7 个月余"于 2011 年 1 月 12 日入院。患者于 2010 年 4 月产后出现双手指关节、双足趾关节酸痛肿胀,双手、面部及胸背部皮肤紧绷感,伴雷诺现象,于当地医院就诊,诊断不明确,治疗效果不佳。7 月到中山医院门诊就诊,确诊为"硬皮病",予"静脉推注环磷酰胺,以及泼尼松、沙利度胺、秋水仙碱"治疗,关节酸痛症状好转,但皮肤症状未见明显改善。11 月患者停用环磷酰胺后皮肤紧绷感加重,双手皮肤紧绷扩散至上臂,局部皮肤破溃,双腕、掌指关节、双肘关节活动受限。今为求进一步系统诊治,经门诊拟"硬皮病"收入我科住院治疗。入院症见:患者神清,精神可,面部、双上肢、胸背部皮肤紧绷,四肢中、小关节酸痛,双手指间关节及肘关节处溃疡,无口腔溃疡,无明显脱发,无恶寒发热,无咳嗽咳痰,纳眠差,大便稍干、每日 1 次,小便正常。

查体:胸部皮肤色素脱失,双上肢、面部、胸背部皮肤紧绷,双腕、掌指关节、双肘关节活动受限。双手指间关节、双肘关节处见多处溃疡,已结痂。舌质淡暗,苔白腻,脉沉细。入院查 ANA 6.25;抗 Scl-70 抗体阳性。

中医诊断:皮痹。

中医证型:痰瘀阻络。

中医治法:祛痰活血通络。

西医诊断:硬皮病。

处方:桂枝茯苓丸加减。赤芍 15g,桂枝 15g,茯苓 20g,当归 10g,北黄芪 45g,白术 10g,法半夏 15g,陈皮 10g,鸡血藤 30g,穿山甲 10g,王不留行 30g,皂角刺 15g。方以赤芍、当归、鸡血藤、王不留行活血通络,半夏、陈皮化痰行气,穿山甲、皂角刺软坚散结,并以大剂量北黄芪、白术、茯苓健脾益气。

西医予秋水仙碱片(0.5mg,口服,每日3次)、甲氨蝶呤片(10mg,口服,每周1次)治疗。

上方服用1周后症状改善出院。之后一直在陈纪藩门诊随诊,调整方药。上方共服用1个月,患者关节疼痛消失,活动基本恢复,皮肤变软,溃疡愈合。最后以八珍汤为底方加减,扶正固本,调理1年后病情稳定,未再复发。

【按】患者因产后气血虚弱,感邪而发病,日久痰瘀痹阻,故治以活血祛瘀化痰法,同时不忘扶正。后期则以扶正、恢复气血为主。标本得治,病终归愈。

(刘丽娟)

参 考 文 献

1. Gary S.Firestein, Ralph C.Budd, Edward D.Harris,等.凯利风湿病学[M].栗占国,唐福林,主译.8版.北京:北京大学医学出版社,2011.

2. 中华医学会风湿病学分会.系统性硬化病诊断及治疗指南[J].中华风湿病学杂志,2011,15(4):256-259.

3. 郭刚.硬皮病中西医结合诊疗方案探讨[C]//中国中西医结合学会风湿病专业委员会.全国第七届中西医结合风湿病学术会议论文汇编.北京:中国中西医结合学会风湿病专业委员会,2008.

4. 赵凯,屠文震.中西医结合治疗系统性硬皮病的思路与方法[J].中医杂志,2004,45(10):780-781.

第十二章 急危重症

第一节 心脏骤停与复苏

心脏骤停(sudden cardiac arrest,SCA)是指心脏的泵血功能突然停止。针对这一情况采取的最初急救措施,称心肺复苏(cardiopulmonary resuscitation,CPR),又称心肺脑复苏(cardio-pulmonary-cerebral resuscitation,CPCR)。如经复苏未能成活,则称猝死(sudden death)。

任何患者,在不能预测的时间内发生心脏泵血功能突然停止,才视为心脏骤停。世界卫生组织将发病 6 小时内的死亡定义为猝死,而由于猝死高峰在起病 1 小时内,因此多数学者主张定为 1 小时内。心脏骤停不同于慢性病终末期的心脏停搏。各种慢性病晚期患者于临终前都会表现为心跳停止,这类情况以院内发生较多,即使及时处理,复苏成功率亦较低。

心脏骤停可发生在院内或院外。据 2010 年《AHA 心肺复苏指南》,美国和加拿大每年约有 35 万人(其中约有一半是在院内)发生心脏骤停并接受心肺复苏术,这个数字并不包括那些发生心脏骤停但没有给予心肺复苏术的患者数量。我国 2005 年 7 月 1 日至 2006 年 6 月 30 日在北京、广州和新疆分别抽取城市居民,在山西抽取农村居民,对以上人群进行心脏性猝死(sudden cardiac death,SCD)发病情况监测;监测总人数为 678 718,总死亡人数为 2 983,其中 SCD 人数为 284,约占总死亡人数的 9.5%,发生率约 41.84/10 万。

心脏骤停属中医学"卒死"范畴。复苏后根据不同阶段的临床表现,大致属中医学"厥证""脱证""昏迷"等范畴。

一、病因病机

卒死多因有心胸隐疾,又在外因作用下,致宗气外泄,心脏真气逆乱外现,真气耗散而成;或邪实致气机闭阻,升降否隔,气血暴不周流,气机逆乱,阴阳离决,神散而成。

1. 真气耗散 久患心胸隐疾,或"病情小愈"或"不病之人",气机失调于内,或正虚内损于中,精气衰竭而未尽,复伤于虚邪贼风,造成两虚相搏,"使阴气竭于内,而阳气阻隔于外,二气壅闭";或情志抑甚,气机厥逆,以致心胆气机闭阻,心神失助,伏匿不出,枢机不运,开合之机骤停,卒使肺肾气绝精竭,心脑气散,神散而成。

2. **邪实气闭**　心脑脏器突被痰瘀、邪毒所闭阻,脑之神机与心脏之真气相互阻隔,枢机闭死或失散而成;或痰瘀内闭心脉,或气逆血冲,逆犯心之神机,开合之枢机骤止,从而导致心气闭绝,血滞脉阻,神机化灭而成。(图 12-1-1)

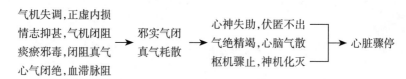

图 12-1-1　心脏骤停病因病机示意图

二、五脏相关与病机转化

卒死发生之时,全身气机逆乱,阴阳隔绝,枢机闭死,经积极抢救后若成功恢复自主心跳,则阴阳之气重新接续。然而,此时全身气血仍周流不畅,阴阳皆大损,尤以心气心阳虚衰,肾阴肾阳耗竭和脑络不通、神机失用为突出表现。肾中元阴元阳虚损,则心气心阳难以维持,阳气虚衰则气血运行窒碍,脑络愈发闭阻。亦可因肾阴亏损,水不涵木,肝风内动,而频发抽搐;肝阳暴亢,木旺乘土,则突发呕血。复苏后初期多以阴阳俱虚为主要表现,兼夹气滞、血瘀、痰凝;中后期若稍稳定,则痰凝血瘀之证常更突出。总之,心脏骤停的发生严重损伤全身五脏六腑、阴阳气血,且其病机转化复杂多端,辨证时当切记抓住主要矛盾,分清标本虚实,病位重点在心、脑、肾。

三、临床表现

(一)症状

突然意识完全丧失,呼之不应,或伴短阵抽搐,气息不调或不闻气息,面色苍白或灰绀,口唇青紫,瞳仁散大,或两目正圆,虚里搏动消失,寸口、人迎、阴股脉搏动消失。

(二)体征

1. 突然意识完全丧失(部分伴有短暂抽搐)。
2. 大动脉搏动消失。

3. 呼吸停止或临终呼吸。

4. 双侧瞳孔散大,对光反射消失。

5. 面色苍白或发绀。

(三)理化检查

心脏骤停的心电图表现有 4 种类型。

(1)心室颤动:心电图上 QRS 与 T 波群消失,代之以形状不同、振幅大小不一、极不均匀的颤动波。

(2)无脉室速:心电图上 QRS 波群宽大畸形,可为单一形态或多种形态;ST段和 T 波常融为一体,不易分辨;频率多为 100~250 次 /min。

(3)无脉性电活动(pulseless electrical activity, PEA):包括各种无法扪及大动脉搏动的心律,常见为心室自主心律、室性逸搏心律、除颤后心室自主心律,甚至包括窦性心律;心电图可有各种表现,但均无法触及大动脉搏动。

(4)心室停搏:心肌完全失去电活动能力,心电图表现为一条直线。

复苏后,若患者恢复自主循环则可出现复苏后综合征的一系列表现,主要表现为多器官功能衰竭,伴有相应理化检查异常。

四、辨病辨证

(一)西医辨病

突然意识完全丧失(部分伴有短暂抽搐)、大动脉搏动消失、呼吸停止或临终呼吸,即可诊断为心脏骤停。

【鉴别诊断】心脏骤停的主要临床表现为突然意识完全丧失、大动脉搏动消失和呼吸停止或临终呼吸。意识丧失要与各种原因引起的昏迷、晕厥相鉴别,后者虽意识丧失但仍有呼吸和大动脉搏动;休克患者可有意识丧失、大动脉搏动无法触及,但发病有一个过程而非突发,且尚有呼吸;癫痫患者发作时虽有抽搐、意识突然丧失和短阵呼吸暂停,但大动脉搏动仍存在。

(二)中医辨证

卒死乃最凶险病证,故病发时当以急救为先,暂缓辨证,待自主循环恢复后,才转入辨证治疗。辨证之时,因本病为全身气机逆乱、阴阳暴脱而成,故应抓住阴阳、虚实、气血等根本原则进行辨证,病证相参,按病证遣方用药。遣方用药宜量大力专,且需考虑到复苏伊始,患者脾胃运化功能极弱,气血运行缓慢,必要时可采用浓煎小量频服或鼻饲的给药方式。

五、治疗

（一）中医辨证论治

遵照"急则治标,缓则治本"的原则。经历心脏骤停和初级生命支持后,患者阴阳俱虚,神机闭塞,气机不通,血行瘀滞,辨证时当抓住主要矛盾,细辨虚实。初期以虚证为主,中、后期常虚实夹杂。

1. 痰热闭窍

主要证候:神昏谵语,痰涎壅盛,呼吸气粗,尿黄量少,舌质红苔黄腻,脉滑数、结代。

治法:清化痰浊,开窍醒神。

方药:温胆汤(《三因极一病证方论》)合安宫牛黄丸(《温病条辨》)加减。

常用牛黄清心解毒,息风定惊;麝香开窍醒神;水牛角清心凉血解毒;黄连、黄芩、栀子清热泻火解毒;冰片、郁金芳香辟秽,通窍开闭;朱砂、珍珠镇心安神;雄黄助牛黄豁痰解毒;金箔为衣,取其重镇安神;半夏、橘皮、茯苓健脾燥湿化痰;竹茹清胆和胃,止呕除烦;生姜、大枣和脾胃而制半夏之毒;甘草和中协调诸药。

加减:神昏重者,加石菖蒲、远志;痰多者,加竹沥、胆南星;抽搐者,加钩藤、珍珠母;大便不通者,加大黄。

2. 阳虚欲脱

主要证候:大汗淋漓,四肢厥冷,面色苍白,神志欠清,呼吸气微,舌质淡苔白,脉微细欲绝或结代。

治法:回阳固脱。

方药:参附汤(《正体类要》)加减。

方中人参大补元气,附子温肾壮阳,祛寒救逆。

加减:汗出不止者,加龙骨、牡蛎;肢体厥冷明显者,加桂枝、当归以散寒通脉;兼有瘀象,加丹参。

3. 气阴两虚

主要证候:心悸气促,倦怠无力,精神萎靡,盗汗自汗,午后身热,心烦不寐,口渴唇焦,舌质淡苔少,脉细数或结。

治法:益气养阴。

方药:生脉散(《医学启源》)加味。

方中人参甘温益气生津,麦冬甘寒养阴清热,人参、麦冬合用益气养阴之功益彰;五味子酸温敛肺止汗,生津止渴。

加减:汗多,加山茱萸、黄精以增强养阴之力;唇舌淡紫,瘀象明显者,加丹参、当归;气滞者,加枳实。

【方药应用】

1. 注射制剂 根据辨证分型,可选用以下中药针剂。温阳益气类,参附注射液;益气养阴类,生脉注射液、参麦注射液;清热开窍类,醒脑静注射液、痰热清注射液;活血化瘀类,丹参注射液、复方丹参注射液。

2. 中成药 辨证选用中成药,如安宫牛黄丸、至宝丹、紫雪丹、速效救心丸等。

【针灸疗法】

1. 毫针疗法 取水沟、十宣、少商、内关、百会、涌泉。四肢抽搐,加合谷、太冲;痰多,加丰隆、膻中。采用强刺激手法。

2. 灸法 取气海、关元、神阙、足三里、涌泉,不拘壮数,以脉复、肢温、汗出为度。

(二)西医治疗

1. 治疗原则 立即恢复有效的循环和呼吸功能,防治并发症和原发病。

2. 治疗措施 复苏可分三阶段。第一阶段为基础生命支持(basic life support, BLS),主要目标是向心肌及全身重要器官供氧,包括判断和呼救、人工循环(circulation, C)、开放气道(airway, A)、人工呼吸(breathing, B)及除颤(defibrillation, D)5个方面,强调联合应用;第二阶段为加强生命支持(advanced life support, ALS),主要在BLS基础上应用特殊设备、特殊技术及药物等来保持自主呼吸和心跳;第三阶段为延续生命支持(prolonged life support, PLS),主要在前两阶段基础上,针对复苏后综合征进行处理,重点是脑保护、脑复苏及其他复苏后并发症的防治。

(1)基础生命支持

1)判断(assessment)和呼救:识别判断心脏骤停并立即启动急救系统。

施救者判断现场环境安全后接触患者。通过拍打患者双肩和大声呼喊来判断患者意识状态,在10秒内完成。如一人在现场,发现患者意识丧失,应立即呼救或拨打"120"电话启动急救体系,如果附近可以很快取得除颤仪则立即去取除颤仪;如现场有2个以上施救者,第一位施救者应指挥其他人启动急救系统并去取除颤仪。同时判断患者呼吸和大动脉搏动。判断呼吸可采用"一看二听三感觉"的动作;判断大动脉搏动,在成人为触摸颈动脉搏动,判断时间在5~10秒。将患者放置于仰卧位,躯干部位最好可置于木板、地板等硬平面上,患者头、颈、躯干平直无扭曲,双手放于躯干两侧。如患者昏迷但有自主心跳呼吸,应置于恢复体位(侧卧位)。

2)人工循环:是指用人工方法促使血液在血管内流动,并使人工呼吸后带有氧气的血液从肺部血管流向心脏,通过动脉供给全身主要脏器,以维持重要脏器的功能。人工建立循环的方法有两种——胸外心脏按压和胸内心脏按压。在现场急救中,主要应用胸外心脏按压。

胸外心脏按压的部位在胸骨下段 1/2,定位约为两乳头连线与胸骨交点。以抢救者一手掌根部中点接触定位处。抢救者肘关节绷直,双肩在患者胸骨上方正中,垂直向下用力按压;按压以髋关节为枢纽,用上半身的重量往下压。成人按压深度为胸骨下陷 5~6cm。按压频率为 100~120 次 /min,强调快速按压和用力按压。按压应平稳、有规律地进行,尽量减少中断。在一次按压周期,按压与放松时间各为 50%;放松时双手不要离开胸壁,但应尽量允许胸部完全回弹。

胸外心脏按压与人工呼吸比例为 30:2,即 30 次胸外心脏按压后予 2 次人工呼吸,每次人工呼吸时间在 1 秒以上。至少完成 5 个 30:2 的胸外心脏按压 /人工呼吸后,再检查循环体征,如仍无循环体征,继续行 CPR。当一位以上急救人员在场时,每 2 分钟或每 5 个 CPR 循环后,急救人员应轮换按压,且轮换应在 5 秒以内完成。

非专业急救人员可仅持续进行单纯胸外心脏按压(hands-only)CPR,直至医务人员到达,不需给予人工呼吸。

3)开放气道:有压头抬颏法和托下颌法两种方法。

压头抬颏法:一只手放在患者前额,用手掌把额头用力向后推,使头部向后仰,另一只手的示指和中指或小鱼际处放在下颌骨近下颏或下颌角处,向上抬颏,使牙关闭紧,下颏向上抬动。此法开放气道效果较好,操作容易,但不适用于颈椎损伤者。

托下颌法:把手放置在患者头部两侧,肘部支撑在患者躺的平面上,握紧下颌角,用力向上托下颌。此法适用于怀疑有颈椎损伤者。此法易使施救者操作疲劳,也不易与人工呼吸相配合,而在 CPR 时保持气道开放和提供足够的通气是最优先的,因此当托下颌法不能保证开放气道时仍应采用压头抬颏法。

4)人工呼吸:给予 30 次胸外心脏按压,开放患者气道后,即应做人工呼吸。最基本的为口对口人工呼吸。

口对口人工呼吸:在保持呼吸道畅通和患者口部张开的情况下进行。施救者用按于患者前额一手捏紧患者鼻翼下端,然后正常吸气一口(非深吸气),张开口贴紧患者的口(要把患者的口部完全包住),向患者口内吹气。吹气要缓慢,每次吹气时间在 1 秒以上,吹入气量为 500~600ml(6~7ml/kg)。每次吹气时观察到患者胸廓轻度上抬即可停止,连续吹气 2 次。

5)除颤:其机制是用一定能量的电流使全部心肌细胞在瞬间内同时发生除极化,并均匀一致地进行复极,然后由患者心脏的自身起搏节律点发放冲动,从而恢复有规律的、协调一致的收缩。心室颤动、心室扑动和无脉室速时首选除颤。

电极的位置：前电极，右上胸锁骨下、胸骨右缘；侧电极，电极中心放在左腋中线与左侧第 5 肋间隙交点上。

步骤：①开启除颤仪电源，确认为非同步除颤模式；②确认除颤仪监护导联为 PADDLES 导联模式，以电极板探查患者心律是否为可除颤心律；③涂导电糊，选择能量；④充电；⑤充电完毕后，确定无任何人员直接或间接接触，同时按压 2 个放电按钮进行除颤。

能量选择：只做一次除颤，单相波首次电击能量为 360J，双相波首次成人电击能量对于截断指数波型为 150~200J、对于直线双相波型为 120J。如不熟悉设备的推荐能量，建议使用设备最大能量（多为 200J）除颤。

目前有自动体外除颤器（AED），仪器轻巧，操作者只需接受简单的训练便能操作，使及早除颤现实可行。国外在部分公共场所如机场、汽车站、火车站、码头、广场、购物中心等处，在醒目处悬挂了 AED，以供一旦遇有突发心脏骤停的患者，可随时由民众使用。

（2）加强生命支持

1）气管内插管：气管内插管是建立通畅呼吸道的简捷有效方法。在复苏开始的前几分钟，进行气管内插管要中断胸外心脏按压，因此在复苏的前几分钟气管内插管可以稍缓，可以采用其他人工呼吸方法。高级气道建立后，胸外心脏按压与人工通气即不再需要同步，不再需要暂停按压行人工通气。通气者应每 6 秒给予一次通气。继续胸外心脏按压，如心跳恢复则维持有效循环，即维持正常的心率、血压和血容量，抗心律失常。

2）药物治疗：建立心电监护，开放静脉通道，使用复苏药物。使用复苏药物的目的是提高器官的血液灌注，促进心跳的恢复；有利于电除颤，预防恶性室性心律失常的再发生；纠正代谢紊乱，保护脑组织。

给药途径：有血管内给药、骨髓腔内给药和经气管给药。血管内给药或骨髓腔内给药优先于经气管给药。血管内给药有外周静脉通道和深静脉通道。心脏骤停时进行外周静脉穿刺宜选择上肢粗大的易进入的静脉。

给药时间：应在检查心律后即行 CPR 时给药，也可在 CPR 期间除颤充电时给药，或在释放电击后进行 CPR 时给药。给药时不应中断 CPR。

复苏药物：①肾上腺素。适用于心室静止、无脉性电活动、心室颤动、无脉室速。肾上腺素 1mg 静脉注射，每 3~5 分钟重复 1 次，弹丸式注射。②胺碘酮。用于对 CPR、除颤和血管升压素治疗无反应的心室颤动或无脉室速。300mg 溶于 20ml 液体中快速静脉推注，可接着再用 150mg，静脉注射。胺碘酮的主要不良反应是低血压和心动过缓，预防的方法为减慢给药速度，若已出现临床症状,可通过补液、给予多巴胺等处理。在无胺碘酮的情况下,可考虑使用利多卡因。

（3）延续生命支持

1）加强监护:包括连续心电监护、中心静脉压（CVP）监测、中心静脉血氧饱和度（$S_{cv}O_2$）监测,以及体温、尿量、动脉血气、电解质、超声心动图、脑电图等的检测。

2）循环支持:复苏后综合征表现为血流动力学的不稳定状态,如心律失常、低血压、低心排血量。心律失常可通过维持电解质正常（维持血钾浓度 >3.5mmol/L）、电复律治疗和使用抗心律失常药等纠正;低血压应尝试静脉补液（如 1~2L 生理盐水或乳酸钠林格注射液）和静脉输注血管活性药纠正[如多巴胺 5~10μg/（kg·min）、去甲肾上腺素或肾上腺素 0.1~0.5μg/（kg·min）];低心排血量的处理包括使用多巴酚丁胺及治疗急性冠脉综合征等。血流动力学支持的目标是维持平均动脉压（MAP）≥65mmHg 或收缩压（SBP）≥90mmHg。

3）通气和氧合支持:给予机械通气,潮气量 6~8ml/kg,调整每分钟通气量以保持 $PaCO_2$ 40~45mmHg,在能维持 SpO_2≥94% 的条件下降低吸入其中的氧浓度。

4）脑复苏:在心肺复苏的早期就要考虑脑复苏。包括以下措施:①连续的神经学检查,包括对呼叫和物理检查的反应、瞳孔对光反射、角膜反射、自主呼吸等。②若昏迷应进行脑电图（EEG）监测以排除癫痫发作,有癫痫发作时使用抗惊厥药。③目标温度管理。一般分为诱导期、维持期和复温期 3 个阶段。诱导期应尽快将核心温度降至目标温度（32~36℃之间的一个恒定温度）;此期管理最重要,需要防治低血容量、电解质紊乱和高血糖,不断调整机械通气参数和镇静药、胰岛素及血管活性药的剂量。维持期应控制核心温度不波动或轻微波动（最大幅度 0.2~0.5℃）,至少 24 小时以上;此期发生不良反应的风险降低,应注意预防感染、压疮等长期并发症。复温期速度应缓慢并可控,对于心脏骤停患者复温速度控制在 0.25~0.5℃ /h,其他患者可采用 0.1~0.2℃ /h 的速度升高体温至正常水平;复温后要避免发热,核心体温应控制在 37.5℃以下。

5）防治并发症:心肺复苏后,患者可能出现多种其他并发症,包括急性肾衰竭、消化道出血、肺部感染、DIC 等等,要积极防治。

六、中西医结合思路

成书于东汉末年的《金匮要略》论“救自缢死”云:“徐徐抱解,不得截绳,上下安被卧之。……一人以手按据胸上,数动之。……此法最善,无不活者。”此文所谓“以手按据胸上,数动之”即类似今天的胸外心脏按压复苏术。《外台秘要》记载了葛洪对自缢导致心脏骤停的急救方法:“徐徐抱解其绳,不得断之……以芦管内其口中至咽,令人嘘之,有顷其腹中砉砉转,或是通气也,其举手捞人,当益坚捉持,更递嘘之……"这种"口对管"人工呼吸类似于现代的"口对口"呼吸。随着时代发展,古代中医的心肺复苏法已被现代医学的复苏技术所取代。然而,目前在全球范围内,心脏骤停与复苏依然是急救医学的一个难题。由于其发生突然,抢救时的"复苏时限"很短(4~6分钟),还存在着后续多器官功能衰竭等复杂问题,导致救治效果一直不尽如人意。中医药在复苏后综合征的救治方面具备一定优势,应该深入挖掘。如醒脑开窍法、搐鼻法(喷鼻取嚏疗法)、点舌疗法、静脉滴注醒脑静注射液,对于脑复苏促苏醒有一定作用;按压水沟、百会,可促苏醒,升举阳气;静脉应用参麦注射液、参附注射液、参芪扶正注射液以益气固脱,应用痰热清注射液、热毒宁注射液以清热解毒;中医"三宝"鼻饲用药等。心肺复苏中应用中西医结合疗法须强调掌握用药时机,如休克、低血容量、轻中度脑水肿、普通型或轻型病毒性心肌炎、非恶性心律失常等可以中药为主,西药为辅;而出现频发多源室性期前收缩、室速、心室颤动、Ⅱ度以上房室传导阻滞等严重心律失常,以及急性心力衰竭、呼吸衰竭、重度脑水肿、急性肾衰竭、严重电解质紊乱及严重感染等时,则以西药为主,中药为辅。这样才能不失时机地抢救患者,提高抢救成功率。

心脏骤停预防分为一级预防和二级预防。一级预防是针对未发生过心脏骤停的患者进行的预防;二级预防是针对已发生过心脏骤停的患者进行的预防。已开展的SCD一级预防研究(AVID、CASH、CIDS)和二级预防研究(CABG-Patch、MADIT、MUSTT、MADIT-Ⅱ、SCD-HeFT、DINAMIT、DEFINITE、COMPANION等)均已表明:植入型心律转复除颤器(ICD)植入是目前防治心脏骤停的最有效方法。植入ICD已被作为一线的治疗策略在临床运用开来,其适应证也从用于二级预防转为一级预防。近些年,国内阜外医院张澍提出了心脏性猝死1.5级预防的概念,这是指需要植入ICD进行一级预防的患者,如果具有以下危险因素,如非持续性室速、频发室性期前收缩、射血分数(EF)较低、晕厥或先兆晕厥,应该优先植入ICD。张澍牵头的Improve SCA研究成果已在*Heart Rhythm*杂志发表,证实心脏性猝死1.5级预防可显著降低心脏性猝死的发生风险。植入ICD后,加用中医药干预治疗,有利于减少超速抑制治疗(ATP)除颤放电,节省体内除颤起搏器的电能消耗。

七、辨已病未病与调养

心脏骤停的预防,强调未病先防,防重于治,养生重于治病。中医倡导:"法于阴阳,和于术数,食饮有节,起居有常,不妄作劳,故能形与神俱,而尽终其天年,度百岁乃去。""虚邪贼风,避之有时,恬惔虚无,真气从之,精神内守,病安从来。是以志闲而少欲,心安而不惧,形劳而不倦,气从以顺,各从其欲,皆得所愿。"《素问·上古天真论》的养生防病思想,可作为心脏骤停预防调护的指导原则。

(一)辨已病未病

1. 辨未病　辨别导致心脏骤停的常见危险因素,以便采取针对环境和机体的措施。这一阶段针对从未发生过心脏骤停的人群,但已经存在某些危险因素。临床上需积极筛查以下情况:①冠心病,尤其是急性冠脉综合征(ACS);②恶性心律失常,如室性期前收缩RonT现象、短阵室性心动过速、预激综合征合并心房颤动、长QT间期综合征;③遗传性离子通道心脏病,如Brugada综合征;④电解质紊乱,如低血钾、高血钾;⑤心力衰竭;⑥心肌病;⑦休克;⑧严重感染;⑨重症心肌炎;等等。对于存在家族早发心血管病死亡的患者,要重点排查,如基因筛查。

辨未病,就是要求在心脏事件发生前,做好早期发现、早期诊断、早期治疗的"三早"预防措施。通过早期发现、早期诊断而进行适当的治疗,来防止疾病临床前期或临床初期的变化,预防死亡,避免或减少并发症、后遗症和残疾的发生,或缩短致残的时间。预防措施主要有年度体检,开展高危人群筛检,必要时进行某些特殊检查如心内电生理、埋藏式动态心电图、家族基因筛查等。

2. 辨已病　对于心脏骤停后存活者,需"治其未复"。除了按照上述原则进行病因筛查和治疗外,还应积极检查评估心血管风险、脑功能、肾功能及全身状况等,应结合医学进展,进行西药、中药、器械、针灸康复等综合治疗。其中,对于器械治疗,应按照心律失常指南,根据适应证进行治疗,如射频消融,或植入心脏起搏器,或植入ICD等。

(二)调养

心脏骤停复苏成功后,应注意生命指征(如体温、心率、心律、呼吸、血压、指脉氧饱和度、血气分析、电解质酸碱平衡等)的监护。多通过鼻饲用药用食,以防止气道窒息和吸入性肺炎。

无论"已病""未病"的人群预防,都应注意生活规律,避免熬夜,顺应天时,防寒避暑;放松心情,避免心理压力过大或长期处于压抑郁闷的状态;合理、均衡饮食,多吃水果蔬菜,忌过咸,忌肥甘厚味;要戒烟,限制饮酒;心律失常患者,忌浓茶、咖啡。根据个体化原则,制订适当的运动方案,延缓衰老,提高身体功能。定期体检,防患于未然。

对于高危心血管病患者,如冠心病、心律失常等患者,应积极在心血管专科随访,定期复诊复查,注意规范服药。居家常备,或外出旅行随身携带心脏急救药物包。

八、临床验案

广东省名中医陈镜合诊治心脏骤停验案

患者,男,20岁,1983年9月18日初诊。患者于当日下午4:50操作电钻时不慎触电,立即昏迷倒地,双手握拳短暂抽搐后,见面色苍白、唇甲青紫、四肢冰冷,20分钟后由同事背负送入急诊科。查体:无呼吸,无大动脉搏动,双侧瞳孔散大固定,所有神经反射消失。

中医诊断:卒死。

西医诊断:①电击伤;②心脏骤停。

立即行CPR术,持续约35分钟后患者恢复自主心跳呼吸,即予抗感染、防治心律失常、维持水电解质平衡、亚低温脑保护治疗。予醒脑静注射液静脉滴注、高丽参针静脉注射,针刺素髎、涌泉,以洛贝林3mg于膻中穴封闭,插胃管灌服安宫牛黄丸及中药汤剂(千金苇茎汤加减)。

9月23日,患者各项生命体征正常,心肺查体无特殊,遂于24日转入病房治疗。中药继续使用安宫牛黄丸、人参注射液、醒脑静注射液;并以息风止痉、清心涤痰开窍,配合益气生津为法处方。石菖蒲12g,郁金12g,人工牛黄2g,丹参20g,茯苓15g,泽泻15g,川芎6g,钩藤15g,高丽参10g(另炖)。后期治疗以益气养阴、开窍安神,兼活血化瘀为法。处方:石菖蒲12g,郁金10g,丹参15g,红花10g,地龙15g,白术15g,黄芪15g,麦冬10g,泽泻15g,边条参10g(另炖)。于9月26日下午拔出气管内插管,10月4日拔出胃管。11月5日,患者神志、思维及智力已基本正常,能单独散步活动,宣布痊愈出院。

【按】本医案抢救过程中合理采用中西医结合,初始阶段迅速进行基础生命支持;患者恢复自主循环后,早期中医药治疗手段介入,包括针剂、汤药等,并结合西医的加强生命支持手段,故而取得良好效果。

(刘诗怡　方俊锋　刘　南)

参 考 文 献

1. 沈洪,刘中民.急诊与灾难医学[M].2版.北京:人民卫生出版社,2013.
2. 于学忠,黄子通.急诊医学[M].北京:人民卫生出版社,2015.
3. 葛均波,徐永健.内科学[M].8版.北京:人民卫生出版社,2013.
4. Marx, Hockberger, Walls.罗森急诊医学[M].李春盛,主译.7版.北京:北京大学医学出版社,2013.
5. 刘南.中西医结合内科急症学[M].2版.广州:广东高等教育出版社,2013.
6. 吴伟.中医名家学说与现代内科临床[M].北京:人民卫生出版社,2013.
7. American Heart Association.2015 American Heart Association Guidelines update for

cardiopulmonary resuscitation and emergency cardiovascular care[J]. Circulation, 2015, 132(18 Suppl 2): S315-S589.

第二节　呼吸衰竭

呼吸衰竭(respiratory failure)简称呼衰,是由于肺内外各种原因引起的肺通气和/或肺换气功能严重障碍,以致不能进行有效的气体交换,在呼吸空气时,产生严重低氧血症和/或高碳酸血症,从而引起一系列生理功能和代谢紊乱的临床综合征。诊断标准:在海平面、静息状态、呼吸空气条件下,动脉血氧分压(PaO_2)小于60mmHg,伴有或不伴有二氧化碳分压($PaCO_2$)大于50mmHg。单纯PaO_2小于60mmHg,动脉血二氧化碳分压正常或减低者,称I型呼吸衰竭;如既有低氧血症,同时伴有二氧化碳潴留者,称II型呼吸衰竭。本病是急诊常见病证之一,可发生于临床各科,病情严重,如不及时有效治疗,预后不良。

呼吸衰竭属中医"喘病""肺胀""肺衰""肺厥"等范畴。其中"肺衰"是指肺气衰败,主气失常,清气不入,浊气不出,临床表现为喘咳气短的疾病;而"肺厥"则是在原有肺病基础上,进一步出现精神恍惚、谵语错乱甚则意识昏蒙的病证。

一、病因病机

本病在本为肺脏虚损及其他脏腑虚损,在标为痰热瘀水互结,导致肺气闭遏,而其病机可相互转化。据起病特点及病程可有急、慢性之分。

急性呼吸衰竭发病急,变化快,多因感受外邪而发,故多以邪实为主。初起邪壅肺气,且以湿热毒邪内陷迫肺最为常见;毒热入里,既可直接迫肺,又可灼液成痰,形成痰火互结。肺与大肠相表里,肺气壅塞可致腑气不通,腑热熏蒸于肺,又可转化成腑结肺痹。此时如治疗得当,正能胜邪,毒热得泄,可截断病势的发展;若病势控制不力,毒火弥漫,气机逆乱,可迅速出现邪扰神明、肝风内动之证。后期累及于肾,加之毒热为阳邪,最易耗气伤阴,轻则气阴两伤,重则气阴两竭,甚至因邪盛正衰,正不敌邪,而成内闭外脱、阳气欲脱(大汗淋漓、四肢厥冷、脉微欲绝)之危候。另一方面,热入营血,血热搏结,或气壅痰凝,或气虚血滞,均可形成血瘀,瘀血随经上攻于肺,可进一步加重呼吸困难和发绀之症。

慢性呼吸衰竭为慢性发病,病程较长,病机多为本虚标实、虚实夹杂。初起多缘于肺有宿疾,咳喘不已,肺病及脾,久病及肾,肺、脾、肾俱虚,甚则及心、肝。多因复感外邪,而引发急性加重,使病情反复发作加重,并迁延恶化,表现为正虚邪盛,可见痰浊、痰热、瘀血、水饮内生,或蒙蔽心窍,或引动肝风;最后可致心肾阳衰,肺气欲绝,阴阳离决。但在不同阶段,虚实会有所侧重,或可相互转化。如肺虚不能主气,出现气短难续;肺病及脾,子盗母气,则脾气亦虚,脾虚失运,聚湿生痰,上渍于肺,肺气壅塞;痰郁久化热,形成痰热内阻;或气津失布,血行不利,亦可形成痰浊血瘀;或肺、脾、肾三脏俱虚,水液代谢失常,致水饮内停。病机呈现以邪实为主,或邪实正虚互见。迁延不愈,可累及于肾,其病机则呈现肾失摄纳,痰瘀伏肺之肾虚肺实之候。若脾肾阳虚,水邪泛滥,上凌心肺,又可加重喘促、发绀,甚至导致心肾阳衰,肺肾暴脱,化源欲绝,气息微弱,呼吸殆停之喘脱证。(图 12-2-1)

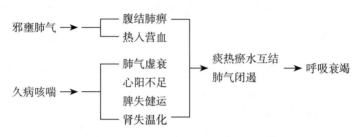

图 12-2-1 呼吸衰竭病因病机示意图

二、五脏相关与病机转化

本病病位在肺,但日久必及其他四脏。其机理为咳喘日久,或久患痨瘵、肺胀,或痰饮久羁,或水饮内停,皆能进一步伤及肺气,致肺气虚,则咳喘益甚。肺气不足,无力推动血液运行,心气虚衰,血行不畅,心脉瘀阻,而发为心悸气短、颈筋暴露、面唇青紫、舌质紫暗等。若饮食不节,脾胃受损,脾失健运,水湿停聚成痰,痰贮于肺则咳嗽痰多;或致水聚成饮,宿于膈上,每遇风寒或风热犯肺,外邪引动内邪,气道不利而发作咳喘;况且土为金母,脾气虚弱,水谷精微不足以奉养肺金,也可引起肺虚。反之,肺病日久,子耗母气,也可损及于脾,互为因果。肺为肾之母,肺虚则母不荫子,肺虚及肾而成肺肾两虚。肾主水,肾虚则水泛,或为水肿,或上凌心肺;肾主纳气,助肺呼吸,肾虚则呼多吸少,均有损于肺,致肺肾同虚则病势更为深重。而毒热内炽,伤及阴血,肝阴不足,虚风内动,或因清浊之气不能纳吐,壅盛之邪热内陷,蒙蔽清窍,引动肝风,症见神昏谵语、惊厥抽搐、嗜睡、昏迷等。心脉通于肺,肺朝百脉,宗气贯心脉而行呼吸;肾脉上络于心,心阳根于命门之火,心脏阳气的盛衰与肺肾关系密切,肺肾之虚可致心阳亦虚,形成呼吸衰竭之虚实夹杂证。

三、临床表现

(一)症状

1. 呼吸困难。

2. 发绀。

3. 神经系统症状　急性呼吸衰竭更为明显。急性严重缺氧可立即出现精神错乱、狂躁、昏迷、抽搐等症状,慢性缺氧多有智力或定向功能障碍而被忽视。

4. 血液循环系统症状　可出现右心衰竭,严重缺氧可出现心律失常。二氧化碳潴留及脑血管扩张,可产生血管搏动性头痛。

5. 消化和泌尿系统症状　可出现消化道出血、无尿、水肿等症状。

（二）体征

缺氧和二氧化碳潴留早期,患者皮肤红润、温暖多汗、末梢发绀;颞浅静脉充盈,球结膜充血、水肿;瞳孔常缩小,眼底检查可见血管扩张或视神经乳头水肿;鼻扇,口唇或口腔黏膜发绀,颈静脉充盈或怒张;双肺底可闻及干性和湿性啰音;心率加快。严重二氧化碳潴留时,可出现腱反射减弱或消失,锥体束征阳性等。

（三）理化检查

1. 影像学检查　对于任何严重呼吸系统疾病,皆应拍摄后前位或前后位胸片,如有可能,还要拍摄一张至少与床成 75°角的近垂直胸片,因这种胸片对识别左心衰竭早期表现有一定价值。若能与过去的胸片对比,则更有意义。必要时可做胸肺部 CT 与磁共振成像。

2. 痰的细菌培养及药敏试验　对于伴有呼吸道感染的呼吸衰竭患者,应及时做痰培养加药敏试验,尽量在使用抗生素之前进行痰培养。对治疗效果不好的感染,应反复做痰培养。

3. 动脉血气分析

（1）pH:Ⅱ型呼吸衰竭患者可出现 pH 下降。

（2）实际碳酸氢盐（AB）和标准碳酸氢盐（SB）:在二氧化碳分压 40mmHg、血氧饱和度 100%、温度 37℃的"标准"条件下测得的血浆 HCO_3^- 浓度为 SB;AB 是指采血时血浆中 HCO_3^- 的实际含量,即实测 HCO_3^- 浓度。AB 受呼吸因素的影响;SB 反应代谢因素的影响。

（3）剩余碱（BE）:大于 3mmol/L 表示有碱剩余,可以是原发的代谢性碱中毒,也可以是继发的呼吸性酸中毒的代偿。呼吸衰竭的患者经常合并代谢性碱中毒。

（4）二氧化碳分压（$PaCO_2$）:大于 45mmHg 为呼吸性酸中毒,也可以是继发的代谢性碱中毒的代偿。小于 35mmHg 为呼吸性碱中毒,也可以是继发的代谢性酸中毒的代偿。

（5）氧分压（PaO_2）:在 80mmHg,即相当于氧饱和度 95%,这是正常成人动脉血氧分压的下限。动脉血氧分压在 60mmHg,相当于氧饱和度 90%,这是氧解离曲线的开始转折部位;动脉血氧分压在 40mmHg,相当于氧饱和度 75% 时,临床已有明显发绀。

4. 其他检查

（1）肾功能检查:患者应检测肾功能,一是因为患者常有肾功能不全,二是因为治疗药物可能影响肾功能。需要检测血清尿素氮（BUN）、肌酐（Cr）、内生肌酐清除率（CCr）、尿酸（UA）等项目。

（2）肝功能检查:合并心力衰竭的患者,血清谷丙转氨酶一般在肝淤血时上升,心力衰竭好转后 1~2 周内可恢复。

（3）电解质检查:主要是血清钾、钠、氯、碳酸氢根等,部分患者还应特别注意血清镁及钙的含量。

四、辨病辨证

（一）西医辨病

除原发疾病和低氧血症及二氧化碳潴留导致的临床表现外,呼吸衰竭的诊断主要依靠血气分析,而结合肺功能、胸部影像学和纤维支气管镜（简称纤支镜）等检查对于明确呼吸衰竭的原因至为重要。

1. 动脉血气分析　对于判断呼吸衰竭、病情严重程度,指导氧疗、机械通气、纠正酸碱失衡及电解质紊乱等具有重要意义。呼吸衰竭的诊断标准为在海平面、标准大气压、静息状态、呼吸空气条件下,$PaO_2<60mmHg$,伴或不伴有 $PaCO_2>50mmHg$。仅有 $PaO_2<60mmHg$ 为 Ⅰ 型呼吸衰竭;若伴有 $PaCO_2>50mmHg$ 者,则为Ⅱ型呼吸衰竭。pH 可反映机体的代偿状况,有助于急性或慢性呼吸衰竭的鉴别。当 $PaCO_2$ 升高、pH 正常时,称代偿性呼吸性酸中毒;若 $PaCO_2$ 升高、pH<7.35,则称失代偿性呼吸性酸中毒。

2. 肺功能检测　通常的肺功能检测包括肺活量（VC）、用力肺活量（FVC）、第 1 秒用力呼气量（FEV_1）和呼气流量峰值（PEF）等。通过肺功能的检测,判断通气功能障碍的性质（阻塞性、限制性或混合性）以及是否合并换气功能障碍,并对其严重程度进行判断。而呼吸肌功能测试能够提示呼吸肌无力的原因和严重程度。但对于某些重症患者,肺功能检测受到一定限制。

3. 胸部影像学检查　包括普通胸片、胸部 CT 和放射性同位素肺通气／灌注扫描、肺血管造影等,有助于呼吸衰竭原因的分析。

4. 纤维支气管镜检查　对于明确大气道情况和取得病理学证据具有重要意义。

【鉴别诊断】呼吸衰竭出现神经系统症状时,应与脑血管病、代谢性碱中毒进行鉴别。脑血管病患者常有高血压、高脂血症等基础疾病,常突然发作,神志不清,但动脉血气分析没有低氧和/或二氧化碳潴留,且头颅 CT 可作为鉴别诊断依据。代谢性碱中毒常并发于一些危重疾病,患者可出现呼吸困难及呼吸节律异常,但动脉血气分析没有低氧和/或二氧化碳潴留。

(二)中医辨证

1. **辨脏腑**　呼吸衰竭的病因病机十分复杂。多种疾病发展到一定程度都可以导致呼吸衰竭。其病位主要在肺、脾、肾、心等,多与脏腑功能失调关系密切。急性呼吸衰竭的病位主要在肺,而慢性呼吸衰竭或其他慢性疾病导致的呼吸衰竭与脾、肾、心等脏腑功能失调相关。

2. **辨病邪性质**　导致呼吸衰竭的病邪主要是痰浊、痰热、瘀血、水饮等。其他因素如毒蛇咬伤、煤气中毒、严重的创伤、溺水等,亦不少见。

3. **辨本虚性质**　阴虚、阳虚、气虚、血虚发展到一定程度均可导致呼吸衰竭。临床上经常出现阴阳气血中的 2 种或 2 种以上因素同时存在。

4. **辨急性与慢性**　呼吸衰竭按病程可分为急性和慢性。急性呼吸衰竭是指呼吸功能原来正常,由于突发原因如溺水、电击、创伤、药物中毒、吸入毒气等导致呼吸抑制、肺功能突然衰竭的临床表现,如不及时抢救,会危及患者生命,以实证多见。慢性呼吸衰竭多继发于慢性肺系疾病,如慢性咳嗽、喘病、哮病等,病情反复发作加重,并使呼吸功能损害逐渐加重;急性加重期以邪盛标实为主,慢性迁延期以虚证为主,或本虚标实。

五、治疗

(一)中医辨证论治

1. **呼吸衰竭急性期**(急性呼吸衰竭或慢性呼吸衰竭急性加重阶段)

(1)痰湿化热,上壅于肺

主要证候:咳嗽痰多,痰黄黏稠,不易咳出,喘促气短,难以平卧,唇舌紫暗,苔黄或黄腻,脉滑数。

治法:清热化痰,宣肺平喘。

方药:麻杏甘石汤(《伤寒论》)加减。

常用麻黄为君,取其能宣肺而泄邪热,是"火郁发之"之义;但其性温,故配伍辛甘大寒之石膏为臣药,而且用量倍于麻黄,使宣肺而不助热,清肺而不留邪,则肺气肃降有权,喘急可平,是相制为用。杏仁降肺气,用为佐药,助麻黄、石膏清肺平喘。炙甘草既能益气和中,又与石膏合而生津止渴,更能调和于寒温宣降之间,所以为佐使药。

加减:如肺热甚,壮热汗出者,宜加重石膏用量,并酌加桑白皮、黄芩、知母;表邪偏重,无汗而恶寒,石膏用量宜减轻,酌加薄荷、紫苏叶、桑叶;痰多气急,可加葶苈子、枇杷叶;痰黄稠而胸闷者,宜加瓜蒌、贝母、黄芩、桔梗。

（2）脾肾阳虚,水气凌心

主要证候:咳喘气促,伴胸闷、心悸,肢体水肿,小便尿少,面颊及四肢末端发绀,舌质暗红或淡紫,苔薄白微黄,脉沉弦或结代。

治法:温阳行水,补肾平喘。

方药:真武汤(《伤寒论》)加减。

常用附子温阳散寒;白术、茯苓健脾利水;生姜温脾散寒行水;白芍酸敛护阴。

加减:若水寒射肺而咳者,加干姜、细辛、五味子;阴盛阳衰而下利甚者,去白芍,加干姜;水寒犯胃而呕者,加重生姜用量,并加吴茱萸、半夏。

（3）痰浊闭窍

主要证候:咳喘,语无伦次,神志恍惚,昏睡,昏迷,面发绀,舌质紫暗或紫绛,苔白腻或黄腻,脉滑数。

治法:豁痰开窍平喘。

方药:涤痰汤(《奇效良方》)加减。

常用人参、茯苓、甘草补心益脾而泻火;陈皮、胆南星、半夏清热燥而祛痰;竹茹清燥开郁;枳实破痰利膈;石菖蒲开窍通心,使痰消火降,呼吸畅顺。

加减:抽搐频繁,加天麻、钩藤、全蝎;精神恍惚,加珍珠母、生铁落、灵磁石;痰涎壅盛,加白金丸;纳呆、腹胀,加神曲、莱菔子;神疲乏力,加白术。

（4）肝风内动

主要证候:咳喘,烦躁,躁动,语无伦次,手足抽搐、蠕动,谵语,舌紫暗,苔白腻或黄腻,脉弦细数。

治法:平肝息风,醒脑开窍。

方药:安宫牛黄丸(《温病条辨》)。

给予安宫牛黄丸1丸,温水溶化,从胃管注入。

（5）阳微欲绝

主要证候:呼吸浅表,面色晦暗,自汗,四肢逆冷,烦躁不安,表情淡漠或面泛红,舌紫暗,苔薄白少津,脉沉细无力或脉微欲绝。

治法:温阳纳气。

方药:参附汤(《济生续方》)加减。

常用附子回阳救逆,人参大补元气。

加减:伴有痰多神昏者,可用参附汤送服安宫牛黄丸;伴汗出如珠,气息低微者,可大剂量静脉滴注生脉注射液或参附注射液。

2. 呼吸衰竭缓解期（慢性呼吸衰竭迁延阶段）

（1）肺肾两虚

主要证候：咳嗽已减轻，气短，动则尤甚，语言怯弱，身倦无力，易感外邪，脉沉细，舌质淡；或口咽干燥，五心烦热，盗汗，舌红或绛紫，苔少或薄白少津，脉细数。

治法：补益肺肾。

方药：玉屏风散（《医方类聚》）、生脉散（《医学启源》）加减。

玉屏风散中黄芪甘温，内可大补脾肺之气，外可固表止汗，为君药；白术健脾益气，助黄芪以加强益气固表之力，为臣药。君臣合用，使气旺表实，则汗不外泄，外邪亦难内侵。佐以防风，走表而散风御邪；黄芪得防风则固表而不留邪，防风得黄芪则祛风而不伤正。

生脉散以人参之甘补气；麦冬甘寒，泄热补水之源；五味子之酸清肃燥金。

加减：自汗较重者，可加浮小麦、煅牡蛎、麻黄根；久病者，可酌加三七。

（2）心脾肾阳虚，水饮内停

主要证候：咳喘已控制，但见下肢及颜面水肿，心悸气短，动则喘甚，纳差，肝脾肿大，颈脉充盈，舌淡胖或淡紫，苔白腻，脉沉弦结代。

治法：补益脾肾，利水消肿。

方药：苓桂术甘汤（《金匮要略》）加减。

常用茯苓、白术健脾利水；桂枝温阳化水；甘草和中，协调诸药。

加减：咳嗽痰多者，加半夏、陈皮；心下痞或腹中有水声者，可加枳实、生姜。

【方药应用】

1. 注射制剂　根据辨证分型，可选用以下中药制剂。补气类，黄芪注射液、参芪扶正注射液；回阳救逆类，参附注射液；清热解毒类，热毒宁注射液、痰热清注射液；醒神开窍类，醒脑静注射液；活血化瘀类，丹参注射液、川芎嗪注射液。

2. 中成药　辨证选用中成药，如复方川贝止咳露、清肝润肺止咳露、贞芪扶正颗粒、补肺活血胶囊、肺康颗粒等。

【针灸疗法】

1. 毫针治疗　可选用针刺法，主穴取气舍、人迎。兼外感风热者，配丰隆、尺泽，用泻法；痰浊闭窍者，配丰隆、水沟、内关，用泻法；肺肾气虚者，配气海、血海、足三里，用补法。

2. 穴位注射　取合谷、足三里、三阴交等。操作：黄芪注射液 2ml，或核酪注射液 2ml，于上述穴位局部皮肤消毒后常规注入。3 个穴位交替，每周 2 次。

3. 耳针治疗　耳与脏腑经络有着密切关系，各脏腑组织在耳郭上均有相应反应区（耳穴），故刺激耳穴对相应脏腑有一定调治作用。根据症状辨证取穴治疗，常取心、肺、交感、肾上腺等，每周 2 次。

4. 艾灸 取穴:实证、痰热证,定喘、尺泽、肺俞、丰隆;虚证、寒证,肺俞、肾俞、天突、膏肓。操作:将艾灸治疗仪电极贴紧穴位,开启电源,调节热度,每日 1 次,每次 30 分钟,方便安全。

5. 搐鼻法 用搐鼻散(细辛、皂角、半夏)和通关散(牙皂、细辛、薄荷等)吹入患者鼻中,使之喷嚏,以达到兴奋呼吸的目的。

6. 中药灌肠 患者伴见高热不退、腹胀、便秘等肺热腑实证时,使用灌肠法,可收到釜底抽薪、通腑泄热之效;因肺与大肠相表里,腑气不通则肺气不降,而腑气通有利于急性发作期病情缓解,对神志不清者有促醒作用。使用复方黄槐灌肠液 150ml 合温开水 50ml,保留灌肠 30 分钟,1~2 次 /d。

7. 穴位敷贴 药用吴桂散(吴茱萸、肉桂等分),穴取足三里、定喘、涌泉。吴桂散用于内伤咳嗽、喘病、哮病、肺胀、肺癌、肺痿等后期肺脾肾虚衰、气虚阳虚等,以及慢性呼吸衰竭迁延期。用法:将药饼分别贴在所选穴位,用医用胶布固定,每次敷贴 3~4 小时,每周 2 次。

8. 康复治疗 如呼吸肌锻炼(缩唇呼吸、腹式呼吸)、做呼吸体操、打太极拳、练习气功导引、饮食疗法、心理健康指导等,适用于慢性呼吸衰竭迁延缓解期。

(二)西医治疗

1. 呼吸衰竭急性期(急性呼吸衰竭或慢性呼吸衰竭急性加重阶段)

(1)保持呼吸道通畅:对任何类型的呼吸衰竭,保持呼吸道通畅是最基本、最重要的治疗措施。气道不畅使呼吸阻力增加,呼吸功消耗增多,会加重呼吸肌疲劳;气道阻塞致分泌物排出困难将加重感染,同时也可能发生肺不张,使气体交换面积减少。气道如发生急性完全阻塞,患者会因窒息而短时间内死亡。保持气道通畅的方法主要有:①昏迷患者应使其处于仰卧位,头后仰,托起下颌并将口打开;②清除气道内分泌物及异物,必要时建立人工气道(一般包括简便人工气道、气管内插管及气管切开);③气管内插管和气管切开是重建呼吸道最可靠的方法。在病情危重不具备插管条件时可应用简便人工气道临时替代,主要有口咽通气道、鼻咽通气道和喉罩。

(2)氧疗:纠正缺氧是保护重要器官和抢救成功的关键。通过增加吸入氧浓度来纠正患者缺氧状态的治疗方法即为氧疗。对于急性呼吸衰竭患者,应给予氧疗。

1)吸氧浓度:确定吸氧浓度的原则是,保证 PaO_2 迅速提高到 60mmHg 或脉搏容积血氧饱和度达 90% 以上,并尽量降低吸氧浓度,避免长时间高浓度给氧而导致急性氧中毒。I 型呼吸衰竭的主要问题为氧合功能障碍而通气功能基本正常,较高浓度(>35%)给氧可以迅速缓解低氧血症而不会引起二氧化碳潴留;对于伴有高碳酸血症的急性呼吸衰竭,往往需要低浓度给氧,以免吸入氧浓度过高致血氧浓度迅速提高而抑制呼吸,加重二氧化碳潴留。

2）吸氧装置

鼻导管或鼻塞:优点为简单、方便,不影响患者咳痰、进食。缺点为氧浓度不恒定,易受患者呼吸的影响;因高流量时对局部黏膜有刺激,故氧流量不能 >7L/min。吸入氧浓度与氧流量的关系:吸入氧浓度（%）=21+4× 氧流量（L/min）。

面罩:主要包括简单面罩、带储气囊无重复呼吸面罩和可调式通气面罩。优点为吸氧浓度相对稳定,可按需调节,对鼻黏膜刺激小。缺点为在一定程度上影响患者咳痰、进食。

（3）机械通气:即当机体出现严重的通气和 / 或换气功能障碍时,以人工辅助通气装置（呼吸机）来改善通气和 / 或换气功能。呼吸衰竭时应用机械通气能维持必要的肺泡通气量,降低 $PaCO_2$,改善肺的气体交换效能,使呼吸肌得以休息,有利于恢复呼吸肌功能。

急性呼吸衰竭患者昏迷逐渐加深,呼吸不规则或出现暂停,呼吸道分泌物增多,咳嗽和吞咽反射明显减弱或消失时,应行气道插管使用机械通气。机械通气过程中,应根据血气分析和临床资料来调整呼吸参数。机械通气的主要并发症为通气过度,造成呼吸性碱中毒;通气不足,加重原有的呼吸性酸中毒和低氧血症,出现血压下降、心排血量下降、脉搏增快等循环功能障碍;气道压力过高或潮气量过大可致气压伤,如气胸、纵隔气胸或间质性肺气胸;人工气道长期存在,可并发呼吸机相关性肺炎（VAP）。

近年来,无创正压通气（NIPV）用于急性呼吸衰竭的治疗已取得了良好效果。经鼻 / 面罩行无创正压通气,无须建立有创人工气道,简便易行,且与机械通气相关的严重并发症的发生率低。但患者应具备以下基本条件:①清醒能够合作;②血流动力学稳定;③不需要气管内插管保护,即患者无误吸、严重消化道出血、气道分泌物过多且排痰不利等情况;④无影响使用鼻 / 面罩的面部创伤;⑤能够耐受鼻 / 面罩。

（4）呼吸兴奋剂:呼吸兴奋剂可兴奋呼吸中枢,临床应用时应根据患者具体情况而定。患者低通气以呼吸中枢抑制为主者,呼吸兴奋剂疗效较好。若低通气是因呼吸肌疲劳或中枢反应低下引起者,呼吸兴奋剂不能真正提高通气量。肺炎、肺水肿和肺广泛间质纤维化等引起的换气功能障碍者,使用呼吸兴奋剂应注意保持气道通畅,否则引起呼吸肌疲劳,进而加重二氧化碳潴留;如脑缺氧、水肿未纠正而出现频繁抽搐者,应慎用;不可突然停药。常用药物有尼可刹米和洛贝林,用量过大可引起不良反应,且近年来这两种药物在临床上已少用;取而代之的有多沙普仑,且该药对镇静催眠药用量过大引起的呼吸抑制和 COPD 并发急性呼吸衰竭有显著的呼吸兴奋效果。

（5）病因治疗:引起急性呼吸衰竭的病因较多,在积极纠正呼吸衰竭的同时,针对不同病因采取适当的治疗措施十分必要。

（6）支持治疗,防治多器官功能衰竭:急性呼吸衰竭较慢性呼吸衰竭更易合并代谢性酸中毒,而酸碱平衡失调和电解质紊乱可以进一步加重呼吸衰竭及其他系统器官的功能障碍,并影响呼吸衰竭的治疗效果,因此应及时加以纠正。呼吸衰竭患者由于摄入不足或代谢失衡,往往存在营养不良,故需保证充足的营养及热量供给。因呼吸衰竭往往会累及其他重要器官,因此危重患者应及时转入ICU,加强对重要脏器功能的监测与支持,预防和治疗肺动脉高压、肺源性心脏病、肺性脑病、肾功能不全、消化道功能障碍和弥散性血管内凝血（DIC）等,特别要注意防治多器官功能衰竭。

2. **呼吸衰竭缓解期(慢性呼吸衰竭迁延阶段)** 呼吸衰竭缓解期康复治疗目的在于改善呼吸功能,提高患者工作、生活能力。为此应注意以下几点:①解除气道阻塞中的可逆因素;②控制咳嗽和痰液的生成;③消除和预防气道感染;④控制各种并发症;⑤避免吸烟和其他气道刺激物、麻醉和镇静剂、非必要的手术或所有可能加重本病的因素;⑥解除患者常伴有的精神焦虑和忧郁。

（1）药物康复治疗

1）β_2 受体激动剂:已知气道平滑肌和肥大细胞只有 β_2 受体。常用的沙丁胺醇、特布他林和非诺特罗属短效 β_2 受体激动剂,作用时间为 4~6 小时。新一代长效 β_2 受体激动剂丙卡特罗、沙美特罗和班布特罗,作用时间长达 12~24 小时。β_2 受体激动剂主要通过激动呼吸道的 β_2 受体,激活腺苷酸环化酶,使细胞内的环磷酸腺苷（cAMP）含量增加,游离 Ca^{2+} 减少,从而松弛支气管平滑肌。用药方法可采用手持定量雾化吸入器（MDI）吸入、口服或静脉注射。目前多主张采用吸入的方法给药,同时与胆碱能受体拮抗剂合用,既可增强疗效,又能减少用药剂量。

2）抗胆碱药:吸入抗胆碱药如异丙托溴铵可以阻断节后迷走神经通路,降低迷走神经兴奋性,阻断因吸入刺激物引起的反射性支气管收缩而起舒张支气管作用,还能减少气道内黏液腺及其他分泌细胞的黏液分泌,从而使气道阻力降低。长期应用能够改善慢性呼吸衰竭患者的通气功能。与 β_2 受体激动剂联合吸入治疗,可使支气管舒张作用增强并持久。

3）茶碱类药:茶碱类药能抑制磷酸二酯酶,提高平滑肌细胞内的 cAMP 浓度,同时具有拮抗腺苷受体的作用;刺激肾上腺分泌肾上腺素,增强呼吸肌收缩功能;增强气道纤维清除功能和抗炎作用;还可改善心排血量,降低肺循环阻力,促进水钠排出,是慢性呼吸衰竭患者的常用而有效药物。

4）糖皮质激素类药物:糖皮质激素是当前防治慢性呼吸衰竭急性加重期最有效的药物,有利于急性期的缓解。但在慢性呼吸衰竭的稳定阶段,此类药物不能改善肺功能,也不能改变患者的生存期,而且长期应用还会带来很多不良反应,因此不主张长期应用。

（2）非药物康复治疗

1）建立通畅的气道:在氧疗和改善通气之前,必须采取各种措施,使呼吸道保持通畅。首先要注意清除口咽部分泌物或胃内反流物,预防呕吐物反流至气管。口咽部护理和鼓励患者咳痰很重要,可用多孔导管经鼻孔或经口腔吸引法,清除口咽部潴留物;此法亦能刺激咳嗽,有利于气道内痰液的咳出。对于痰多、黏稠难咳出者,要经常鼓励患者咳痰;多翻身拍背,协助痰液排出;给予祛痰药使痰液稀释。对于有严重排痰障碍者可考虑用纤支镜吸痰,吸痰时可同时做深部痰培养以分离病原菌。对有气道痉挛者,要积极治疗。如经上述处理无效,可采用气管内插管和气管切开建立人工气道;近年来较多采用经鼻插管法治疗慢性呼吸衰竭。

2）氧疗:氧疗是通过增加吸入氧浓度,从而提高肺泡内氧分压（PaO_2）,提高动脉血氧分压和血氧饱和度（SaO_2）,增加可利用氧的方法。合理的氧疗还能减轻呼吸做功和降低缺氧性肺动脉高压,减轻右心负荷。纠正缺氧是慢性呼吸衰竭康复治疗的根本目的,吸氧则是快速有效的手段。常用的氧疗法为双腔鼻管、鼻导管、鼻塞或面罩吸氧。长期夜间氧疗（1~2L/min,每日15小时以上）,对COPD导致的呼吸衰竭患者大有益处,有利于降低肺动脉压,减轻右心负荷,提高患者的生活质量和5年存活率。

3）机械通气:肺泡有效通气量不足是慢性呼吸衰竭的重要原因,而呼吸肌疲劳无力亦是其重要原因。对于严重呼吸衰竭患者,机械通气是抢救其生命的重要措施,是能使呼吸肌休息、减少做功的有效方法。近年来采用面罩或鼻罩进行人工通气,在呼衰未发展到危重阶段尽早应用无创通气支持,有可能促进患者的康复,减少气管内插管。无创通气可以减少慢性呼吸衰竭患者的急性加重次数。通过鼻导管通气不影响患者进食和语言交流,更易为患者接受。由于无创通气所需设备简单、调节方便,更适合于家庭使用。对慢性呼吸衰竭患者,无创通气的使用没有严格的限制,以达到缓解呼吸困难、增加机体活动能力、提高生活质量为基准。

4）呼吸肌的锻炼:呼吸肌力量减弱、耐力降低是导致慢性呼吸衰竭的重要原因之一。恢复呼吸肌的功能是慢性呼吸衰竭康复治疗的重要内容。常用方法是腹式呼吸、缩唇呼吸等。膈肌是呼吸运动的主要力量来源,承担约70%的呼吸功;腹式呼吸主要是帮助提高膈肌功能,可每日锻炼3~5次,持续时间因人而异,以不产生疲劳为宜。缩唇呼吸,能增加呼气出口阻力,降低呼气时气道内压力递减梯度,使小气道保持较高的管腔内压,减少闭合气量以利于更多气体排出;此训练能降低生理无效腔与潮气量之比值,增加肺泡通气量。锻炼时应先呼气,使腹肌收缩,增加腹腔内压,松弛膈肌,让膈肌上移;吸气时使腹肌松弛,膈肌下降。此外,全身运动,如步行、登楼梯、做体操等均可增强全身肌肉力量,提高通气储备。

5)营养支持:呼衰患者因摄入热量不足等因素,导致能量消耗增加,多数存在混合型营养不良,会降低机体免疫功能,使感染不易控制,呼吸肌无力和疲劳。由于长时间的缺氧和二氧化碳潴留,以及肺循环阻力的增加,各脏器血管扩张、充血,尤其是胃肠道系统功能受影响,患者常感到腹胀、食欲下降,造成能量摄入不足,致体重下降。营养不良还会造成呼吸尤其是膈肌的收缩力和耐力减退,从而严重影响呼吸功能。营养支持治疗,应常规给予高蛋白、高脂肪、低糖类,以及含适量维生素和微量元素的饮食,必要时进行静脉高营养治疗。营养支持应达到基础能量的耗值。已有研究表明,体重下降且与标准体重差距较大的患者,生存时间也相对较短。因此,补充营养,维持标准体重非常重要。

六、中西医结合思路

呼吸衰竭属中医"喘病""肺胀""肺衰""肺厥"等范畴,不但是肺系疾病的主要疾病之一,且可因其他脏腑病变影响于肺导致;病因多为久病致肺、脾、肾亏虚,痰瘀潴留,复感外邪,诱其发作或加剧。故本病病机主要是本虚标实,以痰热瘀水为其特点。病位主要在肺、肾,亦与肝、脾等脏有关,由肺虚气失所主、脾虚失运、肾虚摄纳失常所导致。其治主要在肺、脾、肾,尤当重视治脾、肾。西医学对呼吸衰竭的治疗强调以抗感染、氧疗及机械通气为主要措施;同时,改善血液的高凝状态亦受到重视。当前,呼吸支持技术(如机械通气、支气管镜下诊治、体外膜氧合等)的迅速发展,极大提升了呼吸衰竭的救治成功率;恰当应用呼吸支持技术,可帮助患者度过危险期,直至呼吸功能的逆转和恢复。但呼吸支持技术只能起到支持和过渡的作用,根本的治疗仍是病因治疗。虽然抗感染是呼吸衰竭的基础治疗,但患者亦同时存在肺部多重感染、菌群失调,甚至有病菌耐药性急剧增加的趋势,且多重耐药病菌感染常见于院内感染,故抗感染治疗十分棘手。因此中西医结合诊治呼吸衰竭,将现代诊疗技术与中医药特色优势相结合,取长补短,相得益彰,取得了较好的疗效。

西医学认为,呼吸衰竭病因繁多,但在呼吸衰竭的发展过程中,表现最突出的问题有4个方面,分别是痰、呼吸肌疲劳、营养不良、免疫力低下。从中医观点来认识,上述四方面与脾胃学说、五脏相关理论密切相关。具体体现为:①痰量过多,气道阻塞加重,从而出现通气泵衰竭。中医认为痰饮为肺病之先导,与脾运化水湿功能有关,"脾为生痰之源,肺为贮痰之器"。若脾失健运,水湿内停,痰浊内生,上逆犯肺,肺失宣降,则出现胸闷、咳嗽、痰多、气喘等痰浊阻肺之证;或水气内停,上犯于肺,肺失肃降而出现气喘、水肿。②西医学认为,呼吸肌疲劳与痰阻气道及营养不良等直接相关。中医认为,脾主运化、为气血生化之源,脾主肌肉,若脾失健运,则不能运化水谷精微,无以濡养肌肉,亦使宗气虚衰,渐则呼吸气短、喘促。正如《脾胃论·脾胃胜衰论》说:"脾胃俱旺,则能食而肥;脾胃俱虚,则不能食而瘦……脾虚则肌肉削。"③呼吸衰竭患者常因感染、缺氧、卧床、使用抗生素、心衰使消化道淤血等因素而出现胃肠功能紊乱,常表现为腹胀、纳呆、腹泻、便秘等,因而食欲和消化吸收功能下降,饮食摄入不足,导致能量摄入不足,使患者长期处于能量负平衡状态,最终发生营养不良。营养不良的发生及呼吸功的增加,又导致呼吸肌疲劳的发生,从而形成恶性循环。此与中医脾失健运,不能运化水谷,以及肺与大肠相表里有关。因此,通过调理脾胃,恢复运化功能,进而改善患者的营养状况、呼吸肌疲劳,显得至关重要。④呼吸衰竭患者多因感染、缺氧、营养不良等导致机体免疫力下降。现代免疫学技术在脾虚证研究中的具体运用,使人们更清楚地看到,中医之"脾"内涵深刻而外延广泛,与免疫系统概念有较强的相关性。脾虚时,机体免疫系统功能异常,抵抗力减弱,故易患病,且所患之病易发展、传变。大量研究早已证实,补益脾胃方药皆能增强体质,提高机体免疫力,从而降低发病率。

通常在诊治过程中,标实表现较为突出,故按照"急则治其标,缓则治其本"的原则,常先着眼于标实,予以攻利祛邪之品,一方面祛邪可安正,但一方面又易进一步损伤脏腑之气。综前所述,脾胃虚损在呼吸衰竭中亦为重要病机,因此在呼吸衰竭的诊治中,应时时注意顾护脾胃之气。培补、祛邪是顾护胃气的主要治则,一方面祛邪安正,如清热、散寒、化痰、活血等,以保存胃气;另一方面在整个疾病的发展过程中不忘健脾和胃以扶正,常用四君子汤、补中益气汤、参苓白术散等加减,或酌加理气、消食之品顾护胃气。呼吸衰竭患者痰热为多见,但不可寒凉太过,如清热化痰药过于寒凉则易苦寒败胃,甚至有一部分患者虽然出现痰热证,但可能为痰湿痰浊郁久化热,当慎用寒凉之品。

七、辨已病未病与调养

对于呼吸衰竭,强调未病先防,注重预防与调摄结合。

(一)辨已病未病

1. 辨未病　对慢性呼吸衰竭患者,或既往有呼吸衰竭病史的患者,注意扶正固本,防止复发和加重。定期监测血细胞分析、血液生化、胸片等。感受六淫之邪,是促发呼吸衰竭最常见的诱因。

2. 辨已病　对各种可能出现呼吸衰竭的病证,如重症肺炎、慢性阻塞性肺疾病、肺源性心脏病、严重创伤等,当出现呼吸困难、心悸、汗出症状加重,神志异常如烦躁、谵语或嗜睡、昏迷,面唇发绀和头面浅静脉怒张(头面部青筋暴露)等时,应考虑呼吸衰竭。此时在积极处理原发病的同时,密切注意观察血象、血气分析、降钙素原、胸片或肺部 CT,以便早期发现和及时处理呼吸衰竭。

（二）调养

1. 房间经常通风,保持室内合适的温度、湿度。慢性阻塞性肺疾病患者,呼吸困难,面唇发绀,适宜长期家庭氧疗。

2. 防止受凉感冒,积极锻炼,如散步、打太极拳、练八段锦、练呼吸功等。

3. 戒烟戒酒,加强营养;忌辛辣、甜黏肥腻之品,以免内生痰湿。

4. 缓解期采用中医"冬病夏治""扶正固本"的方法,服用中药增强机体免疫力,有条件者可实施家庭氧疗。肺脾气虚者,予玉屏风散冲服;脾肾阳虚者,予三伏天灸疗法。

八、临床验案

广东省名中医刘伟胜诊治呼吸衰竭验案

张某,62 岁。2010 年 8 月 11 日一诊。患者因"反复咳嗽咳痰 10 余年,气促 6 年,加重 6 年"入院,诊断:Ⅱ型呼吸衰竭;COPD 急性加重期。证见:神清,气促,活动后加重,无创呼吸机辅助通气,咳嗽,痰白黏,纳眠可,大便干结,小便量可。舌淡暗,苔黄腻,脉滑数。血气分析:pH 7.224,PaCO$_2$ 80.5mmHg,PaO$_2$ 70.0mmHg。四诊合参,中医诊断为肺胀,辨证为肺脾气虚、痰热瘀阻。缘患者久病咳喘,肺气亏虚,肺虚不能主气,出现气促;肺病及脾,子盗母气,则脾气亦虚,脾虚失运,聚湿生痰,上渍于肺,肺气壅塞,痰郁久化热,形成痰热内阻;气津失布,血行不利,则形成痰浊血瘀;舌淡暗,苔黄腻,脉滑数,均为肺脾气虚、痰热瘀阻之象。本病属本虚标实,当前以实证为主,治疗以"急则治其标"为则,治法为清热化痰、祛瘀平喘,以千金苇茎汤加减治疗。处方:苇茎 15g,冬瓜仁 30g,薏苡仁 30g,枳实 15g,云苓 20g,法半夏 15g,莱菔子 15g,厚朴 15g,桃仁 15g,白芥子 10g,紫苏子 10g,甘草 5g。共 4 剂,日 1 剂,2 次分服。

8 月 15 日二诊:患者服用上方后神清,疲倦、气促较前减轻,无创呼吸机辅助通气,时有低热,最高体温 37.8℃,无恶寒,时咳嗽,咳黄黏痰,大便 3 日未解,小便黄。舌暗红,苔黄腻,脉滑数。复查血气分析:pH 7.402,PaCO$_2$ 55.4mmHg,PaO$_2$ 88.2mmHg。仍以正虚邪实为特点,痰热壅盛之象明显。以千金苇茎汤合五味消毒饮加减,加强清热解毒之力。处方:苇茎 15g,冬瓜仁 30g,薏苡仁 30g,桃仁 15g,云苓 15g,法半夏 15g,野菊花 15g,蒲公英 15g,青天葵 15g,金银花 15g,紫花地丁 15g,甘草 10g。共 4 剂,日 1 剂,2 次分服。配合下法灌肠以通腑平喘。大黄 15g(后下)、芒硝 15g(冲)、枳实 30g、川朴 30g,加水 800ml,煎取 200ml,灌肠,日 1 次。

8 月 19 日三诊:患者神清,稍疲倦,稍气促,活动后加重,已停用呼吸机,改为鼻导管中流量给氧,无发热恶寒,时咳嗽,咳少量黄白黏痰,大便 2 日一行、质干结,小便可。舌淡暗,苔白腻,脉滑。查血气分析:pH 7.417,$PaCO_2$ 40mmHg,PaO_2 95.6mmHg。此时患者邪实渐祛,标证得解,缓则治其本,采用培土生金法,以陈夏六君子汤加减。处方:陈皮 10g,党参 20g,山药 15g,法半夏 15g,茯苓 15g,枳实 15g,厚朴 15g,浙贝母 15g,桃仁 15g,谷芽 30g,麦芽 30g,大黄 10g(后下),甘草 5g。共 6 剂,日 1 剂,2 次分服。

8 月 25 日,复查血气分析:pH 7.40,$PaCO_2$ 42mmHg,PaO_2 94mmHg。患者神清,精神佳,静息时无气促,可平地行走约 200m,间断咳嗽,痰白量少易咳出,纳眠可,大便 2 日一行,小便量可。后续以陈夏六君子汤加减治疗。从临床结果看,患者呼吸功能较快得到改善,短时间内成功脱离呼吸机,未出现呼吸机依赖,临床效果显著。

【按】本医案标本兼顾,补益肺脾,但不忘清热化痰治其标,充分体现了在呼吸衰竭的诊治中,需时时注意顾护脾胃之气,而培补、祛邪是顾护胃气的主要治则。

(温敏勇)

参 考 文 献

1. 王吉耀.内科学[M].北京:人民卫生出版社,2005.
2. 田德禄.中医内科学[M].北京:人民卫生出版社,2002.
3. 刘友章.中西医结合内科学[M].广州:广东高等教育出版社,2007.
4. 陈志强,杨关林.中西医结合内科学[M].3 版.北京:中国中医药出版社,2016.
5. 钟南山,刘又宁.呼吸病学[M].2 版.北京:人民卫生出版社,2012.
6. Stubbings AK, Moore AJ, Dusmet M, et al.Physiological properties of human diaphragm muscle fibres and the effect of chronic obstructive pulmonary disease[J].J Physiol, 2008, 586(10): 2637-2650.
7. 中华中医药学会.中医内科常见病诊疗指南:中医病证部分[M].北京:中国中医药出版社,2008.
8. Mizuno M.Human respiratory muscles:fibre morphology and capillary supply[J].Eur respire J, 1991, 4(5):587-601.
9. 庞辉群,熊旭东.呼吸衰竭的中医病因病机认识[J].中国中医急症,2005,14(4):336-337.

第三节 急性循环衰竭

急性循环衰竭(acute circulatory failure)是由于失血、感染等多种原因所致的急性循环系统功能障碍,使氧气输送不能保证机体代谢需要,从而引起组织灌注不足的病理生理状态。急性循环衰竭是临床各科严重疾病中常见的并发症。

休克是急性循环衰竭的临床表现,严重威胁患者生命,如严重脓毒症的病死率为30%,而合并休克患者的病死率可达50%。

在中医学中,急性循环衰竭属于"厥脱"范畴。

一、病因病机

《素问·生气通天论》云:"阳强不能密,阴气乃绝;阴平阳秘,精神乃治,阴阳离决,精气乃绝。"阐明了休克的病机是气血逆乱,阴阳动态平衡失调,阴阳离决。《伤寒论·辨厥阴病脉证并治法》云:"凡厥者,阴阳气不相顺接,便为厥。"本病多由于邪毒内陷、误食毒物、脏气内伤、亡津失血,导致正气耗脱,气血逆乱,阴阳之气不相顺接(图12-3-1)。

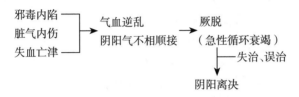

图 12-3-1　急性循环衰竭病因病机示意图

1. 邪毒内陷　外感六淫之邪或时疫邪毒,或误食毒物,内陷入里,正气耗散,热毒内闭,气遏不行,致阴阳之气不相顺接,阴竭阳脱。

2. 脏气内伤　素体气虚,或久病宿疾,猝然遭遇创伤剧痛、情志突变,使气机逆乱,致脏气内伤,正气耗伤,气血逆乱,营卫不行,脉道不通,致阴阳离决。

3. 失血亡津　大量失血,则气随血脱;或暴吐暴泻,或汗吐下太过,津脱液伤,阳随阴亡,致阴阳离决。

二、五脏相关与病机转化

厥脱属于中医疑难重病,病因复杂,病机多变。心为火脏,君主之官;肾为命门,先天之火。或汗、吐、下利,亡血伤阴,阴损及阳;或邪毒内陷,阴竭阳脱,心阳暴脱;或严重创伤、药食毒物,邪杀阴亏,阳气耗散,导致心肾阳衰,肝肾阴竭,阴阳俱衰。外邪直犯阳明,热盛于中,脾胃燥热内生,阳气无以温达四末,津液无以濡养四肢,而阴阳气不相顺接,手足厥冷,发为厥证。

三、临床表现

(一)症状

烦躁、神志模糊或昏迷,面色苍白或潮红或发绀,四肢末梢厥冷,汗出不止,气息微弱或气促。

（二）体征

脉沉细无力，或脉微细欲绝，或不能触及。血压收缩压降至 80mmHg 以下，或脉压差小于 20mmHg；高血压者收缩压低于平时血压的 1/3 以上，或收缩压降低 30mmHg，尿少、少于 0.5ml/（kg·h），毛细血管充盈试验显示充盈时间大于 3 秒。同时伴有原发病的体征。

（三）理化检查

1. 血液分析 白细胞计数及分类情况可明确是否感染；红细胞计数、血细胞比容、血红蛋白及其动态变化可明确是否存在失血、贫血。严重感染、合并弥散性血管内凝血时可出现血小板计数下降。

2. 生化指标 明确是否存在电解质紊乱、肝肾功能损害。肌钙蛋白、肌红蛋白、肌酸激酶等可反映心肌受损的情况。

3. 动脉血气分析 表现为代谢性酸中毒（pH 下降、碳酸氢根浓度下降）、低氧血症（动脉氧分压下降）、高乳酸血症。动脉血气分析有助于明确水电解质紊乱、酸碱失衡的状态，以评估缺氧及无氧代谢的情况。

4. 凝血功能 休克出现弥散性血管内凝血时，可见血小板计数进行性下降，凝血酶原时间延长，纤维蛋白减少，硫酸鱼精蛋白副凝试验阳性，纤维蛋白原降解产物增加。

5. 心电图 可见心动过速及心肌损害的表现。

6. 乳酸及乳酸清除率监测 持续动态的动脉血乳酸以及乳酸清除率监测对休克的早期诊断、指导治疗及预后评估具有重要意义。每隔 2~4 小时动态监测血乳酸水平不仅可以排除一过性血乳酸水平升高，还可判定液体复苏疗效及组织缺氧改善情况。

7. 血流动力学监测 血压下降是休克常见表现。常用监测血压的方法有无创血压监测和有创血压监测。肺动脉漂浮导管（PAC）和脉搏指数连续心输出量监测（PICCO）有助于明确心脏的前负荷、心肌收缩力、后负荷以及肺动脉楔压情况，后者还可以观察血管外肺水、肺毛细血管通透指数等情况。床旁超声以其无创、实时和动态监测等优点，近年来成为重症医学研究的热门，可反映左心收缩功能、右心功能，通过每搏输出量变异度（SVV）、上下腔静脉塌陷指数、被动抬腿试验等评估容量反应性。床边超声指导下的心脏骤停目标性治疗，可在不影响心肺复苏的前提下，在超声直视下区分真性和假性电机械分离，明确是否存在心力衰竭、心包积液、低血容量、心脏压塞、肺动脉栓塞、主动脉夹层等情况，快速筛查心脏骤停的原因，提高抢救的成功率。

四、辨病辨证

（一）西医辨病

诊断时主要综合病因、血压、血乳酸水平和组织低灌注临床表现。（图 12-3-2）

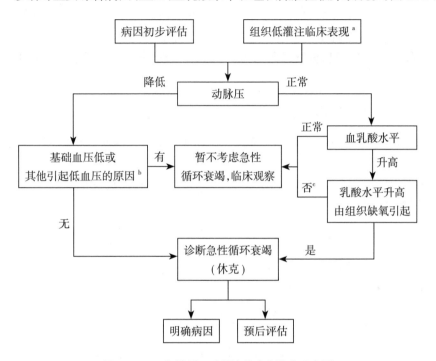

图 12-3-2　急性循环衰竭（休克）辨病示意图

注：a：组织低灌注临床表现，如意识改变、尿量减少、皮肤温度色泽改变或毛细血管充盈时间 >2 秒；b：其他引起低血压的原因，如药物、体位改变等；c：非组织缺氧引起乳酸水平升高的原因，如淋巴瘤、癌症、急性肝衰竭、药物等

　　急性循环衰竭（休克）常常合并低血压（定义为收缩压 <90mmHg，脉压差 <20mmHg，或原有高血压者收缩压自基线下降≥40mmHg），但低血压并不是急性循环衰竭（休克）诊断的必须条件。由于急性循环衰竭（休克）的本质是组织循环灌注不足，故早期识别急性循环衰竭必须观察是否存在典型的组织灌注不足的临床表现。包括：①意识改变。包括烦躁、淡漠、谵妄、昏迷，是反映脑灌注的敏感指标。②尿量减少。充分补液情况下尿量仍然 <0.5ml/（kg·h），提示肾脏血流减少、循环容量不足。③皮肤湿冷、发绀、苍白、花斑等临床表现；毛细血管充盈时间 >2 秒。

　　此外，还需进一步分析以明确病因，明确是哪一类型的休克。详细检查患者发生休克的主要原因是什么,加重休克的因素是什么,尤其不能忽视潜在的病因。①梗阻性休克:是指血液循环的主要通道(心脏、大血管)受到机械性梗阻,造成回心血量或心输出量下降,而引起循环灌注不足或组织缺血缺氧,如心脏压塞、气胸、肺栓塞所致休克。②心源性休克:各种原因所致的以心脏泵功能障碍为特征的急性组织灌注量不足,如急性大面积心肌梗死所致休克。③低血容量性休克:循环血量丢失引起的休克称低血容量性休克,如失血性休克。④分布性休克:因血管收缩、舒张调节功能异常,导致血容量重新分布,造成相对性循环血容量不足,体循环阻力可降低、正常或增高,包括感染性休克、神经性休克、过敏性休克。

(二)中医辨病辨证

1. 辨病要点　1998 年全国厥脱证协作组制订了《厥脱证诊疗规范》,提出厥脱的诊断标准。

(1)神志模糊,但欲寐,或烦躁不安,或神志不清,面色苍白或潮红或发绀,四肢厥冷,汗出不止,气息微弱或气促息粗。

(2)脉沉细无力或脉微细欲绝或不能触及。血压收缩压降至 80mmHg 以下,或脉压差小于 20mmHg;高血压者,收缩压低于平时血压的 1/3 以上,或收缩压降低 30mmHg。尿量 <0.5ml/(kg·h),毛细血管充盈试验显示充盈时间大于 3 秒。

(3)有感受邪毒,或内伤脏器,失血亡津,创伤剧痛的病因。

(4)根据不同病因可参考必要的特异性实验室检查,如血气分析、血浆乳酸、血流动力学及氧动力学指标。

凡具备以上(1)(2)点,参考(3)(4)项即可诊断为厥脱。

2. 辨证要点　本病的辨证要点是区别气血阴阳逆乱。主要病因病机:或因外邪、久病致气阴耗伤,阴精衰竭,气陷于下,阴竭于内,阴不敛阳,虚阳外越;或因汗、吐、泻,或亡血太过,致阳随阴脱,气随血脱,阳气暴脱;重者阴不敛阳、元阳外越,或真阳衰败、元阴外泄,脏真衰败,阴阳俱脱。

五、治疗

(一)中医辨证论治

1. 真阴衰竭

主要证候:神恍惊悸,面色潮红,汗出如油,口渴欲饮,饮不解渴,身热心烦,舌干枯无苔,脉虚数或微弱欲绝。

治法:益气育阴。

方药:生脉散(《医学启源》)加减。

常用红参、麦冬、五味子。

2. 阳气暴脱

主要证候:神志淡漠或昏迷,面色苍白,四肢厥冷,冷汗淋漓,气息微弱,唇甲发绀,舌质淡,脉微弱欲绝或不能触及。

治法:回阳固脱。

方药:参附汤(《济生续方》)加减。

常用红参、附子、干姜。

3. 阴竭阳脱

主要证候:大汗淋漓,手足厥冷,目合口开,手撒尿遗,舌淡无津,脉微细欲绝。

治法:回阳救阴固脱。

方药:参附汤(《济生续方》)合生脉散(《医学启源》)加减。

临床上,真阴衰竭与阳气暴脱两证可以并见。

【方药应用】

1. 真阴衰竭证　参麦注射液 100ml,静脉滴注,每日 1 次或每日 2 次;或生脉注射液 50ml 加入 5% 葡萄糖溶液 500ml,静脉滴注,每日 1 次。

2. 阳气暴脱证　参附注射液 20ml 加入 5% 葡萄糖溶液 20ml,静脉微泵入,10ml/h;或给予负荷量(上述组药 1 组)后,视血压调节微泵入的速度。

3. 阴竭阳脱证　参麦注射液 / 生脉注射液与参附注射液合用,用量用法如前。

【针灸疗法】

1. 耳针疗法　常用穴:肝、肾、脑、肾上腺、皮质下。备用穴:内分泌、交感、升压点、心穴。操作方法:用王不留行贴压耳郭相应穴的敏感点,每日按压每一敏感点,两耳交替,隔日 1 次,10 次为 1 个疗程。

2. 毫针疗法　取穴:素髎、水沟、极泉、三阴交、委中。操作方法:根据治疗的需要,选取适宜体位;医者将腧穴位置定准,常规消毒后,将毫针刺入腧穴,根据病情需要留针 20~30 分钟,可配合电针。

3. 艾灸疗法　取穴:关元、气海、神阙、百会。操作方法:根据治疗的需要,选取适宜体位;医者将腧穴位置定准,将艾条的一端点燃,悬于腧穴上方 2~3cm,一般每处灸 10~15 分钟。

（二）西医治疗

急性循环衰竭的治疗总目标是改善氧利用障碍及微循环,恢复内环境稳定。休克患者应尽早收入重症监护病房进行血流动力学监测和个体化治疗。

1. 一般治疗　急性循环衰竭的抢救必须分秒必争。初始的处理必须以抢救生命为主,同时排查休克的原因,一旦确定,则需要尽快处理,如手术控制创伤出血、急性冠脉综合征者进行经皮冠脉介入术、肺栓塞者进行再灌注治疗或抗凝治疗、感染患者及时使用抗生素及去除感染灶等。建立动脉置管、监测有创血压，置入中心静脉导管以进行液体复苏和使用血管活性药物、监测中心静脉压等。

2. 对症治疗 可简单记为 VIP 治疗，按临床治疗顺序包括改善通气（ventilate）、液体复苏（infuse）及改善泵功能（pump）。

（1）改善通气：对患者的原发病、休克的程度、意识情况、氧合状态进行评估，决定是否需要开通人工气道和机械辅助通气，以及采用何种通气方式（有创或无创通气）。开始有创机械通气时可能出现动脉血压下降，原因在于诱导麻醉时应用镇静镇痛药物可使血管张力下降、交感神经和心肌受抑制，以及正压通气使静脉回心血量减少。此时提示需要配合液体复苏和血管活性药物的使用，以纠正低血压。

（2）液体复苏及液体管理：液体复苏首先要确定补液的类型，一般首选晶体溶液，因晶体溶液便捷、易于耐受且较经济；严重的低蛋白血症患者，可选用白蛋白。其次要确定补液的速度，一般而言，需要在 20~30 分钟内静脉补充 200~500ml，并观察血压、心率和尿量的变化。传统复苏的目标是血压上升、心率下降及尿量的增加等。目前的观点是，早期的液体复苏必须在充分评估容量反应性的前提下进行，最大限度降低容量过负荷的风险、最大程度降低低灌注的时间。这个原则依赖有创血流动力学监测、床旁超声检查等，通过观察心输出量、每搏变异率、全心舒张末容积、下腔静脉充盈度和变异度等指标，从而根据患者的疾病和不同状态，针对性地制订不同的液体治疗方案，保证液体复苏的质量，降低复苏的风险。

急性循环衰竭不同阶段的病理生理改变不同，因此治疗目标亦有所不同，需要监测相应指标。2013 年《新英格兰医学杂志》上发表的综述，阐明急性循环衰竭（休克）的治疗可分为 4 期：①急救阶段（salvage）：治疗目标为最大限度地维持生命体征的稳定，处理休克的潜在病因，如创伤手术、心包引流、心肌梗死、感染等，保证血压、心率以及心输出量在正常或安全范围，以抢救患者生命。②优化调整阶段（optimization）：治疗目标为增加细胞氧供，监测心输出量、混合静脉血血氧饱和度和乳酸水平。③稳定阶段（stabilization）：治疗目标为防治器官功能障碍，即使在血流动力学稳定后仍应保持高度注意。④降阶治疗阶段（de-escalation）：治疗目标为撤离血管活性药物，应用利尿剂或连续性肾脏替代治疗（continuous renal replacement therapy, CRRT）调整容量，达到液体负平衡，恢复内环境稳定。这个分期方法对临床治疗休克有指导意义。

（3）血管活性药物的使用

1）血管收缩剂：如经过充分的液体复苏，休克仍难以纠正，需要使用血管收缩剂。抢救急性循环衰竭的血管收缩剂首选去甲肾上腺素。该药主要兴奋肾上

腺素能 α 受体,可增加血管张力,升高血压;也能少量兴奋 β 受体,以维持心输出量。常用剂量为 0.1~0.2μg/(kg·min)。多巴胺,低剂量时兴奋 β 受体,大剂量时兴奋 α 受体,但作用相对较弱,在 3μg/(kg·min)时能扩张肾脏血管,但临床研究未发现其对肾功能有保护作用。另外,多巴胺受体激动剂还能抑制下丘脑垂体功能从而导致免疫抑制,因此近年来在重症医学领域已逐渐摒弃。近年来,血管升压素也应用于急性循环衰竭的治疗,但仍需更多的研究证实其在休克治疗中的地位。

2)正性肌力药物:首选多巴酚丁胺,该药小剂量静脉维持下即可持续增加心输出量。常用剂量为 2~3μg/(kg·min),静脉滴注速度根据症状、尿量等调整。多巴酚丁胺对动脉有创血压的影响很小,对因心输出量减少导致休克的患者能升高血压,但对有潜在低血容量的患者可能导致血压下降。磷酸二酯酶抑制剂包括米力农、依诺苷酮等,具有强心和舒张血管的综合效应,可增强多巴酚丁胺的作用。当 β 受体作用下调,或患者近期应用 β 受体阻滞剂时,磷酸二酯酶抑制剂治疗可能有效,但目前尚无足够证据推荐在急性循环衰竭中使用。

3. 调控全身性炎症反应 急性循环衰竭时,过度炎症反应导致的毛细血管渗漏和微循环障碍普遍存在。可尽早开始抗炎治疗,阻断炎症级联反应,改善血管通透性和微循环。目前常用乌司他丁和糖皮质激素。有研究表明,乌司他丁可降低感染所致急性循环衰竭患者治疗 6 小时及 24 小时后血乳酸水平,提高乳酸清除率,降低 28 天病死率及新发器官功能衰竭发生率。糖皮质激素在考虑患者可能存在肾上腺皮质功能不全时使用。

4. 器官功能保护 器官组织微循环障碍可导致器官功能障碍,即使急性循环衰竭(休克)患者血流动力学参数稳定,也不代表器官组织的微循环已经改善,仍应动态评估其器官功能并及时治疗。如呼吸机辅助通气、应用体外膜氧合器、主动脉球囊血液净化治疗、人工肝治疗等。

5. 根据病因进行治疗 治疗要点见表 12-3-1。

六、中西医结合思路

急性循环衰竭属于中医学"厥脱"范畴。六淫邪毒、脏气内伤、亡津失血所导致的正气耗脱,气血逆乱,使阴阳之气不相顺接,而发为本病。本病病因错杂,病因不同,病理生理改变不同,治疗原则和方法有异。但凡厥者,正邪交争而致阴阳之气不相顺接,治则扶正祛邪;但凡脱者,阴阳气血离决,治则扶正固脱。然而,有形之血不能速生,故需要辅助西医液体复苏和血管活性药物及器官支持疗法,后者常在初始抢救时起到至关重要的作用,配合中医药可以取得更好的临床疗效。本病临证以感染性休克最为多见,且多有邪毒炽盛内入营血分者,故诊治脓毒症患者还需兼顾瘀毒之邪。近年来,王今达以"活血""解毒"为核心治法

表 12-3-1　各类休克的病因和治疗要点

分类	病因	治疗要点
分布性	严重感染	清除感染灶、应用抗生素、外科手术
	过敏原接触	祛除过敏原、应用肾上腺素
	神经源性	祛除致病因素、立即平卧、应用激素、应用肾上腺素
	中毒	清除未吸收毒素,应用解毒剂,CRRT
	甲减危象	甲状腺激素替代治疗,应用糖皮质激素
	糖尿病酮症酸中毒	祛除诱发因素,小剂量静脉滴注胰岛素
低血容量性	创伤出血	清创,充分止血,输血
	热射病	物理降温,药物降温
	急性胃肠炎、肿瘤化疗、消化道梗阻	纠正内环境紊乱
心源性	急性心肌梗死	介入溶栓治疗,抗心律失常治疗,硝酸甘油扩冠状动脉
	恶性心律失常	复律
	心肌病变	适当限制活动,相应抗心律失常、抗凝治疗
	瓣膜病	限制体力活动,介入治疗,外科手术
梗阻性	张力性气胸	积气最高部位放置胸膜腔引流管
	肺栓塞	溶栓治疗
	心脏压塞	心包穿刺引流

创制的血必净注射液治疗脓毒症患者取得良好的临床效果,亦验证了中医辨证论治在感染性休克救治中的作用。对于某些药物不能纠正的"厥脱"严重患者,必要时应用主动脉内球囊反搏(IABP)、体外膜氧合器(ECMO)。

七、辨已病未病与调养

1. 本病常常为临床各科危重疾病中的并发症,严重威胁患者生命,因此需注意原发病的治疗,及早识别和诊断本病,防微杜渐。

2. 对于已病者,准确的中医辨证和西医的动态血流动力学监测,根据泵功能和容量反应性及时进行液体复苏和合理使用血管活性药物、防治并发症、保护脏器功能等是治疗的重点。

八、临床验案

林新锋诊治急性循环衰竭验案

毕某,男,46岁,因"反复发热20余日,气促1周"于2016年8月29日由急诊收入内科。出现呼吸气促 3 小时行气管内插管后收入重症医学科。患者入院 1 个月前出现牙龈肿痛,于外院就诊考虑牙周脓肿,建议抗感染及拔牙处理,患者未引起重视,后 1 个月反复发热,恶寒,最高体温大于 40℃。患者入住重症医学科后给予呼吸机辅助通气,患者仍有呼吸困难,四肢末梢及口唇发绀,胸腹触之热手,皮肤见大理石样花斑,发热,无汗,口干,舌淡红苔黄,脉数。辅助检查:血液分析示白细胞总数 32.19×10⁹/L、中性粒细胞总数 28.36×10⁹/L、中性粒细胞百分数 88.1%、血小板总数 109×10⁹/L;血气组合示酸碱度 7.512、氧分压 56.4mmHg、二氧化碳分压 26.2mmHg、乳酸 2.1mmol/L;血氨 32μmol/L;生化八项示钠 133.2mmol/L、氯 95.2mmol/L、肌酐 108μmol/L、葡萄糖 9.82mmol/L;心酶示超敏肌钙蛋白 I 22.013ng/ml、肌酸激酶 417U/L、乳酸脱氢酶 635U/L、α- 羟丁酸脱氢酶 567U/L;脑钠肽 1 500.5pg/ml;降钙素原 3.35ng/ml。

一诊(2016 年 8 月 31 日):患者发热,无汗,四肢厥冷,但胸腹温。生命体征:心率 109 次/min、体温 39.4℃、血压 123/69mmHg。需要大剂量多巴胺 15μg/(kg·min)、去甲肾上腺素 1.8μg/(kg·min)静脉维持,呼吸机辅助通气。考虑患者疾病初起时有恶寒发热,咳嗽咳痰,属外感表寒而内郁化热之"寒包火证"。经辗转诊治,病情缠绵,今患者表证仍在,症见发热无汗而四肢厥逆,但胸腹触之热手,为寒包火之象,气郁不能外达,治以解表清里兼推陈致新而透热转气,方用大青龙汤为主方加柴胡、黄芩、青蒿、葛根。其中麻黄辛温解表,杏仁宣肺行气,桂枝解肌助麻黄之力,石膏、葛根清热解肌而生津,柴胡、黄芩一清一疏而通达三焦气化,青蒿透热转气以祛伏邪。

麻黄 15g,桂枝 10g,苦杏仁 15g,生石膏 40g(先煎),生姜 10g,黑枣 15g,北柴胡 15g,黄芩片 15g,青蒿 10g(后下),葛根 20g,炙甘草 6g。共 1 剂,每日 1 剂,水煎 150ml,胃管鼻饲。

二诊(2016 年 9 月 1 日):体温降至 37.9℃,四肢、躯体温暖。考虑"寒包火"之象明显缓解,仍有低热,目前治疗以和解表里为法,中药以和解之剂小柴胡汤加减。其中柴胡和解少阳;黄芩清解里热;半夏和胃降逆;生姜、大枣益胃气,生津液,和营卫;太子参、炙甘草益气扶正;再加青蒿、石膏清热退热;葛根升阳解肌;淡豆豉疏解表邪。具体药物如下。

生姜 10g,黑枣 15g,北柴胡 20g,黄芩片 15g,淡豆豉 15g,青蒿 10g(后下),法半夏 10g,葛根 15g,生石膏 30g(先煎),炙甘草 6g,太子参 15g。共 2 剂,每日 1 剂,水煎 200ml,胃管鼻饲。

三诊(2016 年 9 月 3 日):未解大便,予鼻饲乳果糖促排便,并予中药保留灌肠对症处理,中药内服以和解表里,兼通利大便、消食和胃为法。在原方基础上,去石膏、青蒿、葛根,加大黄、枳实通腑泄热,白芍敛阴合营,山楂、神曲消食和胃,余继续予柴胡和解少阳,黄芩清解里热,半夏和胃降逆,炙甘草健脾益气,淡豆豉解表散寒,生姜、大枣益胃气、生津液、和营卫。

北柴胡 20g,黄芩片 15g,法半夏 10g,炙甘草 6g,生姜 10g,黑枣 15g,淡豆豉 15g,大黄 10g(后下),麸炒枳实 15g,白芍 15g,净山楂 15g,神曲 15g。共 2 剂,复煎成 150ml,胃管鼻饲。

其后患者热势减退,大便时有不通,仍以上方和解表里,兼通利大便、消食和胃为法调理,酌有加减。

2016 年 9 月 12 日成功拔除气管内插管,逐渐下调升压药物至停用。

四诊(2016 年 9 月 15 日):患者精神萎靡,小便量少,胸腹部温暖,但唇甲发绀,四肢末梢尤以双膝关节以下皮肤发凉,大腿、膝部、小腿皮肤花斑,舌红,苔黄,脉细。考虑患者邪热有余而正阳不足,上热下寒,寒热错杂,治疗以调和寒热为原则,方以附子泻心汤为主方加减。其中附子彻上下以温经,治下焦之寒;黄连、黄芩、大黄但取清轻之气,以去上焦之热;桂枝温通心阳;葶苈子泻肺平喘;车前子利水消肿;柴胡和解表里;桃仁活血化瘀。

淡附片 15g,黄芩片 10g,黄连片 6g,大黄 10g(后下),葶苈子 15g,车前子 15g,北柴胡 10g,桂枝 10g,焯桃仁 10g。共 2 剂,每日 1 剂,水煎 200ml,鼻饲。

五诊(2016 年 9 月 17 日):患者面色萎黄,形体消瘦,咳嗽,胸部憋闷不适,四肢末梢较前温暖,但皮肤仍发凉,舌淡,苔白,脉细。考虑患者发病时间长,病势危重,入院后饮食欠佳、长期使用抗生素,致心之气血阴阳虚衰,脏腑功能失调,病位在心,累及肺、脾、肾。肺、脾、肾俱损,水液代谢失常,痰湿内生,上凌心肺,病性虚实夹杂,以气血阴阳亏虚为本,以痰浊水饮为标,治疗当补虚泻实,以温阳益气养阴、渗湿利水为法,方以四逆汤合五苓散为主方加减。其中附子温壮肾阳;干姜温中健脾;山茱萸、龟甲、龙骨、牡蛎、磁石滋阴填精,阴中求阳;黄柏清热燥湿;茯苓、白术健脾益气,使气血生化有源,兼淡渗利湿;泽泻、车前子利水消肿;桂枝温阳利水;砂仁化湿和胃;红参补益气血。具体药物如下。

淡附片 30g,干姜 15g,酒萸肉 20g,醋龟甲 10g,关黄柏 10g,龙骨 30g(先煎),牡蛎 30g(先煎),煅磁石 30g(先煎),茯苓 30g,泽泻 15g,桂枝 10g,白术 10g,车前子 15g,砂仁 10g,红参片 15g。共 2 剂,每日 1 剂,水煎 200ml,饭后温服。

此后,患者精神渐佳,唇甲皮肤逐渐红润,皮肤花斑消退,四肢末梢暖,尿量增加。继续使用抗生素抗感染,小剂量多巴酚丁胺维持以强心,且予以营养支持、对症处理。患者等待口腔科手术时机。

(林新锋　赵　馥)

参 考 文 献

1. 中国医师协会急诊医师分会.急性循环衰竭中国急诊临床实践专家共识[J].中华急诊医

学杂志, 2016, 25（2）: 146-152.

2. Ahmed Hasanin.Fluid responsiveness in acute circulatory failure［J］.J Intensive Care, 2015, 3: 50.

3. Jim Tseng, Kenneth Nugent.Utility of the shock index in patients with sepsis［J］.Am J Med Sci, 2015, 349（6）: 513-535.

4. Jean-Louis Vincent, Daniel De Backer.Circulatory shock［J］.N Engl J Med, 2013, 369（18）: 1726-1734.

第四节 中　暑

中暑（heat illness）是指人在高温和 / 或高湿环境下, 体温调节中枢功能障碍和水、电解质丢失过多, 引起以中枢神经系统和心血管功能障碍为主要表现的热损伤性疾病。根据临床表现的轻重程度, 将中暑分为先兆中暑、轻症中暑和重症中暑, 其中重症中暑按表现不同又可分为热痉挛（heat cramp）、热衰竭（heat exhaustion）、热（日）射病（heat stroke, sun stroke）3 种类型。亦有文献仅将热（日）射病称中暑。重症中暑是一种威胁生命的急症, 可导致多器官功能衰竭、永久性脑损害乃至死亡。

在美国, 热浪期中暑死亡人数约为非热浪期的 10 倍。美国运动员中, 热（日）射病是继脑脊髓损伤和心脏骤停后的第 3 位死亡原因。2003 年的法国热浪导致 14 800 人死亡。

中医学亦称本病为"中暑", 亦有根据不同临床表现称"暑痫""暑风""暑厥"。

一、病因病机

本病多由暑毒炽盛, 机体感受暑热或暑湿秽浊之气, 又或正气内虚, 气阴不足, 内外合邪而成。

1. 酷暑炎热之季暴晒或劳作, 感受暑热或暑湿秽浊之气, 暑热性炎烈, 湿邪性黏滞, 侵袭人体后耗气伤阴, 乃发病之外因。

2. 正气内虚, 如年老体弱、元气素虚, 或形体肥胖、痰湿之体, 或产后气血不足, 劳倦内伤等, 乃本病之内因。喻昌《医门法律·热湿暑三气门》说: "体中多湿之人, 最易中暑, 两相感召故也。外暑蒸动内湿, 二气交通, 因而中暑。"（图 12-4-1）

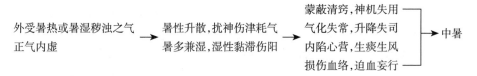

图 12-4-1　中暑病因病机示意图

二、五脏相关与病机转化

中暑属中医急症。本病初发于脾、胃,可致呃逆呕吐;暑入心营,痰热闭窍,则猝然昏倒、不省人事;汗为心之液,暑热扰心则大汗淋漓不止;暑热扰肝,肝风内动,则神昏谵语、角弓反张、四肢抽搐;暑湿耗气伤阴,气随汗脱,救治失时,伤及肾阴肾阳,则"热深厥亦深",或阴竭阳脱。

三、临床表现

(一)症状

1. **先兆中暑** 在高温环境工作或生活一定时间后,出现多汗、口渴、头昏、头痛、胸闷、心悸、乏力、耳鸣、恶心、注意力不集中等。

2. **轻症中暑** 除先兆中暑的症状外,还出现早期循环功能紊乱的表现,如面色潮红或苍白、烦躁不安、表情淡漠、恶心呕吐、大汗淋漓、皮肤湿冷、胸闷。

3. **重症中暑**

(1)**热痉挛**:由于大汗造成水和盐分大量丢失,或仅补充水、低张液体而补盐不足,引起低钠、低氯血症,出现四肢、腹部、背部肌肉的肌痉挛和收缩疼痛,主要累及骨骼肌,尤以腓肠肌为好发部位,常在活动停止后发生,每次发作时间约1~3分钟或更长时间后缓解,常呈对称性和阵发性,意识清楚。热痉挛可以是热(日)射病的早期表现,多发生于高温环境下强体力劳动或运动时。

(2)**热衰竭**:在热应激情况下,因机体对热环境不适应,而引起脱水、电解质紊乱、外周血管扩张、有效循环容量不足所致,常发生于老年人、儿童、孕(产)妇和慢性疾病患者。表现为面色苍白、疲乏无力、头痛、眩晕、恶心呕吐、直立性晕厥、呼吸增快、肌痉挛、多汗等。中枢神经系统损害症状不明显,病情轻而短暂者也称热晕厥(heat syncope)。可发展为热(日)射病。

(3)**热(日)射病**:人体在高温环境中长时间从事体力劳动,早期有大量冷汗,继而无汗、呼吸浅快、神志模糊,逐渐昏迷伴四肢抽搐。其中由于直接在烈日暴晒下引起的热射病称日射病,其机制可能与颅内温度升高,脑细胞受损有关,常表现为剧烈的头痛、头晕、恶心、呕吐、耳鸣眼花、烦躁不安、意识障碍,严重者发生昏迷抽搐。

(二)体征

1. **先兆中暑** 体温正常或轻度升高,一般不超过38℃。

2. **轻症中暑** 体温升高,可超过38℃。意识清楚,脉搏细数、心率增快、血压偏低,面色潮红或苍白,皮肤湿冷。

3. 重症中暑 ①热痉挛：体温正常或轻度升高，意识清楚，心率增快，血压可正常或偏低。②热衰竭：体温明显升高但中心体温不超过 40℃，无神志障碍，心率明显增快，血压下降，可出现直立性低血压或晕厥。③热（日）射病：中心体温 >40℃，伴神志障碍。

（三）理化检查

1. 热痉挛 可有低钠、低氯血症和肌酸尿症。

2. 热衰竭 可有低钠、低钾血症。

3. 热（日）射病 白细胞总数和中性粒细胞比例增多；出现蛋白尿和管型尿；血尿素氮、谷丙转氨酶、谷草转氨酶、乳酸脱氢酶、肌酸激酶增高，血 pH 降低。可有各种心律失常，ST-T 改变。出现休克、心衰、脑水肿、肝肾衰竭、DIC 等情况者，有相应的检查结果异常。

四、辨病辨证

（一）西医辨病

1. 病史和分型

（1）详细了解患者发病前工作、居住场所的温度、湿度和热辐射强度、通风情况，以及患者的既往病史、基础情况。了解病史情况下，结合临床表现，排除其他需鉴别的疾病后可诊断中暑。

（2）热痉挛以四肢肌肉对称性痉挛抽搐为特征，热衰竭以水、电解质紊乱和循环衰竭为特征，热（日）射病以中枢神经系统症状为特征。根据不同特征进行分型。

2. 危重指标

（1）体温持续高达 41~42℃。

（2）昏迷超过 48 小时伴频繁抽搐。

（3）重度脱水出现休克。

（4）出现脑水肿、心衰、肝肾衰竭、DIC、急性呼吸窘迫综合征（ARDS）等。

【鉴别诊断】本病需与急性脑血管意外、中枢神经系统感染、中毒、恶性高热、甲状腺危象等相鉴别。病史和既往病史有助于鉴别。

1. 急性脑血管意外 常有昏迷、偏瘫等神经系统定位体征，严重者可出现中枢性高热。病史及临床表现可资鉴别，头颅 CT 或 MRI 可帮助诊断。

2. 中枢神经系统感染 可有昏迷、抽搐和一定程度发热。通过病史、临床表现、血液分析，尤其是脑脊液检查可资鉴别。热（日）射病患者的脑脊液清亮，偶见淋巴细胞。

3. 中毒性菌痢　夏秋之交进食不洁饮食,突发高热、抽搐、昏迷,并出现休克和中枢性呼吸衰竭;大便镜检有白细胞、脓细胞、红细胞和巨噬细胞,大便培养发现痢疾杆菌。

4. 脑型疟疾　恶性疟重度感染反复发作后,出现谵妄、昏迷、剧烈头痛、呕吐、烦躁、高热、抽搐,亦有脑膜刺激征。但周围血液或骨髓涂片检查可找到疟原虫。

5. 甲状腺危象　甲状腺危象患者的临床表现与热射病相似,若患者伴甲状腺肿大或结节时,应高度怀疑甲状腺危象。

6. 抗胆碱能药物中毒　抗胆碱能药物中毒患者会有高热、皮肤干热、心动过速和神志异常。但抗胆碱能药物中毒患者的双侧瞳孔散大,而热(日)射病患者双侧瞳孔常缩小。

(二)中医辨证

本病乃感受暑热之邪,兼之正气虚弱,两因相得而成。轻者耗气伤津,气津两伤;重者可致暑热内陷心营,或引动肝风,甚或阴阳俱衰。临床多见阳热实证或虚实夹杂。

五、治疗

(一)中医辨证论治

遵照"急则治标,缓则治本"的原则。发现中暑,无论何证,首当迅速撤离现场,随后对昏仆者开其窍、通其闭,待神志苏醒后再随证治之。病情稍稳定后,治疗重在清除暑热,除热的同时不忘护阴,迅速补充被损耗的阴液,使精化为气,阴守阳留,重新趋于平衡。另应注意,暑邪常夹湿浊,交阻于中,如果只治暑不治湿,则暑湿互结,湿郁生热,缠绵难解。因此,兼夹之邪在治疗中也不可偏废。

1. 中暑阳证

主要证候:高热,汗出,烦躁,口渴欲饮,饮后安适,舌质红少津,脉洪大或沉数,或见恶寒。多见于轻症中暑,和其他几型中暑早期以发热、烦躁为主要表现者。

治法:清泄暑热,益气生津。

方药:白虎汤(《伤寒论》)加减。

方中石膏清热、止渴除烦;知母清热生津;炙甘草、粳米和中益胃。

加减:口渴甚者,加西洋参、麦冬、玄参。

2. 中暑阴证

主要证候:身凉肢厥,冷汗自出,面色苍白,渴欲饮水,饮入则吐,甚则昏迷,脉微细欲绝或沉迟。多见于有虚脱表现的轻症中暑和热衰竭。

治法:益气生津,敛阴止汗。

方药:生脉散(《医学启源》)加减。

方中人参益气生津,麦冬养阴清热,五味子敛汗生津,一补一润一敛,共奏益气养阴、敛阴止汗之效。

加减:四肢逆冷厥脱者,可加附子;肢冷面红,呈阴不敛阳者,可加龙骨、牡蛎。

3. 暑热动风

主要证候:暑热内扰心营,热极生风而抽搐、痉挛。多见于热痉挛。

治法:清热息风,增液舒筋。

方药:羚角钩藤汤(《通俗伤寒论》)加减。

方中羚羊角(用山羊角代)、钩藤、桑叶、菊花清热息风;生地黄、白芍、甘草滋阴增液,柔肝舒筋;贝母、竹茹清热化痰;茯神木宁心安神。

加减:抽搐较重者,加全蝎、蜈蚣、僵蚕;口渴明显者,加西洋参、玄参、石斛等。

4. 暑入心营

主要证候:高热烦躁,汗出胸闷,猝然昏倒,不省人事,舌质红绛,脉洪数。多见于热(日)射病的严重中枢神经损害阶段。

治法:凉营泄暑,清心开窍。

方药:清营汤(《温病条辨》)加减。

方中犀角(用水牛角代)清热凉血,生地黄滋阴凉血,玄参滋阴降火,麦冬清热养阴生津,金银花、连翘清热透邪,淡竹叶、丹参、黄连清心热。

加减:兼有抽搐者,加羚羊角(用山羊角代)、钩藤;口渴较甚,加西洋参、天花粉。

【方药应用】

1. 注射制剂　根据辨证分型,可选用以下中药针剂。清热开窍类,清开灵注射液、醒脑静注射液;益气养阴类,生脉注射液、参麦注射液;回阳益气类,参附注射液。

2. 中成药　中暑阴证,可口服十滴水 2~4ml,或藿香正气水 4~6ml;中暑阳证,可口服羚羊角粉胶囊。暑入心营者,可予安宫牛黄丸鼻饲或溶化后点舌;抽搐伴神昏、高热,可用紫雪丹;若昏蒙伴高热、谵妄,可用至宝丹。

【针灸疗法】

1. 毫针　用泻法针刺合谷、曲池、大椎,并在十宣点刺放血。

2. 刮痧治疗　取专用刮痧板,用其光滑边缘蘸万花油,在颈项两旁、脊柱两侧或在胸廓肋间隙、肘关节屈侧、腘窝等处,自上而下,先轻后重刮动,以皮肤出现潮红或紫红为度。

（二）西医治疗

1. 初步处理　所有中暑患者均应立即撤出高温环境,搬至阴凉通风处或空调房间,或在桶、盆内装入大量冰块置于地面,用电风扇吹风,保持室内温度在22~25℃左右。

2. 先兆中暑、轻症中暑及轻度热痉挛患者的处理　这类患者经初步处理后应解松衣服,静卧,用湿冷毛巾敷头部或四肢,饮用含盐清凉饮料;症状较重的热痉挛患者仍须配合一定的降温措施;血压偏低、有轻微虚脱表现者给予适量静脉补液。

3. 热痉挛重症、热衰竭、热(日)射病患者降温措施　降温的速度决定着患者的预后。体温超过41℃者通常应在1小时内使直肠温度降至37.8~38.9℃。

（1）物理降温方法:可视病情与当时的就诊条件,灵活搭配使用下列方法。

1）置冰法:在患者头部及颈部两侧、腋下和腹股沟等部位放置冰袋。

2）冷水泡浴法:将患者全身(除头部外)浸泡在冷水中传导散热降温,水浴温度保持在10~15℃,每次泡15分钟左右。

3）蒸发散热降温法:用15℃冷水反复擦拭皮肤,同时使用电风扇、空调。此法尤其适用于有循环虚脱的患者。

4）体内降温法:在高热(体温超过41℃)伴休克的紧急情况下,可用4℃的5%葡萄糖氯化钠溶液1 000ml从股动脉快速注射,于15分钟内输完,可使血压上升及体温较快下降;本法还可用于前述3种体外降温方法无效的情况。例如:采用冰盐水进行胃或直肠灌洗,也可用20℃或9℃的无菌生理盐水进行腹膜透析或血液透析,或将自体血液于体外冷却后回输体内降温。

采取物理降温措施时需注意在降温过程中密切观察体温、血压、脉搏,当肛温降至32℃以下时应暂停降温,待体温回升后再决定是否继续进行。

（2）化学降温方法:可用氯丙嗪25~50mg加入500ml溶液,静脉滴注1~2小时,注意观察血压。

4. 并发症处理

（1）昏迷:保持呼吸道通畅。脑水肿和颅内压增高者,常规静脉输注甘露醇1~2g/kg,15~20分钟输毕。有癫痫发作者,可静脉应用地西泮。

（2）多器官功能衰竭:可予静脉输注甘露醇以保护肾脏灌注;一旦发生急性肾衰竭时,可行血液透析或腹膜透析治疗;应用质子泵抑制剂预防应激性溃疡。

（3）低血压:静脉输注生理盐水或乳酸林格液恢复血容量,必要时可使用血管活性药物。

（4）心律失常、心力衰竭和代谢性酸中毒,应予对症治疗。

5. 对症、支持、监护　所有热痉挛、热衰竭、热(日)射病患者均应吸氧,并连续监测体温、尿量、动脉血气分析,以及凝血功能指标。

经过积极治疗,患者体温恢复正常后,轻或中度肝、肾衰竭病例可以完全恢复;神经功能通常也很快恢复,但有些患者也可遗留轻度神经功能紊乱。严重肌肉损伤者,中度肌无力可持续数月。

六、中西医结合思路

本病中西医均称"中暑",属急危重症之一,临床诊疗应当中西医结合,发挥各自优势,力求良好疗效。西医治疗手段在迅速补充血容量和电解质、纠正酸碱平衡、防治脑水肿、控制抽搐发作等方面疗效肯定,在多器官功能衰竭阶段的生命支持手段和力度也较强;中医学中的很多成药如安宫牛黄丸、羚羊角粉胶囊、醒脑静注射液、藿香正气口服液、十滴水等,均对中暑有确切疗效,应辨证应用;同时不可忽视针灸的方法,因针灸治疗中暑,简便易行,疗效确切,值得重视并进一步发掘。

七、辨已病未病与调养

对于中暑,强调未病先防,注重预防与调摄相结合。

(一)辨已病未病

1. 辨未病　暑热季节要加强防暑卫生宣传教育,普及防暑知识。户外作业单位和人员在炎热季节应密切关注各种气象预报、预警通知。改善年老体弱者、慢性疾病患者和产褥期妇女居住环境,注意通风透气。慢性心血管、肝肾疾病和年老体弱者不应从事高温作业。暑热季节劳动的工作者,应合理安排作息时间,在高温环境中停留2~3周时,应注意补充防暑饮料,如鲜西瓜汁、鲜梨汁等均有清暑作用。

2. 辨已病　对于轻症患者,可以将患者从暴晒炎热、高温环境中移至阴凉处,补充体液及电解质,口服生脉饮,预防病情加重。对于重症患者,出现低血压或休克、神志异常、抽搐、电解质紊乱,以及脑、心、肾衰竭等,需转入ICU密切监护救治。

(二)调养

中暑恢复后数周内,应避免室外剧烈活动和烈日下暴晒。曾有中暑病史者,应尽量避免继续从事高温相关工作。鼓励多饮水,或者饮淡盐水。

八、临床验案

广东省名中医朱敏诊治中暑验案

患者,男,45岁,于5小时前在高温环境下作业时出现头昏、乏力,未予重视,继续工作;2小时前出现神志淡漠,恶心呕吐,随即呼之不应,大小便失禁,间歇性出现全身痉挛。被送到当地卫生院予降温及输液观察治疗未见好转,遂转来我院。既往高血压10余年,平时血压控制一般。入院查体:体温40.0℃,脉搏188次/min,呼吸40次/min,血压134/85mmHg,昏迷,左上肢及双眼眶周围可见散在皮下出血点,双侧瞳孔直径2mm、对光反射迟钝,双肺呼吸音粗糙、可闻及散在湿啰音。心音清晰,心率188次/min,心律齐,各瓣膜听诊区未闻及病理性杂音。四肢肌张力增高,阵发性痉挛。急查血常规示白细胞计数14.6×10⁹/L,血小板计数93×10⁹/L,后血小板计数呈进行性下降,最低至40×10⁹/L。电解质:血钾2.07mmol/L,血钠130.5mmol/L,血氯93.3mmol/L。心肌酶谱:血清肌酸激酶345U/L。肝功能:血清总胆红素50.3μmol/L,直接胆红素30.6μmol/L,谷丙转氨酶79U/L,谷草转氨酶62U/L,后呈进行性上升,最高升至总胆红素405.7μmol/L,直接胆红素301.4μmol/L,谷丙转氨酶975U/L,谷草转氨酶782U/L。肾功能:尿素氮9.14mmol/L,血肌酐126μmol/L。动脉血气分析:pH 7.32,二氧化碳分压(PCO_2)20.1mmHg,氧分压(PO_2)94.5mmHg,HCO_3^- 10.2mmol/L,氧饱和度(SaO_2)98.1%。凝血酶原时间延长至29.2秒,凝血酶时间延长至25.0秒,活化部分凝血活酶时间延长至57.7秒,纤维蛋白原1.41g/L,国际标准化比值达2.45。头颅CT平扫未见明显异常。心电图:窦性心动过速,继发性ST-T改变。舌象未见,脉弦数。

中医诊断:中暑(暑入心营证)。西医诊断:重症中暑(热射病),电解质紊乱,代谢性酸中毒,多器官功能衰竭;高血压。

治疗措施:气管内插管保持气道畅通,吸氧,冰袋、降温毯持续降温,冰盐水胃管灌注,地西泮解痉,氯丙嗪镇静、降温,痰热清注射液和醒脑静注射液静脉滴注以凉营息风、清心开窍,奥美拉唑预防上消化道出血,哌拉西林钠他唑巴坦钠抗感染、维持水电解质及酸碱平衡,甘草酸保肝,纳洛酮促醒,新鲜血浆、低分子肝素预防DIC,甘露醇静脉滴注脱水以减轻脑水肿,以及营养支持等。同时以清营汤加山羊角,胃管内注入,一日2剂。经及时抢救,患者入院第5天开始恢复意识,于第43天好转出院。

出院前告知患者注意休养,不宜再从事高温相关工作,良好控制血压,定期复诊。

【按】本病例病史清晰,症状典型,诊断明确。病情危重,中西医结合抢救效果良好。诊疗时注意辨病辨证相结合,除了中医四诊之外,不可忽视"查"的作用,包括体征和各项辅助检查。治疗时注意已病防变,愈后防复。

(刘诗怡　洪永敦)

参 考 文 献

1. 沈洪,刘中民.急诊与灾难医学[M].2版.北京:人民卫生出版社,2013.

2. 于学忠,黄子通 . 急诊医学［M］.北京:人民卫生出版社,2015.

3. 葛均波,徐永健 . 内科学［M］.8 版 . 北京:人民卫生出版社,2013.

4. Marx, Hockberger, Walls. 罗森急诊医学［M］.李春盛,主译 .7 版 . 北京:北京大学医学出版社,2013.

5. 刘南 . 中西医结合内科急症学［M］.2 版 . 广州:广东高等教育出版社,2013.

6. 吴伟 . 中医名家学说与现代内科临床［M］.北京:人民卫生出版社,2013.

第五节　高　　热

高热(hyperpyrexia)指由于各种原因致人体产热增多或 / 和散热减少,使体温升高超过 39℃以上。临床上按有无病原体侵入人体,分为感染性发热和非感染性发热两大类。外感发热属于感染性发热范畴;而由于组织坏死吸收如烧伤、创伤、术后的发热,肿瘤性发热,变态反应性发热,中枢性发热则属于非感染性发热。关于感染性发热,从感染源分类,包括病毒性感染、细菌性感染、支原体感染及其他致病微生物引起的感染性疾病导致的发热。从感染部位分类,可以包括呼吸道感染、消化道感染、泌尿系统感染及中枢性感染等。

中医学认为,高热是指机体在内外病因作用下,造成脏腑气机紊乱,阳气亢盛而引发的以体温升高为主症的常见急症。高热多见于"伤寒""温病"发病过程中。《素问·热论》:"今夫热病者,皆伤寒之类也,或愈或死,其死皆以六七日之间,其愈皆以十日以上者……" 国家中医药管理局中医治疗急症高热症协作组于 1998 年修订了《中医外感高热症急症诊疗规范》,明确提出发热是以体温升高,或自觉发热为主的症状。外感六淫、疫毒之邪,或因情志、劳倦所伤等所致诸种疾病,尤其是各种传染病、时行病、疮疡类疾病、内脏瘅热类疾病,均可见发热。

一、病因病机

本病多由外感邪毒或疫毒,或内伤饮食劳倦等所致,人体正邪相搏而成。

1. 风寒、风热之邪侵袭　邪客太阳,表气不摄,风寒或风热之邪束表,营卫失和,肺气不利,郁于肌表而生高热。

2. 感受湿热邪毒　湿热之邪困滞卫阳,使卫阳不能束邪,则邪毒由膜原达阳明之肌肉,气机不利、气郁不宣而发高热;亦有脾胃之气盛不受邪,而下焦正虚,卫气虚御邪无力,则湿热之毒由膜原流注下焦,盘踞于肾及膀胱,致使肾失开合,膀胱气化无权,水泉失约而发高热。此外,感受暑热病邪,直入心营,暑热内闭不能外达,亦会出现高热表现。

3. 感染时疫病邪　时疫为毒疠之气,有热疫、寒疫之分。"毒寓于邪,寒随邪入。"毒有强弱,邪有盛衰,虽邪盛毒强,亦必逢人体正虚于内、卫气失护于外、营气失守于中时方能侵入。邪毒肆虐,由卫直入气分,气化受扰,气机障碍而生高热。

4. 饮食劳倦内伤　饮食失调、劳倦过度、房室无节、情志抑郁等导致脏腑正常功能失调,而致气滞、血瘀、食停、湿积、痰蕴等。诸多病理产物蓄积迁延日久,郁而化热。

二、五脏相关与病机转化

外感高热多系感受温热邪毒而起。其临床共同特点是:①以高热为主症,表现在卫气营血各个阶段;②邪毒很快由表入里,故卫分证候短暂;③热甚必伤津耗液;④邪毒内侵和正气受损则可能出现病势的恶化。因此,外感高热都是邪毒与正气相搏的不同结果。"毒随邪入,热由毒生,变由毒趋,故毒不去,则热不退,变必生,危必现。"这里的邪是致病外因的总称,其中邪毒致热是卫、气、营、血各个阶段相同的病机,邪毒内陷、逆传心包则是其病势转危的病机转变。内伤高热的病因与劳倦、饮食、情志、瘀血、湿热及脏腑阴阳气血亏虚诸因素有关;在病变脏腑方面,五脏相关。(图 12-5-1)

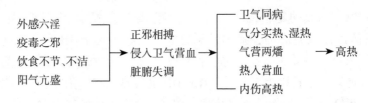

图 12-5-1　高热病因病机示意图

三、临床表现

(一)症状

1. 外感高热　急性起病,病程短,热势可有波动,表现为壮热恶寒,伴有口渴和口渴不欲饮、汗出、脉数或发绀等;或咳喘胸痛,痰多黄稠;或小便黄赤,频急涩痛;或大便秘结,或腹泻黄臭稀水,腹胀满,腹痛拒按,烦躁谵语;或斑疹隐隐。

2. 内伤高热　起病缓慢,病程较长,发热,而少见恶寒,或有怯寒但得衣则减,常兼有头晕、神疲、自汗、盗汗、脉弱等。

(二)体征

外感高热可见急性面容,呼吸急促,鼻扇,部分患者口唇及鼻周可见疱疹,心率增快,肺部查体可见局部呼吸活动度减弱、触觉语颤增强等肺实变体征。对于内伤高热,部分患者可闻及明显心脏杂音及血管杂音。

（三）理化检查

1. 血液分析及生化　细菌性感染者,血常规多见白细胞及中性粒细胞计数上升,常见核左移或出现中毒颗粒,C反应蛋白及降钙素原水平增高。但老年人、幼儿及免疫力低下者可升高不明显。

2. 影像学检查　对于典型细菌性肺炎,胸片可见片状渗出模糊影或支气管充气征。肺结核好发部位多在双肺上叶及下叶背段,X线片常表现为形态多样,密度混杂,新老病灶同时存在。X线片阴影易变,病灶变化快是金黄色葡萄球菌肺炎的重要特征。

3. 病原学检查　可行分泌物如咽试纸培养分离病原菌,痰液、血液及尿液、粪便等的细菌培养及药敏试验,或支气管纤维镜下取痰行肺泡灌洗等;如怀疑真菌感染可行 β-D- 葡聚糖试验（G 试验）或半乳甘露聚糖抗原试验（GM 试验）。

四、辨病辨证

（一）西医辨病

高热是一个症状,不是一个独立病名。临床上必须坚持"五诊",明确发热原因。一般来说,发热程度可通过体温检测分为 4 个等级。低热: 37.3~38℃;中等度发热: 38.1~39℃;高热: 39.1~41℃;超高热: >41℃。

【鉴别诊断】呼吸道感染常伴有咳嗽、气急;肺结核可伴有咯血、消瘦、盗汗及影像学改变;胆道感染可伴黄疸、腹痛及中枢神经系统症状;泌尿系感染多有尿频、尿急、尿痛及肾区叩击痛等;中枢神经疾患多有呕吐、头痛、颈强直及意识改变;感染性心内膜炎伴心脏听诊有可变性杂音、血培养阳性;其他如新型冠状病毒肺炎、严重急性呼吸综合征、霍乱、痢疾等亦可出现高热。

（二）中医辨证

1. 辨识热型　发热同时伴有恶寒,提示病证在卫表;壮热,但热不寒,体温超过 39℃,甚至更高,一日之内波动很小,高热不退,持续时间达数天或更长,多见于气分发热、肺系邪热及暑热病邪所致发热;恶寒与发热交替出现,一日数次发作,提示病位在少阳肝胆,或由疟邪所致;热势盛衰起伏有时,如潮汐一般,多属实证;热势较高,热退不净,多见于阳明腑实证、湿温证以及热入营血证等;发热持续时间不定,热势变动并无规律,见于时行感冒、风湿热所感等。

2. 辨识外感内伤及寒热真假　外感发热与内伤发热均以发热为主症,二者可从病因、病程、热势及伴发症等方面进行鉴别。外感发热由感受外邪所致,体温较高,多为中度发热或高热,发病急,病程短,热势重,常见其他外感热病之兼症,如恶寒、口渴、面赤、舌红苔黄、脉数,多为实热证。内伤发热,由脏腑之阴阳气血失调所致,热势高低不一,常见低热而有间歇,且其发病缓,病程长,可达数周、数月以至数年,多伴有内伤久病的虚性证候,如形体消瘦、面色少华、短气乏力、倦怠纳差、舌质淡、脉数无力,多为虚证或虚实夹杂之证。

在疾病过程中,当热极或寒极之际,可出现与其本病寒热不符的假象,即真热假寒和真寒假热。故对疾病过程中的寒与热应鉴别其真假。真热假寒证起病急,病情进展快,热势甚高,很快进入手足厥冷的假象,即身虽大寒,而反不欲近衣;口渴而喜冷饮;胸腹灼热,按之烙手;脉滑数,按之鼓指;苔黄燥起刺,或黑而干燥。尤以发热经过、胸腹灼热及舌苔为鉴别的重点。真寒假热证一般出现于慢性病或重病的过程中,身虽热,而反欲得衣被;口虽渴,但喜热饮;脉虽数,而不鼓指,按之乏力,或微细欲绝;苔虽黑,而润滑。尤以舌苔、脉象为鉴别重点。

3. 辨证与辨病相结合　如内伤高热多见于风湿免疫疾病及血液病等;而外感发热虽表现形式较多,但体温升高、身热、面红、舌红、脉数等是其基本临床特征,且多见于感染性疾病。据统计,发热患者中上呼吸道感染最多,占接诊患者总数的41.94%,急性腹泻占22.79%,扁桃体炎占5.83%,肺炎占3.12%,泌尿系感染占2.28%。故在临证时应加以考虑。外感发热辨证以卫、气、营、血为纲。卫分证属表,病位浅,以发热、微恶风寒、或伴有头痛、身疼、咽痛、咳嗽、苔白脉浮等,多见于上呼吸道感染等感染性疾病初期。气分证是温热病邪由表入里,阳热亢盛的里热证候。营分证为温热病邪内陷营阴的深重阶段,病位多在心与心包。血分证是邪热深入血分而引起耗血动血的证候,是温热病最为深重的阶段,可见于严重脓毒血症。

五、治疗

(一)中医辨证论治

外感高热主要注重急则治其标,"其在皮者,汗而发之",治疗应用解毒清热、救阴增液、通里攻下等方法。尤其应注重透散以通调内外,"邪在表,寒而勿闭,凉而勿凝;邪在里,通而勿滞,泻而勿伐;实热,宜清宜泻必以散;虚热,宜补宜清兼以透"。内伤高热应根据证候、病机的不同而分别采用有针对性的治法。属实者,治宜解郁、活血、除湿为主,适当配伍清热。属虚者,则应益气、养血、滋阴、温阳,除阴虚发热可适当配伍清退虚热的药物外,其余均应以补为主。对虚实夹杂者,则宜兼顾之。

1. 外感高热
(1)卫气同病

主要证候：壮热、口渴、心烦、汗出，伴有恶寒、身痛，舌苔薄白微黄或黄白相间。

治法：卫气同治。

方药：银翘散（《温病条辨》）合白虎汤（《伤寒论》）加减。

加减：头胀痛，加桑叶 9g、菊花 9g；咳嗽痰多，加杏仁 9g、前胡 9g、贝母 6g；咽喉红肿疼痛，加玄参 15g、射干 6g。

（2）气分实热

主要证候：高热不恶寒，口渴，汗出，腹胀满，腹痛拒按，大便秘结或腹泻黄臭稀水，面赤，心烦，谵语，抽搐等，舌红苔黄燥或灰黑起刺，脉沉数有力。

治法：清热生津。

方药：麻杏甘石汤合大柴胡汤（《伤寒论》）加减。

加减：热盛阴伤，加沙参 15g、麦冬 15g、玄参 9g；热盛气伤，加人参 9g。

（3）气分湿热

主要证候：身热不扬，身重胸闷，腹部胀痛，渴不欲饮，小便不畅，大便不爽，或伴腹泻，舌苔黄白而厚腻，脉濡缓。

治法：清热化湿。

方药：甘露消毒丹（《医效秘传》）或三石汤（《温病条辨》）加减。

加减：暑热偏盛，可加黄连 9g、鲜芦根 30g；腹泻稀水或稀便属湿偏重，加苍术 9g、厚朴 9g、陈皮 9g；便赤白脓血，加赤芍 9g、白头翁 9g、黄连 9g；小便不利，加车前子 9g、赤茯苓 9g；肝胆湿热，可选龙胆泻肝汤加减。

（4）气营两燔

主要证候：壮热，烦渴，神志昏迷，斑疹隐约可见，舌绛苔黄燥等。如斑疹较多，或有吐血、衄血、便血、抽搐。

治法：清气凉血。

方药：清营汤（《温病条辨》）或清瘟败毒饮（《疫疹一得》）加减。

加减：热极动风而抽搐，加羚羊角末 0.3~0.6g（冲服）、钩藤 15g、菊花 10g；腑实便秘，加生大黄 10g（后下）、芒硝 5g（冲服）；疹透不畅，加蝉蜕 10g；吐衄血明显，加白及粉 10g、侧柏叶 10g、茜草 15g；尿血，加白茅根 20g。热入血分，用犀角地黄汤加减，加服安宫牛黄丸。

2. 内伤高热

（1）气虚发热

主要证候：发热，热势或低或高，常在劳累后发作或加剧，倦怠乏力，气短懒言，自汗，易于感冒，食少便溏，舌质淡苔薄白，脉细弱。

治法：益气健脾，甘温除热。

方药：补中益气汤（《内外伤辨惑论》）加减。

加减:自汗较多者,加牡蛎20g、浮小麦15g、糯稻根15g,固表敛汗;时冷时热,汗出恶风者,加桂枝10g、芍药10g,调和营卫;脾虚夹湿,而见胸闷脘痞,舌苔白腻者,加苍术10g、茯苓15g、厚朴10g,健脾燥湿。

（2）痰湿郁热

主要证候:午后热甚,心内烦热,胸闷脘痞,不思饮食,渴不欲饮,呕恶,大便稀薄或黏滞不爽,舌苔白腻或黄腻,脉濡数。

治法:燥湿化痰,清热和中。

方药:黄连温胆汤(《六因条辨》)加减。

加减:呕恶,加藿香10g、白蔻仁15g,和胃泄浊;胸闷、苔腻,加郁金10g、佩兰10g,芳化湿邪;湿热阻滞少阳枢机,症见寒热如疟,寒轻热重,口苦呕逆者,加青蒿15g、黄芩10g,清解少阳。

【方药应用】

1. 注射制剂 柴胡注射液,每次2~4ml,肌内注射,每日1~2次;或热毒宁注射液,痰热明显可选用痰热清注射液,每次10~20ml,溶入5%葡萄糖溶液或葡萄糖盐水500ml中,静脉滴注,每日1次;或清开灵注射液,每次40~60ml,加入5%葡萄糖溶液500ml中,静脉滴注。热盛神昏者,可选用醒脑静注射液;热入营血,可酌情用血必净注射液或丹参注射液静脉滴注。

2. 中成药 辨证选用中成药如翁花袋泡茶、金莲清热泡腾片、柴葛感冒退热颗粒、清开灵颗粒、小柴胡片、安宫牛黄丸等,或其他类似中成药。

【针灸疗法】

1. 毫针疗法

（1）体针:取大椎、十二井穴、十宣、曲池、合谷。受风寒者,选风池、风府、外关等穴位;风热,加鱼际、外关;肺热,加列缺、尺泽;气分热盛,加内庭、厉兑;热入营血,加血海、内关。操作:毫针刺,用泻法,大椎、十二井穴、十宣点刺放血。

（2）腹针:取中脘、下脘、双上风湿点。高热,加气海、关元;头痛,加双侧阴都;咽痛,加上脘。

（3）耳针法:选耳尖、耳背静脉、神门、肾上腺。耳尖、耳背静脉三棱针点刺放血;余穴用毫针强刺激,留针15~20分钟。

2. 刮痧疗法 选穴:脊柱两侧及背俞穴。用刮痧板蘸食油或清水,刮脊柱两侧及背俞穴,以皮肤紫红为度。

3. 洗浴法 风寒高热证,用麻黄10g或荆芥(后下)10g、薄荷(后下)15g煎水搽浴,使热得微汗而解。邪热入里高热证,用生石膏200~300g加水煎成石膏液搽浴。或用透解之药透热解热,如桑枝50g、芦根25g、苏叶15g、荆芥(后下)15g,水煎外洗。

4. 灌肠法 凡神志昏蒙者,见阳明经证,可用白虎汤灌肠;阳明腑实证,用承气类灌肠。

（二）西医治疗

一般体温低于39℃时不主张过度退热治疗,但对于高热惊厥及有心、肺等脏器功能不全者除外。常用的退热药为非甾体抗炎药。物理方法亦可降温。

1. 一般处理 患者应卧床休息,保持室内空气清新,温度和湿度适当,给予充足的水分和维生素,流质或半流质饮食。高热惊厥或谵妄者可酌情给予镇静剂。

2. 物理降温 可将冷毛巾或冰袋置于额部、枕后、颈、腋和腹股沟处,或用酒精擦浴。尚可用冰水灌肠,用冰盐水洗胃,使用降温毯及冰帽。

3. 药物降温

（1）非甾体抗炎药:以阿司匹林为代表,可抑制内源性致热原的生成,但对于已生成的致热原无效。

（2）糖皮质激素:因有抑制机体免疫力的作用,对于感染性疾病有可能导致感染扩散,一般不主张应用于发热全病程;有应用指征时,在使用有效抗生素的基础上短期应用。

（3）抗感染药物:总的原则是根据病原体选择敏感药物,足量全程应用。对于病毒感染,治疗药物以利巴韦林、盐酸吗啉胍等为代表。肺炎衣原体、肺炎支原体感染,首选大环内酯类抗生素。革兰氏阳性球菌感染,可首选β内酰胺类或者头孢菌素类抗生素;革兰氏阴性杆菌感染,则多选用氨基糖苷类或第三代头孢菌素、喹诺酮类抗生素。对于厌氧菌感染,则首选青霉素或头孢菌素、甲硝唑或者替硝唑等。金黄色葡萄球菌感染,选用万古霉素;铜绿假单胞菌感染,选用头孢他啶;军团菌感染,选用大环内酯类抗生素。结核病的化疗原则是早期、全程、适量、规律地选用敏感药物。真菌感染予以酮康唑、氟康唑等药物进行治疗,但要注意其不良反应。

（4）冬眠疗法:氯丙嗪和异丙嗪各25mg,加入5%葡萄糖溶液250ml中,在10~20分钟内静脉滴注完毕。2小时后体温未下降可重复给药,以后酌情4~6小时给予维持剂量1次,但持续时间不超过48小时。

六、中西医结合思路

高热可分为外感高热和内伤高热,常见于各种感染性疾病及风湿免疫病等。中医的优势在于整体调节,给药方式多样化,如口服、注射、舌下、直肠及滴鼻给药等,还有针灸、放血、推拿、刮痧、药物擦浴等疗法,经临床验证均有较可靠的疗效。综合应用这些疗法,取其所长,互为补充,则可显示迅速而稳定的疗效,这一点已为大量临床实践所证实。中药注射剂一般毒副作用小,无耐药性,且无须过敏试验,此乃中医的一大特长。但在针对疾病的病因及机制的靶点治疗方面,略显不足。中医药一般针对的是"邪气",而不是西医所针对的病原体如细菌、病毒。如对肺热证的特异方药,对革兰氏阳性菌肺炎等这些西医学的"病"则不一定是特异性的。而西医学不同的"病",不同的患者个体,其临床表现、病情轻重、预后善恶等,往往是千差万别的。故在临床中应坚持辨病与辨证相结合,以五诊十纲的思路指导临床。高热初期,辨病属于病毒性疾病,可以中医药为主,如为细菌性感染,应及时中药联合抗生素;对于热盛迫血妄行,失血亡血,津液亏耗者,予以充分液体复苏联合中医清热凉血、救阴固脱之法,并应用现代监测手段如中心静脉穿刺监测中心静脉压,定期复查血液生化、电解质。对一切高热患者,在中医辨证论治的同时,应尽早完善相关检查以明确是何种"病"。

七、辨已病未病与调养

高热的处置强调未病先防,既病防变,注重预防与调摄相结合。

(一)辨已病未病

1. 辨未病　增强正气,提高人体防御外邪的能力是预防的关键。主要应注意个人起居的调摄,及时增减衣被,防止感受外邪,保持居室的清洁和通风,注意不可过度劳累。否则可能导致正气虚弱,外邪乘虚而入。采用药物预防,可在室内用食醋熏蒸,或用苍术、艾叶、雄黄等燃烟消毒;在流行季节可选贯众、板蓝根、忍冬藤等药煎服。

2. 辨已病　对于高热患者,从中医角度分析,首先要辨外感与内伤,其次要辨清病位、病性、虚实。从西医角度分析,通过西医学的"查",进行诊断与鉴别诊断,区分感染性发热与非感染性发热。对于感染性发热,需注重寻找病因,从分泌物、血液及其培养中获得病原学证据,以指导治疗;对于非感染性发热,又当辨别不同病因,对因和对症治疗,以便治其未传,治其未变。

(二)调养

1. 高热时,进食宜营养丰富,即给予高热量、高蛋白、高维生素、低脂肪、易消化的清淡流质、半流质饮食,并少量多餐。注意补充足够液体防止脱水,成人每日至少饮水3 000ml,并加少许食盐补充钠离子丢失。保持室内空气新鲜,加强通风,调整被盖,限制活动等。要注意高热患者口腔卫生、皮肤卫生,预防压疮,大量出汗者要及时更换衣物,避免直接吹风,避免受凉。对高热出现谵妄、神志不清者,应用床栏,防止坠床发生。

2. 在患者大量出汗或退热时,应注意有无虚脱现象。体温骤退时,予以保温,及时测血压、脉搏、体温,注意病情变化。在恢复期,亦应少进肥厚油腻饮食。

3. 注意休息,情绪愉快,保持大便通畅。

八、临床验案

董德懋诊治高热验案

杨某,男,27岁,1981年11月19日就诊。15天前自感周身发冷,查体温40℃,当日下午吐血1次,吐出约750ml,因床下有2只胶鞋,吐满双鞋筒,血色黑有块;3日前又吐血1次,吐出3口,约50ml,色红无块。每次吐血前胃脘部胀满,难受异常,现仍感脘部灼热,连及小腹部胀满、疼痛,阵阵身冷,不欲饮食,食后胀痛剧,故不能进食,时嗳气,口苦而干,近4天未大便,今日大便1次、质稀薄,下肢水肿,气短乏力,近几日体温多在38.5~40℃。望之面部呈暗黄色,精神不振,舌尖红,苔白腻,脉浮,体温39.6℃。查肝功能正常,Hb 74g/L, WBC 4×10⁹/L, N 0.72%, L 0.28%,胸透正常。诊为肝胃气郁、化火上逆,治宜疏泻肝胃之气,清降上逆之火。处方:旋覆花6g,代赭石10g,炒枳壳5g,苏梗10g,藿梗10g,香附10g,山楂炭10g,芥穗炭5g,白茅根10g,桑叶10g,佩兰10g,金银花10g,连翘10g。

11月24日二诊:服上药1剂,周身汗出,体温降至38℃。服2剂后但头汗出。3剂身无汗,体温降至正常,胃脘部灼热、小腹胀满疼痛明显减轻,饮食增加,下肢水肿减轻,精神大有好转,未再吐血,唯轻微咳嗽,舌尖红,苔白稍厚,脉滑数。处方:佩兰10g,苏梗10g,藿梗10g,焦苡仁10g,杏仁10g,白蔻3g,云苓10g,白茅根10g,前胡6g,紫苏子5g,冬瓜皮10g。

11月30日三诊:服上药5剂,各症基本消除,无发热,唯时有噫气,下肢微有水肿,舌质正常苔薄白,脉缓。处方:旋覆花6g,代赭石10g,佩兰10g,香附10g,炒陈皮6g,炒枳壳5g,炒白术5g,砂仁5g,瓜蒌皮12g,杏仁10g,苏梗10g,藿梗10g,神曲10g。

服上药13剂,各症皆除,已参加生产劳动。半年后随访,吐血、高热等再未发生。

【按】:此案西医诊断:①发热查因,病毒性感染?②中度贫血。中医诊断:外感高热,证属肝胃气郁,郁久化火。"气有余便是火"系指实火而言,即《黄帝内经》所谈之"壮火"。此案乃肝胃气郁,郁久化火之证。肝之疏泄失常可上逆,胃气不降,肝胃郁火充斥肌表,故高热;热灼血络,溢于脉外,故吐血。"气郁不疏火不降,火热不消血不止,欲退热止血,必解郁降气,降气即降火,火降血自止。"故取香附、枳壳疏达肝郁,旋覆花、苏梗、藿梗、代赭石以降上逆之胃气,佐金银花、连翘、桑叶直清实火,芥穗炭、佩兰透发肌表以利郁热外发,另外用白茅根养阴凉血以助清降之力。如此,气机调和,火平血止,脉静身凉,诸症悉平。20世纪80年代初,消化内镜检查尚未普及时,便已显示了中医的疗效。当然,基于五诊要求,如今应建议患者做胃镜检查,以明确吐血原因。

(余　峰　洪永敦)

参 考 文 献

1. 韩洪凤,王玉生,王剑发.董德懋治疗高热案剖析[J].北京中医,2003,22(4):14-16.
2. 肖红菊,祝伟秀,陈同金,等.综合性医院发热门诊就诊患者流行病学调查研究[J].中华医院感染学杂志,2010,20(23):3699-3700.
3. 刘清泉,张晓云,孔立,等.高热(脓毒症)中医诊疗专家共识意见[J].中国中医急症,2014,23(11):1961-1963.
4. 陈选平,张宁海,杨清荣.急性高热先中医后西医施治中的若干失误及对策[J].陕西中医,1999,20(11):506-507.
5. 姜良铎.中医急诊临床研究[M].北京:人民卫生出版社,2009.

第六节　昏　　迷

昏迷(coma)是指由于各种病因导致的高级神经中枢结构与功能活动(意识、感觉和活动)受损所引起的一种严重意识障碍,是觉醒状态与意识内容均完全丧失的一种意识障碍;患者受强烈的疼痛刺激也不能觉醒,是脑功能逐渐衰竭的主要临床表现之一。根据意识障碍的程度可将昏迷分为浅昏迷、中昏迷和深昏迷。昏迷是一个过渡性状态,最终可向 3 个方向转化:脑死亡或传统的临床死亡;植物生存状态或极低意识状态;意识恢复,伴有或不伴有残疾。引起的昏迷的原因较多,按病变部位不同,可分为以下两类。

(一)颅内病变

1. 脑血管病　常见于脑出血、脑栓塞、蛛网膜下腔出血等。
2. 颅脑损伤　脑震荡、脑挫裂伤、颅内血肿等。
3. 颅内占位病变　脑肿瘤、脑脓肿、脑寄生虫病等。
4. 脑内异常放电　如癫痫持续状态、癫痫全面强直 - 阵挛发作和精神运动性发作等。

(二)全身性疾病

1. 重症急性感染　如流行性出血热、败血症、脑炎等。
2. 内分泌与代谢障碍　低血糖昏迷、肝性脑病、甲状腺危象等。
3. 水、电解质平衡失调　严重低钠、低氯、酸中毒等。
4. 呼吸性酸中毒　CO_2 潴留、肺性脑病。

5. 心血管系统疾病　急性心肌梗死、严重心律失常、心搏骤停复苏后、高血压危象等。

6. 泌尿系统疾病　尿毒症。

7. 中毒　农药中毒、CO 中毒、安眠药物摄入过量等。

8. 物理学损害　如高温中暑、触电、淹溺、自缢等。

在中医学中,昏迷属"神昏"范畴,是以神志昏迷不清,或不省人事,或神识迷糊为特征的常见内科急症。神昏病名首载于宋代许叔微《伤寒九十论》:"神昏,多困,谵语,不得眠。"可见于伤寒、温病、中风、厥病、癫痫等多种危重疾病或多种慢性疾病危重阶段。其他表述诸如"昏聩""昏蒙""昏厥"和"昏谵"等,均属神昏的范畴。

一、病因病机

脑为髓海,元神之府,内寓神机,总统诸神。心藏神,主血脉,君火内安,行气血上奉于脑,神机得血则功能畅开,得气则神机乃发,脏腑经络形体生理活动若一。外感五疫之邪,或热毒内攻,或痰火毒浊上扰,阴阳气血逆乱,皆可致心脑受邪,窍络闭塞,神失所司,而发生神昏。

1. 热陷心包,痰浊蒙窍　外感温热疫毒,热毒火盛,燔灼营血,内陷心包,扰乱神明;或郁阻气分不解,水津不行,酿成痰浊,蒙蔽心窍;或素体脾虚湿盛,邪热蒸灼,痰热互结,上蒙清窍,神失所用,皆可发为神昏。

2. 风火内闭,情志过极　肝失疏泄,木失条达,郁而化火,风阳攻冲,上犯清窍而成神昏。

3. 失血过多,阴竭阳脱　气随血脱;或脾气衰败,泻下频作;或高热大汗,津液内竭;或热邪久困,耗液伤津;或阴竭阳亡,心神失养,脑髓失荣,神无所依,皆可致神昏。

综上所述,本病病位在心、脑。正如《素问·灵兰秘典论》所述:"心者,君主之官也,神明出焉。"热毒、痰浊致气机逆乱,蒙蔽清窍;或气血虚耗,阴阳衰竭,清窍失养,故发为神昏。与肝、脾、肾关系密切,病性以实邪致病居多。发病过程中,各种病因病机可以相互影响,互相转化,形成虚实夹杂。

二、五脏相关与病机转化

神昏的病因有外感、内伤之分。心主神明,脑为元神之府、清窍之所在,主精神意识和思维活动。凡外感时疫,热陷心营;或内伤痰火,阴阳气血逆乱,浊邪上扰等,皆可导致神明失守,清窍闭塞而发病。本证虽病机复杂,表现多端,但神昏之后,不外乎分辨其属于实证或虚证,以及兼湿、兼瘀等兼证。一般热毒、痰浊、风阳、瘀血等阻塞清窍,导致阴阳逆乱,神明蒙蔽者,为闭证,属实。闭证以神昏、牙关紧闭、两手握固、面赤气粗、痰声如拽锯等为特征。凡气血亏耗，阴阳衰竭，不相维系，清窍失养，神无所倚而神昏者，多为脱证，属虚。脱证以神昏、四肢厥冷、汗出、目合、口开、鼾声、手撒、遗尿等为特征。但如属痰浊壅盛，内蒙清窍，又兼气血耗散，神不守舍，以致神昏者，乃为内闭外脱的虚实兼见之证。（图 12-6-1）

温热瘟毒　　气机逆乱，神明失用
情志失调 → 风火相扇，上犯清窍 → 神昏
正气虚弱　　气血虚耗，阴阳衰竭

图 12-6-1　昏迷病因病机示意图

三、临床表现

（一）症状

1. 首发症状　起病有剧烈头痛者以出血性脑血管病，尤其蛛网膜下腔出血多见；病初有发热应考虑颅内或全身感染的可能；首发精神症状时提示病变在大脑额叶或颞叶。

2. 伴随症状　昏迷伴有脑膜刺激征常见于脑膜炎、蛛网膜下腔出血、脑出血、颅内压增高；昏迷伴抽搐常见于脑出血、癫痫持续状态、脑肿瘤、脑水肿、脑缺氧等；昏迷伴偏瘫多见于急性脑血管病；昏迷伴呕吐提示颅内压增高，如脑出血、脑内占位等；早期表现为精神症状者，有脑炎和颞叶癫痫可能。

（二）体征

1. 呼吸　呼吸深快，常见于代谢性酸中毒；浅而慢的呼吸，见于颅内压增高或碱中毒；呼吸过慢或叹息样呼吸，则提示镇静、麻醉药过量；出现潮式呼吸，提示间脑受损。当延髓病变时，可出现深浅及节律完全不规则的呼吸——共济失调性呼吸，提示病情危重。

2. 循环　有感染或蛛网膜下腔出血时往往有心动过速，颅内压增高，多有血压或心率减慢。如患者既往有心房颤动病史，要考虑脑栓塞的可能。

3. 皮肤　皮肤瘀点或瘀斑可见于流行性脑脊髓膜炎、败血症、血液病等；CO 中毒时皮肤呈樱桃红；皮肤潮红见于感染性疾病及酒精中毒；皮肤苍白见于休克；皮肤黄染见于肝胆疾病。

4. 气味　呼气有烂苹果味见于糖尿病酮症酸中毒；有氨味可能为肝性脑病；有尿臭者要考虑尿毒症可能；有大蒜味提示为有机磷农药中毒。

5. 瞳孔　下丘脑病变使瞳孔缩小；中脑病变使瞳孔散大；脑桥病变和吸毒过量、地西泮中毒等均使瞳孔缩小，有机磷农药中毒时瞳孔亦缩小。

6. 瘫痪　如有中枢性面瘫与同侧肢体偏瘫，提示为对侧中枢神经系统病变所致昏迷；大脑半球受累多见偏瘫；颈髓损害出现四肢瘫；脑干病变时出现一侧

脑神经麻痹和对侧肢体瘫痪,称交叉瘫。

7. 去大脑强直 四肢强直伸展,颈后仰,甚至角弓反张,常常因为大脑皮质和中脑同时受累所致。

8. 病理反射 双侧病理征阳性,常见于多种原因所致昏迷,大脑弥漫性损害常出现强握反射、下颌反射亢进和吸吮反射阳性。

(三)理化检查

1. 实验室检查 用快速血糖检测法测血糖,如有低血糖应立即予以纠正。如考虑酒精中毒,用酒精呼吸分析法或血液分析法判断酒精中毒的程度。如昏迷不是由低血糖或酒精中毒引起的,那么需做进一步检查,包括血常规、尿常规、血酮体、电解质、血气分析、肾功能等。对摄入可疑食物的患者要做毒物学筛选,但该检查较昂贵。血氨、肝功能试验、血钙水平和甲状腺功能检查,对相关的患者很有帮助。

2. 影像学检查 根据病情特点选做心电图、X线检查、B超等;CT和MRI对颅内占位性病变、脑血管病变的定位诊断准确性高;脑血管造影和放射性同位素扫描也有助于病因诊断。如考虑颅内有结构性损害,应立即做CT检查;如考虑为代谢性昏迷,且病情仍在恶化,或经一段时间观察仍没有好转,也需做CT检查。

3. 脑脊液检查 脑脊液检查对于昏迷患者的诊断非常重要。脑脊液的压力、性状、生化、常规、培养等是诊断的重要依据。疑为中枢神经系统病变者,都应考虑做脑脊液检查,但注意谨慎穿刺,以免导致脑疝形成。但如为急性外伤或有颅内压升高的表现,应选择CT作为诊断依据,而腰椎穿刺是禁忌的。如患者的病史与中枢神经系统感染一致,应立即做CT,如CT为阴性,需做腰椎穿刺术;如果患者不能立即做CT,就开始用抗生素。

四、辨病辨证

(一)西医辨病

昏迷只是一个症状,不是一个病名。可参照欧洲神经病学研究院(EAN)2020年发布的《昏迷以及其他意识障碍的诊断指南》、2015年《中华神经科杂志》发布的《心肺复苏后昏迷评估中国专家共识》进行诊断及病情评估。

昏迷的病因诊断极其重要。通常必须依据病史、体征和神经系统检查,以及有关的辅助检查资料,经过综合分析,确定导致昏迷的原发病因。由于昏迷的病因众多,而且某些病例的进展甚快,受病情危重或条件所限,无法进行详细或特殊的辅助检查,使病因诊断受到影响。应注意与精神抑制状态、紧张性木僵、闭锁综合征等相鉴别。

【鉴别诊断】引起昏迷的原因很多,需要根据临床症状和体征进行鉴别诊断。如果有明显的发热、头痛、恶心、呕吐、颈项强直,考虑脑膜炎、脑炎可能性大。如果有明显的外伤史,考虑脑挫裂伤引起的昏迷。如果肌肉震颤比较明显,考虑镇静药物过量、乙醇或者拟交感神经药物中毒所引起。另外,低血糖、糖尿病酮症酸中毒、低血压也可以引起昏迷;既往有肝炎、肝硬化,血氨明显增高,也可以出现肝性脑病。

(二)中医辨证

本病因心脑受邪,窍络不通,扰蒙神明,神机受损所致。临床上辨证的关键是辨虚实。

1. 辨证的关键　临床上可分邪毒内闭、痰浊蒙窍、内闭外脱、脱证(亡阴、亡阳)。

2. 辨证与辨病相结合　昏迷可由外感温热疫毒、七情内伤、亡血失津、饮食劳倦等因素引起,辨证有虚实之分,早期实证、虚实夹杂多见,晚期则多见虚证。若临床上伴有休克及感染的相应表现,可以病证相参,细辨标本虚实,按病证遣方用药。

五、治疗

(一)中医辨证论治

神昏属危重之候,一旦发生,当以开窍醒神为治疗原则。闭证以开闭通窍法为主,阳闭用凉开法,阴闭用温开法。此外在辨证时,必须掌握闭、脱的主次,以闭证为主而兼见脱证者,当以祛邪开窍为主,兼以扶正,注意祛邪而不伤正;若以脱证为主,兼见闭证者,当以扶正固脱为主,兼以祛邪。

1. 邪毒内闭

主要证候:神昏,高热或身热不扬,烦躁,或见谵语,二便秘结,舌红或绛,苔厚或腻或黄或白,脉沉实有力。

治法:清热化痰,开闭醒神。

方药:菖蒲郁金汤(《温病全书》)加减或安宫牛黄丸(《温病条辨》)。

常用石菖蒲、炒栀子、鲜竹叶、牡丹皮、郁金、连翘、灯心草、通草、淡竹沥、紫金片。

加减:热甚入营、血分者,可予清营汤、犀角地黄汤等加减;腑实内甚者,加大黄、芒硝、枳实、厚朴;若夹有瘀血者,加桃仁、红花。

2. 痰浊蒙窍

主要证候:神昏谵语,面部水肿,喉中痰鸣,肌肤浮肿,四肢抽搐,舌淡红苔白腻或垢浊,脉滑或弦缓。

治法:化痰醒神。

方药:苏合香丸(《太平惠民和剂局方》)。

3. 脱证

(1)亡阴

主要证候:神志昏迷,皮肤干皱,口唇干燥无华,面色苍白,或面红身热,目陷睛迷,自汗肤冷,气息低微,舌淡或绛、少苔,脉芤或细数或结代。

治法:救阴敛阳,固脱醒神。

方药:全真一气汤(《冯氏锦囊秘录》)加减。

常用熟地黄、熟附子、炒白术、五味子、麦冬、牛膝、人参。

加减:若口干少津,则去附子、白术,加沙参、黄精、石斛等养胃生津。

(2)亡阳

主要证候:昏愦不语,面色苍白,口唇青紫,呼吸微弱,冷汗淋漓,四肢厥逆,二便失禁,舌淡润暗,脉微细欲绝。

治法:回阳救逆。

方药:参附龙牡汤(《方剂学》)加减。

常用制附子、人参、生姜、大枣、龙骨、牡蛎。

(3)内闭外脱

主要证候:神昏,目开口合,肢厥,鼻鼾息微,或声高气促,面色苍白,舌苔厚腻,脉微欲绝。

治法:开闭通窍,回阳固脱。

方药:回阳救急汤(《伤寒六书》)加减。

常用熟附子、干姜、人参、炙甘草、炒白术、肉桂、陈皮、五味子、茯苓、制半夏。

【方药应用】

邪毒内闭:痰热清注射液稀释后静脉滴注,每日 1~2 次;或用醒脑静注射液稀释后静脉滴注,每日 1 次。

脱证,亡阴:生脉注射液稀释后静脉注射,15min/ 次,脱证渐除后改静脉滴注。

脱证,亡阳:参附注射液稀释后静脉滴注。

脱证,内闭外脱:参附注射液或生脉注射液稀释后静脉滴注。

【针灸疗法】常用穴位为手部十二井穴、百会、水沟、涌泉、神阙、承浆、关元、四神聪。可用强刺激,多用泻法。若亡阴神昏,上方去神阙,着重补涌泉、关元、悬钟,其余诸穴平补平泻;若阴阳俱亡,则用凉泻法针涌泉,加灸神阙;若亡阳神昏,重灸神阙,温针关元,用烧山火针涌泉、足三里,其余诸穴平补平泻。

(二)西医治疗

1. 昏迷的基本处理 常规措施:①保持呼吸道通畅,氧疗,必要时气管内插管或切开行人工呼吸。②维持循环功能,尽早开放静脉,建立输液通路(1~3个)。有休克者应迅速扩充血容量,使用血管活性药物,尽快使收缩压稳定在100mmHg左右。有心律失常者应予以纠正;有心肌收缩力减弱者应给予强心剂;心搏骤停时应立即行心肺复苏。③纳洛酮:常用剂量每次0.4~0.8mg,静脉注射或肌内注射,无反应可隔10~15分钟重复用药,直至达预期效果;亦可用1.2~2.0mg加入250~500ml液体中静脉滴注。

2. 病因治疗 针对病因采取及时果断措施是抢救成功的关键。若昏迷的病因已明确,则应迅速给予有效病因治疗。如由颅内占位性病变引起者,若条件许可应尽早做开颅手术,摘除肿瘤;细菌性脑膜脑炎引起者,应迅速给予大量而有效的抗生素治疗;因脑型疟疾而引起的昏迷,则可给予盐酸奎宁0.5g入5%葡萄糖注射液250~500ml中静脉滴注;由于低血糖引起者,应立即给予高渗葡萄糖溶液;若为有机磷农药中毒所致者,应立即用胆碱酯酶复能剂和阿托品等特性解毒剂;糖尿病昏迷应予胰岛素治疗等。

3. 对症治疗 包括控制脑水肿,降低颅内压,维持水电解质平衡,镇静止痛,防治各种并发症,如急性心力衰竭、急性呼吸衰竭、消化道出血、急性肾损伤、急性脑功能衰竭等。

六、中西医结合思路

昏迷属于中医"神昏"范畴,是指由多种病证引起心脑受邪,窍络不通,神明被蒙,以神识不清为特征的急危重症。本病多由外感温热疫毒、七情内伤、亡血失津、饮食劳倦等引起气机逆乱,蒙蔽清窍;或气血虚耗,阴阳衰竭,清窍失养所致。治疗以开窍醒神为总的原则,但苏醒后应注意调理善后,治疗原有病证。治疗之初应及时送至重症监护室,以便于严密监测生命体征,随时抢救,并立即建立静脉通道,保持呼吸道通畅,控制体温,吸氧。中医属闭证者,应以开闭通窍法为主,阳闭用凉开法,阴闭用温开法。中西医结合治疗昏迷,集中西医两法的治疗特长,有助于提高临床治疗效果。

七、辨已病未病与调养

(一)辨已病未病

本病的预防主要是及时治疗各种引起神昏的病证,防止其恶化。对于已病者,需要在规范治疗的基础上加强护理;神昏不能进食者,可用鼻饲,给予足够的营养,并输液、吸氧等。神昏患者应定期翻身按摩,及时做五官及二便的清洁护理等。

（二）调养

①保持口腔清洁,放置压舌板,防止舌咬伤;留置尿管并记录24小时出入量。②加强营养,保证供给足够的营养和水分,保持二便通畅。③保持病房空气清洁,定时翻身按摩,避免压疮发生。④密切关注生命体征的变化,发现危候及时抢救。

八、临床验案

国医大师邓铁涛诊治昏迷验案

吴某,男,26岁,于1983年9月15日上午6时30分,在清理砖窑时,突然晕倒在地,50多分钟后,被工友发现时已昏迷不醒,8时30分送至我院急诊室。

查体摘要:血压140/70mmHg,脉搏120次/min,呼吸28~40次/min,体温37.5℃。神志昏迷,体位被动,双瞳孔等大等圆、对光反射迟钝,颈软,呼吸浅促、节律快慢不等,心率120次/min、律整,双肺闻及痰鸣音,肝脾肋下未触及,生理反射(角膜、腹壁、提睾、腱反射)均减弱,但未引出病理神经反射。拟诊:一氧化碳中毒。

病势危急,立即抢救。给予吸氧、气管内插管、吸痰、留置尿管、心电监护、冰敷头部,开2条输液通道补液,先后使用了呼吸兴奋剂(洛贝林、尼可刹米)、脱水剂(甘露醇、呋塞米)、能量合剂(三磷酸腺苷、肌苷、辅酶A、细胞色素C、维生素B_6、维生素C)、激素(地塞米松)、抗生素(青霉素、链霉素,后用氨苄西林)、冬眠合剂(氯丙嗪、异丙嗪)、强心剂(毛花苷C)、输A型血600ml,纠正电解质平衡(氯化钾、乳酸钠)等等。

虽经上述抢救,但患者仍呈深昏迷状态,且从9月16日下午,持续高热(39.8℃);双瞳孔不等,左侧4mm,右侧2mm,对光反射及生理发射均消失。患者痰涎壅盛,双肺满布湿啰音,四肢不时抽搐。心电图示心肌损害。血检示白细胞计数30 700/mm^3。血气分析:pH 7.545、PCO_2 37.1mmHg、PO_2 63.2mmHg、HCO_3^- 38.0mmol/L、BE 8.7mmol/L。因输液不入,周围静脉压测定200mmH$_2$O,后请外科施行腹股沟大隐静脉切开术,测定中心静脉压以便掌握补液量。

9月17日上午9时,急诊区会诊,特请邓铁涛参加。邓老认为煤气乃温毒之气,患者吸入后即神昏高热,可用温病学说"温邪上受,首先犯肺,逆传心包"之理论指导辨证论治。此乃温邪毒气上侵肺系,内陷心包之证;治宜清营解毒,辟浊开窍。但因患者喉头水肿痉挛,吞咽反射消失,无法插胃管鼻饲中药。根据中医学理论,舌乃心之苗,给药于舌,其作用可通过经络达于心;肺与大肠相表里,灌药入大肠,可收通利泻肺热之效。拟处方如下:①点舌法。用安宫牛黄丸,1丸,溶水10ml,棉签蘸之,不停点舌,通过舌头吸收药物。②灌肠法。生大黄 30g,积雪草 30g,苏叶 15g,煎水 200ml;紫金锭 3 片,研细入药,保留灌肠,一日 2 次。

从 9 月 17 日至 9 月 19 日 3 天内,共用安宫牛黄丸 9 丸,灌肠 6 次。

9 月 20 日早晨,患者体温下降至 37.5℃,痰涎明显减少,吸痰机停止使用,解除心电监护。压迫眶上神经有痛苦表情,角膜反射存在,瞳孔对光反射存在。从深昏迷转为浅昏迷。再请邓铁涛会诊,安宫牛黄丸改为牛黄粉,每日 1g,溶水点舌;灌肠方同前。

9 月 21 日,患者小便常规发现真菌。三请邓铁涛会诊,加大牛黄粉用量,一日 2g,溶水点舌。灌肠方:上午用苇茎 30g,桃仁 12g,冬瓜仁 30g,薏苡仁 20g,丹参 20g,红花 5g;下午用生大黄 30g,积雪草 30g,鲜车前草 30g。22 日处理同上。

9 月 23 日,患者已有吞咽反射,按邓老会诊拟定之处方,插胃管鼻饲中药。陈皮 6g,法半夏 10g,胆南星 12g,竹茹 10g,枳壳 6g,石菖蒲 6g,远志 6g,郁金 10g,桃仁 12g,羚羊角骨 25g(先煎)。灌肠药同前。

从 9 月 25 日起,患者体温 37℃,双肺啰音全部消失,能够睁开双眼,辨认家人,神志渐渐苏醒。9 月 26 日,拔除氧管,停止吸氧;拔除胃管,自行吞食全流质饮食。各项检查:小便常规正常,血 K^+、Na^+、Ca^{2+} 等生化检验正常,心电图正常,白细胞计数 14 800/mm³。鉴于患者病情日趋稳定,经病房同意,于 9 月 27 日由急诊观察室转送入病房。入病房时体温 36.7℃,脉搏 84 次/min,呼吸 20 次/min,血压 100/70mmHg。未再请邓老会诊。后因压疮感染,10 月 3 日突发寒战高热,抢救无效死亡,功亏一篑。

(赵锋利　林新锋)

参 考 文 献

1. 沈洪,刘中民.急诊与灾难医学[M].2 版.北京:人民卫生出版社,2013.
2. 王玉民.中风病神昏的病机探讨[J].中医杂志,1999,40(9):521-523.
3. 姜文,李勇.醒脑静注射液治疗中风病而致神昏的临床分析[J].中国中西医结合急救杂志,2000,7(5):278.
4. Kondziella D, Bender A, Diserens K, et al.European Academy of Neurology guideline on the diagnosis of coma and other disorders of consciousness[J].Eur J Neurol, 2020, 27(5):741-756.

第十三章 常见传染病

第一节 流行性感冒

流行性感冒（influenza）简称流感，是由流行性感冒病毒引起的急性呼吸道传染病。其临床特点为起病急，全身症状明显，如发热、头痛、全身酸痛、软弱无力，而呼吸道症状较轻。主要通过飞沫传染，传染性强，但病程短，常呈自限性。婴幼儿、老年人及体弱者易并发肺炎及其他并发症，可导致死亡。

本病为突发性流行性疾患，在同一地区，1~2天内即可有大量患者同时出现，邻近地区亦可同时暴发或相继发生。散发流行时以冬、春季较多，大流行时则无明显季节性。从病毒是否新发分为新发流感和季节性流感。

本病属中医学时行感冒、感冒、外感发热、温病等范畴。

一、病因病机

本病因外感邪毒或疫毒而致，不同年龄及性别均可罹患，但可因个体体质禀赋及壮弱不同，表现出不同的演变过程。

1. 先天禀赋不足，或后天调养失摄，烦劳无节，饮食肥甘，恣嗜辛辣，感受流感毒邪，从口鼻而入，可从鼻咽发病，迅速下犯气道及肺脏，致肺失清肃，毒热壅聚。

2. 年老体弱且多脏病变，或婴幼儿稚嫩之体，感受流感病毒，因正气不足则早期正邪交争发热等症可较缓，但毒邪可长驱直入，首先犯肺，甚至逆传心包，以至危殆。

3. 常人体质感邪，如新发流感毒力较轻，或感受季节性病邪，或正气存内，可通过正邪交争，围聚毒邪于鼻咽部，或气道上部，不至于入里侵肺。一二周内毒散邪消，从肺表宣化而愈。（图13-1-1）

二、五脏相关与病机转化

流感属于外感病证，病邪从口鼻而入，少部分可从食管下注胃肠。多数患者，病邪局限于鼻咽部，于此处正邪交争，数日后可邪解证消。若毒邪峻烈，或正

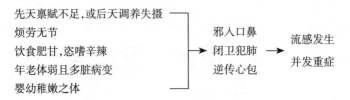

图 13-1-1　流行性感冒病因病机示意图

气不足,邪可从口鼻入气道;若正气不能抵抗,阻困病邪于气管,则可深陷肺脏,毒热结聚,生痰化热,壅塞肺气,肺升降失司、清宣无力;若未能豁痰利气,解毒清透,则肺脏立衰,病情危殆。毒邪上受,又可逆传心包,毒热灼伤心络,速耗气阴,可致心气暴脱,厥脱立现。个别毒注胃肠者,致挥霍缭乱,胃腑失降而恶心呕吐,清气不升而清浊混杂下注,中焦气机紊乱而肠鸣痛胀,如病情失治误治,甚可累及心、肺、脑、肾,喘促、昏迷,病情危重,预后不良。

三、临床表现

(一) 症状

流感发病早期,患者常出现全身性中毒症状,如发热、寒战、头痛、肌肉关节酸痛、虚弱,有时也可能伴随畏光、流泪、眼部灼热感等眼部症状。随病情发展,依据临床表现的不同,可以分为以下几种类型。

1. 单纯型流感　最为常见,发病较急,患者畏寒、发热,体温高达38~40℃,有明显的头痛、乏力、全身酸痛等症状,干咳、鼻塞、流清涕、声音沙哑、喉咙肿痛等在疾病早期即有所表现,但可能为全身性的症状所掩盖;随着全身症状的消退,呼吸道症状则更为突出。一般全身症状重,而呼吸道症状较轻,少数患者可出现水样腹泻。病程一般4~7天,但在痊愈之前咳嗽、虚弱乏力可持续数周。在病程中可能并发细菌性呼吸道感染,以流感嗜血杆菌、肺炎链球菌、金黄色葡萄球菌常见。

2. 肺炎型流感　常为流感病毒导致的病毒性肺炎,可合并细菌感染,以金黄色葡萄球菌多见,可发生严重的并发症。肺炎型流感主要发生在老年人、婴幼儿,有慢性心、肾、肺疾病或免疫缺陷的患者当中。起病初期与典型流感相似,但发病1~2天后病情加重,持续高热、咳嗽、胸痛,咳片块状、淡灰色黏痰。一般在1~2周后逐渐缓解而愈。重症者病情持续恶化,出现气急、发绀、咯血等,并可发展为急性呼吸窘迫综合征或诱发心力衰竭而导致死亡。

3. 中毒型流感　临床上较为少见,出现严重毒血症,主要表现为高热、中毒性脑病、休克及弥散性血管内凝血,病死率较高。

4. 轻型流感　急性起病,轻到中度发热,全身及呼吸道症状较轻,病程

2~3 天。

5. 婴幼儿流感　流感症状不典型,部分患儿出现喉气管支气管炎,严重者可出现呼吸道梗阻。此型流感虽然不多见,但是病情发展突然,常伴有嗜睡、拒奶、呼吸暂停等;若伴有肺炎,病死率高。

6. 其他流感　部分患者以腹痛、腹泻等胃肠道症状为主,又称胃肠型流感。例如,在 2009 年暴发的 H1N1 流感疫情和部分禽流感病毒感染病例中,消化道症状突出。主要表现为恶心、呕吐以及腹泻等。此外,流感还可以导致心肌炎、心包炎、脑膜炎、脑炎、急性炎症性脱髓鞘性多发性神经病及急性肌炎等,若不恰当使用水杨酸类药物则可能引发脑病合并内脏脂肪变性综合征。

(二)体征

发热是流感最常见的首发表现,体温通常在发病 12 小时内迅速升高,可达 38~40℃,持续 1~5 天。然而,在老年人或免疫缺陷人群中,发热症状可能并不显著。肺炎型流感或合并细菌性肺炎时,查体可发现双肺呼吸音减弱,可闻及哮鸣音或湿性啰音,X 线检查可见两肺广泛小结节性浸润,近肺门较多,外周较少。

(三)理化检查

1. 一般检查　外周血白细胞总数不高或偏低,中性粒细胞分类显著减少,淋巴细胞相对增加,单核细胞计数也可上升,常持续 10~15 天。如合并细菌性感染,则白细胞总数及中性粒细胞计数增高。部分病例出现低钾血症,少数病例可见肌酸激酶、谷草转氨酶、谷丙转氨酶、乳酸脱氢酶、肌酐等升高。

2. 影像学检查　重症患者可显示单侧或双侧肺炎,少数可伴有胸腔积液。

3. 实验室检查　呼吸道分泌物或呼吸道上皮细胞中,流感病毒抗体阳性,或通过病毒分离培养可确立诊断。随着 PCR 技术的发展,通过核酸扩增试验检测流感病毒 RNA 的敏感性比病毒分离培养更高,可在 4~6 小时内获得结果。使用单克隆抗体快速检测模块,可以提供更及时的诊断依据,但敏感性相对较差,应结合流行病史和临床症状综合考虑。血清学检查,取急性期(发病 7 天内采集)和恢复期(间隔 2~3 天采集)的 2 份血清,对流感特异性 IgM 和 IgG 抗体进行对比,后者抗体滴度比前者有 4 倍以上升高。合并细菌感染,根据常规的微生物检查进行鉴别诊断。正常的降钙素原水平,在住院患者中,可能对鉴别流感合并细菌性肺炎有一定价值。

四、辨病辨证

(一)西医辨病

1. 流行病学史　对于散发的流感病例,通常不能根据临床表现辨别是病毒性还是非病毒性病原体导致的。在流行季节,当官方宣布流感疫情发生时,同一地区或医院大量出现的典型发热性呼吸道症状病例,可为诊断提供非常有价值的线索。在任何时期,出现发热伴咳嗽和/或咽痛等急性呼吸道症状,并且可以追踪到与流感相关的流行病学史,如患者发病前7天内曾到有流感暴发的单位或社区,与流感可疑病例共同生活或有密切接触,从有流感流行的国家或地区旅行归来等,需要考虑是否为流感。

2. 症状与体征　①发热伴咳嗽和/或咽痛等急性呼吸道症状;②发热伴原有慢性肺部疾病急性加重;③婴幼儿和儿童发热,未伴其他症状和体征;④老年人(年龄≥65岁)新发呼吸道症状,或出现原有呼吸道症状加重,伴或未伴发热;⑤重病患者出现发热或低体温。

3. 病原学检查　若有条件,对出现以上情况的病例,可安排病原学检查以明确诊断。具有临床表现,以下1种或1种以上的病原学检查结果呈阳性者,可以确诊为流感。①流感病毒核酸检测阳性(可采用实时逆转录PCR);②流感病毒快速抗原检测阳性(可采用免疫荧光法和胶体金法),需结合流行病学史作综合判断;③流感病毒分离培养阳性;④急性期和恢复期双份血清的流感病毒特异性IgG抗体水平呈4倍或4倍以上升高。

【鉴别诊断】

1. 普通感冒　流感的临床症状无特殊性,易与普通感冒相混淆。通常,流感的全身症状比普通感冒重;追踪流行病学史有助于鉴别;普通感冒的流感病原学检查阴性,或可找到相应的感染病原证据。

2. 其他类型上呼吸道感染　包括急性咽炎、扁桃体炎、鼻炎和鼻窦炎。感染与症状主要限于相应部位。局部分泌物流感病原学检查阴性。

3. 下呼吸道感染　流感有咳嗽症状或合并气管支气管炎时,需与急性气管支气管炎相鉴别;合并肺炎时需要与其他肺炎,包括细菌性肺炎、衣原体肺炎、支原体肺炎、病毒性肺炎、真菌性肺炎、肺结核等相鉴别。根据临床特征可作出初步判断,病原学检查可帮助确诊。

4. 其他非感染性疾病　流感还应与伴有发热,特别是伴有肺部阴影的非感染性疾病相鉴别,如结缔组织病、肺栓塞、肺部肿瘤等。

(二)中医辨证

1. 抓特征辨病证　本病可分为季节性流感及新发流感两类,且在传染性方面二者有区别。如果发现病情有传播特征,应立即高度警惕,将此病列入中医"疫病"范畴,采取相应的隔离保护措施,同时再按外感发热类感冒辨证。流感相对于一般的"伤风""伤寒"等以风寒表证起始的外感证,可能初期具有短期的表实寒证,但多数情况下迅速转为风热表证,或一开始即表现为风热表证,症见高热、头痛、咽痛、关节痛、肌肉酸痛,此时病尚在表,但只有少数有畏寒表现。故本病的初期辨证,以风热为主,可能兼有风寒或湿邪,临床结合相关的舌脉表现,可确诊病种及病性。

2. 抓传变规律,判动态证型　本病初期在表、在肺卫,若体质壮实,可阻邪于鼻咽,延续数日轻微症状而向愈。但多数患者,尤其是感受新发病毒,或毒力较剧之邪,病邪常从口鼻入,后经气道随呼吸向下蔓延,入肺壅结,导致肺热壅盛,甚至化痈成脓。病情急骤者,可致肺脏急衰。本病多数患者入里演变常遵循温病卫气营血的传变规律,此为顺传;有逆传者,尚未完全传入肺腑,即直传心包,或直中脑窍,致心衰及脑衰,危殆立至。故临床易随时防变,宜采取"截断疗法"处理。

3. 抓主要病机,重固护正气　对于体质素弱或合并其他病证者,因正气虚衰,除在一开始即应扶助正气采取相应治则外,在病程的中后期应加强益气养阴等措施,以期祛邪务尽,杜绝病久滋生变证,迁延为慢性病证。

五、治疗

(一)中医辨证论治

本病由外邪入里所致,宜参照卫气营血辨证为主施治。具体治疗按中医治疗汗法原则。初期宜解表为主,以辛凉为主,佐以辛散或辛温加强解表散邪祛毒之功,有明显温邪者可兼以化湿。中期邪达气分,呈卫气同病之势,宜清解同施;入营动血则宜凉血和营,同时仍宜配合清解毒邪。后期宜固护气阴,清余邪而安脾肺。变证宜随证治之,整个治疗过程宜争取主动,截断处理。

1. 邪犯肺卫(相当于西医的单纯型流感)

主要证候:发热初起,或有恶寒,头痛,身痛,肢困,干咳,少痰,或有咽痛,乏力,气短,口干,舌苔白或黄或腻,脉滑数。

治法:清肺解毒,宣肺透邪。

方药:银翘散(《温病条辨》)加减。

方中金银花、连翘、淡竹叶辛凉清热宣透;薄荷、荆芥穗、淡豆豉疏风解表,驱邪外出;桔梗、牛蒡子、甘草轻宣肺气,利咽散结;芦根甘凉轻清,清热生津以止渴。诸药合用,共奏辛凉解表、清肺透热之效。

加减:酌加僵蚕、蝉蜕以增强祛风解毒作用。咽喉痛者,加岗梅根、玄参、马勃;热毒盛者,加柴胡、黄芩、重楼;咳嗽较剧者,加枇杷叶、蝉蜕、僵蚕;痰黄稠者,加浙贝母、瓜蒌仁、桑白皮;纳差、苔厚腻者,加苍术、厚朴、茯苓;如果项背强痛,眼眶酸重,加葛根、柴胡清泻肌腠郁热。

2. 疫毒壅肺(相当于西医的肺炎型流感)

主要证候:高热不退,汗出热不解,憋气胸闷,喘息气促,咳嗽少痰,或痰中带血,恶心呕吐,或脘腹胀满,或便秘,或便溏不爽,气短乏力;甚则烦躁不安,口唇紫暗,舌红或暗红,苔黄腻,脉滑数。

治法:清热泻肺,解毒散瘀。

方药:麻杏甘石汤(《伤寒论》)加减。

方中生石膏辛寒清宣肺热,麻黄辛温宣散肺气,二药合用,则清散肺经郁热,即"火郁发之",使肺气肃降有权,以平喘急;杏仁苦降肺气,助麻黄、石膏清肺平喘;炙甘草益气和中,调和于寒温宣降之间。四药配合,共奏清热化痰、宣肺平喘之功,使表邪得解,里热得清。

加减:里热较甚者,加黄芩、知母、淡竹叶以清热泻火;咳嗽气急者,加枇杷叶、桑白皮、贝母以清肃肺气;夹瘀者,加丹参、郁金、桃仁;咳血者,加白茅根、牡丹皮、侧柏叶;大便秘结者,加生地黄、大黄。

3. 气营同病

主要证候:高热恶热,入夜尤甚,烦躁不安,咳嗽,口渴不欲饮,尿黄,甚或神昏、谵语,面色晦滞,舌红绛,苔少,脉细数。

治法:清营泄热,宣肺透热。

方药:清营汤(《温病条辨》)加减。

方中犀角(现以水牛角代)咸寒,主清心营;黄连苦寒,清热解毒;生地黄甘寒以清营凉血;玄参、麦冬配生地黄以养阴清热;金银花、连翘、淡竹叶性凉质轻,以清透泄热,使营分邪热转出气分而解,即"入营犹可透热转气"之意;热与瘀结,用丹参活血脉络、清瘀热,又可除烦、养心血。全方清营、养阴、活血相配,共奏清营透热、活络消瘀之效。

加减:气短乏力重者,加西洋参以益气养阴;大便秘结者,加生大黄、瓜蒌、杏仁。

4. 毒入营血

主要证候:发热萎靡,甚或神昏、谵语,烦躁不安,入夜尤甚,肌肤发斑,斑色紫黑,或出现吐血、衄血、便血、尿血等,咳嗽,口渴不欲饮,尿黄,面色晦滞,舌红绛起刺,苔少,脉细数。

治法:清热解毒,凉血散瘀,安神开窍。

方药:犀角地黄汤(《外台秘要》)加减。

临床应用于治疗重症流感,伴发血小板减少、弥散性血管内凝血等血分热盛者。方中苦咸寒之犀角(以水牛角代),凉血清心解毒,为君药;甘苦寒之生地黄,凉血滋阴生津,一则清热凉血止血,二则恢复已失之阴血;赤芍、牡丹皮清热凉血,活血散瘀,故为佐药。

加减:若见蓄血,喜妄如狂者,邪热与血瘀互结,加大黄、黄芩,以清热逐瘀,凉血散瘀;郁怒而有肝火者,加柴胡、黄芩、栀子以清泻肝火;热伤血络,破血妄行之出血,加白茅根、侧柏炭、小蓟以凉血止血。对于四肢痉挛、抽搐严重的患者,用紫雪丹;高热不退引起神志不清者,用安宫牛黄丸;痰迷心窍、昏迷不醒,用至宝丹,先将丸散溶入温开水中,尽快从鼻饲管注入。宜配合静脉输入醒脑静注射液等。对于痰多的患者,先予吸痰,然后灌竹沥水以化痰排痰。还可以配合针刺疗法以清热泻火、扶正祛邪。

5. 正虚邪陷

主要证候:呼吸急促或微弱,或辅助通气,神志淡漠甚至昏蒙,面色苍白或潮红,冷汗自出或皮肤干燥,四肢不温或逆冷,口燥咽干,舌暗淡苔白,或舌红绛少津,脉微细数或微弱。

治法:扶正固脱。

方药:偏于气虚阳脱者,选用人参、制附子、干姜、炙甘草、山茱萸等;偏于气虚阴脱者,可选用红参、麦冬、五味子、山茱萸、生地黄、炙甘草等。

【方药应用】

1. 中成药静脉滴注　选用热毒宁注射液 20ml 加入 5% 葡萄糖注射液或生理盐水 250ml 静脉滴注;或痰热清注射液 20~40ml 加入 5% 葡萄糖注射液或生理盐水 250~500ml 静脉滴注;或醒脑静注射液 20~30ml 加入 5% 葡萄糖注射液或 0.9% 氯化钠注射液 250~500ml 静脉滴注。

2. 中成药口服　连花清瘟胶囊口服,每次 4 片,每日 3 次,热退后停用。高热神昏者加服安宫牛黄丸,每次 1/2~1 粒,每日 2 次。

3. 厥脱者　可选用参脉注射液或参附注射液 40ml,加入 5% 葡萄糖注射液或生理盐水 250ml 静脉滴注。

【针灸疗法】必要时可配合针刺曲池,采用泻法退热。或选内关、合谷、太阳、印堂针刺,缓解头痛。

（二）西医治疗

1. 流感治疗的基本原则　根据病情严重程度评估确定治疗场所,保持通风,并隔离患者;及早使用抗病毒药物;加强支持治疗并预防并发症;避免盲目或不恰当使用抗菌药物;合理使用对症治疗药物。

2. 抗流感病毒药物使用原则

（1）推荐使用:凡实验室病原学确认或高度怀疑流感、且有发生并发症高危因素的成人和儿童患者,不论基础疾病、流感疫苗免疫状态以及流感病情严重程度,都应当在发病 48 小时内给予治疗。如果发病 48 小时后,标本流感病毒检测阳性,亦推荐应用抗病毒药物治疗。

（2）考虑使用:临床高度怀疑或实验室确认流感、没有并发症危险因素、发病 <48 小时就诊,但希望缩短病程并进而降低可能出现并发症的危险性,或者

与流感高危并发症患者有密切接触史的门诊患者,可以考虑使用抗病毒药物治疗。其中症状显著且持续 >48 小时的患者也可以从抗病毒治疗中获益,但其安全性和疗效尚无前瞻性研究评价。

3. 抗流感病毒药物　抗流感病毒化学治疗药物现有 M2 离子通道阻滞剂和神经氨酸酶抑制剂两类。前者包括金刚烷胺和金刚乙胺;后者包括奥司他韦和扎那米韦。

(1) M2 离子通道阻滞剂:阻断流感病毒 M2 蛋白的离子通道,从而抑制病毒复制,但仅对甲型流感病毒有抑制作用。包括金刚烷胺(Amantadine)和金刚乙胺(Rimantadine)两个品种。不良反应有神经质、焦虑、注意力不集中和轻度头痛等,多见于金刚烷胺;胃肠道反应有恶心、呕吐,大多比较轻微,停药后可迅速消失。金刚烷胺推荐剂量为成人 200mg/d,老年人 100mg/d,小儿 4~5mg/(kg·d)(最高 150mg/d),分 2 次口服,疗程 3~4 天。

(2) 神经氨酸酶抑制剂:作用机制是阻止病毒由被感染细胞释放和入侵邻近细胞,减少病毒在体内的复制,对甲型、乙型流感均具活性。在我国上市的有两个品种,即奥司他韦(Oseltamivir)和扎那米韦(Zanamivir)。临床研究显示,神经氨酸酶抑制剂能有效缓解流感患者的症状,缩短病程和住院时间,减少并发症,节省医疗费用,并有可能降低某些人群的病死率,特别是在发病 48 小时内早期使用。不良反应包括胃肠道症状、咳嗽和支气管炎、头晕、疲劳以及神经系统症状(头痛、失眠、眩晕);曾报道有抽搐和神经精神障碍,主要见于儿童和青少年,但不能确定与药物的因果关系;此外,偶有皮疹、过敏反应和肝胆系统异常。奥司他韦成人推荐剂量为 75mg,每日 2 次,连服 5 天;肾功能不全患者肌酐清除率 <30ml/min 时,应减量至 75mg,每天 1 次;儿童用药剂量与成人不同,疗程相同。儿童按体重给药:体重≤15kg 者,使用 30mg,每日 2 次;16~23kg 者,用 45mg,每日 2 次;24~40kg 者,用 60mg,每日 2 次;>40kg 者,用 75mg,每日 2 次。婴儿 <3 个月者,24mg/d,每日 2 次;3~5 个月者,40mg/d,每日 2 次;6~11 个月者,50mg/d,每日 2 次。无论成人或儿童,都应在发病 48 小时内给予治疗。

在紧急情况下,对于大于 3 个月的婴儿,即使时间超过 48 小时,也应进行抗病毒治疗。

六、中西医结合思路

对于流感的临床诊断,首先通过临床表现确定是否为流感,其次根据流行病学情况初步判定是季节性流感还是新发流感。对接诊患者应按照中医的卫气营血理论进行病性的阶段判别,同时可结合西医指南进行轻症、重症的划分。

轻症流感多有自限性;重症流感,尤其是新发的重症流感,免疫力低下人群、合并复杂病证者、儿童及年老者,病程会延长或出现急危症状,从而在重症发生率增高的基础上出现病死率不可避免的增加。因此,尽早干预,以中医解表法为主配合早期抗病毒药的综合处理,可有效缩短病程,阻止病证向危重阶段发展,从而减少重症发生率及病死率。

七、辨已病未病与调养

(一)辨已病未病

1. 控制传染源　季节性流感在人与人之间传播能力很强,与有限的治疗措施相比,积极防控更为重要。及早对流感患者进行呼吸道隔离和早期治疗,隔离时间为 1 周或至主要症状消失。

2. 切断传播途径　流行期间减少大型集会或集会活动,接触者应戴口罩,流感患者的用具及分泌物应彻底消毒。

3. 保护易感人群　主要的措施为疫苗接种。接种流感疫苗是其他方法不可替代的最有效预防流感及其并发症的手段。疫苗需每年接种方能获有效保护。疫苗毒株的更换由 WHO 根据全球监测结果来决定。优先接种人群包括:患流感后发生并发症风险较高的人群;6~59 月龄婴幼儿;≥60 岁老人;患慢性呼吸道疾病、心血管疾病、肾病、肝病、血液病、代谢性疾病等的成人和儿童;患有免疫抑制疾病或免疫功能低下的成人和儿童;生活不能自理者,因神经系统疾患等自主排痰困难、有上呼吸道分泌物误吸等风险者;长期居住疗养院等慢性疾病护理机构者;妊娠期妇女及计划在流感季节怀孕的妇女;18 岁以下青少年长期接受阿司匹林治疗者;有较大机会将流感病毒传播给高危人群的人员。不宜接种疫苗的人群包括:对卵蛋白或任何疫苗过敏者;中、重度急性发热者;曾患急性炎症性脱髓鞘性多发性神经病(简称格林 - 巴利综合征)者;医师认为其他不能接种流感疫苗者。

4. 抗病毒药物预防　药物预防不能代替疫苗接种,只能作为没有接种疫苗或接种疫苗后尚未获得免疫能力的高合并症风险人群的紧急临时预防措施。应选择对流行毒株敏感的抗病毒药物作为预防药物,疗程应由医师决定,一般 1~2 周。对于虽已接种疫苗但因各种原因导致免疫抑制,预计难以获得有效免疫效果者,是否要追加抗病毒药物预防以及投药时机、疗程、剂量等,也应由医师来作出判断。

(二)调养

流感患者宜饮食清淡,忌食辛辣油腻之品,多饮水,保持大便通畅;适当运动,增强体质,保证睡眠,劳逸结合;尽量少去人群聚集的场所;保持室内通风,勤洗手;避免接触呼吸道感染患者,必要时做好个人防护,比如佩戴口罩、穿隔离衣等;保持良好的呼吸道卫生习惯,咳嗽或打喷嚏时用纸巾、毛巾等遮住口鼻,咳嗽或打喷嚏后洗手,尽量避免触摸眼睛、鼻或口。

流感有一定的自限性,尤其是季节性流感,极轻微症状者经休息配合多饮粥水即可渡过症状期,自行痊愈;轻症者经过合理的治疗,如单用中药或配合应用西药方案后,可在1~2周内痊愈;重症者采用中西医结合处理,一般的病例经过一段时间后,可进入稳定好转期。多数患者能够治愈康复出院,病情危重者主要出现于新发流感的重症患者、合并其他严重复杂的基础病变者、治疗措施失当者、老弱或严重免疫缺陷者,多死于呼吸衰竭或 / 和并发症、多器官功能衰竭。

八、临床验案

左俊岭治疗流行性感冒验案

麦某,男,52岁,海南三亚籍。因"发热4天"于2009年9月20日按急诊就诊。患者于9月16日开始发热,当时体温38.8℃,初始1天余略有恶寒,伴口苦、口干、咽痛、咳嗽,痰少质黏色黄白,周身疲倦,曾在广州新市医院门诊就诊,给予"静脉滴注清开灵针、左氧氟沙星注射液、口服泰诺"等治疗,仍反复发热,体温在38.2~39.6℃。9月20日求诊于我院急诊内科,当时症见高热,伴周身酸痛,疲倦乏力,头痛,咽痛,咳嗽,咳黄白黏痰,口干苦,纳差,无鼻塞流涕,无恶寒,全身无皮疹,小便黄短,大便调。舌质淡红,苔黄白略腻,脉滑数。查体:T 39.3℃,P 94次/min,R 22次/min,BP 126/82mmHg。神志清,急性病容,全身皮肤无黄染,未见焦痂及出血点,浅表淋巴结无肿大。咽充血(++),双侧扁桃体不大。胸廓正常,叩诊清音,双肺呼吸音略粗,未闻及干、湿啰音,腹软无压痛,肝脾肋下未触及。辅助检查:白细胞计数 3.2×10^9/L,中性粒细胞百分数40.7%,淋巴细胞计数 1.5×10^9/L,红细胞计数 4.7×10^{12}/L,血红蛋白124g/L,血小板计数 90×10^9/L。胸片提示左下肺纹理较粗。

中医诊断:流感(邪犯肺卫)。

西医诊断:①流感(轻症);②急性支气管炎。

治法:清肺解毒,宣肺透邪。

方药:银翘散加味。

处方:金银花15g,连翘15g,牛蒡子15g,僵蚕10g,蝉蜕6g,桔梗10g,枇杷叶10g,玄参10g,芦根6g,岗梅根20g,荆芥10g,淡豆豉10g,黄芩10g,甘草6g。每日2剂,水煎服,早晚各1次。中药针剂给予热毒宁注射液20ml加入5%葡萄糖溶液250ml静脉滴注,每日2次;清开灵注射液20ml加入5%葡萄糖溶液250ml中静脉滴注,每日1次;中成药口服柴葛感冒退热颗粒(本院制剂),以加强清热解毒、达邪透热作用。

上述方案连用 2 天后,热退身凉,精神转佳,饮食正常,头痛咽痛消失。9 月 23 日测体温在 36.5~36.9℃,嘱停上药,改用院内制剂柴葛感冒退热颗粒与养肺润燥颗粒冲服 3 天,以序贯治疗巩固疗效。

【按】本病例具有以下特点:①初起发热重、恶寒轻,口苦咽痛,痰色黄白,乃风热表证;而后高热、头身痛、咳嗽咳痰、口干苦、舌淡红、苔黄白、脉滑数,热邪渐入肺卫,发热虽高,肺部叩诊清音,听诊未及干湿啰音,胸片示左下肺纹理较粗,无里证,而表证备焉,乃邪犯肺卫,正邪交争,卫气外浮而发热。②外周血白细胞计数及中性粒细胞百分数偏低,结合患者症状及体征,西医诊断考虑轻症流感。本病治疗效果极为满意,治疗 2 天后热退身凉,精神转佳,饮食正常,头痛咽痛消失。中医治疗方面:①辨证施治,以辛凉平剂银翘散为主方治疗,辛凉透表,清热解毒,奏以轻去实之能,用之得法,收以良效;②中药针剂热毒宁注射液、清开灵注射液静脉滴注,具有抗炎退热、抑菌抗病毒作用;③加用柴葛感冒退热颗粒解肌退热、生津止渴,且热病后期阴津损伤,又予养肺润燥颗粒清润燥热、滋养肺胃。

(左俊岭)

参 考 文 献

1. 李兰娟,任红. 传染病学［M］.9 版. 北京:人民卫生出版社,2018.
2. 薛博瑜,吴伟. 中医内科学［M］.3 版. 北京:人民卫生出版社,2016.
3. 葛均波,徐永健. 内科学［M］.8 版. 北京:人民卫生出版社,2013.
4. 中国医师协会急诊医师分会,中华医学会急诊医学分会,中国人民解放军急救医学专业委员会,等. 中国成人流行性感冒诊疗规范急诊专家共识［J］.中华急诊医学杂志,2019,28（10）:1204-1217.
5. 中华人民共和国国家卫生健康委员会,国家中医药局. 流行性感冒诊疗方案(2019 年版)［J］.中华临床感染病杂志,2019,12（6）:451-455.
6. 周贝,吕佳康.《中药新药治疗流行性感冒临床研究技术指导原则》解读［J］.中国临床药理学杂志,2017,33（14）:1382-1384.

第二节　慢性病毒性肝炎

慢性病毒性肝炎(chronic viral hepatitis)是指急性肝炎病程超过半年,或既往有乙型、丙型、乙型重叠丁型肝炎病毒再次发作并有肝炎临床表现者。组织学检查可显示不同程度的肝细胞坏死和炎症。发病日期不明或虽无肝炎病史,但根据临床表现、实验室检查、影像学及活体组织病理检查综合分析,亦可作出相应诊断。

病毒性肝炎呈世界性分布,各国感染率不同。世界卫生组织报道,全球约20亿人曾感染乙型肝炎病毒(hepatitis B virus,HBV),其中2.4亿人为慢性HBV感染者,每年约有65万人死于HBV感染所致的肝衰竭、肝硬化和肝细胞癌。而丙型肝炎病毒(hepatitis C virus,HCV)感染率约为2.8%,估计约1.85亿人,每年因HCV感染导致死亡的病例约35万例。

2006年全国血清流行病学调查结果表明,我国1~59岁一般人群HBsAg携带率为7.18%,而该人群抗-HCV流行率为0.43%,在全球范围内属HCV低流行地区。据此推算,我国慢性HBV感染者约9 300万人,其中慢性HBV感染患者约2 000万例;HCV感染者约560万,如加上高危人群和高发地区的HCV感染者,约1 000万例。2014年中国疾病预防控制中心对全国1~29岁人群乙型肝炎血清流行病学调查结果显示,1~4岁、5~14岁和15~29岁人群HBsAg检出率分别为0.32%、0.94%和4.38%;抗-HCV阳性率也是随着年龄增长而逐渐上升,1~4岁组为0.09%,50~59岁组升至0.77%,男女间无明显差异。

HBV和HCV都可通过血液、母婴、体液以及医源性途径传播。HBV和HCV不经呼吸道和消化道传播,因此,日常学习、工作或生活接触,如在同一办公室工作(包括共用计算机等办公用品)、握手、拥抱、同住一宿舍和共用厕所等无体液暴露的接触下,不会传染HBV、HCV。

慢性病毒性肝炎可参照中医学"黄疸""胁痛""积聚""虚劳"等病证进行辨证论治。

一、病因病机

中医学认为,本病由于湿热疫毒之邪内侵,当人体正气不足、无力抗邪时,加之外感、情志、饮食、劳倦而诱发。病位在脾、胃、肝、胆,且与肾密切相关。湿热疫毒隐伏血分,可以引发湿热蕴结证;因肝主疏泄、喜条达,若情志不畅可引发肝郁气滞证;因肝病传脾,或湿热疫毒伤脾,可导致肝郁脾虚证;因"肝肾同源",或热毒伤阴,或郁久化火伤阴,可导致肝肾阴虚证;因肝体阴用阳,久病阴损及阳而克脾伤肾,可导致脾肾阳虚证;因气血失调,久病致瘀入络,导致瘀血阻络证。若肝气郁结,湿热、瘀血阻滞脉络,或肝阴不足,络脉失养,则出现胁痛;若湿邪困遏脾胃,壅塞肝胆,疏泄失常,胆汁泛溢,则出现黄疸;若肝气不畅,脾运失职,肝脾失调,气血涩滞,壅塞不通,形成腹内结块,则出现积聚;若气血阴阳亏损,日久不复,以脏腑虚候为主要临床表现,则出现虚劳。

1. 外感时邪疫毒,由表入里,熏蒸肝胆,肝胆失于疏泄,胆汁外溢于肌肤、上注于目窍、下流于膀胱,故身、目、小便俱黄,发为黄疸。

2. 七情内伤,情志不舒,以致肝气抑郁,疏泄失司,气阻络痹,导致胁痛、积聚。

3. 酒食不节,饥饱失宜,或药毒所伤(解热镇痛抗炎药、激素、抗结核药物等),损伤脾胃,脾胃失其健运腐熟之职,饮食不能化生水谷精微,反成湿浊痰饮,郁久化热,湿热熏蒸肝胆,发为黄疸;湿热郁于肝胆,疏泄失司,发为胁痛。

4. 久病耗伤,劳欲过度,或精血亏虚,肝阴不足,血不养肝,脉络失养,拘急而痛,发为胁痛;或脾阳受损,寒湿内生,困遏中焦,壅塞肝胆,发为黄疸。

二、五脏相关与病机转化

肝主疏泄,为藏血之所;脾主运化,为气机升降之枢纽、气血生化之源。《素问·宝命全形论》指出:"土得木而达。"肝木得疏有助于脾土之健运,脾土健运则肝血充沛、疏泄正常。若脾虚不运,湿浊内生,湿邪郁久化热,湿热熏蒸肝胆,胆汁外溢而出现黄疸;湿热壅滞,血阻腹内而出现腹中结块;肝胆疏泄不畅则发为胁痛;若脾虚气血生化之源不足,肝之阴血亏虚,或久病脾虚及肾,肾精难以化生阴血,均可出现血败而不能华色,从而引发黄疸;肝肾阴虚,精亏血少,肝脉失于濡养,则胁肋隐隐作痛;若肝气郁滞,木旺乘土,或肝木虚弱,不能疏泄脾土,即"木不疏土",均可导致脾失健运,胃失和降,出现倦怠乏力、肢体困重、食欲不振、腹胀便溏、口淡无味,甚至全身水肿等表现。由此可见,从病机上看,脾病湿盛为本病之本,病位主要在肝、脾,并与肾密切相关。

湿热毒邪侵入人体后发展为慢性病毒性肝炎,是人体正气已虚之故。这与西医学认为慢性病毒性肝炎与机体免疫功能低下或紊乱有关的观点相一致。本病发病及发展的因素众多,但患者本身存在脾肾不足(本虚)因素,又有湿热、瘀血、气滞、痰湿等(标实)内蕴互结,所以本虚标实是本病的主线,切不可祛邪伤正或扶正留邪。(图13-2-1)

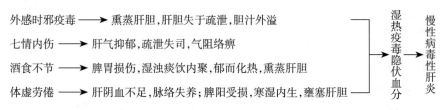

图13-2-1 慢性病毒性肝炎病因病机示意图

三、临床表现

(一)症状

临床上根据慢性肝炎病情严重程度,分为轻、中、重3型。轻度临床症状轻微或缺如;中度介于轻度和重度之间;重度有明显或持续的肝炎症状,如乏力、食欲不振、腹胀、尿黄、便溏等。

（二）体征

轻度体征轻微或缺如；中度介于轻度和重度之间；重度有肝病面容、肝掌、蜘蛛痣、脾大等体征，且无门静脉高压表现。

（三）理化检查

1. 肝功能检查　轻者谷丙转氨酶［GPT，又称丙氨酸转氨酶（ALT）］略有升高；中度者 GPT 和谷草转氨酶［GOT，又称天冬氨酸转氨酶（AST）］反复或持续中等度升高；重度患者除 GPT 和 GOT 反复明显升高外，还有 ALP、γ-GT、胆红素不同程度升高，血清白蛋白降低，球蛋白升高，凝血酶原时间延长，凝血因子 Ⅱ、Ⅴ、Ⅶ、Ⅸ、Ⅹ减少。

2. 肝炎血清学检测　传统 HBV 血清学标志物包括 HBsAg、抗 -HBs、HBeAg、抗 -HBe、抗 -HBc 和抗 -HBc IgM。HBsAg 阳性表示 HBV 感染；抗 -HBs 为保护性抗体，阳性表示具备 HBV 免疫力，见于乙型肝炎康复期及接种乙型肝炎疫苗者；HBeAg 阳性提示病毒活动，有传染性；抗 -HBe 阳性提示传染性减弱，见于乙肝恢复期；抗 -HBc IgM 阳性多见于急性乙型肝炎，慢性 HBV 感染急性发作多表现为低水平阳性；抗 -HBc 总抗体主要是抗 -HBc IgG，只要感染过 HBV，不论病毒是否被清除，此抗体多为阳性。

抗 -HCV 检测（化学发光免疫分析法或者酶联免疫吸附法）可用于 HCV 感染者的筛查。快速诊断测试（RDT）可以用来初步筛查抗 -HCV，如通过指血或唾液的快速检测试验。

3. 肝炎病毒学检测　HBV DNA 定量主要用于评估 HBV 感染者病毒复制水平，是抗病毒治疗适应证选择及疗效判断的重要指标。HBV 可以在慢性持续性感染过程中自然变异，也可因抗病毒药物治疗诱导病毒变异，均可导致对抗病毒药物敏感性下降，因此及时进行耐药突变株检测有助于临床医师判断耐药发生并尽早调整治疗方案。

对于抗 -HCV 阳性者，应进一步检测 HCV RNA，以确定是否为现症感染，并可用于抗病毒治疗前基线病毒载量分析，以及治疗结束后的应答评估。

4. 肝炎病毒的基因型检测　HBV 及 HCV 基因分型有助于判断治疗的难易程度及制订抗病毒治疗的个体化方案。目前可鉴定出至少 8 种（A 型至 H 型）HBV 基因型，一些基因型可分数种基因亚型。检测 HBV 基因型有助于预测干扰素疗效，判断疾病预后。HCV 基因易变异，目前可至少分为 11 个基因型及多个亚型；采用直接抗病毒药物（DAA）方案治疗的感染者，需要先检测基因型，如使用 Sanger 测序法。

5. 病理诊断　对于肝炎的诊断、炎症活动度和纤维化分期评价、明确有无肝硬化并排除其他肝脏疾病、疗效和预后判断等,至关重要。

四、辨病辨证

（一）西医辨病

1. 慢性 HBV 感染的诊断　根据慢性 HBV 感染者的血清学、病毒学、生物化学、影像学、病理学和其他辅助检查结果,在临床上可分为以下几种诊断。

（1）慢性乙型肝炎

1）HBeAg 阳性慢性乙型肝炎:本期患者处于免疫清除期。血清 HBsAg、HBV DNA 和 HBeAg 阳性,GPT 持续或反复升高,或肝组织学符合肝炎病理特征。

2）HBeAg 阴性慢性乙型肝炎:此期为再活动期。血清 HBsAg、HBV DNA 阳性,HBeAg 持续阴性、多同时伴有抗 -HBe 阳性,GPT 持续或反复异常,肝组织学有明显炎症坏死和 / 或纤维化。

（2）携带者

1）慢性 HBV 携带者:本期患者处于免疫耐受期。HBV DNA 定量水平较高,血清 HBsAg 较高,HBeAg 阳性,血清 GPT 和 GOT 持续正常（1 年内连续随访 3 次,每次至少间隔 3 个月）,肝组织病理学检查无明显炎症坏死或纤维化。

2）非活动性 HBsAg 携带者:本期患者处于免疫控制期。血清 HBsAg 阳性、HBeAg 阴性、抗 -HBe 阳性,HBV DNA 阴性,1 年内连续随访 3 次以上,GPT、GOT 正常。肝组织学检查一般无明显异常或肝炎活动指数（HAI）<4。

（3）隐匿性慢性 HBV 感染:血清 HBsAg 阴性,但血清和 / 或肝组织中 HBV DNA 阳性,并有慢性乙型肝炎的临床表现。80% 的患者可伴有血清抗 -HBs、抗 -HBe 和 / 或抗 -HBc 阳性;另有约 20% 的隐匿性慢性乙型肝炎患者除 HBV DNA 阳性外,其余 HBV 血清学标志均为阴性。

2. 慢性 HCV 感染的诊断　HCV 感染超过 6 个月,或有 6 个月以前的流行病学史,或感染日期不明。抗 -HCV 及 HCV RNA 阳性,肝组织病理学检查符合慢性肝炎。或根据症状、体征、实验室及影像学检查结果综合分析,亦可诊断。

【鉴别诊断】本病应与急性病毒性肝炎、酒精性肝炎、药物性肝炎、自身免疫性肝炎相鉴别。当血清中存在自身抗体且合并肝外自身免疫现象时,更应注意与自身免疫性肝炎和其他自身免疫病相鉴别。

（二）中医辨证

1. 辨证候特征　本病初起,可表现出胁肋胀痛灼热,纳呆腹胀,口苦,恶心欲呕,大便不调或黏腻不爽,小便短赤等湿热证候;或情志抑郁,胸胁或少腹胀满窜痛,善太息,或见胁下积块,妇女乳房胀痛、痛经、月经不调等气滞证候。迁延日久,脾阳损伤,湿从寒化,则出现面色晦暗,脘腹痞张,纳谷减少,大便不实,神疲畏寒,口淡不渴,舌淡,苔腻,脉濡缓或沉迟;气滞日久,瘀血停着于肝,肝胆之络脉瘀阻,出现胁肋刺痛,痛有定处,痛处拒按,入夜痛甚。

2. 辨血虚、阴虚、阳虚　血虚多因脾胃虚弱,化源不足,或因失血、久病,精血亏虚所致,可见头晕目眩,面白无华,爪甲不荣,视物不清,肢软乏力,心悸气短,胁痛隐隐、绵绵不休,大便溏薄,舌淡,苔薄,脉濡细,与肝、脾密切相关。阴虚多由情志不遂,气郁化火,火灼阴液,或湿热日久耗伤肝阴,或久病肾阴亏耗导致,可见头晕耳鸣,腰痛或腰酸腿软,五心烦热,寐艰多梦,胁肋隐痛、劳累加重,口干咽燥,时有低热,舌红少苔,脉细或细数,与肝、肾密切相关。久病阴损及阳而克脾伤肾,出现面色㿠白,食少便溏或五更泄,腰痛或腰酸腿软,形寒肢冷,下肢水肿,小便清长或夜尿频数,舌胖质淡,苔润,脉沉细或迟,与脾、肾密切相关。

五、治疗

(一)中医辨证论治

慢性病毒性肝炎的主要病机为正虚邪恋,虚实夹杂,气血脏腑功能失调;基本治法为益气养阴、清热解毒、疏肝解郁、健脾补肾、活血通络。

1. 湿热蕴结

主要证候:身目黄染,黄色鲜明,脘闷,纳呆,恶心呕吐,口干苦或口臭,腹胀,胸胁胀,大便秘结或黏滞不畅,小便黄赤,脉弦滑或滑数。

治法:清热利湿。

方药:茵陈蒿汤(《伤寒论》)合甘露消毒丹(《医效秘传》)加减。

茵陈蒿为清热利湿退黄之要药,栀子清泄三焦湿热,大黄荡涤胃肠瘀热。茵陈蒿配栀子,使湿热从小便而去;茵陈蒿配大黄,使瘀热从大便而解。藿香、白豆蔻芳香化浊,行气悦脾。黄芩、连翘利湿清热。

加减:胁痛较甚,加柴胡、郁金、延胡索疏肝理气止痛;湿阻气机,胸腹痞胀、恶心呕吐明显者,加橘皮、竹茹、法半夏和胃止呕,厚朴、大腹皮行气消胀。

临证应注意本病虚实夹杂的特点,若迁延日久,正气亏虚,加上过用苦寒之品,容易出现脾阳损伤,湿从寒化,而成寒湿阻遏证。

2. 寒湿阻遏

主要证候:身目俱黄,黄色晦暗或如烟熏,脘腹痞胀,纳谷减少,大便不实,神疲畏寒,口淡不渴,舌淡苔腻,脉濡缓或沉迟。

治法:温中化湿,健脾和胃。

方药:茵陈术附汤(《医学心悟》)加减。

常用熟附子、白术、干姜温中健脾化湿;茵陈蒿、茯苓、泽泻、猪苓利湿退黄。

加减:脘腹胀满,胸闷呕恶显著,加苍术、厚朴、法半夏、陈皮健脾燥湿,行气和胃;胁腹疼痛作胀,加柴胡、香附疏肝理气;湿浊不清,气滞血结,胁下癥结疼痛,腹部胀满,肤色苍黄或黧黑,加服硝石矾石散化浊祛瘀软坚。

3. 肝郁气滞

主要证候:两胁胀痛,善太息,嗳气稍舒,情志抑郁,胸闷腹胀,乳房胀痛或结块,舌质淡,苔薄白或薄黄,脉弦。

治法:疏肝理气。

方药:柴胡疏肝散(《医学统旨》)加减。

常用柴胡、枳壳、香附疏肝理气,解郁止痛;白芍、甘草养血柔肝,缓急止痛;川芎、郁金活血行气通络。

加减:胁痛甚,加青皮、延胡索理气止痛;气郁化火,口干口苦、烦躁易怒、溲黄便秘、舌红苔黄,去川芎,加栀子、牡丹皮、黄芩、夏枯草清热泻火;肝气横逆犯脾、肠鸣、腹泻、腹胀,加茯苓、白术健脾益气;肝郁化火伤阴,胁肋隐痛不休、眩晕少寐、舌红少津、脉细,去川芎,加枸杞、菊花、牡丹皮、栀子滋阴清热;气滞兼见血瘀,加牡丹皮、赤芍、当归尾、延胡索。

4. 肝郁脾虚

主要证候:胁肋胀痛,情志抑郁时加重,嗳气,纳差,食后胃脘胀满,倦怠乏力,乳房胀痛或结块,便溏不爽,舌质淡红,苔薄白或薄黄,脉弦缓。

治法:疏肝健脾。

方药:逍遥散(《太平惠民和剂局方》)加减。

常用柴胡疏肝解郁;当归、白芍养血柔肝;白术、茯苓健脾祛湿,使运化有权,气血有源;煨姜温胃和中;薄荷助柴胡疏肝解郁;炙甘草益气补中,缓肝之急。诸药合用则肝气调畅,脾得健运。

加减:胁痛重者,加川楝子、延胡索;腹胀明显者,加白豆蔻、砂仁;纳食不香者,加焦三仙、鸡内金;胁下有痞块者,加丹参、鳖甲、牡蛎。

5. 肝肾阴虚

主要证候:胁肋隐痛,劳累时加重,头晕耳鸣,两目干涩,腰痛或腰酸腿软,五心烦热,口干咽燥,时有低热,寐艰多梦,大便干结,舌红少苔,脉细或细数。

治法:滋补肝肾。

方药:一贯煎(《续名医类案》)加减。

常重用生地黄以滋养肝肾;配北沙参、麦冬、当归、枸杞加强滋阴养血柔肝之力;川楝子疏肝解郁,行气止痛。

加减:阴虚甚,舌红而干,加石斛、玄参、天冬滋阴清热;心神不宁,心烦不寐,加酸枣仁、栀子、合欢皮宁心安神；肝肾阴虚，头目失养，头晕目眩，加菊花、女贞子、熟地黄滋阴潜阳；阴虚火旺，酌配黄柏、知母、地骨皮滋阴降火。

6. 脾肾阳虚

主要证候：面色㿠白，食少，形寒肢冷，腰痛或腰酸腿软，下肢水肿，性欲减退，便溏或五更泄，小便清长或夜尿频数，舌胖质淡，苔润，脉沉细或迟。

治法：温补脾肾。

方药：附子理中汤（《三因极一病证方论》）合金匮肾气丸（《金匮要略》）加减。

常用熟附子、桂枝温补肾阳；六味地黄丸以滋补肾阴，取阴中求阳，阳得阴助而生化无穷之意；干姜温阳散寒；党参、白术、炙甘草健脾补气。

加减：腹胀便溏者，加肉豆蔻、吴茱萸；尿少者，加车前子、泽泻；纳差者，加焦三仙、鸡内金；肾阳虚甚者，加仙茅、淫羊藿、桑寄生、胡芦巴。

若以脾虚血亏为主，则表现为面目及肌肤淡黄，甚则晦暗不泽，肢软乏力，心悸气短，大便溏薄，舌质淡，苔薄，脉濡细。当健脾温中，补养气血。方用黄芪建中汤加减。药用黄芪、桂枝、生姜、白术益气温中；当归、白芍、炙甘草、大枣补养气血；茵陈、茯苓利湿退黄。

7. 瘀血阻络

主要证候：胁痛久痛，痛如针刺，痛处不移，面色晦暗、唇黑、朱砂掌或蜘蛛痣或毛细血管扩张，胁下积块，齿衄、鼻衄，舌质紫暗，或有瘀斑瘀点，或舌下脉络增粗、迂曲，脉细涩。

治法：活血通络。

方药：血府逐瘀汤（《医林改错》）加减。

常用川芎、桃仁、红花活血化瘀；柴胡、枳壳疏肝理气，善治胁痛；当归、生地黄补血调肝；牛膝通利血脉；桔梗开肺气以启闭，使气血上下通调；赤芍、甘草滋柔养肝，缓急止痛。诸药配合成方，使瘀血消散，气畅痛止。

加减：出现黄疸者，加茵陈蒿、金钱草利胆退黄；衄血，加三七粉、白茅根、大蓟、小蓟；痞块体大而坚者，加鳖甲、龟甲、王不留行；血小板减少者，加黄芪、阿胶、鸡血藤；兼见倦怠乏力、少气懒言者，加党参、黄芪；兼痰浊者，加法半夏、藿香、陈皮。

【方药应用】

1. 注射制剂　根据辨证分型，可选用以下中成药注射液。气虚者，黄芪注射液；气阴两虚者，生脉注射液、参麦注射液；阳虚者，参附注射液；血瘀者，丹参注射液、香丹注射液。

2. 中成药

（1）根据辨证推荐用药：湿热蕴结证，茵栀黄颗粒、清开灵颗粒等；肝郁脾虚证,逍遥丸等;肝肾阴虚证,杞菊地黄丸等;脾肾阳虚证,金匮肾气丸等。

（2）根据辨病推荐用药

1）抗病毒:苦味叶下珠制剂、苦参素制剂。

2）抗肝脏炎症:①五味子制剂,如联苯双酯、双环醇、五灵丸等,能够可逆性地抑制干细胞内的转氨酶活性,修复肝组织,增强干细胞的解读功能;②甘草制剂,如复方甘草酸苷、甘草酸二铵等,对肝脏类固醇代谢酶有较强的亲和力,阻碍皮质醇与醛固酮的灭活,具有皮质激素样效应,起到抗炎、抗过敏及保护肝细胞膜等作用;③垂盆草制剂;④山豆根制剂,如肝炎灵注射液。

3）调控免疫:如猪苓多糖、黄芪多糖、云芝多糖等,可以提高巨噬细胞吞噬功能,促进 T 淋巴细胞、E 玫瑰花结形成细胞形成和转化,激发多种与免疫和抗炎反应有关的生物活性因子的产生,诱导干扰素产生,适用于抗病毒及保肝护肝的辅助治疗。

（二）西医治疗

对于慢性病毒性肝炎,抗病毒治疗的主要目标是通过持续抑制肝炎病毒复制,使肝组织学得到改善,阻止疾病向肝硬化、失代偿期肝硬化、终末期肝硬化、肝癌进展。从而提高患者生活质量,延长生存期。

1. 慢性乙型肝炎的治疗　对于慢性乙型肝炎,抗病毒药物有核苷类似物和 α 干扰素两大类,目前推荐选用恩替卡韦（ETV）、替诺福韦（TFV）、富马酸丙酚替诺福韦（TAF）等。对于 α 干扰素类药物,我国目前已批准 Peg-IFNα-2α 和 α 干扰素用于治疗。无论 HBeAg 阳性还是 HBeAg 阴性患者,其治疗适应证为 GPT 升高,且排除其他原因导致的 GPT 升高,HBV DNA 阳性。如 GPT 正常,HBV DNA 阳性,但肝组织学检查提示明显炎症和 / 或纤维化［炎症活动度 G≥2 和 / 或纤维化程度 S≥2］,有乙型肝炎肝硬化或乙型肝炎肝癌家族史且年龄 >30 岁者,HBV 相关肝外表现（如 HBV 相关性肾小球肾炎等）也应进行治疗。初治患者应首选强效低耐药药物（ETV、TFV、TAF）治疗,不建议阿德福韦（ADV）和拉米夫定（LAM）用于 HBV 感染者的抗病毒治疗。无论代偿期还是失代偿期乙型肝炎肝硬化患者,都最好选用核苷类似物治疗;干扰素禁用于失代偿期肝硬化。

2. 慢性丙型肝炎的治疗　所有 HCV RNA 阳性患者,均应接受抗病毒治疗。抗病毒治疗前,需评估肝脏疾病的严重程度、肾功能、HCV RNA 水平、HCV 基因型、合并疾病以及合并用药情况,优先推荐无干扰素的泛基因型 DAA 方案治疗。如采用基因型特异性 DAA 方案治疗的感染者,需要先检测基因型。在基因 3b 亚型流行率超过 5% 的地区,也需要检测基因型,并且基因分型的检测方法需要能检测出基因 3b 亚型;当地基因 3b 亚型流行率低于 5% 的情况下,可以不检测基因型。DAA 方案如索磷布韦／维帕他韦、格卡瑞韦／哌仑他韦等，必要时可合用利巴韦林、干扰素；针对肾移植受者，禁止使用干扰素。

3. 免疫调节治疗　胸腺肽 α 的治疗机制主要是通过增强宿主的 Th1 免疫反应而发挥抗病毒作用，与干扰素联合应用可明显提高应答率。临床研究表明，S2/S 抗原疫苗可增加部分慢性乙型肝炎患者的抗 HBV 能力。动物实验及体外研究表明，DNA 疫苗及 T 细胞疫苗也可增加免疫系统的特异性应答能力。

4. 慢性病毒性肝炎的一般药物治疗　常用的抗炎、抗氧化、保肝药物有甘草酸制剂、水飞蓟素制剂、多不饱和卵磷脂制剂和双环醇等，对肝组织炎症明显或 GPT 水平明显升高的患者，可以酌情使用，但不宜多种联合应用。抗纤维化中药方剂如安络化纤丸、复方鳖甲软肝片、扶正化瘀片等，显示一定的抗纤维化作用，对明显肝纤维化或肝硬化患者可以酌情选用。

六、中西医结合思路

对于慢性病毒性肝炎，临床常见慢性乙型肝炎、慢性丙型肝炎，属于中医学"黄疸""胁痛""积聚""虚劳"等范畴。湿热毒邪侵入人体后发展为慢性病毒性肝炎，是人体正气已虚之故。这与西医学认为慢性病毒性肝炎与机体免疫功能低下或紊乱有关的观点相一致。本病发病及发展的因素众多，但患者本身存在脾肾不足（本虚）因素，又有湿热、瘀血、气滞、痰湿等（标实）内蕴互结，所以本虚标实是本病的主线，切不可祛邪伤正或扶正留邪。

在治疗方面，中医学基本治法为益气养阴，清热解毒，疏肝解郁，健脾补肾，活血通络；西医学以抗病毒治疗为关键，最大限度地长期抑制病毒复制，以减轻肝细胞炎性坏死及肝纤维化，从而延缓病程。中医在抗病毒、抗炎、调控免疫等方面有着重要作用，可在辨证与辨病相结合的基础上进行应用。

中医学应用"四诊八纲"诊断手段，其中"黄疸"以身黄、目黄、小便黄为主要诊断依据，"胁痛"以胁肋疼痛为主要诊断依据。但临证时，还应结合肝功能、乙肝"两对半"、乙肝病毒 DNA 定量、丙肝抗体、丙肝病毒 RNA 定量、肝胆脾 B 超等"查"，以进一步完善病、证、症及"未病""已病"的确立，从而指导治疗。这即是国医大师邓铁涛所倡导的"五诊十纲"（五诊：望、闻、问、切、查；十纲：阴阳、寒热、虚实、表里、已未），对临证有着很好的指导意义。

七、辨已病未病与调养

（一）辨已病未病

慢性病毒性肝炎与情志失调、饮食失节、感受外邪有关，在预防上要重视情志、饮食等方面的影响。饮食应当定时定量，不可暴饮暴食，避免不洁食物，勿过嗜辛热甘肥食物。戒烟戒酒,避免接触对肝有害的毒性物质,避免滥用药物;因其他疾病需要使用解热镇痛抗炎药、激素、化疗药物等,应注意监测肝功能各项指标。严格做好预防免疫,按时按量注射乙肝疫苗,定期复查乙肝"两对半"。注射用具及手术器械应严格消毒,避免血制品的污染,严格把握输血适应证,防止血液途径传染。注意起居有常,不妄作劳,顺应四时变化,以免正气损伤,体质虚弱,邪气乘袭。对有传染性的患者,从发病之日起至少隔离30~45天,并注意餐具消毒。

（二）调养

发病初期、加重期应卧床休息,恢复期可适当参加体育活动。保持心情愉快舒畅,进食富有营养而容易消化的食物,禁食辛热、油腻、酒辣之品。密切观察脉证变化,若出现黄疸加深,或斑疹吐衄,神昏痉厥,应考虑热毒耗阴动血,邪犯心肝,为病情恶化之兆;如出现脉微弱欲绝,或散乱无根,神志恍惚,烦躁不安,为正气欲脱之征象,均须及时救治。

八、临床验案

关幼波诊治病毒性肝炎验案

韩某,男,33岁。1964年9月24日第一诊。患者于1963年8月开始见食欲不振,厌油腻,疲乏无力,同时发现尿黄,目睛发黄。曾检查肝功能:黄疸指数13U,其他各项均属正常。诊断为病毒性肝炎。近1年来每隔半月或20多天,出现目睛、小便发黄,反复不愈。现症见:食欲不振,厌油,乏力,右胁时有隐痛,反复不愈,便溏,小便黄。舌红苔薄白,脉弦细滑。西医诊断:病毒性肝炎。中医辨证:湿热未清,脾阳不振。治法:清热利湿,温脾理中。方药:茵陈蒿15g,猪苓9g,白术9g,泽泻9g,干姜3g,桂枝5g,熟附片6g,泽兰12g,车前子12g。

第二诊:服上方4剂后,口苦咽干,小便深黄,舌质红,复查黄疸指数14U。进一步详细辨证,关老认为,患者证系湿热未清,瘀阻中焦,脾失健运,久病以致气虚血滞。遂改变前法,拟清热祛湿,芳化活血,佐以益气养血。方药:茵陈蒿60g,黄芪15g,炒白术10g,砂仁6g,杏仁10g,橘红10g,藿香15g,黄芩10g,蒲公英15g,香附10g,泽兰15g,白芍30g,当归15g,通草3g,车前子12g。

第三诊:上方服10剂后,体力好转,食欲增加,腹胀消失,小便转清,大便调,复查黄疸指数降为5U。以后重用黄芪,进一步调理,临床痊愈,经随访未再复发。

【按】本例病毒性肝炎黄疸反复不退已年余,开始仅从病程考虑,又兼黄疸不重,食欲不振,乏力,腹胀,便溏,舌苔薄白,似为阴黄;但是也有湿热残留之象,如小便黄、脉细滑等。所以虽取清热利湿为主,但佐以干姜、桂枝、熟附片等大热温阳之剂;茵陈蒿仅用 15g,相对量小力薄。不但未效,反而助热伤正,故见口苦咽干,小便深黄,舌质转红,黄疸指数上升。湿热益炽,遂去辛热之品,改用蒲公英、黄芩、泽兰、通草、车前子,并加大茵陈蒿用量,清热解毒、活血利湿,且以清利湿热为主;又因患者病已年余,湿困中州,脾失健运,气血生化无源,肝失荣养,正虚邪恋,故用藿香、杏仁、橘红、炒白术、砂仁健脾和中、芳化开胃,黄芪、当归、白芍健脾益气养血,香附疏肝理脾。紧紧抓住湿热和"肝脾相关"的基本特点,祛邪为主,扶正为辅。

(李培武)

参 考 文 献

1. 中华中医药学会内科肝胆病学组,世界中医药学会联合会肝病专业委员会,中国中西医结合学会肝病分组.慢性乙型肝炎中医诊疗专家共识(2012 年 1 月)[J].临床肝胆病杂志,2012,28(3):164-168.
2. 中华医学会肝病学分会,中华医学会感染病学分会.慢性乙型肝炎防治指南(2015 年更新版)[J].临床肝胆病杂志,2015,31(12):1941-1960.
3. 中华医学会肝病学分会,中华医学会感染病学分会.丙型肝炎防治指南(2015 年版)[J].中国肝脏病杂志(电子版),2015,7(3):19-35.
4. European Association for Study of Liver.EASL recommendations on treatment of hepatitis C 2015 [J].J Hepatol,2015,63(1):199-236.
5. 王吉耀.内科学[M].北京:人民卫生出版社,2005.
6. 薛博瑜,吴伟.中医内科学[M].3 版.北京:人民卫生出版社,2016.
7. 刘友章.中西医结合内科学[M].广州:广东高等教育出版社,2007.
8. 北京中医医院.关幼波临床经验选[M].北京:人民卫生出版社,2006.
9. 李培武,李丽娟,林楚华.刘凤斌教授治疗慢性肝病经验介绍[J].新中医,2010,42(8):166-167.
10. 李培武,刘凤斌.对"十二五"规划教材《中医内科学》脾胃肝胆系病证编写的思考[J].中国中医药信息杂志,2014,21(7):117-118.

第三节　严重急性呼吸综合证

严重急性呼吸综合征(severe acute respiratory syndrome,SARS)有别于内科传统范畴所指由衣原体、支原体等感染所致的非典型肺炎,是新出现的具有明显传染性且呈急性发作的一类肺炎。其临床主要表现为高热(体温 >38℃),呼吸道症状(包括咳嗽、气短、呼吸困难),胸部 X 线片可见肺部阴影,外周血白细胞计数降低(尤其是淋巴细胞减少)。重症患者易迅速进展为急性呼吸窘迫综合征(ARDS)而死亡。

本病男女发病无明显差异,20~59 岁发病构成比约占 80%,60 岁以上患者病死率较高,在家庭和医院有明显聚集现象。本病有较强的传染性,易引起传播流行,在我国属乙类传染病按甲类管理。

本病应属于中医学"温病""温疫"范畴。

一、病因病机

本病因冠状病毒类外邪或疫毒由口鼻而入引发,部分患者因体弱及他病兼发。

1. 风热疫毒,侵袭肺卫　疫气自口鼻而入。风热疫毒初袭,正邪交争于肺卫,故见寒热身痛;疫毒之邪郁闭肺气,肺失宣降,故见干咳、胸闷、喘息、气促;疫毒邪盛,则高热持续不退;耗伤气阴,而致极度乏力;如正不胜邪,则易于传变,疫邪深入,可见气营同病,出现烦躁、神昏、谵妄等。

2. 湿热疫毒,蕴结于肺　疫毒之邪侵袭,肺最易受累,使肺气郁闭,气不布津,则津变为湿,湿蕴为痰,或郁而化热。疫毒可挟痰浊湿热为害。湿热疫毒蕴结于肺,侵犯肺络,闭阻气机,肺气失于宣降,则憋气、喘息明显,干咳少痰,或痰中有血;肺络郁痹,清气难入,浊气难出,脏腑失养,可危及生命。脾与肺同属太阴,病变相互影响。湿浊阻于脾胃,不能升清降浊,可见纳呆、便溏、下利;湿热上蒙清窍,则见头晕、头痛、昏蒙等。

3. 邪盛正败,阳气欲脱　染病之后,自恃强壮,未能及时就医,错过治疗时机,以致邪气壅盛;或因于年老、体弱、宿疾等,或染疫毒重,病势必然凶猛,也可发病开始就来势凶猛。其病机不外邪气过盛,壮火食气,正气不足。随着病程进展,邪盛正衰,则肺病及心、肾,气病及血,疫毒邪热伤津灼液,燔营劫血,导致阴竭于内,阳无以附,必脱散于外,形成心悸、喘脱、厥脱危候。

4. 余邪将尽,气阴两伤　疫病初愈,外来疫气已清而内有余热未解,此时肺气受伤,肺脏治节尚弱,营卫不调,气血不周,阴分之余邪,扰动心神,可致怔忡,日久渐成顽疾。气阴亏耗,形神失于濡养,可见倦怠乏力、少气懒言、动则气促、自汗等症。

二、五脏相关及病机转化

本病发病,不但具有"温邪上受,首先犯肺,逆传心包"的特征,且明显遵循温病卫气营血的传变规律,病邪可直入肺脏,使肺失宣降,呼纳失常,发为急性呼衰,同时可波及心、肾、脑窍,致多脏衰竭,若无有效截断治疗,逆流挽舟,病危立贴。

1. 本病发病病机　如图 13-3-1 所示。

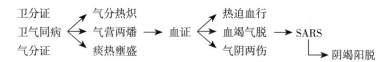

图 13-3-1　SARS 病因病机示意图

2. 临床特异传变的病机途径 参见图 13-3-2。

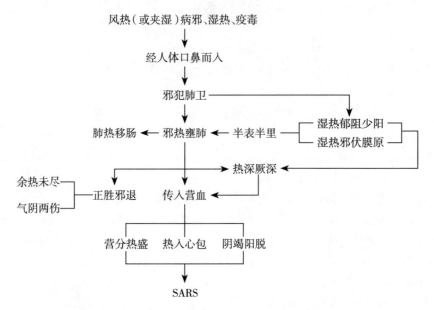

图 13-3-2 SARS 临床特异传变的病机途径示意图

3. 本病临床方案设计依据的基本病理过程 参见图 13-3-3。

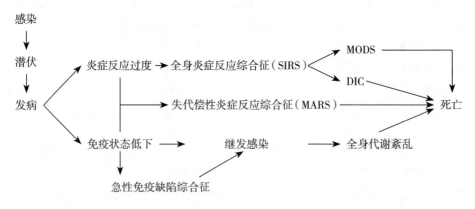

图 13-3-3 SARS 临床病理过程

MODS.多器官功能障碍综合征 DIC.弥散性血管内凝血

三、临床表现

(一)症状

1. **潜伏期** 一般为 1~14 天,多数在 4~5 天内发病。在收集流行病学资料时,需注意在 2 周内患者是否有接触史。

2. 临床特征 起病急,变化快,早期以病毒感染的非特异性症状为主,肺部体征不明显。同时,病情演变的规律有一定的特征性,从起病到第 14 天左右进展到疾病的高峰期,以后逐渐平稳和缓解。

3. 普通型症状

(1)发热及全身症状:多以发热为首发和主要症状,体温一般高于 38℃,可呈弛张热,可伴有畏寒、肌肉酸痛、关节酸痛、头痛、乏力,部分患者有腹泻。

(2)呼吸系统症状:早期呼吸系统症状不明显,多数没有上呼吸道卡他症状,在中、后期逐渐出现咳嗽,多为干咳、少痰,个别患者有少量血性痰,大咯血少见;可有胸闷、胸痛,咳嗽或深呼吸时加重;部分患者在疾病的进展期(10~15天)出现气促,甚至缺氧的表现,个别进展为急性呼吸窘迫综合征(ARDS)。病程一般 3~4 周。

(3)常见的并发症:急性期常见的并发症有纵隔气肿、气胸、肺气囊、细菌或真菌感染、休克、心律失常或心功能不全、肾功能损害、肝功能损害、骨髓抑制、DIC、消化道出血等。恢复期主要的并发症有纵隔气肿、气胸,与肺的纤维化有关。

4. 危重型临床表现 多见于发病 6~12 天以后,表现为持续高热,呼吸困难明显,胸片示肺部浸润阴影发展迅速。部分患者可出现腹泻、恶心、呕吐等消化道症状。重症病例发展为 ARDS,表现为严重的呼吸困难、发绀以及缺氧等。部分患者合并多器官功能损害。

(二)体征

发热,体温一般高于 38℃;早期肺部体征常不明显,可闻及少许湿啰音,或有肺实变体征,可有少量胸腔积液。

(三)理化检查

1. 血常规 白细胞计数一般正常或降低;常有淋巴细胞减少(若淋巴细胞计数 <0.9×10^9/L,对诊断的提示意义较大);部分患者血小板减少。

2. T 淋巴细胞亚群计数 常于发病早期即见 CD4$^+$、CD8$^+$ 细胞计数降低,二者比值正常或降低。

3. 病原学检查

(1)SARS 特异性抗体检测:仅作为回顾性的诊断。检测进展期血清抗体和恢复期血清抗体任何一种,发现抗体阳性或 4 倍及以上升高,可诊断 SARS 冠状病毒(SARS-CoV)近期感染。如 1 个月后仍未检测出 IgG 抗体,在除外影响试剂盒质量因素的情况下,可基本排除 SARS 的诊断。

(2)SARS-CoV RNA 的检测:目前应用的 PCR 检验方法虽然有较高的特

异性,但是敏感性不足,阴性结果不能排除感染 SARS 冠状病毒。另外,要注意可出现假阳性。对于 SARS-CoV RNA 阳性的诊断意义必须符合以下三者之一:①至少需要 2 个不同部位的临床标本检测阳性(如鼻咽分泌物和粪便);②收集至少间隔 2 日的同一种临床标本送检检测阳性(2 份或多份鼻咽分泌物);③对原临床标本使用 2 种不同的方法,或重复 PCR 方法检测阳性。

(3)SARS-CoV 的分离:由于 SARS-CoV 的高度传染性,其分离只允许在防护严密的 P3 实验室进行,加上体外细胞培养分离也是一个较为复杂和烦琐的方法,因此病毒分离很难适合临床实验室作为诊断的手段。

4. 胸部 X 线检查　病变初期肺部出现不同程度的网状、斑片状磨玻璃密度影,以两肺下野及肺周围多见,阴影常为多发和 / 或双侧改变;并于发病过程中呈进展趋势,部分病例进展迅速,短期内融合成大片状阴影甚至白肺。

5. 胸部 CT 检查　有助于早期发现病变。CT 的表现以磨玻璃阴影和实变为主,很少出现胸腔积液、空泡形成和淋巴结肿大。SARS 影像学的表现变化迅速,可以从初期的小片状影像发展为大片状,由单发病变进展为多发或弥漫性病变,由一个肺野扩散到多个肺野,或由一侧肺发展到双侧肺。

四、辨病辨证

(一)西医辨病

1. 诊断依据

(1)流行病学史:①与发病者有密切接触史,或属被传染的群体发病者之一,或有明确传染他人的证据;②发病前 2 周内曾到过或居住于疫情地区。

(2)症状与体征:起病急,以发热为首发症状,体温一般 >38℃,偶有畏寒;可伴有头痛、关节酸痛、肌肉酸痛、乏力、腹泻;常无上呼吸道卡他症状;可有咳嗽,多为干咳、少痰,偶有血丝痰;可有胸闷,严重者出现呼吸加速,气促,或明显呼吸窘迫。肺部体征不明显,部分患者可闻及少许湿啰音,或有肺实变体征。有少数患者不以发热为首发症状。

(3)实验室检查:外周血白细胞计数一般不升高,或降低;常有淋巴细胞减少。

(4)胸部 X 线检查:肺部有不同程度的片状、斑片状浸润性阴影或呈网状改变,部分患者进展迅速,呈大片状阴影;常为多叶或双侧改变,阴影吸收消散较慢;肺部阴影与症状、体征可不一致,1~2 天后应予复查。

(5)抗菌药物无明显疗效。

2. 诊断标准

(1)疑似病例的诊断标准:符合上述(1)①+(2)+(3)条,或(1)②+(3)+

（4）条,或（2）+（3）+（4）条。

（2）医学观察病例:（1）②+（2）+（3）条。

（3）临床诊断的诊断标准:符合上述（1）①+（2）+（4）条,或（1）②+（2）+（3）+（4）条,或（1）②+（2）+（4）+（5）条。

（4）重症 SARS 的诊断标准:符合以下标准中的 1 条即可诊断。

1）呼吸困难,成人休息状态下,呼吸频率 >30 次 /min。

2）出现明显的低氧血症,氧合指数低于 300mmHg;或已可诊断为急性肺损伤（ALI）或急性呼吸窘迫综合征（ARDS）。

3）多叶病变或胸片显示 48 小时内病灶进展 >50%。

4）休克或多器官功能障碍综合征（MODS）。

5）具有严重基础病,或合并其他感染性疾病,或年龄 >50 岁。

【鉴别诊断】SARS 轻症者和初发者的临床症状无特异性,重症者早期表现极似流感,应仔细鉴别。影像学出现变化后应与各种病原体引起的社区获得性肺炎鉴别,特别是病毒性肺炎和不典型病原体如肺炎支原体、肺炎衣原体和军团菌引起的肺炎鉴别。重症 SARS 的影像学和呼吸系统表现也容易与急性间质性肺炎（AIP）、肺间质纤维化、其他原因引起的 ARDS 等混淆,应强调流行病学资料和实验室诊断。由于 SARS 的高度传染性,流行季节以发热作为一个筛选手段,应及时与其他各种发热疾病鉴别。

（二）中医辨病辨证

1. 抓病变特征辨病　本病以发病迅速,初起即高热,头痛及全身酸痛,体倦乏力,咳嗽、喘憋,且传染性强,传变较快为辨证要点。需与感冒、风温肺热相鉴别。感冒是由外感六淫或风邪夹杂时气引起,临床以"伤风"表现如发热、恶风寒、咽痛、咳嗽为主症,病位一般局限在卫分、气分和肺窍（皮毛、鼻、咽喉）,很少传变于营血和五脏;风温肺热是因于感受风热邪气,侵袭肺脏所致,虽发热、恶寒,但以咳嗽较重、痰多为主症,无传染性;而本病为不咳,或咳嗽较轻,干咳少痰。

2. 抓证候演变辨证　本病早期,表现为发热,或恶风寒,头痛及全身酸痛,干咳无痰或少痰,口干渴,大便结,或纳差、便溏、气短乏力,舌质淡红或红,苔薄黄或黄厚,脉浮滑或浮数;辨证为邪在肺卫或卫气同病。重症 SARS 为疾病的严重阶段,憋气喘息明显,呼吸急促加重,或痰中带血,气短,甚者无力说话,纳差不欲饮食,脘腹胀满,烦躁明显,甚则发生喘脱、神昏谵妄,舌绛红或紫绛,舌苔黄腻垢浊;辨证为邪在气分或气营同病,病在气分者舌质红,病在营分者舌质绛。恢复期表现为热退,喘息好转,手足心热,心中烦热,咽喉干燥,气短疲乏,口干口渴,唇齿干燥,舌红或舌嫩红,少苔;多为气阴枯竭,余邪未清。

五、治疗

（一）中医辨证论治

SARS虽传变迅速，但疫毒之邪贯穿始终。本病早期多属邪在卫气之间，较多表现为邪在肺卫与卫气同病，宜辛凉清解透毒为主，并以中药汤剂配合静脉滴注中药注射剂、口服中成药等方式，直折病邪，可有效截断病势的传变。重症SARS为疾病的严重阶段，以邪盛正衰为特征，属邪炽气分，或气营同病，往往夹血瘀、气阴两伤、阴竭阳脱等，当以祛邪固正为基本治则，用药应权衡利弊，祛邪不伤正气，注重扶正托邪。恢复期治疗宜轻达余邪，调养气阴，顾护肺胃之气。

1. 邪犯肺卫

主要证候：发热初起，或有恶寒，头痛，身痛，肢困，干咳，少痰，或有咽痛，乏力，气短，口干，舌苔白或黄或腻，脉滑数。

治法：清肺解毒，宣肺透邪。

方药：银翘散（《温病条辨》）加减。

方中金银花、连翘、淡竹叶辛凉清热宣透；薄荷、荆芥穗、淡豆豉疏风解表，驱邪外出；桔梗、牛蒡子、甘草轻宣肺气，利咽散结；芦根甘凉轻清，清热生津以止渴。诸药合用，共奏辛凉解表、清肺透热之效。

加减：酌加僵蚕、蝉蜕以增强祛风解毒作用。咽喉痛者，加岗梅根、玄参、马勃；热毒盛者，加柴胡、黄芩、重楼；咳嗽较剧者，加枇杷叶、蝉蜕、僵蚕；痰黄稠者，加浙贝母、瓜蒌仁、桑白皮；纳差、苔厚腻者，加苍术、厚朴、茯苓。

2. 疫毒壅肺

主要证候：高热不退，汗出热不解，憋气胸闷，喘息气促，咳嗽少痰，或痰中带血，恶心呕吐，或脘腹胀满，或便秘，或便溏不爽，气短乏力，甚则烦躁不安，口唇紫暗，舌红或暗红，苔黄腻，脉滑数。

治法：清热解毒，化痰宣肺。

方药：麻杏甘石汤（《伤寒论》）加减。

方中生石膏辛寒清宣肺热，麻黄辛温宣散肺气，二药合用，则清散肺经郁热，即"火郁发之"，使肺气肃降有权，以平喘急；杏仁苦降肺气，助麻黄、石膏清肺平喘；炙甘草益气和中，调和于寒温宣降之间。四药配合，清热化痰，宣肺平喘，使表邪得解，里热得清。

加减：里热较甚者，加黄芩、知母、淡竹叶以清热泻火；咳嗽气急者，加枇杷叶、桑白皮、贝母以清肃肺气；夹瘀者，加丹参、郁金、桃仁；咳血者，加白茅根、牡丹皮、侧柏叶；大便秘结者，加生地黄、大黄。

3. 湿热遏阻

主要证候:昼夜发热,日晡益盛,头疼身痛,肢体沉重,脘胀呕恶,舌红,苔白厚腻而浊或白如积粉,脉数而实。

治法:疏利透达,清里化湿解毒。

方药:达原饮(《温疫论》)加减。

方中槟榔能消能磨,除伏邪,为疏利之药,又除岭南瘴气;厚朴辛烈辟秽,理气和胃;草果辛烈气雄,除伏邪盘踞;上述三味协力,直达巢穴,使邪气溃败;黄芩清肺解毒;知母、白芍滋阴和血;甘草和中并调和诸药。

加减:呕恶甚者,加法半夏、藿香;身重酸痛者,加苍术、羌活;发热不退者,加柴胡、青蒿。

4. 气营同病

主要证候:高热恶热,入夜尤甚,烦躁不安,咳嗽,口渴不欲饮,尿黄,甚或神昏、谵语,面色晦滞,舌红绛苔少,脉细数。

治法:清营泄热,宣肺透热。

方药:清营汤(《温病条辨》)加减。

方中犀角(现以水牛角代)咸寒主清心营;黄连苦寒,清热解毒;生地黄甘寒以清营凉血;玄参、麦冬配生地黄以养阴清热;金银花、连翘、淡竹叶性凉质轻,以清透泄热,使营分邪热转出气分而解,即"入营犹可透热转气"之意;热与瘀结,用丹参活脉络、清瘀热,又可除烦、养心血。全方清营、养阴、活血相配,共奏清营透热、活络消瘀之效。

加减:气短乏力重者,加西洋参以益气养阴;大便秘结者,加生大黄、瓜蒌、杏仁。

5. 内闭外脱

主要证候:热势骤降,呼吸窘迫,憋气喘促,呼多吸少,语声低微,躁扰不安,甚则神昏,汗出肢冷,面色青灰,口唇紫晦,舌暗紫苔黄腻,脉沉细欲绝。

治法:通闭开窍,益气固脱。

方药:参附汤(《世医得效方》)合生脉散(《医学启源》)加减,送服安宫牛黄丸(《温病条辨》)。

安宫牛黄丸芳香开窍,清解心包热毒,并开泄痰浊。人参大补元气,甘平补肺,使阳气回复;附子补肾中元阳,并通行十二经;人参、附子合用,峻补阳气,益气以救暴脱。麦冬甘寒养阴,以清虚热;五味子酸敛肺气,以定虚喘。三方合用,共奏通闭开窍、益气固脱之效。

加减:冷汗淋漓者,加龙骨、牡蛎。

6. 气阴两亏

主要证候:低热或午后潮热,手足心热,干咳,痰少而黏,唇干口渴欲饮,气短乏力,动则气促,纳呆食少,舌淡红而瘦小,苔少,脉细。

治法:益气养阴,清涤余邪。

方药:沙参麦冬汤(《温病条辨》)加减。

方中沙参、麦冬、玉竹滋养肺胃津液;天花粉养阴润燥泻热;桑叶轻宣清热;白扁豆、甘草益气培中,和养胃气。

加减:可加玄参、生地黄、石斛以增强养阴清热。低热不退者,加银柴胡、白薇、地骨皮;汗出多者,加北黄芪、太子参、浮小麦;纳呆者,加鸡内金、山楂、谷麦芽;干咳少痰者,加紫菀、百部。

【方药应用】

1. 中成药静脉滴注　选用痰热清注射液 40ml 加入 5% 葡萄糖注射液或生理盐水 500ml 静脉滴注;或醒脑静注射液 20~30ml 加入 5% 葡萄糖注射液静脉滴注。

2. 中成药口服　小柴胡片口服,每次 3 片,每日 3 次,热退后停用。高热神昏者,加服安宫牛黄丸,每次 1/2~1 粒,每日 2 次。

3. 厥脱者　参附注射液 40ml 加入 5% 葡萄糖注射液或生理盐水 250ml 静脉滴注。

【针灸疗法】

1. 高热不退　大椎刺络拔罐;合谷(双)、曲池(双)给予强刺激,或柴胡注射液穴位注射;井穴放血。

2. 纠正肺感染　以肺俞、膻中为主穴,配大椎、定喘、气海等,针刺,或电针。

3. 抢救呼吸衰竭　针刺,以水沟、气舍、天突、素髎为主穴,酌加内关、三阴交。

4. 后期调理　调养脾胃,选足三里、阴陵泉、丰隆、脾俞、胃俞,针刺或艾灸。

(二)西医治疗

1. 治疗原则　缺少针对病因的治疗,以对症、支持治疗及防治并发症为主。尽量避免多种药物(如抗生素、抗病毒药、免疫调节剂、糖皮质激素等)长期、大剂量联合应用。

2. 治疗措施

(1)隔离与防护:对 SARS 及疑似患者要隔离治疗,做好呼吸道隔离工作,患者戴口罩。医务人员接触患者时应注意自身防护,穿隔离衣、戴手套和口罩。

(2)一般治疗与病情监测:卧床休息,注意维持水、电解质平衡,避免用力和剧烈咳嗽。密切观察病情变化(在发病后的 2~3 周内可能属于进展期)。一般早期给予持续鼻导管吸氧,吸氧浓度一般为 1~3L/min。每日定时或持续监测血氧饱和度(SO_2)。定期复查血常规、尿常规、血电解质、肝肾功能、心肌酶谱、T

淋巴细胞亚群和胸片等。

（3）对症治疗：发热 >38.5℃，或全身酸痛明显者，可使用解热镇痛药。高热者给予冰敷等物理降温。咳嗽、咳痰者可给予镇咳、祛痰药。腹泻患者应注意补液及纠正水、电解质失衡。有心、肝、肾等器官功能损害者，应采取相应治疗。气促明显、轻度低氧血症者应及早给予持续鼻导管吸氧。

（4）糖皮质激素的使用：一般认为糖皮质激素可以抑制过度的免疫反应，减轻全身炎症反应状态，从而改善机体的一般状况，减轻肺的渗出、损伤，防止或减轻后期的肺纤维化。应用激素的指征为：①有严重的中毒症状，持续高热不退，经对症治疗 3 日以上最高体温仍超过 39℃；②达到重症病例标准者。成人推荐剂量相当于甲泼尼龙 80~320mg/d，静脉给药。剂量可根据病情及个体差异进行调整，应同时应用制酸剂和胃黏膜保护剂；还应警惕继发感染，包括细菌或 / 和真菌感染，也要注意潜在结核的激发和扩散。当临床表现改善或胸片显示肺内阴影有所吸收时，逐渐减量停用。激素在 SARS 治疗中的应用须注意：①不应过早，但应及时；②不应过量，但要足量（个体化）；③不应过长，但要见效。

（5）抗病毒治疗：目前尚未发现针对 SARS-CoV 的特异性药物。临床回顾性分析资料显示，利巴韦林等常用抗病毒药对 SARS 没有明显治疗效果。

（6）免疫治疗：胸腺肽、干扰素、静脉用丙种球蛋白等非特异性免疫增强剂对 SARS 的疗效尚未肯定，不推荐常规使用。SARS 恢复期血清的临床疗效尚未被证实，对诊断明确的高危患者，可在严密观察下试用。

（7）抗菌药物的使用：应用抗菌药物的目的有两个，一是用于对疑似患者的试验治疗，以帮助鉴别诊断；二是用于治疗和控制继发细菌、真菌感染。鉴于 SARS 常与社区获得性肺炎相混淆，而后者常见致病原为肺炎链球菌、肺炎支原体、肺炎衣原体、流感嗜血杆菌等，在诊断不清时可选用新喹诺酮类或 β- 内酰胺类联合新大环内酯类药物进行试验治疗。继发感染的致病原包括革兰氏阴性杆菌、耐药革兰氏阳性球菌、真菌及结核分枝杆菌，应有针对性地选用适当的抗菌药物。

（8）重症 SARS 的治疗：动态观察，加强监护，及时给予呼吸支持，合理使用糖皮质激素，加强营养支持和器官功能保护，注意水、电解质和酸碱平衡，预防和治疗继发感染，及时处理合并症等。重症患者 PaO_2 急骤下降，可使用鼻罩、面罩无创通气。如严重呼吸困难和低氧血症，吸氧 5L/min 条件下 $SO_2<90\%$ 或氧合指数 <200mmHg，经过无创正压通气治疗后无改善，或不能耐受无创正压通气治疗者，应该及时考虑进行有创正压通气治疗。

六、中西医结合思路

关于 SARS 的病原学，2002 年 11 月我国广东部分地区出现本病，很快扩散到我国 24 个省、自治区、直辖市，曾涉及 30 多个国家和地区，引起全球关注。后来确认了一种新的冠状病毒是 SARS 的病原,并命名为 SARS 冠状病毒(SARS-CoV)。

SARS-CoV 属冠状病毒科冠状病毒属,在室温 24℃ 下,在尿液中至少可存活 1 日,在腹泻患者的痰液和粪便中能存活 5 日以上,在血液中可存活约 15 日,在塑料、玻璃、金属、布料、复印纸等多种物体表面均可存活 2~3 日。病毒对温度敏感,37℃ 可存活 4 日,56℃ 加热 90 分钟、75℃ 加热 30 分钟均能够灭活。紫外线照射 60 分钟可杀死病毒。病毒对有机溶剂敏感,75% 乙醇溶液作用 5 分钟可使病毒失去活力,含氯的消毒剂作用 5 分钟可以灭活病毒。

目前认为,SARS 患者是主要的传染源。其传染性随病程进展和症状加重而增强,发病第 2 周最具传染性。极少数患者开始有症状时即具传染性,有少数超级传染者可感染数十甚至上百人。

研究发现,从果子狸分离出的冠状病毒与人类 SARS-CoV 基因序列高度符合,初步认为果子狸可能是 SARS-CoV 的中间宿主。与果子狸接触的人员受感染,病毒感染人类后基因很快变异,经过一段时间“磨合”,变异到适应人体时,其传染性就很强。2003—2004 年冬春在新加坡、我国台湾和广州出现的少数 SARS 患者几乎没有传染性,是否病毒再次变异,已不再适应人体,尚待证实。

传染途径主要是通过近距离呼吸道飞沫传播和密切接触传播。气溶胶－空气传播被认为是该病流行成集聚性发病的重要原因。也可能通过粪便或实验室感染途径传播。

关于易感人群,则普遍易感。SARS 症状期的密切接触者,包括医护人员,是易感人群。老年人和患有基础疾病者不仅易感,而且容易成为超级传播者。但儿童感染率低,原因不清楚。

目前,对 SARS 的确切发病机制尚不清楚。SARS-CoV 入侵人体呼吸道,在上皮细胞内复制,进而引起病毒血症。除各种呼吸道上皮和肺泡细胞外,巨噬细胞、淋巴细胞、肺血管内皮细胞、肠道上皮细胞、肾远曲小管上皮均可受犯。患者细胞免疫受损,周围血淋巴细胞特别是 CD4$^+$ 细胞减少,但肺部出现过度炎症反应导致弥漫性肺泡损伤,临床过程和结局颇似 ARDS。肉眼观察可见类似大叶性肺炎的肝样变。光镜显示肺水肿、纤维素渗出、透明膜形成、肺泡腔内巨噬细胞聚集和增生的肺泡、Ⅱ型肺泡细胞脱落致脱屑性肺炎和灶性出血,最后形成肺泡闭塞、萎缩和全肺实变。少数病例出现纤维化甚至硬化。

流行病学资料在 SARS 流行期是诊断的最重要支持依据,症状和影像学异常是诊断的基本条件,病情变化特别是影像学的动态观察对于诊断有重要意义。在临床诊断的基础上,配合病原学监测,并排除其他病原体肺炎,则可确定诊断。

SARS 有较强的传染性,病情变化较快,发病后如不尽快控制病势,失治甚或误治,常迅速进展,病邪由表入里,证情加重,由 SARS 轻症转为重症,从而在重症发生率增高的基础上出现病死率不可避免增加。因此,治疗的关键应在于及早阻断病原体所引起的病理过程,阻止肺功能损害发展至不可逆阶段。合理的治疗可以减轻症状,减少肺部的炎症和损伤,减少插管率和死亡率。

针对不同阶段的病情采取不同的治疗策略,重视疑似及临床诊断病例的早期治疗。本病的早期,西医治疗缺乏特效药,临床实施以中医辨证治疗为主。重症 SARS 复杂多变,强调综合治疗,应中西医结合处理,加强脏器功能支持,提高机体免疫力,积极防治并发症等,帮助患者渡过疾病难关。

七、辨已病未病与调养

(一)辨已病未病

1. 注意休息,增强体质,提高机体抗病能力。
2. 流行期间少去公共场所,勤洗手。
3. 房间要注意空气对流,保持良好的环境卫生。可用白醋熏蒸,或苍术烧烟,消毒居室。
4. 控制传染源。对 SARS 病例要求做到"四早",即早发现、早隔离、早报告、早治疗。SARS 病例及其疑似患者应注意隔离,对与 SARS 患者有过密切接触而无症状者应加强医学观察。
5. 医务人员接触 SARS 患者时应注意防护措施,穿隔离衣,推荐戴 12~16 层棉纱口罩或 N95 口罩。
6. 心理治疗。对疑似病例,应合理安排收住条件,减少患者担心院内交叉感染的压力;对确诊病例,应加强关心与解释,引导患者加深对本病的自限性和可治愈的认识。

(二)调养

SARS 有一定的自限性,经过合理的治疗后,一般的病例经过一段时间后,进入稳定好转期。多数患者能够治愈康复出院,胸部 X 线片完全正常或只有少量的纤维条索。部分肺损伤比较重的患者,病愈后留有肺纤维化,其严重程度不一,从无症状到严重的呼吸困难,多数经过一段时间后纤维化有所减轻。病情危重者可死于严重的缺氧性呼吸衰竭或/和并发症。与死亡相关的危险因素有:严重的 ARDS、高龄、严重的基础疾病、严重的并发症等。

八、临床验案

左俊岭诊治SARS验案

李某,女,18 岁,湖北建始籍,外来民工,暂住广州市白云区柯子岭,因"发热 3 天"于 2003 年 3 月 16 日入院。

患者于 3 月 13 日开始发热,当时体温 38.5℃,伴咽痛、干咳、周身疲倦,即到广州市第十二人民医院门诊就诊,给予"静脉滴注先锋Ⅵ(头孢氨苄)、口服抗生素及感冒冲剂等"治疗,仍反复发热,体温在 38.8~39.5℃。3 月 16 日转来我院急诊,行胸片检查示左下肺炎,即收住院。入院症见高热,伴周身酸痛,疲倦乏力,微恶风寒,轻度头痛,咽痛、咳嗽、咳白黏痰,口干苦,纳差,无鼻塞流涕,全身无皮疹,小便黄短,大便调。舌质淡红,苔白腻,脉数。查体:T 38.8℃,P 90 次/min,R 20 次/min,BP 110/80mmHg。神志清,急性病容,全身皮肤无黄染,未见焦痂及出血点,浅表淋巴结无肿大,咽充血(++),双侧扁桃体不大。胸廓正常,叩诊清音,双肺呼吸音略粗,未闻及干、湿啰音,腹软无压痛,肝、脾肋下未触及。辅助检查:血常规示白细胞计数 $2.3×10^9$/L,中性粒细胞百分数 39.5%,淋巴细胞计数 $1.3×10^9$/L,红细胞计数 $4.9×10^{12}$/L,血红蛋白 121g/L,血小板计数 $86×10^9$/L。胸片提示左下肺大片模糊阴影。

中医诊断:风温(风热袭肺,邪郁卫气)。

西医诊断:左下肺炎(严重急性呼吸综合征)。

治则:轻清宣化,解毒透热。

处方:僵蚕 10g,蝉蜕 6g,桔梗 10g,甘草 6g,玄参 15g,马勃 6g,岗梅根 20g,重楼 20g,蒲公英 20g,槟榔 10g,淡竹叶 10g,厚朴 10g。每日 1 剂,水煎服。中药针剂给予鱼腥草注射液 100ml 静脉滴注,每日 2 次;清开灵注射液 20ml 加入5% 葡萄糖溶液 250ml 中静脉滴注,每日 1 次;中成药口服小柴胡片、清咽合剂(本院制剂),以加强清热解毒、达邪透热作用。西药投以阿奇霉素、阿莫西林、舒巴坦钠抗感染。

入院后 2 天,仍然反复高热,午后尤甚,体温高达 39.5℃,伴见全身困倦,头痛,纳差,口干不欲饮,舌质偏红,苔黄腻,脉弦数。3 月 18 日胸片与 16 日比较,左下肺感染病灶扩大、密度增加,右侧中、下肺野出现片状模糊阴影。血常规示白细胞计数 $4.0×10^9$/L,中性粒细胞百分数 61.3%,血小板计数 $146×10^9$/L。3 月19 日起,加用地塞米松 5mg 静脉注射,每日 1 次,连用 3 天;中药汤剂、针剂等守原方。3 月 20 日复查胸片:左下肺感染灶密度减低,右肺病灶有所增多。但患者已完全退热,精神转佳,饮食正常,头痛、咽痛消失。3 月 24 日已热退 5 天,体温多在 36.7℃左右,咳嗽、咳白痰,胸片提示双肺感染灶大部分吸收、消失。3 月26 日患者偶有咳嗽,热退 7 天,同意其出院,效不更方,带中药 5 剂、清咽合剂,抗生素给予阿奇霉素口服序贯治疗,以巩固疗效。

【按】本病例具有以下特点:①SARS 流行地区发病。②高热不退,兼有恶寒、咽痛、咳嗽、全身酸痛、疲倦乏力,提示邪犯肺卫为主,卫气同病,乃风热挟时疫侵袭所致。因发于春季,可参照风温论治。③咳嗽不多,咳白黏痰,无明显胸痛,与胸片肺部炎症表现不一致;并且白细胞计数及中性粒细胞百分数偏低,外院抗生素治疗无效,有别于其他肺炎。本病治疗效果极为满意,住院4天即完全退热,肺部阴影吸收较快。更重要的是,病情早期有效控制,及早阻断病原体所致病理过程,切断肺损伤至不可逆阶段,这对患者的预后转归,以及遏制SARS的传染性均有着重要意义。中医治疗方面,强调早期就应着重于病邪及病情在卫气阶段的积极控制,解除肺卫及气分证,阻断病机向营血分的传变。正确辨证论治基础上,以中药汤剂、清热解毒中成药口服及静脉滴注,这几种中医药疗法的叠加,根据我们的临床观察,确实有协同效应,能明显提高中医药抗SARS的临床疗效。①根据辨证论治,处方用药的汤剂是治疗本病的重要措施;②中药针剂清开灵、鱼腥草注射液静脉滴注,现代研究已证明有较好的抗炎退热、抑菌抗病毒作用;③小柴胡片的主要成分柴胡有明确的退热作用。

(左俊岭)

参 考 文 献

1. 李兰娟,任红.传染病学[M].9版.北京:人民卫生出版社,2018.
2. 中华中医药学会.传染性非典型肺炎(SARS)中医诊疗指南[J].中医药临床杂志,2004,16(1):96-100.
3. 仝小林,许树强.SARS中医诊疗与研究[M].石家庄:河北教育出版社,2003.
4. 尹新中,赵远红,贾彦涛.SARS的中医发病特点及病机浅析[J].中国中医急症,2004,13(3):129,133.
5. 刘炜宏.关于运用针灸疗法防治非典型肺炎的探讨[J].中国针灸,2003,23(7):437-438.

第四节　登　革　热

登革热(dengue fever,DEN)是由1~4型登革病毒引起、经伊蚊传播的急性传染病,按照《中华人民共和国传染病防治法》的规定,为乙类传染病。亚洲、大洋洲、美洲和非洲均有本病发生。临床特征为起病急骤,高热,全身肌肉、骨及关节痛,极度疲乏,部分患者可有皮疹、出血倾向和淋巴结肿大。

有关"瘟疫"在中国古籍中的记载,最早出现在春秋战国时期。如《周礼·天官冢宰》记载:"疾医掌养万民之疾病,四时皆有疠疾。"现存最早的中医典籍《黄帝内经》也有记载,如《素问·刺法论》指出:"五疫之至,皆相染易,无问大小,病状相似。"

目前,世界上约有25亿人受到登革病毒感染的威胁,每年登革病毒感染患者超过1亿,并且有50万人发展成为登革出血热或登革休克综合征,造成大约25 000人死亡。在我国,1978年5月本病在广东省佛山市发生流行,以后的10年中,疫情迅速在广东、广西、海南等地流行。20世纪90年代以来,本病主要在广东、福建流行,多为小规模流行或散发。登革热传播迅猛,发病率高。近些年,由于人员流动频繁和国际旅游的迅猛发展,使登革病毒的流行范围及其传播媒介埃及伊蚊和白纹伊蚊的分布范围也相应扩大。登革病毒有 4 个血清型,在一个地区往往存在不同血清型病毒的交替流行,这更增加了登革出血热和登革休克综合征发生的可能性。登革出血热和登革休克综合征的病死率较高,不仅严重影响人民的身体健康,而且严重影响当地经济、贸易和旅游事业的发展。

登革热虽为西医学病名,但中医古籍中不乏针对本病的相关论述。根据登革热的发病特点,可将其归于中医学"瘟疫""疫疹"范畴。

一、病因病机

登革热的病机特点为疫毒内侵、毒邪内盛而致发热,热与毒邪互结,耗气伤津,迫血妄行,从而出现心、肝、肾、胃肠等脏腑功能失常。

1. 春行夏令,非时之气　有关"瘟疫"的发病原因,早在《吕氏春秋·季春纪》中就已经提出:"(季春)行夏令,则民多疾疫。"而《素问·本病论》则进一步指出:"厥阴不退位,即大风早举,时雨不降,湿令不化,民病温疫,疵废风生。"隋代巢元方《诸病源候论》认为疫疠病"与时气、温、热等病相类,皆由一岁之内,节气不和,寒暑乖候,或有暴风疾雨,雾露不散,则民多疾疫",并认为岭南地区的青草瘴、黄芒瘴等瘴气也属疫疠病范畴;并进一步指出"此病皆因岁时不和,温凉失节,人感乖戾之气而生病"。

2. 非寒非暑,疫毒之气　至唐代以后,对瘟疫的病因又有了进一步认识。唐代王冰以后的《素问》遗篇,认为温疫与五运六气变化异常有一定关系,故有金疫、木疫、水疫、火疫、土疫等"五疫"之称,说明古人已经意识到温疫的致病原因不同于一般的六淫外邪,而是一种疫毒之气。

明代吴有性在《温疫论》中进一步指出:"温疫之为病,非风、非寒、非暑、非湿,乃天地间别有一种异气所感。"认为温疫的致病因子是"异气",又称"疫气""疠气""戾气"等,这是对温疫病因的创见。吴有性认为戾气是物质的,可采用药物制服。虽然戾气"无所可求,无象可见,况无声复无臭,何能得睹得闻",但它是客观存在的物质,又进一步指出"物之可以制气者药物也"。

3. 邪从口鼻而入,发病与正气虚盛有关　明代吴有性认为,戾气是"从口鼻而入",且人体感受戾气之后,是否发病取决于戾气的量、毒力与人体的抵抗力。吴有性指出:"本气充满,邪不易入。本气适逢亏欠,呼吸之间,外邪因而乘之。……其年气来盛厉,不论强弱,正气稍衰者,触之即病……其感之深者,中而即发;感之浅者,邪不胜正,未能顿发。"

二、五脏相关及病机转化

登革热的病因为疫病毒邪,其性质有夹湿与不夹湿之分。疫病毒邪从肌肤入侵,先犯卫气或邪伏膜原,疫毒炽盛,内传营血,耗损营阴,扰乱心神,可见烦躁、神志昏蒙;疫毒灼伤血络,可见斑疹;迫血妄行,则可见各种出血之证;血不循经,瘀滞脉络,则致毒瘀交结;疫毒内闭心脑,则神志昏迷;若邪热亢盛,引动肝风,可见痉厥;若因疫毒充盛,耗伤正气或出血过多,气随血脱,则可致厥脱;病变后期疫毒渐退,每表现为余邪留恋。(图13-4-1)

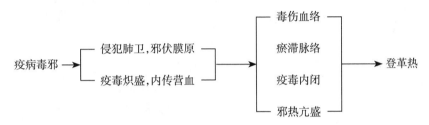

图 13-4-1　登革热病因病机示意图

三、临床表现

潜伏期2~15天,平均6天左右。潜伏期长短与侵入病毒的量有一定关系。

(一) 症状

1. 普通登革热

(1)发热:所有患者均发热,起病急,先寒战,随之体温迅速升高,24小时内可达40℃。一般持续2~7天,然后骤降至正常。热型多不规则,部分病例于第3~5天体温降至正常,1天后又再升高,称双峰热或马鞍热。儿童病例起病较缓、热度也较低。

(2)全身毒血症状:发热时伴全身症状,如头痛、腰痛,尤其骨、关节疼痛剧烈,似骨折样或碎骨样,严重者影响活动,但外观无红肿。消化道症状可有食欲下降、恶心、呕吐、腹痛、腹泻。脉搏早期加快,后期变缓。严重者疲乏无力呈衰竭状态。

(3)皮疹:于病程3~6天出现,为斑丘疹或麻疹样皮疹,也有猩红热样皮疹,红色斑疹,重者变为出血性皮疹。皮疹分布于四肢、躯干和头面部,多有痒感,持续5~7天。疹退后无脱屑及色素沉着。

(4)出血:25%~50%的患者有不同程度出血,如牙龈出血、鼻衄、消化道出血、咯血、尿血等。

（5）其他：多有浅表淋巴结肿大。约 1/4 患者有肝肿大及 GPT 水平升高，个别患者可出现黄疸，束臂试验阳性。

重症登革热早期具有典型登革热的所有表现，但于 3~5 天突然加重，出现剧烈头痛、呕吐、谵妄、昏迷、抽搐、大汗、血压骤降、颈强直、瞳孔散大等脑膜脑炎表现。有些患者表现为消化道大出血和出血性休克。

2. 登革出血热　分为两型，即较轻的登革出血热和较重的登革休克综合征。

（1）登革出血热：开始表现为典型登革热。可见发热、肌痛、腰痛，但骨、关节痛不显著，而出血倾向严重，如鼻衄、呕血、咯血、尿血、便血等。常有 2 个以上器官大量出血，出血量大于 100ml。血浓缩，血细胞比容增加 20% 以上，血小板计数 $<100×10^9$/L。有的患者出血量虽小，但出血部位位于脑、心、肾上腺等重要脏器而危及生命。

（2）登革休克综合征：具有典型登革热的表现；在病程中或退热后，病情突然加重，有明显出血倾向伴周围循环衰竭。表现为皮肤湿冷，脉快而弱，脉压差进行性缩小，血压下降甚至测不到，烦躁、昏睡、昏迷等。病情凶险，如不及时抢险，可于 4~6 小时内死亡。

（二）体征

登革热患者常在颜面及四肢出现充血性皮疹或点状出血疹。典型皮疹为见于四肢的针尖样出血点及"皮岛"样表现等。同时可出现不同程度的出血现象，如皮下出血、注射部位瘀点瘀斑、牙龈出血、鼻衄及束臂试验阳性等。少数患者可伴有球结膜水肿、心包积液、胸腔积液和腹水等体征。

（三）理化检查

1. 血常规　白细胞总数减少，多数患者早期开始下降，第 4~5 天降至最低点，白细胞分类计数以中性粒细胞下降为主。多数患者有血小板减少，最低可降至 $10×10^9$/L 以下。

2. 尿常规　可见少量蛋白、红细胞等，可有管型出现。

3. 血液生化检查　超过半数患者转氨酶、乳酸脱氢酶水平升高，部分患者心肌酶、尿素氮和肌酐水平升高等。谷丙转氨酶（GPT，ALT）和谷草转氨酶（GOT，AST）水平呈轻中度升高，少数患者总胆红素水平升高，血清白蛋白水平降低。部分患者可出现低钾血症等电解质紊乱；出凝血功能检查可见纤维蛋白原减少，凝血酶原时间和活化部分凝血活酶时间延长，重症患者的凝血因子Ⅱ、Ⅴ、Ⅶ、Ⅸ和Ⅹ减少。

4. 病原学及血清学检测　急性发热期可应用登革病毒抗原（如 NS1 抗原）检测及病毒核酸检测进行早期诊断，有条件者进行病毒分离。

可采集急性期及恢复期血液标本送检。初次感染患者,发病后 3~5 天可检出 IgM 抗体,发病 2 周后达到高峰,可维持 2~3 个月;发病 1 周后可检出 IgG 抗体,且 IgG 抗体可维持数年甚至终生;发病 1 周内,在患者血清中检出高水平特异性 IgG 抗体提示二次感染,也可结合捕获法检测的 IgM/IgG 抗体比值进行综合判断。

四、辨病辨证

（一）西医辨病

根据流行病学史、临床表现及实验室检查结果,可作出登革热的诊断。在流行病学史不详的情况下,根据临床表现、辅助检查和实验室检测结果作出诊断。

1. 疑似病例　符合登革热临床表现,有流行病学史（发病前 15 天内到过登革热流行区,或居住地有登革热病例发生）,或有白细胞和血小板减少者。

2. 临床诊断病例　符合登革热临床表现,有流行病学史,并有白细胞、血小板同时减少,单份血清登革病毒特异性 IgM 抗体阳性。

3. 确诊病例　疑似或临床诊断病例,急性期血清检测出 NS1 抗原或病毒核酸,或分离出登革病毒或恢复期血清特异性 IgG 抗体阳转或滴度呈 4 倍以上升高。

4. 重症病例　有下列情况之一者:①严重出血,包括皮下血肿、呕血、黑便、阴道流血、肉眼血尿、颅内出血等;②休克;③重要脏器功能障碍或衰竭,如肝损伤（GPT 和 / 或 GOT>1 000U/L）、ARDS、急性心力衰竭、急性肾衰竭、脑病（脑炎、脑膜脑炎）等。

【鉴别诊断】登革热的临床表现多样,应注意与下列疾病相鉴别。与发热伴出血疾病,如基孔肯亚出血热、肾综合征出血热、发热伴血小板减少综合征等鉴别;与发热伴皮疹疾病,如麻疹、荨麻疹、猩红热、流行性脑脊髓膜炎、斑疹伤寒、恙虫病等鉴别;有脑病表现的患者需与其他中枢神经系统感染相鉴别;白细胞及血小板减少明显者,需与血液系统疾病鉴别。

（二）中医辨证

1. 抓住证候特征辨证　登革热在临床上主要表现为湿热和暑燥两类证型,且以暑燥型最多见,应抓住证候特征仔细进行辨证。湿热型在临床常表现为初起憎寒壮热,继而但热不寒,日晡益甚,头痛、眩晕,四肢倦怠,周身疼痛,可有胸闷,恶心呕吐,脘腹胀满,或腹泻或便秘,舌质红,苔黄腻,脉数或濡数。暑燥型在临床常表现为初起恶寒或寒战高热,头痛剧烈,眩晕,关节疼痛,腰如被杖,口干焦或口渴引饮,面目红赤,可有腹痛,恶心或呕吐,或便秘,或大便如酱,尿黄短,舌质红,苔黄干或黑、有芒刺,脉滑数或沉数。

2. 抓住卫气营血传变规律辨证　登革热在临床上具有典型的卫气营血传变规律,故应严格抓住各个阶段证候特点进行辨证。病初多有恶寒或寒战,病邪袭卫后即很快入气,因此发病就出现卫气同病。在急性发热期,少数患者表现为高热、壮热,暑热入气,燔灼阳明;多数暑热夹湿者表现为高热、壮热与恶寒,少汗,头重身困,关节肌肉疼痛,胸脘闷满;暑兼寒湿者多表现为高热与恶寒(寒战)、无汗,头及眼眶疼痛,全身困重疼痛,身有捆绑感(身形拘急);少数湿温者多有头痛恶寒,身重疼痛,身热不扬,胸脘痞闷,纳呆不饥,舌苔白腻。由于暑必兼湿,湿又以中焦为病变中心,故多数患者始终兼有口淡、口黏,或口苦,恶心呕吐,脘闷纳呆,腹泻便溏,腹痛不适。整个病程以暑、湿两邪为主。由于暑为火热之邪,阳明气分热盛,病中暑热过盛易迫热入营,出现入营之舌绛、脉细数、口渴不欲饮;入血之龈衄、鼻衄、皮肤血斑及诸出血症状;热邪过盛,邪热郁肺,肺热及营而发红疹。

五、治疗

(一)中医辨证论治

1. 卫气同病

主要证候:发热恶寒,头痛,身骨疼痛,颜面潮红,四肢倦怠,口微渴,舌边尖红,苔白或黄而浊,脉浮数或濡数。

治法:清暑化湿,透表解肌。

方药:新加香薷饮(《温病条辨》)合柴葛解肌汤(《伤寒六书》)加减。

常用柴胡、葛根解表退热生津;金银花、连翘、黄芩清热解毒泻火;香薷、扁豆花解表化湿消暑;甘草调和诸药。

加减:若表证明显者,加荆芥、防风以祛风解表;若口渴明显者,加芦根、天花粉以生津止渴;若湿盛者,加藿香、薄荷以化湿解暑。

2. 热郁气分

主要证候:壮热面赤,皮肤斑疹,烦渴汗多,肌肉酸痛,小便短赤,舌红苔黄,脉洪数。

治法:清热保津,宣郁透邪。

方药:白虎汤合栀子豉汤(《伤寒论》)加减。

常用石膏、知母清热生津;栀子、淡豆豉宣发郁热,除烦;青蒿清热解暑透邪;炙甘草益气和中,调和诸药。

加减:若舌红而干者,加石斛、玉竹以滋养胃阴;若小便短赤者,加通草、淡竹叶以清热利尿;若大便秘结者,加生地黄、玄参以滋阴通便;若皮肤斑疹,加紫草、红花以凉血活血消斑。

3. 邪伏膜原

主要证候：寒战壮热，或但热不寒，头痛而重，面目红赤，肢体沉重酸楚，纳呆，胸脘满闷，呃逆或呕吐，小便短赤，舌赤，苔白厚腻浊或白如积粉，脉濡数。

治法：疏利透达，辟秽化浊。

方药：达原饮（《温疫论》）加减。

常用黄芩、金银花清热解毒；知母、芍药清热滋阴；槟榔行气散结；厚朴、半夏行气祛湿，化痰消痞；草果透达膜邪，辟秽化浊；青蒿清透少阳寒热。

加减：若头痛者，加柴胡、白芷以清热通窍止痛；若呕吐者，加竹茹、生姜降逆止呕；若小便短赤者，加通草、萹蓄清热利尿。

4. 瘀毒交结

主要证候：发热或身热已退，头晕乏力，纳呆欲呕，腹痛拒按，肌肤瘀斑，便下脓血或并见其他出血证，舌暗红，苔少，脉细涩。

治法：凉血止血，解毒化瘀。

方药：犀角地黄汤（《外台秘要》）加减。

常用水牛角直入血分，清解热毒而凉血；生地黄清热凉血，养阴生津，复已失之阴血，亦可助水牛角解血分之热；赤芍凉血行瘀，助生地黄凉血和营泄热；牡丹皮清热凉血，活血散瘀。对于热盛出血者，四药并用，凉血散血，共成清热解毒、凉血散瘀之剂，使热清血宁而无耗血动血之虑，凉血止血又无冰伏留瘀之弊。

加减：若神昏谵语甚者，合用安宫牛黄丸或紫雪丹清热开窍；衄血者，加白茅根、黄芩、侧柏炭清热止血；便血者，加槐花、地榆、紫珠草清肠止血；尿血者，加白茅根、大小蓟清利止血。

5. 阳气暴脱

主要证候：身热骤降，面色苍白，气短息微，大汗不止，四肢湿冷，烦躁不安或神昏谵语，肌肤斑疹或见各种出血，舌质淡红，脉微欲绝。

治法：益气固脱。

方药：生脉散（《医学启源》）合四逆汤（《伤寒论》）加减。

常用红参大补元气；附子回阳救逆；干姜温中回阳；炙甘草益气和中，并缓解附、姜燥烈之性为佐、使，共奏益气固脱之效。麦冬甘寒，养阴清热，润肺生津；五味子酸温，敛肺止汗，生津止渴；二药合用，益气敛阴。

加减：若属阴虚甚者，可用西洋参替人参；若寒气盛者，重用附子、干姜；体虚脉微欲绝者，加黄芪，高丽参 10~15g（另炖服用）；下肢水肿者，加茯苓、泽泻。应权病情之急重，而衡用药之变化。

6. 毒陷心包

主要证候：身热灼手，神昏谵语，颈项强直，肌肤瘀斑，或四肢抽搐，舌绛，苔黄燥,脉细滑数。

治法:清营养阴,豁痰开窍。

方药:清宫汤(《温病条辨》)加减。

常用水牛角清心解毒;玄参滋阴凉血、泻火解毒;连翘、莲子心清解上焦之热毒;淡竹叶清心除烦;麦冬补养心肾之阴;郁金清心凉血;石菖蒲祛浊豁痰开窍。

加减:痰热偏盛者,加竹茹、梨汁清热化痰润肺;咳痰不清,加瓜蒌皮利气宽胸;热毒盛,加栀子、黄连、知母清热泻火。

7. 余邪未净

主要证候:疲倦乏力,皮肤发疹,脘痞纳呆,小便短少,舌苔未净,脉细略数。

治法:益气养阴,解毒透疹。

方药:竹叶石膏汤(《伤寒论》)加减。

常用淡竹叶、石膏清热除烦;人参、甘草益气生津;麦冬、粳米补肺胃之阴;半夏降逆止呕;佩兰化湿醒脾;白扁豆除湿和胃;芦根清透肺胃气分实热,生津除烦。

加减:肺胃热盛而出血,加赤芍、紫草、生地黄等以清热止血养阴;若兼胃阴不足,胃火上逆而见口舌糜烂、舌红而干者,加石斛、天花粉等以清热养阴;胃火炽盛而见消谷善饥者,加知母、天花粉、黄连等以增清热生津之功。

【方药应用】

1. 注射制剂　根据辨证分型,可选用以下中药针剂。清热解毒类,热毒宁注射液、痰热清注射液、喜炎平注射液等;凉血化瘀类,丹参注射液、川芎嗪注射液等;益气固脱类,生脉注射液、参附注射液等;醒脑开窍类,醒脑静注射液。

2. 中成药　可辨证选择清热解毒、凉血化瘀、益气固脱、醒脑开窍类中成药,如抗病毒口服液、克感利咽口服液、葛根芩连片等,或其他类似中成药。

【针灸疗法】 主穴取大椎、下都、合谷。发热期,配曲池、足三里、中脘、天枢、阳白、太阳;出疹期,配血海、血愁、膈俞、委中;恢复期,配华佗夹脊穴、涌泉。

针法举例:下都(自然握拳,掌心向下,手背第 4、5 指缝纹间上方 5 分处),以 28 号 1.5 寸毫针顺掌骨间隙刺入 0.5~1 寸,左右捻转,以得气为度;一般刺一侧,重者用两侧。大椎,用三棱针点刺,并拔罐 10 分钟,以出血 5~10ml 为宜,隔日 1 次。华佗夹脊穴,以 45°向棘突方向进针 0.5~1 寸,不留针。膈俞,在穴旁2~3 分处进针,呈 45°向脊椎方向斜刺,得气后采用提插捻转补法,留针 5 分钟。

(二)西医治疗

目前尚无特效的抗病毒药物,主要采取支持及对症治疗措施。治疗原则是早发现、早治疗、早防蚊隔离。重症病例的早期识别和及时救治是降低病死率的关键。

1. 一般治疗

（1）卧床休息,清淡饮食。

（2）防蚊隔离至退热及症状缓解。

（3）监测神志、生命体征、尿量、血小板、血细胞比容（HCT）等。

2. 对症治疗

（1）退热:以物理降温为主,慎用解热镇痛药。

（2）补液:以口服补液为主,高热不退者可酌情静脉补液,每日 1 000~1 500ml。

（3）镇静止痛:可给予地西泮、罗通定等对症处理。

3. 重症登革热的治疗　除一般治疗中提及的监测指标外,重症登革热患者还应进行电解质的动态监测。对出现严重血浆渗漏、休克、ARDS、严重出血或其他重要脏器功能障碍者,应积极采取相应治疗。

（1）补液原则:重症登革热补液原则是维持良好的组织器官灌注。可给予平衡盐等晶体溶液,渗出严重者应及时补充白蛋白等胶体液。根据患者 HCT、血小板、电解质情况随时调整补液的种类和数量,在尿量约达 0.5ml/（kg·h）的前提下,应尽量减少静脉补液量。

（2）抗休克治疗:出现休克时应尽快进行液体复苏治疗,输液种类及输液量见补液原则,同时积极纠正酸碱失衡。液体复苏治疗无法维持血压时,应使用血管活性药物;严重出血引起的休克,应及时输注红细胞或全血等。有条件者可进行血流动力学监测并指导治疗。

（3）出血的治疗:①出血部位明确者,如严重鼻衄给予局部止血。胃肠道出血者给予制酸药。尽量避免插胃管、尿管等侵入性诊断及治疗。②严重出血者,根据病情及时输注红细胞。③严重出血伴血小板显著减少应输注血小板。

（4）其他治疗:在循环支持治疗及出血治疗的同时,应当重视其他器官功能状态的监测及治疗;预防并及时治疗各种并发症。

六、中西医结合思路

登革热属自限性疾病。登革病毒核苷酸的变异会导致病毒毒力的变化。登革病毒侵入宿主后,宿主能减慢病毒的合成速度,进而降低发生病毒血症的可能性。若诊治及时,病死率低。

目前治疗登革热尚无特效药物。轻症登革热患者可根据临床表现予中医辨证治疗,如患者高热不退或严重呕吐腹泻,必要时辅以西医退热及补液支持治疗。在登革热病程的发展传变中,初起常暑、湿疫气并见,卫气同病。暑为热邪,热以阳明气分为主,兼热郁卫分;湿为阴邪,重着黏腻,同时遏闭卫气。治疗既要清透卫分、清泄气分之暑热,又要宣透卫表之湿,宣畅中焦之湿。因此急性发热期当用银翘散加减。少数单纯的暑热入阳明,气分热盛,可用白虎加人参汤;暑热夹湿可用白虎加苍术汤加金银花、连翘;暑兼寒湿可用新加香薷饮;卫气湿重可合三仁汤;中焦湿阻,下焦积滞可合保和丸;暑湿阻滞,湿郁气机,气机不能升降,发热不退,大便不通可合升降散。

对于重症登革热患者常因邪入营血分而出现营阴耗损,迫血妄行,甚至毒陷心包等危候,常需中西医结合积极治疗。西医以液体复苏及积极抗休克治疗为主,必要时应使用血管活性药物;对于严重出血的患者应加强循环支持治疗及止血治疗,根据病情及时输注红细胞、血小板,同时应当重视其他器官功能状态的监测及治疗,预防并及时治疗各种并发症。根据患者临床表现辨证使用中药及中成药治疗,如热入血分的发斑或出血者,可加犀角地黄汤等凉血散血之品;如暑入心营、营阴耗损,宜用清营汤清心凉营;若暑毒深入血分而邪闭心包,应予神犀丹合安宫牛黄丸凉血解毒、清心开窍。对于重症登革热患者可考虑辨证使用"温病三宝",如出现意识障碍,同时伴有烦躁不安、面红身热、口臭、大便秘结、舌苔黄腻、脉象弦滑等邪热内闭之象,可使用安宫牛黄丸;如出现热邪内陷心包所致高热烦躁、神昏谵语、抽风痉厥、口渴唇焦、尿赤便闭,可使用紫雪丹;如出现神昏谵语、身热烦躁、痰盛气粗、舌红苔黄垢腻、脉滑数等痰热内闭心包,可使用至宝丹。

七、辨已病未病与调护

登革热是一种可防、可控的急性传染病,强调未病先防,注重预防与调摄相结合。

(一)辨已病未病

登革热这种急性传染病的媒介——伊蚊在疾病传播过程中具有重要作用;感染患者为主要的传染源,且登革病毒具有很强的传播能力,普遍易感。因此在疾病预防中,主要针对感染患者及伊蚊进行管理。对于感染患者做到早发现、早隔离、早治疗。在伊蚊的防控方面,由于埃及伊蚊是典型的家栖蚊种,主要孳生在室内外及其周围;而白纹伊蚊是半家栖蚊种,除了能孳生在室内外,多数孳生在人类居住区或活动区及其周围。因此,人的行为和习惯,对蚊虫的孳生影响很大,在疫情发生期间,必须加强室内外积水、空旷野外废旧轮胎等蚊虫孳生地的清理;对蚊虫进行居民区的集中扑灭;合理使用窗纱、蚊帐等隔离手段;户外活动或作业时,应注意使用驱避剂。同时,适当加强锻炼增强自身免疫力,避免在流行区、流行季参加人群集会与流动。

（二）调养

1. 对于高热患者,应合理使用非甾体抗炎药;并注意维持患者水电解质平衡,防止脱水。

2. 轻症患者,应适当活动,提高自身免疫力。

3. 有出血倾向或合并登革出血热的患者,应注意防护,防跌倒外伤,保持大便通畅;监测血液中的血小板。

4. 合并肝功能异常者,宜清淡饮食,相应使用护肝药。

5. 合并肾功能下降者,应注意鉴别急慢性病因;如出现急性肾衰竭,必要时应积极使用肾脏替代治疗,如透析、超滤等。

八、临床医案

广东省名中医朱敏诊治登革热验案

李某,男,46 岁。2014 年 9 月 26 日第一诊。患者于 5 天前无明显诱因而出现发热恶寒,伴头痛,全身骨节疼痛,以腰痛为甚,发热以下午或夜晚为甚(T 38~39℃),自服退热药后发热可短暂缓解,无咳嗽,无尿频、尿急、尿痛,1 天前出现神志昏蒙,躯干及四肢皮肤出现散在皮疹,色红,无瘙痒及脱屑,口干,胃纳差,时有腹痛,便溏、3~4 次 /d。检查见:神志模糊,眼睑结膜充血(++),四肢及胸腹部皮肤可见散在皮疹,心肺腹查体未见异常。血常规:WBC 2.3×10⁹/L, Hb 110g/L, PLT 65×10⁹/L;登革热 IgM 抗体阳性、IgG 抗体阴性,登革病毒 NS1 抗原阳性。舌质红绛、苔薄微黄,脉弦数。西医诊断:登革热。中医诊断:卫营同病。朱敏根据患者有发热、夜热甚、神志昏蒙、舌质红绛等营分证,又有恶寒、咳嗽、苔薄等卫分证,辨证为卫营同病,治以清暑解毒、凉营透疹。处方:水牛角(先煎)、石膏(先煎)各 30g,生地黄、野菊花各 20g,金银花、黄芩各 15g,赤芍、牡丹皮、知母各12g,黄连、甘草各 6g。日 2 剂,水煎服,上、下午各进 1 剂。

28 日二诊:患者服用上方后,症状稍好转,神志转清,仍有发热(T 38~38.5℃),腰痛乏力,四肢及胸腹部皮肤可见散在皮疹,尿黄,大便干,舌红、苔黄,脉弦数。复查血常规:WBC 3.01×10⁹/L, Hb 113g/L, PLT 52×10⁹/L。治以清热祛湿、凉血透疹。处方:茵陈 30g,红条紫草、滑石、茯苓、黄芩各 15g,牡丹皮、法半夏、赤芍各 12g,青蒿(后下)10g,甘草、陈皮各 3g。水煎服,日 2 剂。

30 日三诊:患者神清,发热已退,但全身乏力,口干口苦,时有胸闷,皮疹消退,舌淡红、苔白稍腻,脉弦细数。复查血常规:WBC 4.3×10⁹/L, Hb 126g/L, PLT101×10⁹/L。此为登革热后期,余邪未清;治宜清涤余邪,养阴生津。处方:茵陈20g,沙参、麦冬、连翘、菊花、茯苓、板蓝根、天花粉各 12g,甘草 3g。日 1 剂,再服

4天而病痊愈。

【按】登革热不论是湿热疫,还是暑燥疫,总以清解疫毒为治疗原则。本医案患者初诊表现为卫营同病,故治以清暑解毒、凉营透疹;而当暑热之邪已解而余邪未清时,则清涤余邪、养阴生津。纵观整个治疗过程,蕴含"祛暑不伤正,滋阴不敛邪"之意。

(王　林)

参 考 文 献

1. 陈灏珠,林果为.实用内科学[M].13版.北京:人民卫生出版社,2009.
2. 中华人民共和国国家卫生和计划生育委员会.登革热诊疗指南(2014年第2版)[J].中药新药与临床药理,2016,27(1):138-142.
3. 柴瑞霭,刘清泉.广州登革热的中医诊疗思路[J].中国中医急症,2015,24(2):258,265.
4. 陈腾飞,刘清泉.中医对登革热的研究进展[J].中国中医急症,2016,25(7):1345-1347.
5. 张沛,谭行华,张复春,等.中西医结合治疗登革热临床研究[J].中国中医急症,2014,23(8):1403-1405.
6. 杨进.新编温病学[M].北京:学苑出版社,2003.
7. 张复春.登革热的流行特点及治疗[J].医学与哲学,2010,31(18):21-23.
8. Nguyen TH, Nguyen TL, Lei HY, et al.Association between sex, nutritional status, severity of dengue hemorrhagic fever, and immune status in infants with dengue hemorrhagic fever[J].Am J Trop Med Hyg, 2005, 72(4):370-374.
9. Tee HP, How SH, Jamalludin AR, et al.Risk factors associated with development of dengue haemorrhagic fever or dengue shock syndrome in adults in Hospital Tengku Ampuan Afzan Kuantan[J].Med J Malaysia, 2009, 64(4):316-320.
10. 韩凡,莫锦,覃小兰,等.从257例病例中探讨登革热的中医临床辨治[J].广州中医药大学学报,2014,31(6):855-859.
11. 叶志中,刘南,余锋,等.210例登革热患者中医证候分析[J].广州中医药大学学报,2015,32(1):15-18.
12. 李杜非,Filomeno Joaquim da Saldanha.针灸配合中成药治疗登革热临床分析[J].实用中医药杂志,2008,24(9):553-554.

<h1 align="center">第五节　伤　寒</h1>

伤寒(typhoid fever)是由伤寒杆菌引起的急性肠道传染病。典型临床表现包括持续高热、腹部不适、肝脾肿大、白细胞计数降低,部分患者有玫瑰疹和相对缓脉。

自1884年分离到伤寒杆菌至今已有100多年的历史。世界各地均有流行,国内多为散发病例,部分地区有局部流行,夏季多见,好发于学龄儿童及青壮年,男女发病率无明显差别。

早在两千多年前的《黄帝内经》中即提出"伤寒"名称,但当时它是多种外感热性病的总称。现所称的"伤寒"属于中医温病学中"湿温"范畴。

一、病因病机

湿温是由湿热病邪引起的初起多以湿热阻遏卫气为主要证候,病程中以脾胃为病变中心的急性外感热病。四季皆可发病,而多发于雨湿较盛、气候炎热的长夏、初秋季节。本病以脾胃为病变中心,但湿热病邪可充斥表里,蒙上流下,弥漫三焦,出现较为复杂的病证。

1. 素蕴脾湿又复感外邪或误食不洁之物,在中焦脾胃蕴结后酿成病损。初起以湿邪阻遏卫气为主,故见湿热郁遏卫表之头痛恶寒、身重疼痛、身热不扬等卫分证。

2. 湿温病邪犯表的同时,内伤脾胃,中焦失运,湿浊停聚,阻遏气机而见胸闷脘痞;湿热蕴蒸,郁而不达,渐成湿热火毒,而表现为郁热内盛等气分证,常夹湿而见舌苔黄厚腻,表现为阳明湿热证。

3. 初起阶段,虽湿中蕴热,但多见湿重于热证。素体中阳偏旺者,则邪从热化,而病变偏于阳明胃;素体中阳偏虚者,则邪从寒化,而病变偏于太阴脾。病在太阴则湿重热轻,病在阳明则湿轻热重。随着病情进展,则湿热化燥化火,进而伤营动血,血络受伤则出现斑疹及出血,肠络出血过多则阳气随血脱而外亡。热盛日久则耗损阴液,出现邪去正衰、余邪未净之证。(图 13-5-1)

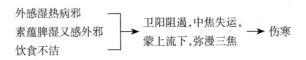

图 13-5-1 伤寒病因病机示意图

二、五脏相关与病机转化

薛雪《湿热病篇》认为:"太阴内伤,湿饮停聚,客邪再至,内外相引,故病湿热。此皆先有内伤,再感客邪……或有先因于湿,再因饥劳而病者,亦属内伤挟湿,标本同病。"脾胃的功能状态在湿温的发病中起着重要作用。在湿热偏盛的季节,脾胃运化功能呆滞,容易导致内湿留困。如恣食生冷,饮食不节,或劳倦过度,损伤脾胃,均可使运化失常,湿饮内聚。一旦脾胃失调,外感湿热病邪即与脾胃内湿"同类相召"而侵入人体,发为湿温。湿热病邪多从口鼻而入,或由肌表侵入人体,病位重心在脾胃,但湿热病邪可蒙犯上焦,或充斥三焦。湿热之邪由口鼻、肌表直入中焦,犯及脾胃,发为邪遏卫气之证,进而湿热留连气分,困遏气机,郁阻中焦,缠绵难解,出现气分湿热证候;如治疗不当,或脾胃失运,湿浊久郁不解,则湿渐伤阳,发展为寒湿或湿胜阳微等变证;如热重湿轻,则湿热交蒸而化燥,耗伤阴液,深入营分、血分,出现动风发痉、闭窍昏厥、动血出血等重症,其中以肠络损伤,迫血下溢为常见;严重者可致气随血脱等重症。

三、临床表现

（一）症状

1. 潜伏期　一般为 10 天左右,且其长短与感染菌量有关。食物性暴发可短至 48 小时,水源性暴发可长达 30 天。

2. 典型临床经过　典型的伤寒自然病程为期约 4 周,可分为 4 期。

（1）初期:多数患者起病隐匿、缓慢,以发热、头痛、腹部不适或腹痛为最常见的早期症状,伴全身不适、肌肉酸痛、恶心厌食、畏寒或轻度寒战。初起体温呈弛张热,以后随病程逐日递增,呈梯形上升,脉搏与体温平行。腹胀、便秘多见,少数有轻、中度腹泻。大多干咳,少数有鼻衄。至第 1 周末,肝脾可扪及。

（2）极期:为病程第 2~3 周,出现伤寒特征性的临床表现。①高热:体温持续于 39~40℃,呈弛张热或稽留热,然后呈梯形下降,自然经过总热程约 1 个月;②皮疹:部分患者于第 5 病日出现少数玫瑰疹,散布于前胸及上腹部,大小约 2~5mm,色泽暗红,压之退色,略高于皮面,2~4 天消退,但可复发;③相对缓脉:约 1/3 患者于病程 1 周后可出现;④肝脾肿大:近半数有脾肿大,肝肿大更多见,质软、轻触痛,随病情好转而回缩;⑤神经系统中毒表现:患者极度虚弱、厌食,呈特殊的中毒面容,神情淡漠,反应迟钝,或谵妄、昏睡。以上为伤寒的经典表现,常称伤寒的五大特征。但近年来由于抗菌药物、退热药物及免疫抑制剂等的应用,伤寒的临床表现变异,诊断时需加注意。

（3）缓解期:病程第 4 周,患者更见虚弱,体温于数日内逐渐下降,病情开始改善。但需警惕并发症,尤其是肠出血和肠穿孔。

（4）恢复期:病程第 5 周,体温恢复正常,症状和体征也随之消失,但全身状况的恢复需 1 个月左右。

3. 临床类型

（1）轻型:以发热为主要表现,毒血症轻,病程较短,常与早期治疗和预防接种有关,近年来在散发病例中多见。

（2）暴发型:起病急,毒血症严重,病情凶险。高热或体温不升,常并发感染性休克、中毒性脑病、中毒性心肌炎、中毒性肝炎、肠麻痹等。

（3）迁延型:常见于合并慢性肝炎、慢性血吸虫病等患者。初期表现与典型伤寒相似,但发热持续 5 周以上至数月之久,弛张热或间歇热,肝脾肿大较显著。

（4）逍遥型：毒血症症状轻，患者可坚持正常生活，部分患者以肠出血或肠穿孔为首发症状。

（5）儿童伤寒：临床表现有别于成年人，年龄越小症状越不典型。①新生儿起病常不明显，表现为少哭、少吃或拒奶，四肢发凉，发热，伴有黄疸或原有黄疸逐渐加深，有较明显中毒症状，如腹胀、肠鸣音消失、呼吸不规则、呻吟、发绀、少尿及心音低钝等；白细胞计数常无明显下降；血培养阳性；死亡多由毒血症而非肠穿孔或出血所致。②婴幼儿伤寒起病急，中毒症状明显，常有发热、咳嗽、呕吐、腹痛、腹泻等症状；并发症以支气管肺炎多见。③儿童伤寒一般病程较短，病情较轻，几乎均有发热，以稽留热和弛张热多见，肝脾肿大较突出，贫血多见，相对缓脉、玫瑰疹及白细胞计数低下者少见；50% 以下患儿可并发心肌炎，其次为肝炎及神经系统并发症。

（6）老年伤寒：发病率不高，仅占老年传染病的 0.25%。临床表现多不典型，发热通常不高，热型不规则，病程易迁延，易致虚脱，支气管炎、心力衰竭或肠功能紊乱等并发症的发病率较高，病死率较高。

4. 复发和再燃　少数患者临床症状消失后 1~2 周再次出现，血培养再次转阳，称复发。复发的症状较轻，病程也较短。复发系潜伏在胆囊、骨髓、肠系膜淋巴结或巨噬细胞内的病原菌大量增殖，再次侵入血液循环所致，常与疗程不足、机体抵抗力差有关，偶可复发 2~3 次。再燃是指体温在下降过程中重又升高，持续 5~7 天后方正常，血培养为阳性，其原理与复发相似。

5. 并发症

（1）肠出血：多出现在病程第 2~3 周，发生率为 2%~5%。成人比小儿多见，常由饮食不当、活动过多、腹泻以及排便用力过度等诱发。除血便外，患者常有血压或体温突然下降，脉搏增快，贫血等表现。

（2）肠穿孔：是最危重的并发症之一，发生率 1%~4%，病死率高。多发生于病程第 2~3 周，好发于回肠末端，出现腹膜炎的症状和体征，有时与肠出血一起发生。

（3）中毒性肝炎：是最常见的并发症之一。常出现在病程的第 1~3 周，发生率为 10%~50%，约半数以上患者有肝肿大，50%~90% 的患者有谷丙转氨酶异常，肝衰竭少见。

（4）中毒性心肌炎：多见于极期，儿童多表现为心动过速，成人则有心音低钝、脉细数、奔马律等，偶见血压下降、心脏扩大、心力衰竭。34%~80% 的患者有低电压、心律失常、传导异常、ST 段及 T 波改变等心电图异常，超声心动图示左室功能减退。

（5）中毒性脑病：较常见，多见于病程第 1~2 周，患者有表情淡漠、谵妄、定向障碍等，重者人格解体、昏迷，甚至呈木僵状态。大多随伤寒的痊愈而恢复正常。

（6）其他：伤寒杆菌随血流播散，可引起各种局限性感染，如急性胆囊炎、阑尾炎、原发性腹膜炎、回肠远端微小脓肿及溃疡形成、肺炎、骨髓炎、关节炎、心内膜炎、中耳炎、淋巴结炎等。因伤寒引起的变态反应可导致伤寒肾炎、溶血性贫血、溶血性尿毒综合征及血小板减少等。此外，在伤寒病程中还可并发脑炎、急性脊髓炎、外周神经炎、急性纯红细胞再生障碍性贫血、咽喉炎、心包炎、乳腺炎、睾丸炎，以及各种眼部损害，如角膜炎、结膜炎、视神经炎和眼底出血等。

（二）体征

发热、表情淡漠、相对缓脉、玫瑰疹、肝脾肿大为常见体征；出现不同并发症则有相应的临床体征，如并发肠穿孔可出现腹膜刺激征，并发中毒性心肌炎则可出现心音低钝、心率增快。

（三）理化检查

1. 一般检查　白细胞计数大多为（3~5）×10^9/L，伴中性粒细胞减少和嗜酸性粒细胞减少或消失。极期嗜酸性粒细胞大于2%，绝对数超过4×10^8/L者可基本排除伤寒，但合并血吸虫病者例外。嗜酸性粒细胞随病情好转而逐渐上升。血小板计数突然下降，应警惕出现溶血性尿毒综合征或DIC等严重并发症；高热时可有轻度蛋白尿或少量管型，粪便检查常有潜血阳性。

2. 细菌学检查

（1）血培养：是本病的确诊依据。病程早期即可出现阳性，第7~10天阳性率可达90%，第3周末降为50%，以后迅速降低。再燃和复发时可出现阳性。

（2）骨髓培养：阳性率较血培养高，对已用抗生素治疗、血培养阴性者尤为适用。

（3）粪便培养：疾病各阶段均可从粪便中培养出细菌。第3~4周阳性率高达75%左右，病后6周阳性率迅速下降，3%的患者排菌可超过1年。

（4）尿培养：第3~4周阳性率较高，约25%为阳性。

（5）玫瑰疹培养：将刮取物或活检切片接种于培养基，亦可获阳性结果。

（6）伤寒杆菌DNA检测：采用套式聚合酶链反应（PCR）对血标本中伤寒杆菌鞭毛蛋白多变区特异核苷酸序列进行扩增，其敏感性和特异性均达100%，阳性率明显高于传统培养法，且不受预先抗菌治疗的影响，耗时仅10~12小时。这是一种特异、敏感及快速诊断伤寒的方法。

3. 免疫学检查

（1）肥达试验：是用已知抗原检测伤寒患者血清中相应抗体的传统方法。一般于第1周末开始，O抗体效价≥1∶80，H抗体效价≥1∶160，有诊断价值。

第 3~4 周阳性率可达 90%，且其效价随病程演变而递增，第 4~6 周达高峰，恢复期效价达 4 倍以上，病愈后可持续数月之久。O 抗体是 IgM 型抗体，增高示沙门菌属感染，多见于感染急性期。而 H 抗体为 IgG 型抗体，可鉴定沙门菌组别，预防接种后其效价明显上升，可持续数年之久，在其他疾病时可出现"回忆反应"。肥达试验特异性不强，在机体免疫功能紊乱时，如肝炎、肝硬化、风湿热、肺结核、肺癌、肝癌、结肠癌及发热、血吸虫感染时可出现假阳性反应；而发病早期大量使用抗生素，全身状况较差，机体免疫功能缺陷或儿童免疫功能不全时可出现假阴性。Vi 抗体阳性说明体内有活菌存在，可用于慢性带菌者的流行病学调查。

（2）其他血清学方法：近年来，国内外相继建立了对流免疫电泳、反向被动血凝试验、乳胶凝集试验、免疫荧光试验、酶联免疫吸附试验（ELISA）以及酶联免疫斑点试验等，检测伤寒杆菌的抗原及抗体，具有快速简便、敏感性高、特异性强等优点，可作为早期特异性诊断方法。

四、辨病辨证

（一）西医辨病

1. 临床诊断标准　在伤寒流行季节和地区持续发热 1 周以上，并出现特殊中毒面容、相对缓脉、肝脾肿大、玫瑰疹、周围血白细胞总数低下、嗜酸性粒细胞减少或消失，血和骨髓培养阳性，可临床诊断为伤寒。

2. 确诊标准　疑似病例如有以下项目之一者即可确诊。

（1）对于血、骨髓、尿、粪便、玫瑰疹刮取物，任何一种标本分离到伤寒杆菌。

（2）血清特异性抗体阳性，肥达试验 O 抗体效价 ≥1：80，H 抗体效价 ≥1：160，恢复期效价增高 4 倍以上者。

【鉴别诊断】

1. 病毒感染　发热而无提示感染病灶的系统表现，热程可长达 10~14 天以上，白细胞总数不高。但肝脾一般不大，肥达试验和细菌培养阴性。病程有自限性。

2. 疟疾　发热，肝脾肿大，白细胞总数不高，好发于夏秋季。但多具特殊热型伴进行性贫血，血和骨髓涂片可查见疟原虫，抗疟治疗有效。

3. 急性血行播散性肺结核　患者长期发热，中毒症状明显，盗汗及呼吸道症状突出，脉搏增快；胸片见大小一致、均匀分布的粟粒样结节，痰涂片及培养见抗酸杆菌，PCR 检测结核杆菌阳性，抗结核治疗有效。

4. 革兰氏阴性杆菌败血症　患者高热、肝脾肿大、白细胞减少与伤寒相似；但多有胆道、泌尿道或腹腔内原发病灶，寒战明显，弛张热多见，常有皮肤瘀点、瘀斑，易合并休克、DIC，中性粒细胞增多，血培养可获致病菌，且常与原发病灶中的菌种相同。

5. 布鲁氏菌病 长期发热并呈特殊热型弛张热,多汗,关节痛,肝脾肿大,粒细胞正常或低下,流行病学资料(多见于牧民、兽医、屠宰工人、挤奶工等)对本病诊断有重要价值。若血、骨髓培养,血清凝集试验阳性,可确诊。

(二)中医辨证

1. 抓住证候特征辨证 伤寒一病,总由湿热疫毒之邪外犯机体所致。外邪从口鼻皮毛而入,由表入里,证型及证候随病情进展而演变。在初期,卫气同病,既有表证,又有里证,患者表现为恶寒发热,身热不扬,身重肢倦,纳呆脘痞,苔白腻或微黄,脉濡缓。在极期,病邪深入气分,患者出现气分湿热证的典型表现,如高热不退,汗出不解,恶心欲呕,腹胀腹泻,苔黄腻,脉濡滑或濡缓;由于气随津脱,元神失养,患者尚有神情淡漠、反应迟钝等表现;该阶段又有热重于湿及湿重于热之分,临床当用心揣摩。此后转归有二:其一为正胜邪退,患者进入缓解期,主要表现为热退身凉,脾胃功能逐渐好转,疾病向愈,部分患者遗留气阴两虚的症状,如少气懒言、疲乏无力、寐少多梦等;其二为病邪由气入营血分,患者可出现斑疹、出血、昏谵等营血分证候。

2. 抓住病位,随证候变化动态辨证 伤寒由表入里,病情进展,再犯他脏。可将卫气营血与三焦辨证相结合,分析疾病具体阶段所波及的脏腑。在初期,邪从外犯,肺首当其冲,且因湿热之邪易犯脾土,故起病伊始,几乎均为肺胃同病、肺脾同病,病位在中上焦。至极期,邪已入里,卫分证消失,患者常出现气分湿热证表现,在脏腑为脾胃,病位为中焦。若邪胜正负,邪盛入里,则将内犯营血,在脏腑为心、肾,病位为下焦。严重时五脏均可波及,气血阴阳俱衰,此时患者病情危重。总体来讲,伤寒一病,主要波及脾、胃、肺,与心、肝、肾亦密切相关。

3. 抓住本虚实质,结合气血阴阳及脏腑盈亏变化,探求辨证依据 本病发病伊始,正邪相争,证尚属实;随邪深入,耗气伤血,气血受损,可出现气血亏虚、脏腑功能受损甚至衰竭的表现。故辨证之时,应抓住本虚实质,结合气血阴阳及脏腑盈亏变化,进行辨证。本病急性起病,初以表实证居多,表现为恶寒发热、身热不扬;随邪深入,内犯脾胃,表现为湿热内犯脾胃之大热难解、呕恶腹胀等;进一步发展,一方面邪气暗耗气血,另一方面脾胃为湿热所遏,生化乏源,患者常出现气血亏虚、肺脾胃虚表现;若此时邪去,则机体常慢慢向瘥,若邪气留恋或正气难以抗邪外出,病邪暗耗营血,心、肝、肾受损,气血阴阳俱虚,则出现阴阳离决之危象。

4. 辨证与辨病相结合 伤寒由湿热疫毒之邪外犯机体所致,临床上或可追溯到接触史,通过血、尿、骨髓培养,可找到致病邪气。中医有言,"一疫一病",

因此,可通过肥达试验和立克次体凝集试验来证明伤害疫毒的存在。本病主要侵袭脾胃,而脾胃为气血生化之源,故患者可有白细胞计数常常偏低、嗜酸性粒细胞减少等表现。随着病情向愈,脾胃功能逐渐恢复,血常规指标可逐渐回升;若邪胜正负,则血常规指标亦可进一步恶化。

五、治疗

(一) 中医辨证论治

本病由湿热疫毒内侵所致,来势急,需遵循及时诊断、及时治疗的原则。用药上以祛邪为主,采取清热化湿解毒的治疗大法;对素体虚弱或病后很快出现虚损征象者,应兼顾正气,以防止并发症的发生。

1. 湿遏卫气

主要证候:头痛恶寒,身重酸困,身热不畅,午后热甚,口不渴,胸闷不饥,面色淡黄,苔白腻,脉濡缓。

治法:芳香辛散,宣化表里。

方药:藿朴夏苓汤(《医原》)加减。

常用藿香、淡豆豉芳香宣透,以祛表湿;杏仁宣肺利气,使湿从气化;厚朴、白豆蔻、半夏理气燥湿;赤茯苓、猪苓、泽泻、薏苡仁淡渗利湿。

加减:头痛如裹者,加藁本、苍术以燥湿止痛;恶心呕吐者,加陈皮、竹茹以和胃降逆;寒热如疟,口臭厌油,身目发黄者,宜加青蒿、黄芩以清解少阳湿热。

2. 胃肠湿热

主要证候:壮热口渴,汗出不解,心烦脘痞,恶心呕逆,小便短赤,大便溏而不爽,舌苔黄腻,脉滑数。

治法:清利湿热,理气和中。

方药:王氏连朴饮(《霍乱论》)加减。

常用黄连清热燥湿;厚朴下气消痞;半夏和胃降逆止呕;石菖蒲、栀子清热化浊;淡豆豉、杏仁宣化浊邪;白豆蔻、薏苡仁化浊祛湿。

加减:胸闷脘痞者,加郁金、苍术、佩兰等燥化湿邪;壮热口渴不解者,加生石膏、滑石、淡竹叶以解肌退热,清利胃肠。

3. 热入营血

主要证候:身热夜甚,心烦,时有谵语或神昏不语,斑疹隐隐,便血,舌绛少苔。

治法:清营泄热,凉血散血。

方药:清营汤(《温病条辨》)加减。

常用犀角(用水牛角代)清营分之热毒;生地黄、玄参、麦冬清热养阴;黄连、竹叶心、连翘、金银花清心解毒,并透热于外;丹参清热凉血活血,以防热与血结。

加减:烦躁谵语者,加石菖蒲、栀子清心安神;腑实热结者,加生大黄、生石膏、芒硝清胃肠、通热结。

4. 气虚血脱

主要证候:腹部不适,大便出血量多,身热骤降,颜面苍白,汗出肢冷,脉细数。

治法:补气固脱止血。

方药:先服独参汤(《伤寒大全》),继用生脉散(《医学启源》)加减。

常用人参补肺益气而生津;麦冬养阴清肺而生津;五味子敛肺止汗而生津。

加减:人参与大枣,水煎,不拘时服,可益气固脱。汗出较多,烦躁,可加生龙骨、生牡蛎(先煎);出血较多,可加沙参、山茱萸、阿胶、仙鹤草、地榆、乌梅养阴止血。

5. 气阴两伤,余热未清

主要证候:面色苍白,形体消瘦,神疲懒言,或低温不退,舌质嫩红,苔黄而干或光剥无苔,脉细弱。

治法:益气生津,清解余热。

方药:竹叶石膏汤(《伤寒论》)加减。

常用淡竹叶、石膏清热除烦;人参、甘草益气生津;麦冬、粳米补肺胃之阴;半夏降逆气止呕吐。

加减:口干舌燥,可加石斛、生地黄、玉竹养胃生津;心烦眠差,可加酸枣仁、栀子以养心神、清心热;夜间或下午低热,舌嫩红苔少,可加生地黄、知母、青蒿、鳖甲养阴退热。

【方药应用】应急治疗。

(1)退热:配合应用紫雪丹或新雪丹1支口服。

(2)中成药针剂常规应用:热毒宁注射液20ml加入生理盐水250ml中静脉滴注;或痰热清注射液20ml加入5%葡萄糖注射液250ml中静脉滴注。

(3)热盛神昏者,可配合应用安宫牛黄丸1粒口服,或配合醒脑静注射液20ml加入5%葡萄糖注射液250ml中静脉滴注。

(4)气虚血脱者,可配合丽参注射液10ml加入50%葡萄糖注射液20ml中静脉推注,或生脉注射液40ml加入5%葡萄糖注射液250ml中静脉滴注,或参麦注射液30ml加入5%葡萄糖注射液250ml中静脉滴注。

【针灸方法】总以清热化湿,扶正祛邪为治。极期注重退热,多取肺经、大肠经穴位,以泻为主;缓解期注重扶正,多取任脉、阳明经穴位,补泻并用,以防复发。常取大椎、商阳、合谷、足三里、孔最、列缺、大肠俞、关元。初期、极期以针法为主;缓解期、恢复期针灸并用,可用温针法。

（二）西医治疗

1. 一般治疗

（1）患者入院后,即行消化道传染病隔离。临床症状消失后,每隔 5~7 天送粪便培养,连续 2 次阴性可解除隔离。休息,先给予流质或半流质饮食,第 2 周后注意给予少渣、不产生胀气及无刺激饮食,少食多餐,以防止肠容积及张力过大诱发穿孔。

（2）发热期:应卧床休息,注意观察脉搏、体温、血压变化,高热者物理降温,慎用退热药物,必要时选用对消化道刺激小、其他副作用少的退热药如柴胡注射液、对乙酰氨基酚等,以防虚脱及肠道并发症。便秘者禁用灌肠及泻药,腹胀者禁用新斯的明类药物。

（3）对症处理:伤寒患者病情严重程度与皮质激素水平呈负相关,使用皮质激素可明显降低病死率,故对伤寒患者特别是重症患者应补充皮质激素。对毒血症严重、合并中毒性心肌炎或持续高热者,可在足量、有效抗生素配合下,加用氢化可的松 100~200mg/d,静脉滴注 2~3 天;或口服泼尼松,每日用量依次为 1mg/kg、0.6mg/kg、0.3mg/kg,可缩短发热期。对重症伤寒患者,用地塞米松 3mg/kg,静脉滴注,继以 1mg/kg,每 6 小时 1 次,应用 1~2 天。

2. 病原治疗

（1）喹诺酮类:第三代喹诺酮类药物为治疗各型伤寒以及慢性带菌者的首选药物。常用药物为:环丙沙星 0.5g,每日 2 次,疗程 14 天;或左氧氟沙星静脉滴注,每次 0.3~0.6g,每日 1~2 次,疗程 14 天。

（2）第三代头孢菌素类:此类抗生素对伤寒杆菌具有强大的杀菌活性,部分药物在血液、肠道、胆汁和尿道中浓度高。常用药物有头孢哌酮钠,2g,每 12 小时 1 次;头孢噻肟钠,每次 2g,静脉滴注,每天 2 次,疗程 14 天;头孢曲松钠,每天 1~2g,每天 2 次,疗程 14 天。

（3）由于有些伤寒菌株呈现多重耐药性,因此氯霉素、氨苄西林和复方磺胺甲噁唑仅用于敏感菌株的治疗。

3. 并发症的治疗

（1）肠出血:首先采用内科疗法。保持安静,可酌情给予镇静药,暂禁食。给予促凝血药物,如静脉滴注酚磺乙胺、口服凝血酶、肌内注射或静脉滴注矛头蝮蛇血凝酶等。对大出血患者应积极抗休克,补充血容量,可同时使用垂体后叶素。如出现下列情况应进行外科手术治疗:出血量大,经内科输血等处理仍不能控制者,或明显的失血性休克经内科处理不见好转者。

（2）肠穿孔:应争取行外科修补手术,同时加强护理。给予禁食、胃肠减压、全身支持疗法,注意营养和水电解质平衡等。取半坐位,及时给予足量抗生素,如氟喹诺酮类加甲硝唑,或头孢哌酮钠静脉滴注,控制腹膜炎。

（3）中毒性心肌炎:可在足量有效抗菌治疗基础上,加用肾上腺皮质激素、维生素 B_1、ATP,并可采用 GIK 液等改善心肌营养。有心功能不全时,可谨慎应用小剂量洋地黄制剂。

（4）其他:如肺炎、心内膜炎、脑膜炎、骨髓炎或胆囊炎等应加强抗菌治疗,疗程 4~6 周。伤寒脑膜炎要保证足量抗生素透过血脑屏障。中毒性肝炎除护肝外,可加用糖皮质激素。体腔脓肿应做外科处理等。合并血吸虫感染者应加用吡喹酮驱虫治疗。

（5）溶血性尿毒综合征:控制伤寒杆菌的原发感染,可用氨苄西林或阿莫西林;输血、补液;使用糖皮质激素如地塞米松、泼尼松等;碱化尿液;必要时行腹膜或血液透析。

六、中西医结合思路

"伤寒"属于中医温病学中"湿温"范畴。本病由湿热病邪引起,初起多以湿热阻遏卫气为主要证候,病程中以脾胃为病变中心。四季皆可发病,而多发于雨湿较盛、气候炎热的长夏初秋季节。本病以脾胃为病变中心,但湿热病邪可充斥表里,蒙上流下,弥漫三焦。本病临床辨证应注意随病程演变。多数病例起病急骤,病发早期即出现湿热郁遏卫气之证,表现为头痛寒战、身重、身痛等症;若进一步湿热内盛,邪灼阳明,则热势高盛、心烦口渴、汗出不解;内伤脾胃则恶心呕逆、脘痞、溲赤。重则热入营血,致昏谵斑疹;或气虚血脱,表现为阳随血脱,阴阳离决;或在急性期过后,遗留气阴两伤、余热未清之证。中医治疗早期宜以清热化湿解毒为主;中期宜在清化基础上,加入适量凉血活血药,以防邪入营血;在病程第 2、3 周,即应时刻注意肠穿孔所致气随血脱之危证出现。西医学已明确伤寒是由伤寒杆菌引起的急性肠道传染病,应用足量、足时的特异性抗菌药物即可治愈。部分中药在伤寒各病期对伤寒杆菌有较好的杀灭或抑制作用,若使用轻下法,可及早排出毒素和减少并发症,并可缩短病程,故可随病情发展的不同阶段辨证施治。本病中西医结合治疗有助于提高临床疗效。

七、辨已病未病与调养

（一）辨已病未病

带菌者或患者为伤寒的唯一传染源,通过粪 - 口途径传播,故需做好饮水、食物、粪便的卫生管理及灭蝇工作。注意个人卫生,提倡饭前、便后洗手,不吃生冷不洁饮食。提高免疫力,流行地区对易感人群普遍开展三联或五联预防接种。

（二）调养

发病期的护理,除合并肠出血与穿孔者应禁食外,其余应进食流质或易消化的清淡稀软食物。忌辛辣油腻及生冷之物。高热期间可从口服途径补充较多水液,并配合药物进行物理降温。或以生石膏煎水少量频服,以取解肌退热之效。

八、临床验案

刘南诊治伤寒验案

李某,女,34岁,因"头痛1周,加重伴发热4天"由急诊拟诊为"发热头痛查因",于2015年4月16日12:20步行入院。患者1周前出现头痛,以双颞部为主,呈阵发性针刺样头痛,未予特殊处理。4天前患者感头痛较前加重,呈阵发性胀痛感,伴恶寒发热、周身酸痛、流涕,遂来我院急诊就诊。当时测体温38.7℃,血常规示:LYM $1.10×10^9$/L,NEU% 83.3%,PLT $194×10^9$/L。头颅CT检查未见明显异常。予以对症处理后,患者头痛及发热症状暂可缓解,但症状仍反复发作。舌淡红,苔黄,脉弦浮。入院后确诊为"伤寒"。中医诊断:湿温,胃肠湿热;中医治以和解少阳、祛湿解表法,方选小柴胡汤合葛根芩连汤加减。体温不降反升,因患者腹胀发热,腹泻,舌红,苔薄白,脉浮滑,考虑为"胃肠湿热"。故改用清热利湿解毒为法,方以蒿芩清胆汤合葛根芩连汤加减。其中青蒿、黄芩、黄连清热利湿,柴胡、葛根解肌退热,苍术、茯苓健脾祛湿,法半夏、枳壳、厚朴行气,陈皮健脾,炙甘草调和诸药。具体方药如下。

青蒿15g,黄芩10g,柴胡15g,法半夏15g,陈皮10g,茯苓15g,竹茹15g,枳壳10g,姜厚朴10g,苍术10g,粉葛20g,黄连6g,炙甘草6g。服药2剂,体温恢复正常。

【按】本病当属中医学"湿温"范畴,证属"胃肠湿热"。湿热犯表,热郁肌表,卫表失和,故发热;湿热侵袭胃肠,胃肠失司,则腹胀。

（吴秀美）

参 考 文 献

1. 彭胜权.温病学[M].上海:上海科学技术出版社,1996.
2. 刘南.中西医结合内科急症学[M].广州:广东高等教育出版社,2007.
3. 杨绍基.传染病学[M].8版.北京:人民卫生出版社,2013.

第六节　新型冠状病毒肺炎

新型冠状病毒肺炎（corona virus disease 2019，COVID-2019）是由冠状病毒感染引起的肺炎。本病具有潜伏期，一般 1~14 天，平均 3~7 天发病，发病时以发热、干咳、乏力为主要表现，部分患者可伴随鼻塞、流涕、腹泻等症状；部分患者可以监测到临床低氧血症；重症患者可出现呼吸困难，快速进展的呼吸窘迫，呼吸衰竭，脓毒症休克，凝血功能异常，内环境紊乱等，甚至导致死亡。

2019 年 12 月以来，全球流行不明原因肺炎，经国内外学者研究发现为新型冠状病毒感染引起，病毒传染力强。在我国，首先在湖北省武汉市陆续发现多例，并迅速播散至全国 31 个省、自治区、直辖市。本病流行于冬末春初，以呼吸道飞沫和接触传播为主要传播途径，老年人合并基础疾病者是易感人群。有数据表明，糖尿病、高血压是感染新型冠状病毒的危险因素。

新型冠状病毒肺炎是新近发生的一种流行性传染性疾病。《素问·本病论》记载："四时不节，即生大疫。"此次疫情，无论长幼，感疫即发，症状相似，故属于中医学"瘟疫"范畴，为天行时疫。

一、病因病机

疫毒初起以湿毒为主，然发病之时，多于冬春交际，气暖多风，温（火）热与湿毒交织，兼夹秽浊之气而成湿热邪毒并迅速传变，发生湿热邪毒内闭。疾病发展过程中，因分期不同，临床病因病机不同。

1. 先天禀赋不足，或后天失于调摄，饮食不节，感受湿热疫毒，疫毒从口鼻而入，首先犯肺，肺卫不和，肺气窒塞，宣降失司，表现为发热、乏力、干咳，严重者出现喘憋。

2. 年老体弱和合并多脏器疾病者，感受疫毒，疫毒直中三焦，三焦受邪，甚者动血，出现咯血、昏迷、脉细、身冷。

3. 体健之人聚众或接触疫者，虽感染疫毒，但正气存内，临床可无症状表现，属于无症状感染者；正邪交争，部分患者可出现咳嗽、发热、喘憋症状。

二、五脏相关与病机转化

《叶香岩外感温热篇》记载："温邪上受，首先犯肺。"湿热疫毒，重在气分，内伏膜原，首先犯肺。肺卫不和，肺气窒塞，宣降失司，表现为发热、乏力、干咳，严重者出现喘憋。疾病中期，肺肠同病：肺经环循胃口，湿热疫毒沿经下传，中焦受邪，受纳失常，表现为恶心、呕吐、食欲减退；大肠与肺相表里，同开窍于鼻，湿热疫毒从口鼻而入，表里同病，环行内外，下注大肠，耗损阴液，传导失司，表现为腹胀便秘。疾病后期,散行三焦:湿热疫毒交织,弥漫三焦,甚者动血,出现咯血昏迷、脉细身冷,阴阳离决,则病无转机。(图 13-6-1)

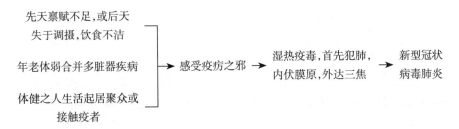

图 13-6-1 新型冠状病毒肺炎病因病机示意图

三、临床表现

(一)症状

新型冠状病毒肺炎具有 1~14 天潜伏期(平均 3~7 天),早期发病临床以咳嗽、干咳、无痰、发热为特征,部分患者伴有咽痒、咽痛、流涕等上呼吸道感染症状。有资料表明,大约 8% 的患者合并胃肠道症状,如纳差、呕吐、腹泻等。严重者可以出现低氧血症、呼吸窘迫、凝血功能异常等。疾病发展中根据临床表现的不同,分为以下几型。

(1)轻型:患者临床症状轻微,单纯咽痒、咽干、咳嗽,干咳,无发热或轻度发热,影像学未见明显渗出表现。

(2)普通型:患者咳嗽、干咳,或有少量白痰,发热,部分伴有胸闷,活动后呼吸困难,食欲减退、腹泻等。胸部影像提示双肺有渗出,磨玻璃影、网格影等肺炎表现。

(3)重型:具有普通型的表现,同时具有以下 1 条表现:①呼吸窘迫,呼吸频率(RR)≥30 次 /min;②静息状态下,指脉氧饱和度(SPO$_2$)≤93%;③动脉氧分压(PaO$_2$)/ 吸氧浓度(FIO$_2$)≤300mmHg。

(4)危重型:确诊,同时具备以下 1 条表现:①出现呼吸衰竭,且需要机械通气;②出现休克;③合并其他器官功能衰竭,需 ICU 监护治疗。

(二)体征

早期出现肺部渗出病变,听诊可闻及湿啰音;病情进展,出现肺部大片实变,或合并胸腔积液,叩诊浊音,听诊呼吸音减弱或消失;疾病恢复期出现肺间质纤维化,可闻及帛裂音。

（三）理化检查

1. 常规检查　①患者咽拭子、鼻咽拭子、肛拭子及血液中,可检测到新型冠状病毒核酸阳性。血清 COVID-2019 IgM、IgG 抗体在 1~2 周后阳性。②疾病早期血常规发现外周血白细胞计数正常或偏低或升高,淋巴细胞计数明显降低,有资料显示早期中性粒细胞与淋巴细胞计数比值可以反映病情的严重程度。血清淀粉样蛋白早期升高,C 反应蛋白（CRP）和红细胞沉降率升高,部分出现肝酶升高、凝血功能异常;严重时血气分析提示出现低氧血症、呼吸衰竭。

2. 胸部影像检查　普通型影像方面可无异常,多以单发或双肺多发,斑片状或节段性磨玻璃密度影为主,病灶内小叶间隔网格状增厚,部分可以融合成片,呈实变影,且由于通气不足,部分病灶可出现马赛克征;病灶沿支气管束分布,以下肺及胸膜下分布为主;小叶间隔增厚,少数叶间胸膜增厚;极少数伴胸腔积液或淋巴结肿大。恢复期表现为间质及小叶间隔增厚增粗,肺间质纤维化,纤维条索样表现。

四、辨病辨证

（一）西医辨病

新型冠状病毒肺炎诊断标准:①流行病学史:发病前 14 天内有疫区旅居史;发病前 14 天内有与新型冠状病毒感染者接触史;发病前 14 天内有接触疫区发热或呼吸道症状者。②临床表现发热或呼吸道症状,极少部分以消化道症状为首发表现。③具有新型冠状病毒肺炎典型的影像学表现。④血液检查提示白细胞计数正常或降低,淋巴细胞计数降低,血清淀粉样蛋白升高,C 反应蛋白（CRP）和红细胞沉降率升高。⑤咽拭子、鼻咽拭子、肛拭子及血液中可检测到新型冠状病毒核酸阳性;未接种新型冠状病毒疫苗者,COVID-2019 IgM、IgG 抗体均为阳性。

【鉴别诊断】新型冠状病毒感染轻型表现需与其他病毒引起的上呼吸道感染相鉴别。

1. 新型冠状病毒肺炎主要与流感病毒、腺病毒、呼吸道合胞病毒等所致其他已知病毒性肺炎及肺炎支原体感染相鉴别,尤其是对疑似病例要尽可能采取快速抗原检测和多重 PCR 核酸检测等方法,对常见呼吸道病原体进行检测。

2. 本病还要与非感染性疾病如血管炎、皮肌炎和机化性肺炎等鉴别。

（二）中医辨病辨证

1. 抓病变特征辨病　患者有明确的疫区旅居史和 / 或新型冠状病毒感染者

接触史,发病初期发热、咳嗽,部分伴有胃肠道症状,继而出现呼吸困难,发病后病情发展迅猛,部分患者快速出现呼吸衰竭。中医学辨病为瘟疫。

2. 抓证候演变分期辨证　疾病早期,邪犯肺卫、伏于膜原:湿热疫毒,重在气分,内伏膜原,首先犯肺,肺卫不和,肺气窒塞,宣降失司,表现为发热、乏力、干咳,严重者出现喘憋。疾病中期,肺肠同病:肺经环循胃口,湿热疫毒沿经下传,中焦受邪,受纳失常,表现为恶心、呕吐、食欲减退;大肠与肺相表里,同开窍于鼻,湿热疫毒从口鼻而入,表里同病,环行内外,下注大肠,耗损阴液,传导失司,表现为腹胀便秘。疾病后期,散行三焦:湿热疫毒交织,弥漫三焦,甚者动血,出现咯血昏迷、脉细身冷、阴阳离决。恢复期,肺胃津亏,出现口干食少、乏力、舌红少苔、脉细。

五、治疗

（一）中医辨证论治

本病属于中医"瘟疫"范畴,病因为感受"疫戾"之气。疾病早期,病位在肺,肺失宣降,治宜宣肺透表;中期病位在肺、胃,中焦受邪,肺肠同病,治宜宣肺通腑;极期病位在心包,治宜豁痰开窍,固脱救逆;恢复期病位在肺、胃,肺胃津亏,治宜健脾补肺。临证时依据病情、分期、病位的不同,辨证论治,祛邪扶正兼顾;不可过度攻伐,应避免伤正;也不可过早进补,应避免助湿化热。

1. 早期

（1）寒湿郁肺

主要证候:发热,乏力,周身酸痛,咳嗽,咳痰,胸紧憋气,纳呆,恶心,呕吐,大便黏腻不爽,舌质淡胖有齿痕或淡红,苔白厚腐腻或白腻,脉濡或滑。

治法:宣肺解表,化湿止咳。

方药:麻杏苡甘汤(《金匮要略》)合藿朴夏苓汤(《医原》)加减。

常用麻黄、淡豆豉、藿香宣透表湿;藿香、白豆蔻芳香化湿;厚朴、半夏燥湿运脾;杏仁开宣肺气;茯苓、猪苓、泽泻、薏苡仁淡渗利湿。

（2）湿热蕴肺

主要证候:低热或不发热,微恶寒,乏力,头身困重,肌肉酸痛,干咳痰少,咽痛,口干不欲多饮,或伴有胸闷脘痞,无汗或汗出不畅,或见呕恶纳呆,便溏或大便黏滞不爽,舌淡红,苔白厚腻或薄黄,脉滑数或濡。

治法:清热祛湿,开达膜原。

方药:达原饮(《温疫论》)合连朴饮(《霍乱论》)加减。

常用黄连清热燥湿;厚朴行气化湿;石菖蒲、槟榔化湿;半夏、草果燥湿降逆而和胃;栀子、淡豆豉清宣胸脘郁热;芦根、白芍、知母清热和胃养阴。

2. 中期

（1）疫毒闭肺

主要证候：发热面红，咳嗽，痰黄黏少，或痰中带血，喘憋气促，疲乏倦怠，口干苦黏，恶心不食，大便不畅，小便短赤，舌红苔黄腻，脉滑数。

治法：开肺通腹，清热化湿。

方药：宣白承气汤（《温病条辨》）合甘露消毒丹（《医效秘传》）加减。

常用大黄泄热通便；杏仁宣肺行气止咳；滑石利水渗湿；茵陈清利湿热；黄芩清热燥湿；石膏清肺热；石菖蒲、藿香、白豆蔻行气化湿；木通清热利湿通淋；连翘、射干、贝母、薄荷清热解毒。

（2）气营两燔

主要证候：大热烦渴，喘憋气促，谵语神昏，视物错瞀，或发斑疹，或吐血、衄血，或四肢抽搐，舌绛少苔或无苔，脉沉细数或浮大而数。

治法：清气凉营，息风开窍。

方药：清瘟败毒饮（《疫疹一得》）加减。

常用石膏、知母清热养阴；连翘、淡竹叶透营转气，清气分热；黄芩、黄连、栀子清泄三焦之热；水牛角、生地黄、赤芍、牡丹皮凉血解毒，清血分热，兼化瘀。

3. 极期——内闭外脱

主要证候：呼吸困难，动辄气喘，或需要机械通气，伴神昏，烦躁，汗出肢冷，舌质紫暗，苔厚腻或燥，脉浮大无根。

治法：豁痰开窍，固脱救逆。

方药：参附汤（《医方类聚》）送服苏合香丸（《外台秘要》）或安宫牛黄丸（《温病条辨》）。

常用人参大补元气，附子回阳救逆，二者合用，回阳固脱；配合安宫牛黄丸清热解毒，醒神开窍。

伴腹胀便秘或大便不畅者，可用生大黄 5~10g（后下）。

4. 恢复期

（1）肺脾气虚

主要证候：气短，倦怠乏力，纳差呕恶，痞满，大便无力，便溏不爽，舌淡胖，苔白腻。

治法：健脾益气，培土生金。

方药：六君子汤（《医学正传》）加减。

常用人参益气健脾养胃；白术、法半夏、陈皮健脾燥湿；茯苓健脾渗湿。

（2）肺胃阴虚

主要证候：乏力气短，口干口渴，心悸，汗多，纳差，低热或不热，干咳少痰，舌干少津，脉细或虚无力。

治法：滋养肺胃，清热养阴。

方药：沙参麦冬汤（《温病条辨》）加减。

常用沙参、麦冬，玉竹、天花粉养阴清热；生白扁豆、生甘草健脾养胃；桑叶清宣透表。

【方药应用】

1. 注射制剂　清热解毒类，喜炎平注射液、热毒宁注射液、痰热清注射液；醒神开窍类，醒脑静注射液；益气养阴类，参麦注射液、生脉注射液。

2. 中成药　辨证选用中成药，如藿香正气胶囊、金花清感颗粒、连花清瘟胶囊（颗粒）、疏风解毒胶囊（颗粒）等。

【针灸方法】建议根据病情，宜针则针，宜灸则灸，或针灸合用，或配合穴位敷贴、耳针、穴位注射、刮痧、小儿推拿、穴位按摩等。针刺平补平泻，每穴留针20~30分钟。主穴可取列缺、合谷、内关、曲池、足三里、太冲，伴有失眠者加申脉、照海。

（二）西医治疗

1. 根据病情确定治疗场所

（1）疑似及确诊病例应在具备有效隔离条件和防护条件的定点医院隔离治疗。疑似病例应单人单间隔离治疗，确诊病例可多人收治在同一病室。

（2）危重型病例应当尽早收入 ICU 治疗。

2. 一般治疗

（1）卧床休息，对症支持治疗，维持内环境稳定。

（2）根据病情监测血常规、尿常规、CRP、生化指标（肝酶、心肌酶、肾功能等）、凝血功能、动脉血气分析、胸部影像等。密切监测生命体征、指氧饱和度等。

（3）氧疗，包括鼻导管、面罩给氧和经鼻高流量氧疗，必要时可给予呼吸机支持治疗。

（4）抗病毒治疗：目前临床无证实确切有效的抗病毒药物。可试用 α 干扰素，成人每次 500 万 U 或相当剂量，加入灭菌注射用水 2ml，每日 2 次雾化吸入；PF-07321332/ 利托那韦（成人 300mg/100mg），每日 2 次，连服 5 天；不得与哌替啶、雷诺嗪联用。

（5）单克隆抗体治疗：安巴韦单抗 / 罗米司韦单抗注射液，稀释后静脉滴注。

（6）静脉注射 COVID-19 人免疫球蛋白，或康复者恢复期血浆。

（7）免疫治疗：糖皮质激素；白细胞介素 -6（IL-6），如托珠单抗静脉注射。

（8）抗凝治疗：重症、危重症和进展较快的普通型，若无禁忌证，推荐低分子肝素治疗；若发生血栓栓塞，按相应指南治疗。

（9）危重症患者在对症治疗的基础上，积极防治并发症，治疗基础疾病，预防继发感染，及时进行器官功能支持，包括呼吸支持、循环支持、肾衰竭和肾替代治疗、血液净化治疗、免疫治疗、康复者血浆治疗。

六、中西医结合思路

新型冠状病毒肺炎临床以发热、干咳、乏力为主要表现，危重症患者可出现呼吸困难和 / 或低氧血症。本病属于中医瘟疫，湿热浊邪是其主要病理因素。临床诊治过程中，应依据流行病学史及新型冠状病毒核酸检测阳性确诊新型冠状病毒肺炎，依据西医指南先分期、再辨证，做到轻、重症患者早期诊断识别。轻症患者纯中医治疗，预防和阻止病情向重症转化；重症患者给予生命支持、维持内环境稳定、抗病毒药物、免疫治疗、血液净化等措施，同时配合中医药治疗。现代尸体解剖提示，大量小气道分泌物阻塞气道，肺泡损伤合并肺间质纤维索条样改变。故应通过调节患者自身机体功能，结合健脾化痰、燥湿祛痰、清热祛痰、理气化痰等方法，促进痰液引流排出。分期辨证，早期开宣肺气，解表祛湿；中期清热解毒，健脾祛湿，分消三焦，使邪有出路；极期凉血行气，开窍醒脑，清热解毒；恢复期应益气养阴，滋养肺胃。

隔离病区只能凭舌象、理化指标、监护屏幕参数进行诊断，不能全面四诊，为中医临床辨证带来一定难度。为了解决这一难题，应辨病为先，辨证为主，病证结合，谨守温热病、瘟疫的基本火热病机。正如《素问·至真要大论》所言"谨守病机，各司其属，有者求之，无者求之，盛者责之，虚者责之"。新型冠状病毒感染常合并多重细菌感染，常需多种抗病毒药、抗生素治疗，然而两类药物却无抗毒素作用，解决不了微生物感染所产生的毒素问题；激素有非特异性抗炎、抗毒素作用，但又抑制了人体免疫力，很容易引起菌群失调。对于严重合并症，如呼吸衰竭、心力衰竭、休克，在西医治疗和器械治疗基础之上，可以大胆使用清热解毒、化湿解毒、凉血解毒等中医治疗方法。热邪亢盛最易伤阴络而留瘀，而活血化瘀法可以改善休克状态的微循环障碍。因此，基于瘟疫"火热病机"，结合邓老"五诊十纲"临床理念，探讨新型冠状病毒肺炎"病 - 理 - 法 - 方 - 药"的辨证论治，可为新型冠状病毒肺炎中西医结合诊治方案的不断优化提供思路。

七、辨已病未病与调养

（一）辨已病未病

新型冠状病毒肺炎发病主要因为感染新型冠状病毒。新型冠状病毒感染患者为主要传染源。本病具有强烈传染性，主要通过呼吸道飞沫和接触传播，目前临床治疗无特效药物，因此积极防控、预防传染更显得重要。早期识别感染者，切断并隔离感染者,对接触者进行医学隔离观察;日常参加活动注意佩戴口罩,勤洗手,注意手卫生,避免人群聚集及在密闭环境中长期逗留,室内注意通风,定期消毒,对感染者分泌物及体液进行终末消毒处理。可选用米醋,或艾叶,或苍术,室内熏蒸消毒。

(二)调养

接触传播是本病的主要传播途径之一,故本病流行时期避免外出聚会。早期轻症患者注意休息,避免劳累及恐慌,对症处理。中期和极期患者主动入院隔离观察治疗。恢复期身体处于健康恢复状态,余邪未尽,正气不足,注意休息,避免劳累耗气复发;同时注意顾护正气,调理肺胃,争取尽早康复。

八、临床验案

广州中医药大学第一附属医院援鄂医疗队验案

患者,女,56岁,武汉人士,有疫病接触史,因"发热伴咳嗽、咳痰7天"入院。症见:发热无寒战,体温最高38.3℃,周身酸痛,肢体乏力,咳嗽咳痰,痰色白、量少、质黏难咳,无口干口苦,无腹泻腹痛,食欲减退,眠可,二便调。舌淡,苔白腻,脉弦滑。既往有糖尿病、高血压病史。胸部CT平扫提示双肺渗出病变。新型冠状病毒核酸检测阳性。

中医诊断:时行疫病,湿毒闭肺。西医诊断:新型冠状病毒肺炎。入院后予"阿比多尔"口服抗病毒,对症退热、止咳化痰处理。中医治以宣肺开郁,开达膜原,辟秽化浊;方选麻黄杏仁薏苡仁甘草汤与达原饮合方化裁。麻黄5g,杏仁10g,薏苡仁30g,甘草6g,槟榔10g,厚朴15g,草果6g,知母15g,白芍10g,黄芩10g。4剂,每日1剂,水煎服。

【按】疫毒之邪,从口鼻而入。湿热疫疠,重在气分,上扰肺经,肺气窒塞,肺失宣降,上逆而咳;湿浊郁表,卫气郁闭,故发热;湿邪阻滞,营气不和,则周身酸痛;邪伏膜原、湿阻中焦,脾失健运,故纳差不欲饮食;脾失健运,肌肉失养则无力;大便正常,则湿浊尚未下注大肠。舌淡苔白腻,提示素体阳虚湿滞;弦脉主气滞,滑脉主湿,脉弦滑提示湿浊内闭,气机不通。综上合参,病机为湿毒闭肺,治宜"宣肺开郁,开达膜原,辟秽化浊",遂选麻黄杏仁薏苡仁甘草汤与达原饮合方化裁。

二诊:患者进服中药后,热退,无身痛,食欲较前好转,可进食一碗稀饭,仍咳嗽少痰,出现喘憋,口干口苦,大便干,小便正常,睡眠差。舌淡红,苔黄腻,脉滑。方选宣白承气汤、升降散合达原饮加减。杏仁10g,瓜蒌皮10g,葶苈子15g,紫苏子10g,大黄(后下)10g,石膏20g,僵蚕15g,蝉蜕10g,姜黄10g,槟榔10g,厚朴15g,草果6g,知母15g,白芍10g,黄芩10g,芦根30g。4剂,每日1剂,水煎服。

【按】一诊以麻杏苡甘汤解表祛湿,湿邪从皮肤腠理排泄,患者热退,身痛消失,提示表湿已除。湿热邪毒入里,内伏膜原。膜原外通肌肤,内近胃肠,邪入中焦胃肠,湿热疫毒蕴酿成饮。湿毒水饮闭肺,故喘憋;肺气郁闭,腑气不通,湿热留滞大肠,邪无出路,热重便结,故大便干;口苦,为三焦郁热,邪出少阳之症;口干,乃湿热阻滞气机,津液输布失常;持续郁热有化燥伤阴之风险。舌淡红,苔黄腻,脉滑,提示湿热不去,内结化热。此时不可定睛于肺,而宜肺肠同治,法拟开肺闭、通腑实、化湿毒、去瘀热,使湿毒得去,肺气宣通,三焦通畅。故方选宣白承气汤、升降散合达原饮化裁。

三诊:患者喘憋明显减轻,无咳嗽,无发热,口干,无口苦,食欲恢复,大便2次/d,小便正常,眠可,舌淡红,苔薄黄偏干,脉沉滑。方选沙参麦冬汤加减。沙参15g,麦冬10g,玉竹10g,生甘草6g,桑叶10g,天花粉10g,白扁豆10g。4剂,每日1剂,水煎服。服药后患者自觉上述症状均缓解,继续隔离观察。

【按】患者喘憋明显减轻,仍口干,苔薄黄偏干,提示湿毒戾气已退,邪气大衰,但已伤阴,此时尚有余邪滞肺,兼有肺胃气阴亏耗。治宜益气养阴,故方选沙参麦冬汤加减。

(夏欣田　詹少锋　温敏勇)

参 考 文 献

1. 国家卫生健康委员会,国家中医药管理局.新型冠状病毒肺炎诊疗方案(试行第七版)[J].江苏中医药,2020,52(4):1-6.

2. 夏欣田,温敏勇,詹少锋,等.中性粒细胞/淋巴细胞比值可作为重型COVID-19的预警信号[J].南方医科大学学报,2020,40(3):333-336.

3. 龚亚斌,侍鑫杰,张艳,等.针刺疗法在新型冠状病毒肺炎中的临床应用与实践[J].中国针灸,2020,41(2):142-144.

4. 中国针灸学会.新型冠状病毒肺炎针灸干预的指导意见(第二版)[J].中国针灸,2020,40(5):462-463.

5. 高林,张怡,张晓云.从死亡患者遗体解剖情况探讨中西医结合治疗新型冠状病毒肺炎的方向[J].中国中医急症,2020,29(7):1131-1132.

6. 宋杲,成梦群,魏贤文.新型冠状病毒(2019-nCoV)治疗药物体内外研究及药物研发进展[J].病毒学报,2020,36(2):300-305.

7. 吴伟,温敏勇,詹少锋,等.基于中医瘟疫火热病机探讨新型冠状病毒肺炎辨证论治[J].中国中西医结合杂志,2020,40(3):272-274.

8. 郑洪新,李敬林.新冠肺炎康复期的中医调养[N].甘肃日报,2020-04-14(11).

9. Leung WK, To KF, Chan PKS, et al.Enteric involvement of severe acute respiratory syndrome-associated coronavirus infection[J].Gastroenterology,2003,125(4):1011-1017.

10. Zhang JZ.Severe acute respiratory syndrome and its lesions in digestive system[J].World J Gastroenterol,2003,9(6):1135-1138.